阜外心血管内科手册

第 2 版

主 编 杨跃进 华 伟

主 审 高润霖

编委会（按姓氏笔画排序）

王国干 朱 俊 乔树宾 华 伟 李一石
李建军 杨艳敏 杨跃进 吴海英 何建国
张 澍 陈纪林 柳志红 浦介麟 惠汝太

编 者（按姓氏笔画排序）

于丽天 马 坚 王 浩 王国干 方丕华
朱 俊 乔树宾 华 伟 刘海波 祁 哲
孙寒松 李建军 杨艳敏 杨跃进 吴 元
吴永健 吴海英 何作祥 何建国 宋 雷
张 健 张 澍 张奎俊 张慧敏 陈 珏
陈纪林 陈柯萍 武阳丰 周宪梁 赵世华
柳志红 姚 民 姚 焰 秦学文 袁贤奇
袁晋青 党爱民 钱 杰 徐 波 徐仲英
唐 跃 唐熠达 浦介麟 陶晓娟 黄 洁
黄晓红 梁 岩 蒋世良 蒋雄京 惠汝太
楚建民 谭慧琼 樊朝美 颜红兵

人民卫生出版社

图书在版编目（CIP）数据

阜外心血管内科手册 / 杨跃进，华伟主编. —2 版. —北京：
人民卫生出版社，2013

ISBN 978-7-117-17389-6

Ⅰ.①阜⋯ Ⅱ.①杨⋯②华⋯ Ⅲ.①心脏血管疾病－
诊疗－手册 Ⅳ.①R54-62

中国版本图书馆 CIP 数据核字（2013）第 112508 号

人卫社官网　**www.pmph.com**　出版物查询，在线购书
人卫医学网　**www.ipmph.com**　医学考试辅导，医学数
　　　　　　　　　　　　　　　　据库服务，医学教育
　　　　　　　　　　　　　　　　资源，大众健康资讯

阜外心血管内科手册
第 2 版

主　　编：杨跃进　华　伟
出版发行：人民卫生出版社（中继线 010-59780011）
地　　址：北京市朝阳区潘家园南里 19 号
邮　　编：100021
E - mail：pmph @ pmph.com
购书热线：010-59787592　010-59787584　010-65264830
印　　刷：北京铭成印刷有限公司
经　　销：新华书店
开　　本：889×1194　1/32　印张：26
字　　数：893 千字
版　　次：2006 年 8 月第 1 版　　2013 年 8 月第 2 版
　　　　　2023 年 12 月第 2 版第 13 次印刷（总第 24 次印刷）
标准书号：ISBN 978-7-117-17389-6/R · 17390
定　　价：89.00 元

打击盗版举报电话：010-59787491　E-mail：WQ @ pmph.com
（凡属印装质量问题请与本社市场营销中心联系退换）

序(1版)

近几十年来，我国的经济、文化等各方面均取得了巨大进步，人民的生活水平明显提高。然而，由于人口老龄化及不健康的生活方式变化，使我国心血管病危险因素明显增多，心脑血管病发病及死亡均呈增长趋势。心血管疾病已成为威胁我国城乡居民生命及健康的主要疾病之一。心血管病的医疗与预防、保健已越来越成为我国政府、医疗机构和广大公众共同关注的热点问题。

近年来，心血管病学研究取得了重大进展。随着基础医学及相关学科的发展，对各种心血管疾病的发病及病理生理机制有了更深刻的认识。介入诊治时代的到来进一步拓宽了心内科的领域，使我们对心内科疾病的认识更全面，诊断更精确，诊治措施更直接、更完善。大规模、多中心、随机临床试验为大部分心血管疾病的防治提供了循证医学的证据，使其防治体系更加规范和完善，心血管病患者的预后大大改善。

阜外医院的同事们在心血管病领域已辛勤耕耘了半个世纪，对各种心血管疾病的诊断和治疗积累了丰富的经验。这本《阜外心血管内科手册》是阜外医院心内科及相关学科的专家们共同编著的，内容上注重临床，深入浅出，具备系统、专业、简明、实用等特点，是一本颇具参考价值的心血管病专业用书，希望其成为广大心内科医师的良师益友。

谨此祝贺《阜外心血管内科手册》的出版，此书是全体编写人员为阜外医院50周年院庆的献礼，愿阜外医院永远生机勃勃，硕果累累，造福广大心血管病患者。

高润霖

2006年7月

前　　言

《阜外心血管内科手册》第 1 版自 2006 年出版以来，便得到了广大同仁的肯定，更是深受年轻医师和医学生的厚爱，成为了广大心内科医生的重要参考书。本书供不应求，目前已重印十余次。

近年来，伴随着心血管领域基础与临床研究的不断深入，大量的循证医学证据不断涌现，心血管疾病的诊断和治疗知识日新月异。应广大读者的要求，我们再次组织第 1 版的参编专家，对相关内容进行更新，并且新增加了急性心肌梗死急诊 PCI、IVUS 的基本原理与临床应用等章节，同时将心肌病列为独立的部分，使本书的内容更为翔实。

本书仍然按照以往的特色进行编写，既深入浅出、条理清晰，又言简意赅、高屋建瓴。对于临床上的热点、难点问题，给予客观、准确的描述和解析，对心血管内科的日常临床工作有重要指导价值。

本书几乎所有章节仍由原作者编写，由阜外医院心内科及相关兄弟科室目前在职副教授以上职称的专家撰稿，他们长期活跃在临床一线，有着扎实的理论基础和丰富的临床实践经验，书中的每个章节都经他们仔细斟酌推敲而成。尽管如此，由于编写时间紧迫，疏漏及谬误之处在所难免，望广大读者给予批评、指正，以便今后再版时更正。

在本书的再次编写过程中，医院领导高度重视并大力支持；全体编者在繁忙的临床和科研工作的同时，为本书的编写投入了大量的时间和精力；而老一辈专家学者则对本书一如既往地给予深切关心和悉心指导。在此，我们一并致以衷心的感谢！

感谢广大读者一直以来的支持和厚爱。愿《阜外心血管内科手册》第 2 版能使更多的读者受益。

杨跃进　华　伟

2013 年 6 月

目　　录

6 目　录

无创性诊断

第1章 病史、体格检查与心脏听诊

在评价已知或可疑有心脏病的患者时,病史、体格检查以及各种无创检查能提供重要的信息。整合这些资料常能决定下一步将要进行的诊断检查和治疗方法。病史和体格检查应该是评价任何已知或可疑患有心脏病患者的基石。

一、病 史

病史是评估患者的第一步。心脏病的主要症状包括胸痛或胸部不适、呼吸困难、心悸、水肿、咳嗽、咯血和乏力等。询问病史无疑是判断这些症状是否是由心脏病引起的最有价值的方法。下文将就胸痛或胸部不适感如何作为诊断的导向举例介绍。

胸痛或胸部不适感是心脏病患者最常见的症状,也是许多患者需要就诊的原因,而阐明胸痛的原因是心内科医生的关键性工作之一。病史仍是辨别引起胸部不适感原因的最重要方法。虽然胸痛或胸部不适是心肌缺血最重要的临床症状,然而重要的是,应该认识到胸痛的病因较多,不单来源于心脏,也可来源于其他组织(鉴别诊断见表1-1)。任何胸部不适都应该进行详尽地评价,以明确其来源。目前很多医院都成立了胸痛中心,目的在于高效、快捷、准确地查明其原因。

心绞痛定义为心脏源性的胸痛或胸部不适,是心脏的供氧与需氧暂时不平衡所致。心绞痛最重要的特点包括疼痛的性质、加重或诱发的因素、发作的形式、持续的时间、部位以及缓解的情况。

表1-1　胸痛的鉴别诊断

Ⅰ. 心血管疾病	Ⅲ. 精神性
1. 心绞痛 / 心肌梗死	1. 焦虑
2. 其他缺血可能性大的原因	2. 抑郁
(1) 主动脉瓣狭窄	Ⅳ. 神经肌肉疾病
(2) 肥厚型心肌病	1. 胸出口综合征
(3) 主动脉瓣反流	2. 颈 / 胸椎退行性关节病
(4) 重度高血压	3. 肋软骨炎 (Tietze 综合征)
(5) 重度贫血 / 低氧血症	4. 带状疱疹
3. 非缺血性	5. 胸壁疼痛和压痛
(1) 主动脉夹层	Ⅴ. 肺部疾病
(2) 心包炎	1. 肺栓塞伴或不伴肺梗死
(3) 二尖瓣脱垂	2. 气胸
Ⅱ. 胃肠道疾病	3. 肺炎累及胸膜
1. 食管痉挛	Ⅵ. 胸膜疾病
2. 食管反流	
3. 食管破裂	
4. 消化性溃疡	

　　疼痛的性质典型地被描述为"发紧感"、"压迫感"、"烧灼感"、"沉闷感"和"压榨感"等。患者的智力、社会背景和受教育程度的不同，可能会影响对疼痛性质的描述。

　　体力活动是最常见的诱因，当然情绪变化、冷空气或进餐也可以诱发心绞痛。疼痛可能持续20分钟，但大部分患者在停止体力活动或舌下含服硝酸甘油5分钟后即能缓解。休息或含服硝酸甘油不能缓解症状，常提示疼痛为其他原因所致或将要发生心肌梗死。胸部不适的定位对明确病因也有帮助。心绞痛通常发生在胸骨后或正中线偏左的位置，并可向左肩、左臂、左手指内侧、颈部和下颌放射。临床上将心绞痛分成4级（表1-2）。

　　除冠状动脉粥样硬化外，其他心血管疾病所致的心肌耗氧量的增加也可导致胸痛，这些疾病包括主动脉狭窄、肥厚型心肌病和高血压等。另外，胸部不适也可因主动脉瓣反流引起的心肌缺血所致。与心肌缺血无关的胸痛常见于心包炎、主动脉夹层和二尖瓣脱垂。

　　纽约心脏学会对心功能制订了分级标准（表1-3）。为能对心功能进行正确的分级，应该尽可能详细地询问病史。医学文献、多中心临床试验和临床医学实践经常采用这种依赖症状的心功能分级标准。

表1-2 加拿大心血管学会关于心绞痛的分级

Ⅰ级	一般日常活动，如步行、登楼不引起心绞痛，费力、速度快或长时间的体力活动或运动引起发作
Ⅱ级	日常体力活动稍受限，心绞痛发生在快步行走、登楼、餐后行走、寒冷空气中行走、逆风行走或情绪激动后活动
Ⅲ级	日常体力活动明显受限，平路一般速度行走或上一层楼即可引起心绞痛发作
Ⅳ级	轻微活动即可诱发心绞痛，甚至休息时亦有

表1-3 纽约心脏病学会（NYHA）心功能分级标准

Ⅰ级	体力活动不受限制，一般体力活动不引起过度的乏力、心悸或气促
Ⅱ级	体力活动轻度受限，休息时无不适，日常活动量可致乏力、心悸或气促
Ⅲ级	体力活动明显受限，休息时无不适，但低于日常活动量即可引起上述症状
Ⅳ级	不能无症状地进行任何体力活动，休息时可有症状，任何体力活动都加重不适

二、体格检查

对明确或怀疑有心脏病的患者，全面仔细的体格检查将获得重要的信息资料。这些体格检查包括对患者全身一般状况的视诊、间接的双上肢和单或双下肢的动脉血压测定、颈部动、静脉的检查和心脏的物理检查。下文重点讲述动脉搏动的检查、颈静脉搏动和压力的评估以及心前区的触诊和心脏听诊。

【动脉搏动】

动脉搏动波开始于主动脉瓣的开放和左心室射血的开始。动脉压力曲线的快速上升部分通常被称作上升支。在等容舒张期，主动脉下降支上的一小切凹与主动脉瓣关闭前血液从中央动脉反流到心室有关。小而弱的脉搏时常出现在左心室搏出量降低、脉压变小和外周血管阻力增加的情况下。低动力脉搏可能是由于低血容量、左心室衰竭、限制性心包疾病或二尖瓣狭窄所致。在主动脉瓣狭窄时，延迟的收缩峰源自左心室射血的阻塞。相反，洪大、跳跃的搏动时常出现在左心室搏出量增加、脉压变大和外周血管阻力降低的情况下。这种情形典型地出现在每搏输出量的增加，同时伴有高动力循环状态，或血液快速从动脉系统流走的疾病，如动静脉瘘中。二尖瓣反流或室间隔缺损的患者也可出现跳跃的搏动。在主动脉反流中，左室容量的增加和心室射血速度的加快可产生这种快速上升和跳跃的搏动。具有两个收缩峰的双峰脉是主动脉反流和肥厚型心肌病的特征。重搏脉有两个可以触及的波，第 2 个发生在舒张期，它最常发生在每搏输出量很低的疾病，如扩张型心肌病中。

交替脉是指节律正常而强弱交替出现的脉搏，是左心功能严重受损的重要体征之一，在这些患者中，可以听到响亮的第三心音。吸气时动脉血压明显下降的现象称为奇脉。在心脏压塞、气道阻塞（哮喘）或上腔静脉梗阻时，吸气时动脉血压降低可超过 10mmHg，甚至外周脉搏可以消失。

【颈静脉搏动】

检查颈静脉，一般要做两项主要观察，即静脉波的类型和中心静脉压的水平。对大多数患者，检查右侧颈静脉较左侧更为容易。大多数心脏病患者效果最好的检查体位是 45°，为了看到搏动，当患者颈静脉压高时，需要倾斜得再大一点（60° 甚至 90°）。

正常的颈静脉搏动波形由 2 到 3 个正向波和 2 个负向波组成。正向的收缩前的 a 波是因右心房收缩引起的静脉膨胀所产生。大 a 波提示右心房收缩阻力增加，见于三尖瓣狭窄，或更常见于右室充盈阻力增高的情况下。大 a 波也可发生在心律不齐时，这时右心房开始收缩而三尖瓣仍然关闭。心房颤动（房颤）时 a 波消失，一度房室传导阻滞时，a 波和颈静脉搏动之间延迟增加。

在右室等容收缩期，三尖瓣膨向右心房时产生的一正向波，称为 c 波，而 x 下降是由于心房松弛和正当右心室收缩时三尖瓣下移所致。收缩晚期的正向 v 波是因为正当三尖瓣关闭、心室收缩时，血液流入右心房，使右心房压力升高而产生。三尖瓣反流使 v 波更突出；当三尖瓣反流很重时，一个突出的 v 波和 x 下降支的缺失引起一个大的正向收缩波。三尖瓣开放，血液快速流入右心室时，产生颈静脉负向 y 降支。尖而深的 y 降支，并且快速回升到基线的静脉搏动，常见于缩窄性心包炎或严重的右心衰竭伴静脉压增高。

为精确估计中心静脉压，最好选用右侧颈静脉，以胸骨角作为参考点，因为无论患者的体位是半坐位或坐位，胸骨角均在右心房中心之上约 5cm。根据颈静脉搏动点测量颈静脉压的方法是，患者取半坐位或坐位，观察并测量颈静脉搏动点与经过胸骨角水平线的距离，通常应小于 3cm（估计其中心静脉压为 3cm ＋ 5cm ＝ 8cm 水柱或血柱，乘以 0.8 换算成毫米汞柱）。怀疑有右心衰竭，而静息时中心静脉压正常的患者，行腹 - 颈静脉反流检查有助于诊断。本试验是在患者平静呼吸时,紧压腹部 10 秒以上,当右心功能受损时,颈静脉搏动的上限常常升高。腹 - 颈静脉反流阳性的定义是紧压腹部 10 秒,颈静脉升高;放松后,压力快速下降 4cm 血柱。Kussmaul 征(库斯莫尔征):吸气时中心静脉压上升而不是正常时的下降,最常是由于右心衰竭所致,也常见于缩窄性心包炎或右心室梗死。

【心前区触诊】

心脏触诊的主要内容为心尖搏动及心前区搏动和震颤等。检查者将右手掌置于心前区,注意心尖搏动的位置和有无震颤,然后用中指尖端确定心尖搏动的准确位置、强度、范围,是否弥散,有无抬举性搏动。左心室肥厚时,心尖搏动的强度和范围均增大。主动脉瓣反流或扩张型心肌病导致左心室容量负荷增加时,搏动可以向下、向外移位至第 6 或第 7 肋间隙。

右心室肥大常常在胸骨左缘下部区域产生一个开始于收缩早期,并且与左侧心尖搏动同步的抬举性搏动。位于胸骨左缘抬举性搏动常见于严重二尖瓣狭窄的患者,其明显晚于左心室心尖搏动,与左心房压力波的 v 波同步。此搏动的产生是由于巨大左心房导致右心室向前移位所致。胸骨左缘第 2 肋间隙可以检查到肺动脉搏动,在儿童或消瘦的年轻人中,此搏动可能是正常的,否则提示肺动脉高压、肺血流增多或狭窄后肺动脉的扩张。

震颤是指心脏搏动时,用手触诊而感觉到的一种细小的震动,是器质性心脏病的特征性体征之一。震颤与听诊时发现的杂音有类似的机制,常见于某些先天性心脏病和心脏瓣膜狭窄,但有时也见于心脏瓣膜关闭不全。

三、心 脏 听 诊

心脏听诊是心脏物理诊断中最重要的组成部分,常可获得极其重要的资料,有助于心血管疾病的诊断和鉴别诊断。听诊时环境应安静,医生的思想要高度集中,仔细而认真地听取一个心音或杂音在心动周期中出现的时间。必要时可使患者改变体位,或在病情允许的情况下,行适当运动和(或)药物干预,以使某些杂音更易听到(动态听诊)。

【心音】

第一心音(S_1)的强度受以下 4 个方面的影响:①心室收缩开始时二尖瓣瓣叶的位置;②左心室压力搏动上升的速度;③二尖瓣结构是否受损;④在心脏和听诊器之间存在的组织、空气和液体的量。

第一心音增强可见于:①二尖瓣狭窄时,较强的第一心音常提示此瓣膜是柔软可活动的。②完全性房室传导阻滞时,出现房室分离现象。当心房和心室同时收缩,则第一心音强度明显增加,称为"大炮音"。③PR间期缩短、心动过速或心室收缩力加强时,S_1可以增强。

第一心音减弱可见于:①胸部传导心音有关组织的变化,使心音传到胸壁减弱;②PR间期变长;③二尖瓣反流时关闭欠佳。

第一心音分裂成两个高调的成分是正常现象。二尖瓣和三尖瓣的关闭构成S_1的两个成分。心音两个成分间的间隔延长最常见于完全性右束支传导阻滞。

吸气时,第二心音(S_2)分裂成主动脉瓣(A_2)和肺动脉瓣(P_2)两个成分。S_2生理性分裂的加剧常见于右心室容量负荷过重和扩张的肺血管床。然而,在肺血管阻力增加的患者中,S_2分裂减弱。患者站立时,分裂持续至呼气末是一种不正常的现象。此分裂可能是由于右心室的活动延迟(右束支传导阻滞)、左心室期前收缩、左心室起搏、肺动脉栓塞或肺动脉狭窄或室间隔缺损而产生。

肺动脉高压时,P_2亢进且第二心音的分裂可以减弱、正常或增强。在二尖瓣反流或室间隔缺损时,主动脉瓣关闭过早也可产生持续至呼气末的分裂。在房间隔缺损的患者中,吸气时,右心室射血的容量和时间并无增加,因此S_2的分裂不受吸气或呼气的影响。这种现象称为第二心音的固定分裂,有重要的诊断意义。

反常分裂又称逆分裂,是由于主动脉瓣关闭明显迟于肺动脉瓣的关闭,即P_2在前,A_2在后,吸气时P_2推迟,P_2与A_2时距缩短,而呼气时P_2与A_2的时距较吸气时增大,分裂明显。S_2逆分裂常见于左束支传导阻滞和左心室的兴奋延迟。较大的主动脉至肺动脉的分流、收缩期高血压和缺血性心脏病,或心肌病伴有左心室衰竭导致左心室收缩的机械延迟等情况,均可产生S_2的逆分裂。通常P_2大于A_2提示肺动脉压增高,但在有房间隔缺损时,无论肺动脉压是否增高,P_2均亢进。

【额外心音】

第三心音(S_3)是出现在心室舒张早期,第二心音后的低调声音。40岁以上的患者出现S_3常常提示左心功能受损、房室瓣反流或其他导致心室充盈速度和量增加的情况。由左心病变引起的,患者平卧位或向左侧卧位时,在心尖部以钟型胸件听诊最清楚;由右心病变引起的则在胸骨左下缘听诊最清楚。随着心衰的纠正,S_3可以消失。

当房室瓣狭窄,最常见于二尖瓣狭窄而瓣膜尚柔软时,可出现一个短促而音调较高、舒张早期的额外心音,称为开瓣音。心尖部及其上方听诊最清楚,并向心底部传导。二尖瓣狭窄患者如有明显的开瓣音说明瓣膜的活动度,尤其是前瓣叶的活动度良好,尚无严重的钙化或纤维化,适用于交界分离手术,术后杂音可减轻但不完全消失。

第四心音(S_4)出现在舒张晚期,与有效的心房收缩使房室瓣及其相关组织突然紧张、震动有关,低调、沉浊为其特点。S_4常见于高血压、主动脉狭窄、肥厚型心肌病、缺血性心肌病和二尖瓣反流时。多数急性心肌梗死伴有窦性心律的患者能听到S_4,患者左侧卧位,左室心尖部听诊最清楚。在慢性阻塞性肺疾病(COPD)和胸廓前后径增大的患者中,在颈根部或锁骨上下区域有时能听到S_4和S_3。

喷射音是出现在收缩早期,紧跟在第一心音后,音调高而清脆的声音。主动脉喷射音常见于主动脉瓣狭窄、主动脉关闭不全、主动脉缩窄、高血压等疾病,在胸骨右侧第2肋间隙听诊最清楚。肺动脉喷射音见于肺动脉高压、轻中度肺动脉瓣狭窄、房间隔缺损、动脉导管未闭等疾病,最响处位于胸骨左缘上部,并且在呼气末最清楚。非喷射性或收缩中期的喀喇音,伴或不伴有收缩晚期的杂音,通常提示二尖瓣的一个或两个瓣叶脱垂。

【心脏杂音】

杂音是指心音和额外心音之外,由心室壁、瓣膜或血管壁震动所致的持续时间较长的异常声音。

1. 心脏杂音的特性

(1)强度:收缩期杂音的强度通常采用Levine 6级分级法(表1-4),也可用于舒张期杂音的分级,但有学者仅将舒张期杂音分为轻、中、重三级。

表1-4　心脏杂音强度分级

1级	最轻的,不易被听到的杂音
2级	轻的,易被听到的杂音
3级	明显的,容易听到的杂音
4级	响亮的杂音
5级	很响亮的,听诊器胸件稍接触胸壁即能听到的杂音
6级	极响亮的,听诊器胸件未接触胸壁即能听到的杂音

(2)形态:杂音强度的变化,在心音图上可显示出一定的形态,听诊时也能辨别。常见的形态有递增型、递减型、递增递减型(菱形)或一贯型。

(3)出现和持续时间:按心动周期可分为收缩期杂音、舒张期杂音和连续性杂音3种。根据杂音出现的早晚和维持时间长短，可分为收缩（舒张）早期、中期、晚期和全收缩（舒张）期杂音。

（4）听诊的部位和传播方向：不同的心脏病变所产生的杂音，一般有特定的听诊部位和传播方向。因此，听诊的最响部位和传播的方向有助于判断杂音的来源及其病理性质。

（5）性质：杂音的性质是由于震动的频率不同而表现为音色和音调的不同。临床上常描述为吹风样、隆隆样、叹气样、乐音样等。此外，根据音调高低可分为柔和和粗糙两种。

（6）与体位、呼吸和运动的关系：采取特殊体位或改变体位，患者深吸气、深呼气或活动后听诊（动态听诊），可使某些杂音增强或减弱，有助于病变部位和性质的判定和鉴别。深吸气时，杂音增强提示杂音源自右心。吸气后紧闭声门，用力做呼气动作（Valsalva动作）时，双心室充盈减少，从而使左、右心发生的杂音一般均减弱，而肥厚型心肌病的杂音和收缩晚期二尖瓣脱垂的杂音增强。站立时，收缩期杂音增强，见于肥厚型心肌病和二尖瓣脱垂的患者。下蹲使大多数杂音增强，但肥厚型心肌病的杂音和二尖瓣脱垂导致的二尖瓣反流的杂音却例外。药物干预，如吸入亚硝酸异戊酯，常常增强由于瓣膜狭窄产生的杂音，但却减弱由于主动脉瓣或二尖瓣反流产生的杂音。

2. 收缩期杂音　是临床上经常听到的杂音，可为功能性或器质性。前者一般发生在无器质性心脏病的患者或健康人，后者见于有器质性心脏病的患者。

（1）功能性收缩期杂音：为柔和、吹风样，响度不到3级，可在心尖部、心底部或沿胸骨左缘听到。杂音可发生在收缩早期、中期或晚期，可呈递减型或菱形。

（2）器质性收缩期杂音：分为喷射性和反流性两大类。

1）喷射性收缩期杂音：收缩中期的杂音，又称为喷射性收缩期杂音，强度经常是递增递减的，由高压的血流从左或右心室快速喷入大血管所引起。当半月瓣正常，血液经过瓣膜喷向扩张的血管的速度加快或声音通过薄的胸壁传导加快时出现此杂音。

主动脉狭窄的杂音是典型的收缩中期的杂音。主动脉瓣狭窄时，在胸骨右缘第2肋间隙听诊最响，并向颈部放射；而在主动脉瓣上狭窄时，杂音最响处有时在第2肋间隙之上，并向右颈动脉放射。肥厚型心肌病收缩中期的杂音起源于左心室腔，并在左侧胸骨下方和心尖部最明显，几乎不向颈动脉传导。当主动脉瓣已钙化、固定时，主动脉关闭音（A_2）可以很轻而听不到，因此，杂音的时间和变化强度很难确定。主动脉和肺动脉收缩中期的杂音在吸入亚硝酸异戊酯或室性期前收缩后增强，而主动脉收缩期杂音在静脉使用去氧肾上腺素增加主动脉阻力后减弱。

2）反流性收缩期杂音：全收缩期杂音发生在左侧心脏是有二尖瓣反流；发生在右侧心脏是有三尖瓣反流；发生在心室之间是有室间隔缺损。虽然典型高调的二尖瓣反流杂音通常持续整个收缩期，但杂音的强度却可以变化很大。短暂的运动可以使二尖瓣反流和室间隔缺损的杂音增强；在吸入亚硝酸异戊酯后杂音减弱。三尖瓣反流合并肺动脉高压为全收缩期杂音，且吸气时增强。

收缩早期的杂音开始于第一心音，结束于收缩中期。在无肺动脉高压时，收缩早期杂音是三尖瓣反流的一个特点。在急性二尖瓣反流时，常能听到一个较响的收缩早期杂音，并且此杂音在收缩晚期，随着左心室和左心房压力梯度的减低而减弱。

收缩晚期的杂音性质较弱或中度响亮，音调较高，不掩盖心音，在心尖部听诊最佳。杂音的产生可能与乳头肌功能不良有关，且仅出现在心绞痛发作时，但是在心肌梗死或弥漫性心肌病时，也经常出现。紧跟在收缩中期喀喇音后的收缩晚期杂音是由于收缩晚期二尖瓣脱垂，进入左房时产生的二尖瓣反流所致。

3．舒张期杂音 正常心脏不产生舒张期杂音，故舒张期杂音的出现说明有器质性心脏病的存在。

（1）经半月瓣反流的杂音：舒张期早期的杂音，随同第二心音主动脉瓣或肺动脉瓣成分而开始。主动脉瓣反流或继发于肺动脉高压的肺动脉瓣反流杂音音调较高，并且呈递减型。柔和而高调、叹气样的主动脉瓣反流的杂音在胸骨左缘第3肋间隙最清楚，坐位及呼气末屏住呼吸可使其明显。

急性重度主动脉瓣反流的舒张期杂音和慢性重度主动脉瓣反流的杂音有重要不同。前者呈短的、中等频率的舒张期杂音，可以很柔和甚至听不到；而后者呈长的、高频率的叹气样的舒张早期杂音。主动脉关闭不全时，由于反流的血液使左室血容量增多及舒张期压力增高，将二尖瓣前叶推起处于较高位置而呈现二尖瓣的相对性狭窄。因而在心尖部可听到舒张期隆隆样杂音，称为 Austin Flint 杂音。

（2）房室瓣阻塞性杂音和经房室瓣的血流增加性杂音：出现在心室充盈期，常源自房室瓣的舒张期中期杂音，可以很响（3/6级），尽管此时房室瓣的狭窄不重；相反，在心排血量显著降低时，虽然瓣膜狭窄很重，杂音却可以很柔和甚至消失。狭窄越重，舒张期的杂音持续时间越长，因此，杂音持续的时间较强度更能反映瓣膜阻塞的严重程度。

二尖瓣狭窄的舒张期中期杂音独特地跟随着二尖瓣开放拍击音。听诊特点为音调较低，局限于心尖部，左侧卧位最清楚。三尖瓣狭窄时，杂音局限在左侧胸骨旁较小的范围内，吸气末更响。在急性风湿热的患者中，有时可以听到一个柔和的舒张期中期杂音。

收缩期前的杂音出现在舒张晚期，与尾随心房收缩的心室充盈期一致，因此常出现在窦性心律时。收缩期前的杂音通常是因为房室瓣狭窄所致，性质为递增型，在 S_1 时达到高峰。这种收缩期前的杂音最典型地出现在三尖瓣狭窄伴有窦性心律时。

4. 连续性杂音　连续性杂音在第一心音后不久开始，持续整个收缩期和舒张期，其间无间断，高峰在第二心音处。只要肺动脉的压力显著低于主动脉的压力，动脉导管未闭则产生一个持续性的杂音。升高体循环动脉压使杂音增强，而吸入亚硝酸异戊酯则使其减弱。当出现肺动脉高压时，杂音的舒张期部分可以消失，仅局限于收缩期。

连续性杂音也可见于先天性或获得性动静脉瘘、冠状动静脉瘘、左冠状动脉 - 肺动脉异常起源以及 Valsalva 窦（瓦氏窦）和右心存在交通的情况下。

【心包摩擦音】

在窦性心律时，典型的心包摩擦音呈三相，即收缩期前期—收缩期—舒张早期，均出现摩擦音，但有时只在收缩期听到，此时易与杂音或额外心音混淆。听诊特点是性质粗糙，类似皮革的刮擦声。心包摩擦音可在整个心前区听到，坐位前倾吸气时更明显。

四、怎样正确评估心脏杂音

对一个杂音进行评估时，首先必须注意其特点，包括杂音的强度、出现的时期、部位和传播方向以及与体位、呼吸和运动的关系等。其次，是否存在心脏或心脏外的症状，以及心脏或心脏外的体检是否提示心脏杂音具有临床意义。心脏杂音的系统筛查程序见图 1-1，此方法和步骤特别适用于儿童和 40 岁以下的年轻人。

对于心脏杂音，虽然二维超声心动图和彩色多普勒血流成像能提供很重要的信息，但是并非所有有心脏杂音的人必须接受这些检查。因为这些检查对于无任何症状且病史和查体没有提示有心脏病，仅听诊发现有收缩中期 1/6～2/6 级杂音的患者帮助不大，且价格昂贵。

新近的许多研究显示，随着彩色多普勒超声技术敏感性的提高，在年轻健康人群中可以检测到三尖瓣和肺动脉瓣的反流。最近一项由 200 名日本健康人参与的研究显示，运用多普勒方法，其中

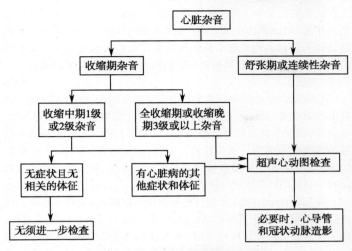

图 1-1　心脏杂音患者的筛查程序

45% 的人能检测到二尖瓣反流, 70% 的人能检测到三尖瓣反流, 以及高达 88% 的人能检测到肺动脉瓣反流, 虽然这些都是健康人, 并且心脏听诊和 ECG 未发现异常。"正常"的主动脉反流很少见, 但其发生率随着年龄的增加而增加。临床工作中有时可以见到, 在无心脏病的人群中, 超声心动图检查对轻微的生理性的瓣膜反流即作出了患有心脏病的超声诊断。因此, 临床医生应详细询问患者的病史, 仔细进行体格检查, 并结合其他辅助检查, 方能作出正确的诊断。

(黄晓红)

第2章　临床心电图基本概念

　　心脏是由心肌细胞组成并具有瓣膜结构的器官, 是人体血液循环的动力装置。其基本活动方式有两种: 一种是机械活动, 表现为心肌的收缩与舒张。心脏的每一次收缩与舒张称一个心动周期, 目的是为了不断地将血液推送到人体各组织器官以保证人体生理功能, 心脏的这种活动即为心脏的泵功能。心脏的另一种活动方式是生物电活动, 表现为心肌细胞的去极化与复极, 每一次去极化与复极称一个心电周期。电活动的目的是激发、协调心脏的机械活动。正常人电激动起源于窦房结, 经房室传导系统传至普通心房, 心室工作肌细胞引起心肌的机械活动反应。因此,心脏的活动顺序是电活动在先,机械活动在后。两者相差 0.04～0.06 秒。电活动与机械活动相互偶联共同完成心脏的泵功能。电活动通过传导系统的精密调控,使心脏各部位机械活动协调同步,使心房、心室收缩如行云流水,和谐柔美。

心电图检查是针对心脏生物电活动的无创性检查手段,是一种在人表面安放电极,通过导线将心脏电活动周期在人体表面形成的电位差,通过仪器记录下来的技术。我们将打印在方格坐标纸上的各种曲线叫心电图。它为我们心脏瞬息万变的电活动留下永久的纪念。虽然心电图不是直接记录心脏的电活动,但其每一个波形都反映了心脏电场在体表电位的变化。

自 Einthoven 1903 年创立心电图检查以来,这项技术迄今已经在临床应用了整整 110 年,成为心血管疾病不可缺少的诊断工具。由于常规心电图记录时间有限,对发作短暂的心律失常,常常难以捕捉到,于是,其他心电图检查技术迅速发展起来,如:动态心电图、监护心电图、远程心电图、标测心电图、高频心电图、立体心电图、心磁图等。此外,运动心电图、食管心电图、心内电图、直立倾斜试验等技术,还可主动诱发心律失常,大大提高了心电图检查的敏感性和特异性。特别是近年来,随着现代科学技术的迅猛发展,新仪器、新设备、新技术、新方法日新月异,使这项检查技术进入了一个规范化、标准化、信息化的时代。新软件的开发更充实了心电图学检查的内容,如:QT 离散度、T 波电交替、心率震荡、心室晚电位等,进一步提高其临床应用的价值。但是,心电图检查技术的核心是心脏的电学检查,它永远不可能取代临床体格检查和其他辅助检查。在临床工作中切不可仅凭电学检查来区分心脏疾病的性质和功能状态。电学检查的正常并不意味患者无心脏疾患,而某些心电图的异常亦不能视为心脏疾病的诊断依据,以免引起医源性心脏病,给患者造成痛苦。总之,我们应合理使用心电图为临床服务,避免那些由于片面认识或孤立依靠心电图判断所造成的偏差或谬误。

一、正常心电图的命名、测量及临床意义

【正常心电图各波的命名】

一系列心电图曲线是由一组组波形组成,每组波形中的不同曲线又有不同称谓。自图 2-1 中可以看出,首先出现的振幅不高、圆钝小波称 P 波,P 波后短暂的水平线称 PR 段,PR 段后第一个向下的负向波称 Q 波,Q 波后的高振幅正向波称 R 波,R 波后的负向波称 S 波,这三个紧密相连的波合称 QRS 波群。QRS 波群后的一

段基线称 ST 段,ST 段与 S 波交接点称 J 点,继 ST 段后出现的一个缓而宽的正向波称 T 波,T 波以后还有一个低小向上的波称之为 U 波;从 P 波起始到 QRS 起始的时间称 P-R 间期,从 QRS 起始至 T 波终点的时间称 QT 间期(图 2-1,图 2-2)。

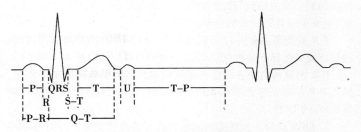

图 2-1　心电图组成及命名

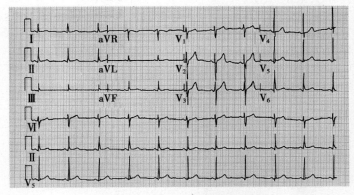

图 2-2　一例成人正常心电图

【心电图各波的测量及临床意义】

1. P 波　是基线上最早出的小圆钝波;P 波反映心房去极化的电位变化,P 波前半部代表右心房激动,后半部代表左心房激动。

P 波形态:窦性心律时,P 波在 Ⅰ、Ⅱ、$V_4 \sim V_6$ 导联直立,aVR 导联倒置;正常 P 波可有轻微切迹,正常切迹的两个波峰间距<0.03 秒。

P 波测量及正常值

P 波振幅测量,以 P 波起点为参比点,从基线上缘测量至 P 波顶点,肢体导联<0.25mV,胸壁导联<0.15mV;V_1 导联 P 波负性部分<0.1mV,负向振幅与时间乘积($PtfV_1$)的绝对值<0.03。

P 波时间测量,以 12 导联最早出现的 P 波量至 12 导联最晚结束的 P 波。如果并非采用 12 导联同步描记,可测量 P 波最宽的导联,测量时从 P 波起点的内缘测量至结束时的内缘。成人 P 波正常时限为 0.08～0.11 秒。

2. P-R 间期 指从 P 波起始至 QRS 起始的时间,代表心房去极化开始到心室去极化开始的时限。反映激动从心房经房室结、希氏束、束支至浦肯野纤维的传导时间。

P-R 间期测量应从 12 导联最早出现的 P 波量至最早出现的 QRS 波起点处或选择 P 波和 QRS 波最清楚的导联。

P-R 间期的时限在一定范围内随窦性心律的频率变化而变化,成人 P-R 间期正常范围在 0.12～0.20 秒,上限不超过 0.21 秒;儿童在 0.11～0.18 秒。

3. QRS 波群 反映心室去极化过程的电位变化。典型的 QRS 波群是指三个紧密相连的综合波,但并不是每一个 QRS 波群都必须具有 Q、R、S 三个波。

QRS 波时限的测量与 P 波测量相同,从 12 导联最早出现的 QRS 起点量至 12 导联最晚结束的 QRS 波终点,或寻找 QRS 最宽的导联测量 QRS 起点至 QRS 终点(图 2-3)。正常成人 QRS 时限为 0.06～0.10 秒,个别可达 0.11 秒,儿童上限为 0.09 秒。QRS 时限代表心室激动持续的时间。

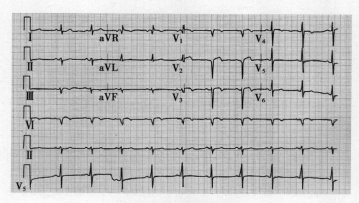

图 2-3 前间壁心肌梗死

V_1、V_2 呈 QS 波形;V_3 导联 R 波低小;T 波在 V_3、V_4 倒置;电轴左偏

QRS 波振幅测量的原则是负向波振幅从基线下缘量到负向波底点(最低点),正向波振幅从基线上缘量至正向波顶点(最高点)(见图 2-3)。

4. Q 波　当 QRS 波群初始的去极化向量背离某个导联轴时，该导联就记录到一个 Q 波（负向波）。

肢体导联：除Ⅲ、aVR 导联外，Q 波时间 < 0.03 秒；Ⅲ导联 < 0.05 秒，Q 波深度一般不超过同导联 R 波振幅的 1/4。胸导联：多数正常人左胸导联可出现小 Q 波，Q 波宽度≤0.03 秒；Q 波深度一般≤0.2mV；V_2 不应有 Q 波。诊断心肌梗死时，Q 波宽度更为重要。人们常根据 Q 波出现的导联对心肌梗死的部位进行定位诊断（见图 2-3）。

5. R 波　当 QRS 最大向量与某个导联轴平行时，该导联 R 波振幅最高。正常成人 R 波振幅在Ⅰ导联 < 1.5mV；aVL 导联 < 1.0mV；Ⅱ、Ⅲ、aVF 导联 < 1.9mV。胸导 R 波振幅从右胸导联（V_1、V_2）到左胸导联（$V_4 \sim V_6$）逐渐递增。V_1 导联可以呈 QS 型，但呈 RS 型时，R 波振幅应 < 0.6mV。V_4 导联 R 波振幅最高，其次是 V_5、V_6 导联 R 波 < V_5。胸导 R 波振幅随年龄增长而逐渐减低；40 岁以上 V_5 导联 R 波 < 2.5mV，年轻人可达 3.0mV。

6. S 波　常规 12 导联中，右胸导联 S 波最深，正常成人 $V_1 \sim V_3$ 导联应 < 2.1mV，个别健康者可达 3.0mV，Ⅰ、Ⅱ、aVF 导联 S 波应 < 0.5mV。

如果所有肢体导联 QRS 波振 < 0.5mV，则为肢体导联低电压，所有胸导联 QRS 波振幅 < 1.0mV 为胸导联低电压。

7. ST 段　是指 QRS 波终点至 T 波起始前的一段水平线。ST 段代表心室去极化终末至复极开始之间的无电位变化时段。ST 段等电位线反映心室复极较长的 2 相平台期。

ST 段测量应以 R 波起始部为参比点，测量 QRS 终点后 0.06～0.08 秒的水平位置。正常成人肢体导联 ST 段呈等电位线；ST 段抬高或压低 < 0.1mV 为上限。右胸导联 ST 段上移可达 0.1～0.3mV，左胸导联抬高上限 < 0.1mV。所有胸导 ST 压低均应 < 0.05～0.1mV（图 2-4）。

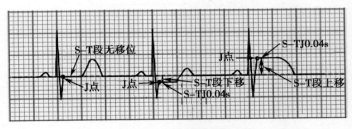

图 2-4　ST 段测量

8. T波　代表心室复极电位变化。T波方向多与同导联 QRS 主波相一致。

T波振幅：所有肢体导联均 <0.6mV，男女无明显差别。在胸导联上，男性明显高于女性。V_2、V_3 导联男性平均为 0.6mV，最高可达 1.2mV；女性平均为 0.3~0.4mV，最高 <0.8mV。所有以 R 波为主的导联上，T 波振幅均不能低于同导联 R 波的 1/10；不能双向、倒置。

9. QT 间期　是指从 QRS 波群起始部至 T 波终末部的时限，代表心室去极化和复极过程的总时程。越来越多的资料表明，QT 间期和室性心律失常关系密切，QT 延长者猝死危险性显著增加。因此，QT 间期已日益引起临床重视。

QT 间期测量应以 12 导联最早出现的 QRS 起点测至最晚结束的 T 波终点，或选择 T 波较大并有清楚终末部的导联，一般测 V_2、V_3 导联（见图 2-3）。

QT 间期随心率的改变而变化，心率加快 QT 缩短；心率减慢 QT 延长，因此为了消除心率对 QT 间期的影响，有必要计算出校正的 QT 间期（QTc）Bazett 公式：$QTc = QT/\sqrt{RR}$（QT 为实测的 QT 间期）。目前临床认定的 QTc 正常值为 <440 毫秒。

10. U 波　是在 T 波后 20~40 毫秒出现的小圆波，正常情况下 U 波可出现也可不出现。U 波产生的确切机制尚未肯定。

正常人 U 波极性和 T 波一致。U 波振幅低于同导联 T 波的 1/4。T 波直立时 U 波倒置，称为孤立性 U 波倒置，视为异常表现。

【心率】

体表心电图都记录在画有纵横线相交的方格纸上，每一条细线间隔 1mm，组成 1mm 见方的小格。纵向代表电压（振幅），每小格 0.1mV；横向代表时间，走纸速度 25mm/s 时，每小格 0.04 秒。心率的定义国际上规定是次／分，即每分钟心脏搏动的次数。从心电图上 P 波或 R 波出现的频率可计算出心率。测定的方法为：

$$每分钟心率 = \frac{60}{R\text{-}R \text{ 或 } P\text{-}P \text{ 间期}(s)}$$

公式计算较繁琐，临床多用查心率推算表的方法。正常成人心率在 60~100 次／分。

【平均心电轴】

通常所称的心电轴是指心室激动中产生的最大综合向量的方向，即 QRS 环在前额面上的电轴。

额面六轴系统的形成及测量

将代表标准导联三个导联轴的等边三角形的三条边平行移动至三角形的中心点，再将三个加压单极肢体导联轴通过此中心点指向左、右上肢和下肢（即原来三角形的三个顶点），即可得到一个额面六轴系统（图 2-5）。

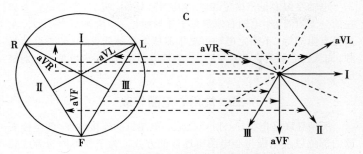

图 2-5　额面六轴系统的形成及测量

电轴的测定方法主要有计算机测定和人工测定两类。目前临床使用的多导电脑心电图机，基本采用的是面积法计算电轴，以求获得较高的测量精度。人工测定主要有目测法和查表法。

目测法：是根据投影原理，利用六轴系统确定电轴的方向。此法简单实用，可迅速判断是否存在电轴偏移，与其他方法比，虽有一定误差，但基本上可以满足临床需要。

A. 最简单的方法是根据 I、III 导联的 QRS 主波方向，粗略估计平均电轴的大致方向，如果 I 导联 QRS 主波向下、III 导联 QRS 主波向上，两者呈"针锋相对"，则电轴右偏；反之，I 导联主波向上、III 导联主波向下，两者呈现"背道而驰"则电轴左偏；I、III 导联主波方向均朝上，电轴为正常；I、III 导联 QRS 方向均向下，呈 $S_I S_{II} S_{III}$ 时，电轴指向"无人区"，为不定电轴或电轴极度偏移。

B. 在六个肢体导联中，寻找 QRS 波振幅的代数和为零或近乎零的导联，再利用六轴系统找出与该导联垂直的导联，并确定 QRS 主波在这个导联上的方向，如果为正向，则电轴等于该导联正极的度数，如果为负向，则电轴等于该导联负极的度数。

C. 还可在六个肢体导联中寻找 QRS 波群电压最大（振幅最高）的导联，平均电轴的方向大致与该导联轴平行，若此时 QRS 波在该导联为正向，则电轴大体上相当于该导联正极的度数，反之则大致为该导联负极的度数。

查表法：目测法虽方便、快捷，深受广大临床工作者欢迎，但其精确性有限，难为科研者所求。为了进一步准确地测定电轴的度数，可根据计算出来的 I、III 导联 QRS 波电压代数和的数值直接查表求得。

正常成人电轴分布在 $-30°$ 至 $+90°$ 之间；电轴左偏的范围在

$-30°\sim 90°$；电轴右偏的范围在$+90°\sim \pm 180°$；电轴在$-90°\sim \pm 180°$称"无人区"电轴或不确定电轴。

电轴左偏多见于横位心脏，如肥胖、妊娠、腹水、左心室肥大和左前分支阻滞等；电轴右偏常见于体形瘦长者、儿童、右室肥大、左后分支阻滞等；不确定电轴可见于器质性心脏病患者，如重度肺气肿、先天性心脏病合并右室肥大、急性心肌梗死等，也可见于个别健康人。

二、常用心电图导联

所谓导联是指引导心脏电流至心电图机的连接路程，即电极安放的部位以及电极与心电图机连接的方式。为了使不同患者或同一患者不同时期的心电图具有可比性、可交流性，电极安放的部位及与心电图机的连接方式，国际上均有严格规定。

【心电图导联分类】

根据电极与心脏的位置关系分：

A. 直接导联：电极与心脏直接接触，如心内电图、心外膜标测心电图等。

B. 半直接导联：电极虽然没直接接触心脏，但距离心脏较近，如胸壁导联、食管导联。

C. 间接导联：指远离心脏的导联，如肢体导联。

根据电极与心脏电位变化的关系分：

A. 双极导联：双极导联所反映的是两个电极之间的电位差，其两个电极均受心电位影响。

B. 单极导联：单极导联反映的是探查电极所在部位的电位变化，而不是两个电极间的电位差。

根据导联所代表的三维空间位置分：

A. 额面导联：反映激动在前额面上、下、左、右的变化，如肢体导联。

B. 水平面导联：反映激动在水平面前、后、左、右的变化，如胸前导联。

C. 矢状面导联：反映激动在侧面前、后、左、右的变化，如食管导联。

【常规心电图导联的临床应用】

若要获取一份质量合格的心电图，除了需要性能良好的心电图机外，还要求导联电极放置部位的准确无误。常规导联包括：肢体导联和胸壁导联两部分。肢体导联又分成三个标准导联（Ⅰ、Ⅱ、Ⅲ）和三个加压单极导联（aVR、aVL、aVF）；胸导联共 15 个（左边 $V_2\sim$

V_9；右边 V_1、V_3R～V_8R）。

1. 标准导联（Ⅰ、Ⅱ、Ⅲ导联）　自 1903 年心电图机用于临床，直到 19 世纪 40 年代创建单极导联以前，心电图记录技术仅有这唯一的三个导联方式，即标准Ⅰ、Ⅱ、Ⅲ导联，也有人称"Einthoven 导联"。标准导联为双极导联，它反映的是两个肢体电极之间的电位差。

标准导联连接方式：

Ⅰ导联：左上肢与心电图机正极相连，右上肢与负极相连，所得电位是两上肢电位差。当左上肢电位高于右上肢时，波形向上；反之向下。

Ⅱ导联：正极接左下肢，负极接右上肢。当左下肢电位高于右上肢时波形向上，反之向下。

Ⅲ导联：正极接左下肢，负极接左上肢。当左下肢电位高于左上肢时波形向上，反之向下。

用 RA 代表右上肢，LA 代表左上肢，LL 代表左下肢。三个标准导联的关系为：

$$Ⅰ=LA-RA \qquad Ⅱ=LL-RA \qquad Ⅲ=LL-LA$$
$$Ⅰ+Ⅲ=LA-RA+LL-LA=LL-RA（Ⅱ）$$

因为左上肢在Ⅰ导联为正极，Ⅲ导联为负极，因此当Ⅰ、Ⅲ导联相加时便相互抵消。双极导联连接方式的结果，产生 Einthoven 定律：Ⅰ+Ⅲ=Ⅱ，即在同一瞬间，Ⅱ导联 QRS 波的电压等于Ⅰ与Ⅲ导联 QRS 电压的代数和。

2. 加压单极肢体导联

加压单极导联的连接方式：

aVR：正极置于右手腕关节内侧上方，负极连左上肢＋左下肢。

aVL：正电极置于左手腕关节内侧上方，负极连右上肢＋左下肢。

aVF：正电极置于左脚踝关节内侧上方，负极连左上肢＋右上肢。

如果将加压单极肢体导联的三根轴加入标准导联的三轴系统，则形成额面六轴系统，每个导联轴夹角为 30°。六个导联的名称均标在该导联的正侧，并围绕成 360°"表盘状"。六轴系统反映心脏电位在额平面上、下、左、右的变化。Ⅰ、aVF 导联轴相互垂直，划分出四个象限，分别代表左下方、右下方、右上方和左上方。

3. 胸壁导联（横面导联）

胸壁导联连接方式：

胸壁各导联的位置是以胸部骨骼的标志为参照点安排的。具体方法如下：

V_1——探查电极置于胸骨右缘第 4 肋间。

V_2——探查电极置于胸骨左缘第 4 肋间。

V_3——探查电极置于 V_2 与 V_4 连接中点。

V_4——探查电极置于左锁骨中线与第5肋间相交处。

V_5——探查电极置于左腋前线与 V_4 同一水平。

V_6——探查电极置于左腋中线与 V_4、V_5 同一水平（图2-6）。

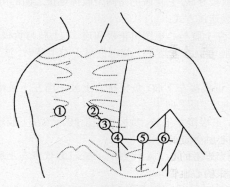

图2-6   胸壁导联

胸壁附加导联连接方式：

当年 Wilson 以半直接导联观念，认为这六个导联已足够使用，但是在心肌梗死及一些个别病例中为了准确对病变观察、定位，还需根据具体情况加做胸壁附加导联，其连接如下：

V_7——探查电极位于左腋后线与 V_4～V_6 同一水平。

V_8——探查电极位于左肩胛线与 V_4～V_7 同一水平。

V_9——探查电极位于后正中线与 V_4～V_8 同一水平。

V_3R——探查电极位于 V_3 导联的对应部位。

V_4R——探查电极位于 V_4 导联的对应部位。

V_5R——探查电极位于 V_5 导联的对应部位。

V_6R——探查电极位于 V_6 导联的对应部位。

V_7R——探查电极位于 V_7 导联的对应部位。

V_8R——探查电极位于 V_8 导联的对应部位。

在特殊情况下，还可加做上述导联的上一肋间或下一肋间导联，分别用 $V_{1'}$～$V_{6'}$ 或 V_{1_1}～V_{6_1} 表示。

胸导联 QRS 变化有一定规律，从右到左 R 波逐渐增高，S 波逐渐减低，V_1 导联 R/S $<$ 1，V_5 导联 R/S $>$ 1。

4. 水平面六轴系统   在心电学中，"心电轴"通常指的是额面 QRS 电轴，胸壁 V_1～V_6 导联也可以左腋中线为 0°，右腋中线为 180°，V_1～V_6 导联分别处于不同角度的电轴上，构成水平面六轴系统。反映激动在前后、左右方向上的变化。

水平面与额面六轴系统是由常规 12 导联共同组成。有了这 12 个导联，人们就能比较充分地理解心电活动在立体空间变化的全貌。

（陶晓娟）

第3章 心电图运动试验

一、概　　述

心电图运动试验（exercise electrocardiographic testing）是指通过运动增加心脏的负荷，使心肌耗氧量增加，当负荷达到一定量时，冠状动脉狭窄患者的心肌供血却不能相应增加，从而诱发静息状态下未表现出来的心血管系统的异常，并通过心电图检查结果显示出来。主要用于冠心病诊断、冠脉病变严重程度判定及预后判定、疗效及心功能评价，也用于心律失常患者的评估等。

早在 1908 年，Einthoven 发现并记录到第一份运动后的心电图变化。1909 年，Nicolai 及 Simons 描记出首例心绞痛患者运动后的心电图。1929 年，Master 发表了关于运动试验的论文。1932 年，Goldhammer 等开始将适量运动后的心电图改变作为冠心病的辅助诊断手段。这是心电图运动试验用于冠心病诊断的开始。此后，为提高心电图运动试验的准确性，1938 年 Master 等采用单倍二阶梯进行运动试验，提高了运动心电图对冠心病的诊断价值。1942 年，Master 等完成了二阶梯运动试验的操作标准化，即按受试者的年龄、性别、体重三项指标，再以血压、心率在运动后 2 分钟内恢复正常为依据，制订相应的登梯次数。1955 年，Master 二阶梯运动试验广泛应用于临床。1956 年，次极限量运动试验开始应用于临床。70年代初，Bruce 等认识到运动心电图在心肌缺血中的诊断价值，进行了有关分级运动试验的研究，通过改变运动的速度和运动平板的坡度，逐级增加负荷量并规定各级的运动时间，形成了既可定量又便于对受检者进行功能评定和监测的 Bruce 方案。1980 年以后，经过大量运动心电图与冠状动脉造影资料的对比研究，基本确立了心电图运动试验检测技术在缺血性心脏病中的应用价值。1986 年 9 月，美国 ACC/AHA 发表了第一个运动试验指南；1997 年及 2002 年，两次对其做了大幅度的修订，成为目前国际上普遍参考应用的指南。

心电图运动试验的优点是操作简单方便，而且价格相对低廉。

运动试验对于有中度可能性患冠心病的患者是一种理想的检查方法。它的缺点是对于无症状且患冠心病低危的患者，不适合做冠心病的筛选。它的敏感性和特异性较低，但这一点可以通过仔细地选择受试人群而得到相应的提高。次极量运动试验对于心肌梗死患者出院前评估预后是有帮助的，其作用有两方面：一是有助于为患者设定运动的安全水平（即运动处方），并且让患者和亲属获得对疾病的信心；二是有助于优化药物治疗、确定随访检查和护理的强度及识别运动诱发的心肌缺血和心律失常。对于没有并发症而且已接受再灌注治疗的急性心肌梗死患者，国外认为，心肌梗死后第3天行次极量运动试验和3～6周后极量运动试验是安全的。对于这一点，国内医学界普遍持谨慎态度。此外，女性运动试验的结果不同于男性，其敏感性和特异性均较男性低。

二、适　应　证

根据2002年ACC/AHA运动试验指南，运动试验可用于诊断阻塞性冠心病，对有症状患者或有冠心病史患者进行危险评估，对心肌梗死后患者进行危险分层，对特殊人群（女性、无症状、无已知冠心病人群等）及对儿童和青少年进行运动试验等均提出了不同的适应证。根据我国目前情况，只对诊断阻塞性冠心病等少数运动试验的适应证作了较详细的说明，而简略其他的适应证。与ACC/AHA的其他指南一样，运动试验的适应证亦分为三类：

Ⅰ类：有证据和（或）普遍的共识认为一个既定的操作或治疗是有用和有效的。

Ⅱ类：关于一个操作或治疗的有用性及有效性的证据存在争议和（或）有意见分歧。

Ⅱa：证据/意见偏向于支持有用和有效。

Ⅱb：证据/意见偏向于不支持有用和有效。

Ⅲ类：有证据和（或）普遍的共识认为一个操作/治疗无用或无效，并且在某些情况下可能有害。

【运动试验诊断阻塞性冠心病的适应证】

Ⅰ类：根据年龄、性别和症状，成年患者（包括完全性右束支传导阻滞或静息ST段压低小于1mm者）具有中等度的患冠心病可能性者（具体的例外情况在Ⅱ和Ⅲ中注明）。

Ⅱ类

Ⅱa：血管痉挛性心绞痛患者。

Ⅱb

1. 根据年龄、性别和症状预测冠心病可能性大的患者。

2. 根据年龄、性别和症状预测冠心病可能性小的患者。

3. 基线 ST 段压低小于 1mm 并服用地高辛的患者。

4. 心电图诊断左心室肥厚并基线 ST 段压低小于 1mm 者。

Ⅲ类

1. 有下列基线心电图异常的患者。

（1）预激综合征（WPW 综合征）。

（2）心室起搏心律。

（3）静息时 ST 段压低超过 1mm。

（4）完全性左束支传导阻滞。

2. 已证实心肌梗死或之前冠脉造影显示严重病变的明确诊断的冠心病患者。然而，运动试验可测定心肌缺血和危险度。

【评估有症状患者或有冠心病史患者的危险性及预后的适应证】

Ⅰ类

1. 初始评估可疑或已知冠心病的患者，包括那些完全性右束支传导阻滞患者或静息 ST 段压低小于 1mm 的患者。特殊的患者在分类Ⅱb 中说明。

2. 可疑或已知冠心病的患者，之前进行过评估，现在临床状况有明显的改变。

3. 低危险度不稳定型心绞痛患者，发作后 8～12 小时，已无活动性缺血或心衰表现。

4. 中等危险度不稳定型心绞痛患者，发作后 2～3 天，无活动性缺血或心衰表现。

Ⅱ类

Ⅱa：中等危险度不稳定心绞痛患者，初始心脏标志物正常，重复心电图亦无明显改变，症状发作后 6～12 小时心脏标志物正常，且在观察期间无其他心肌缺血依据。

Ⅱb

1. 有以下静息心电图异常的患者：

（1）预激综合征（WPW）。

（2）心室起搏心律。

（3）静息 ST 段压低大于或等于 1mm。

（4）完全性左束支传导阻滞或任何室内传导差异并 QRS 波超过 120 毫秒。

2. 临床稳定的患者定期监测以指导治疗。

Ⅲ类

1. 有严重合并症患者可能限制预期寿命和（或）准备行血运重建术患者。

2. 高危不稳定型心绞痛患者。

【心肌梗死后行运动试验的适应证】

Ⅰ类

1. 出院前行预后评估，运动处方，评估药物治疗（心肌梗死后 4～76 天进行次极量运动试验）。

2. 出院后早期预后评估，运动处方，评估药物治疗，了解心脏恢复情况，如未进行出院前运动试验者（症状限制，14～21 天）。

3. 出院后晚期预后评估，运动处方，评估药物治疗，了解心脏恢复情况，如早期进行的是亚极量运动试验者（症状限制，3～6 周）。

Ⅱ类

Ⅱa: 在已进行冠脉血运重建术的患者出院后，运动量咨询和（或）运动训练作为心脏康复的一部分。

Ⅱb

1. 有以下心电图异常的患者：

（1）完全性左束支传导阻滞。

（2）预激综合征。

（3）左室肥厚。

（4）地高辛治疗。

（5）静息 ST 段压低超过 1mm。

（6）心室起搏心律。

2. 对继续参加运动训练或心脏康复的患者进行定期监测。

Ⅲ类

1. 严重的合并疾病可能限制预期寿命和（或）准备进行血运重建术的患者。

2. 任何时候，对急性心肌梗死伴有失代偿性心力衰竭、心律失常或非心脏情况严重限制运动能力的患者进行评估。

3. 出院前评估已被选定或已进行过心导管的患者，尽管在导管术前或后进行负荷试验，有助于评估或确认冠脉病变的严重性处于边沿状态引起的缺血及其分布，仍推荐应用负荷影像学检查。

【无症状或已知冠心病人群行运动试验的适应证】

Ⅰ类: 无。

Ⅱ类

Ⅱa: 对计划开始积极运动的、无症状的糖尿病患者进行评估。

Ⅱb

1. 对多重危险因素人群进行评估，以指导降低危险性的治疗

2. 对年龄超过 45 岁的无症状男性和年龄超过 55 岁的无症状女性进行评估：

（1）计划开始积极运动的患者（尤其是惯于久坐的人群）。

（2）从事患病可能影响公众安全职业的人群。

（3）由于其他疾病（例如外周血管疾病和慢性肾衰竭）发生冠心病危险性较高人群。

Ⅲ类：对无症状男性或女性的常规筛查。

【瓣膜病中应用运动试验的适应证】

Ⅰ类：对症状不明显的主动脉瓣反流患者进行功能及症状评估。

Ⅱa

1. 对拟行体育运动的慢性主动脉瓣反流患者进行功能及症状评估。

2. 对伴有左室功能不全的无症状或症状轻微的慢性主动脉瓣反流的患者，在主动脉瓣置换术前进行预后分析。

Ⅱb：对瓣膜性心脏病患者进行运动耐量评价，详见 ACC/AHA 瓣膜性心脏病指南。

Ⅲ类：对中重度瓣膜病患者进行冠心病诊断，或基线心电图有以下异常：

1. 预激综合征。

2. 心室起搏心律。

3. ST 段下移大于 1mm。

4. 完全性左束支阻滞。

【血运重建术治疗前后的运动试验的适应证】

术前用于筛选是否需要行血运重建术，术后用于评价治疗效果，估计有无再狭窄等。

Ⅰ类

1. 血运重建术治疗前证实缺血。

2. 对血运重建术治疗后缺血症状复发的患者进行评估。

Ⅱa：对冠状动脉血运重建术治疗后的患者出院后为了心脏康复进行运动、锻炼评价。

Ⅱb

1. 选择性地对经皮冠状动脉介入治疗后 12 个月内的无症状的高危患者监测有无再狭窄。

2. 选择性地对无症状的高危患者进行再狭窄、移植血管闭塞、冠状动脉不完全血运重建术或疾病进展的定期监测。

Ⅲ类

1. 定位缺血部位确定需介入治疗的血管。

2. 对经皮冠状动脉介入治疗或冠状动脉旁路移植术后的无特殊适应证的无症状患者进行常规定期监测。

【心律失常中运动试验的适应证】

Ⅰ类

1. 对植入频率适应性起搏器患者的评估。

2. 对考虑提高体力活动或参加竞赛的先天性完全性心脏阻滞患者的评估(证据C)。

Ⅱa

1. 对明确或可疑运动诱发心律失常患者的评估。

2. 对运动诱发心律失常患者(包括心房颤动)进行药物、手术或射频治疗的评估。

Ⅱb

1. 对中年无冠心病患者的孤立性室性异位搏动进行评估。

2. 对考虑参加竞技运动但伴有一度房室传导阻滞或二度Ⅰ型房室传导阻滞、左束支阻滞、右束支阻滞或孤立性异位搏动的青年患者的评估(证据C)。

三、禁　忌　证

【绝对禁忌证】

1. 急性心肌梗死(2天内)。

2. 高危的不稳定型心绞痛。

3. 未控制的、伴有症状或血流动力学障碍的心律失常。

4. 有症状的严重主动脉狭窄。

5. 未控制的有症状心力衰竭。

6. 急性肺栓塞或肺梗死。

7. 急性心肌炎或心包炎。

8. 急性主动脉夹层。

【相对禁忌证】

1. 左冠状动脉主干狭窄。

2. 中度狭窄的瓣膜性心脏病。

3. 电解质异常。

4. 严重的高血压。

5. 快速性或缓慢性心律失常。

6. 肥厚型心肌病和其他形式的流出道梗阻。

7. 精神或身体异常不能运动。

8. 高度房室传导阻滞。

四、设备及人员配备

心电图运动试验一般是比较安全的,尽管10 000例中仅发生1

例死亡和5例非致命并发症，但仍有运动试验引起急性心肌梗死和死亡的报道。因此，应严格控制心电图运动试验的适应证、禁忌证；医技人员应熟练操作设备；确定好运动极量和次极量目标；密切观察运动中出现的症状，记录心电图、测量血压等数据。

运动试验检查室一般应配备一名临床医生、一名技师和一名护士。在发生意外情况时能够及时进行抢救。另外，每台机器需配备两名操作人员，在运动中，一人操作机器，观看心电图、血压的变化情况，另一人需密切注意观察患者的表情变化及运动情况，避免发生意外。要有心肺复苏的必要措施及相关的急救设备仪器（如除颤器等）和药品（肾上腺素、阿托品等）。

五、常用心电图运动负荷试验方法和运动终点

常用的心电图运动负荷试验有双倍二阶梯运动试验、踏车运动试验和活动平板试验，目前多用后两种运动试验。

【踏车运动试验】

让受试者在特制的自行车功量计上以等量递增负荷进行踏车。从1级至8级，每级运动2～3分钟。运动量以kgm/min为单位（或以瓦为单位），起始负荷量为25～30W，每级增加25W。40岁以下可从50W开始，每级增加50W。踏车的速率保持在每分钟35～100转，最理想的速率为60转/分。也可采用另一种方式：起始3分钟无负荷，之后每分钟增加5～30W，如患者不能保持车速40转，则终止试验。运动试验中连续心电图监护；每3分钟记录一次心电图，测血压，并逐次增加功量，直到达到预期规定的运动终点。踏车氧耗量受体重影响，同级运动氧耗量随体重的减少而减少。活动平板运动试验的氧耗量与体重无关。踏车运动试验较便宜，占地面积小，噪声小，上身活动少，便于测量血压及记录平稳、干扰少的ECG。但应注意避免上肢的等长或阻力运动。

【活动平板运动试验】

让受试者在带有能自动调节坡度及转速的活动平板仪上行走，按预先设计的运动方案，规定在一定的时间提高一定的坡度及速度。活动平板运动方案有多种，应据患者体力及测试目的而定。健康个体多采用标准Bruce方案（表3-1）。老年人和冠心病患者可采用改良Bruce方案（表3-2）。满意的运动方案应能维持6～12分钟运动时间，方案应个体化。运动耐力以代谢当量（metabolic equivalent, MET）评价而非运动时间。运动试验时，连续心电图监护，以每3分钟间隔增加一级功量，记录一次心电图，测血压直到达到预期规定的运动终点。活动平板在分级运动测验中是较好的运动形式，其达

到最大耗氧能力比踏车运动时为大，且易达到预计最大心率，因而更符合生理性运动。

表3-1 Bruce方案

级	速度（英里／小时）	坡度（%）	时间（分钟）	MET单位	总时间（分钟）
1	1.7	10	3	4	3
2	2.5	12	3	6~7	6
3	3.4	14	3	8~9	9
4	4.2	16	3	15~16	12
5	5.0	18	3	21	15
6	5.5	20	3	—	18
7	6.0	22	3	—	21

注：MET为代谢当量，用来表达工作负荷

表3-2 改良的Bruce方案

级	时间（分钟）	速度（英里／小时）	坡度（%）
1	3	2.7	0
2	3	2.7	5
3	3	2.7	10
4	3	4.0	12
5	3	5.5	14
6	3	6.8	16
7	3	8.0	18
8	3	8.9	20
9	3	9.7	22

六、运动当量、运动量和运动终点

【代谢当量】

代谢当量（MET）是表达运动量的单位。将运动时间或工作负荷转换成代谢当量[即转换成基础代谢下耗氧量的倍数，1代谢当量为每分钟每千克体重消耗 3.5ml O_2，1MET＝3.5ml O_2/（kg·min）]，有利于给出一个通用的测定指标，不管使用哪种运动试验或方案，都能使各种运动方案可以相互比较。

【运动量】

1. 极量运动试验 受试者竭尽全力所达到的运动量为极量运动。

极量运动的目标心率 = 220 - 年龄(次 / 分)

2. 次极量运动试验 其运动量相当于极量的 85%～90%,即目标心率为极量运动的目标心率的 85%。

次极量运动的目标心率 = 195 - 年龄(次 / 分)

因为在运动中心率和氧耗量的变化呈直线关系,所以临床常以心率作为运动量大小的一个指标。运动心率受年龄、性别、运动习惯的影响。最大心率随年岁的增长而下降。女性心率较男性为低,运动员的最大心率稍低。

3. 症状限制性运动试验 以患者出现心绞痛、全身乏力、气短、运动肌肉疲乏或心电图 ST 压低 > 0.3mV, 或血压下降 > 10mmHg, 室性期前收缩(PVC)> 连续 3 个而终止运动。

【运动终点】

尽管运动试验常常在患者达到预期目标心率时终止,但还有许多其他需要终止运动试验的指征。2002 年 ACC/AHA 指南推荐的终止运动试验的指征如下:

1. 绝对指征

(1)试验中运动负荷增加,但收缩压较基础血压水平下降超过 10mmHg, 并伴随其他心肌缺血的征象。

(2)中、重度心绞痛。

(3)增多的神经系统症状(例如共济失调、眩晕、近似晕厥状态)。

(4)低灌注表现(发绀或苍白)。

(5)由于技术上的困难无法监测心电图或收缩压。

(6)受试者要求终止。

(7)持续性室性心动过速。

(8)在无诊断意义 Q 波的导联上出现 ST 段抬高(≥1.0mm)(非 V_1 或 aVR)。

2. 相对指征

(1)试验中运动负荷增加,收缩压比原基础血压下降≥10mmHg, 不伴有其他心肌缺血的征象。

(2)ST 段或 QRS 波改变,例如 ST 段过度压低(水平型或下垂型 ST 段压低 > 2mm)或显著的电轴偏移。

(3)除持续性室性心动过速之外的心律失常,包括多源性室性期前收缩、室性期前收缩三联律、室上性心动过速、心脏阻滞或心动过缓。

(4)劳累、气促、哮喘、下肢痉挛、跛行。

(5)束支传导阻滞或心室内传导阻滞与室性心动过速无法鉴别。

(6)胸痛增加。

(7)高血压反应[SBP>250mmHg 和（或）DBP>115mmHg]。

七、检 查 方 法

心电图运动试验广泛运用于临床，由于运动时肌肉活动及软组织的弹性作用使心电图记录有一定的干扰，所以必须严格执行操作规定。

【运动前的准备】

1. 受试者准备

(1)患者应在运动试验前 2 小时内禁食，禁烟禁酒，可饮水。洗澡，穿适合运动的衣服。在运动试验前 12 小时内不要做特殊运动。

(2)运动试验的目的如果是为诊断之用，应考虑停用某些药物（尤其是 β 受体阻断药），因药物可削弱受试者对运动的反应和难以解释运动试验的结果。

2. 检查者准备

(1)在运动试验前，应简要询问病史和体检，目的是排除禁忌证和获得重要的临床体征，如心脏杂音、奔马律、肺部的干、湿啰音。不稳定心绞痛及心衰患者病情稳定后方可进行运动试验。心脏体检可检查出瓣膜病及先心病患者，因为这些患者运动中可出现血流动力学异常，需严密监测，有些患者可能需要提前终止运动试验。对血压升高和主动脉狭窄的患者需要重新考虑是否进行运动试验。如果进行运动试验的指征不明确，应该询问患者并与临床医生取得联系。

(2)向患者作详细的解释，说明检查过程、危险性和可能的并发症，并请患者或家属签署知情同意书。之后患者在指导下完成试验。

(3)皮肤准备：由于检查系统关键的部位是电极与皮肤的界面，对其皮肤表层准备可明显减小皮肤阻抗，降低信噪比。在放置电极之前备皮，然后用乙醇清洁皮肤，再用细砂纸轻轻打磨表皮，使皮肤阻抗降至最低。

(4)连接电极：在运动中无法将电极放置在肢体上并记录到高质量的 12 导联心电图，所以将前臂的电极尽量接近肩部，腿部电极应尽量放置在脐下，这样才便于与 12 导联心电图进行比较。

(5)测量血压并记录。

(6)记录受试者运动前心电图，以便与运动中的心电图比较。

【运动中的注意事项】

运动中要经常询问患者情况，密切注意心电图的变化，第一级和第二级各测量血压一次，并记录，第三级后因速度增快，可不测量血压。如遇到紧急情况，可按下紧急制动按钮，停止运动。

【并发症】

运动试验危及生命的并发症主要包括：心肌梗死、急性肺水肿及恶性心律失常。并发症总的发生率为$(1.2\sim2.4)/10\ 000$，其中以心室颤动居多，约占50%以上。研究显示，运动试验所致猝死主要由于运动诱发不稳定的冠状动脉粥样硬化斑块破裂，血小板聚集性增强，血栓形成，或运动诱发冠状动脉痉挛，导致冠状动脉血流突然减少或急性闭塞。另外，运动与紧张的情绪影响儿茶酚胺释放明显增加，诱发心肌缺血，并且导致周围血管收缩，心肌收缩力过度增强，这一代偿机制矛盾触发抑制反射，使迷走张力升高，周围血管扩张，心率减慢，出现运动后晕厥。因此，应首先严格掌握运动试验的适应证、禁忌证，运动中密切观察患者情况、心电及血压监测，掌握终止运动试验的指征，停止试验后仍必须继续密切监测一定时间，掌握运动试验中可能出现的各种并发症，备好抢救药品及急救器械，以减少并发症与避免死亡。

八、运动试验结果判断

运动试验结果分析应当包括运动量、临床表现、血流动力学以及心电图反应。符合心绞痛的缺血性胸痛的发生非常重要，特别是迫使患者终止试验的胸痛。运动量、收缩压对运动的反应以及心率对运动反应的异常都很重要。最重要的心电图表现是ST段的压低和抬高。最常用的运动试验ECG阳性标准是QRS波群之后$60\sim80$毫秒ST段水平或下斜型压低/抬高大于或等于1mm。

图3-1示运动中及运动后下壁导联（Ⅱ、Ⅲ、aVF）、前壁导联（$V_3\sim V_6$）ST段下降$>0.1mV$，持续时间>2分钟。试验结果：运动试验阳性，冠脉造影结果如图3-2所示。

诊断试验普遍存在的问题是正常人群和患病人群的试验结果有很大的重叠。所有用于诊断冠心病的试验在正常人群和患病人群中的结果范围都有相当大部分的重叠。通常采用一个特定数值（判别值）用于区分这两类人群（例如ST段压低1mm）。如果该值定得较高（例如ST段压低2mm），以确保几乎所有无病人群都有正常试验结果，将得到较高的试验特异性，然而相当多的有病人群亦呈现正常结果，则同时降低了试验的敏感性。

静息ST段压低是严重冠心病高患病率的一个标志，提示预后不佳。标准运动试验在诊断这些患者时仍有价值。尽管出现静息时ST段压低$<1mm$时试验特异性下降，标准运动试验仍然是合理的第一选择，因为它的敏感性有所提高。是否在以下两类特殊患者中应用运动试验存在分歧意见：服用地高辛、ST段压低少于1mm

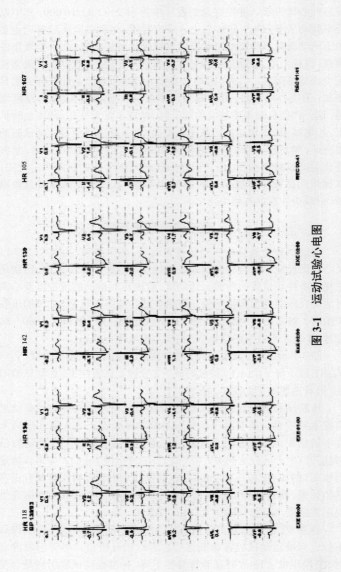

图 3-1 运动试验心电图

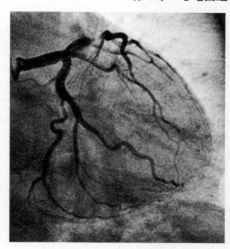

图 3-2 冠脉造影
示 LAD 近段局限偏心性狭窄 95%

的患者以及左室肥厚、静息 ST 段压低少于 1mm 的患者。如果出现阴性的试验结果，冠心病的可能性就大大降低。但如是阳性结果，由于试验本身较低的特异性，则需要进行进一步的检查。

运动试验阳性标准如下：

1. 运动中或运动后心电图出现 ST 段水平或下斜型压低（J 点后 60～80 毫秒）大于或等于 0.1mV，持续 2 分钟，或原有 ST 段下降者在原有基础上再下降 0.1mV。

2. 诱发 T 波高尖，或 R 波优势导联上 ST 段抬高（J 点后 60～80毫秒）大于或等于 0.1mV。

3. 运动中出现典型心绞痛症状。

可疑阳性标准如下：

1. 心电图出现 ST 段水平或下斜型下降 0.05～0.1mV 之间，持续 1 分钟。

2. ST 段上斜型下移，在 J 点后 60 毫秒下降大于或等于 0.15mV，或 ST 段斜率＜1mV/s，持续至少 1 分钟。

3. 单纯 U 波倒置。

4. 严重心律失常。

5. 运动中血压下降（收缩压下降 10mmHg 以上）。

运动试验阴性指标如下：

运动已达预计心率，心电图无 ST 段下降或 ST 段下降较运动前小于 0.1mV。

假阳性：凡能引起 ST 段降低的其他非冠心病原因均可造成运动试验假阳性。影响因素包括：女性，地高辛、奎尼丁等药物；心电图异常；束支阻滞、左室肥厚劳损、预激等；电解质紊乱，如低血钾等；饱餐、口服或注射葡萄糖，过度换气，胸廓畸形，贫血，血红蛋白代谢异常等。Grzybowski 等对冠状动脉造影正常的绝经前女性研究，发现月经周期对心电图运动试验中 ST 段变化有影响。Michaelides 观察到高血压患者运动中单纯出现Ⅱ、Ⅲ、aVF 导联 ST 段下移，94%患者冠状动脉造影正常，可见其特异性较差。

假阴性：运动试验出现假阴性结果的原因可能是：抗心绞痛药物的使用，如 β 受体阻滞药、钙通道阻滞药、硝酸酯类；陈旧心肌梗死或仅有单支冠状动脉血管病变者；运动量不足；心率反常增快，但并非心肌缺血所致者。

在有明确典型心绞痛症状或冠心病高危人群中，应注意运动试验的假阴性；而在心绞痛症状不典型的冠心病低危人群（如绝经期前女性），应注意运动试验的假阳性。

九、临 床 意 义

【平板运动测验中临床表现和心电图变化的意义】

1. 运动诱发心绞痛，同时伴有缺血性 ST-T 改变，是可靠的缺血征象。

2. 运动耐量差，达不到标准，常是左心功能不良反应，也提示缺血的可能性（需除外心外疾患、受试者本人体力等因素）。

3. ST 段改变　公认的为 J 点后 60～80 毫秒出现 ST 段的下降与抬高，而发生在心脏部位性的导联中。ST 段抬高是弓背型，下降呈水平型与下斜型，具有诊断意义。

4. T 波改变　在运动中，诱发 T 波倒置，不能作为心肌缺血的指标。如平静 ECG 的 T 波倒置，运动诱发心绞痛 T 波直立，认为假改善，提示心肌缺血反应（心内膜）。

5. U 波改变　在运动中，诱发 U 波倒置，提示心肌缺血，并认为常常是前降支严重狭窄的标志。

6. 心律失常改变　在运动中可诱发出多种类型心律失常，若在低运动量中，出现恶性室性心律失常有意义。若同时伴有 ST-T 改变，提示多支冠状动脉病变，并预告发生猝死的危险性大。

7. QRS 波群振幅改变　对于 QRS 波群，在运动中、后出现振幅改变，提示心肌缺血的指征，目前尚有争论。有人认为，在运动中 QRS 波群 R 波振幅较运动前增高（1～2mm）。对于 QRS 波群形态改变：在运动中、后出现 LBBB 比 RBBB 意义大。

【其他注意事项】

1. 运动试验引起心电图、血流动力学、症状和体征的改变，三者应结合在一起，解释运动试验的结果。

2. ST 段压低出现的时间、持续的时间和心肌缺血程度相关。

3. 冠状动脉病变部位和支数影响试验的敏感性

(1) 单支血管病变（右冠状动脉或旋支）敏感性 37%～60%。

(2) 前降支病变敏感性 77%。

(3) 双支血管病变敏感性 56%～91%。

(4) 三支血管病变敏感性 75%～100%。

4. 运动试验阳性不等于冠心病，阴性也不除外冠心病。

5. 无症状者运动试验阳性应作为冠心病危险因素之一，定期（6 个月）重复运动试验。

6. 根据运动试验时的负荷（MET）可决定患者的心功能分级。

7. 试验结果可疑者应做心肌灌注显像检查，进一步明确诊断。

总之，心电图运动试验的主要评估指标是 ST 段变化，而运动中血压下降及严重室性心律失常也提示心肌缺血或冠状动脉严重病变。此外近年研究提示，最大 ST 段 /HR 斜率、QT 离散度、心率恢复异常等指标亦有助于冠心病诊断。需注意的是，在运动试验恢复期出现 ST 段下移，与运动中出现 ST 段下移对于冠心病诊断的价值相当，因此在运动停止后仍需密切监测心电图及患者情况。心电图运动试验对冠心病诊断的特异性和准确性为 60%～80%，敏感性因病变血管支数不同而不同。其优点是简便易行、价廉，临床上已广泛用于冠心病诊断、危险分层、缺血评价、血运重建术前后评估等。然而，由于心电图运动试验是以较大的运动量试图诱发心肌缺血，主要是用于检测冠状动脉 70% 以上固定狭窄引起的心肌缺血，而 70% 以下狭窄临界病变很难以早期发现。此外，心电图运动试验受年龄、性别、药物、合并疾病等影响因素较多，有一定的假阳性率和假阴性率。

（方圣华　许海燕）

第4章　放射性核素心肌灌注显像

放射性核素心肌灌注显像在冠心病（CAD）的诊断、冠状动脉病变程度和范围的评估、疗效评估以及预后判断的价值已得到了国际公认，如在美国，2005 年，心肌灌注显像病例数约 800 万例。在我国，随着新的放射性药物、单光子发射计算机化断层显像（SPECT）和正电子发射断层显像（PET）的推广应用和心血管病临床医生对核医学认识的增加，心脏放射性核素显像已越来越多地被临床所接受，发挥着越来越重要的作用。

一、心肌灌注显像的原理

目前常用的心肌灌注显像剂为 ^{201} 铊（^{201}Tl）、^{99m} 锝（^{99m}Tc）- 甲氧异腈（MIBI）、^{99m}Tc- 替曲膦等。^{201}Tl 是临床应用最早和最广泛的心肌灌注显像剂。静脉注射后，^{201}Tl 在心肌内的初始分布取决于局部心肌血流灌注量，随后，心肌对 ^{201}Tl 的摄取与清除处于一个动态平衡的过程，呈现"再分布"。目前，常用的有 ^{99m}Tc-MIBI、替曲膦。与 ^{201}Tl 相比，^{99m}Tc 标记的 MIBI、替曲膦的主要区别是，^{99m}Tc 标记的 MIBI、替曲膦均没有明显的"再分布"，因此，对于诊断心肌缺血，需要分别在负荷试验时和静息状态下注射 ^{99m}Tc-MIBI 或 ^{99m}Tc- 替曲膦。

这些显像剂在静脉注射后均能浓集在心肌内，使正常心肌清晰显影。它们在心肌内的浓集量与局部心肌血流量成正比。当冠状动脉使狭窄达到一定程度时，局部心肌血流灌注的绝对降低，或者在运动试验或药物负荷试验时，正常冠状动脉供血区的心肌血流灌注明显增加，而有病变的冠状动脉供血区的心肌血流灌注增加不如正常的冠状动脉供血区，从而导致局部心肌血流分布的不平衡，或心肌血流灌注绝对降低，心肌对显像剂的摄取绝对或相对减少，在心肌显像图上，表现为放射性稀疏或缺损区。

应当指出，心脏具有很强的代偿功能，即使冠状动脉存在明显狭窄，由于冠状动脉自身的调节作用，仍能使静息状态的冠状动脉血流保持正常，因此，对于诊断冠心病，单纯的静息心肌显像是不合适的，心肌显像需与运动试验或药物负荷试验相结合。负荷试验选择的原则是，凡是能进行运动试验的患者，应该首先考虑运动试验，对于不能达到适当的运动量、不能或不适合运动试验的患者，应该进行药物负荷试验，在选择药物负荷试验方法时，一般先考虑双嘧达莫（潘生丁）或腺苷，然后，考虑多巴酚丁胺等。

二、心肌灌注显像的适应证

1. 冠心病的诊断。
2. 冠状动脉病变范围和程度的评估。
3. 心肌活力的估测。

4. 冠状动脉再血管化适应证的筛选及术后疗效的评估。

5. 急性心肌缺血的诊断和溶栓治疗的疗效评估。

6. 预后的评估或危险分级。

7. 心肌病的鉴别诊断。

三、心肌灌注显像的类型

【静息显像】

检查前 3～4 小时禁食，静脉注射 ^{201}Tl 74MBq（2mCi）后 10 分钟，采用 γ 相机进行平面显像或用 SPECT 进行断层显像，有明显心肌灌注异常时，应加做 4 小时延迟显像。若采用 ^{99m}Tc-MIBI，则于静脉注射 740～925MPq（20～25mCi）后数分钟，嘱患者进食 250～500ml 牛奶，以促进肝脏放射性的清除，1～1.5 小时后进行心肌平面及断层显像。

【负荷试验显像】

为了获得理想的显像结果，患者应在负荷试验前 3～4 小时开始禁食，应尽可能地停用所有可能影响患者的心率或心肌血流灌注的药物，至少在 24 小时前停用盐酸普萘洛尔（心得安），至少 4 小时前停用长效硝酸盐、硝酸甘油、β 受体阻断药等。

1. 运动试验　活动平板通常采用 Bruce 方案或改良的 Bruce 方案；踏车试验，一般从 25W 开始，每 2～3 分钟递增 25W。活动平板或踏车运动试验时，应要求患者完成他（她）所能到达的最大负荷量。在达到最大负荷量时，静脉注射 ^{201}Tl 74～110MBq（2～3mCi）、^{99m}Tc-MIBI 或 ^{99m}Tc- 替曲膦，再鼓励患者运动 30～60 秒。

2. 双嘧达莫负荷试验　双嘧达莫具有强有力的血管扩张作用，是间接通过增加内源性腺苷而发生作用的。足量的双嘧达莫可使正常冠状动脉的血流量增加 4～5 倍，而病变的冠状动脉则不可能相应地扩张，病变部位即出现放射性稀疏或缺损，其灵敏度和特异性与运动试验相似。禁忌证有不稳定型心绞痛、急性心肌梗死（48 小时内）、低血压（收缩压低于 90mmHg）、支气管哮喘等。

检查前 48 小时内停服茶碱类药物，忌用含咖啡类饮料。静脉缓慢注射双嘧达莫 0.14mg/（kg•min），持续 4 分钟。然后，静脉注册 ^{201}Tl 74MBq（2mCi）或 ^{99m}Tc-MIBI 740～925MBq（20～25mCi）。注射过程中，同时记录血压、心率，并记录心电图。双嘧达莫注射过程中或注射后，少数病例可出现心绞痛，若持久明显，可静脉注射氨茶碱（氨茶碱 250～500mg 加于 10ml 生理盐水中），以加速症状的缓解。

3. 腺苷负荷试验　基本原理与双嘧达莫试验相似，所不同的是，它通过外源性腺苷而发生作用。禁忌证与双嘧达莫试验相似。

由于其有降低窦房结的自律性与房室结的传导速度的作用,对窦房或房室结病变的患者要慎用。

检查前 24 小时,停用双嘧达莫及茶碱类药物,忌用咖啡。静脉稳速滴注腺苷 0.14mg/(kg•min),持续 6 分钟。于静脉滴注腺苷 3 分钟末时,静脉注射 ^{201}Tl 74～111MBq(2～3mCi)或者 ^{99m}Tc-MIBI 740～925MBq(20～25mCi)。滴注腺苷过程中,若出现持续而明显的胸痛,可减缓或停止滴注腺苷,一般 1～2 分钟后,症状可自行缓解。

4. 多巴酚丁胺负荷试验　多巴酚丁胺作用于心肌的 β_1 受体,使心率加快,收缩压升高,心肌收缩力增强,心肌氧耗量增加,其作用与运动试验相似。禁忌证有不稳定型心绞痛、明显高血压(高于 24/13kPa)、严重心律不齐。

检查前 48 小时内停服 β 受体阻断药。静脉滴注多巴酚丁胺,开始时按 5μg/(kg•min)进行滴注,以后逐级增加用量[每级增加 5μg/(kg•min)]。每级持续滴注 3 分钟,最大可达 40μg/(kg•min)。终止试验指标同心电图运动试验。待达到终止指标时,静脉注射 ^{201}Tl 74MBq(2mCi)或 ^{99m}Tc-MIBI 740～925MBq(20～25mCi),并继续注多巴酚丁胺 1 分钟。

四、心肌灌注显像方案

【^{99m}Tc-MIBI 心肌显像】

1. 一天法

(1)静态、负荷试验显像

1)静息状态下,静脉注射 ^{99m}Tc-MIBI。

2)嘱患者在注射 ^{99m}Tc-MIBI 后 30 分钟,喝 250～500ml 牛奶。

3)注射 ^{99m}Tc-MIBI 后 60～90 分钟,行静态心肌平面或 SPECT 显像。

4)嘱患者在给药后 3 小时返回行运动试验。

5)患者行运动试验,运动试验终止前 1 分钟静脉注射 ^{99m}Tc-MIBI。

6)嘱患者在运动试验后 15～30 分钟喝 250～500ml 牛奶。

7)在第二次注射 ^{99m}Tc-MIBI 后 30～60 分钟,行心肌平面或 SPECT 显像。

(2)负荷试验,静态显像

1)患者行运动试验,运动试验终止前 1 分钟静脉注射 ^{99m}Tc-MIBI。

2)嘱患者在运动试验后 15～30 分钟喝 250～500ml 牛奶。

3)在注射 ^{99m}Tc-MIBI 后 30～60 分钟行心肌平面或 SPECT 显像。

4)3～4 小时后,在静息状态下,静脉注射 ^{99m}Tc-MIBI。

5)嘱患者在注射 ^{99m}Tc-MIBI 后 30 分钟,喝 250～500ml 牛奶。

6）注射 ^{99m}Tc-MIBI 后 1 小时，行平面或 SPECT 显像。

2. 两天法

（1）负荷试验显像：患者行运动试验，运动试验终止前 1 分钟，静脉注射 ^{99m}Tc-MIBI，嘱患者在运动试验后 15～30 分钟，喝 250～500ml 牛奶，在注射 ^{99m}Tc-MIBI 后 30～60 分钟，行心肌平面或 SPECT 显像。负荷试验后 1～2 天行静态显像。如负荷试验心肌显像正常，可以不做静态显像。

（2）静态显像：在静息状态下，静脉注射 ^{99m}Tc-MIBI，嘱患者在注射 ^{99m}Tc-MIBI 后 30 分钟，喝 250～500ml 牛奶，在注射 ^{99m}Tc-MIBI 后 60～90 分钟，行静态心肌平面或 SPECT 显像。

3. ^{201}Tl、^{99m}Tc-MIBI 顺序显像　静息状态下，静脉注射 74MBq（2mCi）^{201}Tl 后，采集静态显像，然后行负荷试验，静脉注射 925MBq（25mCi）^{99m}Tc-MIBI，1 小时后，采集负荷试验显像。

【^{99m}Tc- 替曲膦心肌显像】

与 ^{99m}Tc-MIBI 心肌显像相似，在注射 ^{99m}Tc- 替曲膦后的显像时间可以稍早一些。

【^{201}Tl 心肌显像】

1. 负荷试验、再分布显像　于运动试验或药物负荷试验后 10 分钟开始"即刻"显像。应当注意，运动试验后的"即刻"显像过晚，可能因为早期再分布而低估心肌缺血的程度和范围；但是，运动试验后显像过早，可能因心脏位移（heart creep）而产生假阳性。一般来说，"即刻"显像应在运动试验后 10～15 分钟开始；再分布显像一般在运动试验后 3～4 小时进行。在即刻显像和再分布显像之间，要求患者尽可能空腹。

2. 负荷试验、延迟再分布显像　除再分布显像外，在静脉注射 ^{201}Tl 后 18～24 小时进行外，其余同负荷试验、3～4 小时再分布显像。与常规 3～4 小时再分布显像相比，延迟再分布显像能增强对缺血但存活的心肌的检测。但在临床上，由于延迟再分布显像时，心肌放射性明显减低，获得高质量的心肌显像图像往往是比较困难的，虽然可以通过延长数据采集时间来增加计数，提高图像的统计学可靠性，但是，对于患者来说，耐受较长的图像采集时间往往是比较困难的，所以，它的常规临床应用价值是有限的。

3. 负荷试验、再注射（reinjection）显像　一些研究认为，缺血、存活的心肌在 3～4 小时再分布显像无再分布，可能是因为 ^{201}Tl 再分布不仅取决于即刻显像时的心肌灌注缺损的程度和继后的局部心肌血流量，而且取决于继后血清中的 ^{201}Tl 的浓度。近年来，一些学者报道，在运动试验或药物负荷试验后 3～4 小时，在静脉再注射

$37\sim50MBq$（$1\sim1.5mCi$）^{201}Tl 后 10 分钟进行再注射显像。对于评估心肌活力，再注射显像是一种比较理想的方法。再注射显像显示为不可逆性缺损的患者，可以再进行 $18\sim24$ 小时延迟再分布显像或静态注射 ^{201}Tl 后的静态显像和 $3\sim4$ 小时延迟显像。

4. 负荷试验、静态显像　于运动试验或药物负荷试验后 10 分钟行即刻显像；$48\sim72$ 小时后，在静息状态下，静脉注射 $1.5mCi$ ^{201}Tl 后 10 分钟行静态心肌显像。

【硝酸酯心肌显像】

在静态注射 ^{201}Tl 或 ^{99m}Tc 标记显像剂前，给予患者硝酸甘油或硝酸酯，其余的步骤与上述相应的显像方案相似。根据文献报道，各种给硝酸甘油或硝酸酯途径的效果似乎是相似的。

五、心肌灌注的数据采集

【SPECT 显像】

通常，自 45°右前斜位至 45°左后斜位，采集 180°弧度，采集 $30\sim60$ 个投影，也可以采集 360°弧度，在 ^{99m}Tc-MIBI 或 ^{99m}Tc- 替曲膦心肌显像，宜自 45°左后斜位至 45°右前斜位。每个投影采集时间为 $20\sim40$ 秒，矩阵为 64×64，根据 γ 相机视野大小，选用适当的放大（zoom）因子。

【门电路心肌显像】

门控心肌 SPECT 和非门控心肌 SPECT 的不同之处在于，门控心肌 SPECT 数据采集时，应用 ECG 作为门控信号，在每一个投影，每个心动周期采集 $8\sim16$ 帧图像（通常采集 8 帧），RR 窗值为 100%；而非门控心肌 SPECT，在每个投影只采集一帧图像。因此，前者每一帧图像的信息量明显地少于后者，统计学涨落大。为了解决这个问题，一般来说，需要增加显像剂的剂量、延长投影数据的采集时间，以增加图像的计数或信息量。这是在进行门控心肌 SPECT 显像时值得注意的问题。另外，与平衡法放射性核素心血管造影相似，如果患者有明显的心律不齐，门控心肌 SPECT 显像可能会不理想。

【平面显像】

常用的平面显像体位有三个：前后位、30°～45°左前斜位或70°左前斜位。根据情况，可加左侧位、30°右前斜位。采集矩阵为 64×64 或 128×128，根据 γ 相机视野大小，可选用适当的放大（zoom）因子，如 $1.5\sim2.5$。每个体位采集计数至少 50 万计数。对于负荷试验，再分布／静态显像的对比，两次显像体位应尽可能相同。对于负荷试验、$3\sim4$ 小时再分布显像测定心肌 ^{201}Tl 洗脱率，运动试验后"即刻"和 $3\sim4$ 小时再分布显像的采集时间应当相等。

六、心肌灌注的图像分析

要注意以下几点：①在心肌 SPECT 显像，应通过三个断面的图像，观察左心室的各个不同的心肌节段的放射性分布；在分析心肌平面显像时，必须有多体位的心肌显像；②在对比二次显像时，应将两次显像的图像同时显示，并对两次显像的计数进行归一化，以更好地对比两次显像时的心肌放射性分布的差别；③注意观察肺及腹腔脏器的放射性分布。

1. 正常图形　左心室心肌显影清晰，放射性分布均匀，心腔为放射性稀疏或缺损区，心尖和基底部的放射性分布可能稍稀疏。静息心肌显像图中，右心室通常不显像，肺内放射性较少，负荷试验后心肌显像时，右心室可能显影。

2. 完全可逆性灌注缺损　在运动或药物试验显像的图像中，表现为局部放射性缺损或稀疏。在 ^{201}Tl 再分布显像或 ^{99m}Tc-MIBI 静息显像中，上述放射性稀疏、缺损区呈现放射性填充。这种可逆性心肌灌注异常是心肌缺血的典型表现。

3. 部分可逆性灌注缺损　在运动或药物试验显像图像上，表现为局部放射性缺损或稀疏。有部分再分布或再填充，通常见于心内膜下心肌梗死或穿壁性心肌梗死病灶周围区域。

4. 不可逆性灌注缺损　负荷试验及静息显像中，均显示局部心肌放射性稀疏或缺损，无再分布或再填充，通常为不可逆的心肌瘢痕或心肌梗死。

5. 反向再分布　在运动或药物试验后显像图像上，心肌放射性分布正常，再分布显像或静态显像时，表现放射性稀疏或缺损；或在运动、药物试验显像图像上，表现心肌放射性稀疏或缺损，在再分布显像或静态显像时更明显。

七、心肌灌注显像的临床应用

【冠心病的诊断】

心肌灌注显像已是国际上公认的诊断冠心病的最可靠的无创性检测方法，它明显地优于心电图（ECG）运动试验。文献报道了4000 例患者的运动试验、再分布心肌灌注显像肉眼分析与冠状动脉造影诊断冠心病的对比结果。在这些研究中，心肌灌注显像诊断冠心病的灵敏度平均为 82%，特异性平均为 88%。在同一患者组，运动试验 ECG 的灵敏度为 50%～80%。根据心肌平面或断层图像的心肌灌注缺损的部位，还可以判断冠状动脉狭窄的部位。^{99m}Tc 标记MIBI 或替曲膦心肌显像与 ^{201}Tl 心肌灌注显像检测冠心病的准确性是相近的。文献报道，药物负荷试验心肌灌注显像与运动试验心肌灌注显像诊断冠心病的准确性没有明显的差别。双嘧达莫负荷试验心肌 SPECT 显像诊断冠心病的灵敏度为 89%，特异性为 78%；腺苷负荷试验心肌 SPECT 显像的灵敏度为 88%，特异性为 85%。多巴酚丁胺负荷试验对于诊断冠心病，也有较高的灵敏度和特异性。近年来，一些临床研究表明，衰减校正、门控心肌灌注断层显像、心肌代谢显像可以提高心肌灌注显像诊断冠心病的特异性。（表 4-1）

表 4-1　心肌灌注显像诊断冠心病的准确性

	病例数	灵敏度	特异性
ECG 运动试验	24 047	68%	77%
运动试验 SPECT	28 751	89%	80%
药物负荷试验 SPECT	1000	85%	91%

【急性心肌梗死】

在临床症状典型、酶学检查异常和心电图改变明显的患者，急性心肌梗死的诊断是不困难的。因此，对于急性心肌梗死可能性大的患者，心肌显像不是诊断急性心肌梗死的首选检查方法，但是，在临床症状、酶学检查和心电图改变不典型的可疑急性心肌梗死患者，静态心肌灌注显像正常可以除外急性心肌梗死和不稳定型心绞痛。心肌灌注显像在急性心肌梗死患者的应用还有：检测心肌梗死后的心肌缺血，评估心肌活力和评估心肌梗死患者的预后。

【预后判断】

心肌灌注显像评估预后的价值已得到了广泛的临床证明。大量的临床资料表明，心肌灌注显像正常预示患者的预后良好，心脏事件的发生率小于每年 1%，与正常人群相似。即使冠状动脉造影显示冠状动脉狭窄的存在，心肌灌注显像正常的患者的预后也是很好的。心肌显像也可以判断处于"高危险状态"的冠心病患者。这些患者的心肌显像的表现为：多发性的可逆性灌注缺损累及 2 个或多个冠状动脉血管床，在定量分析为大面积的灌注缺损；运动试验后肺对 ^{201}Tl 的摄取增加；运动试验后左心室心腔一过性扩大。在确诊的或可疑冠心病患者，心肌灌注显像显示的心肌灌注缺损的节段数或范围和可逆性灌注缺损的程度是心脏事件的独立预测因子。

【心肌活力的估测】

放射性核素显像是临床上应用最广泛的评估心肌活力的方法。目前，在临床上，静态 - 再分布 ^{201}Tl 显像和负荷试验 - 再注射 ^{201}Tl 心肌显像是最常用的，静态、再分布（静态注射 ^{201}Tl 后 5 分钟和 3～

4 小时）显像，与运动试验、再注射 [201]Tl 心肌显像评估心肌存活的准确性是相似的，硝酸酯心肌显像对于预测冠状动脉再血管化后局部室壁运动的改善具有较高的准确性，另外，门控心肌 SPECT 显像、定量分析和衰减校正可能提高心肌 SPECT 显像评估心肌活力的准确性。PET 灌注 / 代谢显像被公认为是评估心肌存活的最可靠的方法。由于心肌 PET 代谢显像的费用昂贵，在临床上，需要进行心肌存活的评估时，应当首先选择常规心肌放射性核素显像。

【介入治疗的适应证的选择及术后疗效的判断】

介入治疗前，心肌灌注显像被广泛地应用于评价心肌缺血的范围和程度以及心肌活力。介入治疗后的心肌灌注显像可以评估冠状动脉旁路移植术（CABG）、经皮腔内冠状动脉成形术（PTCA）等介入治疗的疗效。在临床上，心肌灌注显像的主要临床应用是评估介入治疗后的心肌缺血，如检测冠状动脉旁路移植术后"旁路移植的"或自身的冠状动脉病变、经皮腔内冠状动脉成形术后的冠状动脉再狭窄等。如上所述，在 CABG 或 PTCA 术前，放射性核素显像可以检测冠状动脉狭窄，鉴别缺血但存活的心肌和瘢痕（不再存活的）组织，从而选择能得益于冠状动脉再血管化的患者，以及评估左、右心室功能；特别是在 CABG 术后，作为一种无创性方法，放射性核素显像可被用于随访患者的左心肌心肌血流灌注、功能和代谢的恢复，和评估 CABG 术后的冠状动脉病变等。

【心肌病】

扩张型心肌病的心肌平面及断层显像均表现为左心室心腔扩大，室壁变薄，放射性分布不均匀，表现为弥漫性放射性稀疏或缺损；缺血性心肌病多表现为节段性放射性稀疏或缺损，可逆性放射性稀疏或缺损为缺血性心肌病的典型表现；肥厚型心肌病的典型图像特点是，心肌呈不对称性增厚，以室间隔增厚明显，部分病例可表现为心尖部心肌局部增厚，或整个左心室室壁均增厚。

（何作祥）

第 5 章 负荷超声心动图

负荷超声心动图对冠心病的诊断价值已得到公认。在美国，2004年，大约有 3 百万患者进行了负荷超声试验。ACC（美国心脏病学院）、AHA（美国心脏病协会）及 ASE（美国超声心动图协会）明确提出，负荷超声心动图有助于评估是否存在可诱发的心肌缺血及其部位和严重程度,同时有助于危险性分层和评价预后。全世界多中心试验表明负荷超声诊断冠心病心肌缺血具有较高的敏感性(86%)和特异性(84%),总的准确性达到83%。

一、负荷超声心动图定义

负荷超声心动图就是将二维超声和运动负荷或药物负荷联合应用的一项检查。目前主要包括两种方式:运动负荷(活动平板、直立或仰卧蹬车)和药物负荷(肾上腺素兴奋药物或血管扩张药),此外还有食管调搏,冷加压试验等。对于怀疑有冠心病可能性的患者,负荷超声心动图可诱导心肌缺血,具有很高的敏感性和特异性。负荷超声发现心肌缺血的标志是基础状态下收缩功能正常的室壁出现收缩功能减低,或原有的室壁运动异常加重。这种室壁运动异常变化要早于胸痛和心电图改变,所以负荷超声心动图较常规的心电图活动平板运动试验敏感性更高。缺血状态下存活心肌的超声心动图表现为室壁基础状态下收缩运动减低,低剂量负荷时出现收缩运动增强,进一步增加负荷时室壁运动异常再次减低,呈现双相变化。据此,通过负荷超声也能识别"顿抑心肌"、"冬眠心肌"等缺血状态下的存活心肌。另外,负荷超声发现受累心肌的范围、室壁收缩减低的持续时间等与患者的预后及危险事件发生率相关,能够对其进行危险分级。

二、负荷超声心动图适应证

【冠心病疑似患者】

对于胸闷、心前区疼痛疑似冠心病的患者,可作为冠状动脉造影前的筛选,对于那些用标准运动试验(运动负荷心电图)无法确诊是否患有冠心病,而临床高度怀疑患有冠心病的患者应当进行超声心动图负荷试验。某些因素会导致ST-T分析效力下降,如静息状态下存在的异常ST-T改变、左束支传导阻滞、室性起搏心率、左心室肥厚/劳损,或应用洋地黄类药物等。大量研究表明,负荷超声较运动负荷心电图有着更高的诊断敏感性和特异性。Varga对将近1000名怀疑患有冠心病的女性进行研究,超声心动图负荷试验诊断和排除严重冠心病的高度准确性由随后的冠状动脉造影证实,敏感性81%,特异性86%,总体准确性84%。女性患者超声心动图负荷试验明显比传统心电图平板运动试验准确。

【急性心肌梗死的出院前评估】

静脉内分级滴注多巴酚丁胺超声心动图负荷试验有助于在心肌梗死的早期评价心肌的存活性。当小剂量多巴酚丁胺滴注时出现节段性室壁运动改善,进一步加大剂量滴注时局部运动功能又发生恶化意味着负责供给该节段室壁的冠状动脉还有明显的狭窄。大剂量多巴酚丁胺滴注时,收缩期局部室壁厚度继续增加提示相应梗死区仍有存活心肌,以及梗死区相关动脉不存在严重的狭窄。

【慢性冠心病心肌存活的诊断】

慢性稳定性冠心病患者,心肌收缩功能因为不可逆的心肌坏死或冬眠心肌的存在而受损。心肌冬眠是心肌在长期低灌注情况下,虽能保证心肌存活却无法支持正常的心肌收缩功能。因为存在潜在的心肌恢复的可能,明确存活心肌的存在非常重要。冬眠心肌血管再通后,其收缩功能可以恢复,改善预后。患有多支血管病变且左心功能受损的冠心病患者,超声心动图多巴酚丁胺负荷试验显示局部左心室功能改善,预示心肌存活,可通过血管重建改善左室收缩功能。若小剂量多巴酚丁胺注射后,心肌收缩无改善,预示心肌无存活,即使旁路移植恢复血供也无法恢复左室收缩功能。小剂量多巴酚丁胺负荷试验后收缩能够改善的阳性预测值为 83%,阴性预测值也是 83%。

【血管重建术前后的超声心动图评估】

超声心动图通过研究某一狭窄冠脉对心肌功能的影响程度,帮助设计血管重建术的过程。这对决定是否需要经皮冠状动脉腔内血管重建术很有价值,尤其当血管造影显示的狭窄程度难以明确生理学意义或存在多支病变时更有意义。而且,由于再狭窄是一常见并发症,超声心动图负荷试验可有效评价血管重建术后患者状况。评估血管重建术疗效比较合理的时间大约在术后 1 个月。

成功的旁路移植术后,对无症状的患者不必进行常规随访。目前没有明确检出可诱发缺血心肌但无症状的患者有助于改善预后,因而对此类患者也不推荐常规检查。然而,当冠脉旁路移植术后患者症状持续存在或再发,此时行超声心动图负荷试验则有意义。

【无症状冠心病的检出】

因为无冠心病症状人群患有冠心病的可能性较低,超声心动图负荷试验不推荐给这些人群。然而,如果怀疑无症状患者平板运动试验的阳性结果为假阳性,可以通过超声心动图负荷试验的阴性结果降低患有冠心病的可能性,同时预示低冠心病死亡或非致命性心肌梗死。

三、几种超声心动图负荷试验的比较

几种负荷超声心动图的原理不再赘述。运动负荷超声心动图操作简单,安全性高于药物负荷试验,但由于运动时超声检查困难,往往要在高峰运动后马上进行超声检查,这期间存在时间延迟,影响观察的准确性。况且,运动后,呼吸急促、心率增快等反应会影响超声图像质量,不利于观察室壁运动改变情况。

药物负荷超声心动图避免了上述不利因素,广为应用。但各类药物或多或少会有副作用。所以药物负荷试验需要有心内科医生参加。

对于冠心病缺血心肌的检出,超声心动图多巴酚丁胺负荷试验的敏感性实质上高于应用血管扩张药的负荷试验,多数研究证实了这一情况。运动试验如果从运动结束到图像采集存在明显的时间延迟,超声心动图平板运动试验的敏感性可能会减低。如果无法充分显示心肌的全部节段,敏感性也会降低。这一缺陷并不经常出现,但很重要。多巴酚丁胺及多巴酚丁胺负荷试验可用于存活心肌的检出,血管扩张药则没有这个功能。

四、评 定 标 准

所有的超声心动图负荷试验的诊断标准均以室壁收缩功能变化为基础。具体可归纳为4种状态:正常,缺血心肌,存活心肌,坏死心肌。正常心肌,静息状态下正常收缩,负荷后出现正常幅度的加强收缩。缺血心肌的反应是负荷状态下收缩减低。存活心肌的反应表现为静息状态下收缩减低,负荷后收缩功能可恢复。坏死心肌则无论静息状态还是负荷状态收缩功能均显著减低。

五、与其他影像技术比较

放射性核素、单光子发射心肌断层显像(SPECT 试验)比超声心动图负荷试验有略高的敏感性和略低的特异性。在基于 44 项研究结果,将两种检查进行对比的统计学分析中发现,对于无心肌梗死病史及缺血性心脏病史但有较多的冠心病易患因素患者,负荷超声心动图诊断的敏感性为 85%,特异性为 77%。SPECT 敏感性为 87%,特异性为 64%。Nagle 等研究发现,磁共振诊断冠心病强于负荷超声心动图,但仅限于超声心动图检查声窗较差的患者。图像质量的限制在过去的确是一个问题,但当今超声技术的飞快发展,谐波技术、组织多普勒技术对比声学造影技术大大解决了这一问题。

超声心动图仪应用普遍,价格相对便宜,磁共振和 SPECT 价格高昂,并且超声无辐射,活动方便,可床旁操作。相对于无法移动的其他两项检查,负荷超声无疑具有无法比拟的优越性。

（王 浩　逄坤静）

第6章 存活心肌评估

冠状动脉狭窄的患者的心室功能异常可由于不可逆性心肌损害（心肌梗死或瘢痕）和（或）可逆性的心肌损害（心肌缺血）所引起。放射性核素心血管造影、超声心动图证明，在冠状动脉再血管化，如冠状动脉旁路移植术（CABG）或经皮冠状动脉腔内介入治疗（PCI），慢性冠状动脉狭窄患者的静态左心室节段室壁运动和整体功能可以改善。一些学者研究了冠状动脉狭窄、心室功能异常的患者在冠状动脉再血管化后左心室局部室壁运动和整体功能改善的发生率。在一组19例经CABG的患者，Lewis等发现在CABG术后，85%的术前运动异常的室壁节段的室壁运动改善，75%的术前运动异常的室壁节段的运动恢复正常。在 ^{123} 碘（^{123}I）IPPA多中心临床研究中，我们测定了122例冠状动脉狭窄患者在CABG前、后的LVEF。在整个研究组，CABG术后LVEF改善的发生率为29%。术后LVEF改善的发生率在术前LVEF为35%～49%的患者为28%，在术前LVEF为20%～34%的患者为27%，在术前LVEF小于20%的患者为38%（P＝ns）。

在心肌血流灌注减低的情况下，存活心肌的功能的持续性减低，被称为"冬眠"（hibernation）。当血流供应（氧的供应）恢复正常或耗氧量减少时，"冬眠的"心肌的功能可以恢复正常。心肌冬眠（myocardial hibernation），是指在氧供应减低的情况下，心肌细胞为了维持它的存活，而降低其功能和代谢。心肌冬眠的表现是，心室局部室壁运动异常、相应节段的心肌血流灌注降低，但是，心肌细胞仍然是存活的。在严重冠状动脉狭窄的患者，如果心室功能异常是由于局部心肌缺血（或心肌冬眠）所引起的，冠状动脉再血管化就可以改善患者的局部室壁运动和整体心室功能；反之，如果心室功能异常是由于心肌梗死或瘢痕所引起的，那么冠状动脉再血管化不能改善患者的局部和整体心室功能。尽管冠状动脉再血管化技术在不断地改进和完善，但是冠状动脉再血管化，特别是冠状动脉旁路移植术，仍然有一定的危险性，尤其在心室功能严重受损（LVEF小于30%）的冠状动脉病变患者；还有冠状动脉旁路移植术和经皮腔内冠状动脉成形术的费用都是比较贵的。因此，临床上在决定冠状动脉再血管化之前，需要判断冠状动脉狭窄、心室功能减低患者的心肌存活情况，从而选择能得益于冠状动脉再血管化的患者。因此，心肌存活的评估具有非常重要的临床价值。

近年来,一些评估心肌活力的显像方法在临床上得到应用。这些方法的应用大大地提高了临床医生对冠心病、心室功能异常患者的心肌存活的判断的准确性。

一、心肌灌注、代谢显像评估心肌存活的生理基础

细胞死亡是指细胞的基本行为不再存在,这些基本细胞行为包括细胞的中间代谢和细胞膜的完整性。前者反映在细胞摄取葡萄糖,而后者反映在细胞潴留细胞内组分,如肌酸磷酸激酶、肌酐、磷酸和钾离子等。

在氧供应减低的情况下,缺血或冬眠的心肌细胞对葡萄糖的利用增加,通过葡萄糖的无氧代谢,生成心肌细胞基本代谢所必需的高能磷酸化合物。虽然,这少量的高能磷酸化合物不能满足心肌细胞机械做功的需要,但是足以满足心肌细胞维持跨膜电梯度所需要的能量,从而保证心肌细胞存活。因此,代谢活动的存在是心肌细胞存活的最可靠标志。还有一种或多种细胞内组分的丢失是细胞死亡的标志,特别是钾离子从心肌细胞的丢失与心肌细胞的死亡和损害有着密切的关系。^{201} 铊(^{201}Tl)、^{82} 铷(^{82}Rb)等都是钾离子的类似物,因为只有具有完整的细胞膜、存活的心肌细胞才能潴留这些示踪剂,所以心肌对 ^{201}Tl、^{82}Rb 等的摄取和潴留也是心肌细胞存活的标志。另外,一定量的血流是心肌代谢过程得以维持的基础,因此,通过准确地测定心肌的血流灌注,也可以评估心肌活力。

二、^{18}F- 脱氧葡萄糖心肌 PET 显像

^{18}F- 脱氧葡萄糖(FDG)被广泛地用于心肌 PET 显像评估心肌的葡萄糖代谢,被公认为评估心肌存活的最可靠的方法。在冠状动脉狭窄患者,血流灌注减低、FDG 摄取正常或相对增加(灌注 - 代谢不匹配)标志心肌缺血但仍然存活;血流灌注减低、FDG 摄取亦减低(灌注 - 代谢匹配)标记心肌细胞不再存活。

文献报道,术前 FDG 心肌 PET 显像预测冠状动脉再血管化后左室节段功能改善的灵敏度为 88%,特异性为 73%(表 6-1),对于判断患者的预后具有重要的价值(表 6-2)。应当指出,血流 - 代谢匹配不等于说,在该节段完全没有存活(或正常)的心肌细胞。例如,心内膜下瘢痕组织可与心外膜下正常心肌同时存在。血流 - 代谢不匹配的心肌节段,在心肌血流完全恢复正常后,心肌功能不一定完全恢复正常。因为,在功能异常的心肌节段,正常的心肌、冬眠的心肌和瘢痕组织通常是同时存在的,在心肌血流灌注恢复正常后,心肌功能的恢复程度取决于该心肌节段内这三种组分的分布状态。

表 6-1　各种显像方法评估心肌存活的灵敏度和特异性

	病例数	灵敏度（%）	95% 可信限	特异性（%）	95% 可信限
^{99m}Tc MIBI	207	83	78%~87%	69	63%~74%
^{201}Tl 再注射	209	86	83%~89%	47	43%~51%
^{201}Tl 静态、再分布	145	90	87%~93%	54	49%~60%
^{18}F-FDG PET	332	88	84%~91%	73	69%~77%

表 6-2　心肌 PET 显像显示心肌存活患者经冠状动脉再血管化或内科治疗的结局

	FDG（+）		FDG（-）		心脏事件
	再血管化	内科治疗	再血管化	内科治疗	
Eitzman, 1992					
病例数	26	18	14	24	死亡，MI
心脏事件	3（12%）	9（50%）	1（7%）	3（13%）	
Yoshida, 1993*					
病例数	20	5	6	4	死亡
心脏事件	2（10%）	0（0%）	3（50%）	2（50%）	
Di Carli, 1994					
病例数	26	17	17	33	死亡
心脏事件	3（12%）	7（50%）	1（6%）	3（8%）	
Lee, 1994					
病例数	49	21	19	40	死亡，MI
心脏事件	8（16%）	13（62%）	2（10%）	7（18%）	

* ^{82}Rb 心肌 PET 显像，其余均为心肌灌注/代谢 PET 显像

三、^{201}Tl 心肌显像

【再注射（reinjection）^{201}Tl 心肌显像】

运动试验、3～4 小时再分布显像已被临床上广泛地应用于诊断冠心病，也被用于鉴别坏死的和存活的心肌。^{201}Tl 心肌显像方案通常是：在负荷试验高峰时，静脉注射 ^{201}Tl。"即刻"、"再分布"显像分别于静脉注射 ^{201}Tl 后 5～10 分钟和 3～4 小时进行。可逆性缺损或"再分布"被认为心肌缺血、存活；"不可逆性"缺损则被认为心肌"死亡"。一些研究发现，常规 3～4 小时"再分布"^{201}Tl 心肌显像显示为"不可逆性"缺损节段中的约 50% 在冠状动脉再血管化后，静态心肌 ^{201}Tl 摄取恢复正常，并且局部心肌功能改善。因此，常规运动试验、3～4 小时"再分布"心肌显像对于心肌活力的评估是不适合的。3～4 小时"再分布"显像显示为"不可逆"缺损的心肌节段中的一部分在 18～72 小时延迟"再分布"显像表现出再分布。但是，在临床上，在延迟"再分布"显像时，由于放射性明显减低，获得高质量的心肌显像往往是很困难的，虽然延长数据采集时间可以提高图像的统计学可靠性，但对患者来说，这往往是难以接受的，所以它的临床价值有限。

存活的心肌在 3～4 小时"再分布"显像无再分布，可能是因为 ^{201}Tl 再分布不仅取决于即刻显像时的灌注缺损程度和继后的局部心肌血流量，而且取决于血清中的 ^{201}Tl 的浓度。近年来，运动试验后 3～4 小时，静态 ^{201}Tl 再注射（1mCi）显像被已成应用于评估心肌活力。Dilsizian 等研究了 100 例患者，其中 92 例有运动试验后"即刻"显像心肌灌注异常，在 260 个灌注缺损节段中，85 个节段的 3～4 小时"再分布"显像显示为"不可逆性"缺损，其中 49%（42/85）在再注射显像表现 ^{201}Tl 摄取增加或正常。20 例患者经 PCI 治疗，术前再注射心肌显像显示为可逆性缺损的 15 个节段中的 13 个（87%），在 PCI 术后 ^{201}Tl 摄取恢复正常，并且局部室壁运动改善；相反，不可逆性灌注缺损的 8 个节段，在 PCI 术后，局部心肌对 ^{201}Tl 摄取和室壁运动仍然异常。Ohtani 等的一组研究的结果是相似的。Rocco 等和 Tamaki 等分别报道，31% 和 32% 的常规 3～4 小时"再分布"显像显示为不可逆性灌注缺损的节段，在再注射 ^{201}Tl 后，心肌摄取 ^{201}Tl。冠状动脉再血管化前后的对比研究表明，^{201}Tl 再注射显像预测冠状动脉再血管化后心室功能改善的灵敏度为 80%～100%，特异性相对较低，为 38%～80%（见表 6-1）。

【静态、再分布 ^{201}Tl 心肌显像】

一些学者认为，静态"再分布"^{201}Tl 心肌显像可能能准确地评估心肌是否存活。Gewirtz 等首先报道，严重冠状动脉病变、无急性心肌缺血或陈旧性心肌梗死患者的静态 ^{201}Tl 心肌显像可能出现 ^{201}Tl 灌注缺损，并且，这些缺损在 2～4 小时后可能有再分布。后来，一些学者研究了静态、再分布 ^{201}Tl 心肌显像预测冠状动脉再血管化后心肌灌注、功能变化的准确性。文献报道，静态、再分布 ^{201}Tl 心肌显像预测冠状动脉再血管化后室壁运动改善的灵敏度为 44%～100%，特异性为 22%～92%。因为运动试验诱发的心肌缺血的存在，对于临床决策是很重要的，在临床上，如果患者能耐受负荷试验心肌显像的话，应该首先考虑负荷试验心肌显像。但是，一些研究发现，对于评估心肌活力，静态、再分布 ^{201}Tl 心肌显像与运动试验、再注射 ^{201}Tl 心肌显像无明显差别。文献报道，静态、再分布 ^{201}Tl 心肌显像预测冠状动脉再血管化后室壁运动改善的灵敏度为 44%～100%，特异性为 22%～92%。

【^{201}Tl 心肌显像与 FDG 心肌 PET 显像】

理论上，^{201}Tl 心肌显像对于评估心肌活力与 FDG 心肌 PET 心肌显像是相似的，但是一些对比研究显示，与 FDG 心肌 PET 心肌代谢显像相比，负荷试验、常规 3～4 小时再分布或延迟再分布 ^{201}Tl 心肌显像明显低估心肌活力。

与常规 3～4 小时再分布 ^{201}Tl 心肌显像相比，再注射 ^{201}Tl 心肌显像增强了对心肌活力的检测，一些研究对比了再注射 ^{201}Tl 心肌 SPECT 与 FDG 心肌 PET 显像对心肌活力的检测。Bonow 等对比了 16 例患者的 ^{201}Tl 再注射心肌 SPECT 显像和 FDG 心肌 PET 代谢显像的结果，他们发现，常规运动试验、3～4 小时再分布显像为"不可逆"缺损的心肌对 FDG 摄取与 ^{201}Tl 灌注缺损程度有明显的关系。轻度灌注缺损（心肌 ^{201}Tl 放射性为心肌最大放射性的 60%～80%）节段中的 91%，中度灌注缺损（心肌 ^{201}Tl 放射性为心肌最大放射性的 50%～59%）节段中的 84% 存在 FDG 摄取；相反，只有 59% 重度灌注缺损（小于心肌 ^{201}Tl 放射性为心肌最大放射性的 50%）存在 FDG 摄取。在 3～4 小时显像为严重灌注缺损的心肌节段，再注射 ^{201}Tl 心肌 SPECT 显像和 FDG 心肌 PET 显像评估存活心肌和瘢痕组织的符合率为 88%：其中，31 个节段（45%）心肌存活；29 个节段（43%）为瘢痕组织。Bonow 等认为，对于评估心肌活力，再注射 ^{201}Tl 心肌 SPECT 显像和心肌 PET 灌注、代谢显像是可以比较的。Tamaki 等对比了 18 例冠状动脉病变患者的运动试验、再注射 ^{201}Tl 心肌 SPECT 显像和 FDG 心肌 PET 代谢显像。常规 3～4 小时再分布显像为"不可逆性"灌注缺损，但在再注射显像心肌对 ^{201}Tl 摄取增加的 20 个节段，全部存在 FDG 缺损；常规 3～4 小时再分布显像为"不可逆性"灌注缺损、再注射显像显示心肌对 ^{201}Tl 摄取无增加的 28 个节段,其中 7 个(25%)节段存在 FDG 摄取,表明这些节段的心肌是存活的。Perron-Filardi 等对比了 25 例慢性冠状动脉病变、左心室功能低下(平均 LVEF, 28%)的患者的再注射 ^{201}Tl SPECT 心肌显像和心肌 PET 灌注、FDG 代谢显像。47 个心肌节段在 3~4 小时再分布为"不可逆性"灌注缺损,12 个节段在再注射显像 ^{201}Tl 摄取增加,这些节段全部存在 FDG 摄取;35 个节段在再注射显像心肌 ^{201}Tl 摄取无变化,其中只有 5 个(14%)节段存在 FDG 摄取。由此可见,与心肌 PET 灌注、FDG 代谢显像相比,再注射显像仍然低估心肌存活的范围。

Altehoefer 等对比了静态 ^{201}Tl 心肌 SPECT 显像和心肌 PET 灌注、FDG 代谢显像评估心肌存活的准确性。在一组 42 例左室室壁运动严重异常的患者,他们发现,在前降支血管床($r=0.79$)和外侧壁($r=0.77$),心肌 ^{201}Tl 摄取和 FDG 摄取呈线性相关;但是,在左室后壁,两者的相关较差($r=0.52$)。81% 的心肌节段的静态 ^{201}Tl 显像和 FDG 显像是一致的。在心肌 ^{201}Tl 摄取严重减低(小于心肌最大放射性的 50%)的 78 个节段,只有 10% 的前降支血管床、侧壁心肌节段的 ^{201}Tl 和 FDG 摄取不一致;但是,44% 的后壁血管床的心肌节段的 ^{201}Tl 和 FDG 摄取不一致。

由此可见,与心肌 PET 灌注、代谢显像相比,无论负荷试验、3~4 小时"再分布"、延迟"再分布"或再注射 ^{201}Tl 心肌显像,还是静态、"再分布"^{201}Tl 心肌显像,均不同程度地低估心肌活力。

近年来,一些学者报道,静态、再分布 ^{201}Tl 心肌 SPECT 显像可以判断患者在冠状动脉再血管化后的预后。Pagley 等发现,^{201}Tl 心肌显像显示功能异常节段的心肌存活的患者,在冠状动脉再血管化后,预后明显地改善。

四、^{99m}Tc-MIBI 心肌显像

近年来,^{99m}Tc-MIBI 心肌显像被广泛地应用于诊断冠状动脉病变,与 ^{201}Tl 的主要区别是,^{99m}Tc-MIBI 无明显再分布。动物实验显示,心肌 ^{99m}Tc MIBI 的摄取与心肌存活呈正相关,一些研究显示,它也可以用于评估心肌活力。但是 Cuocolo 等对比了 20 例冠状动脉病变、左室功能异常(LVEF = 30% ± 8%)患者的运动试验、静息 ^{99m}Tc-MIBI 心肌显像和运动试验、再注射 ^{201}Tl 心肌显像;常规 3~4 小时"再分布"显像为不可逆性灌注缺损的 122 个节段中,再注射 ^{201}Tl 心肌显像有再分布的为 57 个(43%)节段,但 ^{99m}Tc-MIBI 显像有再充填的只有 22 个(18%)节段。许多研究发现,相当一部分静

态 ^{99m}Tc- 甲氧异腈心肌显像为"不可逆性"缺损的心肌节段,在 FDG 心肌 PET 代谢显像存在 FDG 摄取,因此,静态 ^{99m}Tc- 甲氧异腈心肌显像可能低估心肌活力。

五、^{99m}Tc- 替曲膦心肌显像

尽管许多的研究证明,^{99m}Tc- 替曲膦心肌显像,对于诊断 CAD 有较高的灵敏度和特异性,但是有关 ^{99m}Tc- 替曲膦心肌显像评估心肌活力的报道很少。

六、硝酸酯心肌显像

何作祥等报道,在一组 20 例患者的研究中,再注射 ^{201}Tl 显像显示为可逆性灌注缺损的节段中的 98%(40/41),亚硝酸异山梨醇 / 再注射 ^{201}Tl 显像也显示为可逆性缺损;再注射 ^{201}Tl 显像显示为"不可逆性"缺损节段中的 26%(14/54),亚硝酸异山梨醇 / 再注射 ^{201}Tl 显像显示为可逆性缺损。这项研究的结果表明,与单纯再注射 ^{201}Tl 心肌显像相比,亚硝酸异山梨醇 / 再注射 ^{201}Tl 心肌显像对于心肌活力的检测具有更高的灵敏度。随后,一些学者分别研究了硝酸酯 ^{201}Tl、^{99m}Tc- 甲氧异腈和 ^{99m}Tc- 替曲膦心肌显像对于心肌活力的评估。一些学者研究了硝酸酯心肌显像预测冠状动脉再血管化后左心室整体、局部功能改善的准确性。这些研究表明,硝酸酯心肌显像预测冠状动脉再血管化后左心室节段室壁运动改善的灵敏度 82%~95%,特异性为 76%~89%(表 6-3)。国外和我们自己的研究结果表明,硝酸酯心肌显像也能准确地判断心脏事件。

表 6-3　硝酸酯心肌显像预测冠状动脉再血管化后左心室局部室壁运动改善的准确性

作者	病例数	LVEF(%)	灵敏度	特异性
Senior, 1995	22	26±8	92%	78%
Bisi, 1994	19	35±10	91%	88%
Bisi, 1995	28	36±10	95%	88%
Maurea, 1995	8	—	88%	89%
Li, 1996	13	—	82%	76%
Li, 1996	27	35±14	83%	81%

注:引自 He ZX et al. J. Nucl. Cardiol, 1998,5: 527-532.

七、发射单光子的放射性核素标记的脂肪酸心肌代谢显像

近年来，一些发射单光子的放射性核素标记的脂肪酸被应用于人体心肌代谢显像，如 [123]I 标记 IPPA、BMIPP 等。Iskandrian 等报道 ^{123}I IPPA 心肌代谢显像和静态、再分布 [201]Tl 心肌显像的符合率为91%。Hansen 等报道，[123]I IPPA 心肌代谢显像显示的存活的心肌的范围与冠状动脉再血管化后 LVEF 的改善有关，特别是完全冠状动脉再血管化的患者。IPPA 多中心的临床试验显示，IPPA 心肌代谢显像评估心肌活力的准确性为中度。一些研究表明，[123]I 可能是一种比较理想的评估心肌活力的代谢显像剂。这些放射性药物的应用可能使心肌代谢显像得到更广泛的临床应用。

放射性核素显像是临床上应用最广泛的评估心肌活力的方法。在放射性核素显像中，静态 - 再分布 [201]Tl 显像和负荷试验 - 再注射 [201]Tl 心肌显像是最常用的。早期，对于静态 ^{99m}Tc-MIBI 或 [99m]Tc- 替曲膦心肌显像评估心肌活力的价值有些争论。硝酸酯 ^{99m}Tc-MIBI 心肌灌注显像明显地增强了检测心肌活力的灵敏度。近年来，由于 [99m]Tc 标记的心肌显像剂和多探头 SPECT 的应用，门控心肌断层显像被应用于临床。它可以同时评估心肌灌注、心室局部室壁运动和测定左室射血分数，改善对心肌活力的评估的准确性。最新的荟萃分析显示，在左心室功能异常的冠心病患者，在心肌存活的患者，与内科治疗相比，冠状动脉再血管化使年心脏事件的发生率减少79.6%；反之，在没有存活心肌的患者，经冠状动脉再血管化或内科治疗患者的心脏事件发生率是相似的。

在临床实践中，常规心肌灌注显像方法简便、费用相对便宜，是临床上评估心肌活力的比较可靠实用的方法。心肌 PET 代谢显像的费用昂贵，而且技术相对复杂，不可能常规临床应用。应用 SPECT 进行 FDG 代谢显像可能使 FDG 代谢显像得到较广泛的临床应用。

（何作祥）

第 7 章 胸部普通 X 线检查

一、引　言

普通 X 线平片检查的基本原理是采用 X 射线穿过人体成像，利用了 X 射线的组织穿透性、物理荧光和光电效应等，由于不同人体

组织对光电信号的吸收不同,从而得以区分不同组织(如心脏和肺组织)和病变组织。过去普通 X 线胶片直接曝光产生影像,现在采用数字感光板产生数字信号,通过计算机辅助成像(computed radiography,CR)和全数字系统成像(digital radiography,DR)产生数字化 X 线片,影像信息更加清晰,便于传输和储存。

　　X 线胸片是最常规的必备的心脏和肺部的检查方法,安全、简便。诊断是通过在胸部 X 线片上的所见与所期望的正常外观相比较,识别和描述出结构轮廓的变化作出的。X 线胸片对于观察肺部病变、心脏和主动脉位置、轮廓和大小以及心肺病变相互关联导致的肺部血液循环变化等,是不可取代的常规方法。

二、X 线胸片的基本观察内容

【心脏位置】

　　心脏轮廓的大部分位于左侧胸腔,是正常的左位心。因此,右位心是指心脏位于右侧胸腔,源于胚胎发育时,心脏的旋转异常,它往往合并先天性心脏病。中位心和右旋心指的是心脏位于中位或右侧胸腔,而内脏位置正常,通常不是心脏的异常,往往是一个正常的心脏(先心病除外)。

【心脏外形和大小】

　　心脏轮廓的边缘是心腔、主动脉和肺动脉等部分的投影;在斜位上,各心腔的边缘被突出或显示出来。心腔和大动脉的异常要以这些轮廓外观的系统评估为根据。评估首先要区分心脏轮廓的左侧和右侧边缘。心脏左侧边缘是由主动脉弓、主肺动脉、左房耳部和左室部分组成。心脏右侧边缘是由上腔静脉、升主动脉和右房部组成。正常心胸比率<0.50,但是,判定心脏大小应全面分析患者的体形、吸气程度和病理生理学基础等(图 7-1,图 7-2)。

　　1. 上腔静脉　上腔静脉在胸骨右缘之后,是由左右头臂静脉在第 1 胸肋关节之后汇合而成。在右上纵隔下行,在第 3 肋软骨和第 7 胸椎水平进入右心房。上腔静脉在正位胸部 X 线片上形成心右缘的上半部分。上腔静脉的影子是相当直的,在气管右侧并与其并行,它从锁骨下缘向下延伸至右心房。

　　2. 右心房　右心房的侧壁构成了后前位 X 线胸片上右心缘下部的膨凸。在 X 线胸片上,测量右心房径线没有太多临床意义。右心房增大主要表现为膈面上右心缘的膨大和扩张,上腔静脉影增宽等。右心房与右心室腔相重叠,当右心室增大时(引起右心房增大的最多情况),测定右心房大小是困难的。在侧位检查,下腔静脉影向后移位是很特征性的表现。

　　3．右心室　右心室居心脏中间偏前。右心室右缘是由三尖瓣组成的房室瓣环。在左侧，右心室的边界是左冠状动脉前降支的前室间沟。因此，后前位投照，右心室不构成心脏边缘。在侧位投照，右心室位于胸骨后间隙之下。右心室游离壁正好位于胸骨下半部

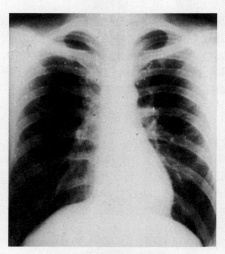

图7-1　正常胸部后前位

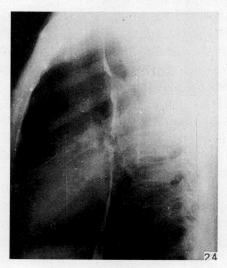

图7-2　左侧服钡

的下方。

右室增大可以在左向右分流先心病、三尖瓣畸形或原发性右室心肌异常患者中出现。更常见的，它们是由于左心受累疾患、肺动脉疾患和原发或继发右室心肌疾患引起的右室功能障碍所导致的。引起右心功能障碍最常见的原因是左心室衰竭。最常见疾患以及引起右心室功能不全的其他疾患是左房高压向后传导到肺静脉、毛细血管和肺动脉。类似的心脏改变可以在肺源性心脏病，右室肥大综合征和继发于肺部疾患的肺动脉高压引起的右心室扩大和心衰。

4. 主肺动脉和中心肺动脉　主肺动脉和肺动脉瓣是右室漏斗部的延续。位于升主动脉左侧向头侧走行。左心缘的肺动脉段是由主肺动脉和左肺动脉近心端所组成。右肺动脉起源自主肺动脉，通过左房顶部之上进入右肺。右肺门略低于左肺门。主肺动脉骑跨左主支气管延续为左肺动脉。因此，在后前位胸片上，肺动脉段的一部分是左肺动脉的近心端，侧位胸片上在胸骨后形成一个透亮的胸骨后间隙。想精确地测量主肺动脉管径是不准确的。

5. 肺血管纹理　左右肺门阴影大部分是由左右肺动脉所形成。在婴幼儿和青少年，左肺门可以被重叠的胸腺和肺动脉干所遮挡。在肺门以外，肺内动脉像树枝一样的分支和扩展，并逐级变细。肺血管的管径骤然改变是不正常的。从肺门到胸膜接近 2/3 的肺动、静脉分支是能够分辨的，在这个区域以外，胸部摄影的空间分辨率决定了其不能分辨更细的血管纹理。

在左肺和右肺以及上肺和下肺之间，肺血管的分布是一致的。总的来说，肺动脉呈现出向肺门汇聚趋势（上下走行），肺静脉在低于肺动脉的水平进入心影的左房（横向走行）。在健康个体，肺的灌注从肺尖到肺底随重力的改变呈梯度变化是正常的。在直立体位，下叶的灌注是上叶的 4 倍。因而，下叶肺内静脉在胸片上显现的较多，肺血流也更多。

肺内动脉被充满空气的肺组织勾画出清晰的边缘，并向着胸壁呈现出相对比较规则的分支和扩展。肺间质的结缔组织包绕着肺动脉、静脉、淋巴管、支气管和细支气管以及神经。结缔组织支撑肺泡的空间并形成小叶间隔，勾画出肺小叶。肺间质组织在胸部摄影检查中是不可见的，但可把它与肺动脉或肺静脉视为同等密度的一个整体。正常的肺间质组织不应该显得"紊乱"或不追随任何血管纹理而充满整个胸片。

6. 左心房　与左心室相类似，左房也是一个肌性心腔，虽然它相对比较薄。因此，较小的容量和压力增加就会引起左心房形状和X线外观上的改变。左心房的大小随压力和容量的增加而增大。左心缘的肺动脉段和左心室段之间的左房耳部变直，是最早期和最敏感的左心房压力和容积增加的 X 线征象。左心房的继续增大则导致此段与其下方的左心室段轮廓分离并凸起，同时在后前位片脊柱的右侧显示一个"双重密度影"。在侧位像上，可见气管隆凸下方的心后缘上部向后膨凸；食管服钡侧位胸片显示，食管左房段有"压迹"或向后移位。左心房增大导致左侧支气管树向后移位，左主支气管抬高。正常情况下的隆凸角大约是 75°，可能增大到 90° 或更大。

左心房增大是早期风湿性疾病的良好征象，临床常见于慢性风湿性二尖瓣狭窄或关闭不全，慢性二尖瓣反流常常导致高度的左房增大。肺血增多和慢性心房颤动时也可见左房增大。

7. 左心室　在正常心脏，左心室位于右心室的左后方。左室形状近似一个拉长的椭圆体或球体，心室长轴从冠状面顺时针旋转 25°～30°，沿横断面向上翘 10°～20°，正常左心室心尖指向左前下方。因此，在后前位片上，左心缘下段是左心室前侧壁，侧位像心后缘的下半部是左心室游离壁。

左心室外形与左室壁的紧张度增加有关，这包括容量负荷、压力负荷、局部缺血和左室心肌的病变。左心室扩大时心尖显示向下移位。斜位和侧位检查，都显示心后缘下部向后延伸到下腔静脉阴影并填充心后间隙，心脏下部显示增大，并引起胃泡上部呈现外压的样子。

左室整体增大通常在左室心肌缺血、主动脉瓣或二尖瓣反流、心肌病，以及先心病左向右分流患者中发现。在心室缺血患者，根据心室缺血的严重程度和持续时间，以及左房心肌的顺应性，可能会导致左房和左室同时增大。

在急性二尖瓣反流中，其 X 线表现为心脏大小正常，并有显著的左房高压，这是由于左室收缩排空时血流穿过左房并进入肺静脉，导致肺静脉压显著增加。慢性二尖瓣反流患者，左房和左室都因为适应容量负荷增加而增大，但并无严重的肺静脉高压。慢性主动脉瓣反流患者，左室呈明确和进行性增大。

主动脉瓣下室间隔不对称性肥厚、先天性或后天性主动脉瓣狭窄、主动脉缩窄、原发性高血压都可以导致左心室心肌肥厚和外形增大。

8. 升主动脉和主动脉弓　升主动脉的右侧边缘不应该超过右肺门血管和上腔静脉的阴影。升主动脉扩张表现为心脏右侧边缘的中 1/3 弯曲增大，以及侧位片上主动脉前缘向前膨凸。正常主动脉弓位于左侧，推压气管向右偏移。在右位主动脉弓，主动脉弓的阴影位于右上纵隔并向外突出，向左侧推移气管。在胸部 X 线片测

量升主动脉的真实管径是困难的,因为在正位摄影上其两个边缘都
不能显示。在后前位片上,降主动脉的左侧边缘是可以看见的,但
不能显示右侧边缘。主动脉弓的直径是升主动脉最右边缘与中线
距离和主动脉最左边缘与中线距离之和,主动脉弓直径在健康人中
是 1.8 到 3.8cm 之间,最大不能超过 4.0cm。尽管升主动脉没有正常
值,在患病时它常常是增大的。

不连续的主动脉或主动脉弓的壳状钙化是退行性内膜改变的
征象,最常见的病因是动脉粥样硬化。导致主动脉弓局限性扩张的
疾病包括动脉瘤、主动脉夹层和外伤性主动脉假性动脉瘤。在先天
性主动脉缩窄患者,主动脉结可以缩小,并有缩窄后降主动脉扩张;
而在左向右分流肺血增多时,也可以看似主动脉结缩小。

在正位上升主动脉段的膨凸,可能是主动脉增粗或主动脉本身
的弯曲增大,主动脉瓣狭窄可能会发现主动脉的狭窄后扩张。升主
动脉的普遍扩张更多见于主动脉瓣关闭不全和主动脉夹层。在高
血压或长期的动脉粥样硬化,主动脉轻度扩张并迂曲,在正位上表
现为升主动脉弯曲增大,侧位上表现为胸骨后间隙被填充。

三、肺循环基本病变 X 线表现

【肺血增多】

正常情况下,左室输出量与右室输出量相同,所以左心缘的肺
动脉段和主动脉结的大小是大致相同的。左向右分流先心病,如
房、室间隔缺损等,高代谢状态患者,包括发热、妊娠、甲状腺功能
亢进或那些功能亢进状态,以及非高代谢情况,例如贫血、动静脉
瘘、脚气病,以及所有的前负荷增加及后负荷减少的患者都会引起
心腔扩大和肺血管纹理的管径增加。

少量左向右分流在普通 X 线胸片中可能是不显示的。分流时
的肺血管和动脉分支管径增粗。就是说,不仅仅是中心的主肺动脉
和近肺门的左、右肺动脉扩张,也包括肺实质内的分支管径增粗、边
缘锐利,并且在肺门到胸壁的 2/3 以外也可见。适当的 X 线投照技
术和深吸气末的正位或侧位像上,扩张的、清晰的血管分支,在肺野
外带都可见并到达侧胸壁的胸膜,引流肺静脉扩张。

【肺血减少】

当右室的心排血量减少时,主肺动脉管径和左心缘的肺动脉段
变小,中心和肺门动脉管径同实质内肺动脉一样都是缩小的。实质
肺动脉可以显得正常,但肺的全貌是,动脉之间的间隙增加了,并且
肺实质变得"更黑"。普通平片难以发现和鉴别正常管径和轻微到
中度的肺血管径减少。

成年患者肺血减少的鉴别诊断包括法洛四联症（TOF）、合并室间隔缺损（VSD）的肺动脉闭锁、Ebstein 畸形和三尖瓣闭锁。

【肺淤血和肺水肿】

为肺静脉高压改变（图 7-3），后者包括肺泡性肺水肿和间质性肺水肿，肺泡性肺水肿表现为两肺门周围边缘模糊的渗出性病变；间质性肺水肿表现为以两肺间质为主的渗出性病变。它表示肺静脉高压的一系列 X 线变化的严重期，早期 X 线发现左房压力增高所致的下叶肺血管纹理的模糊。肺静脉高压和最终的肺动脉高压开始出现。未经治疗，二尖瓣狭窄可以引起慢性肺实质出血，导致含铁血黄素沉着、结节状钙化灶（以下肺野显著）。

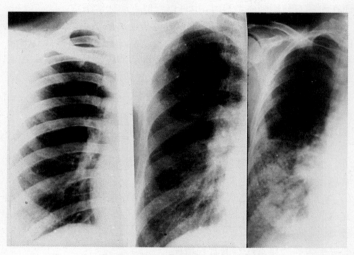

图 7-3 正常肺、肺淤血及肺水肿胸片
左图为正常肺，中间图为肺淤血，右图为肺水肿

【肺动脉高压】

在肺动脉高压的患者，大量远端肺动脉分支是收缩的，中心和肺门动脉与大量的外围血管之间有显著的差异，外围血管之间的间隙显得增加了，并且肺野显得"更黑"，收缩的外围实质内肺动脉分支血管边缘清晰，并一直达到很远的肺的外围。

四、常见心血管疾病的主要 X 线表现

【风湿性心脏病和退行性瓣膜病】

二尖瓣狭窄主要 X 线表现为：①心脏呈"二尖瓣型"增大或正常

大小；②肺淤血改变和肺动脉高压改变；③左心房增大；④偶可见二
尖瓣区的钙化（图7-4）。

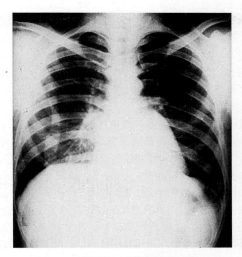

图7-4 风湿性二尖瓣狭窄X线片

二尖瓣关闭不全主要X线表现为：①心脏呈"二尖瓣型"增大；
②肺淤血改变和肺动脉高压改变；③左心房、室同时增大（图7-5）。

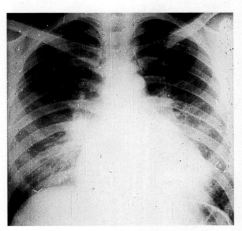

图7-5 二尖瓣关闭不全X线片

主动脉瓣狭窄主要 X 线表现为：①心脏呈"主动脉瓣型"增大或正常；②肺血正常或肺淤血改变和肺动脉高压改变（慢性左心功能不全时）；③左心室增大（晚期）；④升主动脉扩张或有主动脉瓣钙化。

主动脉瓣关闭不全主要 X 线表现为：①心脏呈"主动脉瓣型"增大；②肺血正常或肺淤血改变和肺动脉高压改变（慢性左心功能不全时）；③左心室增大较明显；④升主动脉扩张。

联合瓣膜病时，是上述征象的联合或组合，并有具体不同的表现。退行性瓣膜病可以见到瓣膜的钙化，多累及主动脉瓣。

【冠心病和缺血性心肌病】

正常情况下，冠心病患者 X 线胸片没有特异性表现。

冠状动脉钙化：可以在普通 X 线胸片上显示出来，可以在左心缘中部一个三角形区域中被发现，符合冠状动脉的分布。

左心室扩大：慢性缺血性心肌病或心肌梗死后左心室的扩张，合并左心功能不全的 X 线表现，如肺淤血、肺水肿等。

室壁瘤：绝大多数左室室壁瘤是源于缺血性心脏病，左室腔增大和室壁瘤部位的心缘的不规则膨凸。几乎所有的前侧壁和心尖的瘤都是真性的，通常伴有曲线状或环状的钙化（图 7-6）。

假性室壁瘤：是心脏破裂的结果，其瘤壁是纤维性的，包裹着血凝块，且不存在心肌组织。几乎 50% 的假性室壁瘤位于后壁。

室间隔穿孔：少见，表现为左心受累疾患和肺血增多的改变。

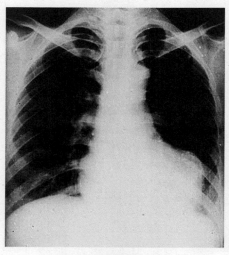

图 7-6　室壁瘤 X 线片

左室室壁瘤，左心缘异常膨凸

【高血压心脏病】

一般情况下没有特异性改变，长期高血压导致左心室心肌普遍肥厚，X 线可以表现为左心室增大，合并心衰时，有肺淤血改变。

【原发性心肌病】

扩张型心肌病：①左心室扩大；②肺淤血和肺水肿；③继发肺动脉高压改变等（图 7-7）。

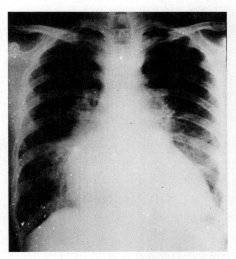

图 7-7　扩张型心肌病 X 线片
左室腔扩大并左心功能不全

肥厚型心肌病：流出道梗阻时，类似主动脉瓣狭窄改变；无流出道梗阻，类似高血压心脏病改变。

限制型心肌病：没有特异性表现，表现为心室舒张功能受限引起的改变，如心功能不全、肺淤血、心室扩大、心包积液等。

【肺动脉高压和肺动脉血栓栓塞】

主要表现为：①肺动脉高压；②肺动脉分支中断或稀疏；③肺透光度不对称或增强；④肺实变影；⑤右心房室增大等。

【心包病变】

心包积液：①在普通胸片上不能发现少量心包积液，积液越多，心脏外形的改变越显著；正常心包内液体有 20～60ml；②壁层心包 1～2mm 厚，脏层心包很薄，任何影像手段都不能使其单独显影；③正常心脏轮廓的消失，显示为"烧瓶"或"水壶"样的心脏形态；④双肺门被遮盖是大量心包积液特征。

缩窄性心包炎：①通常是慢性心包疾患的后果。大多数病例病因不明，最通常的病因是结核性的或真菌性的，还有结缔组织疾患，慢性肾衰竭，肿瘤的心包浸润，纵隔放疗辐射后，以及心脏外科手术后（发病率为 0.2%）。②心包钙化并不是缩窄性心包炎能确定诊断的征象，发现广泛钙化有几乎一半的患者强烈提示为感染性缩窄性心包炎。③心脏通常是增大的，间接所见结合右心压力升高（例如，右房增大、上腔静脉和奇静脉扩张）能帮助并提示诊断。④需与限制型心肌病鉴别。

五、临床应用价值和限度

1. 常规 X 线胸片的临床价值简单归纳为：

（1）常规心血管和肺部疾患的一线检查手段。

（2）联合观察肺部病变或肺血改变，以及心脏整体轮廓和大小，不可取代。

（3）根据经验，某些疾患可以作出诊断或病情程度的评估。

（4）简单易行，价格便宜，易于操作，适用于急症和不能活动患者的床旁检查。

2. 常规 X 线胸片的临床使用限度简单归纳为：

（1）只能观察到心脏或血管的轮廓，对心血管内部结构不能作出诊断。

（2）对心血管结构和疾患不能作出精细的定量的组织病理学诊断。

（3）对大部分心血管病只能提示诊断，不能定性诊断。

（吕　滨）

第8章　多排螺旋CT

一、引　言

多排螺旋 CT（multi-detector row spiral CT，MDCT）简称多排CT，近几年发展极为迅速。2004 年，64 排 CT 的出现标志着多排CT 技术进入成熟期。2007 年，各种"后 64 排"CT 相继推出，包括东芝 320 排 CT——Aquilion ONE，飞利浦 128 排 Brilliance iCT，西门子二代双源 CT——Somatom Definition Flash 和 GE 宝石能谱 CT等，通过扫描模式和重建算法等技术的改进，进一步提高成像的时间和空间分辨率，降低有效辐射剂量。

冠状动脉管腔发育相对细小、分支繁多，且随心脏收缩和舒张运动，是人体最难成像的血管。临床冠心病诊断工作中，要求对冠状动脉树解剖及其病变（即粥样硬化斑块）和管腔狭窄率同时作出精确诊断。目前，CT对心脏和冠状动脉成像还有一定的限度，主要表现在以下方面：

1. 时间分辨率不足　导致CT冠状动脉成像对心率快和心律不齐的患者检查质量下降，产生冠脉运动伪影、错层伪影，甚至导致检查失败。临床应用时，应该实事求是地评估CT设备的成像速度，严格按照成像对心率和心律的要求选择检查适应证，必要时服用降低心率的药物，并告知患者有可能导致的检查失败。

2. 空间分辨率不足　虽然目前CT实现了亚毫米的扫描，但是对于末梢细小的冠状动脉来说仍显不足，导致临床对于1.5mm以下的血管显示不清，2.0mm以下的血管狭窄率的诊断不够准确。

3. 组织（密度）的分辨率不足　CT扫描时由于成像条件、对比剂应用等因素干扰，使对同一部位、同一组织或病变产生不同的CT密度值，从而使测量的变异度较大，而难以准确判定组织成分。尤其是冠状动脉斑块，本身病变较小，容积效应大，再加上CT值的不稳定、不精确，目前难以对非钙化斑块中的纤维组织和脂质、血栓、出血等组织进行分辨。

4. 有效辐射剂量　不具备前瞻性心电门控扫描能力的CT设备，行心脏和冠状动脉扫描难免导致过高的辐射剂量（平均高达13mSv）。前瞻性心电门控由于缩小了采集时间窗，使辐射剂量平均下降到5mSv以下，相当于一次冠状动脉造影。使用100kV管电压，能够比常规应用的120kV管电压扫描平均降低约50%的辐射剂量。尽管目前最高端CT设备，在心率允许的情况下，能够使辐射剂量低于2.0mSv，甚至低于1.0mSv，但是，这样的设备暂时不能普及，且仍有X射线辐射，因此应该严格掌握CT检查适应证，特别是对于儿童和育龄妇女。

5. 对于心肌缺血及其程度的量化评估受限　CT能够清晰显示已经纤维化的陈旧性心内膜下心肌梗死病变，因为梗死区域心肌被纤维组织取代，不仅形态上变薄，而且因为没有血供，密度上也明显变低，但缺乏有效的量化指标。

6. 心功能的评估　CT评估心腔体积和射血分数，是基于三维立体成像，包括了心尖部、二尖瓣环和主动脉瓣环周围较难成像和计算的部位，理论上应该是最准确的。评估心功能需要采集覆盖舒张末期和收缩末期的系列图像，这样就会增加CT扫描时的辐射剂量,这与降低辐射剂量的要求相违背。因此,为了遵循更有利于患者的原则,专家共识认为,CT 冠状动脉和心脏成像尽量采用前瞻性心电门控技术降低辐射剂量,这样,由于采集时间窗较窄,不能覆盖完整的舒张末期或收缩末期的图像,因而计算心功能受限。

二、MDCT 在心血管病诊断的应用

【冠心病的 MDCT 检查】

1. 冠状动脉多排 CT 检查的适应证和禁忌证　参考我国的心脏冠状动脉多排 CT 临床应用专家共识,心脏冠状动脉 MDCT 检查适应证如下:

(1) 冠心病诊断:MDCT 主要用于对门诊患者冠状动脉斑块及其狭窄的初步筛查,适合于:①不典型胸痛或憋气症状的患者,心电图不确定或阴性,且患者不能做或不接受心电图运动负荷试验检查;②有胸痛症状,心电图负荷运动试验或放射性核素心肌灌注不确定诊断或结果模棱两可;③评价低风险(指 <1 项冠心病危险因素)胸痛患者的冠心病可能性或发现引起症状的其他原因;④无症状的中、高度风险人群(指具有 2 项以上冠心病危险因素,如性别、年龄、家族史、高血压、糖尿病、高脂血症、正在吸烟等)的冠心病筛查;⑤临床疑诊冠心病,但患者不接受经导管冠状动脉造影检查;⑥对于已知冠心病或冠状动脉粥样硬化斑块临床干预后病变进展和演变的随访观察。

(2) 经皮冠状动脉介入(PCI)评价:①筛查冠心病行 PCI 适应证,包括病变累及范围、钙化程度、分叉病变、左主干病变以及完全闭塞病变的远端显影情况等;② CT 显示的斑块成分而不仅仅是狭窄程度,对指导 PCI 适应证和预后的评估有帮助;易损斑块或肇事斑块多为狭窄程度不重的软斑块,钙化斑块行支架治疗的预后不佳,这些方面 CT 能够提供重要的依据;③指导导丝通过和球囊扩张的可行性,以及支架大小尺寸的选择;特别是对于完全闭塞病变的斑块特征、硬度和范围等的评估有独到价值;④血管成形术和支架置入术后有症状患者的随访评价;⑤评价冠状动脉造影或介入术后并发症,如出血以及失败的导管检查(如冠状动脉先天畸形)。

(3) 冠状动脉旁路移植(CABG)评价:包括术前评价内乳动脉(IMA)解剖和升主动脉管壁粥样硬化(钙化和管壁增厚情况),以确定升主动脉能否吻合;评价术后有症状患者的旁路移植血管是否通畅;评价术后患者再发心绞痛症状的病因(包括冠状动脉)等。

(4) 非冠心病心脏手术前的冠状动脉评价:利用 CT 较高的阴性预测价值,排除非冠心病外科手术前明显的冠状动脉病变,对二尖瓣

狭窄球囊成形术前的高龄患者(> 50 岁),除明确冠状动脉病变外,还可观察房间隔的形态、位置及有无合并左房血栓、二尖瓣钙化等。对房间隔缺损封堵术前高龄患者(> 50 岁)除明确冠状动脉病变外,还可观察有无合并左房血栓及肺静脉畸形引流等。

(5)电生理射频消融术前诊断:在双心室起搏器植入前,明确心脏冠状静脉解剖;心房颤动射频消融之前,用于明确患者的肺静脉解剖,测量左房大小、与周围组织关系(如食管),以及除外左心房附壁血栓。

(6)心脏和血管解剖结构的诊断:明确超声心动图的异常发现,如心包病变、心脏肿块或肿瘤、心内膜炎(赘生物和脓肿)、左室心尖部的血栓、冠状动脉瘘以及肺动脉、肺静脉和主动脉弓部的异常等。瓣膜病不是 CT 观察的重点,但是对于主动脉瓣周围、窦管交界处病变、主动脉瓣术前、术后复杂病变的诊断(如大动脉炎累及主动脉瓣、瓣周瘘等),CT 有一定优势。

(7)心肌病的诊断:MDCT 对于心肌病的诊断价值体现在对患者是否合并冠状动脉病变,或对于缺血性心肌病的鉴别诊断上,尤其对于老年患者更有价值。

从冠状动脉计算机断层摄影动脉造影(CTA)临床适用性角度讲,没有绝对的禁忌证,即使是阴性的检查(排除了冠心病)也是有意义的,但是 CTA 检查因为具有 X 线辐射和必须使用对比剂,所以需要严格掌握适应证。CTA 的禁忌证主要有:①既往有严重的对比剂过敏反应史;②不能配合扫描和屏气的患者;③怀孕期、育龄妇女需要明确没有怀孕;④临床生命体征不稳定(如急性心肌梗死、失代偿性心衰、严重的低血压等);⑤严重的肾功能不全。

2. 冠状动脉病变的诊断 MDCT 冠状动脉成像的主要优势包括先天性冠状动脉发育异常、斑块成像、管腔狭窄诊断、指导冠脉支架、旁路移植手术及其术后随访、心肌缺血梗死和心功能分析、不典型胸痛的筛查等。

(1)先天性冠状动脉发育异常:①冠状动脉起源异常:左或右冠状动脉可以分别起自肺动脉主干,可以分别起自同一主动脉窦(左或右冠状窦,仍为两个开口),可以共同起自左或右冠状窦(冠脉单开口),有时左冠状动脉起自后方的无窦。②冠状动脉瘘:左、右冠状动脉均可以发生,常见为左房瘘、右房瘘和右室瘘;瘘管表现为起自冠状动脉窦的异常增粗和走行,并直接引流入的心腔的冠状动脉血管影,此血管影可以有冠状动脉分支。③冠状动脉肌桥(myocardial bridge):CT 因为能够同时显示冠状动脉和邻近心肌组织,因此,在肌桥的显示上优于常规冠状动脉造影,从而避免了冠心病假阳性的诊断。

（2）斑块成像和管腔狭窄的评估：MDCT借助图像后处理工作站，不仅可以显示冠状动脉斑块的位置、形态和分布，根据斑块CT值，可以进一步显示斑块的"成分"，MDCT对于探测冠状动脉非钙化斑块（脂质斑块和纤维斑块统称非钙化斑块）较为敏感，有较高的临床实用价值。脂质斑块（平均CT值23HU）和纤维斑块（平均CT值69HU）在CT值上有重叠，实际工作中难以将两者明确区分。在斑块的显示上，CT无疑优于只能显示管腔狭窄的常规冠状动脉造影（图8-1）。

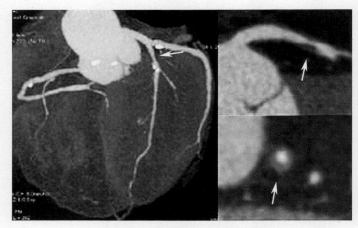

图8-1　MIP、CPR和2D横断面重组图像
显示前降支非钙化斑块和钙化斑块
MIP：最大密度投影　CPR：曲面重组

MDCT借助自动血管分析软件，可以准确地显示冠状动脉管腔狭窄及其程度，直接提供"直径法"和"面积法"的狭窄率数值。CT三维重建图像的优势是同时将左主干和三支冠状动脉血管同时显示出来，立体而直观，并同时可以显示钙化斑块和管腔的狭窄。从技术上讲，MDCT能够胜任在门诊筛查冠心病的作用。

（3）冠状动脉支架术后的评估：MDCT对支架随访的价值在于评价支架是否完全闭塞、支架周边再狭窄、支架内是否有显著的内膜增生或血栓形成、支架位置不良或假性动脉瘤等（图8-2）。由于目前支架均由金属材料制成，支架金属材料的硬度和编织工艺，均影响CT对支架内管腔的观察，对于<3.5mm支架内狭窄的诊断受限。

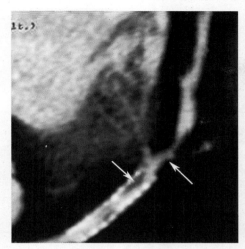

图 8-2 CPR 图像

显示前降支近段支架，支架内充盈缺损，支
架远端管腔重度狭窄

（4）冠状动脉旁路移植（CABG）术后的评估：这是 MDCT 心脏
检查最好的适应证之一。MDCT 能够对 93% 以上的桥血管通畅性
作出准确评估，包括远端吻合口是否通畅，以及固有冠状动脉的逆
行充盈（run-off）。适应证主要包括 CABG 后的常规复查、新发的心
绞痛、胸主动脉新发病变或冠状动脉造影失败。MDCT 对完全闭塞
的旁路移植血管诊断敏感性和特异性，以及阳性和阴性预测值均达
到了 100%。但是，MDCT 不能显示和测量血流量，对吻合口狭窄率
的诊断有一定限度（图 8-3）。

（5）胸痛三联症的排除（triple rule-out）：胸痛三联症主要是指冠
心病引起的心绞痛、急性肺动脉血栓栓塞（PE）和主动脉夹层。对不
典型胸痛患者行门急诊的 MDCT 筛查，以确诊或除外上述病变是可
行的。MDCT 检查的优点是快捷和有效，一次采集完成肺血管、冠
状动脉和心脏，以及全主动脉的扫描，对确诊或除外上述疾病准确
可靠。

（6）心肌灌注和心肌活力的评估：64 排 CT 通过评估心肌的"首
过"和"延迟强化"来分析心肌的存活性，目前因为缺乏心肌灌注的
量化诊断指标，在临床尚未得到广泛认可和应用。除非临床有明确
要求，不推荐在常规 CTA 后对心肌行延迟 CT 扫描，以尽量减少辐
射剂量。

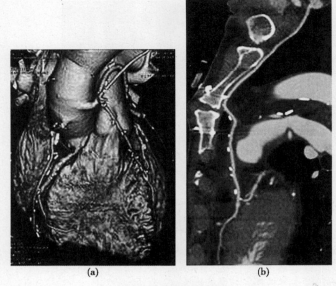

(a)　　　　　　　　(b)

图 8-3　VRT 图像

（a）VRT 图像显示三支旁路移植血管通畅良好；（b）CPR 图像显示
左乳内动脉桥全程及与前降支吻合口通畅良好

　　陈旧心肌梗死在 CT 平扫图像上表现为心肌内的低密度影，CT
值甚至是负值（脂肪病灶）（图 8-4）。CT 的诊断价值是能够发现急
性心肌梗死 2～3 小时后的早期缺血坏死病灶，这对于及早确定治
疗方案、改善预后起到积极作用。

　　（7）左心室功能的评估：临床上各种影像学方法均能够评估左心
室腔大小和收缩功能，如射血分数（EF）值，但是成像和计算原理
不同，导致计算的心功能指标偏差较大。CT 回顾性心电门控采集
可以在观察心脏和冠状动脉解剖的同时，计算收缩末期和舒张末
期的容积变化，评估各个房室腔的收缩功能。为了降低辐射剂量，
应该积极推广前瞻性心电门控采集，该方法因采集时间窗较窄，计
算心功能受限。因此，临床工作中应用 CT 测量心功能不是首选的
方法。

　　3．MDCT 对冠心病诊断价值　荟萃分析 43 个单中心研究结
果，按照冠状动脉节段，MDCT 诊断敏感性 83%（95% 可信区间
79%～89%），特异性 93%（95% 可信区间 91%～96%）；按照冠状
脉血管，诊断敏感性 91%（95% 可信区间 88%～95%），特异性 86%

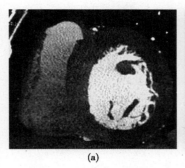 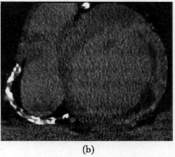

(a) (b)

图 8-4 心脏 MDCT 增强扫描"动脉期"

(a)显示心肌侧壁和下壁灌注密度不均匀;延迟扫描;(b)显示同一区域心肌有延迟增强,灌注不均

（95% 可信区间 81%～92%）。各个单中心报道的 MDCT 诊断价值不同。对于急诊并疑诊急性冠状动脉综合征（ACS）患者行 64 排 CT 检查,CT 具有较高的阴性预测价值,对于阳性患者,CT 能够提供病变范围和程度的诊断信息,诊断敏感性为 100%,特异性为 92%。64 排 CT 预测 1 年以上心血管主要不良事件（MACE）,包括心源性死亡、心肌梗死和血运重建术,敏感性为 92%,特异性为 76%,阳性和阴性预测值分别为 52% 和 97%。MDCT 与其他影像设备在冠状动脉病变、心肌缺血和心功能诊断等方面的比较,见表 8-1。

表 8-1 MDCT 心脏和冠状动脉检查与其他影像学方法比较

临床应用	造影	超声	放射性核素	心脏CT	MRI
冠脉研究	++++	-	+	+++	WIP
斑块分析	-	-（IVUS 除外）	-	+++	WIP
心肌活性	-	++	+++	WIP	+++
心肌灌注	-	-	+++	WIP	+++
心室功能	+	++	+	++	+++
形态研究	+	++	-	+++	++

注：WIP（work in progress）指技术正在研发中,但有较高的应用前景

【肺血管病的 MDCT 诊断】

1. **肺动脉血栓栓塞（PE）** MDCT 肺血管造影和肺的灌注功能

对肺栓塞进行综合诊断,在诊断敏感性上明显优于磁共振,在诊断特异性上优于放射性核素检查。

与常规肺动脉血管造影(DSA)比较,MDCT 对肺栓塞诊断的敏感性为 90%,特异性为 92%。实际上,MDCT 可以显示肺动脉亚段的小血栓,横断扫描解决了 DSA 血管重叠的弊端,在显示肺动脉管壁及血栓本身方面优于常规造影检查,其无创的优点对急症更有价值,已成为临床诊断肺栓塞的首选方法(图 8-5)。利用肺窗并结合肺灌注彩色编码功能成像,可以提高对亚段肺栓塞的诊断准确性,诊断敏感性为 75.4%,特异性为 82.3%,阳性及阴性预测值分别为79.6% 及 84.7%。

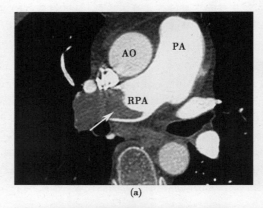

(a)

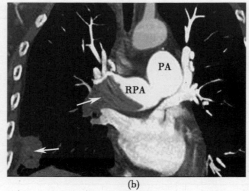

(b)

图 8-5　MDCT 横断位扫描

(a)显示右肺动脉主干大块充盈缺损(血栓);

(b)冠状位重建图像显示同一血栓及右下肺梗死

MDCT 增强扫描不仅可以根据血栓形态及其与管壁的关系，判断是否为新鲜血栓或陈旧血栓，指导临床选择治疗方案及复查时限，而且可以准确地评价临床治疗（溶栓或手术取栓术）的近期、远期疗效。

2.肺血管炎诊断　MDCT 能够清晰显示亚段以上肺动脉管壁的增厚、狭窄或中断，结合三维重建图像的直观显示（图 8-6），诊断效果同于 DSA 造影。但是，三维重建图像能够任意角度旋转观察，并且能够显示血管壁的增厚造成的肺动脉狭窄（而不是血栓"充盈缺损"造成的狭窄），从而优于造影，同时避免了造影图像前后血管重叠带来的诊断困难。MDCT 安全、少创，且一次外周静脉注射少量造影剂；且同时可以显示胸主动脉管壁情况，利于大动脉炎的诊断，从而在临床工作中基本取代了造影的"金标准"地位。

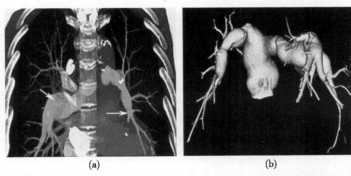

(a)　　　　　　　　　(b)

图 8-6　冠状位 MIP（a）及 VR（b）显示左右肺动脉多发狭窄、扩张及闭塞

3.肺动脉高压的诊断　MDCT 通过显示肺动脉增宽、右心房、右心室的增大提示肺动脉高压（PH）的诊断。对于继发性肺动脉高压，MDCT 能够显示房、室间隔缺损和动脉导管未闭等左向右分流先心病；能够显示肺动脉血栓栓塞和肺动脉狭窄性病变等；能够显示肺内纤维化、肺气肿等肺内病变等，从而明确诊断。通过对上述病变的排除，能够帮助诊断原发性肺动脉高压。

【大血管病的 MDCT 诊断】

主动脉夹层、真性和假性动脉瘤、大动脉炎、先天性主动脉缩窄等统称为大血管病，再加上头臂血管和髂、股动脉等外周血管病，目前已经成为临床的常见病和多发病。由于血管的搏动相对较弱，因此对成像速度的要求相对较低，在这些疾病的诊断方面，MRI 和

MDCT 均可满足诊断的要求。

MDCT 能够显示主动脉夹层的破口、分支血管受累情况及真假腔的形态走行，能够显示动脉瘤的形态和径线，以及血栓和外周血管的扩张或狭窄情况，为制订手术或介入治疗方案提供最准确的数据。同时，为外科手术和介入治疗（如主动脉内支架隔绝术）的疗效观察和随访提供了简单快捷的影像方法。在显示主动脉管壁增厚、斑块和附壁血栓或壁内血肿方面优于传统血管造影，因而临床上已基本取代造影的地位。

【先天性心脏病的 MDCT 诊断】

先天性心脏病占心外科手术量的 1/3，因此术前明确诊断是心血管影像学的一个重要领域。众所周知，小儿的心率较快，心脏运动是成像的最大挑战。实践证明，64 排 MDCT 图像质量能够满足临床需求，MDCT 对先天性心脏病诊断的准确率达 96%，心血管超声诊断的准确率为 87%，两者有非常显著的差异。另有研究显示，MDCT 对闭锁的固有肺动脉检出率较常规心血管造影提高 30%。

MDCT 可以清晰客观地显示先心病心腔内的解剖结构，特别对复杂畸形的节段分析有重要价值。目前，临床应用 MDCT 主要目的是为了观察：①主动脉弓发育，包括缩窄、离断、发育不良或有无合并动脉导管未闭；②肺静脉畸形引流；③固有肺动脉发育情况；④体肺侧支发育情况等。总体来说，多普勒超声因为其操作简单、快捷和价廉，应该是先心病检查的首选方法。MDCT 较超声具有更高的图像空间分辨力，视野大、成像范围广，更利于显示肺动脉和主动脉的发育及畸形情况。但是，常规血管造影由于在血流动力学、心腔和血管内压力分析以及显示小的体肺侧支或迂曲血管方面的优势，仍然是不可取代的诊断方法。

【心包和心脏肿瘤的 MDCT 诊断】

无论是心包还是心腔内或心肌内肿瘤，因为 MDCT 具有最高的图像空间分辨率，因而能够清晰显示肿瘤的部位和起源、累及范围和毗邻关系，以及显示肿瘤基本成分和血供状况等。

CT 图像具有高空间分辨力，不受观察野的限制，在显示肿瘤范围和纵隔情况时明显优于超声检查。高密度分辨率利于显示并鉴别肿瘤不同的组织成分，是术前定性、定量诊断不可缺少的检查手段。

【MDCT 在心脏电生理的应用】

目前，多排 CT 在心脏电生理方面的应用包括：心律失常患者射频消融术、起搏器植入术和心脏逆行灌注治疗术前及术后评价等，其中应用最多的是心房颤动患者射频消融术前后对左心房和肺静脉的评价以及冠状静脉系统的评价。

1．左心房、肺静脉的 CT 检查内容

（1）明确左房、肺静脉解剖位置，尤其是肺静脉的解剖。

（2）进行精确测量，主要包括：肺静脉入左房口的直径，双侧上肺静脉及下肺静脉间的距离，左肺静脉和二尖瓣环的距离，左房大小等。

（3）明确左房与食管间的关系。

（4）左房血栓的检查。

（5）射频消融术后的评价，重点观察肺静脉有无狭窄，左房有无血栓等。

2．多排 CT 冠状静脉成像在心脏电生理治疗中的主要作用

（1）射频消融术：冠状静脉窦在解剖上参与后间隔的构成，常常成为房室折返性心动过速和后间隔外膜旁道的消融靶点，术前行多排 CT 检查可以掌握冠状静脉窦及其分支的形态特点，使手术准备更充分，避免或减少术中造影，降低手术风险。

（2）起搏器植入术：多腔起搏器通过冠状静脉窦将导线送入左心室后侧方的侧静脉、心大静脉、心中静脉远端起搏左心室，由于冠状静脉窦的变异，术中操作难度增加。术前行多排 CT 检查显示冠状静脉的分布，从而对左心室导线植入起了一种引路作用，确定最佳的电极植入径路。

（3）射频消融损伤的预防：冠状动脉损伤、狭窄或闭塞是冠状静脉窦及其分支消融的主要并发症，主要累及邻近消融点的冠状动脉分支。以往需同时行冠状动脉和冠状静脉造影，无创性多排 CT 可减少患者痛苦，降低手术风险，对动静脉关系的显示更为准确。

三、MDCT 在心血管病应用价值和限度

【最佳适应证及诊断价值】

1．冠状动脉病变诊断的最佳无创影像方法

（1）常规冠心病（狭窄和斑块）的筛查、诊断。

（2）冠状动脉支架术后和冠状动脉旁路移植术后评估。

（3）冠心病药物治疗后疗效评估。

（4）冠心病的一级和二级预防、冠心病事件的预测。

（5）急性心肌梗死和心肌活性的识别、心功能的分析。

2．肺血管病变的诊断

（1）肺动脉血栓栓塞诊断的"金标准"。

（2）肺血管炎诊断的"金标准"。

（3）肺内原发性病变诊断的"金标准"。

（4）原发性肺动脉高压诊断的最佳无创方法。

3．大血管病变的诊断

（1）各种主动脉病变（夹层、溃疡、动脉瘤等）诊断的"金标准"。

（2）大动脉炎诊断的"金标准"。

（3）先天性主动脉异常（发育不良、缩窄或离断等）的诊断"金标准"。

4．先天性心脏病的诊断

（1）显示房室连接、大血管起止排列关系优于超声。

（2）显示肺动脉及肺内分支发育情况优于超声。

（3）显示肺静脉异位引流的"金标准"。

（4）显示主动脉弓发育等优于超声。

（5）显示冠状动脉发育和起源优于超声。

5．心包和心脏肿瘤

（1）心包增厚、钙化诊断的"金标准"。

（2）心包腔内外、心肌内外和纵隔肿瘤病变诊断的最佳方法。

【MDCT心血管病诊断限度】

1．冠状动脉图像质量需要严格控制，例如心率要求＜70次/分，心律不齐受限。

2．冠状动脉细小分支不能充分显示。

3．MDCT对于心脏和心肌的运动功能的诊断不足。

4．冠状动脉支架内再狭窄的评估受限。

5．肺动脉高压时不能评估肺动脉压力和血流动力学指标。

6．先心病诊断时由于心率过快，心腔内图像分辨率有时不足；不能提供血流动力学指标。

7．对于肿瘤的组织定性略显不足。

（吕　滨）

第9章　磁共振成像

随着磁共振成像软硬件技术的不断发展和完善，其在心血管疾病诊断中的应用亦越来越广泛，其大视野、无电离辐射、任意平面成像，集形态、功能及灌注成像等"一站式"检查的特点在某些方面已突显优势。本章旨在介绍心血管磁共振（cardiovascular magnetic resonance，CMR）检查特点及其主要临床应用价值，为临床医生和与医学相关专业人士提供必要的参考。

一、基 本 原 理

磁共振成像（MRI）是利用体内质子（主要是 H）在静磁场中受到一定强度和频率的脉冲激发后产生共振现象并由此产生回波信号经特殊的线圈接收后由计算机重建而获得的图像。它是 20 世纪 80 年代初方才应用于临床的影像诊断新技术，但目前已发展成为与超声和 CT 相鼎立的一种新兴的诊断方法。与 CT 相比，它无电离辐射，具有任意平面、多参数成像及高度的软组织分辨力等特点，而且不需使用对比剂即可显示心脏和血管结构。

二、注 意 事 项

磁共振检查诊断是医学综合知识和生物工程技术的有机结合，因此正确而合理地使用它要求从事 MRI 的医生具有扎实的临床基础、丰富的影像学诊断知识以及必要的计算机知识。同时要求临床医生在申请磁共振检查时，务必在申请单上详细填写患者的病史、临床症状与体征及其他相关影像学检查结果，以便有的放矢、有针对性地选择成像序列和扫描范围，最有效地发挥其诊断和鉴别诊断的价值。

磁共振检查前无需禁食、禁水，但心血管 MR 检查时间相对较长，一般需要 30～40 分钟。扫描时患者应尽可能地保持静止状态，有时需要患者反复屏气，否则难以获得高质量的图像。婴幼儿需使用镇静剂使其安静入睡后再行检查，否则会因躁动无法获得满意的图像，危重患者应在磁共振兼容的监护仪监测下检查，临床医生需全程陪同。

磁共振检查常规扫描无需使用对比剂，心肌灌注和血管造影时所使用的对比剂并不是通常人们所熟悉的含碘 X 线对比剂，因此无需实施碘过敏试验。MRI 对比剂主要是顺磁性金属离子和配体构成的螯合物，目前临床上最常使用的是以钆 - 喷替酸（Gd-DTPA）为代表的对比剂，无毒，经肾脏排泄。

三、安 全 性

CMR 检查的安全性主要涉及三个方面：磁共振检查室潜在的吸入物、心血管植入设备和对比剂。值得注意的是，磁共振检查室无论开机与否，均存在高强度磁场，故任何非磁共振兼容金属器械包括普通检查床、金属担架、听诊器、手术器械、除颤器、各种微量泵、球囊反搏器等严禁带入检查室，否则可致严重意外事件。其他铁磁性物品，如硬币、磁卡、手表、钥匙等也不能带入检查室。

毫无疑问,铁磁性心血管植入材料乃磁共振检查的禁忌证。因此,实施 MRI 检查时,必须事先询问病史,查询产品说明书确认是否磁共振兼容。一般来说,近十年来所开发生产的医疗植入体,业已考虑到磁共振的兼容性,所以基本上都是安全的。需要说明的是,这些相关的外在植入体因其本身并不能产生 MR 信号,因此无法直接应用磁共振评估其性能,但这类患者仍可以实施磁共振检查了解心脏或心脏以外的病变。

目前,绝大多数心血管植入装置都是由非磁性或弱磁性物质制成的。植入非磁性物质可以在植入后立即行 CMR 扫描。需要提出的是,除了磁场,射频脉冲可使患者体温轻微上升(通常小于 1℃),因此可以影响植入装置的电子元件或使植入导线升温。植入弱磁性装置的患者,如需植入后立即进行心脏磁共振检查,临床医生应权衡其风险和获益性,考虑是否有必要推迟磁共振扫描。但是事实上,磁场施加于人工瓣膜的力量远低于心脏搏动、射血产生的冲击力。研究证实,手术缝线固定瓣环组织的力量比 4.7T 场强产生的磁诱导力大得多。通常牢固固定于血管壁的植入装置在磁场中不会发生移位,这些植入材料包括冠状动脉及外周血管支架,人工心脏瓣膜和瓣膜成形环、封堵伞和左心耳封堵器、下腔静脉过滤器、栓塞弹簧圈等以及胸骨固定钢丝等。目前认为,植入的支架可于术后 6～8 周因组织生长而进一步固定。因此,植入弱磁性物质装置的患者在术后 6～8 周实施 CMR 检查是安全的。但心脏起搏器和植入式心脏除颤器(ICD)、心室辅助装置和主动脉内球囊反搏泵等,均为含有铁磁性材料的复杂电磁设备,目前仍为 MR 检查的绝对禁忌。

肾源性系统纤维化(NSF)是一种颇为罕见但严重的钆对比剂并发症,过去主要发生于急性肾功能障碍或慢性肾病晚期合并重度肾衰竭的患者。截至 2007 年 5 月,全球范围内共有 200 余例 NSF 呈报美国食品和药物管理局(FDA),但并非所有病例都已经过确认。与钆对比剂的使用数量相比,目前认为,NSF 在其他人群的总体发病风险非常低。钆对比剂与碘对比剂相比安全性较高,过敏反应发生率也低得多。

四、CMR 优势

现阶段用于心血管疾病检查的 CMR 主要有 1.0T、1.5T 和 3.0T 三种场强。一般来说,主磁场的场强越高,获得的图像信噪比越高,可以提高图像的空间分辨率,从而更加清楚地显示心脏或血管结构。然而,在某些情况下,高场强所致的磁敏感性伪影会抵消其提高空间分辨率的优势。

CMR 目前已成为无创性评估心脏结构和功能的金标准。首先，磁共振成像无电离辐射，无需应用放射性核素或碘对比剂，有利于疾病的诊断和随访。其次，CMR 可任意层面成像，不受患者体形的限制，有助于超声心动图声窗受限或放射性核素显像组织衰减影响患者的检查。第三，多参数和多序列成像，成像方式灵活多样，能够对心脏或血管的解剖、功能、灌注及组织特征等进行"一站式"检查。第四，具有较高的时间和空间分辨率。

1.5T CMR 中大多数序列的图像空间分辨率可达到 1mm×1mm×3mm，心脏电影的帧速率可达 20～40 毫秒，可精确识别收缩末期和舒张末期的时间点，因此，CMR 对左、右心室功能和容积测量的准确性很高。此外，CMR 还能够对心肌质量、经血管或跨瓣膜血流速度、室壁增厚率、应变力、组织灌注、梗死范围或斑块负荷等进行定量分析。CMR 检查受患者体形影响小，测量数据的变异小，重复性高，特别适用于临床及科学研究中的疗效观察及随访观察。

五、CMR 成像技术及临床价值

【心血管形态、结构】

常规黑血、亮血序列是评估心脏形态、结构的基本序列。

【心脏功能】

新的稳态自由进动技术（SSFP）已经取代传统的梯度回波（GRE）技术成为评估心脏容积/质量和收缩功能的常规方法。CMR 电影是在屏气状态下获取连续的心脏短轴电影图像，层厚为 6～10mm，然后将各切面叠加计算心肌质量和心室容积。与二维平面或投影技术依赖几何学假设计算心肌质量和心室容积的方法相比，CMR 的显著优势在于其具有很高的可重复性和准确性。

【心肌代谢】

CMR 心脏波谱技术通过检测 ^{31}P 和高能磷酸评估心肌代谢，目前尚未成为临床常规检测手段。

【相位对比血流检测技术】

相位对比血流检测技术能够对血流速度进行准确的定量分析，并可直接观察异常的血流情况如涡流或湍流等，目前已广泛应用于主动脉、肺动脉、冠状动脉旁路移植血管以及心脏瓣膜病的血流评估。这对评估主动脉疾病（主动脉夹层、主动脉瘤或主动脉缩窄）、先心病（自体血管或手术置入管道）、瓣膜狭窄或关闭不全等十分有益。

【心肌灌注】

心肌灌注检查包括静息和负荷两种状态的心肌灌注检查。目前广泛使用的负荷药物主要为血管扩张药，包括腺苷和双嘧达莫。

多巴酚丁胺作为血管扩张药的替代方法,也可用于评估静息和负荷状态下的心肌节段性收缩反应。CMR 心肌灌注成像适用于心肌缺血的检测及预后判断,适用于可疑冠状动脉疾病患者的检查,还可用于经皮冠状动脉介入治疗的术后疗效评估及随访。

【血管造影】

磁共振血管造影(MRA)技术日趋成熟,因其具有无电离辐射、无需使用碘对比剂以及无创性等优势,目前对比剂增强磁共振血管造影技术(CE-MRA)已广泛应用于颈动脉、主动脉、肾动脉以及外周血管系统的血管检查(图 9-1)。

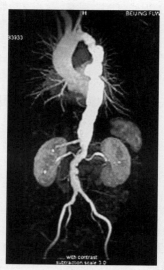

图 9-1 MRI 显示主动脉弥漫性粥样硬化

3D CE-MRA 示弥漫性主动脉粥样硬化伴溃疡和动脉瘤形成

【组织特征】

CMR 的显著特点之一是它能利用质子的弛豫特性,即不同的 T1、T2 以及 T2* 弛豫时间,显示心肌或血管的组织学特征。T1 通常用于对比增强成像,应用最广;T2 和 T2* 则多用于非对比成像。通常 T2WI 有助于识别急性心肌病变,如炎症和水肿等;而 T2* 可用于检测铁含量超载,如识别血色素沉着病等。

钆(Gd)对比剂的延迟增强效应或晚期钆强化(late gadolinium enhancement,LGE)能够可靠识别心肌坏死或纤维瘢痕组织。新近研究表明,LGE 显示的心肌瘢痕的透壁程度可以提示再血管化治疗后心脏功能的恢复情况,进而判断患者的预后。非缺血性延迟强化可见于心肌炎、结节病和心肌淀粉样变性等(图9-2)。

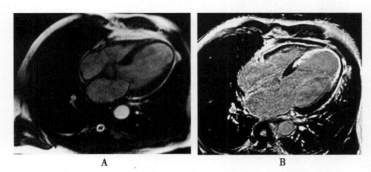

A　　　　　　　　　　　B

图 9-2　MRI 显示陈旧性心肌梗死伴心尖部室壁瘤

A.MRI 电影收缩期可见心尖部运动消失,轻度矛盾运动;B.对比剂延迟增强扫描可见相应节段呈透壁性强化,提示心肌纤维化形成

六、CMR 的主要临床应用

【心力衰竭】

CMR 对左右心室形态、收缩和舒张功能以及心肌组织学特征的“一站式”成像优势,使其能够对心力衰竭的病因学探索提供有价值的鉴别诊断信息。因其检测准确性高且无电离辐射,所以特别适合于对患者进行长期随访观察,评估治疗效果以及疾病进展情况。

【心肌缺血及心肌梗死】

CMR 在缺血性心脏病中发挥着重要的诊断和鉴别诊断作用。一组 CMR 灌注研究的荟萃分析显示,基于个体的冠心病诊断敏感性为91%,特异性81%。一项多中心的 CMR 灌注显像与 SPECT 的对比研究显示,CMR 灌注显像具有与之相似的总体准确率以及更高的特异性。多巴酚丁胺负荷 CMR(DS CMR)功能成像检测心肌缺血准确度亦很高。DS CMR 功能研究的荟萃分析结果表明,基于患者个体的冠心病诊断敏感性为83%,特异性86%。CMR 网格标记技术能够提高负荷 CMR 检测的准确性,CMR 频谱技术可以识别早期心肌缺血,但目前两种技术均尚未成为临床的常规检测手段。

目前已有很多关于使用血管扩张药和多巴酚丁胺负荷 CMR 评估患者预后的相关报道。据报道,负荷灌注 CMR 或 DS CMR 正常的患者3年无事件生存率为99.2%,而负荷灌注或 DS CMR 异常的患者为83.5%。负荷灌注 CMR 或 DS CMR 提示心肌缺血预测3年内心脏事件发生率的风险比为 12.5，而无心肌缺血证据的风险比为 5.4。因此，负荷 CMR 异常可作为不良心脏事件的独立预测因子。

　　LGE 能够可靠地识别透壁或心内膜下心肌梗死以及急性梗死区域内的微血管阻塞区（MO，又称无再流区），与 SPECT 显像相比，LGE 检测心内膜下心肌梗死更加可靠。LGE 也可检测右室壁心肌梗死。临床实践和研究表明，在缺血性心脏病中，LGE 的存在是独立于左室射血分数和其他常规临床标志之外的不良心脏事件的主要预测因子。研究表明，心肌收缩功能异常，但无 LGE 或 LGE 透壁程度小于 25% 是室壁增厚率和心肌收缩功能恢复有力的预测因子。此外，心内膜下 LGE 范围和程度还可提示再血管化治疗后心脏功能的恢复情况，指导预后评估。与 LGE 定义的梗死面积相比，MO 是主要不良心脏事件更好的预测因子（图 9-3）。

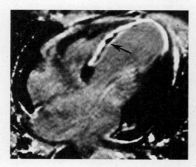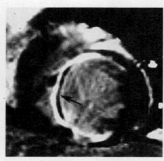

图 9-3　MRI 显示急性心肌梗死

对比剂延迟增强扫描示左室心尖部和室间隔呈透壁性强化，是实际梗死区，室间隔心内膜下信号缺失是急性梗死区域内的微血管阻塞区（箭头所示）

【非缺血性心脏病】

　　值得一提的是，LGE 并非冠心病心肌梗死的特异性表现，其他心肌疾患若存在心肌纤维化也可出现延迟强化，但 LGE 部位、程度、范围及形式各异，统称为非缺血性强化。非缺血性强化多见于不同类型的心肌病和（或）心肌炎，表现为左心室心外膜下和心肌壁间强化，这与缺血性心脏病的心内膜下和透壁性强化有明显差别，后者与冠状动脉肇事血管支配的区域一致。肥厚型心肌病患者 LGE 常见于肥厚心肌区域内室间隔与左室游离壁交界处。扩张型心肌病的间隔纤维化可表现为壁间强化征象。心肌炎则表现为局部心外膜下强化。心肌淀粉样变由于淀粉样蛋白浸润而呈现为特

征性的弥漫性强化。对于冠心病抑或心肌病患者，LGE 的存在都是
不良心脏事件的主要预测因子，LGE 定义的纤维化为心肌疾患的病
因学诊断及危险评估提供了新视角（图 9-4）。

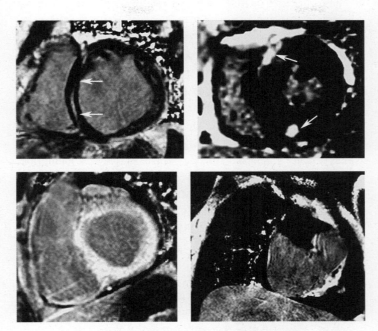

图 9-4 不同种类心肌病对比剂延迟强化模式

扩张型心肌病室间隔壁间强化（左上）；肥厚型心肌病在室间隔和游
离壁结合处团块状强化（右上），心肌淀粉样变左室壁弥漫性粉尘样
强化（左下），心内膜心肌纤维化右室心尖部条带状强化（右下）

【冠状动脉成像】

　　CMR 冠状动脉成像目前尚未取得突破性进展。现阶段，CMR
适用于识别冠状动脉起源异常和动脉瘤，判断冠状动脉的通畅性。
在专业的心脏病中心，CMR 可用于识别多支病变的冠心病患者，诊
断动脉桥血管狭窄以及除外左主干或三支病变。一个国际多中心
的三维冠状动脉 CMR 研究表明，CMR 对左主干与多支病变的诊断
（冠状动脉造影大于或等于 50% 的狭窄）具有极高的敏感性（100%）
和较高的特异性（85%）以及很高的阴性预测值（100%）。对表现为
扩张型心肌病而无心肌梗死病史患者的诊断颇具参考价值。但总
体来说，冠状动脉 CMR 在技术上仍面临挑战，目前诊断单支病变的

条件尚不具备。值得期待的是未来冠状动脉 MRA 可用于评估因管壁严重钙化 CT 无法判断的管腔狭窄情况。

【先天性心脏病】

CMR 已广泛用于识别、分析先天性心脏病解剖结构、功能，评估或量化分析心内分流的严重程度或心外管道的血流情况等，在先天性心脏病的术前诊断及术后随访过程中均发挥着重要的作用。CMR 的优势在于：①可清晰显示病变的解剖情况，如心房、心室、大血管结构及其连接关系。②可真实反映先心病的病理生理学改变。心脏电影及相位对比血流检测技术是一种非侵入性评估继发于心内畸形的病理生理学改变的有效方法，如测定评估房间隔缺损和室间隔缺损分流量的体肺血流比（Qp/Qs）等。相位对比血流检测技术可评估主动脉缩窄的侧支血流量，确定 Fontan 术后患者腔静脉回流入肺的血流量、上腔静脉 - 肺动脉连接后的脑血流量或 Fallot 四联症术后的反流分数等。③可准确评价心脏功能。当超声心动图检查无法提供足够的诊断信息时，CMR 可提供更加充分的补充信息，与其他心脏非侵入性成像方法（如 CT）相比，CMR 最大的优势在于可以避免患者在检查中暴露于电离辐射的风险，尤其是儿童和女性成人患者。

【其他】

CMR 可以直接显示心包增厚。通常，缩窄性心包炎的心包厚度大于或等于 4mm。通过 CMR 不仅可以直接观察心包增厚及其所致的病理生理学改变，如肝静脉扩张、室间隔摆动等，还可以全面显示心内膜，与实时电影结合可用于心室相互关系的评估，从而为缩窄性心包炎与限制型心肌病的鉴别诊断提供依据。

CMR 能够准确地评估心脏瓣膜狭窄或关闭不全的程度，并进行定性及定量分析。更为重要的是，CMR 可以评估瓣膜病变对左心室的影响，如测定左心室功能、大小、容积、心肌质量及射血分数等，尤其适用于超声心动图观察受限或无法行食管超声心动图检查的患者。

（赵世华）

第 10 章   直立倾斜试验

晕厥是一种突发的短暂的意识丧失伴自主体位失控，并且在短时间内自行恢复的临床疾病。在美国，晕厥患者占急诊室患者的

3% 和住院患者的 1%～6%。晕厥病因中血管迷走性晕厥（vasovagal syncope，VVS）是最常见的晕厥之一，约占全部晕厥的 58.4%；其次是继发于心血管疾病的晕厥。血管迷走性晕厥是由于自主神经系统功能不良所致，表现为外周血管阻力和心率的调节异常。由于它与神经介导的、反射性的、短暂的低血压和心动过缓有关，故又称为神经心脏性晕厥、神经介导的晕厥、反射性晕厥等。由于血管迷走性晕厥的表述广为应用，故本文仍采用该表述。

　　尽管采用众多的检查方法，仍有高达 50% 以上的晕厥患者不能明确其病因。直立倾斜试验（head-up tilt table testing，HUTT）是临床上已被广泛用于评估晕厥患者的有效方法，是血管迷走性晕厥的临床研究中必不可少的检查项目。此外，直立倾斜试验还是鉴别诊断直立位低血压和体位性心动过速的重要辅助工具。

　　本文参考 1996 年美国心脏病学会制定的有关直立倾斜试验用于诊断晕厥的专家共识（以下简称美国共识）、1998 年我国制定的"倾斜试验用于诊断血管迷走性晕厥的建议"（以下简称中国指南）、2006 年美国心脏病协会 / 美国心脏病基金会发表的晕厥评估科学申明（以下简称美国指南）和 2009 年欧洲晕厥诊断和处理指南（以下简称欧洲指南），并介绍阜外医院进行直立倾斜试验的临床应用经验。

一、概　　述

　　从 20 世纪 50 年代开始，直立倾斜试验就已被用于研究体位性变化对心率和血压调节的影响，并作为研究自主神经系统功能的重要手段。在研究中偶然发现一些人（常有血管迷走性晕厥的临床病史）出现明显的低血压和不同程度的缓慢性心律失常，严重时发生晕厥。1986 年，英国学者 Kenny 首先发表了题为《直立倾斜试验：诊断不明原因晕厥的一项有用的技术方法》的论文。此后，美国、加拿大、欧洲等国家的心脏电生理研究室陆续开展了直立倾斜试验检查。1996 年美国心脏病学会制定了有关直立倾斜试验用于诊断晕厥的专家共识，起到了规范直立倾斜试验检查的作用。欧洲心脏病协会在 2004 年和 2009 年两次修订的晕厥患者治疗指南中，均把直立倾斜试验作为辅助诊断血管迷走性晕厥的重要检查手段，并设立专节阐述。我国于 20 世纪 90 年代初期开始应用直立倾斜试验技术诊断血管迷走性晕厥，并于 1998 年由中华心血管病杂志编委会倾斜试验对策专题组提出了我国的"倾斜试验用于诊断血管迷走性晕厥的建议"。目前，尽管直立倾斜试验的诊断能力仍存在争议，各个国家和临床中心采用的直立倾斜试验方案不同，但在已经发表的治疗血管迷走性晕厥的大型试验中均把直立倾斜试验作为筛查入选患者的必要条件。

二、原　　理

　　人体从卧位变为立位时，由于重力的作用，在最初 10 秒内有 0.5～1.0L 的血液从胸腔流向膈肌下方的容量性静脉系统；另外，随着时间延长，毛细血管通透性增高会造成血浆容量减少约 700ml。以上原因会导致血液过度蓄积于下肢，而循环血浆容量和回心血量减少，引起中心静脉压、每搏输出量及动脉血压的下降。正常人可通过自主神经系统迅速调节以适应这些变化：位于主动脉弓和颈动脉窦的动脉机械感受器可感知压力变化，反射性引起交感神经张力变化，表现为心率加快、收缩压轻度下降、舒张压轻度升高，平均动脉压不变，这是正常的代偿性生理反应。如果直立时间延长，体液因素也会参与调节机制中。而血管迷走性晕厥患者由于存在神经体液调节机制障碍，直立位后下肢血液蓄积程度较严重，回心血量减少使得交感神经张力持续增高，导致心室收缩力显著增加，过度刺激左室下后壁的压力感受器（一种无髓鞘的 C 神经纤维），结果诱导出 Bezold-Jarisch 反射，使迷走神经张力增高，反馈抑制交感神经。在两者平衡中迷走神经张力占优势，患者出现心动过缓、血压下降，导致大脑骤然缺血，发生晕厥。由于患者的这种直立反应与临床晕厥发作相似，因此，直立倾斜试验可以辅助诊断血管迷走性晕厥。

三、临床应用指征

（一）美国共识和中国指南提出直立倾斜试验的适应证与禁忌证

　　1. 意见一致的适应证

　　（1）反复晕厥发作，或单次晕厥但从事高危险性工作的患者，无论病史是否提示神经介导性（血管迷走性）晕厥，而且具备下列情况的患者：①无器质性心脏病证据；②存在器质性心脏病，但通过一定的检查方法已排除晕厥的其他原因。

　　（2）虽然晕厥的原因（如心脏停搏，房室传导阻滞）已经明确，但需进一步确定对神经介导性晕厥的易感性，以便调整治疗计划（如进行医学知识宣教、树立患者对疾病的信心或给予药物治疗，而不是单纯地或联合地应用起搏器治疗）。

　　（3）作为评价运动诱发或与运动相关晕厥的检查方法的一部分。

　　2. 意见尚不一致的适应证

　　（1）晕厥与癫痫的鉴别。

（2）反复出现不明原因的跌倒患者的评估，特别是老年人。

（3）反复眩晕或先兆晕厥患者的评估。

（4）周围神经病变或自主神经功能不全患者发生不明原因晕厥的评估。

（5）随访评价神经介导性晕厥的治疗效果。

3. 非适应证

（1）单次晕厥发作，不伴外伤史或非高危工作患者，临床上明显支持血管迷走性晕厥诊断的患者。

（2）晕厥原因相对明确或需要进一步明确神经介导的易感性但不会改变治疗计划的患者。

4. 可能的适应证

（1）反复发作的特发性眩晕。

（2）反复发作的短暂性脑缺血发作。

（3）慢性疲劳综合征。

（4）婴儿猝死综合征。

5. 禁忌证　　合并下列疾病：①左室流出道严重梗阻；②严重二尖瓣狭窄；③冠状动脉近端严重狭窄；④严重脑血管狭窄。

（二）欧洲指南提出直立倾斜试验应用建议如下：

1. 高危患者（例如晕厥反复发作、潜在身体伤害或高危职业）或者无器质性心脏病或排除其他心源性晕厥病因的器质性心脏病患者发生的不明原因晕厥（证据级别：Ⅰ/B）。

2. 临床怀疑为血管迷走性晕厥发作的患者（证据级别：Ⅰ/C）。

3. 血管迷走性晕厥和直立性低血压引起晕厥的鉴别诊断（证据级别：Ⅱa/C）。

4. 晕厥和癫痫的鉴别诊断（证据级别：Ⅱb/C）。

5. 复发性晕厥与心因性假性晕厥的鉴别诊断（证据级别：Ⅱb/C）。

6. 直立倾斜试验并不推荐用于治疗的评估（证据级别：Ⅲ/B）。

7. 缺血性心肌病患者不能进行异丙肾上腺素激发的倾斜试验（证据级别：Ⅲ/C）。

采用异丙肾上腺素激发直立倾斜试验的禁忌证包括缺血性心肌病、未控制的高血压、左室流出道梗阻、明显的主动脉瓣狭窄。对于有明确的心律失常如病态窦房结综合征患者慎重选择该检查。

比较上述应用指南或建议，我们可以看出：①直立倾斜试验是一项相对安全的检查，但是对器质性心脏病（特别是合并缺血性心肌病、左室流出道梗阻、严重二尖瓣或主动脉瓣狭窄等）患者不宜行直立倾斜试验检查。在考虑进行直立倾斜试验检查之前应常规行心电图、动态心电图和心脏超声排除潜在的器质性心脏病，特别是那些可能由于血压下降和心率加快而加重的心脑血管疾病患者。②由于直立倾斜试验的可重复性差，故直立倾斜试验不宜作为评价各种治疗措施（例如：药物、植入器械）效果的工具。③直立倾斜试验检查的指征在不断扩大。直立倾斜试验不仅可用于辅助诊断血管迷走性晕厥，还可用于直立性低血压、体位性心动过速的诊断与鉴别诊断。

四、检 查 方 法

直立倾斜试验的检查方法至今缺乏统一的标准。各个医疗中心采用不同直立倾斜试验方案。例如对于直立倾斜试验持续时间，意大利方案为 35 分钟、威斯敏斯特方案为 60 分钟、纽卡斯尔方案为 50 分钟；异丙肾上腺素激发方案为 55 分钟、硝酸甘油激发方案为 65 分钟、下肢负压方案为 30 分钟。欧洲指南建议主动倾斜位至少 20 分钟，最大不超过 45 分钟；而倾斜角度一般为 $60°\sim80°$，大多数是 $70°$。增加倾斜角度和延长持续时间可增加直立倾斜试验的敏感性，但特异性降低；相反，减小倾斜角度和缩短持续时间可减低试验的敏感性，但可提高试验的特异性。这就是各个医疗中心应用直立倾斜试验方案不同的原因之一（图 10-1）。

直立倾斜试验一般分为两个阶段：基础试验阶段及药物激发试验阶段。

1. 基础试验阶段　试验前 3 天停用影响自主神经的药物。试验当天禁食 4 小时以上。试验前向患者介绍试验过程和试验中应注意的问题，以消除患者的焦虑不安的情绪，降低假阳性率。试验开始后，先让被试者平卧于倾斜床上，安静平卧 $5\sim10$ 分钟，连接好血压和心电监测，可建立静脉通道。在心电监测下，先按摩左颈动脉窦 $5\sim10$ 秒（60 岁以上患者不做此项试验）排除颈动脉窦过敏综合征。在测定完仰卧位基础血压和心率后的 $3\sim5$ 秒内迅速将倾斜床倾斜至 $60°\sim80°$，并保持倾斜位，持续 $30\sim45$ 分钟。试验中可采用连续的血压和心率检测，亦可采用每隔 $1\sim3$ 分钟测量并记录血压与心率。试验中，如患者出现晕厥/先兆晕厥症状或血压/心率达到阳性标准即为直立倾斜试验阳性，立即将倾斜床恢复到平卧位，终止试验。

2. 药物激发试验阶段　基础试验阴性患者需进行药物激发试验。常见的药物为异丙肾上腺素和硝酸甘油。研究发现，晕厥前血浆儿茶酚胺水平明显升高，因此，应用异丙肾上腺素可以增加直立倾斜试验的敏感性。异丙肾上腺素对 β_1 和 β_2 受体均有强大的激动作用。作用于心脏 β_1 受体，使心肌收缩力增强，心率加快，传导加速，心排血量和心肌耗氧量增加；作用于 β_2 受体，使骨骼肌血管明

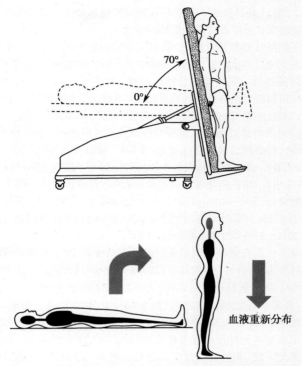

图 10-1　直立倾斜试验示意图和体位变化引起血流重新分布
当身体由平卧位转变为倾斜位后,血容器池向下肢和腹腔重
新分布,脑血流减少

显舒张,血管总外周阻力降低。硝酸甘油为血管扩张药,可以使血
液蓄积于静脉血管系统和下肢血管,回心血量减少,引起血压下降。
两种药物对自主神经系统的作用不同点是异丙肾上腺素直接兴奋
交感神经,而硝酸甘油间接兴奋交感神经。

在异丙肾上腺素激发方案中,倾斜床须先恢复至水平位。静脉
泵入异丙肾上腺素,起始剂量为 1μg/min,逐渐增加剂量,最大剂量
为 5μg/min。每次递增剂量后需仰卧位 2 分钟,然后倾斜位 5 分钟。
如果出现晕厥或先兆晕厥的症状或心率≥150 次 / 分或血压≥180/
100mmHg 或患者不能耐受,则立即停止试验。异丙肾上腺素常见
副作用有头痛、心悸、不能耐受而终止检查。

异丙肾上腺素作为激发药物应用有其局限性。在有器质性心
脏病患者中有报道出现室上性心律失常、变异型心绞痛,甚至心室

颤动。此外，静脉插管本身也导致特异性明显减低。故大多数中心在药物激发试验阶段常常采用硝酸甘油。

在硝酸甘油激发方案中，倾斜床不需恢复到水平位。在基础试验时间完成后直接将固定剂量硝酸甘油（300～800μg）舌下含化，患者保持倾斜位。采用硝酸甘油激发直立倾斜试验尚无并发症的报道。应用硝酸甘油后的药物并发症，如心悸、头痛等较常见，但多不严重。阳性患者可出现心房颤动（房颤）发作，但常为自限性。

欧洲指南建议基础试验前仰卧位至少 5 分钟（无静脉通道）或 10 分钟（有静脉通道）（证据级别：I/C）。倾斜位为 60°～70°（证据级别：I/B）。基础试验阶段至少 20 分钟，最长不超过 45 分钟（证据级别：I/B）。而在药物激发试验阶段，欧洲指南推荐应用固定剂量的硝酸甘油（300～400μg）舌下含化（证据级别：I/B）。异丙肾上腺素从 1μg/min 开始逐渐递增到 3μg/min 或平均心率较基础试验阶段增加 20%～25% 以上（证据级别：I/B）。

阜外医院直立倾斜试验采用的倾斜角度为 70°，基础试验阶段持续时间为 30 分钟，硝酸甘油（250μg）激发的试验阶段持续时间为 20 分钟。阜外医院的资料表明：在基础试验阶段，随着试验时间的延长，阳性发生比例逐渐增加（图 10-2），在 22.5 分钟达到最高峰，之后逐渐下降。93% 的阳性反应发生在主动倾斜位的 10 分钟之后，80% 以上患者阳性反应发生在主动倾斜位的 25 分钟以内。在硝酸甘油激发阶段，阳性反应发生在服药后的 5～15 分内，继续延长时间并不能增加阳性率。

五、阳性结果的判断及分型

根据美国和我国指南规定，在直立倾斜试验中患者可出现：①血压下降（收缩压≤80mmHg 和（或）舒张压≤50mmHg，或平均动脉压下降≥25%）；②心率减慢［窦性心动过缓（<50 次 / 分），窦性停搏代以交界性逸搏心律，一过性二度或以上房室传导阻滞或长达 3 秒以上的心脏停搏］；③先兆晕厥（患者出现面色苍白、出汗、胸闷、过度换气，继之黑蒙、听力减退、反应迟钝，但无意识丧失，恢复平卧位后症状立即消失，如不恢复平卧位，可能很快发生意识丧失）；④晕厥（突发的短暂的意识丧失伴不能维持自主体位，晕厥前可伴有或不伴有先兆晕厥症状，恢复平卧位后意识可在几秒后自行恢复，5 分钟内应完全恢复正常）。如果患者在直立倾斜试验中出现先兆晕厥或晕厥的症状同时具备血压下降或（和）心率减慢即可判断为阳性。仅仅出现血压下降或（和）心率减慢而无晕厥或先兆晕厥不判断为阳性结果。

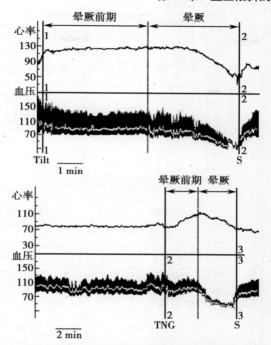

图 10-2　直立倾斜试验基础试验阶段和硝酸甘油药物激发阶段诱发出阳性反应的典型图

上图为患者在倾斜位后心率上升而血压下降，在晕厥发生时心率血压迅速下降。下图为硝酸甘油激发的药物试验阶段，患者在舌下含化硝酸甘油后心率上升，血压开始为轻微下降后恢复正常；在晕厥发生时心率和血压迅速下降

根据我国指南规定，根据阳性反应患者在直立倾斜试验中诱发先兆晕厥或晕厥时的血压心率变化特征分为三个类型：

1. 心脏抑制型　晕厥伴心动过缓，心率下降≥20% 和（或）心脏停搏≥3 秒。

2. 血管抑制型　晕厥伴收缩压＜80mmHg，和（或）舒张压＜50mmHg 和（或）平均压下降≥25%。

3. 混合型　兼有上述两种特点（图 10-3）。

欧洲指南对直立倾斜试验的诊断标准为：

1. 没有结构性心脏病的患者在试验中诱发出反射性低血压 / 心

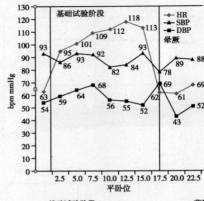

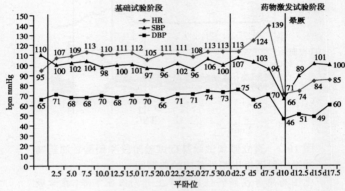

图 10-3　基础试验和药物激发阶段阳性反应表现

上图为患者在倾斜位 15 分钟时心率突然下降,晕厥发作,但血压没有明显变化,属于心脏抑制型;下图为患者在硝酸甘油激发的药物试验阶段,在舌下含化硝酸甘油后 7.5 分钟心率骤然下降,血压也明显下降,患者晕厥发作,属于混合型

动过缓,伴有晕厥或进行性直立性低血压(有或无症状),可以分别诊断为反射性晕厥或直立性低血压(证据级别:I/B)。

2. 没有结构性心脏病的患者在试验中诱发出反射性低血压 / 心动过缓,而没有诱发出晕厥,可以诊断为反射性晕厥(证据级别:Ⅱa/B)。

3. 有结构性心脏病患者,在诊断阳性倾斜试验前应首选排除心律失常或其他心血管病因(证据级别:Ⅱa/C)。

4．诱导出意识丧失但没有低血压和（或）心动过缓的患者应该诊断为心因性假性晕厥（证据级别：Ⅱa/C）。

在欧美国家多采用改良的 VASIS（Vasovagal Syncope International Study）分型，该分型的血压测量采用指端动脉压力监测。

1 型（混合型）：晕厥时心率下降，但是心室率＞40 次 / 分，或心室率＜40 次 / 分但持续时间＜10 秒伴或不伴＜3 秒的心脏停搏。血压下降早于心率下降。

2 型（心脏抑制型）

2A 型（心脏抑制不伴心脏停搏）：晕厥时心室率＜40 次 / 分，持续时间≥10 秒，但不发生 3 秒以上的心脏停搏。血压下降早于心率下降。

2B 型（心脏抑制心脏停搏）：晕厥时心室率＜40 次 / 分，持续时间≥10 秒，发生≥3 秒的心脏停搏。血压下降同时或晚于心率下降。

3 型（血管抑制型）：晕厥时心室率下降幅度≤最快心率 10%。

但有两种情况例外：

1．慢性变时功能不全　倾斜时心率无明显增快（即较倾斜前心室率升高幅度＜10%）。

2．心率过度增快　在刚开始直立位及直立位的整个过程中，晕厥前心室率过度增快（≥130 次 / 分）。

比较我国与欧美国家的阳性判断标准及分型差异可以发现：①欧洲指南对直立倾斜试验结果的解释范围更广。而我国指南把直立倾斜试验结果仅仅作为血管迷走性晕厥的辅助诊断措施，对仅有血压心率变化而无症状的结果缺乏相应的解释。②欧洲指南更加强调，在直立倾斜试验中复制出晕厥发作，而仅仅复制出先兆晕厥的症状判断阳性的力度较弱。③欧洲国家的分型将血压降低作为阳性反应的必要条件，而心率变化则是分型的重要依据。而我国指南的分型依据相对较为宽松。因此，在临床应用和研究中因注意我国与欧美国家标准的差异。

六、诊　断　能　力

直立倾斜试验虽然是辅助诊断血管迷走性晕厥的重要工具，但是其敏感性、特异性和可重复性存在较大争议。不同的倾斜试验方案报道的敏感性和特异性均不一致。影响直立倾斜试验敏感性和特异性的因素包括倾斜角度、时程及激发药物。倾斜角度愈大，时程愈长，激发药物剂量愈大，阳性率愈高，但同时特异性也降低。倾斜角度低于 60° 阳性率很低，但特异性并无增加；超过 80° 时阳性率增加，但特异性明显降低。因此 60°～80° 可兼顾较高的敏感性和特异性。由于试验方案尚未标准化及受试者的个体差异,关于直立倾斜试验敏感性及特异性的评价不一。美国指南汇总的敏感性在26%～80%之间,特异性接近90%。欧洲指南认为敏感性在61%～69%,特异性为92%～94%。

可重复性是作为诊断方法应具有的重要特性。由于方案不同,关于直立倾斜试验重复性报道不一。以往文献报道直立倾斜试验的平均可重复性为80%～90%,阴性反应的重复性(85%～94%)高于阳性反应(31%～92%)。Fitzpatrick 等应用直立倾斜试验检查晕厥患者有80%的可重复性。1992年Fish也观察了21例不明原因晕厥患者行直立倾斜试验中症状的重复性,其中14例能重复产生晕厥和先兆晕厥症状,其重复的阳性率为67.7%。Aerts 等将硝酸甘油作为激发药物对疑为血管迷走性晕厥患者施行直立倾斜试验,并于(6±12)天后重复该检查,结果发现病例组和对照组的阳性结果的重复性为100%;阴性结果重复性对照组(93%)高于病例组(50%)。因此,早期的研究结果认为直立倾斜试验可作为评价疗效的有效方法。但是随后严格的随机研究却发现直立倾斜试验的可重复性较差。Moya 等进行的一项随机双盲交叉研究发现应用直立倾斜试验并不能评价依替福林(一种具有增强心率、升高血压作用的药物)的有效性。而起搏治疗血管迷走性晕厥的几个大型试验均发现直立倾斜试验阳性结果并不能预测起搏治疗的有效性。因此,欧洲指南明确指出直立倾斜试验对评价治疗疗效没有价值。

七、不良反应及处理

直立倾斜试验虽属无创性检查方法,但该项检查的受试对象是各年龄段人群,受试疾病是不明原因的晕厥。因此,在检测的过程中,尤其是在药物激发试验阶段,可以出现一些严重不良反应。直立倾斜试验时可出现下列严重不良反应:

(1)心脏停搏:在倾斜位时患者可有头晕主诉,血压可以降低,心电图先表现为窦性心动过缓,随即出现窦性停搏,停搏R-R间期可长达4～5秒,此时患者出现晕厥。

(2)室性心律失常:在基础倾斜试验阴性时,继以异丙基肾上腺素诱发试验。异丙基肾上腺素用量增加后,随着心率上升患者可以出现心慌、大汗、随即晕厥,心电图记录到非阵发性交界性心动过速,室性自主心律或加速性室性自主心律,并伴明显血压下降。

(3)倾斜试验引起心房颤动和反复阵发性房室传导阻滞,严重者R-R间期可长达20秒以上。

为了减少倾斜试验的严重反应,试验前应向患者介绍检测设备、过程及注意事项，使之消除紧张心理。由于直立倾斜试验有一定的危险性，故应该严格掌握倾斜试验的适应证，排除冠心病、脑血管意外史及基础血压较高者，对老年人亦应十分慎重。室温保持25～30℃，灯光稍暗，保持安静。检查室应配备心电、血压监护仪、除颤仪、吸氧装置及必备的抢救药品如阿托品、多巴胺、间羟胺、利多卡因、普罗帕酮等。检查人员应包括医生、护师和技师。在基础直立倾斜表现为阴性反应后再进行异丙肾上腺素激发试验。严格掌握异丙肾上腺素剂量，异丙肾上腺素剂量递增过程中应严密观察患者的血压、心率变化。严重反应多与先兆晕厥持续时间长、未及时放平倾斜床及倾斜床放平速度慢有关。因此，检查中达到阳性标准后及时快速放平倾斜床可能会降低严重反应的发生率（图 10-4～图 10-7）。

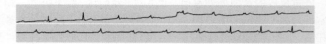

图 10-4　直立倾斜试验诱发出室性逸搏心律

（患者，女，35 岁）

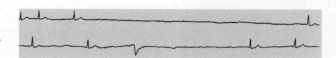

图 10-5　直立倾斜试验诱发出心室停搏，最长 8.6 秒

（患者，女，28 岁）

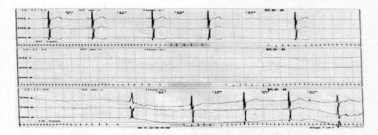

图 10-6　直立倾斜试验诱发出窦性停搏长达 13 秒

（患者，女性，7 岁）

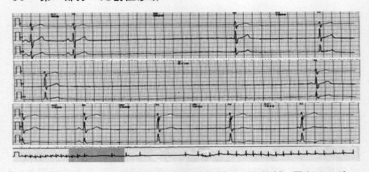

图 10-7　直立倾斜试验诱发出室性逸搏、心室停搏，最长 7.2 秒

（患者，男性，59 岁）

严重反应的紧急处理包括：迅速放平倾斜床，给予吸氧。如出现室性逸搏心律或心脏停搏，立即予胸外心脏按压，同时静脉推注阿托品。如出现持续性低血压，给予阿托品和多巴胺静脉注射。个别患者经上述处理后低血压仍持续存在，可继续重复静脉推注阿托品、快速补液和静脉应用高渗葡萄糖。

八、直立倾斜试验诊断直立位低血压和体位直立性心动过速综合征的价值

严格意义上讲，直立倾斜试验诱导的晕厥应称为体位诱导的血管迷走性晕厥，属于直立位不能耐受综合征的一种。除此之外，直立位低血压和体位直立性心动过速综合征均可导致直立位不能耐受。故直立倾斜试验还可以用来辅助诊断和鉴别诊断直立位低血压和体位直立性心动过速综合征。

【直立位低血压】

直立位低血压是老年人发生晕厥的常见原因。经典直立位低血压表现为倾斜开始 3 分钟内发生的血压下降（收缩压下降≥20mmHg和舒张压下降≥10mmHg），很少发生晕厥。但是，有些患者表现为起始直立位低血压（站立的 30 秒内血压迅速下降≥40mmHg，然后迅速恢复正常），而另外一些患者表现为延迟（进行性）直立位低血压（直立后 3 分钟后出现的血压缓慢下降，没有出现反射性心动过缓，见图 10-8）。若同时出现反射性心动过缓则为血管迷走性晕厥伴延迟（进行性）直立位低血压，这些患者随后将快速出现晕厥发作。

体位直立性心动过速综合征（postural orthostatic tachycardia syndrome，POTS）是青少年，特别是青年女性出现长时间站立不能的

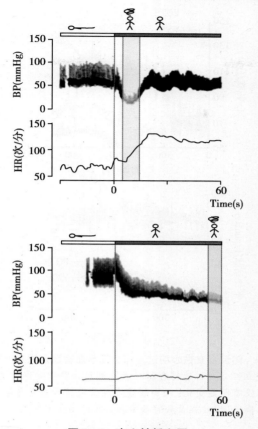

图10-8 直立性低血压

上侧为起始直立位低血压，在倾斜位开始数秒钟血压迅速下降后迅速恢复症状，患者有短暂的晕厥发作；下侧为经典直立位低血压，患者倾斜位后血压逐渐下降，直到晕厥发生

重要病因。其主要临床症状是当体位由卧位转为直立位时出现头晕、视物模糊、心悸、震颤、双下肢无力。少数患者有过度通气、焦虑、胸痛、指端发冷及头痛等症状，这些人常常伴有偏头痛和睡眠障碍。POTS患者在直立倾斜试验中始终不发生晕厥，在直立位时出现心率快速增加（10分钟内心率增加>30次/分或超过120次/分），同时出现血压不稳定，但不会有血压明显下降（血压下降<20/10mmHg）（图10-9）。临床常伴随慢性疲劳综合征。

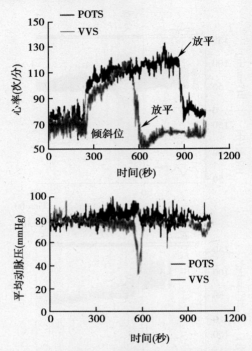

图 10-9   体位直立性心动过速综合征与血管迷走性晕厥的鉴别

体位直立性心动过速综合征在直立倾斜试验中心率快速增加，但血压没有明显变化；而血管迷走性晕厥患者在直立倾斜试验中心率快速增加，在晕厥时心率和血压均明显下降

（方丕华   刘   俊）

心 肺 复 苏

第11章 初级心肺复苏

初级心肺复苏也称基础生命支持(BLS)。其内容包括:对心源性猝死、心肌梗死、卒中和气道异物梗阻的识别,心肺复苏(CPR),自动体外除颤器除颤(AED)。对非专业人员和专业人员初级心肺复苏的要求有所不同。

一、生 存 链

心源性猝死是院外死亡的主要原因之一。40% 的院外猝死是心室颤动(室颤)或无脉搏室性心动过速(室速)。如果没有及时抢救,可以恶化为停搏。外伤、药物过量、溺水和儿童的心搏骤停伴有窒息。治疗的主要措施是现场心肺复苏,对室颤、室速还应包括除颤。

美国心脏病协会推荐了生存链的 4 个组成部分,由于均有"早期"字样,故也称为 4E:

——早期识别急诊情况并启动急救医疗服务系统(EMS)。拨打急救电话(我国为 120)。

——早期现场心肺复苏。

——早期除颤:3~5 分钟内施行 CPR 和除颤可使生存率达49%~75%。

——早期由专业人员实行高级心肺复苏和复苏后处理。

现场人员可以进行以上 3~4 项操作。

现场抢救强调时间性。心肺复苏每延迟 1 分钟,生存率将下降

7%~10%。如果提供了现场心肺复苏,可以做到每分钟只有3%~4%的下降,使生存率上升3~4倍。

应该逐步训练非专业抢救者使用AED。

二、关于心肺急诊

如有条件,应该建立心肺复苏指导,这是EMS的一个组成部分。指导者通过电话指导现场抢救者进行心肺复苏。

特别要注意早期识别、诊断和治疗急性心肌梗死。有急性冠状动脉综合征危险的家庭应该学习有关ACS的症状,学习启动EMS。心肺复苏指导者应该指导给患者使用阿司匹林,并通知即将到达的医院做好准备。医疗助理人员应该装备12导联心电图,并能按ACS对患者进行处理。

有脑卒中危险的家庭应该学习有关卒中的症状,学习启动EMS,因为早期溶栓可以限制卒中的神经系统损伤,改善预后,EMS应该早期识别卒中,立即组织转移到具备卒中监护的医院并提前通知,立即进行评价检查,并尽早给有适应证的患者使用溶栓剂。

急诊室的初步评价应该在10分钟内完成,25分钟内完成CT并出报告,到急诊室60分钟后(症状出现3小时内)应该开始溶栓。

三、成人初级心肺复苏(BLS)

1. 顺序 如图,包括一系列评价和动作。后面文字中的程序号与此图中相对应。应该保证抢救地点是安全的。只有在有绝对危险的时候才搬动患者。

2. 评价反应(图11-1,程序1) 轻触患者:"你怎么了?"

3. 启动EMS(图11-1,程序2) 若单一抢救者发现无反应患者,应该先启动EMS(打急救电话120),取得AED,然后回到患者身边实行CPR和除颤。如果有2人,则一人行CPR,另一人启动EMS。

4. 开放气道,评价呼吸(图11-1,程序3) 将患者仰卧于坚实的平面。

(1)非专业抢救者:无论是否为外伤患者均用仰头抬颏手法。不再推荐学习托颌手法。

(2)专业抢救者:应该在无外伤患者中使用仰头抬颏手法;若怀疑颈部外伤,可使用托颌手法,并注意保护颈部,转运时可使用颈圈。

5. 评价呼吸 在开放气道的同时,观察,聆听和感觉呼吸。非专业抢救者如果无法确定是否有正常呼吸,或专业抢救者发现呼吸不足,应在 10 秒内行救生呼吸,如果非专业抢救者不愿或不会救生呼吸,也可直接进行胸按压。

6. **救生呼吸** 连续给 2 次,每次 1 秒。深度应使患者胸部见到起伏(图 11-1,程序 4)。这种要求通用于口对口,或口对面罩,或用其他形式气道的救生呼吸。在室颤的前几分钟内,救生呼吸不如胸按压重要。此时血中氧含量还很高,但血流的下降造成器官缺氧。所以,此时应尽量减少按压的中断。通气和按压对长时间的室颤和窒息都是重要的。CPR 时不要过度通气(通气次数过多或潮气量过大)。过度通气可能有害(增加胸内压,减少静脉回流,减少心排血量)。避免过大过强的通气。

如果已经建立了气管插管等高级气道,且有 2 人行 CPR,可以按 8~10 次 / 分通气,而且不一定与按压同步。通气与按压均不应中断。

救生呼吸时要避免胃肠道充气。

救生呼吸的方法:

(1)口对口呼吸:开放气道,捏住患者的鼻子,抢救者的口紧密环绕患者的口,吹气 1 秒,抢救者正常吸气,然后再给第二次通气。

(2)口对隔离设备:口对隔离设备并不能减少感染的可能,但增加通气的阻力。有 2 种隔离设备:面部隔离膜和面罩。这种情况下应尽快改用气囊 - 面罩通气。

(3)口对鼻或口对呼吸孔:在无法进行口对口呼吸时可以使用口对鼻呼吸。如果有气管切开的呼吸孔,也可进行口对呼吸孔,也可使用圆形儿童面罩,可以更好地密封。

(4)气囊面罩装置:可用空气,也可用氧气。由于使用正压,有可能造成胃肠道充气。仍然要采用 1 秒通气,并以胸部起伏判断是否达到足够的潮气量。此装置应该有非阻塞入口活瓣,标准 15mm/22mm 接口,氧气储气袋,非重复呼吸出口活瓣,可以允许 30L/min 的氧流量而不阻塞,可以在极端温度环境中使用。面罩应该透明,可以和面部密封,罩住整个口鼻部,有氧气入口,标准 15mm/22mm 接口。应该准备成人和不同大小的儿童面罩。如果单人使用此装置通气,技术要求较高,需要能同时抬颏开放气道,将面罩紧扣面部,并挤压气囊,还要观察胸部的起伏。两人操作比较有效,一人开放气道并扣紧面罩,另一人挤压气囊。1L 容量的气囊可以挤压 1/2 至 2/3,2L 容量的气囊可挤压 1/3,可以在密封的情况下产生足够的潮气量。胸部按压与通气应采取 30:2,通气时暂停按压。专业抢救者应该能使用氧气(40% 的氧浓度,最小流量 10~12L/min)。最好能使用纯氧。

（5）气管插管：一旦使用了气管插管，通气和按压就不要交替进行了。要持续以 100 次 / 分的速率按压，同时每分钟给 8～10 次通气。注意不要过度通气（12 次 / 分以上），否则可造成胸内压增高，静脉回流受阻和心排血量减少。两个及以上抢救者可以每 2 分钟交换以防疲劳。

（6）自动转运呼吸机：可用于有气管插管且有脉搏的患者，院内院外均可用。

（7）环状软骨压迫：可以将气管向后推，将食管压向颈椎而避免胃肠道充气、反流和误吸。需要第三位抢救者进行。只适用于深昏迷患者。

7. 检查脉搏（图 11-1，程序 5） 非专业抢救者难以准确判断脉搏的有无，所以 2000 年指南中不再训练非专业抢救者检查脉搏，也不强调对专业抢救者进行这方面的训练。非专业抢救者只要知道无反应者也无呼吸，即可估计有心脏停搏。专业抢救者检查脉搏的时间也不应该超过 10 秒。

8. 不按压的救生呼吸（仅适用于专业抢救者，程序 5A） 如果有自主循环但需要支持通气，则按 10～12 次 / 分或 5～6 秒 1 次的频率给予救生呼吸。每次通气 1 秒，应该有胸部的起伏。每 2 分钟检查脉搏，但不要超过 10 秒。

9. 胸部按压（图 11-1，程序 6） 有效的按压对提供血流是十分重要的，应该用力和快速按压。

（1）按压技术：患者应仰卧于坚实的平面，抢救者跪在患者胸部的一侧。按压部位是胸部正中胸骨下部，乳头之间。抢救者应将一只手的掌根部置于按压处，另一只手的掌根置于第一只手上，使两只手重叠并平行。下压胸骨至少 5cm，然后使胸部完全回弹（此点要在训练中十分强调）。下压与放松的时间相等。按压频率至少 100 次 / 分。要尽量减少按压的中断来检查脉搏，分析心律或做其他事情。非专业抢救者在 AED 或 EMS 抢救人员到达之前应该持续进行 CPR，不应该停下来检查循环或反应情况。专业抢救者可以尽量少地中断 CPR，中断不要超过 10 秒。

（2）如果不是环境危险或一定要紧急手术，在 CPR 的进程中不要搬动患者。

（3）不在主张在按压时用触摸颈动脉或股动脉搏动的方法来判断按压的有效性。因为静脉的搏动在 CPR 的时候也可能摸到。只要进行了正确的按压，就应该获得理想的血流。

（4）按压 - 通气比率：推荐使用 30:2。要尽一切可能减少按压的中断。虽然按压的速率可以达到 100～120 次 / 分，但由于频繁地通气、除颤、分析节律等,可使实际每分钟按压次数下降近乎一半。

(5)单纯按压心肺复苏:成人无通气的单纯按压心肺复苏比不复苏结果要好。非专业抢救者如果不愿做或不会做通气,应该鼓励其行单纯按压心肺复苏。但最好的方法还是按压加通气。

(6)其他复苏措施

1)"咳嗽"心肺复苏:当患者已经无反应时咳嗽心肺复苏没有价值,不要对非专业抢救者做此培训。

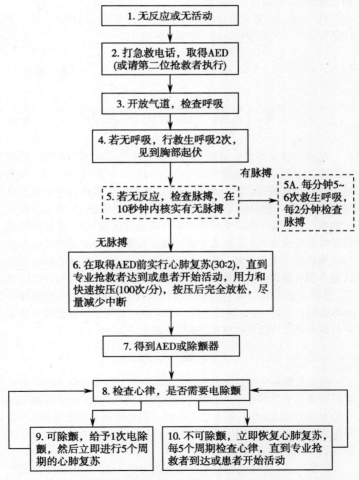

图 11-1　成人初级心肺复苏流程图(虚线框内为专业人员操作)

2）俯卧位心肺复苏：在医院内若患者已经有气管插管，有报道可以行俯卧位心肺复苏。

10. 除颤（图11-1，程序8、9、10）　由于多数成人非外伤性的心搏骤停都是室颤，所以所有实行初级心肺复苏的人员都要接受除颤的训练。如果能够立即开始心肺复苏并在3～5分钟内除颤，将能获得较高的生存率。对院前非目击的心搏骤停，应该在检查脉搏前先给予5个周期（约2分钟）的心肺复苏，然后除颤。如果非专业抢救者手头有除颤器，或者心搏骤停发生在医院内，或专业人员目击的心搏骤停，则应该立即除颤。

11. 对溺水、低温的心搏骤停患者，应给予相应的抢救措施。要注意发现有无气道异物并给予清除（图11-1）。

（朱　俊）

第12章　高级心肺复苏

高级心肺复苏是在高质量的初级心肺复苏基础上的进一步生命支持。内容包括继续进行的初级心肺复苏、除颤、给氧、通气和气道支持的辅助装置、循环辅助装置、药物治疗。重点强调实施高质量的心肺复苏（包括以足够的速率和幅度进行按压，保证每次按压后胸廓回弹，尽可能减少按压中断并避免过度通气）。虽然仍然建议采取血管通路、给药以及高级气道置入等措施，但这些操作不应导致胸外按压明显中断，也不应延误电击。《2010美国心脏协会心肺复苏及心血管急救指南》强调了通过监护生理参数来指导心肺复苏，包括足够的氧气和早期除颤，同时评估并治疗可能的心搏骤停基本病因。目前，没有确定性的临床证据可证明早期插管或药物治疗可减少神经功能异常和提高出院存活率。

一、除　　颤

迅速除颤是室颤（ventricular fibrillation，VF）患者存活的主要决定性因素。曾主张争取时间"盲目除颤"。但目前所有除颤器上均有心电监护装置，盲目除颤已不必要。提倡使用电极板示波，以鉴别晕厥的性质。自动体外除颤器已问世，可自动分析心律失常，识别室颤，使操作更简便。

除颤方法：除颤是转复室颤最有效方法，室颤或无脉性室速应尽早电击除颤，电击后立即继续进行心肺复苏。以往建议的连续三次电击除颤是基于单相衰减式正弦波的除颤方式，首次除颤成功率较低，迅速连续电击除颤可降低跨胸阻抗，提高除颤成功率。现代的双相波电击除颤首次除颤成功率超过 90%，如果一次除颤没成功，VF 振幅降低，再次除颤的可能性减少。此时立即进行心肺复苏（cardiopulmonary resuscitation，CPR），尤其是有效的胸外按压较第二次除颤更有价值。经过 5 个周期的按压与呼吸循环，如仍为 VF，再进行下次电击除颤。

美国 FDA 1996 年允许双相波除颤用于自动体外除颤器（automated external defibrillators，AED）。150J 的双相波第一次除颤效果等同于 200J 的单向波除颤。近年的研究证明，≤200J 的双相波形放电与高电能，增加电量的单相波形放电成成功率相等。低能量双相波除颤对心肌损伤小，继而可能减少复苏后心功能不全，可能具有潜在改善生存的可能。

除颤能量选择：室颤或无脉搏室速的双相波除颤建议能量 150～200J，此后再次电击采用相同的能量或增加能量。单相波除颤能量 360J。单形室速，不论有无脉搏，予单相波电击除颤 100J，如不成功，可采用增加能量再次除颤。不稳定的多形室速处理与 VF 相同。心房颤动电复律建议能量双相波首剂量 120～200J，单相波首剂量 200J。成人心房扑动（房扑）和其他室上性心律的电复律治疗通常需要较低能量，使用单相波或双相波装置时，一般采用 50～100J 的首剂量即可。如果首次电复律电击失败，应逐渐提高剂量。

除颤电极片位置：为便于摆放和进行培训，前 - 侧电极位置是合适的默认电极片位置。可以根据个别患者的特征，考虑使用任意 3 个替代电极片位置（前 - 后、前 - 左肩胛以及前 - 右肩胛）进行除颤。前 - 后以及前 - 侧位置通常是使用植入式起搏器和除颤器的患者可接受的位置。对于使用植入式心律转复除颤器或起搏器的患者，放置电极片或电极板位置不要导致除颤延迟。应该避免将电极片或电极板直接放在植入装置上。

二、辅 助 呼 吸

心肺复苏中辅助通气和氧合均重要。在室颤所导致的心搏骤停患者的初始救治中胸外按压比通气更重要，因为向脑和心脏等组织中供氧时，组织中的血流比动脉中血氧含量更重要。在室颤所致心搏骤停的患者延长复苏时间以及其他原因所致的原发性呼吸停止的心搏骤停患者，通气和按压都重要。

在初级心肺复苏和高级心肺复苏中，都应尽早给予 100% 氧吸入。恢复循环后，监测动脉氧合血红蛋白饱和度。应该逐步调整给氧以保证氧合血红蛋白饱和度≥94%。应该将吸氧浓度调整到需要的最低浓度，以实现动脉氧合血红蛋白饱和度≥94%，由于氧合血红蛋白饱和度为100%，可能对应可能的对应肺泡-动脉氧分压差为80～500mmHg之间的任意值，目的是避免组织内氧过多并确保输送足够的氧。

通气的辅助设施包括面罩、气囊-活瓣装置（简易呼吸器）、自动运送呼吸器、氧驱动-手动呼吸器、气道支持装置（口咽及鼻咽导气管和气管插管）。目前没有充分证据支持或拒绝应用开放气道以及辅助通气的特殊设施。

实施气管插管需中断胸外按压，但是，一旦气管插管建立，通气时不再需要中断按压。救生者必须衡量有效胸外按压与气管插管的风险与效益比。对初始的CPR和除颤无反应或自主循环已恢复但呼吸未恢复者，应考虑气管插管。

三、辅 助 循 环

人工循环的辅助设施包括间断腹部按压心肺复苏术、高频心肺复苏术（大于100次/分的频率胸部按压）、按压与主动胸部扩张心肺复苏术、心肺复苏背心、机械心肺复苏、同时通气按压、相性胸腹按压与胸部扩张、开胸心脏按压、心肺转流等。这些替代技术与普通CPR相比，需要额外的人员、培训及设备。使用这些装置开始治疗（即应用和摆放装置）有可能延误或中断为心搏骤停患者实施心肺复苏。在一些患者中，经过的专业人员，通过实施这些技术，可能会改善血流动力学和短期生存，但并未提高心搏骤停患者的长期存活率。目前这些技术仍限于医院内应用，不应在复苏的晚期应用或作为高级心肺复苏失败后最后的努力。目前，尚无资料说明院前的初级心肺复苏中这些技术优于普通的CPR。

四、二氧化碳波形图监测

建议在围停搏期为插管患者持续使用二氧化碳波形图进行定量分析。目前的应用包括确认气管插管位置以及根据呼气末二氧化碳（$PETCO_2$）值监护心肺复苏质量和检测是否恢复自主循环。持续二氧化碳波形图是确认和监测气管插管位置是否正确的最可靠方法。虽然可选择其他确认气管插管位置的方法，但其可靠性都无法与持续二氧化碳波形图相比。由于患者气管插管在转移过程中移位的风险日益增加，操作者应在通气时观察连续的二氧化碳波形，以确认和监测气管插管的位置。由于血液必须通过肺部循环，二氧化碳才能被呼出并对其进行测量，所以二氧化碳图也可以用作胸外按压有效性的生理指标，并用于检测是否恢复自主循环。

五、高级心肺复苏的药物治疗

在心搏骤停治疗中，基本的 CPR 和尽早除颤是最重要的，药物治疗是次级重要的。在心搏骤停治疗中，几乎没有很强的证据支持使用药物。经过初始 CPR 和除颤后，可考虑建立静脉通路，应用药物治疗。不再建议在治疗无脉性心电活动 / 心搏停止时常规性地使用阿托品，并已将其从高级生命支持的心搏骤停流程中去掉。

【给药途径】

大多数复苏患者无需建立中心静脉。如复苏时没有静脉通路，可建立较大的外周静脉通路，在周围静脉，只有肘前静脉或颈外静脉可选，尽管周围静脉给药时，药物峰值较中心静脉给药低，循环时间长（经过 1～2 分钟到达中心循环），但是建立外周静脉不需中断 CPR。为使药物尽快达到中央循环，可采取：①弹丸式快速推注，用 20ml 液体冲入；②抬高该侧肢体 10～20 秒。

骨内（intraosseous，IO）给药：通过套管进入骨髓腔内的静脉网，应用药物的效果与中心静脉类似。有 2 项前瞻性研究和 6 项其他研究表明：IO 对于液体复苏、用药、血液学实验室检测是安全有效的，可用于各年龄组。当没有静脉通路时，可选用 IO。

当除颤及外周静脉或 IO 用药后，自主循环仍未恢复，应考虑建立中心静脉（除非有禁忌证）。中心静脉可选择颈内静脉，锁骨下静脉，股静脉。颈内静脉或锁骨下静脉，离中心循环最近，但并发症多，需停止心肺复苏比较主张用。股静脉穿刺容易，并发症少，但离中心循环较远，需插入一根长导管穿刺较容易，安全性好。

如果静脉、IO 不能建立，一些复苏药物可通过气管插管内给药。气管内给药有局限性，给药品种少，不能反复给药，药物的血浓度低（与静脉用药相比）。一些动物试验表明：经气管内给药，产生的肾上腺素血浓度较低，引起短暂 β 肾上腺素能作用，引起低血压、低冠状动脉的灌注压，降低自主循环恢复的可能性。静脉和 IO 内给药药理作用更可靠。

【控制心率及心律失常的药物】

对于快速性心律失常患者，首先判断血流动力学状态，如伴有血流动力学不稳定，包括意识状态改变、进行性胸痛、低血压或其他休克体征，首先考虑电转复。血流动力学稳定者，进一步分为节律规整与不规整，结合其他情况鉴别其性质，选择药物或进行电转复。

1. 血流动力学稳定的宽 QRS 心动过速　应尽量根据病史、12 导联心电图、食管心电图明确诊断，在无法明确诊断时可经验性使用胺碘酮、普鲁卡因胺、索他洛尔。

2. 血流动力学稳定的室速　可首先应用静脉胺碘酮、普鲁卡因胺、索他洛尔。利多卡因终止室速相对疗效不好，作为次选药放在其他药物之后。有心功能不好的患者首先考虑胺碘酮。也可以直接使用电转复。

3. 多形性室速　一般血流动力学不稳定，可演变为室颤。血流动力学稳定者应进一步鉴别有无 QT 间期延长。QT 间期延长所致尖端扭转型室速应停止使用可致 QT 延长的药物，纠正电解质紊乱。亦可采用静脉注射镁剂、临时起搏、β 受体阻断药（在应用临时起搏后，可作为辅助措施）和利多卡因。不伴 QT 延长的室速先行病因治疗。其他情况的室速治疗可应用静脉胺碘酮、利多卡因、普鲁卡因胺、静脉索他洛尔、β 受体阻断药。

4. 室颤／无脉搏的室速　首先进行除颤，不能转复或无法维持稳定灌注节律者，通过应用呼吸辅助设施如气管插管等改善通气，应用药物肾上腺素、加压素等措施后，再行除颤 1 次，仍未成功，可用抗心律失常药改善电除颤效果，首选胺碘酮，利多卡因和镁剂也可使用。已有证据表明，除颤不成功的室颤或无脉搏的室速，继肾上腺素后，首选胺碘酮改善电除颤效果。胺碘酮具有恢复自主循环、改善住院成活率的作用。随机比较胺碘酮与利多卡因，胺碘酮具有更高的复苏成功率。随机比较利多卡因与肾上腺素，在利多卡因组停搏的发生率更高，在恢复自主循环方面无区别。尽管无明确证据证实利多卡因的长期或短期疗效，但其应用时的不良作用相对较少，在 2010 年心肺复苏指南中仍将利多卡因保留，作为胺碘酮的替代用药。急性心肌梗死患者应用利多卡因，不但没有益处反而增加病死率。因此在 2004 年，AHA/ACC 急性心肌梗死指南中，取消了在室颤抢救中应用利多卡因。

5. 血流动力学不稳定的快速房颤、房扑　不论持续时间长短，应立即电转复。血流动力学稳定的快速房颤、房扑，用药物控制室率。心功能正常：β 受体阻断药、钙通道阻滞药、地高辛。对常规控制室率措施无效或有禁忌时可考虑用静脉胺碘酮。心功能受损（LVEF＜40%）：地高辛、胺碘酮。

6. 有症状的窦性心动过缓、房室传导阻滞　可使用阿托品，对阿托品无效的患者，尤其是阻滞部位在希浦系统以下时，应考虑起搏治疗。其他可考虑应用的药物肾上腺素 2～10μg/min。在阿托品和肾上腺素无效的心动过缓中，可应用多巴胺 2～10μg/（kg•min）静滴，多巴胺可单独或与肾上腺素一起应用。胰高血糖素可用于药物所致症状性心动过缓患者,阿托品无效时,可用于提高心率,改善心动过缓所致的症状、体征。应用方法静注 3mg,以后必要时维持静注 3mg/h。

【用于改善血流动力学的药物】

包括作用于外周血管张力的药物、变时及变力药物。

1. 肾上腺素　尽管肾上腺素广泛应用于复苏中,但很少有证据表明它可以改善人类生存。它的有益作用主要是其 α 肾上腺素能刺激作用。肾上腺素的 β 受体兴奋作用的价值和安全性一直是有争议的。高剂量肾上腺素是否能提高自主循环恢复率或早期生存率? 经 9000 例的心脏停搏患者的验证,大剂量肾上腺素并不能改善预后(出院成活率、神经系统的损伤)。目前,在成人心肺复苏中,肾上腺素推荐剂量 1mg,静注或骨内给药,每 3~5 分钟可重复。更高剂量的肾上腺素用于一些特殊情况,如钙通道阻滞药过量或 β 受体阻断药过量。

2. 加压素　加压素是非儿茶酚胺类血管收缩剂。现有证据表明,加压素与肾上腺素比较,在自主循环恢复、24 小时生存、出院存活率方面无统计学差异。在无脉性心搏骤停治疗中,可单次应用加压素 40U,静注或骨内给药代替第一剂或第二剂肾上腺素。

3. 去甲肾上腺素　只适用于严重低血压及周围血管阻力低的患者。

4. 多巴胺　兼有 α、β 及多巴胺受体刺激作用,其药理作用呈剂量依赖性。

2~4μg/(kg•min),作用于多巴胺受体,扩张肾及肠系膜动脉,有利尿作用,但增加尿量并不表明改善肾小球滤过率。现在不推荐用于急性无尿性肾衰。

5~10μg/(kg•min),主要为 β 受体刺激作用,有正性肌力作用,心排血量增加,5- 羟色胺及多巴胺介导的静脉血管收缩作用,而无明显肺动脉压升高。

10~20μg/(kg•min),为 α 受体刺激作用,使周围血管收缩压和肺动脉压明显升高。

复苏时,多巴胺一般用于症状性心动过缓的低血压或自然循环恢复之后的低血压。如需 20μg/(kg•min)以上才能维持血压,应该加入肾上腺素。

5. 非洋地黄类正性肌力药物　有多巴酚丁胺、氨力农和米力农。

6. 硝酸甘油　用于急性冠脉综合征、高血压急症及与心肌梗死有关的心衰。硝酸甘油可引起低血压(可用补充液体纠正)、心动过速、低氧血症(增加通气血流比值的不匹配)、头痛等并发症。

7. 硝普钠　为强有力的、快速的、直接血管扩张药,常用于心衰、高血压危象。与硝普钠相比,硝酸甘油不大会降低冠状动脉灌注压(产生冠脉窃血),并可能增加心肌缺血部位的供血。在再灌注年代以前,硝酸甘油比硝普钠更能降低急性心肌梗死的病死率(降低 45%:23%)。在急性心肌梗死,尤其是合并充血性心力衰竭的患者,应选用硝酸甘油。但急性心肌梗死或充血性心力衰竭合并高血压,单用硝酸甘油控制不满意时,可加用硝普钠。由于硝普钠可能增加心肌缺血,故缺血性心脏病时,硝酸甘油可能优于硝普钠。但硝酸甘油效果不好者可加用硝普钠。

用法:以 $12.5\mu g/min$ 始用,根据反应提高剂量,剂量范围 $0.1\sim 5\mu g/(kg\cdot min)$。最大剂量可用至 $10\mu g/(kg\cdot min)$。有肝肾功能不全或用量需 $3\mu g/(kg\cdot min)$ 持续时间长的,可能有氰化物及硫氰酸蓄积。硫氰酸盐水平超过 $12mg/dl$,可有蓄积中毒的表现。治疗可用亚硝酸钠或硫代硫酸钠。

【碱性药物的应用】

碳酸氢钠:酸中毒可致心肌收缩力下降、心排血量下降及血管对儿茶酚胺的反应性下降,并降低室颤阈值及电除颤成功率。从理论上讲,用碳酸氢钠是有益的。但事实上,在心肺复苏最初 15 分钟内主要发生呼酸,而不是代酸。充分的通气及恢复组织灌流,是控制心脏停搏时酸碱平衡的主要方面。碱性药物近年趋于不用或晚用。原因如下:

(1)动物试验中未能增加除颤成功率或提高生存率。

(2)减少冠状动脉灌注压。

(3)细胞外碱中毒,改变血氧饱和度曲线,抑制氧释放。

(4)血液高渗、高钠血症。

(5)产生的 CO_2 可自由地扩散至心肌及脑细胞而抑制其功能,引起矛盾的酸中毒。

(6)加重中心静脉酸中毒。

(7)可使同时输入的儿茶酚胺失活。

应用指征:①原有代谢性酸中毒、高钾血症、三环类抗抑郁药或苯巴比妥过量;②长时间的心脏停搏或长时间复苏努力者。

应用原则:宜小不宜大,宜晚不宜早,宜慢不宜快。碳酸氢钠是在除颤、心脏按压、插管、通气及 1 次以上的肾上腺素注射后才考虑用。

【呼吸兴奋剂的应用】

呼吸兴奋剂对自主呼吸的建立非常重要,但并非用药越早越好。只有在循环复苏满意的情况下,呼吸中枢才具备恢复功能的物质基础,此为用药呼吸兴奋剂的前提,心肺复苏早期应用可能无效。此外,心搏骤停时常有 β- 内啡肽的释放增加,β- 内啡肽对呼吸和循环有抑制作用,纳洛酮为 β- 内啡肽的拮抗剂,可解除后者对呼吸和循环的抑制,但目前尚未把纳洛酮纳入心肺复苏的常规用药。

六、复苏后处理

"心搏骤停后治疗"是《2010 美国心脏协会心肺复苏及心血管急救指南》中的新增部分,为提高在恢复自主循环后收入院的心搏骤停患者的存活率,应当通过统一的方式实施综合、结构化、完整、多学科的心搏骤停后治疗体系。治疗应包括心肺复苏和神经系统支持。2005 年以来,两项使用同步对照组的非随机研究以及使用历史性对照的其他研究显示,在发生院内心搏骤停和院外心搏骤停并出现无脉性心电活动 / 心搏停止后,进行低温治疗存在一定优势。程序化心搏骤停后治疗强调采用多学科的程序,主要包括优化血流动力、神经系统和代谢功能(包括低温治疗),可能能够提高在发生院内或院外心搏骤停后已恢复自主循环的患者的出院存活率。

(杨艳敏)

第 13 章　复苏后生命支持

心肺复苏后,自身循环恢复只是复杂的治疗过程的开始,治疗的最终目标是使脑功能得以完全恢复,最终出院。虽然,经过心肺复苏,心搏骤停患者开始时恢复心跳和自身循环,然而,只有一部分人能够最终存活、出院。多数患者(80%)在恢复自身循环后数小时或数天内死亡。近 1/3 的心搏骤停患者在恢复心跳后,因血流动力学不稳定或再次出现心脏停搏在到达医院前死亡。对于度过医院前复苏阶段,已收入重症监护病房的患者,约 3/4 患者在出院前死亡。

一、复苏后综合征

心搏骤停复苏后,自身循环恢复时常伴有心血管功能和血流动力学紊乱。包括低血容量性休克、心源性休克、与全身炎症反应综合征(SIRS)相关的血管扩张性休克。

多种病理因素参与并导致复苏后综合征发生:再灌注衰竭、再灌注损伤、缺血代谢产物导致脑麻醉及凝血障碍。

自身循环恢复后,组织器官缺血的程度和时间长短决定了是否发生复苏后综合征 4 个时期变化。

1. 约 1/2 复苏后综合征患者死于事件 24 小时内。自身循环恢复数小时内，心血管功能不同程度异常，在 12～24 小时内趋于正常。微循环异常，从多部位缺氧引起酶类和自由基快速释放至脑脊液和血液中。大脑和微血管异常持续称为代谢疾病过程。

2. 之后 1～3 天，心功能和机体功能改善，但肠道通透性增加，易并发脓毒症。脏器进行性出现功能异常，尤其是肝脏、胰腺、肾脏，导致多器官功能障碍综合征（MODS）。

3. 最后，心搏骤停出现后数天，出现严重感染，患者快速衰竭。

4. 死亡。

心肺复苏后期治疗的重点在改善因血流动力学不稳定、多脏器衰竭引起的早期病死率和因脑损伤引起的晚期病死率/发病率。

复苏后期主要目标是重新建立脏器功能和组织灌注。单纯恢复血压和组织血气变化的改善并不能改善生存。应当注意，这些终点不能提示外周器官系统是否合适复苏和血液供应，尤其是内脏、肾脏循环，这易引起缺氧-缺血心跳停止后 MODS 的发生。

大多数心搏骤停伴有的酸中毒，随着通气改善和灌注恢复而改善。持续性内脏低灌注只能通过特殊监测方法确定，需要目标治疗。用肺动脉导管进行血流动力学监测，目前有争议，内脏复苏可以通过定量胃张力测量仪，测量体/胃黏膜 $PaCO_2$ 差。目的是在复苏后尽早恢复内脏灌注，避免发展至 MODS。

【心肺复苏后治疗的目标】

1. 心肺功能正常和机体灌注正常，尤其是脑灌注。

2. 将院外心搏骤停幸存者转运到医院急诊室，再转运到设备齐全的重症监护病房。

3. 明确引起心搏骤停的诱因。

4. 制订预防复发的方案。

5. 制订可以改进长期、精神正常的存活的方案。

心肺复苏后，患者可能表现正常生理状态。患者可以血流动力学状态和脑功能完全恢复。有些患者仍处于昏睡状态，心肺功能异常。对所有患者均需要仔细、反复评价心血管功能、呼吸功能和神经系统状态。临床医生应确定有无并发症存在，如肋骨骨折、血气胸、腹腔内脏器创伤和气管移位。

二、心肺复苏最佳反应

心肺复苏后理想状态是：患者清醒、有反应、有自主呼吸。有心电图监测，能提供氧气。建立静脉通道。对低血糖患者，用葡萄糖水。如果心搏骤停由心室扑动或室性心动过速所致，尚未用抗心律失常药者，可用胺碘酮，首剂静脉用药 150mg，用 5% 葡萄糖稀释后缓慢推注（心室扑动 10 分钟，室性心动过速 30 分钟）。首剂用药 10 分钟后如仍不见转复可重复追加静脉 150mg 再负荷，之后在初始 6 小时以内以 1～1.5mg/min 速度给药；随后根据病情以 0.5～1mg/min 速度给药；有禁忌证者不用（如 QT 延长），可选用利多卡因先静脉推注，后维持数小时。

临床医生应考虑心搏骤停诱因，尤其是急性心肌梗死、电解质紊乱、原发心律失常。如果心肺复苏期间，使用抗心律失常药有效，则继续使用该药。如果出现心动过缓伴有血流动力学异常，治疗可采用阿托品 0.5～1mg，静脉注射，可重复使用，剂量甚至可达 2mg；或肾上腺素 2～10μg/min；准备临时心脏起搏器（经皮）。对心肺复苏后 12 导联 ECG 示 ST 段抬高的心肌梗死，创伤小，时程短，有条件的单位，应考虑急诊冠脉造影和介入治疗。无条件的单位，可考虑溶栓治疗。对昏迷患者不应排除介入治疗。急性冠脉综合征，应用连续 ECG 监测和心脏标志物评价。还应评价血流动力学状态、生命体征和尿量。

实验室检查，包括 12 导联 ECG、床旁胸片、动脉血气分析、血糖、血肌酐、尿素氮、镁、钙水平及其他相应化学分析。纠正血浆钾、镁、钙、钠的异常。

血糖控制：自主循环恢复后血糖值应被控制在 10mmol/L 以下，并应避免低血糖。对心搏骤停后自主循环恢复的患者，严格控制血糖可增加低血糖症的风险，因此不推荐应用严格的血糖控制策略。

三、体 温 调 节

局部脑组织代谢率决定脑局部血流。体温每增加 1℃，大脑代谢率约增加 8%。心肺复苏后，体温高于正常，使氧供 / 氧需失衡，不利于大脑功能的恢复。在缺血后期，应积极治疗发热。

【低温】

低温是抑制脑组织代谢活动的有效方法。虽然低温有明显损害作用，对心搏骤停后患者不利，包括血液黏稠度增加、心搏量降低、对感染敏感性增加。许多报道提示，低温对脑缺血后有利，有证据提示轻度低温（如 34℃）利于减轻缺血后脑损伤，不伴有损伤副作用。在正常脑组织，温度每降低 1℃，脑代谢率降低约 7%。

动物及人体研究表明，轻微的低温有神经保护作用，可以改善全脑缺血、缺氧的预后。低温可以抑制许多可以引起细胞死亡的途径、降低脑组织氧代谢率和减少心搏骤停后综合征相关的炎症反应。动物数据表明，在自主循环恢复后，越早进行降温，预后越好。

在体温维持期,可首选有效体温监测的降温方法,避免体温波动。复温必须缓慢地进行,目前的共识推荐每小时复温 0.25～0.5℃。

简而言之,心搏骤停后血流动力学稳定的患者,应保持体温轻度降低(>33℃)不应主动升高体温。体温轻度降低对神经系统预后有益,能够耐受(Ⅱb)。

单一或多器官系统衰竭:需要整体或近整体支持。

自身循环恢复后,患者可能仍然昏迷一段时间。没有自主呼吸,需要经气管插管机械辅助呼吸。血流动力学不稳定伴有异常的心率、心律、收缩压和器官灌注。低氧血症和低血压加剧脑损伤,应当避免。患者处于昏迷或表现为反应低下状态。

患者在转运 ICU 途中,应维持心电监护、机械通气和供氧。转运途中还应备有仪器和人员以备紧急除颤和药物治疗。

四、呼 吸 系 统

自身循环恢复后,患者显示不同程度呼吸异常。部分患者仍然依赖机械通气,需要氧供。应进行临床检查和胸片检查。尤其注意心肺复苏潜在并发症,如气胸、气管移位。机械通气由血气分析参数、呼吸频率、呼吸做功所决定。由于自身呼吸更有效,呼吸支持应逐渐减少,直至完全自身呼吸。如果需要较高氧浓度,应确定原因是呼吸功能不全或心功能不全。对于呼吸衰竭伴左心衰竭、血流动力学稳定患者,呼气末正压呼吸(PEEP)有帮助。

【通气参数】

目前证据支持理论——持续低碳酸(低 $PaCO_2$)可能加重脑缺血。心搏骤停后,自身血流恢复导致高血流反应 10～30 分钟,随之低血流期延长。这一时期低灌注延长,出现血流(氧供)和氧需失衡。如果此时患者通气过度,低 $PaCO_2$ 导致脑血管收缩,进一步减少脑部血流,加重脑缺血。

监测动脉血氧饱和度有助于判定是否需要给氧。如果患者不存在低氧血症,就不需要额外的氧气。有限的数据表明,高流量吸氧对于不复杂的心肌梗死患者有害。动脉血氧饱和度的目标值为 94%～98%,如患者存在高碳酸性呼吸衰竭危险,则动脉血氧饱和度的目标值为 88%～92%。

五、心血管系统

评价应包括完整的心血管检查、重要体征检查及尿量。12 导联 ECG 应与既往 ECG 相比较。检查胸片、血电解质及心肌标志物。复习目前和以往的用药。血浆心肌标志物的增高,是由于在心搏骤停或低血流状态，缺血，心肺复苏作用。如果患者血流动力学状况不稳定，应评价循环血量和心室功能。应避免轻度低血压，后者可损伤头颅功能的恢复。在低心排血量和外周血管收缩患者，无创方法评价血压不准确。此时，采用动脉内监测血压更为准确，有助于指导儿茶酚胺的使用。当血管收缩严重时，从桡动脉监测血压可能不准确，可考虑股动脉监测。

对于重症患者，可采用右心导管进行有创血流动力学监测。获得肺循环压力，及测量心排血量（CO）。如果 CO 和肺毛细血管楔压（PCWP）均低，需加强补充液体，后重新测量压力和心排血量。在急性心肌梗死（AMI）患者，心室顺应性降低，充盈压升高。PCWP常为 18mmHg，高于正常。如果充盈压满意，仍有低血压或低灌注，应考虑给予正性肌力药（多巴酚丁胺）、升压药（多巴胺、去甲肾上腺素）或血管扩张药治疗。

对于所有怀疑存在冠心病的心搏骤停患者，都应考虑行冠脉介入术。研究表明，对于急性心肌梗死所致的心搏骤停，联合应用治疗性低体温及 PCI 安全可行。

六、肾 脏 系 统

膀胱置导尿管测量每小时尿量。小剂量多巴胺[$1\sim3\mu g/(kg\cdot min)$]并不改善内脏血流或提供特殊肾脏保护作用，在急性少尿性肾衰不再提倡。肾毒性药物或经肾脏排泄的药物应慎重使用、恰当监测、调整。血浆尿素氮和肌酐持续增高提示进行性肾衰，通常伴高血钾，这类患者病死率高，常需要床旁血液滤过。

七、中枢神经系统

患者神经系统功能正常是心肺脑复苏的第一目标。循环停止10 秒会引起脑供氧缺乏，导致意识丧失。停止 2～4 分钟后，脑中葡萄糖和糖原储存耗竭；停止 4～5 分钟后，ATP 耗尽。在低氧血症或（和）高碳酸血症时，脑血流自动调节功能丧失，脑血流开始依赖脑灌注压。而脑灌注压 = 平均动脉压 - 颅内压（CPP＝MAP－ICP）。短暂充血后，由于微血管功能异常导致脑血流减少，这种减少甚至出现在脑灌注压正常情况下。颅内压增高或平均动脉压减低均可减低脑灌注压，进一步影响脑血流。

对无效患者的治疗，应包括测量满意的脑灌注压，后者可通过维持正常或轻度提高平均动脉压，降低颅内压达到。由于体温过高或癫痫发作增加脑氧需求，所以应当积极维持体温正常，迅速控制癫痫发作，维持抗惊厥药治疗。

　　总之，心肺复苏后期，血流动力学不稳定和实验室检查异常。此期各器官系统均有危险，最终发展为多器官功能异常。心肺复苏后期的治疗目标是维持患者生命体征，纠正实验室异常，支持器官功能，提高神经系统完好的存活率。

（王国干）

冠状动脉粥样硬化性心脏病

第14章 急性冠状动脉综合征

急性冠状动脉综合征（acute coronary syndrome，ACS）特指冠心病中急性发病的临床类型，主要涵盖以往分类中的Q波性急性心肌梗死（AMI）、非Q波性AMI和不稳定型心绞痛。由于上述三种临床类型都具有突然发病的特点，使人们自然联想到其发病可能具有共同的病理生理基础，即与斑块的不稳定有关，从而提出ACS概念。然而近些年来，越来越多的循证医学研究显示，试图统一ACS的治疗方案是不现实的，例如标准溶栓治疗AMI仅对ST段抬高AMI有效，而对非ST段抬高AMI无效，鉴于上述溶栓治疗疗效上的差异，近年来又将ACS划分为ST段抬高ACS和非ST段抬高ACS两大类，前者主要指ST段抬高AMI，后者则包括非ST段抬高AMI和不稳定型心绞痛。这种分类虽然最终基本满足了治疗上的一致性，但非ST段抬高AMI和不稳定型心绞痛之间在发病的急骤性和血管阻塞的程度以及血栓在急性血管阻塞中的作用等方面仍存在较大的不同，因此探讨更有针对性的治疗仍是有价值的尝试。

一、急性冠状动脉综合征的病理生理基础

不同类型ACS都具有急性发病的特点，而急性发病大多都与内膜损伤或斑块破裂有直接的关系。内膜损伤常诱发血管痉挛，在血管痉挛的基础上可伴有继发血栓形成，而斑块破裂则多诱发急性血栓形成，其血栓形成的速度和类型主要取决于斑块破裂的程度、斑块下脂质暴露于血液循环的多少和体内凝血和纤溶活性之间的平

衡状态等。因此，ACS 的病理生理基础应包括内膜损伤，斑块破裂，血管痉挛，血小板聚集以及血栓形成等诸多因素，这些病理因素相互作用导致 ACS 的不同类型。

【动脉粥样斑块形成的最新认识】

近些年来研究认为，动脉粥样硬化病变是对局部损伤的一种保护性炎症——纤维增生性回应。如果损伤持续一段时间，这种回应则变得过度，最终成为疾病，即斑块形成。在斑块的形成过程中，脂质沉积是最重要的因素，也是损伤反应最早期的表现之一。伴随着脂质的沉积、氧化低密度脂蛋白胆固醇（oxLDL-C）的形成，循环中的白细胞和单核细胞被激活，并迁移到病变处，后者在 oxLDL-C 作用下变成活化的巨噬细胞，通过它们的清道夫受体，摄取 oxLDL-C 成为泡沫细胞，泡沫细胞的不断产生和堆积导致脂质条纹的形成。泡沫细胞死亡时，则释出大量的胆固醇酯与血浆脂蛋白的沉积构成斑块下脂质核心。炎症应答继续发展，T 细胞活化，则引发纤维增生反应，最终形成纤维帽。在斑块形成的早期，脂质核心小，纤维帽厚，斑块呈稳定状态，伴随着泡沫细胞的不断死亡和血浆脂类的沉积，斑块下的脂质核心不断增大；另一方面，大量巨噬细胞浸润释放大量的水解酶，尤其是金属蛋白酶系列，通过降解纤维帽以及抑制胶原纤维的生成，使纤维帽逐渐变薄，从而使稳定斑块转变为不稳定斑块，后者在内、外因的作用下，最终发生破裂导致急性冠脉综合征。

【斑块破裂的诱发因素】

1. 斑块内脂质池大小　斑块内脂质池中主要为胆固醇酯和少量甘油三酯，主要来源于血浆脂蛋白或泡沫细胞坏死后释出的脂类，按照其脂质含量的多少可将斑块分为五种类型，Ⅰ、Ⅱ、Ⅲ型斑块为稳定性斑块，脂质核心体积不大，Ⅳ、Ⅴ型斑块为不稳定性斑块，由于脂质池已明显增大，并移出细胞，此时斑块内几乎无细胞存在。同时纤维帽也相应变薄，斑块则进入非常易损期，随时有发生破裂的可能。

2. 斑块内的炎症反应　斑块是否发生破裂与斑块内的炎症反应强度有密切的关系。在斑块的破裂部位，可见大量巨噬细胞浸润。如前所述，除单核细胞、巨噬细胞以及 T 淋巴细胞的作用外，中性粒细胞和血小板亦参与其炎症反应。现已知活化的血小板主要通过其炎症介质 CD40L 和 P-选择素等途径加速炎症反应，因此抗血小板治疗对于抑制动脉粥样硬化和稳定斑块亦有不可忽视的作用。

3. 纤维帽厚度　纤维帽在厚度、细胞构成、基质承受力和硬度等方面都有较大差异。纤维帽内主要是平滑肌细胞，它们是由血管中膜的平滑肌细胞增生，迁移至内皮下。这种平滑肌细胞已失去收缩性能，已转变为代谢型的平滑肌，代谢型平滑肌能分泌胶原蛋白、弹性蛋白及整合素和一些蛋白多糖（基质的重要部分）。纤维帽细胞减少，钙化增加则使斑块硬度增加。一般来说，纤维帽越薄，发生破裂的风险越大。

【血栓形成的类型及其影响因素】

一旦斑块发生破裂，迅速招致出血和血小板血栓在破裂处形成，其后腔内血栓的类型及其临床后果大致分为以下三种情况：①破裂处的血栓不断增大，突入管腔，最终使管腔接近或完全闭塞，造成AMI。闭塞性血栓自发溶解或经溶栓治疗后血管再通转变为②③类型，但坏死心肌不可逆转，其左心功能已明显受损。②血栓突入管腔，严重阻塞血流，单独或与血管收缩因素并存导致不稳定型心绞痛或非Q波性AMI，其后血栓机化使冠状动脉狭窄加重，或血小板血栓脱落栓塞于血管远端，造成非Q波AMI。③裂隙中的血栓长入管腔，由于阻塞程度不重，未产生临床症状，或腔内血栓形成后又自发溶解，使管腔基本保持通畅状态。以上血栓形成的类型又主要取决于以下几个因素：

1. 损伤程度　窄的、长度短的破裂口，可仅形成附壁血栓，而长段相对宽的深层损伤易形成闭塞性血栓。

2. 脂质池中的脂质含量　V型斑块具有脂质池大，纤维帽薄的特点，故当脂质核心呈偏心对向管腔超过血管环状面的45%时，其纤维帽的侧缘（肩部）因牵拉力最高，最容易发生破裂。

3. 血栓形成和血栓溶解之间的平衡　在一定时间范围内，血栓的增长和消退呈动态变化的过程。早期的血小板血栓是不稳固的，易脆很容易被血流冲走。在有正常纤溶功能的情况下，血栓形成受到很大的限制，需致血栓形成的病因因素反复、强烈的刺激才有可能。

4. 斑块表面的粗糙程度　严格来说，冠脉内斑块有两种表现形式，多数为斑块破裂后继发血栓形成，附壁血栓一旦机化，则斑块趋于稳定，少数表现为斑块糜烂或为溃疡性病变，糜烂面粗糙并长期不愈合，是导致持续性血小板活化和血栓形成的温床。

二、急性冠状动脉综合征临床分类和危险分层

急性冠状动脉综合征（ACS）按ST段抬高与否可分为ST段抬高ACS和非ST段抬高ACS。由于溶栓治疗疗效的差异，目前更主张在传统分型基础上，将ST段抬高与否补充到传统分型之中，即ACS先按ST段抬高与否，分为ST段抬高ACS和非ST段抬高

ACS，然后再按其演变过程分为 Q 波性心肌梗死（QWMI）、非 Q 波性心肌梗死（NQWMI）和不稳定型心绞痛（UA）。ACS 临床分型详见图 14-1。一般来说，ST 段抬高 ACS 主要为 ST 段抬高 AMI，仅很小一部分为变异型心绞痛，在 ST 段抬高 AMI 中约 90% 发展为 QWMI，发展为 NQWMI 的约占 10%。非 ST 段抬高 ACS 主要由不稳定型心绞痛和非 ST 段抬高 AMI 两部分构成，后者 80%～90% 演变为 NQWMI，10%～20% 演变为 QWMI。

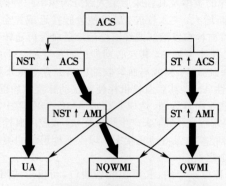

图 14-1　急性冠状动脉综合征的临床分型

ACS 发病的主流机制为斑块破裂诱发急性血栓形成，血栓若为闭塞性则造成 ST 段抬高 AMI，若为非闭塞性则造成非 ST 段抬高 AMI 或不稳定型心绞痛。次要机制包括：①斑块破裂，内膜损伤或斑块表面糜烂诱发血管痉挛，可与血栓形成并存，亦可单纯存在，可造成短暂 ST 段抬高的变异型心绞痛，亦可造成不稳定型心绞痛和非 Q 波性 AMI。②斑块因脂质浸润而急剧增大或斑块下滋养血管破裂致斑块下血肿，使血管狭窄加重造成不稳定型心绞痛。

综上所述，不同的发病机制造成不同类型 ACS，其近、远期预后亦有较大的差别。因此，正确识别 ACS 的高危人群并给予及时和有效的治疗可明显改善其预后，具有重要的临床意义。

对于 ACS 的危险性评估遵循以下几个原则，首先是明确诊断，然后进行临床分类和危险分层，最终确定治疗方案。在危险性评估中心电图是最重要的资料，其次为血清心脏特异性标志物和血清心肌酶学指标以及患者临床背景资料，包括年龄、有无陈旧性心肌梗死、是否合并糖尿病和高血压等。

【ST 段抬高 AMI 的危险性评估】

此类患者中，90% 为斑块破裂诱发闭塞性血栓所致，紧急血运重

第 14 章　急性冠状动脉综合征　121

建是最有效的治疗,对于高危患者受益则更大,具有以下任何一项者可被确定为高危患者:①年龄 > 70 岁;②前壁心肌梗死;③多部位心肌梗死(指两个部位以上,如下壁 + 后壁 + 右室等);④伴有血流动力学不稳定,如低血压、窦性心动过速 > 100 次 / 分、严重室性心律失常、快速心房颤动、肺水肿或心源性休克等;⑤左、右束支传导阻滞源于 AMI;⑥既往有心肌梗死病史;⑦合并糖尿病和未控制的高血压。

【非 ST 段抬高 AMI 的危险分层】

非 ST 段抬高 AMI 多表现为非 Q 波性 AMI,与 ST 段抬高 AMI 相比,梗死相关血管完全闭塞的发生率较低(20%～30%),但多支血管病变和陈旧性心肌梗死发生率比 ST 段抬高者多见。在临床病史方面两者比较,糖尿病、高血压、心力衰竭和外周血管疾病在非 ST 段抬高 AMI 患者中更常见。因此,在住院病死率和远期预后方面两者差异并无显著性。

非 ST 段抬高 AMI 较 ST 段抬高 AMI 有更宽的临床谱,不同的临床背景与其近、远期预后有密切的关系,对其进行危险分层的主要目的是为临床医生迅速作出治疗决策提供依据。临床上主要根据患者症状、体征、心电图以及血流动力学指标对其进行危险分层:

1. 低危险组　无合并症、血流动力学稳定、不伴有反复缺血发作的患者。

2. 中危险组　伴有持续性胸痛或反复发作心绞痛的患者:①不伴有心电图改变或 ST 段压低≤1mm;②ST 段压低 > 1mm。

3. 高危险组　并发心源性休克、急性肺水肿或持续性低血压等。

【不稳定型心绞痛的危险性分层】

不稳定型心绞痛(UA)是介于稳定型心绞痛和急性心肌梗死之间的一组临床心绞痛综合征,其中包括多种亚型,在不同亚型之间,冠状动脉病变程度有较大差别。例如,初发劳力性心绞痛患者冠状动脉病变相对较轻,发作常有痉挛因素参与,恶化劳力性心绞痛患者冠状动脉病变常较严重,而静息心绞痛患者冠状动脉病变严重并常伴有血栓存在,由于上述不同类型心绞痛中的病理生理基础的差异,及时采取有效的治疗将对改善患者的预后有十分重要的影响。因此对 UA 进行危险分层显得尤为重要。目前国际上无统一的 UA 危险分层,主要在 1989 年 Braunwald UA 分类的基础上结合心电图和心肌肌钙蛋白指标综合判断。2000 年,我国"不稳定型心绞痛诊断和治疗建议"中,对 UA 作出危险分层就是基于上述思路。本文表 14-1 对"建议"中的 UA 危险分层又作了进一步简化以便应用。

应强调指出,在表 14-1 的危险分层中,心绞痛的临床类型,发

表 14-1　不稳定型心绞痛临床危险分层

心绞痛类型		发作时 ST↓幅度	肌钙蛋白 T 或 I
低危组	初发，恶化劳力性 无休息时发作（Braunwald Ⅰ型）	≤1mm	（－）
中危组	1 个月内出现静息心绞痛，但 48 小 时内无发作（Braunwald Ⅱ型）	＞1mm	（－）或 轻度升高
高危组	A：48 小时内反复发作静息心绞痛 （Braunwald Ⅲ型） B：梗死后心绞痛	＞1mm	升高

注：①当横向指标不一致时，按危险性高的指标归类，例如心绞痛类型为低危组，但心绞痛发作时 ST 段压低＞1mm，应归入中危组；②既往有陈旧心肌梗死者，左心室射血分数＜40％者，心绞痛发作时伴有血压低（≤90mmHg），二尖瓣反流，严重心律失常以及肺水肿者均视为高危组

作时心电图改变和血清肌钙蛋白指标三者缺一不可，不能再简化。心绞痛的临床类型更多凸现冠状动脉病变的性质，心电图改变反映心肌缺血的部位、范围和缺血的严重性，而肌钙蛋白指标则反映缺血、坏死的程度，所以上述三项指标相结合才可对 UA 的预后作出准确的判断。

三、急性冠状动脉综合征的临床治疗

急性冠状动脉综合征（ACS）虽然包括多种不同的临床类型，但作为冠心病急性发病的情况在治疗上有许多共同之处，因此从治疗角度去归类进行评述更容易理解和掌握 ACS 的临床治疗。

【ACS 的药物治疗】

1. 溶栓治疗　大规模临床试验已证实，对于 ST 段抬高 AMI 溶栓治疗有肯定的临床疗效，而对于非 ST 段抬高 ACS 上述标准溶栓治疗不仅无益反而有害，因此标准溶栓治疗目前仅用于 ST 段抬高 AMI 患者。

（1）溶栓治疗的时间窗：根据动物实验研究，从冠状动脉完全闭塞到所供血区域内心肌透壁性坏死需要大约 6 个小时，而对于 ST 段抬高 AMI 患者，其闭塞性血栓形成的早期血栓多呈动力性变化，以致闭塞的血管经常出现短时间的开放现象，由此大大延缓了心肌发生坏死的时间。大规模随机双盲临床试验显示与安慰剂比较在 AMI 发病 12 小时之内进行溶栓治疗可明显降低其病死率，而且溶栓治

疗越早，临床收益越大；而在 12～24 小时内进行溶栓治疗则两组比较其病死率无显著性差异。对于发病时间在 12～24 小时内患者仍有明显的胸痛症状，或此期间 ST 段抬高有动态改变者（即抬高的 ST 段曾有短时间的恢复）仍可考虑溶栓治疗。

（2）溶栓治疗的药物和使用剂量：目前国内临床上最常用的溶栓剂有尿激酶、链激酶、重组链激酶和组织型纤溶酶原激活剂（t-PA）以及重组组织型纤溶酶原激活剂（rt-PA）。新型溶栓剂中国产 TNK-tPA 及葡激酶（staphylokinase）仍在临床试验中（溶栓药物和使用剂量见急性心肌梗死章节）。

（3）溶栓治疗期间的辅助抗凝治疗：溶栓治疗期间和溶栓治疗后，辅助肝素治疗的方法因溶栓剂的不同而不同。尿激酶和链激酶为非选择性的溶栓剂，对全身纤维蛋白原降解极为明显，溶栓期间常测定不到血浆纤维蛋白原含量。故在溶栓治疗后短时间内（6～12 小时之内）不存在再次血栓形成的可能，对于上述溶栓治疗有效即血管再通的 AMI 患者，可于溶栓治疗 6～12 小时后开始给予低分子量肝素皮下注射，以预防再次血栓形成。对于溶栓治疗失败的 AMI 患者，辅助抗凝治疗则无明显临床益处。rt-PA 和葡激酶等为选择性的溶栓剂，溶栓期间该药对全身纤维蛋白原降解作用较弱，故溶栓使血管再通后仍有再次血栓形成的可能，因此在溶栓治疗的前后均应给予充分的肝素治疗，使用方法为溶栓前先给予 5000U 肝素冲击量，然后以 1000U/h 的肝素持续静脉滴注 24～48 小时，以出血时间延长 2 倍为基准，加减静脉滴注的肝素剂量。根据 ASSENT-2 和 ASSENT-3 试验的结果，亦可选择低分子量肝素（LMWH）替代普通肝素治疗 ST 段↑AMI，其临床疗效是相同的。

（4）溶栓治疗与急诊 PCI 相结合：急诊 PCI 虽然能迅速开通梗死相关动脉（IRA）但由于 PCI 手术为创伤性，需要在 X 线照射下完成，其准备时间最快也需要 30～60 分钟，若患者发病在夜间，则拖延时间更长。一般而言，急诊 PCI 治疗拖延时间超过 2 个小时，其疗效并不明显优于即刻的溶栓治疗，故目前美国和欧洲 AMI 治疗指南中明确规定若急诊 PCI 不能在患者到达医院的 90 分钟内完成，溶栓治疗则应成为首选治疗，而不应该一味地等待急诊 PCI。对于 AMI 而言，时间就是心肌，为能尽快开通 IRA，已有将溶栓和急诊 PCI 治疗相结合的临床尝试，例如 1999 年完成的 PACT 试验，研究结果提示溶栓与 PCI 治疗相结合是可行的，至少可使 20% 左右的 AMI 患者在早期溶栓治疗中获益。

2. 抗血小板和抗凝血酶治疗

（1）抗血小板药物：近些年来在探讨抑制血小板黏附方面进展

不大,主要集中在竞争性拮抗 von Willebrand 因子(vWF)受体的药物研究上。而进展最快的是研究抑制血小板聚集的药物。抑制血小板聚集环节有多种,概括起来有花生四烯酸系统,二磷酸腺苷(ADP)系统,环核苷酸系统和受体拮抗剂系统等。

1)环氧化酶抑制剂:阿司匹林(aspirin)又名乙酰水杨酸,其主要作用机制是使血小板内环氧化酶的活性部位乙酰化,使环氧化酶失活,从而抑制血栓素 A_2(TXA_2)生成,后者是血小板聚集强诱导剂。阿司匹林的这种抑制作用是持久的不可逆的,一次用药其抑制作用可持续近 7 天,直到骨髓巨核细胞产生新的血小板才能重新合成 TXA_2。但由于更新 10% 的血小板即可使血小板功能低下的状态恢复,故仍需每日服用才能维持疗效。

关于阿司匹林使用剂量问题,目前已有较为一致的看法:①冠心病患者作为长期预防性用药阿司匹林宜采用小剂量 50~150mg/d;②小剂量阿司匹林的优点除可减少不良反应外,更重要的是能最大限度地保持血管壁合成 PGI_2 的能力而增加抗栓效果,但缺点是延迟达到抑制 TXA_2 生成的稳定状态,因此对于已有明确血栓形成倾向的患者如 ACS,应先给予较大剂量(300mg/d),以便迅速抑制血小板激活状态,3~5 天后可考虑改用小剂量维持治疗;③冠心病患者服用阿司匹林的最高剂量应在 300mg/d 左右,超过此剂量并不增加临床抗栓疗效,反而明显增加其不良反应,而最低剂量不宜低于 50mg/d,因目前尚无令人信服的资料证明低于此剂量在临床抗栓方面仍然有效。

阿司匹林最常见的副作用是对胃肠道的刺激作用,患者感到上腹部不适,剂量愈大,反应愈强。少数患者可发生消化道出血,故对患有活动性溃疡的患者是禁忌的。个别患者还可产生过敏反应如出现荨麻疹,血管神经性水肿和皮炎等。

阿司匹林在临床上用于预防血栓形成已取得良好的疗效。在心肌梗死一级预防、二级预防以及不稳定型心绞痛的多中心、随机、双盲研究中均已证实阿司匹林可明显降低心肌梗死或再梗死发生率,有效降低总病死率。因此阿司匹林已作为冠心病患者的常规用药。

2)ADP 受体拮抗剂:噻氯匹定(ticlopidine)又名抵克力得,主要抑制由 ADP 诱发的血小板聚集,对胶原、凝血酶、花生四烯酸和肾上腺素等诱导的血小板聚集亦有抑制作用,但强弱不一。由于该药较氯吡格雷起效慢且副作用大目前已被氯吡格雷所取代。

氯吡格雷(clopidogrel,波立维)是近年来合成的新一代不可逆ADP 受体拮抗剂,化学结构与噻氯匹定属于同一类。该药通过抑制 ADP 与其血小板受体的结合，防止 ADP 介导的 GPⅡb/Ⅲa 受体活化和继发纤维蛋白原与 GPⅡb/Ⅲa 受体的结合。目前一些临床试验研究显示，氯吡格雷比阿司匹林抑制血小板聚集的能力更强，耐受性更好，而且副作用更低，特别是颅内出血发生率明显低于阿司匹林，该药也不会引起噻氯匹定可能发生的中性粒细胞和血小板减少的副作用，已成为噻氯匹定的替代药物。氯吡格雷口服后迅速吸收，单剂口服 75mg 后 2 小时血小板聚集即受抑制，每日口服 1 次在 3～7 天后即达到稳定状态。对于 ACS 的患者，可采用负荷剂量的方法，首剂口服 300mg，2 小时可达到作用的平台期（相当于口服 75mg/d，3～7 天的稳定的血小板抑制水平），此后每日 75mg 维持。Cure 和 Credo 试验均显示，采用阿司匹林联合氯吡格雷与单纯阿司匹林相比较可明显降低非 ST 段抬高 ACS 患者和冠心病介入治疗患者的心脏事件发生率。根据这两个研究结果，2002 年美国和欧洲的指南中建议对于非 ST 段抬高 ACS 患者不论是否做介入治疗，阿司匹林加氯吡格雷均为常规治疗，至少联合应用 1 个月（Ⅰ类适应证）亦可联合应用 9～12 个月（Ⅱa 类适应证），对于置入药物支架的患者这种联合治疗至少 6～12 个月。

普拉格雷（prasugrel）为新一代的 ADP 受体拮抗剂，TRITON-TIMI38 试验结果显示在治疗 ST 段抬高 AMI 方面该药较氯吡格雷在预防缺血事件方面有更优的疗效。

3）血小板膜糖蛋白Ⅱb/Ⅲa（GPⅡb/Ⅲa）受体拮抗剂：GPⅡb/Ⅲa 受体拮抗剂是近些年来研究较多，由于该药阻断血小板聚集的最终环节，即阻断纤维蛋白原与 GPⅡb/Ⅲa 受体的结合，而被认为是现今最强的抗血小板聚集的药物。该药依其化学结构的不同可分为 3 类。

阿昔单抗（reoPro，abciximab）是最早应用于临床的 GPⅡb/Ⅲa 受体拮抗剂，该药为 GPⅡb/Ⅲa 受体的单克隆抗体，通过占据Ⅱb/Ⅲa 受体的位置而阻断血小板聚集反应。该药为静脉制剂，多用于冠心病介入治疗前，特别是用于急诊介入治疗前，一般使用方法是先给冲击量（bolus）0.125ml/kg，然后以总量 7.5ml 维持静滴 24 小时（7.5ml 阿昔单抗溶于 242.5ml 生理盐水中，以 10ml/h 的速度静滴 24 小时）。

依替巴肽（integrilin，eptifibatide）是一类含有 GPⅡb/Ⅲa 受体识别序列的低分子多肽。

替罗非班（tirofiban）为肽衍生物，其药理性质与依替巴肽相似。

以上三种 GPⅡb/Ⅲa 受体拮抗剂静脉制剂主要用于介入治疗的患者，特别是用于 ACS 患者急诊 PCI 可明显减少急性和亚急性血栓形成的发生率。然而 Heart Ⅱ试验显示,若将静脉 GPⅡb/Ⅲa 受体拮抗剂适应证放宽至全部 ACS 患者,其疗效与阿司匹林安慰剂组相比无明显差异,故目前认为其静脉制剂仅限于介入治疗的患者和部分高危的 ACS 患者。

4)环核苷酸系统:双嘧达莫(dipyridamole)又名潘生丁,其抑制血小板功能的机制主要有三个方面:①抑制 cGMP 特异的磷酸二酯酶活性,使 cAMP 水平增高。②抑制血管内皮细胞和红细胞对腺苷的摄取,增高血浆腺苷浓度,后者可通过激活腺苷酸环化酶,使血小板内 cAMP 含量增加而抑制血小板聚集。③增强内源性 PGI$_2$ 活性。双嘧达莫口服迅速被吸收,2 小时血药浓度达高峰,其血浆半衰期为 2~3 小时,故需每天口服 3~4 次。

由于应用较大剂量双嘧达莫时可产生心肌窃血现象对冠心病患者不利,临床使用剂量很少达到 400mg/d,故该药一般不作为一线抗血小板药。

双嘧达莫的主要副作用有头痛、眩晕、胃肠道症状,停药后很快消失。

西洛他唑(cilostazol):又名培达,是近些年来新合成的抗血小板药物,产于日本,主要通过选择性阻断磷酸二酯酶Ⅲ而增加血小板内的 cAMP 的浓度,因而抑制血小板聚集,同时该药也显示有血管扩张作用,可作为噻氯匹定的替代药物。西洛他唑口服吸收迅速,口服后 3~4 小时达峰浓度,血浆半衰期为 2.2 小时,口服剂量为 100mg,每日 2 次。以上述剂量服用不会产生积蓄作用。该药的主要副作用为头痛、心悸、水肿和一些消化道不适症状等。

(2)抗凝血酶治疗:肝素的主要抗凝作用依赖于抗凝血酶Ⅲ,当该物质水平降低时肝素的作用随之减弱。近年来低分子量肝素已广泛使用于临床,低分子量肝素主要作用于血浆活化的第Ⅹ因子,使其灭活,作用强度是普通肝素的 2~4 倍,由于阻断活化的第Ⅹ因子较阻断凝血酶在抗血栓方面更有效,故更推崇使用低分子量肝素替代普通肝素。

3. 其他药物治疗

(1)硝酸酯类药物:临床上常用的硝酸酯类药物为硝酸甘油、硝酸异山梨酯(消心痛)和单硝酸异山梨酯。硝酸甘油分为片剂和针剂,前者主要用于心绞痛发作时含服,后者主要用于预防心绞痛发作。对于 ST 段抬高 AMI,硝酸甘油静脉滴注不作为常规治疗,主要用于那些持续性严重胸痛伴有高血压和反复缺血发作的患者,下壁心肌梗死特别是合并右室梗死伴低血压时硝酸甘油静脉滴注是禁忌的,对于非 ST 段抬高 ACS 硝酸甘油静脉滴注可作为常规治疗,除个别合并低血压或心源性休克外,硝酸甘油静脉滴注的维持剂量一般在 $10\sim30\mu g/min$ 之间,最大剂量不超过 $80\sim100\mu g/min$。持续静注 $24\sim48$ 小时即可,不宜过长,以免产生耐药性而降低疗效。口服制剂中硝酸异山梨酯为短效口服制剂,有效作用时间可持续 4 小时。单硝酸异山梨酯为中长效制剂,有效作用时间可持续 8 小时,其缓释剂型的持续作用时间为 $12\sim17$ 小时不等,取决于制剂工艺。硝酸酯类药物的口服制剂主要用于控制和预防心绞痛的发作。硝酸异山梨酯常用剂量为 $10\sim30mg/$ 次,每日 $3\sim4$ 次;单硝酸异山梨酯为 $20\sim40mg/$ 次,每日 2 次,其缓释剂量为 $40\sim60mg/d$,每日 1 次为宜。对于劳力性心绞痛患者,可采用硝酸异山梨酯 $15\sim30mg/$ 次,每天 3 次或 4 次,单硝酸异山梨酯 $20\sim40mg/$ 次,每天 2 次,不宜采用硝酸异山梨酯 8 小时 1 次和单硝酸异山梨酯 12 小时 1 次的给药方法,因为这种服药方法既不能有效控制心绞痛发作,还容易产生耐药性。对于白天和夜间均有心绞痛发作的患者采用硝酸异山梨酯,6 小时 1 次,并以 9、3、9、3 时间点服药最佳,单硝酸异山梨酯缓释剂型主要用于稳定型劳力性心绞痛患者。

(2)β 受体阻断药:主要作用机制是通过阻断心脏、血管及支气管等器官细胞膜上的 β 受体,从而阻断交感神经兴奋所产生的儿茶酚胺类物质对上述器官的作用,起到减慢心率,降低血压,减弱心肌收缩力而最终达到显著降低心肌耗氧量的目的。

β 受体阻断药代表药物有美托洛尔(metoprolol)、阿替洛尔(atenolol)和比索洛尔(bisoprolol),在选择性阻断 β_1 受体的程度上,比索洛尔选择性最强,其次是阿替洛尔,美托洛尔选择性较弱。这些药物主要用于治疗冠心病劳力性心绞痛和高血压患者,开始应从小剂量用起,常用剂量美托洛尔为 $25\sim200mg/d$,分 $2\sim3$ 次口服,阿替洛尔为 $12.5\sim100mg/d$,分 2 次口服,而比索洛尔 $5\sim10mg/d$,一次顿服。第三代 β 受体阻断药以卡维地洛(carvedilol)为代表,除具有 β 受体阻滞作用外,对于 α 受体也有阻滞作用,可用于治疗高血压、冠心病心绞痛患者,对于左心功能不全的患者亦有逆转左心室重构,改善左心功能的作用,使用剂量宜从小剂量如 6.25mg 开始,逐渐增加至 $25\sim50mg/d$,对有支气管哮喘的患者不宜使用。

β 受体阻断药的主要禁忌证为严重窦性心动过缓、病态窦房结综合征、房室传导阻滞、明显低血压以及慢性阻塞性肺疾患和支气管哮喘的患者。β 受体阻断药在 ACS 治疗中的作用已被充分肯定。不稳定型心绞痛患者使用 β 受体阻断药可明显改善患者症状减少心肌缺血和 AMI 的发生率,AMI 患者服用该药可减少梗死面积,降低 AMI 急性期的病死率(减少心脏破裂和室颤发生率),故对于 AMI

目前推荐早期使用(发病24小时之内)，除非患者合并中重度左心衰竭或房室传导阻滞。凡无β受体阻断药禁忌证的患者，AMI Ⅱ级预防中β受体阻断药可长期服用。

(3)钙通道阻滞药：主要阻滞心肌和血管细胞膜上的钙通道干扰钙离子内流，降低细胞内钙离子水平，心肌细胞钙内流减少导致心肌收缩力减弱，平滑肌细胞钙内流减少导致平滑肌松弛，血管扩张血压下降。临床上常用的钙通道阻滞药有硝苯地平、地尔硫䓬和维拉帕米，常用的剂量为硝苯地平10～20mg，每天3次或每天1次；地尔硫䓬30～60mg，每天3次或每天1次；维拉帕米40～80mg，每天3次或每天1次。上述三种常用的钙通道阻滞药除有共同的作用机制外，各自还有各自的特点。硝苯地平主要作用于血管平滑肌导致的血管扩张，血压降低主要用于治疗高血压和冠心病患者，对于由血管痉挛所致的变异型心绞痛亦有特效，当应用于后者时亦采用6小时1次给药方法。地尔硫䓬亦有较强的松弛血管平滑肌的作用，同时可通过减少窦房结细胞的钙内流而起到减慢心率的作用，故该药多用于冠心病心绞痛的治疗，对于劳力性、混合型或变异型心绞痛均有良好的效果，对于劳力性心绞痛患者可采用每天3次或每天4次的口服方法，对于混合型或变异型心绞痛宜采用6小时1次服药方法，维拉帕米主要作用于窦房结和房室结细胞的钙离子内流，使窦房结和房室结自律性下降，达到减慢心率和降低传导的作用，除用于治疗冠心病心绞痛外，主要用于治疗快速性室上性心动过速等。

钙通道阻滞药的副作用依不同钙通道阻滞药而有所不同。硝苯地平的主要副作用是低血压、心悸、头晕、双踝水肿等，地尔硫䓬和维拉帕米的主要副作用是造成心动过缓、房室传导阻滞和加重左心功能不全等。

(4)血管紧张素转化酶(ACE)抑制剂：肾素 - 血管紧张素系统是由肾素、血管紧张素及其受体构成，其主要的生理功能是促进醛固醇释放，增加血容量，收缩血管，升高血压。ACE抑制剂广义上包括抑制血管紧张素转化酶和抑制血管紧张素Ⅱ受体1(AT1)两类。

ACE抑制剂主要用于治疗高血压、各种原因的充血性心力衰竭(包括AMI伴发左心功能不全)、心肌肥厚等。

ACE抑制剂主要副作用为无痰干咳，发生率5%左右，对有肾动脉狭窄患者可引起肾功能损害，升高血钾，特别是在肾功能不全的患者同时服保钾利尿药时，对有糖尿病患者有降血糖作用，其他非特异性不良反应有恶心、腹泻、头痛、头昏、疲倦和皮疹等。

ACE抑制剂在ACS治疗中的作用也得到肯定，目前趋向的意见是AMI患者特别是前壁心肌梗死患者或AMI伴有明显左心功能不全的患者，只要收缩压＞100mmHg 应尽早（发病 24 小时内）。使用 ACE 抑制剂，开始可先使用小剂量如卡托普利以 6.25mg 开始，此后酌情逐渐增加剂量，维持治疗几个月甚至几年均可。ACE 抑制剂在 AMI 中的有益作用主要表现为改善 AMI 后的左心室重构，降低左心衰竭的发生率，从而减少总病死率，故对于下壁心肌梗死伴良好的左心功能的患者不必长期服用 ACE 抑制剂。

4. 降血脂治疗　高胆固醇血症在动脉粥样硬化的发生发展中占有十分重要的地位，尤其是冠状动脉。大量的循证医学研究证实，降低胆固醇可明显减缓冠状动脉粥样斑块的进展，稳定斑块，从而明显减少冠心病患者心脏事件的发生率。根据临床试验结果美国于 2004 年公布了降脂治疗指南（ATP Ⅲ）（表 14-2）。

表 14-2　ATP Ⅲ 指南修订（2004 年 7 月，Circulation）
（依据 HPS, PROSPER, ALLHAT, ASCOT-LLA PROVE-IT）

冠心病或其等危症		LDL-C 目标	药物治疗
高危		推荐目标＜100mg/dl	＞100mg/dl
		选择目标＜70mg/dl	
中高危	≥2 个危险因素	推荐目标＜130mg/dl	＞130mg/dl
		选择目标＜100mg/dl	
低危	0～1 个危险因素	推荐目标＜160mg/dl**	≥190mg/dl

* 100～129mg/dl, ** ＞160mg/dl→TLC（减肥，多活动，少摄入等）

强化降脂治疗的目标是：①使原有的 LDL-C 水平至少降低 30%～40%；② LDL-C＜70mg/dl 为治疗的选择目标。

【ACS 的介入治疗】

1. ST 段抬高 AMI 的急诊介入治疗

（1）直接介入治疗：根据 Weaver 等对 10 个直接介入治疗与溶栓治疗的随机对照试验（共 2606 例 AMI 患者）的汇总分析，其 30 天病死率在直接介入治疗组显著低于溶栓治疗组（4.4% 对 11.9%，$P＜0.01$），而脑出血并发症直接介入治疗组亦明显低于溶栓治疗组（0.1% 对 1.1%，$P＜0.001$）。因此目前已达成共识，对于 ST 段抬高 AMI，应尽早争取行急诊介入治疗。此时急诊介入治疗只做梗死相关动脉（IRA）。

介入治疗有效治疗时间窗和溶栓有效治疗时间窗是一致的，AMI 发病后 12 小时内打开 IRA 对改善患者预后都有益，发病在 12～24 小时内，若患者仍然有胸痛症状或血流动力学不稳定，开通 IRA 利仍大于弊。发病 24 小时后若患者血流动力学已稳定，此时行介入治疗不仅无益,反而有害。应特别强调一点,介入治疗优于溶栓治疗的前提是,从决定采用介入治疗而不是溶栓治疗的时刻开始到介入治疗开通 IRA 之间的时间必须在 90 分钟之内,若介入治疗不能保证在 90 分钟开通 IRA(准备时间太长或技术操作不熟练)介入治疗的疗效不会明显优于溶栓治疗的疗效,此种情况下应先进行溶栓治疗,然后再作介入治疗的准备工作,一旦准备工作作好,即刻开始介入治疗不需等待溶栓治疗的结果,目前称此种治疗为易化 PCI 治疗。

(2)补救性介入治疗:对于溶栓治疗未通的患者及时行介入治疗被称为补救性介入治疗。Rescue 临床试验对 151 例溶栓治疗失败的前壁梗死患者随机分为补救性介入治疗组和内科保守治疗组,结果表明补救性介入治疗组 30 天左心室射血分数明显高于内科保守治疗组(45% 对 40%,$P = 0.04$);死亡及 NYHA 心功能Ⅲ~Ⅳ级者明显低于内科保守治疗组(6.4% 对 16.6%,$P = 0.05$)。因此对溶栓治疗后仍有明显胸痛,ST 段抬高无明显回落,AMI 发病时间仍在 12 小时以内,应尽快行补救性介入治疗。

(3)溶栓治疗再通者介入治疗的选择:溶栓治疗使 IRA 开通达心肌梗死溶栓治疗临床试验(TIMI)Ⅱ~Ⅲ级血流即为溶栓成功,然而 TIMI Ⅱ级血流不仅再次血栓形成闭塞血管的概率大,而且梗死后心绞痛发生率极高,因此当冠状动脉造影显示溶栓治疗达 TIMI Ⅱ级血流时,也需即刻行补救性介入治疗。对于溶栓治疗已达 TIMI Ⅲ级血流,无论 IRA 的残余狭窄程度如何,原则上不主张做介入治疗,其理由为:①溶栓治疗成功后,随时间的推移,残余狭窄可进一步减轻;②溶栓治疗达 TIMI Ⅲ级血流血管残余狭窄为 90% 时,再次发生血栓闭塞的概率为 5% 左右,而此时行介入治疗发生无再流(no-reflow)的概率为 10%~15%,明显高于血栓再闭塞的发生率。故此时行介入治疗(没有远端保护装置的保护)常得不偿失。

(4)延期介入治疗:对于未行溶栓治疗或溶栓治疗未通者以及错过溶栓或急诊介入治疗的 AMI 患者,延期介入治疗是否有利,以及何时行介入治疗目前尚存有争议。

在何时进行延期介入治疗上,目前普遍认为应在 AMI 发病 1 周后进行为妥,不主张在 AMI 发病 1 周内进行延期介入治疗,其理由是:①延期介入治疗的目的不是为挽救急性缺血的心肌,不存在越早越好的观念。② AMI 发病后闭塞血管的血栓机化固定需要一定的时间,在血栓未机化固定以前行介入治疗,易造成血栓脱落致其他血管的血栓栓塞,而增加患者的病死率。③ AMI 发病的 1 周内病情尚不稳定,任何进一步缺血或发生介入治疗并发症均可使病情加重,甚至导致死亡。

2. 无 ST 段抬高 AMI 的介入治疗 对于无 ST 段抬高 AMI 是否均行急诊介入治疗,目前尚无明确定论,根据阜外心血管病医院对 104 例非 Q 波性 AMI 的冠状动脉造影资料的分析,IRA 完全闭塞占 23.1%,而 TIMI 为 0～Ⅱ级血流占 60.1%,提示此类患者也存在再灌注治疗或至少存在改善再灌注治疗的问题,因此急诊介入治疗应采取更为积极的态度。我们的意见是首先进行危险度分层。参照 2001 年国内 AMI 诊断治疗指南,无 ST 段抬高 AMI 可分为低危险组、中危险组和高危险组(表 14-3)。

表 14-3 无 ST 段抬高的急性心肌梗死危险度分层

组别	症状、体征
低危险组	无合并症,血流动力学稳定,不伴有反复缺血发作
中危险组	伴有持续性胸痛或反复发作心绞痛的患者 ①不伴有心电图改变或 ST 段下降≤1mm; ② ST 段下降 > 1mm
高危险组	并发心源性休克,急性肺水肿或持续性低血压

对于低危险组的患者急性期可行内科保守治疗,择期行冠状动脉造影或介入治疗(入院 48 小时以后)。对于中、高危险组患者可行急诊介入治疗(24 小时之内)。

3. 不稳定心绞痛的介入治疗 1994 年,TIMI Ⅲb 及 VANQWISH 研究显示,对于无 ST 段抬高的 ACS 患者早期介入治疗(<48 小时)组心脏事件的发生率反而高于内科保守治疗组。1998 年,Melta 等荟萃分析显示,早期介入治疗在预防无 ST 段抬高 ACS 患者心脏事件方面并不优于内科保守治疗。2001 年,TIMI18 研究入选 2220 例无 ST 段抬高 ACS 患者,研究结果显示,早期介入治疗组在降低这些患者 6 个月复合终点事件(病死率、心肌梗死发生率、再住院率)方面明显优于内科保守治疗组(15.9% 对 19.4%,$P = 0.025$)。以上研究结果的差异可能得益于支架技术的进展以及支架的广泛应用。如果对 TIMI18 研究进行亚组分析则发现不稳定型心绞痛高危险组患者受益最显著,而低危险组患者在复合终点事件的发生率方面两组无显著性差异。根据以上研究结果,目前仍不主张对所有不稳定型心绞痛患者均行急诊介入治疗。较为稳妥的策略是首先对不稳定型心绞痛患者进行危险度分层(参见表 14-1),对于不稳定型心绞痛低危险组的患者可先行内科保守治疗,择期行冠状动脉造影或介入治疗,对于中、高危险组的患者,若药物治疗有效,介入治疗

可放在病情稳定 48 小时后进行。若出现以下情况应行急诊介入治疗：①心绞痛反复发作，发作时 ST 段下降≥1mm，药物治疗不满意；②心绞痛发作时间明显延长，超过 20 分钟，ST 段持续压低，硝酸甘油不能缓解其发作；③发作时伴有明显血流动力学不稳定，如血压低、心率慢或严重心律失常以及出现急性左心功能不全等。

（陈纪林）

第15章　急性心肌梗死

一、定义和分类

AMI 是指由于冠状动脉急性狭窄或闭塞，供血持续减少或终止，所产生的心肌严重缺血和坏死。其主要病理生理机制是在冠状动脉粥样硬化的基础上，由于某些机械原因（如高血压或冠状动脉痉挛等）诱发了易损性斑块（vulnerable plaque）破裂和血栓形成，导致急性冠状动脉严重狭窄或完全闭塞的结果。

AMI 根据心电图（ECG）表现传统上分为 Q 波型和非 Q 波型，并对应病理上透壁和非透壁性（又称心内膜下）心肌梗死（MI）；近年来又结合冠状动脉病理生理改变则统一称之为 ST 上抬型和非 ST 上抬型 MI（STEMI 和 NSTEMI），前者提示冠状动脉急性完全闭塞，后者是由于冠状动脉未完全闭塞或闭塞后迅速再通或有侧支循环替代的结果。在此基础上，欧美心脏病协会（2007 年）又根据不同病理生理机制和临床表现将 AMI"分门别类"地分为 I（冠状动脉原发血栓性）、II（非血栓性）、III〔猝死（sudden cardiac death，SCD）性〕、IV（介入相关性）和 V（冠状动脉旁路移植术后）5 个类型，其中 IV 型又分为 IVa（介入后冠状动脉栓塞、分支闭塞所致）和 IVb（支架内血栓）两个亚型。

AMI 在中、老年多发，男性多于女性，亦可见于青年人；近年来在我国发病"年轻化"、"老年化"和"农村化"的趋势明显。AMI 起病急，发病凶险，病死率高，预后差，是冠心病极其危重的表现类型。AMI 的主要死因为室性心律失常（主要是心室颤动）、泵衰竭和机械并发症等，发病后 12 小时内因室颤而死亡者约占总死亡者的一半，发病后 6 小时内若不能有效地使梗死相关冠状动脉再通，则大面积（>40%）梗死者多会并发泵衰竭，包括心源性休克和左心功能衰竭，存活者多数演变成慢性心力衰竭，也是冠心病心力衰竭形成的主要原因。对晚期(12～24 小时)再灌注治疗者,因机械并发症和再灌注治疗本身并发症致死也并不少见。可见,AMI 是心血管疾病中最危重的紧急事件,临床表现多样,危重程度不一,病情变化迅速,治疗措施关键,需要及时、准确地诊断和正确地抢救治疗,也是对心内科医生临床综合诊治水平和技能的挑战。

尽管近十年来国内外 AMI 指南不断更新,主要是为其治疗原则提供循证医学证据,有重要的临床指导作用,然而丝毫不能替代临床医生对每位 AMI 患者个体实施的优化治疗,以挽救患者生命,改善近远期预后。

二、病理机制

【冠状动脉易损斑块破裂】

AMI 的病理基础虽说是传统认识的冠状动脉粥样"硬化斑块",然而实际上是粥样"软化斑块",即"易损斑块"(vulnerable plaque)或"不稳定斑块",其破裂诱发血栓形成是 AMI 的重要病理生理基础。

【冠状动脉急性血栓性狭窄或闭塞】

冠状动脉内易损斑块一旦破裂,暴露出内皮下胶原,血小板立即由 vWF(von Willebrand factor)介导其黏附(adhesion)、激活(activation)和聚集(aggregation)反应,形成血小板血栓(即白血栓);后以聚集血小板的磷脂为基础,迅速激活凝血瀑布,使凝血酶原生成凝血酶,催化纤维蛋白原为纤维蛋白,"网络"红细胞形成红血栓,使冠状动脉管腔产生急性狭窄或闭塞,致临床上突发急性冠状动脉综合征(acute coronary syndromes,ACS)。若冠状动脉完全闭塞,临床上则表现为典型的 STEMI;若未完全闭塞或短暂闭塞后又再通,临床则表现为 NSTEMI 或不稳定型心绞痛,前者心肌缺血时间长(>20 分钟),后者时间短(或 <20 分钟或一过性)。血小板激活同时,又释放血栓素(thromboxane A_2,TXA_2)和二磷酸腺苷(ADP),正反馈促发自身激活和聚集(纤维蛋白原与血小板糖蛋白(GP)IIb/IIIa 受体结合介导),促进血栓形成。可见,抗血栓治疗是 AMI 防治的基础。

【心肌缺血和坏死】

冠状动脉急性狭窄或闭塞的直接结果是导致心肌缺血或坏死,通常由心内膜下波面扩向心外膜下。缺血或坏死范围的大小取决于冠状动脉供血范围、减少的程度和时间以及有无侧支循环形成。

病理上,AMI 可分为透壁性和非透壁性(或心内膜下)梗死。前者心肌梗死累及左心室壁全层,多由冠状动脉持续闭塞所致;后者坏死仅累及或局限于心内膜下,多是冠状动脉急性狭窄或短暂闭塞而又持续再通或伴侧支循环迅速开放的结果。第三种情况为部分非透壁梗死从内膜下累及约 1/2 心室壁层,多见于 STEMI 在未形成透壁梗死前,早期冠状动脉自发或治疗性成功再通并使心肌得以成功再灌注的患者。

三、病理生理

AMI 的病理生理特征是由于心肌丧失收缩功能所产生的左室收缩功能降低、血流动力学异常和左心室重构,心肌再灌注损伤、无再流以及修复和再生。

【左室收缩功能降低】

AMI 后 3～5 分钟内,梗死区心肌很快丧失收缩功能而产生左室受累节段收缩功能减弱或消失。临床上则表现为不同程度的泵衰竭,即左心衰竭、肺水肿,甚至心源性休克。左室整体收缩功能降低的程度取决于 MI 面积的大小和左室节段运动异常的范围。若 MI 面积 >40%,则临床上会产生心源性休克,若节段运动异常的范围 >25%,则临床上可出现左心衰。

【血流动力学异常】

AMI 患者左室节段、整体收缩和舒张功能下降的同时,即产生特征性的血流动力学异常:每搏输出量(SV)、心排血量(CO)降低和左室舒张末压(LVEDP)异常升高。前者主要影响前向动脉供血,致血压和组织灌注降低;后者则引起后向淤血,致肺淤血或肺水肿;两者综合在临床上表现为不同程度的左心衰竭,严重时出现急性肺泡性肺水肿和心源性休克。AMI 的血流动力学异常程度也取决于心肌梗死和缺血范围的大小和左室收缩功能降低的程度。

1967 年,Killip 等根据 AMI 患者的临床表现所提出的心功能分级(Killip Ⅰ～Ⅳ级,分别代表正常、轻、中和重度心衰和心源性休克)就已较好地反映出上述不同程度的血流动力学异常。1976 年,Swan、Forrester 利用 Swan-Ganz 右心漂浮导管对 AMI 患者进行血流动力学监测,根据所测 CO,计算出 CI(心输出指数)和反映 LVEDP 的肺毛细血管楔压(PCWP),将 AMI 的血流动力学分为以下四种类型:Ⅰ型,正常型,即 CI[>2.2L/(min·m²)]和 PCWP(≤18mmHg)均在正常范围,组织灌注正常,也无肺淤血;Ⅱ型,肺淤血、水肿型,即 CI 正常[>2.2L/(min·m²)],仅 PCWP 升高(>18mmHg),组织灌注正常,仅有肺淤血、肺水肿;Ⅲ型,组织低灌注型,即 CI[≤2.2L/(min·m²)]降低,但 PCWP 正常(≤18mmHg),仅有组织低灌注,但无肺淤血;Ⅳ型,心源性休克型,既有 CI 降低[≤2.2L/(min·m²)],又有 PCWP 升高(>18mmHg),临床既有组织低灌注,又有肺水肿的典型心源性休克表现。这一经典分型,对于临床正确估测 AMI 患者血流动力学状态和预后,指导临床正确治疗具有重要的意义。

【左心室重构和扩大】

AMI 致左室节段和整体收缩、舒张功能降低的同时,机体就迅速激活了交感神经系统、肾素 - 血管紧张素 - 醛固酮系统(RAS)和 Frank-Starling 等代偿机制,一方面通过增强非梗死节段的收缩功能、增快心率代偿性增加已降低的 SV 和 CO,并通过左室壁伸长和肥厚增加左室舒张末容积(LVEDV)进一步恢复 SV 和 CO,降低升高的 LVEDP;但另一方面,也同时启动了左心室重构和扩大的过程。

AMI 左室重塑(LV remodelling)是指 AMI 后所产生左室大小、形状和组织结构的变化过程,亦即梗死区室壁心肌的变薄、拉长,产生"膨出"即梗死扩展(infarct expansion)和非梗死区室壁心肌的反应性肥厚、伸长,致左室进行性扩张和变形伴心功能降低的过程。AMI 左室重塑与临床上产生心脏破裂、真(假)室壁瘤形成等严重并发症和心脏扩大、心力衰竭有关,是影响 AMI 近、远期预后的主要原因之一。

因此,积极防治 AMI 左室重塑对于预防严重并发症和心力衰竭发生,进一步改善 AMI 患者的近、远期预后均有着重要的临床意义。AMI 左室重塑的有效干预措施包括:①早期(<6 小时)再灌注治疗包括溶栓和急诊 PCI;②晚期(>6 小时而 <24 小时)冠状动脉溶栓再通、补救性 PTCA 和延迟性或恢复期 PCI;③血管紧张素转化酶抑制剂(ACEI)、血管紧张素受体拮抗剂(ARB)、硝酸酯类和 β 受体阻断药;④避免使用糖皮质激素和非甾体抗炎药。

【心肌缺血再灌注损伤】

心肌缺血再灌注损伤是指 AMI 冠状动脉开通治疗成功,缺血心肌再获血供(即再灌注)后损伤反而加重甚至进一步坏死现象。临床意义是尽管 AMI 再灌注治疗成功,然而梗死范围并未缩小,心功能和预后依然差,是 AMI 再灌注治疗的难题。

【冠状动脉和心肌无再流现象】

冠状动脉和心肌无再流现象是指 AMI 再通治疗成功,开通闭塞的冠状动脉后,冠状动脉仍无或慢血流现象(no-reflow 或 slow-flow phenomenon),是再灌注治疗时代不能实现心肌有效再灌注的主要原因,直接后果是心肌进一步缺血性坏死、梗死范围扩大和预后差。

【心肌修复和再生】

AMI 患者心肌坏死后,细胞自然开启了修复过程,主要是坏死心肌溶解、吸收、由成纤维细胞分泌胶原修复和瘢痕组织形成。这一病理性过程需要 4~6 周时间。近期研究发现,在梗死心肌修复过程中,同时有心肌和血管再生参与其中,主要机制是动员血液中骨髓内皮祖细胞、间充质干细胞归巢到梗死区和心脏本身的心肌干细胞自行再生来完成。这也奠定了近年来干细胞治疗 AMI 研究的理论和实践基础。

四、临 床 表 现

【诱因和前驱症状】

任何可诱发冠状动脉粥样斑块破裂的原因都可成为 AMI 的诱因。过度用力（如搬重物）、剧烈运动、情绪激动、疲劳、吸烟、饮酒、饱餐、遇冷都可导致心率增快、血压急骤升高和冠状动脉痉挛而诱发冠状动脉斑块破裂，是 AMI 的常见诱因。

任何提示易损斑块已破裂的不稳定型心绞痛发作，均可视为 AMI 的前驱症状。往往表现为初发劳力性或自发性心绞痛，特别是第一次或夜间发作者，均提示心肌梗死很快会发生，此时若能及时给予治疗，完全可"叫停"AMI 的突发。只是症状轻而短暂，难以引起患者的重视而主动就诊；即使就诊，又因难以抓住阳性诊断依据而易漏诊。因此患者和医生的高度警惕、敏感和重视均十分关键。

【症状】

典型临床症状是诊断 AMI 最为关键的元素或依据。特征性表现为围绕心脏周围的持续性前胸、后背、食管、咽颈颌部、剑突下或上腹部难以忍受的压榨样剧烈疼痛 > 30 分钟，口含硝酸甘油 1～3 片仍不能缓解，伴有出汗、面色苍白和恶心、呕吐者，均提示已发生了 AMI。通常上述胸"痛"可放射到左上肢尺侧，也可向两肩、两上肢、颈部、颏部或两肩胛间区放射。有心绞痛史的患者，AMI 的疼痛部位与心绞痛发作时一致，但程度更重，且持续时间更长，休息或硝酸甘油舌下含服无效。

AMI 不典型症状仅表现为上述心脏周围特定部位的"轻度不适"，甚至在某些老年或糖尿病患者 AMI 时可无疼痛症状，仅有周身不适、疲乏等非特异性症状，但如果突然出现恶心、呕吐、出冷汗、面色苍白等症状和体征则是"非常特异"的临床表现。某些老年 AMI 患者可以急性左心衰竭、高度房室传导阻滞、反复晕厥，甚至心源性休克为首发表现，这些表现往往都伴有恶心、呕吐、面色苍白和大汗淋漓等特征性症状和体征。

【体征】

AMI 患者的体征随发病轻、重、缓、急所反映的梗死相关冠状动脉（infarct related coronary artery, IRCA）及其堵塞程度、血流状态和梗死缺血范围的大小差别很大。由于 AMI 直接影响心肌的电稳定性及心脏功能和循环状态，随时可危及患者生命，应重点检查患者的一般状况、生命体征、心律失常和心血管的阳性体征。

患者因胸痛多呈痛苦、焦虑病容,"静卧"或辗转不安体位,面色苍白和出汗。神志多清楚,只有在心功能低下和心源性休克,使每搏输出量明显降低时,可出现意识淡漠、嗜睡,甚至烦躁、谵妄和精神症状。

生命体征中,脉搏因每搏输出量降低而偏弱,多偏快、亦可偏慢,律多不整齐或多有期前收缩。AMI 室性心律失常很常见,应警惕发生心室颤动致心搏骤停。体温一般正常,在大面积 AMI 者于发病后24～48 小时内可出现体温升高,为非特异性的坏死心肌吸收热。

心脏检查,在小面积 AMI 患者可以无特殊发现;但对于大面积梗死,特别伴有泵功能低下或冠状动脉近端完全堵塞者,心脏体征明显,且有重要临床诊断和预后诊断意义。有过陈旧性心肌梗死合并心衰或室壁瘤者,心尖搏动可向左下移位,搏动弥散偏弱亦可触及矛盾运动,收缩期前和舒张早期时搏动。第一心音(S_1)多低钝,第二心音(S_2)在伴完全左束支阻滞或严重左心功能低下者可有逆分裂;在大面积梗死伴左心衰竭者可闻及 S_3;多数患者可闻及 S_4,提示左室因顺应性降低在舒张晚期充盈时左房收缩增强。心率多偏快,心律多不整齐,可有期前收缩;亦可有严重窦性心动过缓,见于下、后壁 AMI 伴低血压、房室传导阻滞和迷走反射者。心尖部可有亦可无收缩期杂音;心尖部或心前区新出现全收缩期杂音,粗糙伴震颤时,提示有乳头肌断裂致极重度二尖瓣反流或有室间隔破裂穿孔致心内左向右分流存在,此时多伴有严重心衰或心源性休克;发病后第 2 天至 1 周左右可闻及心包摩擦音。

体格检查应注意有针对性。重点判断患者 AMI 面积大小、心功能好坏、血流动力学状态,即循环状态稳定与否以及并发症有无。若患者有颈静脉压升高、肝脏肿大则提示右室梗死存在。若 AMI 患者呈端坐位,面色苍白伴大汗,呼吸困难伴咳嗽、咳泡沫痰和发绀,窦性心动过速和两肺满布湿啰音等体征时,提示大面积心肌梗死或缺血并发了左心衰肺水肿。若呈现低血压伴面色苍白或青灰,皮肤湿冷,口唇和甲床微循环缺血、淤滞和发绀,四肢皮肤青紫、淤滞带花斑,少尿、意识淡漠甚至躁动、谵语等组织灌注不足的体征时,则提示心肌梗死或缺血面积很大,左室泵血功能极低和心源性休克存在,此时病死率极高。即使体格检查未发现明确异常体征,虽提示梗死范围小,或当下尚未产生大面积心肌梗死或坏死,然而应警惕心脏破裂风险较高。

总之,AMI 时的体格检查应重点检查有无以及可能危及患者生命的严重并发症存在。

五、心电图变化

ECG 是最为方便和普及的检查和诊断 AMI 的必备依据之一，又有其特征性改变和动态演变，故临床上只要疑有 AMI，就必须尽快记录一张 12 导联或 18 导联（加做 $V_7 \sim V_9$ 和 $V_{3R} \sim V_{5R}$）ECG 以确定或除外 AMI 的诊断。AMI 时，心肌缺血（ischemia）、损伤（injury）和梗死（infarction）在 ECG 相应导联上，分别特征性地表现为 ST 段压低或 T 波的高尖或深倒、ST 段的上抬和 Q 波的形成。AMI 超急性期，即冠状动脉全闭塞伊始，ECG 相应导联随即出现短暂的高尖 T 波，接下来很快进入急性期而出现 ST 段上抬，伴对侧导联 ST 段镜向性压低这一冠状动脉急性闭塞致 AMI 的特征性变化，1～2 小时后由于心肌坏死而渐出现病理性 Q 波和 R 波消失。因此，在 AMI 早期数小时内，ECG 的典型改变是相应导联异常 Q 波、ST 段上抬和 T 波的直立或浅倒。偶见 T 波高尖或深倒，提示冠状动脉刚刚发生急性闭塞或闭塞后已有再通。

然而，ECG 对 AMI 最具诊断价值的特征性改变是其"动态演变（evolution changes）"，即 AMI 发病后数小时、数天、数周，个别数月中，在 ECG 上有一个特征性的动态演变过程：抬高的 ST 段迅速或逐渐回复到等电位线；同时伴相应导联 Q 波的形成并加深、加宽，R 波的降低和消失，呈现典型的 QS 波形；T 波从短暂高尖到自 ST 段末端开始倒置并渐渐加深至深倒呈对称的"冠状 T"，然后又渐渐的变浅和直立。ECG 若呈这一"动态演变"过程，则可确诊为 AMI；无动态演变则可除外诊断，如早期复极综合征和恒定不变冠状 T 的心尖肥厚型心肌病。另外新出现的完全左束支阻滞（CLBBB）也是 AMI 特征性改变，提示发生了 AMI 且预后差。广泛前壁 AMI 患者出现完全右束支阻滞（CRBBB）者，提示梗死范围大、坏死程度重和预后差。

ECG 对 AMI 的定位诊断依据不同部位导联的特征性变化和动态演变。前壁导联（$V_1 \sim V_4$）、侧壁导联（$V_4 \sim V_6$）、高侧壁导联（Ⅰ、aVL）、下壁导联（Ⅱ、Ⅲ、aVF）、正后壁导联（$V_7 \sim V_9$）加上 RV 导联（$V_{3R} \sim V_{5R}$）的变化就诊断为该部位 AMI。在新出现的 CLBBB 时，则是前壁 AMI。

AMI 均是由于冠状动脉急性闭塞所致，故冠状动脉闭塞与 ECG 梗死部位有明确的对应关系如下：冠状动脉前降支（LAD）闭塞，引起前壁＋高侧壁 AMI；左旋支（LCX）闭塞可引起下壁伴前侧壁、高侧壁或正后壁 AMI，其开口部闭塞偶呈前壁心肌梗死改变；右冠状动脉（RCA）闭塞可引起下壁、正后壁、侧壁和 RV 的 AMI；左主干

（LM）闭塞产生 LAD+LCX 都闭塞的广泛心肌缺血和梗死。重要的是,不同冠状动脉闭塞和相同冠状动脉不同部位闭塞所产生的 AMI 范围大不相同。就右优势型不同冠状动脉闭塞而言,梗死范围从大到小依次为 LM>LAD>RCA>LCX,左优势型冠状动脉时 RCA 闭塞时,理论上只产生单纯右室梗死,左心室无梗死;而相同的冠状动脉而言,三大主支近端闭塞梗死范围大,主支远端和分支闭塞则范围小,左主干闭塞（3%～5%）的缺血和梗死范围最大,可随时因心血管崩溃（cardiovascular collapse）而死亡。

六、实验室检查

【心肌损伤标志物】

AMI 后,随着心肌细胞坏死和细胞膜的完整性破坏,心肌细胞内的大分子物质即心肌损伤标志物（心肌酶和结构蛋白）开始释放入血,使血中浓度有一异常升高和恢复正常过程,也是临床上诊断 AMI 的必需依据。目前,临床最常用的心肌标志物包括肌酸磷酸激酶（CPK）或肌酸激酶（CK）及其同工酶 MB（CK-MB）、肌红蛋白、肌钙蛋白 T 或 I（cTnT 或 cTnI）、乳酸脱氢酶（LDH）和同工酶 LDH1 等。

这些酶一般在 AMI 发病后 4～8 小时在血中开始异常升高,平均 24 小时达峰值,2～3 天内降至正常水平。只是肌红蛋白升高和峰值提前至 12 小时;cTnT 或 cTnI 峰值更后,持续时间更长,理论上 1～2 周才消失,可为晚期 AMI（早期已误诊者）诊断提供证据;近年研发的高敏肌钙蛋白 T 或 I（hs-cTnT 或 cTnI）可在 AMI 后 3～4 小时血中就升高,对早期诊断优势也突出。为提高对 AMI 诊断的准确率,临床一般在发病后 8～10 小时、20～24 小时和 48 小时连续多时间点取血,并检测多个心肌酶谱或组合,观其动态变化,以综合判断。单一 CK 和 CK-MB 升高,可见于剧烈运动、肌肉损伤、肌肉按摩和甲状腺功能低下者,此时心肌结构特有的 cTnT 或 cTnI 正常。AMI 诊断时常规采用的血清心肌标志物及其检测时间见表 15-1。

【其他实验室检查项目】

其他实验室检查项目包括血常规、肝肾功能、血脂血糖、出凝血时间和血气等项检查,是常规,然而多不作诊断之用。

【影像检查】

1. 床旁 X 胸片　AMI 时能准确评价有无肺淤血和肺水肿存在、消退情况和心影大小,对诊断心衰肺水肿有不可替代的重要价值。

2. 床旁超声多普勒心动图　能检出梗死区室壁节段运动减弱、消失、矛盾动运,甚至膨出,还能评价整体收缩功能和心内结构、心包情况,对 AMI 及其并发症,特别是机械并发症的诊断和鉴别诊断

表 15-1　AMI 的血清心肌标志物及其检测时间

	肌红蛋白	cTnI	cTnT	CK	CK-MB	AST*
出现时间(h)	1~2	2~4	2~4	6	3~4	6~12
100% 敏感时间(h)	4~8	8~12	8~12		8~12	
峰值时间(h)	4~8	10~24	10~24	24	10~24	24~48
持续时间(d)	0.5~1	5~10	5~14	3~4	2~1	3~5

注：* 应同时测定丙氨酸转氨酶(ALT)，AST>ALT 方有意义；CK：肌酸激酶；CK-MB：肌酸激酶同工酶；AST：天冬氨酸转氨酶

有重要价值。应特别注意的是，在 STEMI 患者，切不可因等待此项检查和结果而延误早期再灌注治疗的时间。

3．核素心肌灌注显像　虽可检出梗死区充盈缺损，对诊断 AMI 有确诊价值，但不作为常规检查。

4．心血管 CT 或 MRI　对 AMI 诊断和鉴别诊断有价值，只在特殊情况下如疑有大动脉夹层和急性肺栓塞时才应用。

七、诊断和鉴别诊断

依据传统国际标准，临床上只要符合上述持续胸痛>30 分钟典型缺血症状、ECG 动态演变和心肌酶学的异常升高三项指标中的任何两条(即 2/3 条件)就可确诊为 AMI。近年来，国际上已将心肌酶学的异常升高为必备标准。但在 STEMI，一旦 ECG 有 ST 段上抬，就应当尽早给予再灌注治疗，切不可因等待心肌酶学的结果确诊而延误了冠状动脉再通治疗。

因此，临床上患者只要有持续剧烈胸痛发作>30 分钟，口含硝酸甘油不能缓解，伴有大汗、恶心、呕吐的典型表现，ECG 上 2~3 个相邻导联呈现 ST 段≥1mm 的上抬(或压低)，或呈新发 CLBBB 图形，则 STEMI(或 NSTEMI)诊断成立，应当立即给予急救治疗。特别是 STEMI，应尽快准备行急诊 PCI 或溶栓治疗，切不可等待心肌酶学的结果。只有在临床症状和 ECG 变化均不典型时，才依赖心肌酶学的结果作最终的确定和排除诊断，同时应作鉴别诊断。

AMI 需与下列疾病相鉴别：①主动脉夹层，有剧烈胸痛，ECG 无心肌梗死改变，X 线胸片有升和降主动脉增宽，超声多普勒心动图、CT 和 MRI 有确定或排除诊断价值。②急性肺栓塞，临床发病、ECG 改变和心肌酶学与 NSTEMI 均有重叠。血气分析、超声多普勒心动

图、核素肺灌注显像和 CT 有确定或除外诊断价值。③气胸，胸片有确定或除外诊断价值。④心肌心包炎，可酷似 STEMI，超声心动图和冠状动脉造影有鉴别诊断价值。⑤胃痛和急腹症，以胃痛为表现的下后壁 AMI 常易误诊为胃病或急腹症，应高度警惕。胃痛和急腹症时，ECG 无改变，并有相关的腹部体征可鉴别。⑥心绞痛或心肌缺血，症状轻，持续数分钟，呈一过性，含硝酸甘油有效，ECG 呈一过性（非持续）缺血改变。⑦应激性心肌病（stress cardiomyopathy），又称鱼篓病，多酷似广泛前壁 AMI，然而有明确情绪应激诱因，症状轻，病情重，急诊冠状动脉造影显示梗死相关冠状动脉（IRCA）通畅，达 TIMI Ⅲ级血流，但左心室心尖部呈室壁瘤样扩张，且在 1～2 周内又会恢复，即有"快速可逆性"室壁瘤形成。这与 AMI 时 IRCA 闭塞，左室室壁瘤不可逆的特点完全不同。

八、治　疗

无论是 STEMI 还是 NSTEMI 一旦确诊，就应立即给予急救治疗。治疗原则包括：①紧急处理，包括舌下含服硝酸甘油，建立静脉通道、镇痛、吸氧、持续心电、血压监测等；②及时发现和处理致命性心律失常；③维持血流动力学稳定；④抗血小板、抗凝；⑤立即准备并尽早开始冠状动脉再灌注治疗；⑥抗心肌缺血治疗；⑦防止严重并发症；⑧稳定"易损斑块"。

【急救治疗】

1. 在急诊室或住院所在病房（住院期间发生者）进行，并尽快完成急诊 PCI 或溶栓治疗的准备。立即给予舌下含服硝酸甘油 0.5～0.6mg（1 片）、卧床休息、持续心电和血压监测、吸氧和建立静脉通道；给予水溶阿司匹林 300mg 嚼服和氯吡格雷 300mg 口服（拟行急诊 PCI 者）；准备好除颤等急救设备。

2. 镇痛

（1）吗啡：3～5mg，缓慢静脉注射，为首选。5～10 分钟后可重复应用，总量不应超过 10～15mg。吗啡除有强镇痛作用外，还有血管（静脉、动脉）扩张，从而降低左室前、后负荷和心肌耗氧量的抗缺血作用；其副作用有恶心呕吐、呼吸抑制和低血压。

（2）硝酸甘油：10～20μg/min，持续静脉滴注。若患者血压偏高可渐加量（每 3～5 分钟增加 5μg/min）至收缩压降低 10～20mmHg（仍＞90mmHg）为止。硝酸甘油除抗心肌缺血而镇痛外，还有降低左室舒张末压达 40% 和改善心功能的有益作用。副作用有低血压，在伴右室 MI 时容易发生，可以通过停药、抬高下肢、扩容或静脉注射多巴胺 2.5～5mg 纠正。

（3）β 受体阻断药：可静脉或口服给予，小剂量开始，根据患者反应加量。因能降低心肌耗氧量已用于 AMI 早期缩小 MI 面积，也可减轻心肌缺血而止痛，尤其适用于伴窦性心动过速和高血压的 AMI 患者。AMI 伴心力衰竭、低血压［收缩压（SBP）<80mmHg］、心动过缓（HR<60 次 / 分）和房室传导阻滞（PR 间期>0.24 秒）者禁用。

【再灌注治疗】

再灌注治疗是 STEMI 患者的首选，且越早越好。能使急性闭塞的冠状动脉再通，恢复心肌灌注，挽救缺血心肌，缩小梗死面积，从而能改善血流动力学，保护心功能和降低泵衰竭发生率和住院病死率（<5%）。因此，已成为治疗 STEMI 的公认首选急救措施，而且开始越早越好。对此，美国心脏病协会（American Heart Association，AHA）、美国心脏病学院（American College of Cardiology，ACC）、欧洲心脏病学会（ESC）和中华医学会心脏病学分会（Chinese Society of Cardiology，CSC）所制定的指南均要求，STEMI 从发病开始算起，应在 120 分钟内使冠状动脉成功开通。对于溶栓治疗的要求是从进门（急诊室）算起，应在 30 分钟内开始进针给予溶栓，即从进门到进针时间应<30 分钟；对于急诊 PCI 的要求是从进门（急诊室）算起，应在 90 分钟内完成球囊开通血管，即从进门到球囊时间应<90 分钟。不得延误。

1. 溶栓治疗　是通过静脉注入溶栓剂溶解梗死相关冠状动脉（IRCA）内的新鲜血栓，使 IRCA 再通的治疗方法。再通率可达 60%～80%。

（1）适应证和禁忌证：在 AMI 发病早（<3 小时），又无条件行急诊 PCI 时首选。STEMI、发病<12 小时、年龄≤70 岁又无溶栓禁忌证者，都是溶栓治疗的适应证。禁忌证包括：①出血素质及凝血功能障碍者；②胃肠道、呼吸道和泌尿生殖系统有活动性出血者；③不能控制的高血压（>160/110mmHg 时）；④半年内有脑血管病或 TIA 发作史；⑤2 周内做过大手术或长时间的心肺复苏者；⑥严重疾病如肿瘤，严重肝肾功能损害者。

（2）溶栓剂和治疗方案

1）尿激酶（UK）国家八五攻关溶栓方案。

a. 溶栓前给水溶阿司匹林 0.3g 嚼服（同上）；标记胸前导联位置，做基础 12 导联 ECG［必要时加做 $V_7 \sim V_9$ 和（或）$V_{3R} \sim V_{5R}$］；抽血测激活全血凝固时间（ACT），化验血常规、电解质、肝肾功能和心肌酶学；避免肌内注射药物。

b. UK 150 万 IU + 0.9% NS 100ml，静脉注射，30 分钟内输注完毕。

c. 溶栓开始后 2～3 小时内,每 30 分钟做一份全套 ECG;密切观察患者的血压、心率、胸痛和心电监测情况的变化。

d. 溶栓 8 小时后给普通肝素 7500IU 皮下注射,12 小时 1 次,共 1 周,同时服用阿司匹林 0.3g,每天 1 次,共 1 周,后减量至 100mg,每天 1 次,终身服用。

e. 溶栓后应严密观察出血情况并监测 ACT 和其他出、凝血指标。

2)基因重组组织型纤溶酶原激活物(rt-PA)50mg TUCC 溶栓方案:TUCC 是阜外医院牵头与美国华盛顿大学医学院合作的中国人 t-PA 与 UK 对比研究(t-PA and Urokinase Comparison in China,TUCC)。根据 TUCC 的研究结果,中国人 rt-PA 溶栓 50mg 剂量已足够,90 分钟时冠状动脉造影的血管再通率高达 85%。具体给药方案如下:

a. 先给予水溶阿司匹林 0.3g 嚼服(同上),和肝素 5000IU,静脉注射。

b. 先以 rt-PA 8mg,静脉注射,余下 42mg 于 90 分钟内均匀输注完毕。

c. rt-PA 输毕立即给予肝素 800～1000IU/h,静脉滴注 ×48 小时,维持活化部分凝血活酶时间(APTT)60 秒左右,然后改皮下肝素 7500IU,12 小时 1 次 ×5 天。

d. 溶栓前的其他准备工作和溶栓开始后的观察指标和注意事项均同 UK 溶栓方案。

e. 对没有明确冠状动脉再通或再通后又再闭塞者,如果体重较大,还可再加 50mg(总量 100mg)rt-PA。

需特别强调的是,对于老年人(> 70 岁)和女性患者溶栓时,出血风险明显增大,应高度重视,权衡利弊并充分告知。

(3)血管再通的判断:主要依据溶栓开始后 2～3 小时内的以下特点,可考虑血管再通成功。

1)胸痛突然减轻或消失,或突然加剧后再明显减轻。

2)上抬的 ST 段迅速(2 小时内)回落 >50%,甚至回到等电位线。

3)出现再灌注心律失常。前壁 AMI 时常出现快速心律失常包括室性期前收缩、加速性室性自主心律甚至心室颤动;下壁 AMI 时常出现缓慢心律失常如窦性心动过缓、窦房传导阻滞或窦性停搏等长间歇伴低血压。再灌注心律失常虽为一过性或自限性,往往需要迅速处理,否则同样有生命危险。

4)CPK 或 CK-MB 的酶峰值提前,分别提前至距发病 16 小时和 14 小时以内。

(4)并发症

1)出血:常见有牙龈、口腔黏膜和皮肤穿刺部位出血及尿中大量红细胞，可密切观察，不必处理；若出现消化道大出血（发生率1%～2%）或腹膜后出血则应给止血药和输血治疗；颅内出血则是最为严重的并发症，占1%～2%，通常是致命性的。

2）过敏反应：主要见于SK溶栓的患者。可有寒战、发热、支气管哮喘、皮疹，甚至出现低血压和休克。

3）低血压：可以是再灌注的表现（在下后壁AMI时），也可能是过敏反应（如SK）或因溶栓剂输注过快所致。一旦发生，应立即给予处理如扩容和输注多巴胺，对合并心动过缓者应给阿托品。

对于临床判断溶栓成功使冠状动脉已再通的患者，可直接转入冠心病重症监护病房CCU（coronary care unit）进行监护和救治；对于临床判断溶栓未成功使冠状动脉再通者，则应做好送导管室行补救性急诊PCI的准备；若本院无急诊PCI设备或条件，则在给予患者溶栓治疗开始后，应着手转运患者到附近中心医院行冠状动脉造影，以便行补救性PCI。

2. 急诊PCI　急诊经皮冠状动脉介入治疗（PCI）包括经皮腔内冠状动脉成形术（PTCA）和支架植入术，能机械开通闭塞的冠状动脉，立即恢复心肌供血和再灌注，冠状动脉TIMI Ⅲ级血流率可达85%～90%，住院病死率可降至约5%甚至更低，是STEMI治疗的首选。但由于所需设备和人员技术的要求均很高，只有在有条件并获准开展急诊PCI的医疗中心方可进行，且医疗费用较昂贵。目前，根据国内外指南推荐，对STEMI患者，特别是有溶栓禁忌证或出血并发症患者，几乎均考虑首选急诊PCI或直接PCI（primary PCI）；对溶栓治疗未成功再通者，也应行补救性PCI（rescue PCI）；对AMI并发心源性休克患者，则应首选在主动脉内球囊反搏（IABP）支持下行急诊PCI，能使其住院病死率从早年的80%～90%降至50%以下甚或更低。

近年来的研究显示，STEMI从无条件医院直接转到有条件医院做急诊PCI比溶栓治疗效果更好；也可在给予溶栓治疗后立即转诊行急诊PCI。

急诊PCI一旦完成，应将患者转运到CCU进行监护和救治。重点进行心电、血压监测，给予特护，完善各项急诊检查并给予药物治疗以顺利度过危险期。待病情稳定后（通常为3～7天，有并发症时间更长）再转至普通病房进一步恢复、检查、治疗和健康教育后出院。

【CCU监护治疗】

AMI急性期患者，无论有无实施再灌注治疗，都应立即收住CCU监护和救治，时间约1周。其间应检查ECG、心肌酶学和损伤标志物、胸片、超声心动图、三大常规、生化全套、血气分析等，以监测患者的生命体征、循环状态，并给予抗心肌缺血治疗、保护心肌、缩小梗死范围、防治并发症和控制危险因素等的相关药物治疗和健康教育。

1. 抗血小板　根据 AMI 的冠状动脉病理生理特点，抗血小板是其本身治疗的基石，又是其急诊 PCI 和恢复期 PCI 所必需。所有AMI 患者（包括溶栓治疗和急诊 PCI 者）均应给予双联抗血小板治疗。可给阿司匹林负荷量 0.3g，每天 1 次（嚼服）然后减至 100mg，每天 1 次终身服用，目前常用氯吡格雷负荷量 300（4～6 小时达效）～600mg（2 小时达效），然后 75mg，每天 1 次，共 1 年。

就急诊 PCI 而言，双联抗血小板治疗是基础，与支架后扩张避免贴壁不良一起，能使急性和亚急性 BMS 支架内血栓从初期的 10%降至 0.5% 左右。也能有效预防 DES 的晚期和晚晚期支架内血栓（约每年 0.6%）。若有氯吡格雷抵抗或阿司匹林抵抗或过敏，可加用西洛他唑。

2. 抗凝治疗　抗凝治疗也是 AMI 抗凝治疗的关键环节。使用间接（肝素等）和直接（比伐芦定和阿加曲班）凝血酶抑制剂，阻止血中大量纤维蛋白原在冠状动脉内破裂病变处转变成纤维蛋白而形成血栓性堵塞；同样也用于 AMI 急诊和恢复期 PCI 术中预防冠状动脉血栓性闭塞和支架内血栓；有助于保障 IRCA 再通治疗成功并保持其通畅。此外，抗凝治疗还可预防深静脉血栓形成和脑栓塞。故目前主张对所有 AMI 患者只要无禁忌证，均应给予肝素等抗凝治疗，包括普通肝素、低分子量肝素（LMWH）或戊糖肝素（磺达肝癸钠，Xa 因子抑制剂）。并有大量循证医学证据，能显著降低心血管严重不良事件（smajor adverse cardiovascular events，MACE），包括心源性死亡、心肌梗死和再次血运重建发生率。具体参见相关治疗章。

肝素类的主要副作用有出血和肝素诱导的血小板减少症（heparin-induced thrombocytopenia，HIT），主要见于普通肝素，其他肝素类极少发生，一旦发生 HIT，停用肝素即可。若需再给肝素如常规 PCI或外科冠状动脉旁路移植（CABG）手术，则须使用直接凝血酶抑制剂替代之。

3. 抗缺血和其他药物应用　抗心肌缺血是 AMI 患者的基础治疗。可降低心肌耗氧量，缩小 MI 面积，预防心肌重构和保护左心功能。以 β 受体阻断药、硝酸酯类和 ACEI 最常用，具体用法参见常规治疗章。钙通道阻滞药已不再主张用于 AMI，只是伴有高血压和冠状动脉痉挛者，仍可使用氨氯地平和地尔硫䓬。其他药物包括使用他汀类降脂、抗炎而稳定冠状动脉斑块；螺内酯应常规用于 AMI 伴心功能低下和心衰者；镁制剂可用于室性心律失常者；不应使用心肌极化液（GIK），临床试验为中性，还有潜在危害如高血糖和扩容增加心脏负荷。

4. 并发症的治疗 AMI 的并发症主要包括心律失常、泵衰竭、机械并发症、再灌注治疗相关并发症（如前述）和合并症等。

（1）心律失常：心律失常死亡与冠状动脉持续闭塞致心肌缺血和泵功能有关，过去很常见。目前已是再灌注时代，冠状动脉再通成功时多见，此后恢复顺利，较少见。

1）室性心律失常：包括室性期前收缩（PVC）、室性心动过速（VT）和心室颤动（VF），是 AMI 后第一个 24 小时内，特别是最初数小时内常见的并发症，也是引起 AMI 早期猝死的主要原因。

a. PVC: AMI 时的 PVC 特别是频发、成对、多源和 R on T 往往预示更严重室性心律失常的发生，故应立即处理。首选利多卡因 50～100mg（1mg/kg）静脉缓慢推注，接着以 1～4mg/min[20～50μg/(kg·min)]维持静注；多有效，副作用见下。若无效，可改用胺碘酮。

b. VT: 若心室率快（>150 次 / 分）伴低血压（<90mmHg），则应立即行同步直流电复律（100～150J）；若心室率较慢（<150 次 / 分）且血流动力学稳定（SBP>90mmHg），则可选用药物复律：亦首选利多卡因静脉推注（方法同 PVC），可重复 1～2 次至总量达 3mg/kg 时，再静脉维持输注（同上）；若无效则可换用胺碘酮，先给 150mg 静脉缓慢（10～20 分钟）推注，必要时可重复应用，然后以 0.5～1.0mg/min 静脉维持输注 5～6 小时，再视临床效果减量，并常规加用口服胺碘酮。使用胺碘酮后可进一步降低心室率，有时也可转变为窦律。利多卡因的副作用有头晕、口眼发麻等，多见于老年人、心衰伴肝肾功能损害者；胺碘酮的副作用有低血压、QT 间期延长、心动过缓和静脉炎；为预防低血压发生，静脉推注应缓慢并随时调整用量。

c. VF: 一旦出现应立即行非同步除颤（200～300J）。若除颤一次未成功，可加大能量（最大至 400J）再除颤，再不成功，可给肾上腺素 1～2mg 后重复除颤；若 VF 反复发生，其原因可能有：①严重低氧血症或酸中毒；②严重电解质紊乱如严重高钾或低钾血症；③洋地黄中毒等，应予纠正。对难治性 VF 也可给溴苄铵 250mg（5mg/kg）静脉推注或胺碘酮 75～150mg 静脉推注后再除颤。如果出现电 - 机械分离，在除外心室游离壁破裂后，可给肾上腺素或葡萄糖酸钙。

d. 室性加速性自主心律：又称非阵发性 VT，心室率在 60～120 次 / 分，往往与窦性心律交替或竞争出现，通常是良性的，多发生在前壁 AMI 冠状动脉再通成功后，提示与冠状动脉再通相关，一般不必处理，严密观察即可；也可给予阿托品提高窦性心律或必要时用利多卡因抑制之。

2）室上性心律失常

a. 窦性心动过速：常常是由于心衰、低氧血症、疼痛、焦虑、发热、血容量过低、肺栓塞和某些药物的副作用所致，故治疗应对因。若无心衰可使用 β 受体阻断药。

b. 房性期前收缩（PAC）：往往是心房颤动（Af）或心房扑动（AF）的先兆，与心衰致心房扩张或心房压升高有关，应积极对因处理。

c. 阵发性室上性心动过速（PSVT）：因心率过快可使心肌缺血加重。若伴有低血压、心肌缺血或心衰，则应立即行同步直流电复律（25～50J）；若无心衰且血流动力学稳定，可给维拉帕米（异搏定）（5～10mg）或美托洛尔（5～15mg）或地尔硫革（15～20mg）静脉缓注而转复，无效者可试用胺碘酮。

d. 心房扑动和心房颤动：往往见于合并心衰的患者，并提示预后不良。若心率过快致血流动力学不稳定，应立即行同步直流电复律（分别为 25～50J 和 50～100J 能量）。若血流动力学稳定，则减慢心室率即可。有心衰时首选去乙酰毛花苷注射液（西地兰）0.4～0.8mg 分次静脉缓注，多能减慢心室率，也可能恢复窦律；无心衰时可用去乙酰毛花苷注射液，也可用 β 受体阻断药，如美托洛尔 5mg 静脉缓注，每 5～10 分钟可重复，总量可达 15～20mg，然后，给口服制剂。若无效可使用胺碘酮控制心室率。AF 反复发作应给予抗凝治疗，以减少脑卒中的危险。

e. 交界区性心律失常：多见于下壁 AMI，且多为短暂性的，包括交界区心律和加速性交界区心律（即非阵发性交界区心动过速，心率在 70～130 次/分）。前者是窦性心动过缓时的逸搏心律，后者则多见于有洋地黄中毒者，治疗应对因。若心率不快又无血流动力学损害，则不必特殊处理；若心率过慢，血流动力学不稳定，则应行临时起搏。

3）缓慢心律失常

a. 窦性心动过缓：在下、后壁 AMI 早期最为常见，若伴有低血压（SBP<90mmHg）或有 PVC 时应立即处理。可给阿托品 0.5～1mg 静脉推注，间隔 5～10 分钟可重复使用，至总量达 2mg 为止。若无效也可临时起搏的准备。伴有低血压者应首选多巴胺 3～5mg 静脉推注后＋持续输注，使血压＞90/60mmHg 后，缓慢心律失常可同时得以纠正。

b. 房室传导阻滞：多见于下、后壁 AMI 初起或未能成功再灌注治疗者的急性期。一度和二度 I 型 AVB 极少发展为三度 AVB，只需观察，不必处理，并注意药物的影响（如 β 受体阻断药、洋地黄或钙通道阻滞药过量）。二度Ⅱ型和三度 AVB 者则应立即安装临时起搏器。

c. 束支传导阻滞：新的双束支传导阻滞如完全性右束支传导阻滞（CRBBB）+ 左前半（LAB）或左后半（LPB）分支阻滞及其伴 PR 间期延长（三束支阻滞）或 CRBBB 与完全性左束支阻滞（CLBBB）交替均应立即行临时起搏；而出现新的单束支阻滞即使伴有 PR 间期延长或事先存在的双束支阻滞伴 PR 间期正常者，则可先密切观察，并做好临时起搏。

（2）低血压（＜90/60mmHg）：是下后壁 AMI 初期和 AMI 早期较常见的并发症，可引起冠状动脉灌注减少，加重心肌缺血，严重时可立即危及患者的生命。往往迷走神经过度反射（Bezold-Jarisch 反射）、低血容量、药物（如血管扩张药）过量、右室梗死、心源性休克以及其他少见疾病如急性肺栓塞、出血和气胸有关。治疗宜针对上述病因，急救措施包括：

1）升压药：首选多巴胺 3～5μg/（kg·min）静脉输注，紧急情况下（如 BP 50～60/?mmHg）可先推注 2.5～5mg（必要时可反复应用），再静脉维持输注。

2）阿托品：0.5～1mg，静脉推注，5～10 分钟可重复一次，总量不超过 2.0mg。适用于伴心动过缓和恶心、呕吐的迷走神经过度反射的患者，对后者理论上有效，但实际效果不如多巴胺。

3）扩容：适用于下、后壁伴有右室 MI 的患者，可在升压药维持血压 90/60mmHg 以上的基础上行扩容治疗。先给予生理盐水 100ml 静脉推注，后以每 5 分钟静脉推注 50ml，直至血压恢复，撤除升压药。同时应注意密切观察 HR、BP、R 和肺部啰音的变化情况。若有心衰征象，立即停止扩容并给予利尿药和血管扩张药。

4）治疗基础疾病如心源性休克和肺栓塞等。

（3）心力衰竭：是影响 AMI 预后的主要并发症之一，常见于伴或不伴陈旧 MI 的大面积 MI 如广泛前壁 AMI，或 AMI 伴大面积心肌缺血的患者，提示主要是由于左室收缩功能衰竭所致，并伴随有舒张功能异常。收缩功能衰竭是因射血分数（LVEF）、每搏输出量（SV）和心排血量（CO）严重降低而同时产生左室舒张末压增高和肺淤血、水肿；而舒张功能衰竭只引起左室舒张末压升高和肺淤血、水肿，然 LVEF、SV 和 CO 无严重降低。心力衰竭的血流动力学异常属 Forrester Ⅱ型［CI＞2.2L/（min·m^2），PCWP＞18mmHg］，其主要临床表现有呼吸困难和肺部湿啰音，并随 SV 降低和肺淤血的程度不同而差别较大。可轻至呼吸次数增加（＞20 次/分）或平卧后咳嗽、咳白色泡沫稀痰伴肺部少量细湿啰音；又可重至肺水肿的表现如极度呼吸困难、端坐呼吸、咳粉红色泡沫痰伴面色苍白、大汗淋漓、满肺水泡音和喘鸣音。X线床旁像有助于心力衰竭的诊断和肺淤血或肺水肿程度的判断。治疗目的主要是降低肺毛细血管楔压(PCWP)、减轻肺淤血或肺水肿,并增加 SV 和 CO;治疗原则为利尿、扩血管和强心。严重左心衰竭、肺水肿的急救措施(详见急性左心功能衰竭)。

(4) 心源性休克:是 AMI 后泵衰竭最严重的类型。80% 是由于大面积 MI 所致,其余是由于机械并发症如室间隔穿孔、乳头肌断裂或右室 MI 所致;其预后很差,病史率高达 80%。典型的血流动力学类型为 Forrester Ⅳ 型[CI < 2.2L/(min·m^2),PCWP > 18mmHg]。临床表现为持续(> 30 分钟)低血压(SBP < 80mmHg)、低组织灌注(神志模糊、皮肤湿冷苍白、四肢冰凉、少尿和酸中毒)以及肺水肿(呼吸困难、肺部湿啰音和 X 线的肺水肿表现)。治疗原则为升压、增加 CO 和组织灌注以及降低 PCWP 减轻肺水肿。措施如下:

1) 升压药:恢复血压≥90/60mmHg 是维持心、脑、肾等重要脏器灌注并维持生命的前提。首选多巴胺 5～10μg/(kg·min),甚至 10～20μg/(kg·min)或更大量静脉维持输注,以确保血压达到或接近 90/60mmHg。必要时加用间羟胺(阿拉明)或去甲肾上腺素。在严重低血压的紧急情况下,可先弹丸式静脉推注多巴胺 2.5～5mg,间隔 3～5 分钟可重复应用,使血压恢复至 90/60mmHg 以上,再给予静脉维持输注。

2) 血管扩张药:首选硝普钠,也可用硝酸甘油,用量宜小,5～20μg/min,静脉维持输注。可扩张小动脉(阻力血管)而增加 CO 和组织灌注,同时可降低 PCWP 而减轻肺淤血或肺水肿,从而改善血流动力学状态。尤其与大剂量多巴胺合用效果更好,还能抵消其 α 受体兴奋引起的缩血管副作用而改善组织灌注。临床上常能观察到,在升压药的基础上使用小剂量硝普钠,血压可不下降,甚至会略升高,脉搏可稍强以及组织灌注明显。

3) 主动脉内球囊反搏(IABP):是心源性休克患者的强指征经股动脉插入气囊导管至降主动脉,通过舒张期和收缩期气囊充气与放气,增加心肌灌注并降低心室射血阻力,可使 SV、CO 增加 10%～20%,因此可为循环提供有效支持并产生有益的血流动力学效应。一般适用于对上述药物治疗无反应、血流动力学不稳以及为外科手术或介入治疗需做冠状动脉造影的心源性休克患者。IABP 的副作用有穿刺部位出血、穿刺下肢缺血、溶血、血栓栓塞和气囊破裂等并发症,在老年、女性和有外周动脉疾患者更多见,而且 IABP 本身不能改善心源性休克患者的预后。

4) 再灌注治疗:包括溶栓、急诊 PTCA 或 CABG。特别是前两者及其联合应用使梗死相关冠状动脉早期再通和有效再灌注,可使住院病死率降至 35%～50%,是目前治疗 AMI 伴心源性休克的首选方法。需要特别提醒的是,Forrester Ⅲ型低血压休克,并非真正的心源性休克,只需升压和扩容治疗即可,应慎用血管扩张药,也禁用 IABP。

（5）机械并发症

1）左室游离壁破裂:一旦发生往往是灾难性的,将立即出现心脏压塞,产生电 - 机械分离而死亡。所能做的处理是可行心包穿刺以证实诊断和暂时缓解心脏压塞;若极偶然病情能相对稳定,应行超声心动图检查,以对心脏压塞确诊;情况允许应做冠状动脉造影,然后送外科行室壁修补和 CABG 术。若左室游离壁破裂为亚急性的,则可通过机化血栓、血肿和心包一起堵住破裂口而不出现心脏压塞,渐渐形成假性室壁瘤。假性室壁瘤一旦确诊,则应尽快行手术切除和修补,以免再破裂而死亡。

2）室间隔穿孔和乳头肌断裂:前者是由于室间隔破裂所致,而后者则是乳头肌"破裂"的结果。两者临床特征相似,均表现为突然发生心力衰竭甚至心源性休克,或心力衰竭突然加重并很快出现心源性休克,伴有心前区新的、粗糙的全收缩期杂音,前者往往有震颤。彩色 Doppler 超声心动图检查和右心漂浮导管检查对两者有确诊和鉴别诊断价值。一旦确认,均应在 IABP 下先行冠状动脉造影,再行外科修补和 CABG 术。

（6）梗死后心绞痛和再梗死:梗死后心绞痛属不稳定型心绞痛,应给予积极处理。具体措施同上,并参见常规治疗章。

再梗死,不论是原部位(4 周内称延展),还是非原部位,是 STEMI 或是 NSTEMI,只要有典型的胸痛伴 ST 段上抬或下降者,均应按 AMI 处理,包括溶栓和急诊 PTCA。

（7）合并症:对于错过时机,未行前述溶栓治疗和急诊 PCI 的 AMI 患者,尤其是老年患者,其合并症主要是出血和栓塞。前者常见消化道出血(溃疡病史或应激性溃疡)和脑出血(多年高血压基础加上抗栓治疗);后者常见肺栓塞(因肥胖加卧床)和脑血栓形成(因低血压)或脑栓塞(因颈动脉粥样硬化、合并心房颤动、左室室壁瘤形成和心衰)。具体参见相关章节。

【恢复期(出院前)检查与治疗】

AMI 患者经 CCU 监护救治使病情稳定后,应转至普通病房进一步恢复,彻底检查,调整治疗和给予健康宣教后方可出院,时间 1～2 周。其间,除了延续和调整 CCU 的治疗方案外,还需完成上述相关检查的复查,以了解病情或心功能恢复情况;有条件还可做放射性核素心肌灌注检查,评价梗死范围大小;病情平稳后,还应当常规行冠状动脉造影和左室造影检查,在明确冠状动脉解剖病变和心功能状态后,进一步行 PCI 或 CABG 以及少数患者干细胞治疗。此后,只要其生命体征稳定,能常规下地活动,生活自理,完成了健康宣教,并符合常规 PCI 术后出院条件时,即可出院。对 AMI 患者可喻为"心脏发动机"的突发故障者,应当进行彻底检查和治疗,以使其达到"心脏发动机和供油管道"理论上均彻底恢复的目的,使患者有机会重新恢复工作和生活。

(杨跃进　李　娜)

第 16 章　急性心肌梗死急诊 PCI

一、急诊 PCI 的依据与目的

溶栓治疗的缺点包括:①只有 1/3 的 STEMI 患者接受了溶栓治疗;② 20% 的梗死相关动脉(IRA)仍然闭塞,再通后还有 45% IRA 的前向血流仅为 TIMI≤Ⅱ级;③血管再通的中位数时间为 45 分钟;④缺乏快速预测再灌注的指标;⑤ 15%～30% 的患者再次发生心肌缺血;⑥ 0.5%～1.5% 的患者发生致命性颅内出血。

急诊 PCI 策略包括直接 PCI、补救 PCI、即刻 PCI 和延迟 PCI,目的是尽快可靠地开通 IRA,重新建立有效的心肌灌注,达到挽救患者的生命并且改善其远期预后。易化 PCI 是指先药物治疗后按计划即刻施行 PCI,但是由于概念的泛化,目前不再主张使用这个术语。

直接 PCI 的优点包括:①应用于不宜溶栓的患者,扩大了治疗范围;②即刻了解冠状动脉解剖状况,评估左心室功能,可以进行早期危险分层;③迅速使 IRA 再通,并且达到 TIMI Ⅲ级血流;④心肌缺血复发、再梗死和再闭塞发生率低;⑤高危患者存活率较高;⑥心肌再灌注损伤和心脏破裂的发生率低;⑦致命性颅内出血风险降低;⑧缩短住院天数。

直接 PCI 是一种抢救性手段,手术病死率可以达 5%,因此应当重视术前、术中和术后的每一个环节,力求迅速、安全和有效。

二、根据体表心电图判断 IRA 及病变部位

根据体表心电图判断 IRA 及病变部位,对于危险性分层以及预测患者可能出现的结果,具有重要意义。

【左主干病变】

典型的心电图改变为 aVR 导联 ST 段抬高,同时 I、II、V_4～V_6 导联 ST 段压低。如果同时伴有 V_1 导联 ST 段抬高,则 aVR 导联 ST 段抬高的程度应当大于 V_1 导联。

【前降支开口或近段病变】

心电图表现为:① ST 段抬高≥1mm 最常见于 V_2 导联,其次为 V_3、V_4、V_5、aVL、V_1 和 V_6 导联,V_2、V_3 导联抬高程度最大;② aVL 导联 ST 段抬高,下壁导联 ST 段下移;③如果 V_1 导联 ST 段抬高同时伴有 aVR 导联 ST 段抬高,则前者抬高程度应当大于后者。

【旋支病变】

心电图表现为:①II、III 和 aVF 导联 ST 段抬高,但是没有 aVL 导联 ST 段下移,并且III导联 ST 段抬高程度与II导联相当。②可以伴有心前导联 ST 段下移。有时旋支闭塞时,可以表现为"假性正常"。

【右冠状动脉近段病变】

心电图可以表现为:①II、III 和 aVF 导联 ST 段抬高,III导联 ST 段抬高的程度大于II导联,同时伴有 I 和(或)aVL 导联的 ST 段下移。②右室导联 ST 段抬高。如果是右冠状动脉开口急性闭塞,还可以表现为 V_1 导联 ST 段抬高。

三、抗 栓 治 疗

【阿司匹林】

阿司匹林主要通过抑制血小板中血栓素 A_2(TXA_2)的生成,抑制血小板聚集并起到抗血栓形成的作用。大剂量(>160mg)可以不可逆地抑制 TXA_2 的生成。口服后需要 2 个小时才能达到最大作用。即刻嚼服大剂量阿司匹林,几乎可以同时发挥抗血小板的作用。没有证据表明急诊状态下口服阿司匹林肠溶制剂可以达到与应用非肠溶制剂同样的效果。因此,一旦诊断 STEMI,如果没有用药禁忌证,应即刻嚼服 300mg 非肠溶制剂的阿司匹林。PCI 术后,应当每日给予 300mg 阿司匹林口服。金属裸支架置入后至少 1 个月、西罗莫司洗脱支架置入后 3 个月、紫杉醇洗脱支架置入后 6 个月。之后应当每日 100mg 长期口服。

【氯吡格雷】

抑制血小板二磷酸腺苷受体抑制血小板聚集,用药后 6 个小时开始发挥其临床抗血栓作用。口服 300mg 负荷剂量有助于加速其抗血栓作用。因此,一旦诊断 STEMI,如果没有用药禁忌证,应即刻嚼服 300mg 氯吡格雷。给予 >300mg 的方案,更迅速达到高水平的抗血小板活性。PCI 术后，每日给予 75mg 氯吡格雷。金属裸支架置入后至少 1 个月（除非患者发生出血的危险性增加；然后应当给予最小剂量 2 周）、西罗莫司洗脱支架置入后 3 个月、紫杉醇洗脱支架置入后 6 个月，并且在没有高危出血危险的患者，理想的是给药 12 个月。在发生支架内亚急性血栓高危的患者（无保护的左主干、左主干分叉或仅存的冠状动脉通畅），可以考虑进行血小板聚集检查。如果证实血小板聚集抑制率 <50%，可以考虑将氯吡格雷剂量增加到每日 150mg。

【糖蛋白Ⅱb/Ⅲa 受体抑制剂】

（阿昔单抗、依替巴肽或替罗非班）可以有效地阻断纤维蛋白原和其他的黏附蛋白通过糖蛋白Ⅱb/Ⅲa 受体与毗邻的血小板结合。在接受直接 PCI 并使用普通肝素抗凝的患者，无论是否应用氯吡格雷，都可以应用血小板糖蛋白Ⅱb/Ⅲa 受体抑制剂。接受直接 PCI 并使用阿昔单抗的患者，可以考虑冠状动脉内应用阿昔单抗。但是，不应当将常规导管室前（即急救车或急诊室）应用糖蛋白Ⅱb/Ⅲa 受体抑制剂作为接受 PCI 治疗的 STEMI 患者上游治疗策略的一部分。

应根据体重选择冲击剂量普通肝素（70～100U/kg），应用 HemoTec 装置监测活化凝血时间（ACT），ACT 至少应 >250～350 秒，而使用 Hemochron 装置时，ACT 至少应 >300～350 秒。尽管应用普通肝素的剂量以及合理疗程尚无定论，但是，合理的治疗方案应该是静脉肝素治疗 48 小时，然后改为皮下应用肝素治疗。突然停用肝素，由于凝血酶的激活，临床上有再次发生血栓的高度危险性（肝素反跳现象）。

年龄 <75 岁的溶栓治疗患者，如果没有严重肾功能不全（血浆肌酐水平，男性 >2.5mg/dl，女性 >2.0mg/dl），低分子量肝素可替代普通肝素作为辅助治疗用药。年龄 <75 岁的患者，依诺肝素 30mg 静脉注射，随后 1.0mg/kg 皮下注射 12 小时一次，直到出院。

比伐芦定是直接凝血酶抑制剂，可以在肝素诱发的血小板减少性紫癜患者替代肝素。静脉推注 0.25mg/kg 后滴注 0.5mg/(kg•h) 共 12 小时，随后 0.25mg/(kg•h) 共 36 小时，但是如果最初 12 小时内部分促凝血酶原激活时间 >75 秒，应减慢滴注速度。

四、其他药物治疗

STEMI 发作后的前几小时，β 受体阻断药可通过降低心率、体循环动脉血压和心肌收缩力来降低心肌需氧。通过降低心率延长舒张期，可以增加到缺血心肌尤其是心内膜下的灌注。因此，即刻 β 受体阻断药治疗可以降低：①没有接受溶栓治疗患者的梗死范围和相关并发症发生率；②接受溶栓治疗患者再梗死发生率；③致命性室性心动过速发生率。因此，没有禁忌证的 STEMI 患者，都应口服 β 受体阻断药治疗，有心动过速或高血压时，最好立即静脉注射 β 受体阻断药治疗。

STEMI、肺充血或左室射血分数 < 0.4 的患者，应当在发病 24 小时内口服血管紧张素转化酶抑制剂（ACEI），除非存在血压过低（收缩压 < 100mmHg 或 < 基线值 30mmHg）或存在其他使用该类药物禁忌证。不能耐受 ACEI 类的 STEMI 患者和存在心力衰竭临床或影像学证据的患者或左室射血分数 < 0.4 的患者，应给予血管紧张素受体阻断药治疗。

β 受体阻断药无效或有禁忌证（例如支气管痉挛）的患者，可给予维拉帕米或地尔硫草以缓解心肌缺血或控制 STEMI 后出现的心房颤动或心房扑动的快速心室率，除非有充血性心力衰竭、左室功能障碍或房室传导阻滞。

此外，对于严重 STEMI 患者，应当静脉应用胰岛素控制血糖到正常水平。还应当纠正体内镁不足，特别是 STEMI 发病前使用利尿药治疗的患者。对于伴有长 QT 间期的尖端扭转型室性心动过速患者，应在 5 分钟的时间内静脉推注 1~2g 的镁剂。

五、急诊冠状动脉造影

【适应证】

急诊冠状动脉造影的适应证包括：①适合直接 PCI 的患者；②适合血管重建治疗的严重心力衰竭或心源性休克患者；③有中大面积心肌面临风险和有溶栓治疗失败证据的患者；④在血流动力学稳定并且有溶栓治疗成功证据的患者开始溶栓治疗后 3~24 小时。在开始没有接受直接 PCI 的不稳定患者（即严重心力衰竭或心源性休克和血流动力学受损的室性心律失常），应当实施旨在施行 PCI 的即刻冠状动脉造影策略，除非认为有创治疗对临床情况无益或不适合。

在血流动力学稳定的患者，可以选择桡动脉途径完成急诊冠状动脉造影和 PCI。但是在危重患者最好选用股动脉途径，其优点包括：①可以使用 ≥7F 动脉鞘和 ≥7F 的大腔指引导管，完成复杂 PCI；②可以方便地应用主动脉内球囊反搏泵和左心室辅助装置。

六、诊断性血管造影评价

在判断为前降支闭塞的患者，可以先使用造影导管（通常是 5FJR-4 导管）行右冠状动脉造影并评估非 IRA。一般采用左前斜位和左前斜位＋头位两个体位摄像，显示右冠状动脉全程以及与左冠状动脉的关系。然后直接使用指引导管（通常是 6FJL-4 导管）行左冠状动脉造影，评估 IRA。一般采用头位、右前斜位＋足位和左前斜位＋足位（又称蜘蛛位）三个体位摄像，显示左主干、前降支和旋支全程及其分支。

在判断为旋支闭塞的患者，基本同前降支闭塞的患者。但是有时候需要增加足位摄像，显示旋支全程及其分支。

在判断为右冠状动脉闭塞的患者，可以先使用造影导管（通常是 5FJL-4 导管）行左冠状动脉造影并评估非 IRA。一般采用头位、右前斜位＋足位和左前斜位＋足位（又称蜘蛛位）3 个体位摄像，显示左主干、前降支和旋支全程及其分支。然后直接使用指引导管（通常是 6FJR-4 导管）行右冠状动脉造影，评估 IRA。一般采用左前斜位和左前斜位＋头位两个体位摄像，显示右冠状动脉全程及其分支。

在判断为左主干病变的患者，基本同前降支闭塞的患者。

七、直接、延迟或择期 PCI

直接 PCI 的适应证包括：①发病 12 小时内的患者；②在患者达到作为整体目标首次医疗接触后能够在 90 分钟内实施 PCI 的医院；③在患者达到作为整体目标首次医疗接触后不能在 120 分钟内实施 PCI 的医院；④在发生严重心力衰竭或心源性休克并且适合尽快血管重建治疗的患者，无论时间延迟多久；⑤在有溶栓治疗禁忌证并且缺血时间小于 12 小时的患者；⑥如果症状发作 12~24 小时并且有进行性缺血的临床和（或）心电图证据。但是，在没有血流动力学障碍的患者，直接 PCI 时不应当在非梗死相关动脉实施 PCI。

延迟或择期 PCI 的适应证包括：①有溶栓失败或 IRA 再闭塞临床证据；②溶栓治疗后 3~24 小时 IRA 通畅的患者；③无创检查证实有缺血时。但是，如果无症状的 1 或 2 支病变患者的血流动力学和电活动稳定并且没有严重缺血证据，不应当在发病后 24 小时以后对完全闭塞的 IRA 实施 PCI。

八、操　作　技　术

要求术者熟悉不同的投照体位上各支冠状动脉的影像解剖，并且采用不同的投照体位来完成 PCI。实践中经常需要变换体位。

将冠状动脉导丝送至 IRA 远端后，应当首先使用抽吸导管抽吸血栓，可以反复数次直至确认抽吸干净。但是对于前降支或旋支闭塞病变，切忌随意将抽吸导管在没有保持负压状态下撤回至指引导管内,避免将血栓带入旋支或前降支,造成灾难性后果。抽吸后需要经导管注射硝酸甘油和(或)钙通道阻滞药或腺苷来解除 IRA 痉挛,行血管造影评估抽吸效果,帮助评估 IRA 病变段的直径和长度,选择适合尺寸的支架。必要时可能需要使用球囊行预扩张。

可以选择金属裸支架或药物洗脱支架。一般采用高压(≥12atm)释放支架,保证支架贴壁良好,减少血栓事件的发生。

采用直接 PCI 常用的投照体位,完成最终血管造影评价。观察患者的血流动力学和心肌缺血的改善情况,然后决定是否拔出鞘并压迫止血。

九、心源性休克

在心源性休克并且适合 PCI 的患者应当实施 PCI,并且在 STEMI 后应用药物治疗不能够很快稳定病情的心源性休克患者,应用血流动力学支持装置。

心源性休克是 STEMI 合并住院死亡的头号原因。血管重建是能够降低病死率的唯一治疗手段。有严重多器官衰竭时,血管重建治疗可能无效并且没有指征。在老年患者,选择患者做血管重建治疗更为重要,但是在没有合并性疾病的患者的结果也较好,并且可以有存活受益。到没有 PCI 能力医院的患者应紧急转运到有 PCI 能力的医院。

心源性休克患者应当接受标准的药物治疗,包括阿司匹林、$P2Y_{12}$ 受体拮抗剂和抗凝。正性肌力药物和血管加压药物治疗能够提高灌注压。过去,避免使用负性肌力药物和血管扩张药。有关静脉使用糖蛋白 IIb/IIIa 抑制剂是否可以获益,存在争议。

十、经皮血流动力学支持装置

在高危患者可以择期插入适合的血流动力学支持装置,作为 PCI 的一种辅助措施。

主动脉内球囊反搏(IABP)常常应用于血流动力学不稳定患者 PCI 的一种辅助措施。与补救应用 IABP 比较,在高危患者 PCI 期间常规预防性应用 IABP 与较低病死率和较少严重并发症有关。常规应用 IABP 与必要时应用的主要复合终点之间没有差异。除了严重手术并发症(即长期低血压、室性心动过速/颤动和心跳呼吸骤停)在常规应用 IABP 组较低外,其他主要二级终点也没有差异。常规应用 IABP 组出血和血管路径并发症发生率有增高趋势。必要时应用 IABP 组"救急"插入 IABP 率为 12%,主要是因为术前低血压。

Impella Recover LP 2.5 系统在高危 PCI 患者应用,安全、易于置入和有明显的血流动力学效果。但是,随机试验旨在证实 Impella 的一个月不良事件优于 IABP,结果由于分析中期研究结果显示无效而终止试验。

Tandem Heart 在接受高危 PCI 患者的血流动力学研究显示了其临床效果。

十一、无复流的药物治疗

冠状动脉内应用血管扩张药(腺苷、钙通道阻滞药或硝普钠)可以用于治疗直接或择期 PCI 时的无复流。多种药物被用于减少心肌梗死时无复流的发生。其中有试验证据支持的只包括阿昔单抗、腺苷、尼可地尔和硝普钠。

十二、血栓抽吸术

在接受直接 PCI 的患者可以施行血栓抽吸术。

血栓抽吸术在 STEMI 患者的获益可能取决于所应用的血栓抽吸术技术的类型。在直接 PCI 常规应用溶栓血栓抽吸术并无临床获益。直接 PCI 期间应用手动血栓抽吸术改善微血管灌注和减少主要心脏不良事件。还不清楚在血栓负荷重的患者选择性血栓抽吸的策略是否与常规血栓抽吸的结果相当。

十三、急性心肌梗死患者的冠状动脉旁路移植

急性心肌梗死患者的冠状动脉旁路移植(CABG)适应证包括:①直接 PCI 失败或不能施行;②冠状动脉解剖适合 CABG;③存在大面积休眠心肌的持续性缺血和(或)血流动力学不稳定并且难以耐受非外科治疗;④有心肌梗死后机械性并发症(例如室间隔破裂、乳头肌梗死和(或)断裂导致二尖瓣关闭不全或游离壁破裂需外科修复);⑤在存在心源性休克并且适合 CABG 的患者,不考虑心肌梗死到休克发生的间隔时间和心肌梗死到 CABG 的时间;⑥在伴有致命性室性心律失常(相信是由缺血所致)同时存在左主干狭窄≥50% 和(或)3 支病变。此外,作为更晚期策略的一种选择,在 STEMI 发生 48 小时之内伴有顽固性心绞痛或心肌梗死的多支病变患者,CABG 可以作为一种血管重建治疗策略。然而,在存在持续性心绞痛和小面积存活心肌的血流动力学稳定的患者,或在无复流的患者,不应当施行急诊 CABG。

(颜红兵)

第17章 ST段抬高性心肌梗死后的 危险分层与处理

一、引 言

美国每年心肌梗死（MI）患者超过100万，中国据2002年不完全统计亦高达70万之众，且呈明显的上升趋势，其发病率仍然值得关注。在急性ST段抬高性MI后恢复期住院期间，医生的职责应是着手帮助患者减少危险因子、降脂治疗、戒烟，并给予其他干预。某些治疗，如β受体阻断药、血管紧张素转化酶抑制剂（ACEI）已被循证医学证实可减少心血管事件而被广泛接纳。而另一些疗法如心导管术，对那些小面积MI的患者则相对应用过度。尚无临床试验明确理想的MI后治疗方案与治疗持续时间。某些亚组人群并不能从给予的治疗中明显获益。

二、危险分层

MI后危险分层可用来确定哪些患者处于随后发生心血管事件的高危之中，哪些患者从血管重建治疗中获益。对所有MI患者均应采取积极措施，降低其危险因子。已被证实的能使患者获益的治疗指南之意义就在于此。然而，MI的治疗必须考虑到个体化，并避免过多的药物治疗。图17-1～图17-3简要概述了危险分层的步骤。危险分层的主要目的是确定MI患者随后发生心血管事件的危险性，指导进行相应干预（如血管重建或其他治疗）使其获益。必须强调危险分层工作是一个连续的过程，应根据患者的临床资料不断更新其危险性评估。

【年龄】

影响MI后病死率的最重要预测因子。许多研究表明，在年轻患者的总体病死率较低（<4%），且绝大多数的患者在积极的干预措施中获益。然而，老年患者处于较大的危险之中，他们在干预治疗中的受益则有明显差异。

【左室功能评估】

左室功能是MI后病死率的第二重要预测因子。研究表明，左室射血分数（LVEF）与病死率呈负相关。LVEF<40%者的潜在病死率比LVEF较高者要高得多。因此，所在MI患者均应常规行左心室功能测定。

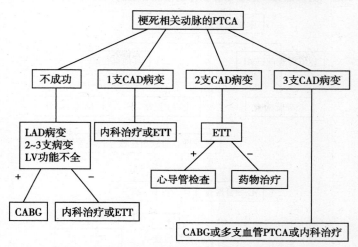

图 17-1　行 PTCA 的 MI 病人 MI 后危险分层步骤
（除外心源性休克或机械性并发症病人）
CAD, 冠状动脉疾病；CABG, 冠状动脉旁路移植术；LA, 左心室；
LAD, 左前降支；ETT, 平板运动试验

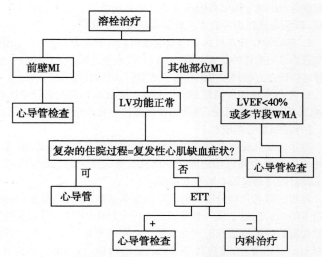

图 17-2　接受溶栓治疗的病人 MI 后危险度分层步骤
（除外心源性休克、机构性并发症病人）
LV, 左心室；LVEF, 左室射血分数；WMA, 室壁运动异常

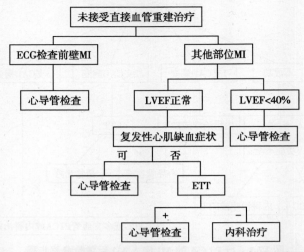

图 17-3　未接受直接血管重建治疗的 MI 病人 MI 后危险度分层步骤
（除外心源性休克、机械性并发症病人）
ECG，心电图；LVEF，左室射血分数

1. 若患者 MI 后有明显左心室功能障碍（LVEF<40%）或多节段室壁运动异常，则应考虑该患者处于高危状态。应当施行心导管检查，以明确这些患者能否从血管重建治疗中获益。

2. 在心导管检查过程中的放射性核素血管造影、超声心动图或左室造影可用来评价左室功能。上述显像检查之间并无优越性可言。选择这些检查方法时应考虑到检查的费用、有效性及其技术特点。

3. 左心室功能失调是 MI 后早期应用 ACE 抑制剂治疗的指征。如 ACE 抑制剂不能耐受，缬沙坦和坎地沙坦有治疗作用。

【评价残留心肌缺血】

冠状动脉病变程度以及存在复发性或残留心肌缺血是 MI 患者病死率的另两个强烈预测因子。出院前可应用无创性运动负荷试验来评价运动诱发的心肌缺血程度。

理想的患者危险分层试验是运动负荷试验，因为该试验能提供相当多的预后信息。运动负荷试验亦用于评价心功能，其结果可指导患者出院后采取适宜的运动水平。对那些不能运动，或心电图因存在左心室肥厚、心室内传导延迟而无法解释，或有地高辛诱发的ST-T 波形改变的 MI 患者，应当再作超声心动图或放射性核素心肌显像检查来进行危险分层。对上述两组患者负荷超声心动图试验和负荷放射性核素心肌显像能提高冠状动脉病变检出的敏感性和特异性。多巴酚丁胺、腺苷以及双嘧达莫已经与超声心动图或放射性核素显像检查合用来进行运动负荷试验,结果均表明,对MI后患者是安全的。进行运动负荷试验的时间问题尚有争论,美国心脏病协会和美国心脏学会(ACC/AHA)指南中推荐,对所有无并发症的未行冠状动脉造影术的MI患者出院前作次极量运动负荷试验,或出院3周后做症状限制范围内的运动负荷试验。研究证实,两种方案对MI患者均是安全的。运动量至少能达3个代谢当量(MET)者的预后良好。运动量不能达到3个MET,运动中出现低血压或有明显ST段压低或抬高是作冠状动脉造影术的指征。

三、MI后治疗

【冠状动脉造影术与经皮腔内冠状动脉成形术(PTCA)】

1. 指征

(1)患者冠状动脉造影术的明确指征是患者有MI后心绞痛或再梗死、溶栓失败、充血性心力衰竭、机械性并发症或血流动力学不稳定。

(2)很多临床试验(表17-1)评价对溶栓后无并发症的MI患者是否应常规做心导管检查,目前认为,MI发生后7天以上可接受冠状动脉造影术。非随机化研究结果表明,MI后冠状动脉通畅与否是随后死亡的一个重要预测因子(亦称作动脉开放假说)。MI后梗死相关冠状动脉完全闭塞者与通畅者相比,前者左心室扩张程度增

**表17-1　溶栓治疗48小时后保守治疗与常规
有创性治疗的临床试验分析**

研究	发病至PTCA时间(h)	研究病例数	病死率(%)		出血发生率(%)	
			保守治疗	有创性治疗	保守治疗	有创性治疗
TIMI Ⅱb	18～48	3162	7.4	6.9	12.7	15.5
						(输血)
欧洲合作组	立即	367	8.9	10.5	23.0	41.0
SWIFT	3～48	800	5.0	5.8	16.1	19.9
TAMI	立即	386	1.0	4.0	—	42
						(所有患者)

注:TIMI,心肌梗死溶栓治疗;SWIFT,是否在溶栓后给予干预治疗?TAMI,心肌梗死溶栓治疗及血管成形术

加，较易发生自发性或诱发性心律失常，且预后较差。

（3）无创性运动负荷试验显示，心肌缺血者的再梗死或死亡的危险性增加。所以，对这些患者均应行冠状动脉造影术，并对缺血区域的供血动脉建立血管重建。如果这些动脉适合，则可行冠状动脉旁路移植术（CABG）或 PCI。左心室功能是 MI 后的有力预测因子。左心室功能受损（LVEF<40%）的患者很可能有多支冠状动脉病变，有可能自冠状动脉重建提高生存率。所有这些患者均应行冠状动脉造影术。

（4）在外科手术纠正 MI 后乳头肌断裂所致急性二尖瓣反流、室间隔缺损或左心室室壁瘤等机械性并发症之前，建议行冠状动脉造影术。冠状动脉造影可确定能够建立血管重建的部位。如果有必要，该检查还可用来进一步评价机械性并发症的情况。少数病例因血流动力学不稳定而在外科手术前不能行冠状动脉造影术，外科医生可通过移植大隐静脉对所有（或有选择性的）冠状动脉行冠状动脉旁路术。

2. 禁忌证　对那些有严重合并症而不宜行外科手术或经皮血管再通术，或不愿行上述治疗的患者不应做心导管检查。

3. 争议　有确切的证据表明，并非所有的已确诊的急性 MI 患者均应行冠状动脉造影术。大多数 MI 后冠状动脉造影术是用于那些已确诊的无症状的 MI 患者，一般来说，这些患者长期预后良好。然而，许多心脏病学专家主张对所有的 MI 后患者均行心导管检查。

【心肌梗死后冠状动脉旁路移植术】

心肌梗死后 CABG 分为两种类型：紧急 CABG 和择期 CABG。

1. 紧急 CABG　对于那些有机械性并发症的患者，如室间隔穿孔、乳头肌断裂或那些进行性心肌缺血，药物治疗反应差并适合 CABG 的患者，应尽早手术。大多数研究结果提示，若患者的血流动力学允许，为进一步降低病死率（与无近期 MI 患者的择期 CABG 手术病死率相似），应待心肌梗死 3～7 天后再进行 CABG 手术。

2. 择期 CABG　研究已明确表明，左主干或严重的 3 支病变患者，尤其是合并心功能低下的患者，CABG 后生存率得到提高。冠状动脉前降支近端狭窄、2 支病变或 2 支病变以上伴 LVEF 低下的患者，能自择期 CABG 受益。尚无前瞻性随机研究来确定 MI 后择期 CABG 最理想的时间。目前研究结果认为，择期 CABG 宜于心肌梗死 1 月以后、3 月以内进行。

3. 在 LVEF 低下、高龄或多种并发症的患者，以及行紧急 CABG 患者中，CABG 手术危险性增加。CABG 术后患者的再次手术病死率较高。

四、二 级 预 防

戒烟、积极降脂、控制高血压及糖尿病和预防性使用阿司匹林、β受体阻断药、ACE抑制剂都是证实有益的二级预防关键措施。证据表明，改善生活方式包括经常参加体育运动、减轻体重、戒烟和减轻工作压力，可以有效改善血凝、纤溶和血小板功能，是患者远离致动脉粥样硬化和致血栓状态，参加门诊心脏康复计划可以帮助患者实现这些目标。

【强制性戒烟】

吸烟使MI后再梗死与病死率增加1倍，因为吸烟可导致冠状动脉痉挛，降低MI后β受体阻断药的疗效。MI患者戒烟后危险性迅速降低，其3年内存活率与从未吸烟的MI患者接近。MI后戒烟的1/3～1/2患者，在MI后6～12个月内又开始吸烟，可促使心脏不良事件再发。人们已经尝试许多戒烟措施，诸如药物戒烟、正规的戒烟计划、催眠以及节制吸烟。

【患者教育】

所有患者应当接受心血管疾病二级预防的相关知识包括生活习惯和药物治疗及急性症状的处理方法，同时给以相关的心理治疗。

【降脂治疗】

MI患者应优先给以他汀类药物治疗，并长期维持血脂水平在靶目标之内。

1. 低密度脂蛋白胆固醇（LDL-C）　大多数急性MI患者有血脂异常。大规模的二级预防试验表明，降脂治疗能减少MI后远期病死率与再梗死率。因此，所有MI患者住院24小时内应当做血脂全套检查，包括总胆固醇、低密度脂蛋白胆固醇、高密度脂蛋白胆固醇和甘油三酯。如果不能达到上述要求，应立即做作随机胆固醇水平测定，并于MI后4周做血脂全套测定。

治疗上采用目前ACC/AHA指导建议，所有MI患者均采用AHAⅡ级饮食方案，即饱和脂肪小于总热量的7%、胆固醇<200mg/d。如果LDL-C水平仍>125mg/dl，应给予降脂药物治疗，以使LDL-C水平降至70mg/dl以下。如果患者坚持用Ⅱ级饮食治疗后见效慢，且常有心脏事件反复发生，则这些患者均应立即开始降脂药物治疗。药物治疗通常单用3-羟-3-甲基戊二酰辅酶A（HMG-CoA）还原酶抑制剂。其他药物可选用胆汁酸螯合剂或烟酸。赫尔辛基（Helsinki）一级预防试验结果表明，接受吉非罗齐（gemfibrozil）治疗的患者与安慰剂组相比临床事件的发生率趋于增多，故应避免采用吉非罗齐或与之联用。其他疗法包括降低情绪紧张度、适量饮酒（特别是红葡萄酒)和运动,这些能降低 LDL-C。

2. 高密度脂蛋白胆固醇(HDL-C)　约 25% 的急性 MI 患者 HDL-C 水平低下,而总胆固醇水平正常。对 MI 患者来说,血脂检查中 HDL-C 水平低下是独立的危险因子。可考虑通过运动、口服烟酸或雌激素(对女性)来提高 HDL-C 水平。

3. 甘油三酯　单独的高甘油三酯血症并不是冠状动脉疾病的独立危险因子。但是,高甘油三酯血症往往伴有 HDL-C 降低或糖尿病。治疗:几乎无资料来支持高甘油三酯血症的药物治疗,且研究结果被 HDL-C 低下混淆。烟酸和阿托伐他汀(atorvastatin)能降低增高的甘油三酯水平。

【抗血小板治疗】

1. 阿司匹林　所有 MI 患者应持续口服阿司匹林,除非有绝对禁忌证。MI 后阿司匹林的应用可使每 1000 例被治疗的患者中,死亡人数减少 25 人。已经证实,MI 后阿司匹林治疗能减少血管性病死率、非致命性脑卒中与非致命性 MI 的发生率。新近研究表明,阿司匹林治疗对女性患者的心血管事件的防治亦有肯定作用。支架植入术后,口服噻氯匹定或氯吡格雷(clopidogrel)的患者亦应口服阿司匹林,因为有证据表明,除了阿司匹林的抗血小板功能与抗黏附效应外,患者还可从该药物的抗炎效应中获益。

2. 其他药物　不主张对 MI 患者使用磺吡酮和双嘧达莫。有关这两种药物的临床试验已有报道,但其疗效并不优于单独口服阿司匹林。如果患者确实对阿司匹林过敏,可改用噻氯匹定(250mg 每日 2 次口服)和氯吡格雷(75mg/d)。氯吡格雷适宜长期口服,而口服噻氯匹定后出血性血液病发生率较高。

3. 华法林钠　适用于 MI 后不能口服阿司匹林、有慢性或持续性房颤或心室血栓形成的患者。广泛前壁 MI 伴左心室血栓形成患者,华法林钠治疗后栓塞性脑卒中的危险性降低,但并无上述治疗的随机试验。有建议对二维超声心动图提示左心室血栓的患者,应给予华法林钠治疗 6 周,有助于血栓的稳定和内皮化。有学者认为,华法林钠并不能和阿司匹林一样起到防止再梗死的二级预防作用,且阿司匹林价廉,副作用少,多主张单独使用该药进行抗血栓治疗。

【β 受体阻断药】

β 受体阻断药通过降低猝死性与非猝死性心源性死亡的危险,以及降低非致命性 MI 的危险从而降低总病死率。其机制与 β 受体阻断药抗心肌缺血、抗高血压和降低左心室壁张力有关。β 受体阻断药治疗后,患者 MI 后事件发生的相对危险性降低近 20%。

　　高危 MI 患者，如前壁 MI、陈旧性 MI 史、复杂性室性异位心律、高龄及左心室功能不全者自β受体阻断药中受益最大。病死率降低的程度还与患者接受溶栓治疗或直接血管成形术后的心肌再灌注有关。一些研究发现，尽管已经证实β受体阻断药能降低病死率，但在 MI 急性期接受β受体阻断药的患者仅为 50%。急性 MI 患者如果血流动力学稳定均应在起病 24 小时内给予β受体阻断药治疗，并应持续治疗。中度的左心室功能不全与充血性心力衰竭代偿期并非β受体阻断药治疗的禁忌证。其中，无内在拟交感活性的β受体阻断药，如美托洛尔、普萘洛尔、噻吗洛尔和阿替洛尔似乎最有效。β受体阻断药降低病死率的机制似乎还与减慢心率有关。

　　但对于β受体阻断药有相对禁忌证者，包括二度或三度心脏房室传导阻滞、重度哮喘、重度慢性阻塞性肺部疾病、重度充血性心力衰竭、心率 <60 次 / 分以及严重的外周血管病变应谨慎应用。糖尿病并不是β受体阻断药绝对禁忌证，但糖尿病患者有频繁的或严重的低血糖发作时，必须停用β受体阻断药或减少β受体阻断药用量。

　　【ACE 抑制剂】

　　ACE 抑制剂能减轻心室重构，进而阻止心室扩大与充血性心力衰竭的形成。MI 过程中，心肌内 ACE 表达增加。随机临床试验表明，ACE 抑制剂能降低病死率。这些临床试验包括 SAVE、AIRE、TRACE 和 CONSENSUS Ⅱ。除了 CONSENSUS Ⅱ外，上述临床试验结果均表明 ACE 抑制剂对 MI 患者有益，尤其是大面积 MI、前壁 MI 以及左室功能受损的 MI 患者，自 ACE 抑制剂获益最大。目前认为，所有的有明显的 LV 功能不全（EF<40%）的 MI 患者，一旦病情稳定就应尽快给予 ACE 抑制剂治疗。ACE 抑制剂从小剂量开始，直至最大耐受量。其副作用包括咳嗽、肾功能恶化、低血压和血管性水肿。

　　【钙通道阻滞药】

　　MI 后尽量给予β受体阻断药治疗，除非确有禁忌证。对难治性心绞痛患者应给予钙通道阻滞药，必要时应采用长效制剂。ACC/AHA 指南并不推荐 MI 后采用钙通道阻滞药作为常规治疗。

　　MI 后钙通道阻断药的使用限于下列情况：进行性心肌缺血、快速房性心律失常和对β受体阻断药明显禁忌者（如重度哮喘、慢性阻塞性肺部疾病）。钙通道阻滞药不应用于治疗 MI 伴充血性心力衰竭或房室传导阻滞的患者。有证据表明，短效的二氢吡啶类钙通道阻滞药，如硝苯地平，可能会增加 MI 后死亡或再梗死的危险性。这一发现适用于所有 MI 患者，不管梗死的类型（Q 波或无 Q 波梗死）如何，亦不管是否给予过溶栓治疗。短效的硝苯地平对低血压或心动过速的患者尤为有害。该药能诱导冠状动脉窃血或反射性交感神经活性增加，从而增加心肌需氧量。维拉帕米和地尔硫䓬禁用于 MI 后左心室功能不全或充血性心力衰竭患者。某些临床试验表明，钙通道阻滞对无 Q 波 MI 患者有利，但鉴于这些研究的基本方案是钙通道阻滞药与阿司匹林及 β 受体阻滞药联合应用，其结果证据尚不充分。没有资料表明较新的第二代钙通道阻滞药氨氯地平和非洛地平能改善 MI 后存活率。

【雌激素替代疗法】

对 MI 后雌激素治疗的作用尚有争论。雌激素替代疗法对骨质疏松、皮肤张力和性欲有益，可减少早老性痴呆（Alzheimer 病）发生的危险。就心脏与雌激素 / 孕酮替代疗法的研究（HERS）结果而言，MI 后药物治疗中添加雌激素的作用尚不明确。MI 患者给予雌激素替代治疗后是否增加乳腺癌的发生率已引起人们的关注。由于这一原因，许多患者和医生不愿采用雌激素替代疗法。

目前观点认为，绝经后妇女不应使用雌激素和孕激素作为冠状动脉事件二级预防的措施。使用雌激素和孕激素治疗的绝经后妇女在 MI 发生时应停止这些治疗。但对于已经使用雌激素和孕激素治疗 1~2 年的女性，因其他适应证想继续使用时，应评估其危害与获益之处，并认识心血管事件的危险性。有乳腺癌个人史或家族史的妇女不应使用雌激素。

【抗氧化剂】

以往的流行病学研究提示，口服维生素 E 和 β- 胡萝卜素能降低冠状动脉疾病和急性 MI 的发生率。目前的治疗指南并不支持应用维生素 C、维生素 E 和 β- 胡萝卜素能达到一级或二级预防效果。现有共识，MI 后恢复期的患者不应给予抗氧化维生素，如维生素 C、维生素 E 预防心血管疾病。

五、MI 后的心理治疗

MI 后应评估患者的心理状态，包括询问有关忧虑、焦虑或失眠等症状和社会支持环境等，对于 MI 出院后出现忧虑和情绪低落的患者，可以选择认知 - 行为治疗和选择性血清素治疗。但总体而言，这方面的工作还有待认识、普及和提高。

六、MI 后心源性猝死的预防

MI 后第一年心源性猝死的危险性最大。左心室功能不全（LVEF < 40%）仍然是最佳的死亡预测因子，即使是在血运重建治疗日臻普及的今天。但一些研究提示，梗死相关冠状动脉完全闭塞与血运重

建后通畅的 MI 患者相比,前者病死率明显增加。很多研究发现,MI 后室性期前收缩每小时＞6 次者心源性猝死的危险性增加 60%。MI 48 小时后曾有室颤或持续性室速的患者,心源性猝死的危险性亦增加。这些数据提示,MI 后心源性猝死的预防仍十分重要。

已有各种检测技术来确定哪些患者有心源性猝死的危险,但目前尚没有一种技术其敏感性值得临床常规采用。信号平均 ECG、心率变异和压力反射敏感度属无创性检查,阳性预测值均低于 30%。在缺乏验证所选择治疗的情况下,这些检查技术不应推荐常规用于 MI 后危险度分层。虽然有创性电生理检查已被应用,但该方法对将来心脏事件的预测值并非完美。

治疗策略上,已证明唯一能减少心源性猝死危险性的药物是 β 受体阻断药。MI 后应用 β 受体阻断药治疗可使病死率降低近 20%。对无明确禁忌证的 MI 患者均应给予 β 受体阻断药。其他药物,如 I c 类抗心律失常药物(恩卡尼、氟卡尼和普罗帕酮)基本上已不应用。胺碘酮有多种抗心律失常效应,但属Ⅲ类抗心律失常药物。MI 伴 LVEF≤40% 的患者采用胺碘酮治疗的临床试验结果相互矛盾。该药并未显示能降低 MI 患者的总体病死率。ICD 是有效的措施,但应有严格的适应证。

七、住院治疗后的治疗和预防

1. 运动、降低体重、恰当的饮食和戒烟达到的治疗效果已得到心脏康复计划的支持。

正规的康复计划利用运动和耐心的教育帮助患者改变生活方式。心脏康复计划的益处为有利于提高患者对治疗的依从性,提高心脏功能,减少患者因心肌缺血复发而再次住院的可能性。所提供的社会保障对患者很有价值。具有良好社会保险的患者与其他患者相比,其 MI 后心源性与总体病死率下降 20%～25% 之多。情绪压抑是 MI 后常见的症状,是病死率的独立危险因子,可能是因为情绪压抑使治疗的依从性及运动量降低。医生应当在随访过程中观察患者是否有情绪压抑。

2. 家庭计划与家庭关怀。虽然心脏康复计划使患者受益匪浅,但参与正规的心脏康复计划的 MI 患者不到 50%。家庭计划可能对患者有帮助,但在团体心脏康复计划方面,家庭计划还不能成为社会网络性康复计划的基础。由于大多数 MI 后患者心搏骤停发生在出院后 18 个月之内,故应当鼓励患者的家庭成员学会基本的心肺复苏术(CPR)。

3. 一旦 MI 诊断成立,就应指导患者改变其生活方式,以降低危险因子。生活方式的调节包括控制体重、节食、控制脂肪摄入、运动和戒烟。

(1) 高血压和糖尿病应当控制在最佳状态:糖尿病控制及其并发症的试验(DCCT)和英国前瞻性糖尿病研究(UKPDS)结果表明,应当严格控制 1 型与 2 型糖尿病患者的血糖。控制血糖可减少糖尿病患者的微血管并发症的进展。在这两个试验中,血糖得到积极控制的糖尿病患者的血管事件的发生率趋于降低。

(2) 减轻体重:1/3 的美国成人(接近 3400 万)超重,即定义为体重指数 $> 25 \text{kg/m}^2$。应当鼓励患者达到(或保持)理想的体重。所有患者应当开始 AHA Ⅰ级饮食(饱和脂肪热量占总热量的 8%～10%,总脂肪热量≤30%,每日胆固醇摄入量 $< 300 \text{mg}$)。其治疗目标是使 LDL 胆固醇水平 $< 100 \text{mg/dl}$。不到 50% 的患者能做到 AHA Ⅰ级饮食,还有许多患者需要药物治疗高脂血症(见前述)。

(3) 恢复日常活动:所有 MI 患者出院时均应接受有关如何恢复性生活、驾车、工作及运动的信息。大多数患者 1 周内就能恢复性生活,亦能驾车。大多数无症状的 MI 患者 2 周内就能恢复工作。运动试验有助于给予患者运动处方。在次极量运动试验中,运动量能达到 5MET 以上而无明显 ST 段压低或无心绞痛发作患者的长期预后好。

由于大多数商用飞机内的氧张力较低(到 2250～2400m 高度时),MI 后的最初 2 周内只有病情稳定的患者才能乘飞机旅行。这些患者应当携带舌下含服的硝酸甘油,并求助于轮椅或手推车送上飞机。病情复杂或不稳定的患者应当推迟到症状缓解后才能乘飞机旅行或驾车。

(李建军　郭远林)

第18章　心绞痛的分型与处理

心绞痛是冠心病最常见的一种临床表现类型。它的发生是由于心肌的需氧与冠状动脉的供氧失去平衡,致使心肌缺血缺氧所致。

绝大多数心绞痛的发作是由于冠状动脉(冠脉)本身粥样硬化所致的管腔狭窄及(或)管壁功能障碍所引起,约占心绞痛发病的 90% 左右。其他引起心绞痛发作病因还有:①主动脉瓣狭窄;②肥厚型或扩张型心肌病;③甲状腺功能亢进(甲亢)、贫血、发热、快速型心律失常等。本章节主要叙述由冠脉粥样硬化所致的心绞痛。

心绞痛可根据病理生理、临床表现的不同特点而分为不同的临床类型。目的是便于理解患者的主要临床特点，更好地指导治疗和判断预后。

第一节　心绞痛的分型

一、心绞痛的分型

在心绞痛的分型方面，目前仍主要采用 WHO 的心绞痛分型和 Braunwald 心绞痛分型两种。

WHO 将心绞痛分为两型：①劳力性心绞痛；②自发性心绞痛。其中劳力性心绞痛又分为初发劳力性心绞痛（病程在 1 个月内）、稳定劳力性心绞痛（病程稳定 1 个月以上）、恶化劳力性心绞痛（稳定劳力性心绞痛基础上病情突然加重）三型。而自发性心绞痛根据发作时 ST 段压低还是抬高分为单纯自发性心绞痛（ST 段压低）和变异型心绞痛（ST 段抬高）。

Braunwald 心绞痛分型：①稳定型心绞痛；②不稳定型心绞痛。其中稳定型心绞痛即指稳定劳力性心绞痛，不稳定型心绞痛则包括除稳定劳力性心绞痛以外的所有类型，实际上是一组临床心绞痛综合征，包括：①恶化型劳力性；②初发劳力性（1 个月之内），轻微劳力即可诱发；③休息时（自发型）心绞痛，也可因轻微劳力诱发；④梗死后心绞痛等。变异型（Prinzmetal）心绞痛虽可归为不稳定型心绞痛的范畴，但因其发病学及临床上的显著特点，Braunwald 将其另辟讨论。

这两种心绞痛分型各有所长，目前较为流行的是采用稳定型和不稳定型心绞痛的分型，其优点较为实用，但在反映心绞痛的发病机制和病理生理特点方面仍较欠缺，过于笼统。

另外，1985 年 Maseri 提出混合性心绞痛这一概念，是指在具有一定劳力阈值的劳力性心绞痛患者，如在静息时或应能很好地耐受的劳力水平下也发生心绞痛时，可称为混合性心绞痛，属于不稳定型心绞痛的范畴。

卧位型心绞痛因其发作系由心肌耗氧增加促发，应属于劳力性心绞痛的范畴。

根据现在流行的理念，在本章中，我们将心绞痛分为稳定型心绞痛、不稳定型心绞痛、变异型心绞痛 3 节来叙述。在"不稳定型心绞痛"一节中，除对其总体临床诊治进行叙述外，还另辟篇幅对各型不稳定型心绞痛的诊治特点进行简要专述。

另外，关于心绞痛的另外两种特殊类型：① X 综合征；②无症状性心肌缺血，请参阅本书的有关章节。

二、心绞痛临床危险度分层

危险性主要取决于：①左心功能状况；②冠状动脉病变程度。

【稳定型心绞痛的危险度分层】

主要依据运动试验的结果。诱发心肌缺血、心绞痛发作的运动量越低，缺血范围越大，其危险度也就越高（表 18-1）。

表 18-1　稳定型心绞痛临床危险度分层

组别	加拿大心脏病学会心绞痛分类（Ⅰ～Ⅳ）	运动试验指标（Bruce 或 MET 方法）	发作时心电图
低危险组	Ⅰ、Ⅱ	Ⅲ级或 6MET 以上	ST 段压低≤1mm
中危险组	Ⅱ、Ⅲ	低于Ⅲ级或 6MET 心率＞130 次/分	ST 段压低＞1mm
高危险组	Ⅲ、Ⅳ	低于Ⅱ级或 4MET 心率＜130 次/分	ST 段压低＜1mm

【不稳定心绞痛危险度分层】

不稳定心绞痛危险度分层主要依据心绞痛类型、心绞痛发作持续时间和缓解方式以及心电图缺血性改变多项指标进行综合判断（表 18-2）。其中最重要的指标是心绞痛类型和发作的持续时间。

表 18-2　不稳定型心绞痛临床危险度分层

组别	心绞痛（AP）类型	发作时心电图	肌钙蛋白
低危险组	初发、恶化劳力性、无静息时发作	ST 段压低≤1mm 持续时间＜20 分钟	阴性
中危险组	a. 1 个月内出现的静息心绞痛，但 48 小时内未再发作者（多数由劳力性心绞痛进展而来）b. 梗死后心绞痛	ST 段压低＞1mm 持续时间＜20 分钟	阴性或弱阳
高危险组	a. 48 小时内反复发作静息心绞痛 b. 梗死后心绞痛	ST 段压低＞1mm 持续时间＞20 分钟	常呈阳性

①恶化劳力性心绞痛伴48小时之内反复休息时发作的患者最重要；②静息心绞痛发作时ST段压低并且持续时间>20分钟；③当左心室射血分数（LVEF）<40%，心肌对缺血的耐受性明显降低，猝死发生率增加；④心绞痛发作时并发急性左心功能不全，二尖瓣反流或低血压等。

第二节　稳定型心绞痛

稳定型心绞痛或称稳定劳力性心绞痛，指劳力性心绞痛有固定的诱发因素，发作持续时间较短，休息或含服硝酸甘油可使之迅速缓解，其病程稳定在1个月以上。心绞痛这一术语已不限于仅代表由心肌缺血所引起的疼痛表现，而是包括心肌缺血引起的诸多其他不适症状，如极度疲乏和呼吸困难等被视为心绞痛的等同症状。

一、稳定型心绞痛的病理生理

对于正常心脏，心肌的需氧与冠状动脉的供氧始终保持动态平衡状态。在冠状动脉病变的基础上，上述的需氧与供氧失去平衡，致使心肌缺血缺氧，导致心绞痛发作。

二、临　床　表　现

【稳定劳力性心绞痛的发作特点】

1. 诱因　劳力最为常见，如走路快、上楼、爬坡、顶风骑车等。亦可为情绪激动或精神打击所诱发。

2. 性质　钳夹样、收缩样、挤榨样、烧灼感、喝辣椒水样、沉重感、挤压、令人窒息样、憋气样或压石样等。常伴有焦虑和濒死的恐惧感。有些患者的感觉很难用言语说清楚：如轻度压迫样不适，或不舒服的麻木样感觉。

等同症状有：呼吸困难，全身软弱，疲乏，嗳气（打嗝儿）常见。老年患者尤其多见。

不正常的劳力性呼吸困难可能是冠心病的一种早期症状，即使在还没有心绞痛症状或显现心肌缺血证据的时候。

3. 部位　通常位于胸骨后，范围常为手掌或拳头般大小。也可仅位于牙床、下颌骨或喉咙（嗓子眼）。疼痛放射较常见：可放射至左臂内侧，右臂，双臂的外侧面，腕部或手指。放射至下颌以上及上腹部以下者较少见。

4. 持续时间　多为3～5分钟。短者亦可为30秒钟，长者可达20分钟。心绞痛的症状是逐渐加重的，需数分钟达高峰。心绞痛很少在数秒其程度即达高峰。

5. **缓解方式**　休息（静止）或含化硝酸甘油。后者常为有用的诊断工具，尽管食管疾病或其他引起胸痛的症状，有时亦可通过含化硝酸甘油而缓解。硝酸甘油对劳力性或自发性心绞痛均有良好的疗效，其特点为：①缓解心绞痛的作用是迅速的，一般在3～5分钟之内或更短。②缓解心绞痛的作用是完全的，而不是部分的。③口含硝酸甘油可预防心绞痛的发作，并能增加心绞痛患者的运动耐量。对于一些冠状动脉固定性狭窄>90%的患者，若自发性心绞痛发作时伴有血压明显升高，这种心绞痛的持续时间往往较长，硝酸甘油的缓解作用较差，常需含硝苯地平粉使其血压迅速下降才能使心绞痛得以缓解。一般而言，有动力性阻塞因素参与的心绞痛对硝酸甘油的反应均较好，没有动力性阻塞因素参与的心绞痛对硝酸甘油反应的好坏取决于冠状动脉机械性阻塞的严重程度，阻塞程度越重则硝酸甘油的疗效越差，因此硝酸甘油能否迅速缓解心绞痛可作为粗略判断血管固定性狭窄程度的指标。

含化硝酸甘油后5～10分钟后胸痛仍不缓解者，常提示：①胸痛不是心肌缺血所致；②心肌缺血严重。

心绞痛患者发作时喜静止、坐位及停止步行是其一特点。

某些患者在步行中出现心绞痛，但继续行走心绞痛反而缓解，被称为"走过心绞痛"。关于这种心绞痛的发生机制有两种可能：其一，可能与血管痉挛和收缩因素有关；其二，代谢产物扩张侧支循环血管使缺血区血流增多，多见于有严重冠状动脉固定性狭窄伴有良好的侧支循环的患者。也有学者认为，这是一种缺血预适应现象。

仔细地询问病史是正确诊断的关键，特别在当前只注重各种辅助检查的医学时代。症状典型者，根据临床病史即可诊断，可避免因做一些不必要的检查而花许多"冤枉钱"。

稳定劳力性心绞痛的典型描述为"走路快或上楼时出现胸骨后压榨样疼痛，需停止活动，休息或含化硝酸甘油数分钟或很快缓解"。

【非心绞痛的胸痛特点】

1. 短暂几秒的刺痛或持续几个小时甚至几天的隐痛、闷痛。

2. 胸痛部位不是一片，而是一点，可用1～2个手指指出疼痛的位置。

3. 疼痛多于劳力后出现，而不是劳力当时。

4. 胸痛与呼吸或其他影响胸廓的运动有关。

5. 胸痛症状可被其他因素所转移，如与患者交谈反而使其胸痛症状好转。

6. 口含硝酸甘油在10分钟以后才见缓解的发作。

【胸痛的鉴别诊断】

许多疾病可导致心绞痛类似症状，需加以鉴别。

1. 食管疾病　有痛性食管疾病，常见者为食管反流及食管动力异常（包括弥漫性痉挛等），这些疾病可刺激心绞痛发生，亦可与心绞痛并存。经典的食管痛的特点是"烧心（胃灼热）"，与体位改变及用餐有关。食管痉挛可引起胸骨后持续疼痛。

2. 胆绞痛　慢性胆囊炎或胆石症患者可由于胆囊或胆管的阻塞致胆囊压力增高而产生胆绞痛，疼痛多表现在右上腹，局部可有压痛，但亦可表现在上腹部或心前区。疼痛持续时间多在 2～4 小时之间，常伴有恶心、呕吐，严重者可伴有巩膜黄染、发热、白细胞增高。既往病史中常有消化不良、胀气和厌油的情况。腹部 B 超可明确诊断。

3. 颈、胸脊神经根病变　所有累及颈、胸脊神经根的疾病均可引起胸痛，其部位和放射范围与心绞痛相似，疼痛的发生常与颈部和脊椎的动作，平卧或提重物有关，有时可伴有感觉缺失。此类疾病有椎间盘病变、颈椎病和胸廓出口综合征等。

4. 胸壁神经　软组织来源的疾病，包括扭伤、肋间神经炎和肋软骨炎等。其胸痛的共同特点是：①疼痛固定于病变局部，并有明显的压痛；②胸廓运动，如深呼吸，咳嗽和举臂，可使疼痛加重。

5. 肺动脉高压性疼痛　疼痛可发生在所有能引起肺动脉高压疾病的情况下，如二尖瓣狭窄，存在左向右分流的艾森门格综合征，原发性肺动脉高压，肺动脉栓塞和由于慢性肺部疾病所致的肺源性心脏病。胸痛的产生与肺动脉压的高低无关，也不是由于肺动脉扩张所致，主要是与右室肥厚使心肌需氧量增加而产生心肌相对供血不足有关。这种胸痛也多发生在活动时，常伴有气短，头晕和晕厥症状。物理检查可发现胸骨旁抬举性搏动，第二心音亢进以及心电图显示右心室肥厚的特点。

6. 急性心肌梗死　胸痛时间常 >30 分钟，心电图及心肌酶学检查有利于鉴别诊断。

7. 肺栓塞　主要症状为呼吸困难，但也可伴有胸痛。胸膜痛可能提示肺梗死。吸气时胸痛加重、可闻及胸膜摩擦音等特点可与心绞痛鉴别。

8. 急性心包炎　很多情况下很难与心绞痛鉴别。然而，心包炎多发于年轻的患者，可闻及心包摩擦音，胸痛常突然发生，程度较重，持续时间较长，咳嗽、吞咽及吸气可加重胸痛可与心绞痛鉴别。坐位及往前靠可减轻胸痛，心电图上 ST 段改变较广泛。有些心包疾病的患者仅主诉一种说不清的不适，而无其他胸膜、心包炎症的特异症状,且与劳力无关。肝充血可能使临床病史复杂化。

通过仔细询问病史及体格检查,常可将上述症状与心绞痛区别开来。然而,冠心病常可与这些症状并存,这些症状亦可诱发心绞痛发作,如呼吸暂停综合征可诱发夜间心绞痛。

【稳定劳力性心绞痛的分级】

1972年,加拿大心血管病学会对劳力性心绞痛制定了分级标准(CCS)。加拿大分级,类似于纽约心功能分级:

1级,一般在日常活动不引起心绞痛。

2级,日常体力活动稍受限制。

3级,日常体力活动明显受限。

4级,轻微活动可引起心绞痛,甚至休息时亦有。

该分型的缺点:分级依赖于对患者的仔细观察;另外,患者对症状的耐受性变异很大。

三、无　创　检　查

【心电图】

1. 静态心电图　近一半的稳定型心绞痛者 ECG 正常,静态 ECG 正常者也可能有严重心绞痛,但他们通常无广泛心肌梗死病史。最常见的心电图异常表现是非特异性 ST-T 改变伴有或不伴有以往 Q 波心肌梗死。

2. 运动心电图(心电图运动试验)　冠心病的诊断:作为一项筛查试验,运动试验是有用的,因为他相对的简单、便宜,尤其对那些胸痛症状具有中等 CAD 可能性及心电图(静态)正常的患者(假如他们能达到适当的运动负荷)。运动试验对那些 CAD 患病率高或低的患者有价值。运动试验还可提供有关缺血的严重程度、功能受限程度及预后方面的有用及更多的信息(详见心电图运动试验一章)。

【核素检查】

1. 运动心肌灌注显像　这种技术是在运动高峰或出现心绞痛或呼吸困难时静脉注射放射性核素。之后再运动 30~45 秒,以确保在运动峰值时心肌放射性核素初始摄入状况。接着让患者休息数分钟后采集图像。

评价心肌存活和缺血方面的重要进展:① 24 小时延迟重分布显像;②静息 ^{201} 铊再注射方案。另外,^{99} 锝心肌灌注显像亦是一大进展。

运动心肌显像同时做心电图观察要优于单纯 ECG 运动试验。表现在以下方面:①检出冠心病;②多病变的检出;③判定病变血管;④局部室壁运动异常(有无 Q 波)的心肌存活状况。

不论静态心电图是否正常,放射性核素运动心肌显像敏感性约为 82%，特异性为 88%，而 ECG 运动试验的敏感性在 50%～80% 之间。

当静态心电图异常时，放射性核素心肌灌注显像对 CAD 的诊断尤有帮助。静态 ECG 异常主要包括左室肥厚，左束支传导阻滞等。

2. 药物放射性核素负荷试验　不能适当运动，特别是老年及周围血管病或有呼吸困难运动受限者，可采用双嘧达莫或腺苷放射性核素负荷试验来检测冠心病。对于哮喘者，多巴酚丁胺放射性核素负荷试验有用且安全（与双嘧达莫或腺苷比较）。

【超声心动图】

1. 运动超声心动图　二维超声心动图（UCG）通过测定有无缺血时整体或节段性左室功能状态，对评价 CAD 患者有用，还可确定左室肥厚及伴随的瓣膜病。UCG 相对不贵且安全。偶尔，食管 UCG 可检出冠脉堵塞。

运动 UCG，是让患者运动后立即做 UCG 检查，来发现因缺血而诱发的节段性室壁运动异常。85% 患者可获满意图像，且该检查的重复性高。尽管不能在运动高峰时采集图像，但因为缺血所诱发的室壁运动异常并不会在停止运动后很快恢复，因此并不影响超声检查。

多个研究表明，运动 UCG 检测 CAD 的准确性与放射性核素运动心肌显像相似，而且比平板运动试验更佳。

2. 药物负荷 UCG　不能运动或运动中或运动后 UCG 图像质量不佳的患者可行药物负荷 UCG 试验。这包括带食管 UCG 的食管起搏，高剂量双嘧达莫注射，腺苷注射或多巴酚丁胺 UCG 负荷试验。起搏及多巴酚丁胺负荷 UCG 试验较双嘧达莫敏感。阿托品增加多巴酚丁胺负荷 UCG 试验的准确性，特别在服用 β 受体阻断药的患者。

研究表明：经食管食多巴酚丁胺 UCG 负荷试验对诊断心肌缺血是可行、安全并且准确的，可用于那些经胸视窗不佳的患者。

四、冠脉造影及左心室造影

【冠脉造影】

尽管通过典型的临床表现及无创检查结果对诊断稳定型心绞痛很有价值，并且对总体评价患者状况很有帮助，然而只有冠脉造影才对稳定型心绞痛有确诊价值，并且可明确显示病变的部位、严重程度。稳定型心绞痛患者冠状动脉造影结果为：单支病变、双支病变及三支病变各占 25%，左主干病变占 5%～10%，约 15% 的患者无显著冠脉病变（狭窄程度 <50%）。

慢性稳定型心绞痛（SAP）与 AMI 者冠状动脉造影结果有所不同。AMI 者病变支数较少，而 SAP 者却相反，且有心肌梗死病史的 SAP 者在一支或多支冠脉上存在慢性完全闭塞者较多，反映了两者之间在发病病理生理及血栓形成倾向上的不同。

【病史特点（临床特点）与冠脉造影的关系】

有人报道，中年患者典型心绞痛与不典型心绞痛或非心绞痛性胸痛患者冠脉造影上证实为冠心病的概率分别为 90%、50% 及 15%。而无症状者的概率仅为 3%～4%。

尽管 CAD（包括自发心绞痛、夜间心绞痛及餐后心绞痛）的临床表现在多支病变者较单支病变者严重。但胸痛的严重性、持续时间、性质及促发因素都与冠脉造影所示病变无明显关系。

症状与冠状动脉造影不符的典型例子就是无症状心肌缺血及变异型心绞痛，尽管后者症状很严重，但病变常较轻甚至无明显狭窄病变。

【左心室造影】

左心室造影可评价病变对左心室功能的影响。

左室舒张末压的增高常先于心绞痛发作之前或 ST 段压低之前。有心肌梗死史者可发现节段性室壁运动障碍，无心肌梗死史者亦可有节段性室壁运动障碍，可能主要因为该节段长期缺血所致"心肌冬眠"所致。另外还可见节段性室壁运动代偿性增强表现。除此之外，还可发现二尖瓣脱垂。继发于左心室扩大的二尖瓣反流可见于稳定型心绞痛和缺血性心肌病。

五、稳定型心绞痛的治疗

【稳定型心绞痛的处理原则】

1. 确定并治疗诱发因素，如缺血、未控制的高血压、甲亢、心动过速、未控制的充血性心衰及合并性瓣膜性心脏病。

2. 开始治疗危险因素，适当地运动及改善生活方式。

3. 开始阿司匹林治疗，并舌下含化硝酸甘油，后者用于消除症状及并可作为预防性用药（如在运动前含化，可增加运动耐量）。

4. 许多患者，仅舌下含硝酸甘油即可控制缺血，但当每周发作多于 2 或 3 次时，应加用 β 受体阻断药或钙通道阻滞药。加用 β 受体阻断药或钙通道阻滞药并不完全取决于心绞痛发作的频度及严重性。有高血压或有陈旧性心肌梗死史者，可加用两药之一（即使心绞痛发作并不频繁）。

5. 若心绞痛症状未得到控制，可加用一种长效硝酸盐制剂，以使剂量呈不对称性而防止硝酸盐耐受。心绞痛类型及发作时间常常指导用药时机（timing）。

6. 尽管联用两种药物，仍有心绞痛发作者，可加用第三种抗心绞痛药。尽管在满意用药的情况下，仍有顽固性心绞痛发作者，可考虑行冠脉造影以行血管重建术。无创检查显示，"高危"的患者或生活方式需较多活动的患者，亦应行冠脉造影。

【一般处理】

1. 戒烟，不提倡过量饮酒。

2. 控制伴随的危险因素，如高血压、糖尿病等。

3. 合理膳食，控制过于油腻食物的摄入。

4. 缓解生活及工作中的压力。

5. 适当运动，不宜过劳。

6. 帮助患者认清病情，提高患者改变生活方式及服药的顺应性。

【常用改善心绞痛预后药物简介】

1. 抗血小板药 常用药有阿司匹林及氯吡格雷（波力维）。最新和最强的抗血小板药为 IIb/IIIa 受体拮抗剂。

阿司匹林通过抑制血栓素 A_2 的生成，降低血小板聚集而发挥抗血小板作用。大规模临床试验证明：阿司匹林在冠心病的一级及二级预防中，均可降低心肌梗死及死亡的发生率。常用剂量为 80～325mg/d。

氯吡格雷通过抑制血小板聚集的 ADP 途径而发挥抗血小板作用。与阿司匹林合用，有协同抗血小板作用。用法：300mg 冲击一次，以后 75mg/d。对阿司匹林过敏或抵抗者可单用氯吡格雷。

IIb/IIIa 受体拮抗剂，通过抑制血小板聚集的最后通路而发挥抗血小板作用。是最强抗血小板制剂。目前尚未将其口服制剂常规用于临床。

2. 血管紧张素转化酶抑制剂（ACEI） 临床试验证实，ACEI 可改善高血压、左心功能不全、陈旧心肌梗死伴左心功能不全、糖尿病患者的预后（心脏事件发生率降低）。因此，该药亦可有效地用于稳定型心绞痛合并以上症状的患者，以改善预后。

3. 降脂药 多项大规模临床试验证明：他汀类降脂药用于冠心病的一级及二级预防可显著降低急性心肌梗死及死亡等心脏事件的发生率。

【慢性稳定型心绞痛的用药选择】

1. 一般原则 控制劳力性心绞痛症状的主要治疗原则，应是降低心肌耗氧量和增加心肌供血。

（1）降低心肌耗氧量：β 受体阻断药通过减慢心率、减弱心肌收缩力和降低血压而起到明显降低心肌耗氧量的作用，是劳力性心绞痛患者的首选药物。

服用 β 受体阻断药使白天安静时的心率降至 60 次/分左右较为稳妥,如果心绞痛频繁发作,活动耐量很低,还可将静息心率降至 50 次/分左右,最大限度地减少心绞痛的发作次数。

笔者认为,最有效的降低心肌耗氧量的药物组合是 β 受体阻断药＋钙通道阻滞药。

(2)增加缺血心肌的供血:临床上常用的硝酸盐类药物和钙通道阻滞药都是通过其扩张冠状动脉的作用,增加缺血区的血液供应。

硝酸盐类和钙通道阻滞药在抗心绞痛作用上的另一差别是前者主要扩张静脉系统,减少回心血流量,降低心肌前负荷,使心肌耗氧量减低。后者则主要扩张动脉系统,降低血压和心脏后负荷而减少心肌耗氧量。所以从理论上讲硝酸盐类药物与钙通道阻滞药合用在抗心绞痛的治疗上有协同作用。

2. β 受体阻断药与钙通道阻滞药选择注意事项   稳定型心绞痛患者缺血之病理生理与临床之间的联系对于抗心绞痛药物的应用选择及用法(应用时机)有着重要意义。稳定型心绞痛的发作主要与心肌氧耗上升有关,β 受体阻断药为首选药物。尽管钙通道阻滞药同样有效(但有潜在负性肌力作用)。作为初始治疗的药物,选择上应注意以下几点:

(1)有哮喘及(或)阻塞性肺疾病时,应首选钙通道阻滞药,β 受体阻断药应为禁忌。

(2)病态窦房结综合征、窦性心动过缓及明显房室传导阻滞时,首选二氢吡啶类钙通道阻滞药(如硝苯地平等)。

(3)变异型心绞痛时,首选钙通道阻滞药,β 受体阻断药可能加重该型心绞痛。

(4)伴周围动脉(有明显症状者)症状时,首选钙通道阻滞药,而 β 受体阻断药可能导致周围动脉收缩。

(5)抑郁性疾病、性功能障碍、睡眠障碍、夜梦、疲乏者应避免使用 β 受体阻断药。

(6)中重度左心功能不全者用 β 受体阻断药或钙拮抗药应慎重。

(7)不稳定型心绞痛者不应一开始就单独应用硝苯地平。初始治疗应用硝酸盐和 β 受体阻断药,以避免因单用硝苯地平所导致的反射性心率增快,(可能加重心绞痛)。然而,长效硝苯地平加 β 受体阻断药可能有效。

(8)伴高血压心绞痛者用 β 受体阻断药或钙通道阻滞药都可取,因两类药物均有降血压作用。

(9)动态心电图所监测到的心肌缺血两类药物均有效,联合应用更佳。

（10）β受体阻断药可作为劳力性心绞痛首选，而钙通道阻滞药应作为自发性心绞痛首选。

3. 联合治疗　联合治疗的优点是各自的不良反应可相互抵消，如血管扩张药反射性增加心率的作用可被β受体阻断药所抑制，后者使血管张力和心脏容量增加的不良作用可被血管扩张药化解。

对于稳定劳力性心绞痛患者，医生习惯使用长效药物，减少患者的服药次数，增加患者的依从性。然而对于不稳定劳力性心绞痛，如初发劳力性和恶化劳力性心绞痛，短效药物的作用明显优于长效药物，尤其是长效硝酸盐类药物，易产生耐药性使其作用大打折扣。

β受体阻断药、钙通道阻滞药及长效硝酸盐制剂联合应用被广泛用于慢性稳定型心绞痛的治疗。

β受体阻断药、钙通道阻滞药联用时应考虑如下几点：

（1）加用β受体阻断药可加强硝苯地平及其他二氢吡啶类钙通道阻滞药的疗效。

（2）当患者为中重度心功能不全、房室传导障碍、窦性心动过缓时，应避免两者合用或谨慎地开始应用。当患者为房室传导障碍时，合理的用药为：长效硝苯地平加β受体阻断药。钙通道阻滞药的负性肌力作用在与小剂量β受体阻断药合用时没有问题，但与大剂量β受体阻断药合用时其负性肌力作用可变得很明显。

用高剂量β受体阻断药时应选用硝苯地平及尼卡地平配伍，但仍应小心应用。

（3）硝苯地平与长效硝酸盐联用（不用β受体阻断药）不是一种理想的联用方式，因两者均扩张血管（引起反射性心率增快）。

【稳定型心绞痛用药的最新观点】

1. 可改善预后（减少 AMI 或病死率）的药物

（1）有效的药物：①小剂量（如 75mg/d）阿司匹林（ASA）。有禁忌证（如活动性胃肠出血，阿司匹林过敏或不能耐受阿司匹林）者除外。②他汀类降脂药，适用于所有冠心病患者。③ ACEI 适用于伴有高血压、心力衰竭、左心室功能不全、陈旧性心肌梗死伴左心室功能不全或糖尿病的患者。④β受体阻断药，适用于心肌梗死后或伴心力衰竭的患者。

（2）倾向于有效的药物：① ACEI，用于所有心绞痛及确定为冠心病的患者。②氯吡格雷替代阿司匹林，用于不能服用阿司匹林（如阿司匹林过敏）者。③大剂量他汀类药物，用于高危冠心病患者（年心血管病死率＞2%）。

2. 用于控制症状的药物

（1）有效的药物：①短效硝酸甘油用于发作时缓解症状或某些状况下的预防性用药，并指导患者如何用药。②试用 β_1 受体阻断药，逐渐加至足量，确保 24 小时有效控制症状。③不能耐受 β 受体阻断药时，可考虑单用钙通道阻滞药或长效硝酸酯类。④若单用 β 受体阻断药尚不能有效控制症状，可考虑加用一种二氢吡啶类钙通道阻滞药。

（2）倾向于有效的药物：①不能耐受 β 受体阻断药者，可试用窦房结抑制剂（国内尚未上市）。②若钙通道阻滞药或联合治疗（钙通道阻滞药加 β 受体阻断药）无效时，可试用长效硝酸酯类替代钙通道阻滞药。

【冠状动脉血运重建治疗】

冠脉血运重建的方式及指征

目前有两种冠脉血运重建的方式：经皮冠状动脉介入治疗（PCI）和冠状动脉旁路移植术（CABG，俗称搭桥术）。

冠脉血运重建的指征为：

1. 药物治疗不满意。

2. 无创检查显示大面积心肌缺血。

3. 成功率高，手术并发症及病死率在可以接受的范围内。

4. 患者要求接受介入治疗，并被告知该手术可能存在的风险。

第三节　不稳定型心绞痛

不稳定型心绞痛是指介于急性心肌梗死和稳定型心绞痛之间的一组心绞痛综合征。除了急性心肌梗死所具备的明确心电图及心肌酶学变化外，以下三者（一种或多种）可称为不稳定型心绞痛：①恶化为劳力性；②初发劳力性（1 个月之内），轻微劳力即可诱发；③休息时（自发性）心绞痛，也可因轻微劳力诱发。某些不稳定型心绞痛的发作可有明确的促发因素：贫血、感染、甲亢及心律失常等。由这些因素诱发的心绞痛称为继发性心绞痛。

变异型（Prinzmetal 心绞痛）心绞痛也在休息时发作，可归为不稳定型心绞痛的范畴，但因其发病学的显著特点而另辟讨论。

一、不稳定型心绞痛分级

不稳定型心绞痛可根据以下 3 种情况分级：①临床表现的严重性；②不稳定型心绞痛在何种状况下发作；③缺血发作是否伴有暂时性心电图改变。这一分类注重：①是否有静息心绞痛发作；②前48 小时内是否有心绞痛发作；③发作是否有诸如贫血、发热、感染及心动过速等诱因促发。Braunwald 也建议将药物治疗的程度考虑在内。

一级：2 个月之内的心绞痛，无休息心绞痛发作。

二级：1 个月之内有 1～2 次休息心绞痛发作，但 48 小时内无发作。

三级：48 小时内有 1～2 次休息时发作。

1989 年，Braunwald 从以下 3 个方面对不稳定型心绞痛进行了新的分类：①按临床表现的严重性分为Ⅰ、Ⅱ、Ⅲ型；②按发生不稳定型心绞痛时的临床情况分为继发性、原发性和梗死后心绞痛 3 类；③按不稳定型心绞痛发生前的临床治疗情况再分为 3 类（表 18-3）。

表 18-3　Braunwald 不稳定型心绞痛分类

	A. 有心外因素（继发性）	B. 无心外因素（原发性）	C. 心肌梗死后 2 周内
Ⅰ. 初发或恶化劳力性心绞痛，无休息时发作	ⅠA	ⅠB	ⅠC
Ⅱ. 1 个月内的安静性心绞痛，48 小时内无上述发作	ⅡA	ⅡB	ⅡC
Ⅲ. 48 小时内的安静性心绞痛	ⅢA	ⅢB	ⅢC

将心绞痛不稳定化前药物治疗程度分为三组：

1. 心绞痛发病前未经任何药物治疗。

2. 心绞痛发病前已接受一般药物治疗。

3. 心绞痛治疗已十分充分，但仍发展至不稳定型心绞痛。

变异型心绞痛与 WHO 规定的诊断变异型心绞痛的标准相同。

二、不稳定心绞痛病理生理学

大多数不稳定心绞痛患者有严重的冠脉病变，缺血发作可由耗氧量增加及（或）供氧量降低促发。

自发性心绞痛可由暂时性血管收缩及（或）血小板血栓使管腔变窄造成心肌血供减少而促发。

血压增高和（或）心动过速导致心肌需氧增加亦可促发不稳定

心绞痛发作。

证据表明：不稳定心绞痛的发生可由近期冠脉病变迅速进展（如脂质浸润或滋养血管破裂）而引起。但更重要的因素为：①血小板聚集；②血栓形成；③冠脉收缩引起。发病机制与 AMI 相似。

三、临 床 表 现

【症状】

胸痛性质与稳定型心绞痛相似，但程度更严重，频度增加，持续时间更长，更轻微活动即可诱发，可休息时发作；向新的部位放射；伴随新的症状，如恶心、呕吐、心悸或呼吸困难等，休息或含化硝酸甘油可能只暂时缓解或部分缓解心绞痛。

【体格检查】

可有暂时性第三、四心音。缺血发作时或发作后有时可闻及心尖区收缩期杂音（由二尖瓣反流所致）。这些体征并无特异性，因为稳定心绞痛及急性心肌梗死者亦可发生。

【心电图】

暂时性 ST 段改变（压低或抬高）及 / 或 T 波倒置常见。但不都发生于不稳定型心绞痛者。动态 ST-T 改变（症状消失时至少部分恢复）是不良预后（如急性心肌梗死或死亡）的重要标志。不稳定型心绞痛心电图可出现暂时性 U 波倒置。前侧导联 ST-T 改变代表前降支病变，是病危的表现。如果有以前 ECG 做比较，不正常 ECG 改变诊断的准确性可以提高。

通常这些 ECG 改变可随症状解除而完全或部分恢复，若这些变化持续 12 小时以上，则可能已发生非 Q 波心肌梗死。

【动态 ECG 监测】

可发现无痛性心肌缺血。还可监测到自发性心绞痛。

【冠脉造影所见】

与病史长短有关。若患者以往有很长时间（数年）稳定心绞痛病史，则冠状动脉造影常显示多支血管病变。若心绞痛为初发或病程较短，则冠脉常为单支病变。一般来说，不稳定型心绞痛患者中，三支病变者占 40%，双支者占 20%，左主干者占 20%，单支者占 10%，无明显病变者占 10%。

冠脉"正常"者，可能代表真的正常，也可能代表存在冠脉痉挛或微血管病变。这类患者通常预后较好。

不稳定型心绞痛患者，冠状动脉造影常可显示"不稳定病变"影像，如龛影、病变表面不规则、尖角样或充盈缺损等。为斑块破裂和（或）血栓形成之影像。

【病理所见】

尸检中,约 70% 不稳定型心绞痛患者可见斑块撕裂或斑块表面糜烂。

【冠脉血管镜所见】

多数不稳定型心绞痛患者可见复杂斑块或斑块表面血栓形成。血栓常为富含白细胞及血小板的"白血栓"。

【运动试验】

不稳定期不宜行运动试验,病情稳定后可行。其意义与稳定型心绞痛者相似。

四、鉴 别 诊 断

见稳定型心绞痛。

五、不稳定型心绞痛治疗

【一般处理】

1. 对疑诊不稳定型心绞痛者,应迅速做相关检查予以评估,并尽早开始抗缺血治疗。

2. 临床确认为不稳定型心绞痛者,绝大多数应住院治疗。

3. 卧床休息、吸氧、镇静治疗。

4. 积极治疗加重心肌氧耗的因素,如感染、发热、甲亢、心动过速、心功能不全恶化等,纠正贫血。

5. 持续心电监测。做心肌酶(TnT 或 CK-MB 等)检查以排除心肌梗死。

【药物治疗】

参见第14章急性冠状动脉综合征。

【主动脉内球囊反搏术】

在充分药物治疗无效的不稳定型心绞痛患者,主动脉内球囊反搏(IABP)常有良好疗效,并为接下来的血运重建治疗起到有效的保驾作用。

【溶栓治疗】

大规模临床试验证明:溶栓治疗对不稳定型心绞痛患者不仅无效,甚至有害(出血并发症增加)。

【冠脉血运重建】

1. 冠脉造影(血运重建)指征

(1)具有良好介入诊治技术和设备的医院,可对几乎所有不稳定型心绞痛患者行冠脉造影检查。

(2)经 48 小时充分地内科药物治疗仍有心肌缺血发作或病情不

能稳定者。

（3）对病情危重，伴血流动力学不稳定者，可在 IABP 护驾下行冠脉造影和（或）血运重建治疗。

2．不稳定型心绞痛患者冠脉血运重建的一般原则

（1）若冠状动脉造影示单支病变者，且心功能良好，可行 PCI 治疗。

（2）左主干病变、心功能不全及多支病变的患者，若冠脉解剖学特点适合外科冠状动脉旁路移植手术（CABG）者，则行 CABG 治疗。

第四节　变异型心绞痛

变异型心绞痛是自发性心绞痛的一种特殊类型，其特点是胸痛发作时伴心电图 ST 段抬高。该型为自发性心绞痛中最典型的类型。

一、发 病 机 制

主要由冠脉痉挛引起。痉挛引起心表冠脉（或大的间隔支）管腔短暂而剧烈变细而导致心肌缺血。痉挛可发生于"正常"冠脉，也可发生于病变冠脉。发作前常无心肌耗氧量增加的表现。基础冠脉张力增加及内皮功能障碍或内皮损伤可能是原因之一。吸烟是变异心绞痛的一个主要危险因素。糖尿病或吸食可卡因也是变异心绞痛的危险因素之一。

变异型心绞痛发病机制如下：

【神经因素】

冠状动脉内有 α、β 肾上腺素受体。α 肾上腺素受体主要分布于大的冠状动脉，β 肾上腺素受体则存在于大、小冠状动脉。前者兴奋引起血管收缩反应，后者则显示扩张作用。在正常的冠状动脉交感神经兴奋的净效应是冠状动脉扩张，主要是由于较 α_1 受体占优势的 β_2 肾上腺素受体兴奋所致。

【体液因素】

变异型心绞痛多发生于后半夜和清晨，这可能是与睡眠时的代谢因素有关。当氢离子浓度降低时，钙离子则更多地进入细胞内增加了冠状动脉张力。变异型心绞痛好发于后半夜，正值异相睡眠阶段，交感和迷走神经处于交替兴奋状态，故有理由认为其发作可能兼有神经、体液两种诱发因素参与。

【粥样硬化血管反应亢进】

临床和基础研究均已证明动脉粥样硬化与血管痉挛密切相关。

【内皮细胞的作用】

内皮细胞在调节血管舒缩方面的重要性及其与冠状动脉痉挛

的关系近年来备受重视。NO 和内皮源性超级化因子（EDHF）主要作用是抑制血小板聚集和对抗在血液中或血小板聚集时释放的缩血管物质的作用。目前认为，内皮细胞损伤是冠状动脉痉挛的先决条件和最主要的诱发因素。

二、临床表现

变异心绞痛常多发生于较年轻的患者（与慢性稳定型心绞痛的比较），心绞痛程度特别重，有时伴晕厥（可能由缺血性心律失常引起），多于半夜到早 8 点之间发生。与普通自发性心绞痛比较变异型心绞痛发作前常无慢性稳定型心绞痛病史。尽管变异心绞痛运动耐量尚正常，但有些患者发作可由运动所诱发。

变异型心绞痛的发作持续时间差异较大，短则几十秒，长则 20～30 分钟，但总的来说小于 5 分钟的发作占多数。

三、实验室检查

【心肌酶】

持续时间较长的发作有时可伴有 CK-MB 升高，但心电图没有任何梗死的表现。

【心电图】

最重要的表现是胸痛时 ST 段抬高。有时患者 ST 段抬高后伴随 ST 段压低及 T 段改变。R 波增高可能与室性心律失常的发生有关。许多患者表现为无症状性 ST 段抬高（无痛性心肌缺血）。下壁和前壁 ST 段同时抬高者猝死的危险性增加。缺血发作时可伴有一过性传导阻滞，缺血时间较长时可有室性心律（伴有 ST-T 改变），是一种预后不良的指征。变异型心绞痛发作可伴随致命性室性心律失常发生。

【冠脉造影】

近段冠脉痉挛导致心肌透壁缺血已为冠脉造影所证实，亦是变异型心绞痛诊断的标志。发作时，UCG 可显示室壁功能障碍。

至少一支主要冠脉显著的固定性近段冠脉狭窄可见于许多患者，狭窄段常在 1cm 以内。其余患者在无症状时冠脉常正常。RCA 痉挛非常常见，在一支冠脉中可一处亦可多处痉挛，亦可多支冠脉同时痉挛。RCA 痉挛常发生于"正常"冠脉，LAD 痉挛常发生于有基础病变者，常有劳力性心绞痛病史。

四、诊断

变异型心绞痛可根据自发性心绞痛发作时 ST 段暂时性抬高而诊断。亦可做激发试验诱发来帮助诊断。

以下激发试验若引起典型胸痛发作伴心电图 ST 段抬高或冠脉造影显示冠脉痉挛即为阳性。

【麦角新碱激发试验】

静脉法：一般静脉使用的初级量为 0.05mg，每隔 3～5 分钟增加 0.05～0.15mg，累积剂量为 0.4mg，单次最大使用剂量不宜超过 0.3mg。

选择性冠状动脉内推注麦角新碱，给药方法如下：将 0.2mg 麦角新碱溶于 20ml 的生理盐水中，即浓度为 10μg/ml 以 1ml/min 速度（10μg/min）缓慢推注 5 分钟，总剂量为 50μg。

【过度换气】

嘱患者用力呼吸 3 分钟，每分钟 30 次。由于此方法为非创伤性，较麦角新碱激发试验更安全、简单，不失为临床较好的方法。

【运动试验】

于早晨做运动试验，其诱发冠状动脉痉挛的阳性率在 40%～50%，亦可作为较实用的激发试验方法。

【冷加压试验】

将双手腕以下置于 0～4℃的冰水中持续 1～2 分钟。由于此试验诱发的敏感性和特异性均较差，现已不主张采用。

【乙酰胆碱激发试验】

近年来，冠状动脉内注射乙酰胆碱诱发冠状动脉痉挛已引起重视。Yasue 和 Okumura 报道，右冠状动脉的乙酰胆碱用量依次为 20μg 和 50μg，左冠状动脉为 20μg、50μg 和 100μg 时，其诱发冠状动脉痉挛的总敏感性为 90%，特异性为 99%。因该药半衰期短，除右冠状动脉内注射偶见缓慢性心律失常外，并发症少，有人建议将该法作为变异型心绞痛的主要激发试验。

五、治　　疗

对变异型心绞痛初发期的治疗，应采取积极态度，目的在于迅速缓解痉挛的发作，减少急性心肌梗死的发生率。

急性发作时可口含硝酸甘油和硝苯地平粉。首次以 1 片为宜，口含硝酸甘油 3～5 分钟内胸痛不缓解，应即刻追加 1 片或 2 片口含。

在预防痉挛发作的药物中，钙通道阻滞药为首选药物。常用药为地尔硫䓬和硝苯地平。频繁发作期应每 6 小时用药一次，其中以 9am、3pm、9pm、3am 时间点给药最佳。在应用一种钙通道阻滞药疗效不佳时，两种钙通道阻滞药合用（如硝苯地平加地尔硫䓬）常可获得奇效。

钙通道阻滞药与硝酸酯类合用有协同作用而增强疗效。

对于单纯变异型心绞痛患者，不主张单独应用 β 受体阻断药。

而对于合并劳力性心绞痛者,可酌情应用。

变异型心绞痛初发期,还应辅以抗血小板及抗凝治疗。

六、预　　后

一般认为,变异型心绞痛在度过不稳定期后,经过恰当的内科治疗(建议至少3个月),其预后是良好的。主要影响预后的因素是冠状动脉病变、心肌梗死和反复发作心绞痛伴严重的心律失常。

(刘海波)

第19章　无症状性心肌缺血

无症状性心肌缺血(asymptomatic myocardial ischemia)是指冠心病患者存在心肌缺血的客观证据,如静息或运动时典型的心电图缺血性ST-T改变,放射性核素或超声心动图检查显示缺血性心肌灌注异常、室壁运动异常或心肌代谢异常等,但临床上缺乏胸痛或与心肌缺血相关的主观症状,又称无痛性心肌缺血(painless myocardial ischemia)或隐匿性心肌缺血(SMI)。早在1961年,Holter采用动态心电图观察到,心绞痛患者无症状时亦可出现与心绞痛发作时完全相同的ST段改变。1979年,Cohn将这种情况正式命名为无症状性心肌缺血。研究证实,无症状性心肌缺血与心绞痛发作一样,可引起室壁运动异常和心脏功能改变,心肌电活动和心肌代谢异常,导致严重心律失常、心肌梗死和猝死等冠状动脉急性事件发生。因此,提高对无症状性心肌缺血的认识,深入了解其发生机制、临床特点,对判断病情和选择治疗方案以及估计预后均有重要意义。无症状性心肌缺血既可发生在已有心绞痛发作的冠心病患者,亦可发生在无症状型冠心病患者,即冠状动脉造影有明显粥样硬化病变而无任何临床症状者,这些患者只有做心肌缺血的相关客观检查,才能确定是否存在无症状性心肌缺血。某些非粥样硬化性冠状血管疾患的患者,如血管畸形、炎症、心肌疾患、瓣膜病、电解质紊乱、内分泌和药物作用等情况下,在做心肌缺血相关检查时,也可能出现异常结果,但不属本文阐述范畴。

一、症状性心肌缺血的分型

冠心病的无症状性心肌缺血发作隐匿,临床上易被忽视,其确切发生率目前尚不完全清楚。Cohn将无症状性心肌缺血分为三种临床类型：①完全的无症状性心肌缺血；②心肌梗死后有无症状性心肌缺血发作；③心绞痛患者伴有无症状性心肌缺血。

Ⅰ型：患者完全无症状，做相关检查时被偶然发现存在心肌缺血。通常发生在以下临床背景：①心电图运动试验、核素运动心肌灌注显像阳性，但无任何症状；②冠状动脉造影显示明显的血管狭窄，但无任何症状。该类型患者临床上较少见，据估计，在完全无临床症状的健康中年男性中约占 2.5% 或更多些。

Ⅱ型：心肌梗死后患者伴有的无症状性心肌缺血。通常发生在以下临床背景：①临床未被识别或无症状的心肌梗死；②既往无症状，但有陈旧性心肌梗死；③心肌梗死后有心绞痛发作，但亦有无症状性心肌缺血发作。心肌梗死后，无心绞痛发作的患者中约 1/3 心电图轻量级运动试验呈阳性而无任何临床症状。心肌梗死后有无症状性心肌缺血组与无心肌缺血组比较，诸如心脏性死亡、再次心肌梗死、不稳定型心绞痛和血运重建等心脏事件的发生率明显增高，预后不良。

Ⅲ型：心绞痛患者伴有的无症状性心肌缺血。通常发生在以下临床背景：①慢性稳定型心绞痛，其心肌缺血发作有时无症状；②各种类型的不稳定型心绞痛，心肌缺血发作有时无症状。研究表明，70%～80% 心绞痛患者可同时存在无症状性心肌缺血发作，并且其发作次数常为心绞痛发作次数的数倍之多，是一种较心绞痛更为常见的心肌缺血状态。在不同类型的心绞痛患者中，以不稳定型心绞痛患者的无症状性心肌缺血的检出率最高。

二、症状性心肌缺血的发生机制

无症状性心肌缺血的发作与心绞痛发作相似，都是由于心肌供血和需求平衡失常所诱发，包括以下三种情况：①心肌耗氧量增加；②心肌氧供应量（血供）减少；③以上两者并存。应用 Holter 动态心电图检测无症状性心肌缺血时的心率，可将心肌缺血分为以下 3 型：①Ⅰ型：心率快时发生心肌缺血；②Ⅱ型：在心率增快 10 分钟内发生心肌缺血（心率增快延时作用）；③Ⅲ型：心肌缺血发作时无心率增快。其中与心率增快有关的Ⅰ、Ⅱ型无症状性心肌缺血常占 80% 以上，提示日常生活中，多数心肌缺血与心率增快（缺血阈值高）及心肌耗氧量增加有关，并且还有明显的昼夜节律性变化。而Ⅲ型心肌缺血则没有昼夜节律性变化。生理性自主神经活动的昼夜规律性变化表现为夜间迷走神经兴奋占优势，日间交感神经兴奋占优势，无症状性心肌缺血的节律性变化与自主神经活动的改变密切相关，尤其是交感神经的变化有关。无症状性心肌缺血的昼夜节律性变化呈双重周期性。第一个发作高峰时间在早上 7～11 时之间，此时间段也是心绞痛、心肌梗死和猝死的高发时间。这段时间交感神经活动增强，心率增快，血压升高，心肌耗氧量增加，导致心肌缺血发作增加。这段时间还可发现类似的一些周期性变化，如血儿茶酚胺水平升高，血小板聚集能力增强，纤维蛋白溶解活性降低等，这些因素均可能促发心肌缺血发生。无症状性心肌缺血发作的第二个小高峰在 17～21 时之间。通常夜间 2～6 时之间缺血发作次数最少，可能与该时间段心率相对缓慢，心肌对 O_2 的需求降低有关。而且此期间的缺血发作一般不伴有心率增快（缺血阈值低），提示此类缺血发作主要与冠状动脉血管张力增强，心肌供血减少有关。

　　大部分无症状性心肌缺血发作是在轻体力活动或脑力活动时发生，虽然多数无症状性心肌缺血时伴有一定程度的心率增快，但其远低于运动心电图试验时的心率增加，即此时心肌对 O_2 的需求低于运动试验时的水平，因此不能单以冠状动脉固定狭窄并有心肌耗氧量增加来解释，各种原因所致的心肌氧供应量（冠状循环血流）减少也可能是更重要的病理生理机制，抑或两者兼而有之，有时难以作出准确的判断。一般认为，无症状性心肌缺血的发生与冠状动脉痉挛密切相关，但在劳力负荷增加时，其发生率也增加，故与心肌耗氧量的增加亦有一定关系。诱发冠状动脉痉挛的因素包括：运动、吸烟、寒冷刺激、精神紧张等。另外，血管内皮损伤后内皮素释放及内皮舒张因子的减少，一些自体物质如血栓素 A_2、某些肽类激素、血小板因子及某些神经递质（如儿茶酚胺、血清素和组胺）等亦可引起冠状动脉痉挛。上述因子在无症状性心肌缺血的发生中具有重要作用。

三、无症状性心肌缺血的临床表现和预后

【完全无症状患者（无症状型冠心病）】

　　患者完全无心肌缺血的临床症状，但相关的客观检查有心肌缺血表现。通常，这类患者多伴有动脉粥样硬化的危险因素，如中年以上、男性、高脂血症（总胆固醇、甘油三酯、低密度脂蛋白或极低密度脂蛋白增高）、高血压、吸烟、糖尿病、肥胖和早发冠心病家族史等。多数患者是在体检时偶然发现心电图（静息、动态或负荷试验）有 ST 段压低、T 波改变等，或放射性核素心肌显像（静息或负荷试验）显示心肌缺血表现。此类患者虽无临床症状，但已有心肌缺血的客观证据，必要时进行选择性冠状动脉造影有助于确立诊断。多数患者属早期冠心病，冠状动脉血管病变较轻或建立了较好侧支循

环阶段，故预后一般较好。但随病情的进展，有的患者可能转为心绞痛，但其中多数病例的症状不典型，发生心肌梗死也常常无症状。亦可能逐渐发生心脏扩大、心力衰竭、心律失常甚至猝死。

【慢性稳定型心绞痛患者和不稳定型心绞痛患者】

慢性稳定型心绞痛患者日常生活中的心肌缺血发作，仅约 1/4 表现为不同程度的胸痛发作，而大多数心肌缺血发作时无症状，其重要性易被忽视。有证据表明，大多数此类型患者能生存很多年，但有发生猝死、危险性心律失常和急性心肌梗死的危险，其本身存在的无症状性心肌缺血与心绞痛发作有同样的预后意义，甚至更为不良。因此对这类冠心病患者的治疗，应该包括减轻和消除心绞痛症状和无症状性心肌缺血两个方面。

不稳定型心绞痛患者是指初发劳累型心绞痛、恶化型心绞痛、各种类型的自发性心绞痛以及新近提出的冠状动脉成形术后心绞痛和冠状动脉旁路术后心绞痛等。这类患者心肌缺血发作的发生率最高，特点是发作次数多，并且 80%～90% 的缺血发作时无症状，而 1～12 个月内其临床心脏事件如猝死、致命性心律失常、急性心肌梗死、PCI 或 CABG 等紧急血运重建的发生率均明显高于其他类型的冠心病患者。因此，无症状性心肌缺血可作为预测不稳定型心绞痛患者近期预后最有价值的指标。譬如，虽然经过积极的药物治疗，无症状性心肌缺血无改善者预后不良。冠状动脉三支病变且伴有频繁发作的无症状性心肌缺血者突发严重冠脉事件及病死率更高。有症状和无症状两类心肌缺血发作时间总和（总缺血负荷）较多的患者预后最差，可能与这些患者多伴有严重的多支、弥漫性冠脉血管病变有关。

【心肌梗死后患者】

急性心肌梗死后，约近 2/3 的患者无心绞痛症状，其中包括部分在心肌梗死前曾有心绞痛发作而心肌梗死后心绞痛消失者。这些无心绞痛发作患者中约 1/3 以上心电图次极量运动试验可呈阳性。由于有些心肌梗死后患者伴有严重心绞痛、严重心律失常或心力衰竭，不能进行运动试验，故心肌梗死后患者的无症状性心肌缺血发生率可能更高。有资料表明，心肌梗死后患者采用动态心电图检出有心肌缺血组与单纯运动心电图试验阳性组比较，严重心脏事件的发生率前者明显高于后者，提示对心肌梗死后患者进行危险度分层或估计长期预后，采用动态心电图检测心肌缺血比运动心电图试验更有价值。心肌梗死后，冠状动脉病变广泛且伴有频繁发作的无症状性心肌缺血、左心功能不全或合并充血性心力衰竭、复杂室性心律失常或传导阻滞者预后不良。

四、无症状性心肌缺血的检测

【心电图运动试验】

心电图运动平板或踏车运动试验,是目前诊断冠心病心肌缺血最常用的方法,通常心电图阳性判断标准是运动中或运动后出现 ST 段在水平型或下斜型降低≥1mm,或运动前原有 ST 段降低者运动后进一步降低≥1mm。在已确定的冠心病患者,运动负荷增加时典型的心电图 ST 段变化,即心电图运动试验阳性,提示心肌缺血发生,对发现运动诱发的无症状性心肌缺血有重要意义。运动中无症状性 ST 段改变时可发现左室室壁运动异常。对于完全无症状者,心电图运动试验阳性对冠心病心肌缺血的预测价值受到一定限制,为提高诊断率常需补充其他影像技术。有多项动脉粥样硬化危险因素,如糖尿病、高血压、高胆固醇血症、吸烟史或早发冠心病家族史者,心脏事件危险性明显增加。心电图运动试验假阳性可见于以下两种情况:①患者无心肌缺血,发生于电解质紊乱、束支传导阻滞、体位变动、深呼吸后或女性;②患者有心肌缺血,但无冠状动脉病变,发生于高血压左心室肥厚、二尖瓣脱垂、肥厚型心肌病、X 综合征或心脏小血管病等,应结合临床,认真分析,作出正确诊断。必要时需行冠状动脉造影明确诊断。在有明确冠心病患者,运动诱发的无症状或有症状性缺血性 ST 段压低使随后心脏事件的危险性增加。心电图运动试验在较低运动量和心率低于 120 次 / 分时,即出现 ST 段压低≥3mm,或伴血压下降者,无论试验期间有无胸痛症状,均应视为严重心肌缺血,常提示存在左主干病变或严重的三支病变,若动态心电图检测还发现存在频繁发作的无症状性心肌缺血,则突发心脏事件的概率明显增加,预后不良。

【动态心电图检查】

Holter 可在较长时间内精确记录 ST 段偏移,重复显示缺血性 ST 段下移和计算缺血发作次数及时间,适用于同时观察运动及静息状态下冠状动脉张力增高引起的无症状性心肌缺血,是监测冠心病患者日常活动中发生无症状性心肌缺血的唯一检测手段。检查资料可提供无症状性心肌缺血发作的起始、持续、终止时间及发作频度、缺血严重程度和昼夜节律变化,以及与缺血发作相关的患者当时的精神和体力活动状态,最终对心肌缺血的机制作出推测。另外,尚可明确判断某些严重心律失常的发生与无症状性心肌缺血发作时间有无关联。这些结果对于指导选择治疗措施和选用不同作用机制的抗心肌缺血药物以及评估预后都有重要价值。目前认为,动态心电图(AECG)检查中出现的一过性水平型或下斜型 ST 段降低≥1mm,持续时间≥1 分钟对诊断心肌缺血有重要意义。在心肌缺血恢复≥1 分钟后,再次出现 ST 段降低,为另一次心肌缺血发作。对于已经确诊的冠心病患者,AECG 有典型的缺血型改变,并且不伴有心绞痛症状,应视为无症状性心肌缺血发作的证据。但对于尚未确诊为冠心病的人群,其预测冠心病心肌缺血的价值有限,通常不能仅凭 AECG 异常为依据,诊断无症状型冠心病合并无症状性心肌缺血。对临床完全无症状或"正常"健康人群,诊断无症状性心肌缺血,需结合其他心肌缺血相关检查及冠心病危险因素等加以判断,必要时行选择性冠状动脉造影明确诊断。

【核素运动心肌灌注显像】

目前较常用的 ^{201}Tl 或 ^{99m}Tc-MIBI 运动负荷心肌灌注显像,对诊断冠心病心肌缺血较为敏感,优于运动心电图试验和动态心电图检查,可明显提高无症状性心肌缺血的检出率。当冠状动脉分支血流分布的心肌节段出现明确的放射性稀疏或缺损,在 ^{201}Tl 延迟显像或 ^{99m}Tc-MIBI 静息显像显示原缺损区有放射性充填,即可诊断冠心病心肌缺血。一般来讲,核素运动或药物负荷心肌灌注显像所显示的心肌缺血的部位及范围可以反映冠状动脉病变的部位及其严重程度,但不能直接评价冠状动脉狭窄程度。所以,临床上当核素运动心肌灌注显像发现心肌缺血,即使患者并不同时伴有心绞痛症状,亦应视为无症状性心肌缺血予以重视,必要时需行选择性冠状动脉造影检查,以确定病变的部位及狭窄程度。

五、无症状性心肌缺血的治疗

近年来,对无症状性心肌缺血的组织学及病理学研究已经证实,长期反复发作心肌缺血,心肌组织发生营养障碍,可引起缺血区心肌组织结构的改变,如心内膜下心肌组织明显的间质纤维化、心肌细胞变性和微血管的病理性改变。许多临床研究也表明,无症状性心肌缺血与心绞痛发作有同样的预后意义,甚至更为不良。因此对冠心病患者的抗心肌缺血治疗,不仅在于控制心绞痛发作,还应包括积极治疗临床上更为常见的无症状性心肌缺血发作,从而最大限度地减少心肌缺血发作,预防冠心病心脏事件的发生及改善预后。

【完全无症状性心肌缺血(无症状型冠心病)】

对该类型患者应积极采取防治动脉粥样硬化的措施,对有高脂血症者,可进行他汀类药物降脂调脂治疗,以防止粥样斑块加重和促进粥样斑块消退,控制或消除高血压、糖尿病和吸烟等危险因素,以防止其发展为严重的冠心病类型和降低心脏事件发生率。对静息、运动心电图或放射性核素心肌显像显示已有明显心肌缺血改变者，应适当减轻体力活动，酌情选用硝酸酯制剂、β受体阻断药和钙通道阻滞药进行抗心肌缺血治疗。有资料显示，β受体阻断药在有效减少日常活动诱发的心肌缺血发作、心肌缺血时间和心脏事件方面优于钙通道阻滞药，还可改变心肌缺血周期分布，特别对凌晨期间的高度心血管危险具有特殊治疗价值。其机制主要与β受体阻断药能消除早晨的血压增高和心率增快有关，选用长效β受体阻断药可能疗效更佳。通常如多数心肌缺血发作时心率快（缺血阈值高），反映血管病变重，心肌需氧量增加诱发血氧供求失衡，应选择β受体阻断药＋硝酸酯制剂；如多数缺血发作时心率不快（缺血阈值低），反映此时冠状动脉血管张力大，以心肌供血减少为主，则宜选择钙通道阻滞药或钙通道阻滞药＋硝酸酯制剂。而有些患者，缺血发作的心率有时快，有时不快，故缺血发作处于高阈值期应选用β受体阻断药＋硝酸酯制剂、β受体阻断药＋钙通道阻滞药或三者联合应用；处于低阈值期则应选用钙通道阻滞药剂或硝酸酯制剂或两者联合应用。动态心电图监测的结果有助于选择药物。对冠状动脉造影发现左主干、主要冠状动脉分支有显著狭窄病变或多支严重狭窄病变病变者可行经皮冠状动脉介入治疗（PCI）或 CABG。

【慢性稳定型心绞痛和不稳定型心绞痛患者的无症状性心肌缺血】

在这类患者的治疗中，重视减轻全部心肌缺血负荷比仅仅控制心绞痛症状更为重要。因此，除积极采用抗心肌缺血药物控制心绞痛发作外，可采用动态心电图或运动负荷心电图试验重复监测无症状性心肌缺血的发作时段、发作次数、持续时间和 ST 段下降程度，观察对无症状性心肌缺血的治疗效果，避免或消除导致心肌缺血发作的诱因，并按照无症状性心肌缺血发作的生理节律性，合理调整抗心肌缺血用药，从而控制心肌缺血并预防冠心病事件的发生。在慢性稳定型心绞痛患者，因其有症状和无症状心肌缺血发作多为心肌需氧量增加所诱发，选择β受体阻断药和硝酸酯制剂联合应用，疗效比单一药物更佳。由于不稳定型心绞痛患者的无症状性心肌缺血与冠状动脉痉挛有密切关系，故对发作时 ST 段抬高或有其他证据提示其发作主要由冠状动脉痉挛引起者，其药物治疗宜选择钙通道阻滞药和硝酸酯制剂联合应用，必要时亦可加用β受体阻断药，即三类制剂合用。某些中成药制剂也具有解除冠脉痉挛、减少血小板积聚、改善心肌缺血的作用，可以酌情选用。小剂量阿司匹林可抑制血小板聚集，减少心肌缺血发作，明显降低无症状性心肌缺血患者心脏事件的发生率。对经药物治疗仍有持续心肌缺血发作者应及时行冠状动脉造影，明确血管病变严重程度和心室功能状态，根据病情选择施行 PCI 或 CABG。对这类患者适宜的早期的完全血管重建治疗明显优于药物治疗,可明显减少运动诱发的心肌缺血和日常生活中的无症状性心肌缺血,减少心脏事件发生率,改善预后,提高生存率。

【心肌梗死后无症状性心肌缺血】

药物治疗可参照慢性稳定型及不稳定型心绞痛患者。尤其是β受体阻断药可使心率减慢,心肌收缩力下降,心肌耗氧量降低,有心肌保护作用。可提高患者的运动耐力,减轻运动时无症状性左室功能异常和无症状性心肌缺血,减少梗死后心性猝死,降低病死率,对改善预后有价值。对经药物治疗仍有频繁、持续的无症状性心肌缺血发作,且属于 PCI 或 CABG 适应证者,可根据冠状动脉和左室造影结果,酌情选择 PCI 或 CABG。对室壁瘤伴有顽固性心力衰竭、难以控制的危险性室性心律失常有外科手术指征者,在做室壁瘤切除术的同时施行 CABG。

总之,到目前为止,冠心病患者的无症状性心肌缺血的机制,尚未完全阐明,内科药物治疗,介入治疗和外科手术治疗虽可减轻无症状性心肌缺血的发生率及其严重性,但其对降低冠状动脉事件发病率和改善预后的远期疗效,尚需更多的前瞻性临床试验加以验证。

(姚　民)

第20章　X综合征

1967 年,Kemp 和 Likoff 等首次报道一组患者,临床表现为心绞痛样发作,但冠脉造影完全正常。因该组患者在其论文分组中为 X 组,另一组为 N 组,自此以后凡有上述特点的患者称为心脏 X 综合征(以后简称 X 综合征)。

一、X 综合征的概念和变迁

【定义】

早期 X 综合征有着严格的定义,即必须具备以下四条,方可诊断:

1. 典型的劳力性心绞痛。

2. 冠状动脉造影完全正常。

3. 运动负荷试验显示明确的心肌缺血证据。

4. 麦角固醇激发试验除外冠状动脉痉挛。

如果严格按照上述标准进行临床诊断,在大量的冠脉造影正常的患者中,真正能够诊断为 X 综合征的患者并不多。从目前的角度来看,当初 X 综合征的提出仅仅反映了一种临床上的特别现象,而且也存在明显的不足,首先典型的胸痛并不代表心肌缺血,其次活动平板中有着大量的假阳性患者,尤其是年轻女性。随着近数十年的研究,X 综合征无论从内容还是外延均发生了很大变化,在研究方向上也与以前大相径庭,有着鲜明的时代特点。

美国学者 Richard 在大量研究的基础上,于 20 世纪 80 年代首次提出微血管性心绞痛(microvascular angina)的概念,他认为,X 综合征的症状是冠状动脉微小血管的功能障碍,造成心肌缺血,这似乎为 X 综合征的研究画上了句号,即 X 综合征的病因和发病机制已经弄清楚,但他对微血管性心绞痛的定义却与 X 综合征有着显著的不同,微血管病性心绞痛的定义是:

1. 胸痛症状可以典型,也可以不典型;可以是劳力性,也可以在静息时发作;持续时间可短至数秒,也可长达数小时。

2. 冠状动脉造影完全正常。

3. 必须具有心肌缺血的客观证据,尤其是放射性核素心肌显像的证据。

4. 除外冠状动脉痉挛和心脏外因素。

微血管性心绞痛的提出是 X 综合征研究史上一个重要的里程碑,它从简单现象的描述进入到实质性的研究,并且大大拓宽了患病个体的人群,使该类患者成为心绞痛的一个特殊类型。尽管以后有人对微血管性心绞痛的定义提出异议,认为 X 综合征依然 X(syndrome X is still X),但是目前微血管性心绞痛这一概念已被临床医生广泛接受。

"小冠状动脉病"曾被部分医生使用过,其本质和微血管性心绞痛相似,现在统一使用微血管性心绞痛。

"新 X 综合征"由于微血管性心绞痛的诊断是以客观的心肌缺血为证据的,而临床上仍有大量的冠状动脉正常的患者,在除外心脏外因素后,没有明确的心肌缺血的证据,这类患者依然是临床医生面临的困惑,故近年来,学术界依然喜欢使用 X 综合征这一概念。但是这一概念与早期提出的概念有很大不同,它所研究的方向已不仅仅是心绞痛的发生机制,而是根据内皮功能的状态和危险因素的存在与否来判断其预后,心肌缺血的客观证据已不必要。因此无创的负荷试验可能正常,胸痛发作时心电图也可能没有改变。

二、X 综合征的病理生理学机制

由于 X 综合征是一种患者临床表现各异的疾病,目前还缺乏统一的诊断的标准,因此讨论其病理生理机制相当困难,而这也正是过去数十年临床研究人员的重点研究内容。在讨论其病理生理学机制之前，首先要回答一个问题：即诊断 X 综合征是否一定要具备心肌缺血的证据？运动试验中的 ST 段压低并不能作为客观缺血的证据，目前被广泛认可作为心肌缺血客观指标的有：

1. 负荷放射性核素心肌灌注的阳性结果。

2. 心房或者心室调搏诱发胸痛时，冠状静脉窦中的乳酸含量及 pH。

但是遗憾的是临床研究所入选的患者均不是以客观心肌缺血证据为依据的，而是以临床表现为诊断条件入选。因此研究中真正具有心肌缺血证据的仅有一小部分，依此人群研究 X 综合征，难免得出不同的结论。但是从另一个方面讲，如果所有的对 X 综合征的研究均以心肌缺血为依据，不仅增加了研究的难度，而且也大大减少了临床研究的范围，使大量的冠脉正常的胸痛患者被置身于研究之外，这部分患者是否需要一个新的命名呢？因此目前国际上多数学者仍主张以临床表现作为诊断 X 综合征的条件，将 X 综合征定义为多病因、多机制的一种疾病。

冠状动脉微血管障碍造成心肌缺血是 X 综合征最重要的发病机制之一，早在 20 世纪 70 年代，Cannon 及其同事通过血稀释法测定静息和心脏起搏时心大静脉的血流量，发现心脏起搏诱发典型的心绞痛而冠状动脉造影正常者，心大静脉血流量增加和冠脉阻力降低均明显少于为诱发胸痛者，静脉注射麦角固醇后，上述变化更为明显，而冠脉造影未显示任何心外膜大的冠状动脉痉挛或者收缩的征象，提示该类患者主要是由于微小冠状动脉的储备功能下降或者异常收缩造成心肌缺血。进一步研究发现，即使在心房调搏诱发胸痛而无心肌缺血证据的患者，也可以观察到冠状动脉对心房调搏或双嘧达莫的血管扩张反应降低。近年来使用冠状动脉内多普勒技术和 PET 技术，进一步明确了 X 综合征患者普遍存在冠状动脉微小血管功能障碍。另外超声心动图阶压技术显示，X 综合征患者，心房调搏时心内膜/心外膜的阶压值明显降低，而对照组无明显变化，提示心肌血流分配的异常对这类患者运动诱发的胸痛起重要作用。意大利著名学者 Museri 认为，X 综合征患者的冠脉前微血管可能存在着片状分布的异常收缩，或者对舒血管物质的反应性降低，当心肌耗氧量增加时，不能相应地扩张，从而造成心肌缺血。对 X 综合征患者进行仔细的放射性核素心肌灌注显像的确发现，心肌缺血的部位显示小的片状分布。

究竟是什么原因造成冠状动脉微血管的功能障碍呢？现在普遍认为内皮功能异常是主要原因，早在 10 年前，日本学者就发现 X

综合征患者给予乙酰胆碱，其冠状动脉血流增加少于正常对照组，提示冠状循环中的内皮功能不良，进一步研究发现，给予 NO 的底物（左旋精氨酸），血流明显改善，说明冠状动脉微循环的内皮依赖性舒张功能明显障碍。另外发现，血管平滑肌最强的收缩因子内皮素 -1 在 X 综合征患者升高，当胸痛发作时进一步升高，强烈提示微小血管的异常收缩也是其重要的发病机制之一。到目前为止几乎所有的研究无一例外的证实了血管内皮功能的异常在 X 综合征发病中的作用。最近有很多研究发现，即使在没有缺血证据的患者，同样存在着内皮功能的障碍，而且此种障碍与 X 综合征的远期预后密切相关。这里应该提出，内皮功能障碍在很多具有危险因素的患者普遍存在，但在那些患者中没有 X 综合征，因此内皮功能障碍与 X 综合征并不是因果关系，但是却是后者的必要条件。

    X 综合征的患者内皮功能障碍的原因有很多，包括常见的冠心病危险因素，但比较令学术界关注的是雌激素的丢失和炎症反应。这两者尤其是炎症反应是近几年研究的热点。雌激素丢失对内皮功能的影响不难理解，正常情况下，雌激素对血管内皮具有强大的保护作用，雌激素水平下降，其保护作用减少，而 X 综合征的患者多为更年期后的妇女。炎症反应贯穿于动脉粥样硬化的整个过程，近年来发现，炎症反应同样广泛存在于 X 综合征的患者，而且与内皮功能异常的程度呈明显相关，现在已经明确，炎症标志物 C 反应蛋白可以明确损伤内皮功能，或者使内皮细胞激活产生黏附因子和缩血管物质内皮素等。有研究人员指出，炎症反应可以作为 X 综合征治疗的靶目标之一，通过减少炎症达到减少 X 综合征胸痛发作的目标。以上均是冠状动脉微血管的功能性改变在 X 综合征发病中的作用，但是研究发现，部分患者并不排除微血管的器质性病变的可能。Mosser 等人很早对 X 综合征患者的心内膜活检发现，小冠状动脉肌性，中膜肥厚，内膜增生以及内皮细胞变性。Suzuki 等发现，部分患者小动脉不规则狭窄，中层平滑肌增生变性。但 Mosser 认为，上述改变不能就此断定心绞痛的发作就与微血管病变有关，因为临床上多数患者表现为静息状态下的发作，阜外医院曾对一例 39 岁男性重度劳力性心绞痛但冠脉造影正常的患者进行心内膜活检，观察到一小冠状动脉（62.5μm）中层平滑肌明显增生呈管腔狭窄，但周围无炎症细胞浸润，该例患者排除了左心室肥厚及免疫结缔组织病，该检查结果强烈提示某些小血管的器质性改变可能参与了 X 综合征心绞痛的发作。

    在 X 综合征心绞痛机制中，值得一提的是患者对疼痛的敏感性，在 20 年代 90 年代初期，至少有五家独立的研究机构采用了不同的评价方法，得出了同样的结论，即 X 综合征患者疼痛阈值降低，即使对轻微的心肌缺血都能敏感地感受到，事实上，在微小前动脉发生功能障碍造成远端低灌注状态时，局部便产生一定量的腺苷，后者也能感受到疼痛。

三、诊断及排除诊断

尽管 X 综合征自提出已经历了 30 余年的历程，但尚未有一个严格而统一的诊断标准，而且随着研究的深入，诊断标准似乎更加模糊，这也给临床医生和医保部门带来了困惑。目前仅限于临床研究，而且各家在入选患者时所掌握的标准也不尽相同，但是排除诊断确是非常重要，因为引起胸痛发作的原因很多，上自中枢神经系统至下传神经系统及其所经过的路线和部位，直至胸腔和腹腔中的各脏器均可引起胸痛，应该说，在因胸痛而进行冠脉造影并显示冠脉正常或相对正常的患者，有相当一部分是心外因素。X 综合征诊断的第一步就是排除这些因素，常见的心外因素有以下几个。

【心脏神经官能症】

这是冠脉造影正常者中最常见的情况，几乎占了该类患者的 40%～50% 以上，有研究显示，这些就诊者被告知其冠脉正常，并作适当的心理疏导，60% 的患者在 1 年内症状消失或明显好转，提示神经精神因素在其中的作用。但是应该注意，相当一部分患者可能在 X 综合征和神经官能症之间有交叉。有人做过一个有趣的研究，给小鼠以精神刺激，数周后检查其心脏微血管的功能，发现那些受神经精神刺激的小鼠，其心脏微血管的功能障碍，临床上也发现 X 综合征的患者精神异常者较常见。

【胃食管反流】

在冠脉正常的胸痛患者中较常见，是 X 综合征诊断中主要排除的疾病之一。有些胃食管反流患者，胸痛呈典型的劳力性心绞痛的表现，但该类患者与饭后和体位改变关系较明显，24 小时食管 pH 监测有助于该疾病的排除，但是也有研究发现，胃食管反流容易并发微血管功能的异常。给食管滴入酸性液体，通过神经反射，发现冠脉微小血管呈收缩性反应。

【颈椎病】

随着生活方式的改变，颈椎病在人群中日益流行，很多颈椎病患者首诊心脏科，因下传神经受压迫，患者常感颈背部和心前区疼痛，仔细地检查可以排除该疾病。

除以上常见的心外因素排除外，显而易见的心内因素也要排除，这些应包括，主动脉瓣疾病、二尖瓣病和心肌病及心肌肥厚。

关于寻找心肌缺血的客观证据在 X 综合征的诊断是否必需，目前尚缺乏统一的意见。一般来说，活动平板或负荷放射性核素心肌灌注作为常规检查，如果阴性并不能排除诊断，而单纯的活动平板阳性，也并不能由此诊断，ST 的压低即为心肌缺血所致，但是这两项无创检查常用来评价治疗的效果。

四、治　　疗

X 综合征的治疗是临床医生头痛和困惑的问题，因为常见的治疗心绞痛的药物往往难以奏效，在心绞痛发作时，硝酸甘油的作用都不明显，常规用于心绞痛预防的药物，如 β 受体阻断药和钙通道阻滞药作用也微乎其微，α_1 受体阻断药也尝试用过，作用同样不明显，最近临床试验评价影响心肌代谢的药物曲美他嗪（万爽力），部分患者呈现出明显的疗效，但另一些患者却对其无。近几年，根据对 X 综合征发病机制的最新认识，认为改善内皮功能可能会给 X 综合征带来疗效，目前正在观察研究中。

待选的药物有 ACEI 和他汀类药物，因为这两类改善内皮的作用比较明显，同时他汀类药物还有很好的抗炎作用，炎症在 X 综合征中的作用已比较明确，期望这两类药物能够有助于 X 综合征的治疗。另外，X 综合征多发于更年期妇女，主要原因可能与雌激素的减少有关，补充雌激素有助于血管内皮功能的改善，但这些药物的作用均比较缓慢，不要期望它们短时间而发挥作用，可能服用一段时间后，心绞痛的发作亦会减少。另据报道，给予氨茶碱或对抗腺苷的药物，对改善症状和缺血性 ST-T 改变有效。中药在 X 综合征治疗中的作用，因研究较少，而未能肯定。但可尝试通心络，麝香保心一些具有改善内皮功能的药物。最近有人尝试经皮神经电刺激（transcutaneous electrical nerve stimulation，STENS）的方法，用于 X 综合征，其理论出发点是刺激神经可以改变冠脉微血管的自主神经调节。Jessurun 等对 8 例患者进行四周的治疗后发现，心绞痛的发作次数由治疗前的每周 8 次减至每周 3 次。硝酸甘油的消耗量由治疗前的 10 片减为 2 片。冠脉血管的阻力有下降趋势。在药物治疗的同时，要强调体育活动和生活方式的改变，这两者都能有效地改善内皮功能，并可以不同程度地改善患者对疼痛的感受阈值。

五、预　　后

X 综合征的预后良好是指相对于恶性心脏事件，如心源性猝死、急性心肌梗死而言，但是相对于患者反复不断的胸痛发作，多次住院检查或行冠脉造影而言,讨论预后的意义就会因此而减少,但现在心脏科医生还是习惯上以心脏事件的发生率作为评价预后的指标。Remp在很早时候就对200例冠脉造影正常的患者进行了长期随访(6年),多数患者正传逐渐改善,死亡6例,其中4例原因不明。如果和同样年龄和性别的正常人群相比,无统计学差异。Scholz等最近对185例诊为X综合征的患者进行了长达12年的随访,发现1例死于急性心肌梗死(每年0.05%),9例可能死于心脏原因(0.51%),7例死于心脏外原因,6例患者发展为冠脉造影证实的冠心病,该6例危险因素明显多于其他患者,34%的患者仍有心绞痛的主诉。当初运动试验阴性的患者症状缓解明显少于当初运动试验阳性的患者(78%对54%)。

(吴永健)

第21章 冠心病的介入治疗

目前冠心病的治疗主要包括三种:药物治疗、介入治疗和冠脉旁路移植手术。药物治疗是最经典的治疗方法,仍然占有重要的地位。冠脉旁路移植手术是外科医生通过手术的方法,将大隐静脉和(或)内乳动脉等作为旁路移植血管治疗冠心病。冠心病介入治疗诞生最晚但发展最为迅速,它是在心导管技术基础上发展起来的,在现代冠心病治疗中占有非常重要的位置。冠心病介入治疗通过经皮通过周围动脉送入球囊导管或其他器械,解除冠状动脉闭塞或狭窄,使冠状动脉血流恢复,消除症状,提高生活质量,改善预后。

1941年,Cournand和同事及Richards首先将心导管技术应用于临床诊断,1950至1960年间,Sones、Rickets、Abrams、Judkins等开始了冠状动脉造影检查,冠状动脉造影为外科心脏旁路移植手术打下了基础。1964年,Dotter和Judkins首次应用经皮穿刺血管成形术治疗股动脉病变,但这一方法未被广泛应用。以后Zeitler等在欧洲应用这项技术并取得了一些经验。1974年,Gruentzig改良Dotter导管为圆桶状双腔球囊,经过一系列的动物和周围血管的试验,证实了其安全有效。Gruentzig等1977年5月在旧金山外科手术中对静脉桥吻合前的患者进行了球囊扩张;同年9月,在瑞士苏黎世对一位37岁患者的前降支病变成功地进行了世界上第一例经皮腔内冠状动脉成形术(PTCA),因此开创了冠心病介入治疗的新天地。

随后,这项技术在全世界范围内迅速推广普及。目前将以PTCA为基础的可以解除冠状动脉病变的介入治疗技术统称为经皮冠状动脉介入治疗(PCI)。伴随着许多的新技术和新方法的问世、器械的改进和技术水平的逐步提高,成功率不断提高,并发症发生率逐步减少,PCI已成为冠心病血运重建的有效治疗方法。目前,美国每年的冠状动脉介入治疗例数已超过100万例,总数远远高于外科旁路移植手术例数。1984年,我国西安郑笑莲教授在国内率先进行了第一例PTCA,在这之后北京、上海、苏州和哈尔滨等地数十家医院相继开展,估计目前国内每年的冠状动脉介入治疗例数超过20万例,阜外医院的冠脉介入治疗的例数已逾万例。

冠状动脉介入治疗技术的进步,尤其金属支架的应用,提高了PTCA的有效性和安全性,减少了急性和濒临闭塞等并发症,大大减少了急诊冠状动脉旁路移植术(CABG),降低了球囊扩张术后的再狭窄。近年药物洗脱支架应用日渐增多,多项研究证实,药物洗脱支架的应用进一步减少了支架术后再狭窄,是近年来介入治疗的一个重要进展。但是,还存在一些问题,如药物支架术后抗血小板药物应用时间选择和晚发性血栓的发生等,还需要更多的研究加以解决。目前,技术和方法的不断进步,已出现了第二代甚至第三代的药物洗脱支架是近年来介入治疗的一个重要进展。

第一节 介入治疗的适应证和禁忌证

一、适应证

需要PCI患者的临床表现多种多样,可以无症状,也可以症状非常严重,也可能合并不同程度的心功能受损。冠状动脉病变的严重和复杂程度、预期成功率、可能发生的并发症甚至死亡、缺血面积以及合并的疾病状态、费用支出等也都有很大差别,作为介入医生要注意以上问题同时还要考虑患者的长期预后,因此,在选择进行冠状动脉血运重建方法应十分慎重,个体化原则,权衡各种治疗方法的潜在危险和可能的受益,结合本医院的技术水平、实际情况和医生本身的技术能力,在与家属和患者本人充分交换意见沟通的基础上,综合判断作出有利于患者和病情的决策。

【无症状心肌缺血或轻微心绞痛患者】

对大多数CCS 1或2级心绞痛患者,仅有小面积心肌缺血,又没有心肌缺血的客观证据(如运动试验阴性、运动或应激心肌显像阴性等),冠脉狭窄<50%,或轻微症状不可能是心肌缺血引起者应当选择进行药物治疗。但对于少数患者,尽管无症状或症状轻微,平板运

动试验或动态 ECG 或运动心肌显像显示严重心肌缺血的客观证据，介入治疗预期成功率高，致死、致残危险性低时，可以考虑 PCI。对于中重度的心肌缺血，有效的血运重建（PCI 或 CABG）可以降低严重或致死性心脏事件的危险性。

【稳定型心绞痛】

PCI 通常用于药物治疗后仍有症状的稳定型心绞痛（CCS 3 级）患者，可以是单支或多支冠状动脉病变，一处或多处严重病变，当病变适合做 PCI，预期成功率高、并发症或危险性低的患者可选择 PCI。单支病变患者一般首选 PCI。如果患者为旁路移植术后患者，存在一处或多处大隐静脉桥局限性狭窄并且不适合再次手术治疗的严重病变，病变适合做 PCI，预期成功率高、并发症或危险性低的患者，也可以考虑行 PCI。对于严重的左主干狭窄（>70%），适合血运重建但不适合 CABG 的患者可以施行 PCI。对于多支病变，如果病变均适合 PCI，患者经济又没有问题，成功率高，并发症和死亡的风险很小，也可以考虑 PCI。但对于多支病变，病变弥漫，合并糖尿病、心功能不全，特别是 PCI 又不能达到完全血运重建或 PCI 费用过高时，应首选 CABG。欲扩张的多支病变预期成功率低，与操作相关的并发症和死亡发生风险较大的患者，不宜 PCI，应首选 CABG。对于 CCS 3 级心绞痛患者，造影为单支或多支病变，无缺血的客观证据，所支配的心肌面积很小，所干预的靶血管成功的可能性很小，与介入有关的并发症和死亡的可能性大，不严重的冠状动脉病变（狭窄<50%），左主干病变严重适合 CABG，上述情况不主张施行 PCI。CCS 3 级心绞痛和单支或多支病变者，PCI 主要是解除患者的心绞痛症状，也可以通过药物治疗实现。但对于症状重和狭窄程度严重的患者，药物治疗效果不好，这部分患者需要干预治疗（PCI 或 CABG）。治疗方式的选择要根据患者的冠脉病变、心功能、合并症、预后以及费用等综合考虑而定。

【不稳定型心绞痛和非 ST 段抬高心肌梗死患者】

对于不稳定型心绞痛和非 ST 段抬高心肌梗死患者，没有严重的合并症，而且冠状动脉病变适合行 PCI 者，有下述特征者应尽早 PCI：①强化抗缺血治疗的情况下仍有心肌缺血发作；②肌钙蛋白升高；③出现新的 ST 段压低；④充血性心力衰竭或新出现的二尖瓣关闭不全或二尖瓣关闭不全加重；⑤左心室收缩功能降低；⑥血流动力学不稳定；⑦持续性室性心动过速；⑧6 个月内曾行 PCI；⑨既往 CABG 史。对于不稳定型心绞痛和非 ST 段抬高心肌梗死患者，如果没有上述特征，但病变适合 PCI 并且没有 PCI 的禁忌证，或为左主干严重病变（狭窄>70%）适合 PCI 而不适合 CABG 者；或为大隐静脉桥血管局限性或多处病变不适合再次外科旁路移植手术者,均可以考虑施行 PCI。对于不稳定型心绞痛和非 ST 段抬高心肌梗死患者,两支或三支病变、前降支近段严重狭窄、严重糖尿病或左心功能不全,也可以考虑 PCI。图 21-1 为一例不稳定型心绞痛患者行 PCI 前后的造影对比。

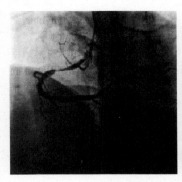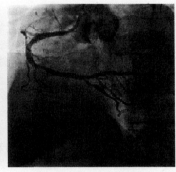

图 21-1　一例不稳定型心绞痛患者行 PCI 前后的造影对比
左图:PCI 前造影示右冠状动脉近端严重狭窄
右图:PCI 术后造影示右冠状动脉近端严重狭窄消失

【ST 段抬高心肌梗死】

由于对急性心肌梗死发病是由于血栓闭塞引起,及时打开闭塞的冠状动脉恢复血流会降低病死率,明显改善预后。急性心肌梗死 PCI 一般分为三种:①直接 PCI;②溶栓治疗失败后补救性 PCI;③急性心肌梗死后早期 PCI,主要针对出现反复心肌缺血发作的患者。

1. 直接 PCI　直接 PCI 较溶栓治疗更有效。在对直接 PCI 和溶栓治疗随机对比研究的荟萃分析表明,直接 PCI 能够降低短期病死率(7% 对 9%,$P<0.0002$),减少非致死性心肌梗死(3% 对 7%,$P<0.0001$),减少脑卒中(1% 对 2%,$P<0.0004$),降低死亡、非致死性心肌梗死和脑卒中的联合终点(8% 对 14%,$P<0.0001$)。目前,对于症状发作在 12 小时内 ST 段抬高或伴有新发生左束支传导阻滞的心肌梗死患者,有熟练介入经验的心内科医生(每年个人介入治疗例数超过 75 例),有正常工作的导管室(年例数大于 200 例)及器械,估计就诊至球囊扩张时间在 90 分钟内,应选择直接 PCI。对于发生 ST 段抬高心肌梗死 36 小时内的患者,出现心源性休克,年龄小于 75 岁,能够在休克发生的 18 小时内进行 PCI,在有经验的中心由技术熟练的医生应直接 PCI。此外,患者有溶栓治疗禁忌证可

采取直接 PCI。ST 段抬高心肌梗死直接 PCI 过程中不应对非梗死相关动脉行介入治疗，而且对于 ST 段抬高心肌梗死发生超过 12 小时，血流动力学稳定和心电活动正常的无症状患者，不应当施行直接 PCI。近年的研究证明，药物洗脱支架与金属裸支架相比，能够明显降低 ST 段抬高急性心肌梗死 1 年、2 年的靶血管和靶病变的血运重建、心脏不良事件，减少管腔丢失和再狭窄率，并不增加亚急性血栓的发生率。

2. 即刻或补救性 PCI　溶栓治疗后常规立即行 PCI 临床预后差，出血并发症常见，心功能改善不明显，目前不主张溶栓治疗后常规即刻 PCI。常规的溶栓治疗血管再通率一般为 50%～70%，但真正能够达到 TIMI Ⅲ 级血流者仅为 40%～50%。如果不能达到细胞水平上有效再灌注者，患者预后差。在溶栓治疗后患者出现持续性胸痛、血流动力学不稳定、心电图持续异常改变缺乏演变，选择 PCI 可帮助达到正常血流灌注、改善预后。有 9 项随机对照研究的分析表明：补救性 PCI 能够减少早期严重心力衰竭（3.8% 对 11.7%，$P=0.04$）、改善中至大面积心肌梗死患者一年的生存率（92% 对 87%，$P=0.001$）、减少早期再梗死（4.3% 对 11.3%，$P=0.08$）。

3. 溶栓治疗后早期 PCI　溶栓治疗后约有 20% 的患者复发心肌缺血，与无并发症患者相比，这些患者预后较差。建议对于已经接受溶栓治疗需要进行 PCI 的患者包括：①有复发梗死或缺血的客观证据；②心源性休克或血流动力学不稳定。胸痛复发但无缺血的客观证据，或 48 小时内对梗死相关动脉进行 PCI，或无症状和无缺血客观证据和患者是否早期 PCI 仍存在争议。一般不主张在溶栓失败后 48 小时内行 PCI。

尽管是否应对溶栓治疗后常规行冠状动脉造影和血运重建尚无定论，但在阜外医院的实际工作中，对于这些患者一般常规冠状动脉造影。目前对于溶栓治疗后 PCI 应包括：①梗死恢复期或持续存在血流动力学不稳定期间，有自发或可诱发的心肌缺血；②患者左心室射血分数 <40%；③存在严重的室性心律失常。一般不主张对于无自发或可诱发的心肌缺血证据溶栓治疗后 48～72 小时内进行梗死相关动脉 PCI。

4. 易化 PCI　指 ST 段抬高心肌梗死在不能马上施行 PCI 时，先给予全量或半量的溶栓剂或血小板糖蛋白Ⅱb/Ⅲa 受体拮抗剂后按计划即刻施行 PCI。由于几项前瞻随机对照结果没有显示出这种方法的优越性，目前不再提倡这种治疗方式。

5. 转运 PCI　目前，国外的几项随机对照研究表明：转运 ST 段抬高心肌梗死患者到有经验的中心及时行 PCI 较当场溶栓治疗使患者受益,转运过程安全不增加意外事件,但转运时间应不超过 2 小时,有"绿色通道"保证一路畅通。

【冠状动脉旁路移植术后的心绞痛】

冠状动脉旁路移植术(CABG)后,心绞痛复发可能由于血管重建不完全、旁路移植血管狭窄或闭塞或自身冠状动脉病变进展。手术早期(30 天之内)发生心肌缺血,常常为吻合口狭窄和血栓形成,动脉桥和静脉桥均可发生。冠状动脉造影可以明确缺血的原因帮助确定最佳方式。只要技术上可行,应当施行 PCI。如果桥血管内血栓多,可以使用远端保护装置。CABG 术后 1～12 个月心肌缺血复发通常由于吻合口附近的旁路血管狭窄。远端吻合口狭窄通常对球囊扩张的反应好,长期预后好于近端吻合口或旁路血管中部病变。置入支架可以改善 PCI 的近期效果。术后一年以上心肌缺血复发通常由于旁路移植血管和(或)自身冠状动脉新病变引起,后者更适合 PCI 治疗。术后 3 年静脉旁路移植血管常伴有明显的动脉粥样硬化斑块;术后 10 年大约 50% 静脉旁路移植血管闭塞,仅有 50% 静脉旁路移植血管通畅,而内乳动脉旁路移植血管 95% 仍保持通畅。PCI 可以成功地扩张静脉旁路移植血管和内乳动脉旁路移植血管的局限性和多发性狭窄。需指出,退化的静脉旁路移植血管内常有大量易碎血栓,操作时可能造成血流减慢、无再流和心肌梗死,使用远端保护装置可以减少远端栓塞并发症的发生。目前认为,CABG 后出现静脉旁路移植血管慢性完全闭塞,不主张施行 PCI;对于 CABG 后有多处靶病变和多支病变、多支静脉旁路移植血管闭塞和左心室功能受损的患者,不主张施行 PCI。

二、PCI 成功的定义

PCI 成功分为血管造影成功、操作成功和临床成功。

血管造影成功:冠状动脉支架年代之前公认的 PCI 成功定义为残余狭窄应 <50%,同时达到 TIMI Ⅲ 级血流。随着新技术包括支架的广泛应用,目前认为 PCI 成功定义为残余狭窄应 <20%。操作成功:指 PCI 已达造影成功的标准,并且住院期间没有严重的临床并发症(如死亡、心肌梗死、急诊 CABG)。死亡和急诊 CABG 是容易判定的终点,但有关介入治疗后心肌梗死的定义尚有争议。介入治疗后出现 Q 波和肌酸激酶以及同工酶(CK-MB)明显升高诊断 Q 波心肌梗死不难。但对于非 Q 波心肌梗死 CK-MB 升高超过正常值上限 3～5 倍才有临床意义。CK-MB 升高超过正常值上限 5 倍与并发症和预后不良有关。PCI 后常常有肌钙蛋白 T 或 I 升高,较 CK-MB 升高更常见,肌钙蛋白 T 或 I 明显升高(>5 倍)与介入治疗后一年预后差相关。临床成功指在造影成功和操作成功的基础上,术后患者心肌缺血症状和体征缓解或消失。根据术后随访时间的长短,又分为近期临床成功和远期临床成功,两者的区别在于 PCI 的上述临床有益作用能否持续超过 6 个月。再狭窄是影响临床长期成功的主要原因,它不是一个并发症,而是一种血管损伤后修复反应。再狭窄的发生决定介入治疗后再次靶血管(TVR)或靶病变(TLR)血运重建治疗。在支架年代前,单纯球囊扩张的并发症和再狭窄发生率高,支架的诞生减少急性期并发症和降低再狭窄率(15%~25%),使介入治疗的安全性提高及预后改善。现在临床上已经开始广泛应用药物洗脱支架,多个临床随机和前瞻性注册登记表明:西罗莫司和紫杉醇药物洗脱支架可将临床和造影再狭窄率降至 5%~10% 以下。目前认为,许多临床因素、病变特点和术后结果与再狭窄有关,包括:糖尿病、不稳定型心绞痛、非 ST 段抬高和 ST 段抬高心肌梗死、既往为再狭窄、前降支近段病变、小血管病变、完全闭塞、长病变、静脉旁路移植血管病变、术后残余狭窄重、最小管腔直径小、急性期管径获得小。目前认为,处理再狭窄最好的方法是置入药物洗脱支架。一旦一种药物洗脱支架术后再狭窄,置入另一种药物洗脱支架或药物洗脱球囊可能会有效。国际上已不再应用冠状动脉腔内放射疗法治疗支架内再狭窄。

三、PCI 禁忌证

对于冠状动脉无明显病变者,PCI 属绝对禁忌。原来认为,无保护的左主干是单纯球囊扩张的绝对禁忌证,近年支架广泛应用,支架置入术对于选择的无保护左主干患者可行,置入药物洗脱支架效果很好。

四、PCI 相对禁忌证

预计成功率低,致死或致残危险性较高的病变;退化性弥漫狭窄或闭塞大隐静脉旁路移植血管;临界性狭窄(<50%);急性心肌梗死直接 PCI 时对梗死非相关动脉行介入治疗;严重出血或高凝倾向者;PCI 初学者或技术不熟练者不应作为术者做急性心肌梗死的介入治疗。

第二节   介入治疗并发症

PCI 球囊扩张或支架过程中,由于机械地使斑块压缩、断裂、伸展等,这种损伤机制有可能带来并发症和严重的后果甚至死亡。但随着技术的提高、经验的积累以及器械的不断改进,现在做的患者数量越来越多,病变的难度也越来越大(如多支病变、高难复杂病变、左主干病变、慢性完全闭塞病变),主要并发症的发生率还有所下降。特别指出,在冠状动脉支架广泛应用以后,由急性闭塞导致的各种并发症明显下降,尤其急诊冠状动脉旁路移植术明显减少,PCI 已经成为有风险但很安全的治疗方法。以阜外医院为例,2005 年 PCI 超过 3000 例,2010 年 PCI 超过 8000 例,今年逾万例。在对我院择期冠状动脉 PCI 的回顾分析中,总的介入并发症发生率为 8.3%,操作相关病死率为 0.07%,非致死性 Q 波心肌梗死 0.17%,急诊冠状动脉旁路移植术 0.10%,冠状动脉急性闭塞 1.99%、冠状动脉血栓形成 0.38%,重要并发症的发生率低于国内外报道。

一、冠状动脉夹层

冠状动脉夹层是扩张冠状动脉明显损伤动脉内膜,造影时表现为不同程度的充盈缺损,造影剂向管腔外渗出或管腔内线装密度增高。轻微的夹层一般不会引起危害,不需要特殊处理,但术后需严密观察。严重夹层如螺旋夹层、长度超过 10mm 的夹层、已经引起前向血流减慢的夹层,可以引起急性血管闭塞,甚至急性心肌梗死甚至死亡,对于这些夹层必须及时识别,积极处理,最好的办法是置入支架以预防急性闭塞。极少数患者如出现低血压、休克、大面积心肌缺血或坏死,病变为近段血管,支架置入不成功时,应立即进行急诊冠状动脉旁路移植术。预防冠状动脉夹层的措施包括:①导引导管进入冠状动脉口时应尽量轻柔,选择支撑力强的导引导管和使用深插技术时更应如此;应用 AL 导引导管进入右冠状动脉口应特别小心。②导引钢丝推送过程中应辨明方向,仔细柔顺操作,始终保证导丝处于游离状态,切忌盲目粗暴推送。③选择较参照血管直径小一号的球囊进行预扩张,严重钙化病变除外。④避免反复扩张尽量减少损伤。

二、冠状动脉急性闭塞

一般认为,冠状动脉急性闭塞的可能机制包括:主要为冠状动脉夹层,其他还有弹性回缩、冠状动脉痉挛和血栓形成。发生率报告为 2%～11%。以病变血管迂曲、分叉病变、极度偏心病变、弥漫病变、完全闭塞病变、病变处有新鲜血栓等容易发生急性闭塞。PCI 引起急性闭塞大多数发生在术后 6 小时之内,50%～80% 以上发生在导管室内,极少在 24 小时发生。介入干预后根据不同的冠状动脉血流状态将急性闭塞分为三种:血流为 TIMI 0～Ⅰ级称为急性闭塞(acute closure);狭窄加重,血流变为 TIMI Ⅱ级称为临近闭塞(imminent closure）；造影可见夹层或血栓形成征象，残余狭窄＞50%，血流为 TIMI Ⅲ级，称为濒临闭塞（threatened closure）。急性闭塞发生的后果取决于闭塞血管的大小、原有冠状动脉病变情况、左心室功能以及是否存在侧支循环。典型的急性闭塞表现为突发胸痛，心电图上 ST 段抬高，少数表现为低血压，个别为房室传导阻滞或室颤引起猝死。一旦发现急性闭塞，首先冠状动脉内注射硝酸甘油除外冠状动脉痉挛。如果不能有效缓解，再用球囊扩张恢复血流并置入支架，选择支架宜长不宜短，完全覆盖夹层。对于小分支闭塞和远段小血管闭塞，其供血范围有限，如发生心肌梗死范围也很小的患者，可以考虑内科保守治疗。对于大血管近段闭塞导致血流动力学不稳定时，经积极的药物治疗仍不稳定者，应考虑安装主动脉球囊反搏装置，如置入支架不成功，应争取时间急诊冠状动脉旁路移植术。如患者回监护病房出现胸痛并有心电图心肌缺血表现者，应尽快急诊冠状动脉造影明确原因积极处理。

三、急性心肌梗死

PCI 引起急性心肌梗死大多数由于夹层、急性闭塞或分支血管闭塞、远端栓塞引起，发生率为 4%～5%。处理原则基本同冠状动脉急性闭塞。PCI 前应充分的抗血小板治疗，硫酸氯吡格雷最好提前 3 天口服。对于有并发症的患者、多支病变置入多个支架或长支架可以给予低分子量肝素抗凝治疗。

四、慢血流和无血流

慢血流和无血流是指正常的冠状动脉血流在球囊扩张或支架后，前向血流明显减慢甚至消失的现象，但需要排除明确的夹层、血栓形成、冠状动脉痉挛或高度狭窄引起的血流减慢。血流减为 TIMI Ⅱ级称为慢血流，血流减为 TIMI 0～Ⅰ级称为无血流。慢血流和无血流的确切机制不明确，主要为严重的微血管功能异常。一般认为，由动脉粥样硬化碎屑、小的血栓栓子等引起心肌的小动脉和毛细血管堵塞或由微血管痉挛所致，伴有氧自由基介导的内皮损伤，白细胞和红细胞淤滞在毛细血管床，细胞内 / 细胞间水肿伴有管壁出血。慢血流和无血流在有血栓的病变、退化的静脉桥病变、使用旋磨和旋切时等常见。在导管室无血流通常表现为心电图改变和胸痛。冠状动脉内应用硝酸甘油、腺苷、维拉帕米、地尔硫䓬，或静脉内应用硝普钠对于减轻慢血流和无血流有一定效果。在做退化的静脉桥旁路移植血管介入治疗时，尤其存在血栓的病变，远端保护装置可以减少慢血流和无血流，降低主要心脏不良事件。对于发生慢血流和无血流,经积极的药物治疗仍不好转者,如伴有血流动力学不稳定,可以安装主动脉内球囊反搏。

五、冠状动脉穿孔、心脏压塞

PCI 治疗中,冠状动脉穿孔的发生率为 0.1%～0.3%。年龄大、女性、使用旋磨或旋切装置、亲水涂层的超滑导丝控制不好都是容易发生冠状动脉穿孔的原因。冠状动脉穿孔一般由下列因素引起:①导丝头端穿出血管床远端,特别是在使用强有力的抗血小板治疗的情况下。②做慢性完全闭塞病变时,使用硬或较硬的导丝以及亲水涂层的超滑导丝。③球囊型号过大或球囊破裂。④使用旋切或旋磨,如旋磨头偏大。⑤复杂病变:血管极度弯曲、慢性完全闭塞、分叉病变、偏心、弥漫或呈角病变。⑥支架置入时应用过高的压力,尤其在应用支架直径已经偏大又应用过高的压力加压释放。冠状动脉穿孔的后果:冠状动脉穿孔可以引起心包出血和心脏压塞,也可以形成冠状动脉左心室或右心室瘘,还可以形成冠状动静脉瘘。临床上冠状动脉穿孔与病死率(0～9%),心肌梗死(4%～26%)、急诊外科(24%～36%)增高,输血(34%)增多有关。如果介入中应用血小板Ⅱb/Ⅲa 受体拮抗剂,发生冠状动脉穿孔会使病死率增加 2 倍。桥血管的穿孔可以导致胸腔或纵隔出血,心脏压塞少见。为了预防其发生,在推送导丝的过程中需谨慎操作,保持导丝头端处于游离状态,一旦到位应控制好导丝以免穿出血管床。一旦术中发现造影剂漏入心包腔证实冠状动脉穿孔,首先将球囊送至穿孔处的近端,以较低压力长时间加压球囊阻断血流;如穿孔较大估计通过球囊不可能堵住穿孔时,可通过球囊的中心腔注入或静脉内注射鱼精蛋白中和肝素的作用。一般由导丝引起的穿孔,球囊加压 20～30 分钟以后常可自行闭合。准备好带膜支架,对于球囊加压不能闭合的穿孔可以迅速将带膜支架送到位加压扩张,效果良好。对于冠状动脉穿孔导致心脏压塞引起血流动力学不稳定者,需尽快行心包穿刺多孔导管引流并快速补液。这样的患者应在监护病房严密观察,尤其注意引流液的颜色和引流液,每 6～12 小时做一次床旁超声检查。引流管至少保留 6～24 小时。如果上述措施仍不能控制出血,血流动力学仍不稳定,应尽快外科手术。对于穿孔较大伴有严重缺血,或血流动力学不稳定经上述措施积极处理仍不能控制出血的患者,应尽快急诊外科手术。极少数情况下,介入治疗顺利,结束时没有发现任何穿孔征象,但回到监护病房后数小时由于持续少量出血导致心脏压塞。因此,PCI 术后早期患者感觉胸闷不适,面色苍白伴出汗,血压偏低,心率增快,心电图无明显缺血性改变,穿刺部位无出血或腹膜后出血征象者,特别是患者病变为慢性完全闭塞者,应高度怀疑冠状动脉穿孔引起心脏压塞的可能。立即行床旁超声有助于明确诊断。及时发现,正确处理会避免严重后果。

六、穿刺部位并发症

穿刺部位并发症包括出血、血肿和假性动脉瘤等。重在及时发现及时处理。假性动脉瘤及时发现准确包扎,大部分会消失;极少部分不消失者不要依赖延长加压时间,可以在超声引导下瘤腔内注射凝血酶 100~400IU。现在假性动脉瘤需外科修补者日渐减少。

第三节   成功与并发症的预测因素

由于支架的应用,一些影响成功和并发症的病变因素了变化,ACC/AHA 专家委员会重新修订了病变分类系统,分为高度危险(至少有一处 C 性病变特征)和非高度危险。高度危险的病变包括:①弥漫性病变(长度 >2cm);②近段血管严重扭曲;③极度成角病变,>90°;④完全闭塞超过 3 个月,和(或)完全闭塞有桥状侧支存在;⑤病变处有不能保护的大分支;⑥退化的静脉旁路移植血管病变合并不稳定斑块。除此以外均属于非高危病变。目前认为:冠状动脉复杂病变仍然是 PCI 术后不良事件的预测因素;尽管慢性完全闭塞再狭窄和操作失败的发生率高,但其急性并发症的危险并不增加。

一、临 床 因 素

一些临床情况可以增加发生并发症的危险,包括糖尿病、高龄、女性、不稳定型心绞痛、肾功能不全、左心室功能障碍、心源性休克等。

二、左主干病变

过去认为,CABG 是无保护左主干病变治疗的"金标准",随着支架和药物洗脱支架的应用,已经有不少 PCI 治疗无保护左主干病变报道,现在认为,该方法在选择的患者(左心功能良好)可以应用,与金属裸支架相比,药物洗脱支架可以明显降低 6 个月的再狭窄率。一般左心功能良好、冠状动脉没有钙化、左主干病变位于开口和体部、支架置入方式正确、术后严格抗血小板治疗的预后良好。左主干病变位于分叉处,即病变累及前降支和旋支开口部,往往需要比较复杂的支架置入技术,效果不如左主干开口和体部病变。

阜外医院非常强调左主干病变 PCI 后有症状随时造影,没有症状一定 6~8 个月随访造影。

三、死亡危险

大多数择期 PCI 患者，由于 PCI 导致的死亡直接与冠状动脉急性闭塞有关，并且绝大多数与严重的左心功能不全有关。与病死率增高相关的临床和造影因素包括高龄、女性、糖尿病、原有心肌梗死病史、多支血管病变、左主干病变或相当左主干病变、大面积心肌处于危险状态、原有左心功能或肾功能受损、对提供大面积心肌侧支循环的供血血管的狭窄病变进行介入治疗时。围介入治疗期脑卒中也可以增加住院和年病死率。ST 段抬高心肌梗死急诊 PCI 病死率明显高于择期 PCI。

四、女　　性

与男性相比，PCI 治疗的女性年龄较大，合并高血压、糖尿病、高胆固醇血症以及合并其他疾病者较多。此外，女性患不稳定心绞痛较多，心绞痛的严重程度也较重，充血性心力衰竭者发生率较高。一些大规模研究表明：女性住院 PCI 住院病死率高于男性。女性应用药物洗脱支架的长期效果良好，但仍不能消除性别差异。急性心肌梗死和非急性心肌梗死支架治疗对病死率影响的性别差异始终存在。

五、老 年 患 者

年龄 >75 岁是增加并发症危险的重要临床因素之一。在高龄人群中，由于病变形态和临床状况受年龄增加的影响，年龄越大介入治疗不良后果的危险性越高。尽管 80 岁以上的患者多数可以做介入治疗，但危险性明显增高。80 岁以上的患者中，多有心肌梗死既往史、左心室射血分数低下，常伴有充血性心力衰竭。在支架时代，介入治疗成功率和短期效果与 80 岁以下的患者相似，但住院病死率和长期病死率及血管和出血并发症发生率较高。在急性心肌梗死合并心源性休克介入治疗时，>75 岁的病死率明显高于 <75 岁患者。

六、糖 尿 病

糖尿病影响血管重建方式的选择和再狭窄的发生。在美国心肺血液研究所（NHLBI）的注册研究中，糖尿病患者 1 年的校正病死率和再次血管重建率明显增高。支架可以减少糖尿病患者靶血管重建治疗。几项大的国际研究评估了多支病变支架术和 CABG 的对比研究，发现这两种方法对糖尿病患者亚组的生存率没有明显差别，但糖尿病患者再次血管重建率较高。一些随机前瞻对照试验已经证明：药物洗脱支架可以明显减少再狭窄，优于金属裸支架，也证明了了药物洗脱支架可以减少糖尿病患者再次血管重建率。临床上需强调介入治疗后血糖控制和二级预防。

七、CABG 术后的 PCI

研究显示，大隐静脉旁路移植血管介入治疗的成功率超过 90%，病死率小于 1.2%，Q 波心肌梗死小于 2.5%，非 Q 波心肌梗死高于自身冠状动脉。在进行大隐静脉旁路移植血管介入治疗时，需考虑旁路移植时间、心肌缺血时间和严重程度。血小板 IIb/IIIa 受体拮抗剂不能改善大隐静脉旁路移植血管介入治疗的效果。目前认为，远端保护装置可以增加退化性静脉旁路移植血管介入治疗的安全性，减少远端栓塞和心肌梗死并发症。对于 CABG 术后患者，如果可行介入治疗尽量处理自身血管为上策；对于高龄和大隐静脉旁路移植血管病变严重者，再次择期手术可能效果更好。有些情况下，可以对有保护的左主干病变介入治疗。

第四节　药物洗脱支架

由于早期血管弹性回缩、晚期血管负性重塑及新生内膜过度增生等因素，单纯球囊扩张术后再狭窄率高达 30%～50%。裸金属支架置入术由于有效地制止了血管弹性回缩和负性重塑，使再狭窄率明显降低。但由于动脉壁损伤、血栓形成及炎症反应，刺激各种生长因子和细胞因子产生，通过血管平滑肌受体，使平滑肌细胞分裂，导致平滑肌细胞增生、基质分泌，平滑肌细胞向内膜迁移，使新生内膜过度增生，内膜增厚，导致再狭窄，因此支架置入术后再狭窄率仍达 20%～30%。自 2001 年，欧洲心脏病学会议上 RAVEL 试验结果的公布，药物洗脱支架开创了冠心病介入治疗的新纪元，使术后再狭窄率降至 5%～10%。

一、药物洗脱支架的概念

药物洗脱支架是在金属支架的平台上通过包被于支架表面的聚合物涂层携带药物，药物自聚合物涂层中通过洗脱方式有控制地缓慢释放至心血管壁组织而发挥生物学效应（图 21-2）。目前上市的药物洗脱支架中，循证医学证据最多的有西罗莫司（sirolimus）洗脱支架（CYPHER 支架，美国强生公司）、紫杉醇（paclitaxel）洗脱支架（TAXUS 支架，美国 Boston 公司），这两类药物洗脱支架已经成为评定新药物洗脱支架效果的"金标准"。其他一些药物洗脱支架一般采用西罗莫司衍生物（Medtronic 公司 Resolute 支架或 ACS 公司 Xience V 支架）或改变药物携带和释放方式。国产的药物洗脱

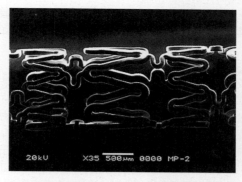

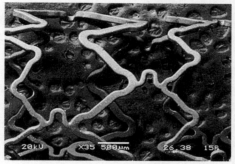

图 21-2　药物洗脱支架
上图：扩张前　下图：扩张后

支架也已经广泛应用，包括火鸟药物洗脱支架（上海微创公司）、乐普 Partner 药物洗脱支架（北京乐普公司）、Excell 药物洗脱支架（山东济威公司）等，它们携带的药物均为西罗莫司，并取得了傲人的成绩。药物洗脱支架的长期效果取决于人体对支架、携带药物、聚合物涂层的反应。

二、药物洗脱支架的作用机制

西罗莫司属大环内酯类抗生素，可与细胞内 FKBP12 蛋白受体结合，抑制 mTOR 蛋白激活，增强 p27 活性，抑制 pRb 磷酸化，阻止细胞由 G_1 期进入 S 期，从而抑制细胞增生；同时可选择性抑制血管平滑肌细胞的迁移和增生，抑制内膜增生，促进血管受损局部内皮化。

紫杉醇是一种衍生的二萜类化合物抗肿瘤药物，能特异性与细胞中微管和 β 微管蛋白结合，改变细胞骨架的平衡状态，产生结构畸变，并抑制与微管解聚作用有关的蛋白激酶活性，从而阻断平滑肌细胞有丝分裂，使其停止于 G_0/G_1 期和 G_1/M 期，抑制细胞增生、迁移和内膜增生；同时可干扰细胞信号传导，导致细胞死亡。

三、药物洗脱支架的应用

在很多方面，药物洗脱支架的应用不同于普通金属裸支架。

1. 预扩张　由于药物洗脱支架表面的聚合物涂层，在使用药物洗脱支架过程中应时刻牢记每一步都有可能损伤聚合物涂层而破坏药物释放。对于一般的病变，预扩张不应该过于激进，以免对血管壁深层损伤影响预后，进行预扩张时选择小一号和短于病变的球囊，压力不宜过高，只要支架能无阻力顺利通过病变即可。但对于一些狭窄程度很重、严重钙化、成角的病变、弥漫病变，在应用药物洗脱支架前应对病变进行常规充分的预扩张。切忌对狭窄很重等高难复杂病变用力进行直接支架。原则上预扩张球囊的长度短于支架的长度，因此使用短球囊预扩张越来越普遍。

2. 药物洗脱支架的选择　一般选择依据造影和血管内超声测量的结果而定，支架与参照血管的直径比为 1.1:1。如果血管直径在病变两端相差悬殊，应取平均值。与以往观念不同，原认为金属支架的直径越大越好，药物支架时代已经变为越长越好。由于药物洗脱支架的内膜增生很轻，晚期管腔丢失很少，介入治疗时没有必要追求过大的管腔获得；选择药物支架长度很重要，要求支架的长度应足够长，彻底完全覆盖病变和球囊预扩张造成的损伤段，一般要比病变长出 3~5mm，较选择金属裸支架长 5~10mm。对于药物洗脱支架而言，增加支架长度不像金属支架再狭窄那样明显，如西罗莫司支架每增加 10mm 支架内再狭窄才增加 1.6%；西罗莫司是一种亲脂药物，不会释放到未被覆盖区域，如果药物洗脱支架不能完全覆盖病变，会由于边缘效应出现支架两端的再狭窄，这是金属支架不常有的现象。

3. 后扩张　对于支架残余狭窄重或支架中央有"腰"或病变两端血管直径相差很大，需要短于支架长度的高压球囊进行后扩张。在药物支架时代，没有必要过分追求后扩张，因此不是所有的病例都需要后扩张。

4. 血管内超声的应用　在药物支架年代，血管内超声有非常重要的价值。支架置入前可以帮助判断靶血管直径、病变长度和形态、开口病变、主支与分支血管斑块的分布，支架置入后观察支架贴壁、有无夹层、是否完全覆盖病变、串联支架重叠情况以及应用复杂支架技术结果是否满意。但需指出，由于血管内超声费用很贵，不是所有的病例均需要血管内超声检查，仅在较复杂病变和造影结果不满意时应用。

5. 抗血小板治疗　在准备冠状动脉介入治疗的患者，要求尽量在术前 4 天服用阿司匹林 300mg，硫酸氯吡格雷 75mg；如果为急症或时间不允许，阿司匹林同前，硫酸氯吡格雷 300mg。近年国外对于急性冠脉综合征的患者，将硫酸氯吡格雷加大至 600mg 甚至 900mg。置入药物洗脱支架的患者，常规应用阿司匹林 100～300mg 2 个月，以后减为 100mg 服用终生。对于服用后副作用明显者或年龄 > 70 岁或体重小者，酌情早减量和（或）加用胃黏膜保护剂。由于置入药物洗脱支架有晚发性血栓，现在推荐硫酸氯吡格雷 75mg 应 1 年，对多支病变置入多个支架或左主干支架提倡最好 1 年以上。

四、药物洗脱支架应用指南

Ⅰa 类适应证包括：西罗莫司支架可应用于参照血管直径为 2.25～3.5mm、长度 ≤30mm 的冠状动脉病变；紫杉醇支架可应用于参照血管直径为 2.25～4.0mm、长度 ≤46mm 的冠状动脉病变。与单纯球囊成形术相比，应用药物洗脱支架治疗金属裸支架内再狭窄属于Ⅰb 类适应证。

与冠状动脉内放射治疗相比，应用药物洗脱支架治疗金属裸支架内再狭窄属于Ⅱb 类适应证，药物洗脱支架的其他Ⅱb 类适应证还包括：分叉病变（T 支架技术、crush 技术或 provisional 支架技术）、主动脉开口病变、慢性完全闭塞病变、多支血管病变、静脉旁路血管病变、无保护左主干、急性心肌梗死、特别弥漫病变。对于药物洗脱支架内再狭窄应用另一种药物洗脱支架治疗以及分叉病变应用 V 支架技术属于少数专家推荐的做法。

五、结　　语

尽管我国冠状动脉介入治疗起步不晚，但早期发展相对迟缓，数量很少，尤其在支架广泛应用前国内的外科旁路移植技术也相对不成熟，这种迟缓的发展无疑帮助医生和患者避免了一些严重并发症和死亡。支架的诞生帮助心内科介入医生不再过分地依赖外科医生，技术的提高和药物洗脱支架的应用已经明显地拓展和扩大了介入治疗的适应证，并取得了良好的效果，与国外相同，阜外医院介入治疗的量早已明显地超过了外科旁路移植手术量。尽管如此，还是有一些患者适合外科手术。客观公正地评价患者的病情和病变，为患者选择最合适的治疗取得最佳的治疗效果，是每个医生的天职。

（乔树宾）

第四部分

4

急性心力衰竭

第22章 急性左心功能衰竭

急性心力衰竭（AHF）是临床医生面临的最常见的心脏急症之一。许多国家随着人口老龄化及急性心肌梗死患者存活率的升高，慢性心衰患者的数量快速增长，同时也增加了心功能失代偿的患者的数量。AHF 60%～70% 是由冠心病所致，尤其是在老年人。在年轻患者，AHF 的原因更多见于扩张型心肌病、心律失常、先天性或瓣膜性心脏病、心肌炎等。

AHF 患者预后不良。急性心肌梗死伴有严重心力衰竭患者病死率非常高，12 个月的病死率 30%。据报道：急性肺水肿院内病死率为 12%，1 年病死率 40%。

2008 年欧洲心脏病学会更新了急性和慢性心力衰竭指南。2010 年中华医学会心血管病分会公布了我国急性心力衰竭诊断和治疗指南。

一、急性心力衰竭的临床表现

AHF 是指由于心脏功能异常而出现的急性临床发作。无论既往有无心脏病病史，均可发生。心功能异常可以是收缩功能异常，亦可为舒张功能异常，还可以是心律失常或心脏前负荷和后负荷失调。它通常是致命的，需要紧急治疗。

急性心力衰竭可以在既往没有心功能异常者首次发病，也可以是慢性心力衰竭（CHF）的急性失代偿。

急性心力衰竭的患者的临床表现：

1. 基础心血管疾病的病史和表现 大多数患者有各种心脏病的

病史，存在引起急性心衰的各种病因。老年人中的主要病因为冠心病、高血压和老年性退行性心瓣膜病，而在年轻人中多由风湿性心瓣膜病、扩张型心肌病、急性重症心肌炎等所致。

2. 诱发因素　常见的诱因有：

（1）慢性心衰药物治疗缺乏依从性。

（2）心脏容量超负荷。

（3）严重感染，尤其肺炎和败血症。

（4）严重颅脑损害或剧烈的精神心理紧张与波动。

（5）大手术后。

（6）肾功能减退。

（7）急性心律失常如室性心动过速（室速）、心室颤动（室颤）、心房颤动（房颤）或心房扑动（房扑）伴快速心室率、室上性心动过速以及严重的心动过缓等。

（8）支气管哮喘发作。

（9）肺栓塞。

（10）高心排血量综合征，如甲状腺功能亢进危象、严重贫血等。

（11）应用负性肌力药物如维拉帕米、地尔硫䓬、β受体阻断药等。

（12）应用非甾体抗炎药。

（13）心肌缺血。

（14）老年急性舒张功能减退。

（15）吸毒。

（16）酗酒。

（17）嗜铬细胞瘤。

这些诱因使心功能原来尚可代偿的患者骤发心衰，或者使已有心衰的患者病情加重。

3. 早期表现　原来心功能正常的患者出现急性失代偿的心衰（首发或慢性心力衰竭急性失代偿）伴有急性心衰的症状和体征，出现原因不明的疲乏或运动耐力明显降低以及心率增加15~20 次 / 分，可能是左心功能降低的最早期征兆。继续发展可出现劳力性呼吸困难、夜间阵发性呼吸困难、睡觉需用枕头抬高头部等，检查可发现左心室增大、闻及舒张早期或中期奔马律、肺动脉第二音亢进、两肺尤其肺底部有细湿性啰音，还可有干性啰音和哮鸣音，提示已有左心功能障碍。

4. 急性肺水肿　起病急骤，病情可迅速发展至危重状态。突发的严重呼吸困难、端坐呼吸、喘息不止、烦躁不安并有恐惧感，呼吸频率可达 30~50 次 / 分；频繁咳嗽并咯出大量粉红色泡沫样血痰；听诊心率快，心尖部常可闻及奔马律；双肺满布湿性啰音和哮鸣音。

5．心源性休克　主要表现为：

（1）持续低血压，收缩压降至 90mmHg 以下，或原有高血压的患者收缩压降幅≥60mmHg，且持续 30 分钟以上。

（2）组织低灌注状态，可有：①皮肤湿冷、苍白和发绀，出现紫色条纹；②心动过速＞110 次／分；③尿量显著减少（＜20ml/h），甚至无尿；④意识障碍，常有烦躁不安、激动焦虑、恐惧和濒死感；收缩压低于 70mmHg，可出现抑制症状如神志恍惚、表情淡漠、反应迟钝，逐渐发展至意识模糊甚至昏迷。

（3）血流动力学障碍：肺毛细血管楔压（PCWP）≥18mmHg，心排血指数（CI）≤36.7ml/（s•m²）[≤2.2L/（min•m²）]。

（4）低氧血症和代谢性酸中毒。

二、急性左心衰竭严重程度分级

主要分级有 Killip 法（表 22-1）、Forrester 法（表 22-2）和临床程度分级（表 22-3）三种。Killip 法主要用于急性心肌梗死患者，分级依据临床表现和胸部 X 线的结果。

表 22-1　急性心肌梗死的 Killip 法分级

分级	症状与体征
I级	无心衰
II级	有心衰，两肺中下部有湿啰音，占肺野下 1/2，可闻及奔马律。X 线胸片有肺淤血
III级	严重心衰，有肺水肿，细湿啰音遍布两肺（超过肺野下 1/2）
IV级	心源性休克、低血压（收缩压＜90mmHg）、发绀、出汗、少尿

注：1mmHg＝0.133kPa

表 22-2　急性左心衰竭的 Forrester 法分级

分级	PCWP（mmHg）	CI [ml/（s•m²）]	组织灌注状态
I级	≤18	＞36.7	无肺淤血，无组织灌注不良
II级	＞18	＞36.7	有肺淤血
III级	＜18	≤36.7	无肺淤血，有组织灌注不良
IV级	＞18	≤36.7	有肺淤血，有组织灌注不良

注：PCWP，肺毛细血管楔压；CI，心排血指数，其法定单位[ml/（s•m²）]与旧制单位[L/（min•m²）]的换算因数为 16.67。1mmHg＝0.133kPa

表 22-3 急性左心衰竭的临床程度分级

分级	皮肤	肺部啰音
Ⅰ级	干、暖	无
Ⅱ级	湿、暖	有
Ⅲ级	干、冷	无/有
Ⅳ级	湿、冷	有

Forrester 分级依据临床表现和血流动力学指标,可用于急性心肌梗死后 AHF,最适用于首次发作的急性心力衰竭。

临床程度的分类法适用于心肌病患者,它主要依据临床发现,最适用于慢性失代偿性心衰。

三、急性心力衰竭的诊断

AHF 的诊断主要依据症状和临床表现,同时辅以相应的实验室检查,例如 ECG、胸片、生化标志物、多普勒超声心动图等,诊断的流程见图 22-1。

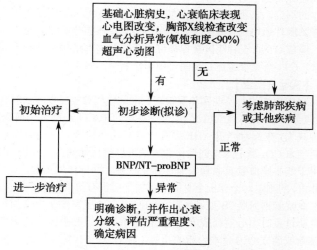

图 22-1 急性左心衰竭的诊断流程

在急性心衰患者,需要系统地评估外周循环、静脉充盈、肢端体温。

在心衰失代偿时,右心室充盈压通常可通过中心静脉压评估。

AHF 时中心静脉压升高应谨慎分析,因为在静脉顺应性下降合并右室顺应性下降时,即便右室充盈压很低也会出现中心静脉压的升高。

左室充盈压可通过肺部听诊评估,肺部存在湿啰音常提示左室充盈压升高。进一步的确诊、严重程度的分级及随后可出现的肺淤血、胸腔积液应进行胸片检查。左室充盈压的临床评估常被迅速变化的临床征象所误导。应进行心脏的触诊和听诊,了解有无室性和房性奔马律(S_3,S_4)。

四、实验室检查及辅助检查

【心电图(ECG)】

急性心衰时 ECG 多有异常改变。ECG 可以辨别节律,可以帮助确定 AHF 的病因及了解心室的负荷情况。这在急性冠脉综合征中尤为重要。ECG 还可了解左右心室/心房的劳损情况、有无心包炎以及既往存在的病变如左右心室的肥大。心律失常时应分析 12 导联心电图,同时应进行连续的 ECG 监测。

【胸片及影像学检查】

对于所有 AHF 的患者,胸片和其他影像学检查宜尽早完成,以便及时评估已经存在的肺部和心脏病变(心脏的大小及形状)及肺淤血的程度。它不但可以用于明确诊断,还可用于了解随后的治疗效果。胸片还用作左心衰的鉴别诊断,除外肺部炎症或感染性疾病。胸部 CT 或放射性核素扫描可用于判断肺部疾病和诊断大的肺栓塞。CT、经食管超声心动图可用于诊断主动脉夹层。

【实验室检查】

AHF 时应进行一些实验室检查。动脉血气分析可以评估氧合情况(氧分压 PaO_2)、通气情况(二氧化碳分压 $PaCO_2$)、酸碱平衡(pH)和碱缺失,在所有严重 AHF 患者应进行此项检查。脉搏血氧测定及潮气末 CO_2 测定等无创性检测方法可以替代动脉血气分析,但不适用于低心排血量及血管收缩性休克状态。静脉血氧饱和度(如颈静脉内)的测定对于评价全身的氧供需平衡很有价值。

血浆脑钠肽(B 型钠尿肽,BNP)是在心室室壁张力增加和容量负荷过重时由心室释放的,现在已用于急诊室呼吸困难的患者作为排除或确立心力衰竭诊断的指标。BNP 对于排除心衰有着很高的阴性预测价值。如果心衰的诊断已经明确,升高的血浆 BNP 和 N 末端脑钠尿肽前体(NT-proBNP)可以预测预后。

【超声心动图】

超声心动图对于评价基础心脏病变及与 AHF 相关的心脏结构和功能改变是极其重要的,同时对急性冠脉综合征也有重要的评估值。

多普勒超声心动图应用于评估左右心室的局部或全心功能改变、瓣膜结构和功能、心包病变、急性心肌梗死的机械性并发症和比较少见的占位性病变。通过多普勒超声心动图测定主动脉或肺动脉的血流时速曲线可以估测心排血量。多普勒超声心动图还可估计肺动脉压力（三尖瓣反流射速），同时可监测左室前负荷。

【其他检查】

在涉及与冠状动脉相关的病变，如不稳定型心绞痛或心肌梗死时，血管造影是非常重要的，现已明确血运重建能够改善预后。

五、急性心力衰竭患者的监护

急性心力衰竭患者应在进入急诊室后就尽快地开始监护，同时给予相应的诊断性检查以明确基础病因。

【无创性监护】

在所有的危重患者，必须监测的项目有：血压、体温、心率、呼吸、心电图。有些实验室检查应重复做，例如电解质、肌酐、血糖及有关感染和代谢障碍的指标。必须纠正低钾或高钾血症。如果患者情况恶化，这些指标的监测频率也应增加。

心电监测：在急性失代偿阶段 ECG 的监测是必需的（监测心律失常和 ST 段变化），尤其是心肌缺血或心律失常是导致急性心衰的主要原因时。

血压监测：开始治疗时维持正常的血压很重要，其后也应定时测量（例如每 5 分钟测量一次），直到血管活性药、利尿药、正性肌力药剂量稳定时。在并无强烈的血管收缩和不伴有极快心率时，无创性自动袖带血压测量是可靠的。

血氧饱和度监测：脉搏血氧计是测量动脉氧与血红蛋白结合饱和度的无创性装置（SaO_2）。通常从联合血氧计测得的 SaO_2 的误差在 2% 之内，除非患者处于心源性休克状态。

心排血量和前负荷可应用多普勒超声的方法监测。

【有创性监测】

1. 动脉置管　置入动脉导管的指征是因血流动力学不稳定需要连续监测动脉血压或需进行多次动脉血气分析。

2. 中心静脉置管　中心静脉置管联通了中心静脉循环，所以可用于输注液体和药物，也可监测中心静脉压（CVP）及静脉氧饱和度（SvO_2）（上腔静脉或右心房处），后者用以评估氧的运输情况。

在分析右房压力时应谨慎，避免过分注重右房压力，因为右房压力几乎与左房压力无关，因此也与 AHF 时的左室充盈压无关。CVP 也会受到重度三尖瓣关闭不全及呼气末正压通气（PEEP）的影响。

3. 肺动脉导管　肺动脉导管(PAC)是一种漂浮导管,用于测量上腔静脉(SVC)、右房、右室、肺动脉压力、肺毛细血管楔压以及心排血量。现代导管能够半连续性地测量心排血量以及混合静脉血氧饱和度、右室舒张末容积和射血分数。

虽然置入肺动脉导管用于急性左心衰的诊断通常不是必需的,但对于伴发有复杂心肺疾病的患者,它可以用来鉴别是心源性机制还是非心源性机制。对于二尖瓣狭窄、主动脉关闭不全、高气道压或左室僵硬(如左室肥厚、糖尿病、纤维化、使用正性肌力药、肥胖、缺血)的患者,肺毛细血管楔压并不能真实反映左室舒张末压。

建议 PAC 用于对传统治疗未产生预期疗效的血流动力学不稳定的患者,以及合并淤血和低灌注的患者。在这些情况下,置入肺动脉导管以保证左室最恰当的液体负荷量,并指导血管活性药物和正性肌力药的使用。

六、急性心力衰竭的治疗

【临床评估】

对患者均应根据上述各种检查方法以及病情变化作出临床评估,包括:①基础心血管疾病;②急性心衰发生的诱因;③病情的严重程度和分级,并估计预后;④治疗的效果。此种评估应多次和动态进行,以调整治疗方案。

【治疗目标】

1. 控制基础病因和矫治引起心衰的诱因　应用静脉和(或)口服降压药物以控制高血压;选择有效抗生素控制感染;积极治疗各种影响血流动力学的快速性或缓慢性心律失常;应用硝酸酯类药物改善心肌缺血。糖尿病伴血糖升高者应有效控制血糖水平,又要防止出现低血糖。对血红蛋白低于 60g/L 的严重贫血者,可输注浓缩红细胞悬液或全血。

2. 缓解各种严重症状

(1)低氧血症和呼吸困难:采用不同方式的吸氧,包括鼻导管吸氧、面罩吸氧以及无创或气管插管的呼吸机辅助通气治疗。

(2)胸痛和焦虑:应用吗啡。

(3)呼吸道痉挛:应用支气管解痉药物。

(4)淤血症状:利尿药有助于减轻肺淤血和肺水肿,亦可缓解呼吸困难。

3. 稳定血流动力学状态,维持收缩压≥90mmHg,纠正和防止低血压可应用各种正性肌力药物。血压过高者的降压治疗可选择血管扩张药物。

4. 纠正水、电解质紊乱和维持酸碱平衡。

5. 保护重要脏器如肺、肾、肝和大脑，防止功能损害。

6. 降低死亡危险，改善近期和远期预后。

【急性左心衰竭的处理流程】

急性左心衰竭确诊后，即按图 22-2 的流程处理。初始治疗后症状未获明显改善或病情严重者应行进一步治疗。

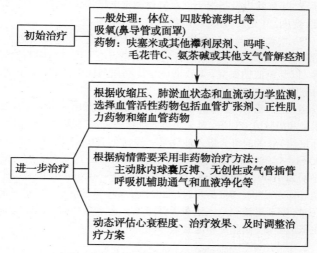

图 22-2 急性左心衰竭的处理流程

1. 急性左心衰竭的一般处理

（1）体位：静息时明显呼吸困难者应半卧位或端坐位，双腿下垂以减少回心血量，降低心脏前负荷。

（2）四肢交换加压：四肢轮流绑扎止血带或血压计袖带，通常同一时间只绑扎三肢，每隔 15～20 分钟轮流放松一肢。血压计袖带的充气压力应较舒张压低 10mmHg，使动脉血流仍可顺利通过，而静脉血回流受阻。此法可降低前负荷，减轻肺淤血和肺水肿。

（3）吸氧：适用于低氧血：适用于低氧血症和呼吸困难明显（尤其指端血氧饱和度＜90%）的患者。应尽早采用，使患者 $SaO_2 \geqslant 95\%$（伴 COPD 者 $SaO_2 > 90\%$）。可采用不同的方式：①鼻导管吸氧：低氧流量（1～2L/min）开始，如仅为低氧血症，动脉血气分析未见 CO_2 潴留，可采用高流量给氧 6～8L/min。酒精吸氧可使肺泡内的泡沫表面张力降低而破裂，改善肺泡的通气。方法是在氧气通过的湿化瓶中加 50%～70% 乙醇或有机硅消泡剂，用于肺水肿患者。②面罩吸氧：适用于伴呼吸性碱中毒患者。必要时还可采用无创性或气管插管呼吸机辅助通气治疗。

（4）做好救治的准备工作：至少开放 2 条静脉通道，并保持通畅。必要时可采用深静脉穿刺置管，以随时满足用药的需要。血管活性药物一般应用微量泵泵入，以维持稳定的速度和正确的剂量。固定和维护好漂浮导管、深静脉置管、心电监护的电极和导联线、鼻导管或面罩、导尿管以及指端无创血氧仪测定电极等。保持室内适宜的温度、湿度，灯光柔和，环境幽静。

（5）饮食：进易消化食物，避免一次大量进食，在总量控制下，可少量多餐（6～8 次 / 天）。应用襻利尿药情况下不要过分限制钠盐摄入量，以避免低钠血症，导致低血压。利尿药应用时间较长的患者要补充多种维生素和微量元素。

（6）出入量管理：肺淤血、体循环淤血及水肿明显者应严格限制饮水量和静脉输液速度，对无明显低血容量因素（大出血、严重脱水、大汗淋漓等）者的每天摄入液体量一般宜在 1500ml 以内，不要超过 2000ml。保持每天水出入量负平衡约 500ml/d，严重肺水肿者的水负平衡为 1000～2000ml/d，甚至可达 3000～5000ml/d，以减少水钠潴留和缓解症状。3～5 天后，如淤血、水肿明显消退，应减少水负平衡量，逐渐过渡到出入水量大体平衡。在水负平衡下应注意防止发生低血容量、低血钾和低血钠等。

2．药物治疗

（1）AHF 时吗啡及其类似物的使用：吗啡一般用于严重 AHF 的早期阶段，特别是患者不安和呼吸困难时。吗啡能够使静脉扩张，也能使动脉轻度扩张，并降低心率。应密切观察疗效和呼吸抑制的不良反应。伴明显和持续低血压、休克、意识障碍、COPD 等患者禁忌使用。老年患者慎用或减量。亦可应用哌替啶 50～100mg 肌内注射。

（2）AHF 治疗中血管扩张药的使用：对大多数 AHF 患者，血管扩张药常作为一线药，它可以用来开放外周循环，降低前或后负荷。

1）酸酯类药物：急性心衰时此类药在不减少每搏心排血量和不增加心肌氧耗情况下能减轻肺淤血，特别适用于急性冠状动脉综合征伴心衰的患者。临床研究已证实，硝酸酯类静脉制剂与呋塞米合用治疗急性心衰有效；应用大剂量硝酸酯类药物联合小剂量呋塞米的疗效优于单纯大剂量的利尿药。静脉应用硝酸酯类药物应十分小心滴定剂量，经常测量血压，防止血压过度下降。硝酸甘油静脉滴注起始剂量 5～10μg/min，每 5～10 分钟递增 5～10μg/min，最大剂量 100～200μg/min；亦可每 10～15 分钟喷雾一次（400μg），或舌下含服 0.3～0.6mg/ 次。硝酸异山梨酯静脉滴注剂量 5～10mg/h，亦可舌下含服 2.5mg/ 次。

2）硝普钠（SNP）：适用于严重心衰。临床应用宜从小剂量 10μg/min 开始，可酌情逐渐增加剂量至 50～250μg/min。由于其强效降压作用，应用过程中要密切监测血压，根据血压调整合适的维持剂量。长期使用时其代谢产物（硫代氰化物和氰化物）会产生毒性反应，特别是在严重肝肾衰竭的患者应避免使用。减量时，硝普钠应该缓慢减量，并加用口服血管扩张药，以避免反跳。AHF 时硝普钠的使用尚缺乏对照试验，而且在 AMI 时使用，病死率增高。在急性冠脉综合征所致的心衰患者，因为 SNP 可引起冠脉窃血，故在此类患者中硝酸酯类的使用优于硝普钠。

3）奈西立肽（nesiritide）：这是一类新的血管扩张药肽类，近期被用于治疗 AHF。它是人脑钠尿肽（BNP）的重组体，是一种内源性激素物质。它能够扩张静脉、动脉、冠状动脉，由此降低前负荷和后负荷，在无直接正性肌力的情况下增加心排血量。慢性心衰患者输注奈西立肽对血流动力学产生有益的作用，可以增加钠排泄，抑制肾素 - 血管紧张素 - 醛固酮和交感神经系统。它和静脉使用硝酸甘油相比，能更有效地促进血流动力学改善，并且副作用更少。该药临床试验的结果尚不一致。近期的两项研究（VMAC 和 PROACTION）表明，该药的应用可以带来临床和血流动力学的改善，推荐应用于急性失代偿性心衰。国内一项 II 期临床研究提示，该药较硝酸甘油静脉制剂能够更显著降低 PCWP，缓解患者的呼吸困难。应用方法：先给予负荷剂量 1.500μg/kg，静脉缓慢推注，继以 0.0075～0.0150μg/(kg·min) 静脉滴注；也可不用负荷剂量而直接静脉滴注。疗程一般 3 天，不建议超过 7 天。

4）乌拉地尔：该药具有外周和中枢双重扩血管作用，可有效降低血管阻力，降低后负荷，增加心排血量，但不影响心率，从而减少心肌耗氧量。适用于高血压心脏病、缺血性心肌病（包括急性心肌梗死）和扩张型心肌病引起的急性左心衰竭；可用于 CO 降低、PCWP ＞ 18mmHg 的患者。通常静脉滴注 100～400μg/min，可逐渐增加剂量，并根据血压和临床状况予以调整。伴严重高血压者可缓慢静脉注射 12.5～25.0mg。

应用血管扩张药的注意事项：下列情况下禁用血管扩张药物：①收缩压＜ 90mmHg，或持续低血压并伴症状尤其有肾功能不全的患者，以避免重要脏器灌注减少；②严重阻塞性心瓣膜疾病患者，例如主动脉瓣狭窄、二尖瓣狭窄患者，有可能出现显著的低血压；应慎用；③梗阻性肥厚型心肌病。

（3）急性心力衰竭时血管紧张素转化酶抑制剂（ACEI）的使用：

ACEI 在急性心衰中的应用仍存在诸多争议。急性心衰的急性期、病情尚未稳定的患者不宜应用。急性心肌梗死后的急性心衰可以试用，但须避免静脉应用，口服起始剂量宜小。在急性期病情稳定 48 小时后逐渐加量，疗程至少 6 周，不能耐受 ACEI 者可以应用 ARB。

在心排血量处于边缘状况时，ACE 抑制剂应谨慎使用，因为它可以明显降低肾小球滤过率。当联合使用非甾体抗炎药，以及出现双侧肾动脉狭窄时，不能耐受 ACE 抑制剂的风险增加。

（4）利尿药

1）适应证：AHF 和失代偿心衰的急性发作，伴有液体潴留的情况是应用利尿药的指征。利尿药缓解症状的益处及其在临床上被广泛认可，无需再进行大规模的随机临床试验来评估。

2）作用效应：静脉使用襻利尿药也有扩张血管效应，在使用早期（5～30 分钟）它降低肺阻抗的同时也降低右房压和肺毛细血管楔压。如果快速静脉注射大剂量（> 1mg/kg）时，就有反射性血管收缩的可能。它与慢性心衰时使用利尿药不同，在严重失代偿心衰使用利尿药能使容量负荷恢复正常，可以在短期内减少神经内分泌系统的激活。特别是在急性冠脉综合征的患者，应使用低剂量的利尿药，最好已给予扩血管治疗。

3）实际应用：静脉使用襻利尿药（呋塞米、托拉塞米），它有强效快速的利尿效果，在 AHF 患者优先考虑使用。在入院以前就可安全使用，应根据利尿效果和淤血症状的缓解情况来选择剂量。开始使用负荷剂量，然后继续静脉滴注呋塞米或托拉塞米，静脉滴注比一次性静脉注射更有效。噻嗪类和螺内酯可以联合襻利尿药使用，低剂量联合使用比高剂量使用一种药更有效，而且继发反应也更少。将襻利尿药和多巴酚丁胺、多巴胺或硝酸盐联合使用也是一种治疗方法，它比仅仅增加利尿药更有效，不良反应也更少。

4）副作用、药物的相互作用：虽然利尿药可安全地用于大多数患者，但它的副作用也很常见，甚至可威胁生命。它们包括：神经内分泌系统的激活，特别是肾素 - 血管紧张素 - 醛固酮系统和交感神经系统的激活；低血钾、低血镁和低氯性碱中毒可能导致严重的心律失常；可以产生肾毒性以及加剧肾衰竭。过度利尿可过分降低静脉压、肺毛细血管楔压以及舒张期灌注，由此导致每搏输出量和心排血量下降，特别见于严重心衰和以舒张功能不全为主的心衰或缺血所致的右室功能障碍。

（5）β 受体阻断药

1）适应证和基本原理：目前尚无应用 β 受体阻断药治疗 AHF，改善症状的研究。相反，在 AHF 时是禁止使用 β 受体阻断药的。急性心肌梗死后早期肺部啰音超过基底部的患者，以及低血压患者均被排除在应用 β 受体阻断药的临床试验之外。急性心肌梗死患者没有明显心衰或低血压，使用 β 受体阻断药能限制心肌梗死范围，减少致命性心律失常，并缓解疼痛。

当患者出现缺血性胸痛对阿片制剂无效、反复发生缺血、高血压、心动过速或心律失常时，可考虑静脉使用 β 受体阻断药。在 Gothenburg 美托洛尔研究中，急性心肌梗死后早期静脉使用美托洛尔或安慰剂，接着口服治疗 3 个月。美托洛尔组发展为心衰的患者明显减少。如果患者有肺底部啰音的肺淤血征象，联合使用呋塞米，美托洛尔治疗可产生更好的疗效，降低病死率和并发症。

2）实际应用：当患者伴有明显急性心衰，肺部啰音超过基底部时，应慎用 β 受体阻断药。对出现进行性心肌缺血和心动过速的患者，可以考虑静脉使用美托洛尔。

但是，对急性心肌梗死伴发急性心衰患者，病情稳定后，应早期使用 β 受体阻断药。对于慢性心衰患者，在急性发作稳定后（通常 4 天后），应早期使用 β 受体阻断药。

在大规模临床试验中，比索洛尔、卡维地洛或美托洛尔的初始剂量很小，然后逐渐缓慢增加到目标剂量。应个体化增加剂量。β 受体阻断药可能过度降低血压，减慢心率。一般原则是，在服用 β 受体阻断药的患者由于心衰加重而住院，除非必须用正性肌力药物维持，否则应继续服用 β 受体阻断药。但如果疑为 β 受体阻断药剂量过大（如有心动过缓和低血压）时，可减量继续用药。

（6）正性肌力药：应用指征和作用机制：此类药物适用于低心排血量综合征，如伴症状性低血压或 CO 降低伴有循环淤血的患者，可缓解组织低灌注所致的症状，保证重要脏器的血液供应。血压较低和对血管扩张药物及利尿药不耐受或反应不佳的患者尤其有效。使用正性肌力药有潜在的危害性，因为它能增加耗氧量、增加钙负荷，所以应谨慎使用。

对于失代偿的慢性心衰患者，其症状、临床过程和预后很大程度上取决于血流动力学。所以，改善血流动力学参数成为治疗的目的。在这种情况下，正性肌力药可能有效，甚至挽救生命。但它改善血流动力学参数的益处，部分被它增加心律失常的危险抵消了。而且在某些病例，由于过度增加能量消耗引起心肌缺血和心衰的慢性进展。但正性肌力药的利弊比率，不同的药并不相同。对于那些兴奋 β_1 受体的药物，可以增加心肌细胞胞内钙的浓度，可能有更高的危险性。有关正性肌力药用于急性心衰治疗的对照试验研究较少，特别对预后的远期效应的评估更少。

1) 洋地黄类：此类药物能轻度增加 CO 和降低左心室充盈压；对急性左心衰竭患者的治疗有一定帮助。一般应用毛花苷 C 0.2～0.4mg 缓慢静脉注射，2～4 小时后可以再用 0.2mg，伴快速心室率的房颤患者可酌情适当增加剂量。

2) 多巴胺：小剂量 <2μg/(kg·min) 的多巴胺仅作用于外周多巴胺受体，直接或间接降低外周阻力。在此剂量下，对于肾脏低灌注和肾衰竭的患者，它能增加肾血流量、肾小球滤过率、利尿和增加钠的排泄，并增强对利尿药的反应。大剂量 >2μg/(kg·min) 的多巴胺直接或间接刺激 β 受体，增加心肌的收缩力和心排血量。当剂量 >5μg/(kg·min) 时，它作用于 α 受体，增加外周血管阻力。此时，虽然它对低血压患者很有效，但它对 AHF 患者可能有害，因为它增加左室后负荷，增加肺动脉压和肺阻力。

多巴胺可以作为正性肌力药 [>2μg/(kg·min)] 用于 AHF 伴有低血压的患者。当静脉滴注低剂量 ≤2～3μg/(kg·min) 时，它可以使失代偿性心衰伴有低血压和尿量减少的患者增加肾血流量，增加尿量。但如果无反应，则应停止使用。

3) 多巴酚丁胺：多巴酚丁胺的主要作用在于，通过刺激 β₁ 受体和 β₂ 受体产生剂量依赖性的正性变时、正性变力作用，并反射性地降低交感张力和血管阻力，其最终结果依个体而不同。小剂量时，多巴酚丁胺能产生轻度的血管扩张反应，通过降低后负荷而增加射血量。大剂量时，它可以引起血管收缩。心率通常呈剂量依赖性增加，但增加的程度弱于其他儿茶酚胺类药物。但在房颤的患者，心率可能增加到难以预料的水平，因为它可以加速房室传导。全身收缩压通常轻度增加，但也可能不变或降低。心衰患者静脉滴注多巴酚丁胺后，观察到尿量增多，这可能是它提高心排血量而增加肾血流量的结果。

多巴酚丁胺用于外周低灌注（低血压，肾功能下降）伴或不伴有淤血或肺水肿、使用最佳剂量的利尿药和扩血管剂无效时。

多巴酚丁胺常用来增加心排血量。它的起始静脉滴注速度为 2～3μg/(kg·min)，可以逐渐增加到 20μg/(kg·min)。无需负荷量。静脉滴注速度根据症状、尿量反应或血流动力学监测结果来调整。它的血流动力学作用和剂量成正比，在静脉滴注停止后，它的清除也很快。

在接受 β 受体阻断药治疗的患者，需要增加多巴酚丁胺的剂量，才能恢复它的正性肌力作用。

单从血流动力学看，多巴酚丁胺的正性肌力作用增加了磷酸二酯酶抑制剂（PDEI）作用。PDEI 和多巴酚丁胺的联合使用能产生比单一用药更强的正性肌力作用。

长时间地持续静脉滴注多巴酚丁胺（24～48小时以上）会出现耐药，部分血流动力学效应消失。长时间应用应逐渐减量。

静脉滴注多巴酚丁胺常伴有心律失常发生率的增加，可来源于心室和心房。这种影响呈剂量依赖性，可能比使用PDEI时更明显。在使用利尿药时应及时补钾。心动过速时使用多巴酚丁胺要慎重，多巴酚丁胺静脉滴注可以促发冠心病患者的胸痛。现在还没有关于AHF患者使用多巴酚丁胺的对照试验，一些试验显示它增加不利的心血管事件。

4）磷酸二酯酶抑制剂：米力农和依诺昔酮是两种临床上使用的Ⅲ型磷酸二酯酶抑制剂（PDEI）。在AHF时，它们能产生明显的正性肌力、松弛性以及外周扩血管效应，由此增加心排血量和搏出量，同时伴随有肺动脉压、肺毛细血管楔压的下降，全身和肺血管阻力下降。它在血流动力学方面，介于纯粹的扩血管剂（如硝普钠）和正性肌力药（如多巴酚丁胺）之间。因为它们的作用部位远离β受体，所以在使用β受体阻断药的同时，PDEI仍能够保留其效应。

Ⅲ型PDEI用于低灌注伴或不伴有淤血，使用最佳剂量的利尿药和扩血管剂无效时应用。

当患者在使用β受体阻断药时，和（或）对多巴酚丁胺没有足够的反应时，Ⅲ型PDEIs可能优于多巴酚丁胺。

由于其过度的外周扩血管效应可引起的低血压，静脉推注较静脉滴注时更常见。有关PDEI治疗对AHF患者的远期疗效目前数据尚不充分，但人们已提高了对其安全性的重视，特别是在缺血性心脏病心衰患者。

5）左西孟旦：这是一种钙增敏剂，通过结合于心肌细胞上的肌钙蛋白C促进心肌收缩，还通过介导ATP敏感的钾通道而发挥血管舒张作用和轻度抑制磷酸二酯酶的效应。其正性肌力作用独立于β肾上腺素能刺激，可用于正接受β受体阻断药治疗的患者。左西孟旦的乙酰化代谢产物，仍然具有药理活性，半衰期约80小时，停药后作用可持续48小时。

临床研究表明，急性心衰患者应用本药静脉滴注可明显增加CO和每搏输出量，降低PCWP、全身血管阻力和肺血管阻力；冠心病患者不会增加病死率。用法：首剂12～24μg/kg静脉注射（大于10分钟），继以0.1μg/(kg·min)静脉滴注，可酌情减半或加倍。对于收缩压＜100mmHg的患者，不需要负荷剂量，可直接用维持剂量，以防止发生低血压。

在比较左西孟旦和多巴酚丁胺的随机对照试验中，已显示左西孟旦能改善呼吸困难和疲劳等症状,并产生很好的结果。不同于多巴酚丁胺的是,当联合使用 β 受体阻断药时,左西孟旦的血流动力学效应不会减弱,甚至会更强。

在大剂量使用左西孟旦静脉滴注时,可能会出现心动过速、低血压,对收缩压低于 85mmHg 的患者不推荐使用。在与其他安慰剂或多巴酚丁胺比较的对照试验中显示,左西孟旦并没有增加恶性心律失常的发生率。

3. 非药物治疗

(1) IABP:临床研究表明,这是一种有效改善心肌灌注同时又降低心肌耗氧量和增加 CO 的治疗手段。

IABP 的适应证:①急性心肌梗死或严重心肌缺血并发心源性休克,且不能由药物治疗纠正;②伴血流动力学障碍的严重冠心病(如急性心肌梗死伴机械并发症);③心肌缺血伴顽固性肺水肿。

IABP 的禁忌证:①存在严重的外周血管疾病;②主动脉瘤;③主动脉瓣关闭不全;④活动性出血或其他抗凝禁忌证;⑤严重血小板缺乏。

(2) 机械通气:急性心衰者行机械通气的指征:①出现心跳呼吸骤停而进行心肺复苏时;②合并 I 型或 II 型呼吸衰竭。

机械通气的方式有下列两种:

1) 无创呼吸机辅助通气:这是一种无需气管插管、经口 / 鼻面罩给患者供氧、由患者自主呼吸触发的机械通气治疗。分为持续气道正压通气(CPAP)和双相间歇气道正压通气(BiPAP)两种模式。

作用机制:通过气道正压通气可改善患者的通气状况,减轻肺水肿,纠正缺氧和 CO_2 潴留,从而缓解 I 型或 II 型呼吸衰竭。

适用对象:I 型或 II 型呼吸衰竭患者经常规吸氧和药物治疗仍不能纠正时应及早应用。主要用于呼吸频率≤25 次 / 分、能配合呼吸机通气的早期呼吸衰竭患者。在下列情况下应用受限:不能耐受和合作的患者、有严重认知障碍和焦虑的患者、呼吸急促(频率 >25 次 / 分)、呼吸微弱和呼吸道分泌物多的患者。

2) 气道插管和人工机械通气:应用指征为心肺复苏时、严重呼吸衰竭经常规治疗不能改善者,尤其是出现明显的呼吸性和代谢性酸中毒并影响到意识状态的患者。

(3) 血液净化治疗

1) 机制:此法不仅可维持水、电解质和酸碱平衡,稳定内环境,还可清除尿毒症毒素(肌酐、尿素、尿酸等)、细胞因子、炎症介质以及心脏抑制因子等。治疗中的物质交换可通过血液滤过(超滤)、血液透析、连续血液净化和血液灌流等来完成。

2）适应证：本法对急性心衰有益，但并非常规应用的手段。出现下列情况之一时可以考虑采用：①高容量负荷如肺水肿或严重的外周组织水肿，且对襻利尿药和噻嗪类利尿药抵抗；②低钠血症（血钠＜110mmol/L）且有相应的临床症状，如神志障碍、肌张力减退、腱反射减弱或消失、呕吐以及肺水肿等，在上述两种情况应用单纯血液滤过即可；③肾功能进行性减退，血肌酐＞500μmol/L 或符合急性血液透析指征的其他情况。

3）不良反应和处理：建立体外循环的血液净化均存在与体外循环相关的不良反应，如生物不相容、出血、凝血、血管通路相关并发症、感染、机器相关并发症等。应避免出现新的内环境紊乱，连续血液净化治疗时应注意热量及蛋白的丢失。

（4）心室机械辅助装置：急性心衰经常规药物治疗无明显改善时，有条件的可应用此种技术。此类装置有：体外膜式氧合（ECMO）、心室辅助泵（如可置入式电动左心辅助泵、全人工心脏）。根据急性心衰的不同类型，可选择应用心室辅助装置，在积极纠治基础心脏病的前提下，短期辅助心脏功能，可作为心脏移植或心肺移植的过渡。ECMO 可以部分或全部代替心肺功能。临床研究表明，短期循环呼吸支持（如应用 ECMO）可以明显改善预后。

（杨艳敏）

第23章　急性右心功能衰竭

一、引　　言

急性右心功能不全又称急性右心衰竭，它是由于某些原因使患者的心脏在短时间内发生急性功能障碍，同时其代偿功能不能满足实际需要而导致的以急性右心排血量减低和体循环淤血为主要表现的临床综合征。该病很少单独出现，多见于急性大面积肺栓塞、急性右室心肌梗死等，或继发于急性左心衰竭以及慢性右心功能不全者由于各种诱因病情加重所致。因临床较为多见，若处理不及时亦可威胁生命，故需引起临床医生特别是心血管病专科医生的足够重视。

二、病　　因

【急性肺栓塞】

在急性右心功能不全的病因中，急性肺栓塞占有十分重要的地位。患者由于下肢静脉曲张、长时间卧床、机体高凝状态以及手术、创伤、肿瘤甚至矛盾性栓塞等原因,使右心或周围静脉系统内栓子(矛盾性栓塞除外)脱落,回心后突然阻塞主肺动脉或左右肺动脉主干,造成肺循环阻力急剧升高,心排血量显著降低,引起右心室迅速扩张,一般认为栓塞造成肺血流减少 >50% 时临床上即可发生急性右心衰竭。

【急性右室心肌梗死】

在急性心肌梗死累及右室时,可造成右心排血量下降,右室充盈压升高,容量负荷增大。上述变化发生迅速,右心室尚无代偿能力,易出现急性右心衰竭。

【特发性肺动脉高压】

特发性肺动脉高压的基本病变是致丛性肺动脉病,即由动脉中层肥厚、细胞性内膜增生、向心性板层性内膜纤维化、扩张性病变、类纤维素坏死和丛样病变形成等构成的疾病,迄今其病因不明。该病存在广泛的肺肌型动脉和细动脉管腔狭窄和阻塞,导致肺循环阻力明显增加,可超过正常的 12～18 倍,由于右心室后负荷增加,右室肥厚和扩张,当心室代偿功能低下时,右心室舒张末期压和右房压明显升高,心排血量逐渐下降,病情加重时即可出现急性右心功能不全。

【慢性肺源性心脏病急性加重】

慢性阻塞性肺疾病(COPD)由于低氧性肺血管收缩、继发性红细胞增多、肺血管慢性炎症重构及血管床的破坏等原因可造成肺动脉高压,加重右室后负荷,造成右室肥大及扩张,形成肺源性心脏病。当存在感染、右室容量负荷过重等诱因时,即可出现急性右心功能不全。

【瓣膜性心脏病】

肺动脉瓣狭窄等造成右室流出道受阻的疾病可增加右室收缩阻力;三尖瓣大量反流增加右室前负荷并造成体循环淤血;二尖瓣或主动脉病变使肺静脉压增高,间接增加肺血管阻力,加重右心后负荷。上述原因均可导致右心功能不全,严重时出现急性右心衰竭。

【继发于左心系统疾病】

如冠心病急性心肌梗死、扩张型心肌病、急性心肌炎等这些疾病由于左室收缩功能障碍,造成不同程度的肺淤血,使肺静脉压升高,晚期可引起不同程度的肺动脉高压,形成急性右心功能不全。

【心脏移植术后急性右心衰竭】

急性右心衰是当前困扰心脏移植手术的一大难题。据报道,移植术前肺动脉高压是移植的高危因素,因此术前需常规经 Swan-Ganz

导管测定血流动力学参数。肺血管阻力大于 4wu（$32 \times 10^3 Pa \cdot s/L$），肺血管阻力指数大于 6wu/m²（[$48 \times 10^3 Pa \cdot s/(L \cdot m^2)$]），肺动脉峰压值大于 60mmHg（1mmHg = 0.1333kPa）或跨肺压力差大于 15mmHg 均是肯定的高危人群，而有不可逆肺血管阻力升高者其术后病死率较可逆者高 4 倍。术前正常的肺血管阻力并不绝对预示术后不发生右心衰。因为离体心脏的损伤，体外循环对心肌、肺血管的影响等，也可引起植入心脏不适应绝对或相对的肺动脉高压、肺血管高阻力而发生右心衰。右心衰所致心腔扩大，心肌缺血、肺循环血量减少及向左偏移的室间隔等又能干扰左心回血，从而诱发全心衰竭。

三、病 理 生 理

正常肺循环包括右心室、肺动脉、毛细血管及肺静脉，其主要功能是进行气体交换，血流动力学有以下四个特点：第一，压力低，肺动脉压约为正常主动脉压力的 1/7～1/10；第二，阻力小，正常人肺血管阻力为体循环阻力的 1/5～1/10；第三，流速快，肺脏接受心脏搏出的全部血液，但其流程远较体循环为短，故流速快；第四，容量大，肺血管床面积大，可容纳 900ml 血液，约占全血量的 9%。由于肺血管有适应其生理需要的不同于体循环的自身特点，所以其血管的组织结构功能也与体循环血管不同。此外，右心室室壁较薄，心腔较小，心室顺应性良好，其解剖结构特点有利于右室射血，适应高容量及低压力的肺循环系统，却不耐受高压力。同时右心室与左心室拥有共同的室间隔和心包，其过度扩张会改变室间隔的位置及心腔构形，影响左心室的容积和压力，从而使左心室回心血量及射血能力发生变化，因此左、右心室在功能上是相互依赖的。

当各种原因造成体循环重度淤血，右心室前/后负荷迅速增加，或原有的异常负荷在某种诱因下突然加重，以及右心室急性缺血功能障碍时，均可出现急性右心功能不全。临床常见如前负荷增加的急性钠水潴留、三尖瓣大量反流，后负荷增加的急性肺栓塞、慢性肺动脉高压急性加重，急性左心衰致肺循环阻力明显升高，及右心功能受损的急性右室心肌梗死等。急性右心衰竭发生时肺毛细血管楔压和左房压可正常或升高，多数出现右室肥厚和扩张，当超出心室代偿功能时（右室心肌梗死则为右室本身功能下降），右室舒张末期压和右房压明显升高，表现为体循环淤血的体征，扩大的右室还可压迫左室造成心排血量逐渐下降，重症患者常低于正常的 50% 以下，同时体循环血压下降，收缩压常降至 90～100mmHg 或更低，脉压变窄，组织灌注不良，甚至会出现周围性发绀。对于心脏移植的患者，术前均存在严重的心衰，肺动脉压力可有一定程度的升高，受体心脏(尤其是右心室)已对其产生了部分代偿能力,而供体是一个完全正常的心脏,当开始工作时右心室对增加的后负荷无任何适应性,加之离体心脏的损伤,体外循环对心肌、肺血管的影响等,也可引起植入心脏不适应绝对或相对的肺动脉高压、肺血管高阻力而发生右心衰。

四、临床表现

【症状】

1. 胸闷气短,活动耐量下降　可由于肺通气/血流比例失调,低氧血症造成,多见于急性肺栓塞、肺心病等。

2. 上腹部胀痛　是右心衰竭较早的症状。常伴有食欲缺乏、恶心、呕吐,此多由于肝、脾及胃肠道淤血所引起,腹痛严重时可被误诊为急腹症。

3. 周围性水肿　右心衰竭早期,由于体内先有钠、水潴留,故在水肿出现前先有体重的增加,随后可出现双下肢、会阴及腰骶部等下垂部位的凹陷性水肿,重症者可波及全身。

4. 胸腹水　急性右心衰竭时,由于静脉压的急剧升高,常出现胸腔及腹腔积液,一般为漏出液。胸腔积液可同时见于左、右两侧胸腔,但以右侧较多,其原因不甚明了。由于壁层胸膜静脉回流至腔静脉,脏层胸膜静脉回流至肺静脉,因而胸腔积液多见于全心衰竭者。腹水大多发生于晚期,由于心源性肝硬化所致。

5. 发绀　右心衰竭者可有不同程度的发绀,最早见于指端、口唇和耳廓,较左心衰竭者为明显。其原因除血液中血红蛋白在肺部氧合不全外,常因血流缓慢,组织从毛细血管中摄取较多的氧而使血液中还原血红蛋白增加有关(周围型发绀)。严重贫血者发绀可不明显。

6. 神经系统症状　可有神经过敏,失眠,嗜睡等症状,重者可发生精神错乱。此可能由于脑淤血、缺氧或电解质紊乱等原因引起。

7. 不同原发病各自的症状　如急性肺栓塞可有呼吸困难、胸痛、咯血、血压下降;右室心肌梗死可有胸痛;慢性肺心病可有咳嗽、咳痰、发热;瓣膜病可有活动耐力下降等。

【体征】

1. 皮肤及巩膜黄染　长期慢性肝淤血缺氧,可引起肝细胞变性、坏死、最终发展为心源性肝硬化,肝功能呈现不正常,胆红素异常升高并出现黄疸。

2. 颈静脉怒张　是右心衰竭的一个较明显征象。其出现常较皮下水肿或肝肿大为早,同时可见舌下、手臂等浅表静脉异常充盈,压迫充血肿大的肝脏时,颈静脉怒张更加明显,此称肝-颈静脉回流征阳性。

3. 心脏体征 主要为原有心脏病表现,由于右心衰竭常继发于左心衰竭,因而左、右心均可扩大。右心室扩大引起三尖瓣关闭不全时,在三尖瓣听诊可听到吹风性收缩期杂音,剑突下可有收缩期抬举性搏动。在肺动脉压升高时可出现肺动脉瓣区第二心音增强及分裂,有响亮收缩期喷射性杂音伴震颤,可有舒张期杂音,心前区可有奔马律,可有阵发性心动过速,心房扑动或颤动等心律失常。由左心衰竭引起的肺淤血症状和肺动脉瓣区第二心音亢进,可因右心衰竭的出现而减轻。

4. 胸腹腔积液 可有单侧或双侧下肺呼吸音减低,叩诊呈浊音;腹水征可为阳性。

5. 肝脾肿大 肝脏肿大、质硬并有压痛。若有三尖瓣关闭不全并存,触诊肝脏可感到有扩张性搏动。

6. 外周水肿 由于体内钠、水潴留,可于下垂部位如双下肢、会阴及腰骶部等出现凹陷性水肿。

7. 发绀 慢性右心功能不全急性加重时常因基础病的不同存在发绀,甚至可有杵状指。

五、实验室检查

1. 血常规 缺乏特异性。长期缺氧者可有红细胞、血红蛋白的升高,白细胞及血小板可正常或增高。

2. 血生化 血清丙氨酸转氨酶及胆红素常升高,乳酸脱氢酶、肌酸激酶亦可增高,常伴有低蛋白血症、电解质紊乱等。

3. 凝血指标 血液多处于高凝状态,国际标准化比值(INR)可正常或缩短,急性肺栓塞时D-二聚体明显升高。

4. 血气分析 动脉血氧分压、氧饱和度多降低,二氧化碳分压在急性肺栓塞时降低,在肺心病、先天性心脏病时可升高。

六、辅 助 检 查

【心电图】

多显示右心房、室的增大或肥厚。此外还可见肺型P波、电轴右偏、右束支传导阻滞和Ⅱ、Ⅲ、aVF及右胸前导联ST-T改变。急性肺栓塞时心电图变化由急性右心室扩张所致,常示电轴显著右偏,极度顺钟向转位。Ⅰ导联S波深、ST段呈J点压低,Ⅲ导联Q波显著和T波倒置,呈$S_ⅠQ_ⅢT_Ⅲ$波形。aVF和Ⅲ导联相似,aVR导联R波常增高,右胸导联R波增高、T波倒置。可出现房性或室性心律失常。急性右室心肌梗死时右胸导联可有 ST 段抬高。

【胸部 X 线】

急性右心功能不全 X 线表现的特异性不强，可具有各自基础病的特征。肺动脉高压时可有肺动脉段突出（>3mm），右下肺动脉横径增宽（>15mm），肺门动脉扩张与外围纹理纤细形成鲜明的对比或呈"残根状"；右心房、室扩大，心胸比率增加，右心回流障碍致奇静脉和上腔静脉扩张。肺栓塞在起病 12～36 小时后肺部可出现肺下叶卵圆形或三角形浸润阴影，底部常与胸膜相连；亦可有肋膈角模糊或胸腔积液阴影；膈肌提升及呼吸幅度减弱。

【超声心动图】

急性右心功能不全时，UCG 检查可发现右心室收缩期和舒张期超负荷，表现为右室壁增厚及运动异常，右心排血量减少，右心室增大（右室舒张末面积/左室舒张末面积比值>0.6），室间隔运动障碍，三尖瓣反流和肺动脉高压。常见的肺动脉高压征象有：右室肥厚和扩大，中心肺动脉扩张，肺动脉壁顺应性随压力的增加而下降，三尖瓣和肺动脉瓣反流。右室心肌梗死除右心室腔增大外，常出现左心室后壁或下壁运动异常。心脏瓣膜病或扩张型心肌病引起慢性左心室扩张时，不能通过测定心室舒张面积比率评价右心室扩张程度。某些基础心脏病，如先心病、瓣膜病等心脏结构的异常，亦可经超声心动图明确诊断。

【其他】

肺部放射性核素通气/灌注扫描显示不匹配以及肺血管增强CT 对肺栓塞的诊断有指导意义。CT 检查亦可帮助鉴别心肌炎、心肌病、COPD 等疾病，是临床常用的检查方法。做选择性肺动脉造影可准确地了解栓塞所在部位和范围，但此检查属有创伤性，存在一定的危险，只宜在有条件的医院及考虑手术治疗的患者中做术前检查。

七、鉴 别 诊 断

急性右心功能不全是一组较为常见的临床综合征，包括腹胀、肝脾肿大、胸腹腔积液、下肢水肿等。由于病因的不同，其主要表现存在一定的差异。除急性右心衰竭表现外，如突然发病、呼吸困难、窒息、心悸、发绀、剧烈胸痛、晕厥和休克，尤其是发生于长期卧床或手术后的患者，应考虑大块肺动脉栓塞引起急性肺源性心脏病的可能；如胸骨后呈压榨性或窒息性疼痛并放射至左肩、臂，一般无咯血，心电图有右心导联 ST-T 特征性改变，伴心肌酶学或特异性标志物的升高，应考虑急性右室心肌梗死；如既往有慢性支气管炎、肺气肿病史,此次为各种诱因病情加重,应考虑慢性肺心病急性发作;如结合体格检查及超声心动图资料,发现有先天性心脏病或瓣膜病证据,应考虑为原有基础心脏病所致。限制型心肌病或缩窄性心包炎等疾病由于心室舒张功能下降或心室充盈受限,使得静脉回流障碍,在肺静脉压升高的同时体循环重度淤血,某些诱因下(如入量过多或出量不足)即出现肝脾肿大、下肢水肿等症状,亦应与急性右心功能不全相鉴别。

八、治　疗

【一般治疗】

应卧床休息及吸氧,并严格限制入液量。若急性心肌梗死或肺栓塞剧烈胸痛时,可给予吗啡 3～5mg 静脉推注或罂粟碱 30～60mg 皮下或肌内注射以止痛及解痉。存在低蛋白血症时应静脉输入白蛋白治疗,同时注意纠正电解质及酸碱平衡紊乱。

【强心治疗】

心力衰竭时应使用直接加强心肌收缩力的洋地黄类药物,如快速作用的去乙酰毛花苷注射液 0.4mg 加入 5% 的葡萄糖溶液 20ml 中,缓慢静脉注射,必要时 2～4 小时再给 0.2mg～0.4mg;同时可给予地高辛 0.125～0.25mg,每天 1 次治疗。

【抗休克治疗】

出现心源性休克症状时可应用直接兴奋心脏 β 肾上腺素受体,增强心肌收缩力和心搏量的药物,如多巴胺 20～40mg 加入 200ml 5% 葡萄糖溶液中静脉滴注,或 2～10μg/(kg·min) 以微量泵静脉维持输入,依血压情况逐渐调整剂量;亦可用多巴酚丁胺 2.5～15μg/(kg·min) 微量泵静脉输入或滴注。

【利尿治疗】

急性期多应用襻利尿药,如呋塞米(速尿)20～80mg、布美他尼(丁尿胺)1～3mg、托拉塞米(特苏尼)20～60mg 等静脉推注以减轻前负荷,并每日口服上述药物辅助利尿。同时可服用有醛固酮拮抗作用的保钾利尿药,如螺内酯(安体舒通)20mg,每天 3 次,以加强利尿效果,减少电解质紊乱。症状稳定后可应用噻嗪类利尿药,如氢氯噻嗪 50～100mg 与上述襻利尿药隔日交替口服,减少耐药性。

【扩血管治疗】

应从小剂量起谨慎应用,以免引起低血压。若合并左心衰竭可应用硝普钠 6.25μg/min 起微量泵静脉维持输入,依病情及血压数值逐渐调整剂量,起到同时扩张小动脉和静脉的作用,有效地减低心室前、后负荷;合并急性心肌梗死可应用硝酸甘油 5～10μg/min 或硝酸异山梨酯 50～100μg/min 静脉滴注或微量泵维持输入,以扩张静脉系统,降低心脏前负荷。口服硝酸酯类或 ACEI 类等药物亦可根据病情适当加用,剂量依个体调整。

【保肝治疗】

对于肝脏淤血肿大,肝功能异常伴黄疸或腹水的患者,可应用还原型谷胱甘肽 600mg 加入 250ml 5% 葡萄糖溶液中每日 2 次静脉滴注,或多烯磷脂酰胆碱(易善复)465mg(10ml)加入 250ml 5% 葡萄糖溶液中每日 1～2 次静脉滴注,可同时静脉注射 VitC 5～10g,每天 1 次,并辅以口服葡醛内酯(肝太乐)、肌苷等药物,加强肝脏保护作用,逆传肝细胞损害。

【针对原发病的治疗】

由于引起急性右心功能不全的原发疾病各不相同,治疗时需有一定的针对性。如急性肺栓塞应考虑 rt-PA 或尿激酶溶栓及抗凝治疗,必要时行急诊介入或外科手术(见肺栓塞章节);特发性肺动脉高压应考虑前列环素、内皮素 -1 受体拮抗剂、磷酸二酯酶抑制剂、一氧化氮吸入等针对性降低肺动脉压及扩血管治疗(见肺动脉高压章节);急性右室心肌梗死应考虑急诊介入或 rt-PA、尿激酶溶栓治疗;慢性肺源性心脏病急性发作应考虑抗感染及改善通气、稀释痰液等治疗;先心病、瓣膜性心脏病应考虑在心衰症状改善后进一步外科手术治疗;心脏移植患者,术前应严格评价血流的动力学参数,判断肺血管阻力及经扩血管治疗的可逆性,并要求术前肺血管处于最大限度的舒张状态,术后长时间应用血管活性药物,如前列环素等。

总之,随着诊断及治疗水平的提高,急性右心功能不全已在临床工作中得到广泛认识,且治疗效果明显改善,对患者整体病情的控制起到了一定的帮助。

（梁　岩）

慢性心力衰竭

第24章 收缩性心力衰竭

　　慢性收缩性心力衰竭,传统称之为充血性心力衰竭,是指心脏由于收缩和舒张功能严重低下或负荷过重,使泵血明显减少,不能满足全身代谢需要而产生的临床综合征,出现动脉系统供血不足和静脉系统淤血甚至水肿,伴有神经内分泌系统激活的表现。心力衰竭根据其产生机制可分为收缩功能(心室泵血功能)衰竭和舒张功能(心室充盈功能)衰竭两大类;根据病变的解剖部位可分为左心衰竭、右心衰竭和全心衰竭;根据心排血量(CO)高低可分为低心排血量心力衰竭和高心排血量心力衰竭;根据发病情况可分为急性心力衰竭和慢性心力衰竭。临床上为了评价心力衰竭的程度和疗效,将心功能分为四级,即纽约心脏病协会(NYHA)心功能分级:

　　Ⅰ级:体力活动不受限制。日常活动不引起过度乏力、呼吸困难和心悸。

　　Ⅱ级:体力活动轻度受限。休息时无症状,日常活动即引起乏力、心悸、呼吸困难。

　　Ⅲ级:体力活动明显受限。休息时无症状,轻于日常活动即可引起上述症状。

　　Ⅳ级:体力活动完全受限。不能从事任何体力活动,休息时亦有症状,稍有体力活动即加重。

　　其中,心功能Ⅱ、Ⅲ、Ⅳ级临床上分别代表轻、中、重度心力衰竭,而心功能Ⅰ级可见于心脏疾病所致左心室收缩功能低下(LVEF≤40%)而临床无症状者,也可以是心功能完全正常的健康人。

一、左 心 衰 竭

　　左心衰竭是指由于左心室心肌病变或负荷增加引起的心力衰竭。通常是由于大面积心肌急慢性损伤、缺血和（或）梗死产生心室重塑致左心室进行性扩张伴收缩功能进行性（或急性）降低所致，临床以动脉系统供血不足和肺淤血甚至肺水肿为主要表现。心功能代偿时，症状较轻，可慢性起病，急性失代偿时症状明显加重，通常起病急骤，在有（或无）慢性心力衰竭基础上突发急性左心衰竭肺水肿。病理生理和血流动力学特点为每搏输出量（SV）和心排血量（CO）明显降低，肺毛细血管楔压（PCWP）或左心室舒张末压（LVEDP）异常升高（≥25mmHg），伴交感神经系统和肾素 - 血管紧张素 - 醛固酮系统（RAAS）为代表的神经内分泌系统的激活。高心排血量心力衰竭时 SV、CO 不降低。

　　【病因】

　　1. 冠状动脉粥样硬化性心脏病（简称冠心病），大面积心肌缺血、梗死或顿抑（stunned myocardium），或反复多次小面积缺血、梗死或顿抑，或慢性心肌缺血冬眠（hibernating myocardium）时。

　　2. 高血压心脏病。

　　3. 中、晚期心肌病。

　　4. 重症心肌炎。

　　5. 中、重度心脏瓣膜病如主动脉瓣或（和）二尖瓣的狭窄或（和）关闭不全。

　　6. 中、大量心室或大动脉水平分流的先天性或后天性心脏病如室间隔缺损、破裂、穿孔、主肺动脉间隔缺损、动脉导管未闭（PDA）和主动脉窦瘤破裂。

　　7. 高动力性心脏病，如甲亢、贫血、脚气病和动静脉瘘。

　　8. 急性肾小球肾炎和输液过量等。

　　9. 大量心包积液心脏压塞时（属"极度"的舒张性心衰范畴）。

　　10. 严重肺动脉高压或合并急性肺栓塞，右室压迫左室致左室充盈受阻时（也属"极度"舒张性心衰范畴）。

　　【临床表现】

　　1. 症状　呼吸困难是左心衰竭的主要症状，是由于肺淤血或肺水肿所致。程度由轻至重表现为：轻度时活动中气短乏力、不能平卧或平卧后咳嗽，咳白色泡沫痰，坐起可减轻或缓解；重度时夜间阵发性呼吸困难、端坐呼吸、心源性哮喘和急性肺水肿。急性肺水肿时多伴咳粉红色泡沫痰或咯血（二尖瓣狭窄时），易致低氧血症和 CO_2 潴留而并发呼衰，同时伴随心悸、头晕、嗜睡（CO_2 潴留时）或烦躁等体循环动脉供血不足的症状，严重时可发生休克、晕厥甚至猝死。

2. 体征　轻中度时，高枕卧位。出汗多、面色苍白、呼吸增快、血压升高、心率增快（≥100 次 / 分），心脏扩大，第一心音减弱、心尖部可闻及 S_3 奔马律，肺动脉瓣区第二心音亢进，若有瓣膜病变可闻及二尖瓣、主动脉瓣和三尖瓣区的收缩期或舒张期杂音。两肺底或满肺野可闻及细湿啰音或水泡音；吸气时明显，呼气时可伴哮鸣音（心源性哮喘时）。慢性左心衰竭患者可伴有单侧或双侧胸腔积液和双下肢水肿。脉细速，可有交替脉，严重缺氧时肢端可有发绀。严重急性失代偿左心衰竭时端坐呼吸、大汗淋漓、焦虑不安、呼吸急促（>30 次 / 分）；两肺满布粗湿啰音或水泡音（肺水肿时）伴口吐鼻喷粉红色泡沫痰，初起时常伴有哮鸣音，甚至有哮喘（心源性哮喘时）存在。血压升高或降低甚至休克，此时病情非常危重，只有紧急抢救才有望成功。稍有耽搁，患者就可能随时死亡。

【实验室检查】

1. 心电图（ECG）　窦性心动过速，可见二尖瓣 P 波、V_1 导联 P 波终末电势增大和左室肥大劳损等反映左心房、室肥厚，扩大以及与所患心脏病相应的变化；可有左、右束支阻滞和室内阻滞；急性、陈旧性梗死或心肌大面积严重缺血，以及多种室性或室上性心律失常等表现。少数情况下，上述 ECG 表现可不特异。

2. X 线胸片　心影增大，心胸比例增加，左心房、室或全心扩大，尤其是肺淤血、间质性肺水肿（Kerley B 线、叶间裂积液）和肺泡性肺水肿，是诊断左心衰竭的重要依据。慢性心衰时可有上、下腔静脉影增宽，以及胸腔积液等表现。

3. 超声多普勒心动图　可见左心房、室扩大或全心扩大，或有左心室室壁瘤存在；左心室整体或节段性收缩运动严重低下，左室射血分数（LVEF）严重降低（≤40%）；左心室壁厚度可变薄或增厚。有病因诊断价值；重度心衰时，反映 SV 的主动脉瓣区的血流频谱也降低；也可发现二尖瓣或主动脉瓣严重狭窄或反流，或在心室或大动脉水平的心内分流，或大量心包积液，或严重肺动脉高压巨大右室压迫左室等左心衰竭时的解剖和病理生理基础，对左心衰竭有重要的诊断和鉴别诊断价值。

4. 血气分析　早期可有低氧血症伴呼吸性碱中毒（过度通气），后期可伴呼吸性酸中毒（CO_2 潴留）。血常规、生化全套和心肌酶学可有明显异常，或正常范围。

【诊断和鉴别诊断】

依据临床症状、体征、结合 X 线胸片有典型肺淤血和肺水肿的征象伴心影增大，以及超声心动图左室扩大（内径≥55mm）和 LVEF

降低（<40%）典型改变，诊断慢性左心衰竭和急性左心衰肺水肿并不难；难的是对慢性左心衰竭的病因诊断，特别是对"扩张型"心肌病的病因诊断，需确定原发性、缺血性、高血压性、酒精性、围生期、心动过速性、药物性、应激性、心肌致密化不全和右室致心律失常性心肌病等病因。通过结合病史、ECG、超声心动图、核素心肌显像、心脏 CT 和磁共振成像（MRI）等影像检查综合分析和判断，多能够鉴别。心内膜心肌活检对此帮助不大。同时，也可确定或除外"肥厚型"和"限制型"心肌病的诊断（参照相关章节）。

心源性哮喘与肺源性哮喘的鉴别十分重要，不可回避。根据肺内"水"与"气"的差别，可在肺部叩诊、X 线胸片和湿啰音"有或无"上充分显现，加上病史不同，可得以鉴别。

【治疗】

急性左心衰竭通常起病急骤，病情危重而变化迅速，需给予紧急处理。治疗目标是迅速纠正低氧和异常血流动力学状态；消除肺淤血、肺水肿；增加 SV、CO，从而增加动脉系统供血。治疗原则为加压给纯氧、静脉给予吗啡、利尿、扩血管（包括连续舌下含服硝酸甘油 2~3 次）和强心。

经过急救处理，多数患者病情能迅速有效控制，并在半小时左右渐渐平稳，呼吸困难减轻，增快心率渐减慢，升高的血压缓缓降至正常范围，两肺湿啰音渐减少或消失，血气分析恢复正常范围，直到 30 分钟左右可排尿 500~1000ml。病情平稳后，治疗诱因，防止反弹，继续维持上述治疗并调整口服药（参照慢性左心衰竭的治疗方案），继续心电、血压和血氧饱和度监测，必要时选用抗生素预防肺部感染。最终应治疗基础心脏病。

慢性左心衰竭的治疗参见全心衰竭治疗。

二、右心衰竭

右心衰竭是由于右心室病变或负荷增加引起的心力衰竭。以肺动脉血流减少和体循环淤血或水肿为表现。大多数右心衰竭是由左侧心力衰竭发展而来，两者共同形成全心衰竭。其病理生理和血流动力学特点为右室心排血量降低，右室舒张末压或右房压异常升高。

【病因】

1. 各种原因的左心衰竭。

2. 急、慢性肺动脉栓塞。

3. 慢性支气管炎、肺气肿并发慢性肺源性心脏病。

4. 原发性肺动脉高压。

5. 先天性心脏病包括肺动脉狭窄（PS）、法洛四联症、三尖瓣下移畸形、房室间隔缺损和艾森门格综合征。

6. 右心室扩张型、肥厚型和限制型或闭塞型心肌病。

7. 右心室心肌梗死。

8. 三尖瓣狭窄或关闭不全。

9. 大量心包积液。

10. 缩窄性心包炎。

【临床表现】

1. 症状　主要是由于体循环和腹部脏器淤血引起的症状，如食欲缺乏、恶心、呕吐、腹胀、腹泻、右上腹痛等，伴有心悸、气短、乏力等心脏病和原发病的症状。

2. 体检　颈静脉充盈、怒张，肝脏肿大伴压痛、肝颈静脉反流征（+）、双下肢或腰骶部水肿、腹水或胸腔积液，可有周围性发绀和黄疸。心率快、可闻及与原发病有关的心脏杂音，P_2 可亢进或降低（如肺动脉狭窄或法洛四联症），若不伴左心衰竭和慢性阻塞性肺疾病合并肺部感染时，通常两肺呼吸音清晰或无干、湿性啰音。

【实验室检查】

1. ECG　显示 P 波高尖、电轴右偏、aVR 导联 R 波为主，V_1 导联 R/S > 1、右束支阻滞等右心房、室肥厚扩大以及与所患心脏病相应的变化，可有多种形式的房、室性心律失常，传导阻滞和室内阻滞，可有 QRS 波群低电压。有肺气肿时可出现顺钟向转位。

2. 胸部 X 线检查　显示右心房、室扩大和肺动脉段凸（有肺动脉高压时）或凹（如肺动脉狭窄或法洛四联症）等与所患心脏病相关的形态变化；可见上、下腔静脉增宽和胸腔积液征；若无左心衰竭存在，则无肺淤血或肺水肿征象。

3. 超声多普勒心动图　可见右心房、室扩大或增厚，肺动脉增宽和高压，心内解剖异常，三尖瓣和肺动脉瓣狭窄或关闭不全以及心包积液等与所患心脏病有关的解剖和病理生理的变化。

4. 必要时做心导管检查，显示中心静脉压增高（> 15cmH_2O）。

【诊断与鉴别诊断】

依据体循环淤血的临床表现，结合胸片肺血正常或减少伴右心房室影增大和超声心动图右心房室扩张或右室肥厚伴或不伴肺动脉压升高的典型征象，诊断不难。病因诊断的鉴别需要结合临床和多种影像学检查综合判断而定。

【治疗】

1. 右心衰竭的治疗关键是原发病和基础心脏病的治疗。

2. 抗心衰的治疗参见全心衰竭部分。

三、全 心 衰 竭

全心衰竭是指左、右心力衰竭同时存在的心力衰竭,传统被称之为充血性心力衰竭。全心衰竭几乎都是由左心力衰竭缓慢发展而来,即先有左心衰竭,然后出现右心衰竭;也不除外极少数情况下是由于左、右心室病变同时或先后导致左、右心力衰竭并存之可能。一般来说,全心衰竭的病程多属慢性。其病理生理和血流动力学特点为左、右室心排血量均降低、体、肺循环均淤血或水肿伴神经内分泌系统激活。

【病因】

1.同左心衰竭(参见左心衰竭)。

2.不除外极少数情况下有右心衰竭的病因(参见右心衰竭)并存。

【临床表现】

1.症状   先有左心衰竭的症状(见左心衰竭),随后逐渐出现右心衰竭的症状(见右心衰竭);由于右心衰竭时,右心排血量下降能减轻肺淤血或肺水肿,故左心衰竭症状可随右心衰竭症状的出现而减轻。

2.体检   既有左心衰竭的体征(见左心衰竭),又有右心衰竭的体征(见右心力衰竭)。全心衰竭时,由于右心衰竭存在,左心衰竭的体征可因肺淤血或水肿的减轻而减轻。

【检查】

1.ECG   显示反映左心房、室肥厚扩大为主或左右房室均肥厚扩大(见左、右心力衰竭)和所患心脏病的相应变化,以及多种形式的房、室性心律失常,房室传导阻滞、束支阻滞和室内阻滞图形。可有 QRS 波群低电压。

2.胸部 X 线检查   心影普大或以左心房、室增大为主,以及与所患心脏病相关的形态变化;可见肺淤血、肺水肿(左心衰竭),上、下腔静脉增宽和胸腔积液(右心衰竭)。

3.超声多普勒心动图   可见左、右心房、室均增大或以左心房、室扩大为主,左室整体和节段收缩功能低下,LVEF 降低(<40%),并可显示与所患心肌、瓣膜和心包疾病相关的解剖和病理生理的特征性改变。

4.心导管检查(必要时)   肺毛细血管楔压(左心衰竭时)和中心静脉压(右心衰竭)均增高,分别大于 18mmHg 和 15cmH$_2$O。

【诊断和鉴别诊断】

同左、右心衰竭。

【治疗】

和左心衰竭一样，全心衰竭治疗的基本目标是减轻或消除体、肺循环淤血或水肿，增加 SV 和 CO，改善心功能；最终目标不仅要改善症状，提高生活质量，而且要阻止心室重塑和心衰进展，提高生存率。这不仅需要改善心衰的血流动力学，而且也要阻断神经内分泌异常激活不良效应。治疗原则为利尿、扩血管、强心并使用神经内分泌阻滞药。治疗措施如下：

1. 去除心衰诱因。

2. 体力和精神休息。

3. 严格控制静脉和口服液体入量，适当（无需严格）限制钠盐摄入（应用利尿药者可放宽限制），低钠患者还应给予适量咸菜或直接补充氯化钠治疗纠正。

4. 急性失代偿时，给予呼吸机加压吸纯氧和静脉缓慢推注吗啡 3mg（必要时可重复 1～2 次）。

5. 利尿药　能减轻或消除体、肺循环淤血或水肿，同时可降低心脏前负荷，改善心功能。可选用噻嗪类如氢氯噻嗪 25～50mg，每天 1 次；襻利尿药，如呋塞米 20～40mg，每天 1 次；利尿效果不好者可选用布美他尼（丁尿胺）1～2mg，每天 1 次；或托拉塞米（伊迈格）20～40mg，每天 1 次；也可选择以上两种利尿药，每两天交替使用，待心力衰竭完全纠正后，可酌情减量并维持。利尿必须补钾，可给缓释钾 1.0g，1 天 2～3 次，与传统保钾利尿药合用，如螺内酯 20～40mg，每天 1 次；或氨苯蝶啶 25～50mg，每天 1 次；也应注意低钠低氯血症的预防（不必过分严格限盐），利尿期间仍应严格控制入量直至心衰得到纠正时。螺内酯 20～40mg，每天 1 次，作为醛固酮拮抗剂，除有上述保钾作用外，更有拮抗肾素 - 血管紧张素 - 醛固酮系统（RAS）的心脏毒性和间质增生作用，能作为神经内分泌拮抗剂阻滞心室重塑，延缓心衰进展。RALES 研究显示，螺内酯能使中重度心衰患者的病死率在血管紧张素转化酶抑制剂（ACEI）和 β 受体阻断药基础上再降低 27%，因此，已成为心衰治疗的必用药。需特别注意的是，螺内酯若与 ACEI 合用时，潴钾作用较强，为预防高钾血症发生，口服补钾量应酌减或减半，并监测血钾水平和肾功能。螺内酯特有的副作用是男性乳房发育症（gynecomastia），伴有疼痛感，停药后可消失。

6. 血管扩张药　首选血管紧张素转化酶抑制剂（ACEI），除扩血管作用外，还能拮抗心衰时肾素 - 血管紧张素 - 醛固酮系统（RAS）激活的心脏毒性作用，从而延缓心室重塑和心衰的进展，降低了心衰患者的病死率 27%，是慢性心力衰竭患者的首选用药，可选用卡托普利、依那普利，贝那普利、赖那普利和雷米普利等，从小剂量开始渐加至目标剂量，如：卡托普利6.25~50mg，每天3次；依那普利2.5~10mg，每天2次。副作用除降低血压外，还有剧烈咳嗽。若因咳嗽不能耐受时，可换用血管紧张素Ⅱ受体（AT-1）拮抗剂，如氯沙坦12.5~50mg，每天2次，或缬沙坦40~160mg，每天1次。若缺血性心衰有心肌缺血发作时，可加用硝酸酯类如亚硝酸异山梨酯10~20mg，6小时1次，或单硝酸异山梨醇10~20mg，1天2~3次；若合并高血压和脑卒中史可加用钙通道阻滞药如氨氯地平2.5~10mg，每天1次。历史上使用的小动脉扩张剂，如肼屈嗪，α_1受体阻断药，如哌唑嗪不再用于治疗心衰。服药期间，应密切观察血压变化，并根据血压水平来调整用药剂量。

中、重度心力衰竭时可同时应用硝普钠或酚妥拉明或乌拉地尔静脉滴注（见左心衰竭），心衰好转后停用并酌情增加口服血管扩张药的用量。

7. 正性肌力药　轻度心力衰竭患者，可给予地高辛0.125~0.25mg，每天1次，口服维持，对中、重度心力衰竭患者，可短期加用正性肌力药物，如静脉内给去乙酰毛花苷注射液、多巴酚丁胺、多巴胺和磷酸二酯酶抑制剂，如氨力农或米力农（见左心衰竭）等。

8. β受体阻断药　能拮抗和阻断心衰时的交感神经系统异常激活的心脏毒性作用，从而延缓心室重塑和心衰的进展。大规模临床试验显示，β受体阻断药能使心衰患者的病死率降低35%~65%，故也是治疗心衰之必选，只是应在心力衰竭血流动力学异常得到纠正并稳定后使用，应从小剂量开始，渐渐（每周或每2周加量1次）加量至所能耐受的最大剂量，即目标剂量。可选卡维地洛3.125~25mg，每天2次，或美托洛尔6.25~50mg，每天2次，或比索洛尔1.25~10mg，每天1次。副作用有低血压、窦性心动过缓、房室传导阻滞和心功能恶化，故用药期间应密切观察血压、心率、节律和病情变化。

9. 支气管解痉　对伴有支气管痉挛或喘鸣的患者，应用酚间羟异丙肾上腺素（喘啶）或氨茶碱0.1g，每天3次。

10. 经过上述治疗一段时间（1~2周）后，临床效果不明显甚至出现恶化者，应按难治性心力衰竭处理。

四、难治性心力衰竭

严重的慢性心力衰竭患者，经上述常规利尿药、血管扩张药、血管紧张素转化酶抑制剂和正性肌力药物积极治疗后，心力衰竭症状和体征无明显改善甚至恶化，称为难治性心力衰竭。其血流动力学

特征是严重的肺和体循环的淤血、水肿和 SV、CO 的降低。难治性心力衰竭的处理重点如下:

【纠治引起难治性心力衰竭的原因】

1. 重新评价并确定引起心力衰竭的心脏病病因,给予纠治。如甲状腺功能亢进或减退、贫血、脚气病、先天性心脏病、瓣膜病、心内膜炎、风湿热等。可通过特殊的内科或外科治疗而得以纠治。

2. 重新评价并确定引起心力衰竭的病理生理机制,有针对性地治疗。如确定以收缩性心力衰竭抑或舒张性心力衰竭为主,前负荷过重抑或后负荷过重为主,有无严重心律失常等。

3. 寻找使心力衰竭加重或恶化的诱因,并加以纠治。如肺部感染、肺栓塞、泌尿道感染、电解质平衡失调、药物的不良反应等。

4. 重新评价已用的治疗措施到位与否,给予加强治疗。如洋地黄剂量是否不足或过量;积极利尿和过分限盐引起了低血钾、低血钠和低血氯使利尿更加困难;是否应用了抑制心肌的或使液体潴留的药物;是否患者饮水或入量过多或未按医嘱服药等。极个别患者出现高血钠高血氯,机制不明,可能还是摄入或补充氯化钠过多所导致。

【加强治疗措施】

1. 严格控制液体入量,并加强利尿　24 小时总入量宜控制在 <1500ml,尿量 >1500ml,并使 24 小时出、入量呈负平衡(出 > 入)并维持 3~5 天,将体内潴留的钠和水充分排出体外,以逐渐消除严重的肺水肿和组织水肿。每日出、入量负平衡的程度应依据临床和床旁 X 线胸片所示肺水肿的程度而定,间质性肺水肿应负 500~1000ml,肺泡性肺水肿应负 1000~1500ml,极重度肺泡性肺水肿(大白肺)时 24 小时负平衡 1500~2000ml 也不为过。经过 3~5 天的加强利尿治疗,临床上肺水肿或组织水肿均能明显地减轻或消失,以床旁 X 线胸片显示肺水肿渐渐减轻或消退的影像为治疗目标和评价标准。加强利尿期间,尿量多时应补钾,可给缓释钾 1.0g,每天 3 次,也可以 0.3% 左右浓度静脉补钾;尤其特别注意低钠和低氯的预防(不必过分限盐)。若出现低钠(<130mmol/L)和低氯(<90mmol/L)血症,则利尿效果不好,可使心衰加重,故必须先给予纠正(3%NaCl 100ml 静脉内缓慢输注),再同时加强利尿,既要纠正低氯和低钠血症,又要排出体内潴留的水和钠。需要强调的是,严格控制液体总入量,比出 > 入量的负平衡对于难治性心衰患者的心功能保护更重要。因为患者保持负 500ml 液体平衡不变,若入量严格控制在 24 小时内 <1500ml(出量 >2000ml)和控制入量 >3000ml(出量 >3500ml)对心功能的容量负荷完全不同,前者可使心脏去前负荷减轻,而后者则会大大加重心脏前负荷。

2.给予合理足量的血管扩张药治疗　以静脉扩张剂(硝酸酯类)和动脉扩张剂(硝普钠、基因重组脑钠尿肽(BNP)、ACEI和α受体阻断药,如酚妥拉明和乌拉地尔)联合应用并给予足量治疗(将血压控制在100～110/60～70mmHg),才能充分降低心室前、后负荷,既能大大降低PCWP和LVEDP,又能明显增加SV和CO,达到最佳血流动力学效果。多数患者的心力衰竭会明显好转。

3.加用正性肌力药物　适用于左室功能严重低下,上述治疗效果差的严重的心力衰竭患者。可使用多巴酚丁胺[5～10μg/(kg·min)]+硝普钠(10～50μg/min)或α受体阻断药酚妥拉明或乌拉地尔持续静滴,通过正性肌力和降低外阻力的作用能显著增加SV和CO,同时降低PCWP和LVEDP,明显改善心功能,使心力衰竭明显好转。对于尿量偏少(非低钠和低氯血症所致)或血压偏低(≤90/60mmHg)的重症心力衰竭伴心源性休克患者,应改用多巴胺[3～15μg/(kg·min)]+小剂量硝普钠(5～30μg/min)或α受体阻断药联合持续静滴,除能改善心功能外,还可升压、增加肾血流量并改善组织灌注。

4.血流动力学监测指导治疗　适用上述积极治疗依然反应差的重症心力衰竭患者。依据PCWP、CO和外周阻力等重要血流动力学指标调整用药方案。若PCWP高(>18mmHg),应加强利尿并使用静脉扩张剂如硝酸酯类,降低左室充盈压,减轻肺水肿;若CO低(<5.0L/min)且外周阻力高(>1400dyn·s/cm⁵)应用动脉扩张剂,如硝普钠、重组BNP或α受体阻断药(酚妥拉明或乌拉地尔),降低外周阻力,增加CO,改善心功能;若CO低(<5.0L/min),而外周阻力正常(1000～1200dyn·s/cm⁵),则应使用正性肌力药物,如多巴酚丁胺或多巴胺,增加心肌收缩力,增加CO;若PCWP高,CO低,外周阻力高和动脉血压低(<80mmHg),已是心源性休克时,则应在多巴胺升压和正性肌力作用的基础上,联合应用动、静脉血管扩张药和利尿药。必要时应考虑插入主动脉内球囊泵(IABP)给予循环支持。

5.纠正低钠、低氯血症　对于严重肺水肿或外周组织水肿而利尿效果不佳者,若是由于严重稀释性低钠血症(<130mmol/L)和低氯血症(<90mmol/L)所致,则应在补充氯化钠(每日3g口服或严重时静脉内给予)的基础上应用大剂量的襻利尿药(呋塞米100～200mg,布美他尼1～3mg)静注或静滴,边纠正稀释性低钠、低氯血症,边加强利尿效果,可望排出过量水潴留,使心力衰竭改善。对出现少尿或无尿伴有急性肾衰竭,药物治疗难以见效者,可考虑用血液超滤或血液透析或腹膜透析治疗。

6.气管插管和呼吸机辅助呼吸　对严重肺水肿伴严重低氧血症

（吸氧状态下 $PO_2 < 50mmHg$）和（或）CO_2 潴留（$PCO_2 > 50mmHg$），药物治疗不能纠正者，应尽早使用，既可纠正呼吸衰竭，又有利于肺水肿的治疗与消退。

7. 纠正快速心律失常　对伴有快速心律失常如心房颤动、心房扑动心室率快者，可用胺碘酮治疗。

8. 左心辅助治疗　对左室心功能严重低下，心力衰竭反复发作，药物治疗难以好转的患者，有条件可考虑行体外膜式氧合（ECMO）、左心辅助治疗，为心脏移植术做准备。

（杨跃进）

第25章　舒张性心力衰竭

心力衰竭是一个包括多种病因和发病机制的临床综合征。其中，舒张性心力衰竭（diastolic heart failure，DHF）是近 20 年才得到研究和认识的一类心力衰竭。其主要特点是，有典型的心力衰竭的临床症状、体征和实验室检查证据（如胸部 X 线检查肺淤血表现），而超声心动图等影像检查显示左心室射血分数（LVEF）正常，并除外了瓣膜病和单纯右心衰。研究发现，DHF 患者约占所有心衰患者的 50%。与收缩性心力衰竭（SHF）比较，DHF 有更长的生存期，而且两者的治疗措施不尽相同。

一、舒张性心力衰竭的临床特点

【病因特点】

DHF 通常发生于年龄较大的患者，女性比男性发病率和患病率更高。最常发生于高血压患者，特别是有严重心肌肥厚的患者。冠心病也是常见病因，特别是由一过性缺血发作造成的可逆性损伤以及急性心肌梗死早期，心肌顺应性急剧下降，左室舒张功能损害。DHF 还见于肥厚型心肌病、糖尿病性心肌病、心内膜弹力纤维增生症、浸润型心肌病（如心肌淀粉样变性）等。DHF 急性发生常由血压短期内急性升高和快速心率的心房颤动发作引起。DHF 与 SHF 可以合并存在，这种情况见于冠心病心衰，既可以因心肌梗死造成的心肌丧失或急性缺血发作导致心肌收缩力急剧下降而致 SHF，也可以由非扩张性的纤维瘢痕替代了正常的可舒张心肌组织，心室的顺应性下降而引起 DHF。长期慢性 DHF 的患者，如同 SHF 患者一样，逐渐出现劳动耐力、生活质量下降。瓣膜性心脏病同样会引起左心室舒张功能异常,特别是在瓣膜病的早期,表现为舒张时间延长,心肌僵硬度增加,甚至换瓣术后的部分患者,舒张功能不全也会持续数年之久,即使此刻患者的收缩功能正常。通常所说的 DHF 是不包括瓣膜性心脏病等的单纯 DHF。

【病理生理特点】

心脏的舒张功能取决于心室肌的主动松弛和被动舒张的特性。被动舒张特性的异常通常是由心脏的质量增加和心肌内的胶原网络变化共同导致的,心肌主动松弛性的异常与各种原因造成的细胞内钙离子调节异常有关。其结果是心肌的顺应性下降,左心室充盈时间变化,左心室舒张末压增加,表现为左心室舒张末压力与容量的关系曲线变得更加陡直。在这种情况下,中心血容量、静脉张力或心房僵硬度的轻度增加,或它们共同增加即可导致左心房或肺静脉压力骤然增加,甚至引起急性肺水肿。

心率对舒张功能有明显影响,心率增快时心肌耗氧量增加,同时使冠状动脉灌注时间缩短,即使在没有冠心病的情况下,也可引起缺血性舒张功能不全。心率过快时舒张期缩短,使心肌松弛不完全,心室充盈压升高,产生舒张功能不全。

舒张功能不全时的血流动力学改变和代偿机制:舒张功能不全时舒张中晚期左心室内压力升高,左室充盈受限,虽然射血分数正常,但每搏输出量降低,心排血量减少。左心房代偿性收缩增强,以增加左室充盈。长期代偿结果是左房内压力增加,左心房逐渐扩大,到一定程度时发生心房颤动。在前、后负荷突然增加,急性应激,快速房颤使左室充盈压突然升高时,发生急性失代偿心力衰竭,出现急性肺淤血、水肿,表现出急性心力衰竭的症状和体征。

舒张功能不全的患者,不论有无严重的心力衰竭临床表现,其劳动耐力均是下降的,主要有两个原因:一是左心室舒张压和肺静脉压升高,导致肺的顺应性下降,这可引起呼吸做功增加或呼吸困难的症状;二是运动时心排血量不能充分代偿性增加,结果导致下肢和辅助呼吸肌的显著乏力。这一机制解释了较低的运动耐力和肺毛细血管楔压(PCWP)变化之间的关系。

【临床表现】

舒张性心力衰竭的临床表现与收缩性心力衰竭近似,主要为肺循环淤血和体循环淤血的症状和体征,如劳动耐力下降,劳力性呼吸困难,夜间阵发性呼吸困难,颈静脉怒张,淤血性肝肿大和下肢水肿等。X 线胸片可显示肺淤血,甚至肺水肿的改变。超声心动图显示 LVEF 大于 50% 和左心室舒张功能减低的证据。表 25-1 对比了 DHF 与 SHF 的临床特点。

表 25-1　DHF 与 SHF 的特点比较

临床指标	DHF（LVEF > 50%）	SHF（LVEF < 50%）
症状		
劳力性呼吸困难	85%	96%
阵发性夜间呼吸困难	55%	50%
端坐呼吸	60%	73%
体格检查		
颈静脉怒张	35%	46%
肺部湿啰音	72%	70%
心脏搏动移位	50%	60%
第三心音	45%	65%
第四心音	45%	66%
肝大	15%	16%
下肢水肿	30%	40%
胸片		
心影增大	90%	96%
肺静脉高压	75%	80%
BNP 水平	↑	↑↑
运动试验		
持续时间	↓	↓
动脉收缩脉压	↑↑	↑
脉压	↑↑	↑
耗氧峰值 VO_2	↓	↓↓
左心室重构		
舒张末期容量	—	↑↑
收缩末期容量	↓	↑↑
心肌质量	↑（向心性左心室肥厚）	↑（离心性左心室肥厚）
相对室壁厚度	↑↑	↓
心肌细胞	↑直径	↑长度
细胞外基质（胶原）	↑↑	↑
左心室收缩功能		
射血分数	N～↑	↓↓
每搏输出量	N～↓	N～↓

续表

临床指标	DHF（LVEF＞50%）	SHF（LVEF＜50%）
心肌收缩力	N	↓↓
左心室舒张功能		
室腔僵硬度	↑↑	N～↓
心肌僵硬度	↑	N～↑
舒张时间常数	↑～↑↑	↑～↑↑
灌注动力学	异常	异常
舒张末期压力	↑↑	↑↑
存活率	↓↓	↓

【诊断】

对于有典型的心力衰竭的临床表现，而超声心动图显示左心室射血分数正常（LVEF＞50%）或近乎正常（LVEF 40%～50%）的患者，在除外了瓣膜性心脏病、各种先天性心脏病、各种原因的肺心病、高动力状态的心力衰竭（严重贫血、甲状腺功能亢进、动静脉瘘等）、心脏肿瘤、心包缩窄或填塞等疾病后，可初步诊断为舒张性心力衰竭，并在进一步检查获得左室舒张功能不全的证据后，确定舒张性心力衰竭的诊断。

超声心动图在心力衰竭的诊断中起着重要的作用，因为物理检查、心电图、X线胸片等都不能够提供用于鉴别收缩或舒张功能不全的证据。超声心动图所测的左心室射血分数正常（LVEF＞50%）或近乎正常（LVEF 40%～50%）是诊断 DHF 的必需条件。超声心动图能够简便、快速地用于鉴别诊断，如明确是否有急性二尖瓣、主动脉瓣反流或缩窄性心包炎等。

多普勒超声能够测量心内的血流速度，这有助于评价心脏的舒张功能。在正常窦性心律条件下，穿过二尖瓣的血流频谱从左心房到左心室有两个波形，E 波：反映左心室舒张早期充盈；A 波：反映舒张晚期心房的收缩。因为跨二尖瓣的血流速度有赖于二尖瓣的跨瓣压差，E 波的速率受到左心室早期舒张和左心房压力的影响。而且，研究发现，仅在轻度舒张功能不全时可以看出 E/A＜1，一旦患者的舒张功能达到中度或严重损害，则由于左心房压的显著升高，其超声的表现仍为 E/A＞1，近似于正常的图像。由此也可以看出，二尖瓣标准的血流模式对容量状态（特别是左心房压）极度敏感，但是这一速率的变化图像还是能够部分反映左心室的舒张功能（特别是在轻度左心室舒张功能减低时）。其他评价舒张功能的无创检测方法有：多普勒超声评价由肺静脉到左心房的血流状态，组织多普勒显像能够直接测定心肌长度的变化速率。而对于缺血性心脏病患者，心导管技术则可以反映左心室充盈压的增高，在实际应用中，更适合于由心绞痛发作诱发的心力衰竭患者的评价。

DHF 的诊断标准目前还不完全统一。美国心脏病学会和美国心脏病协会（ACC/AHA）建议的诊断标准是：有典型的心力衰竭症状和体征，同时超声心动图显示患者没有心脏瓣膜异常，左心室射血分数正常。欧洲心脏病学会建议 DHF 的诊断应当符合下面 3 个条件：①有心力衰竭的证据；②左心室收缩功能正常或轻度异常；③左心室松弛、充盈、舒张性或舒张僵硬度异常的证据。欧洲心力衰竭工作组和 ACC/AHA 使用的术语"舒张性心力衰竭"有别于广义的"有正常射血分数的心力衰竭"，后者包括了急性二尖瓣反流和其他原因的循环充血状态。

在实际工作中，临床医生诊断 DHF 时常常面临挑战。主要是要取得心力衰竭的临床证据，其中，胸片在肺水肿的诊断中有很高的价值。血浆 BNP 和 NT-proBNP 的检测也有重要诊断价值，心源性呼吸困难患者的血浆 BNP 水平升高，尽管有资料显示，DHF 患者的 BNP 水平增加不如 SHF 患者的增加显著。（表 25-2，表 25-3）

表 25-2　DHF 的确诊标准

标准	主要证据
确切的心力衰竭的证据	包括临床症状和体征，实验室和影像证据，对利尿药治疗有良好的反应
左心室收缩功能正常的客观证据	在 CHF 发作的 72 小时内 LVEF≥50%
有左心室舒张功能异常的客观证据	左心室松弛、充盈、顺应性异常

表 25-3　DHF 的可能标准

标准	主要证据
确切的心力衰竭的证据	包括临床症状和体征，实验室和影像证据，对利尿药治疗有良好的反应
左心室收缩功能正常的客观证据	在 CHF 发作的 72 小时内 LVEF≥50%
无左心室舒张功能异常的客观证据	不包括左心室舒张功能的信息

二、舒张性心力衰竭的治疗

DHF 的治疗目的同其他各种心力衰竭，即缓解心力衰竭的症状，减少住院次数，增加运动耐量，改善生活质量和预后。治疗措施也同其他心力衰竭，包括三方面的内容：①对症治疗，缓解肺循环和体循环淤血的症状和体征。②针对病因和诱因的治疗，即积极治疗导致 DHF 的危险因素或原发病，如高血压、左心室肥厚、冠心病、心肌缺血、糖尿病等，以及心动过速等，对阻止或延缓 DHF 的进展至关重要。③针对病理生理机制的治疗。在具体的治疗方法上 DHF 有其自己的特点。

【急性期治疗的特点】

在急性肺水肿时，可以给予氧疗（鼻导管或面罩吸氧）、吗啡、静脉用利尿药和硝酸甘油。需要注意的是，对于 DHF 患者过度利尿可能会导致严重的低血压，因为 DHF 时左心室舒张压与容量的关系呈一个陡直的曲线。如果有严重的高血压，则有必要使用硝普钠等血管活性药物。如果有缺血发作，则使用硝酸甘油和相关的药物治疗。心动过速能够导致心肌耗氧量增加和降低冠状动脉的灌注时间，容易导致心肌缺血，即使在非冠心病患者；还可因缩短了舒张时间而使左心室的充盈受损，所以，在舒张功能不全的患者，快心室率的心房颤动常常会导致肺水肿和低血压，在一些病例中需要进行紧急心脏电复律。预防心动过速的发生或降低患者的心率，可以积极应用 β 受体阻断药（如比索洛尔、美托洛尔和卡维地洛）或非二氢吡啶类钙通道阻滞药（如地尔硫䓬），剂量依据患者的心率和血压调整，这点与 SHF 时不同，因为 SHF 时 β 受体阻断药要谨慎应用、逐渐加量，并禁用非二氢吡啶类钙通道阻滞药。对大多数 DHF 患者，无论在急性期与慢性期都不能从正性肌力药物治疗中获益。重组人脑钠尿肽（rh-BNP）是近年来用于治疗急性心力衰竭疗效显著的药物，它具有排钠利尿和扩展血管的作用，对那些急性发作或加重的 SHF 的临床应用收到了肯定的疗效。但对 DHF 的临床研究尚不多。从药理作用上看，它有促进心肌早期舒张的作用，加上排钠利尿、减轻肺淤血的作用，对 DHF 的急性发作可收到显著效果。

【长期药物治疗的特点】

1. 血管紧张素转化酶抑制剂（ACEI）和血管紧张素 II 受体阻断药（ARB）　不但可降低血压，而且对心肌局部的 RAAS 也有直接的作用，可减轻左心室肥厚，改善心肌松弛性。非常适合用于治疗高血压合并的 DHF，在血压降低程度相同时，ACEI 和 ARB 减轻心肌肥厚的程度优于其他抗高血压药物。

2. β 受体阻断药　具有降低心率和负性肌力作用。对左心室舒张功能障碍有益的机制可能是：①降低心率可使舒张期延长，改善左心室充盈，增加舒张期末容积。②负性肌力作用可降低耗氧量，改善心肌缺血及心肌活动的异常非均一性。③抑制交感神经的血管收缩作用，降低心脏后负荷，也可改善冠状动脉的灌注。④能阻止通过儿茶酚胺引起的心肌损害和灶性坏死。已有研究证明，此类药物可使左心室容积 - 压力曲线下移，具有改善左心室舒张功能的作用。

目前认为，β 受体阻断药对改善舒张功能最主要的作用来自减慢心率和延长舒张期。在具体应用时可以根据患者的具体情况选择较大的初始剂量和较快地增加剂量。这与 SHF 有明显的不同。在 SHF 患者，β 受体阻断药的机制是长期应用后上调 β 受体，改善心肌重塑，应从小剂量开始，剂量调整常需要 2～4 周。应用 β 受体阻断药时一般将基础心率维持在 60～70 次 / 分。

3. 钙通道阻滞药　可减低细胞质内钙浓度，改善心肌的舒张和舒张期充盈，并能减轻后负荷和心肌肥厚，在扩张血管降低血压的同时可改善心肌缺血，维拉帕米和地尔硫䓬等还可通过减慢心率而改善心肌的舒张功能。因此在 DHF 的治疗中，钙通道阻滞药发挥着重要的作用。这与 SHF 不同，由于钙通道阻滞药有一定程度的负性肌力作用而不宜应用于 SHF 的治疗。

4. 利尿药　通过利尿能减轻水钠潴留，减少循环血量，降低肺及体循环静脉压力，改善心力衰竭症状。当舒张性心力衰竭为代偿期时，左心房及肺静脉压增高虽为舒张功能障碍的结果，但同时也是其重要的代偿机制，可以缓解因心室舒张期充盈不足所致的舒张期末容积不足和心排血量的减少，从而保证全身各组织的基本血液供应。如此时过量使用利尿药，可能加重已存在的舒张功能不全，使其由代偿转为失代偿。当 DHF 患者出现明显充血性心力衰竭的临床表现并发生肺水肿时，利尿药则可通过减少部分血容量使症状得以缓解。

5. 血管扩张药　由于静脉血管扩张药能扩张静脉，使回心血量及左室舒张期末容积减小，故对代偿期 DHF 可能进一步降低心排血量；而对容量负荷显著增加的失代偿期患者，可减轻肺循环、体循环压力，缓解充血症状。动脉血管扩张药能有效地降低心脏后负荷，对周围血管阻力增加的患者（如高血压心脏病）可能有效改善心室舒张功能，但对左心室流出道梗阻的肥厚型心肌病患者可能加重梗阻，使心排血量进一步减少。因此，扩张剂的应用应结合实际病情并慎重应用。

6. 正性肌力药物 由于单纯 DHF 患者的左心室射血分数通常正常,因而正性肌力药物没有应用的指征,而且有使舒张性心功能不全恶化的危险,尤其是在老年急性失代偿 DHF 患者中。例如,洋地黄类药物通过抑制 Na^+-K^+-ATP 酶,并通过 Na^+-Ca^{2+} 交换的机制增加细胞内钙离子浓度,在心脏收缩期增加能量需求,而在心脏舒张期增加钙负荷,可能会促进舒张功能不全的恶化。DIG(digitalis investigators group)研究的数据也显示,在使用地高辛过程中,与心肌缺血及室性心律失常相关的终点事件增加。对于那些伴有快室率房颤的 DHF 患者,应用洋地黄是有指征也有益处的。因为可以通过控制心室率改善肺充血及心排血量。

7. 抗心律失常药物 心律失常,特别是快速性心律失常对 DHF 患者的血流动力学常产生很大影响,故预防心律失常的发生对 DHF 患者有重要意义:①快速心律失常增加心肌氧耗,减少冠状动脉供血时间,从而可诱发心肌缺血,加重 DHF,在左心室肥厚者尤为重要;②舒张期缩短使心肌舒张不完全,导致舒张期心室内容量相对增加;③ DHF 患者,左心室舒张速度和心率呈相对平坦甚至负性关系,当心率增加时,舒张速度不增加甚至减慢,从而引起舒张末期压力增加。因此当 DHF 患者伴有心律失常时,应根据其不同的病因和病情特点来选用抗心律失常药物。

8. 其他药物 抑制心肌收缩的药物如丙吡胺,具有较强的负性肌力作用,可用于左室流出道梗阻的肥厚型心肌病。此药缩短射血时间,增加心排血量,降低左室舒张期末压。多数患者长期服用此药有效。丙吡胺的另一个作用是抗心律失常,而严重肥厚型心肌病患者,尤其是静息时有流出道梗阻者,常有心律失常,此时用丙吡胺可达到一举两得的效果。

目前,我们尚无充分的随机临床试验来评价不同药物对 CHF 或其他心血管事件的疗效,也没有充分的证据说明某一单药或某一组药物比其他的优越。已经建议,将那些有生物学效应的药物用于 DHF 的治疗,治疗心动过速和心肌缺血,如 β 受体阻断药或非二氢吡啶类钙通道阻滞药;逆转左心室重塑,如利尿药和血管紧张素转化酶抑制剂;减轻心肌纤维化,如螺内酯;阻断肾素 - 血管紧张素 - 醛固酮系统的药物能够产生这样一些生物学效应,还需要更多的资料来说明这些生物学效应能够降低心力衰竭的危险。

总之,在现阶段,对于 DHF 的发病机制、病理生理、直到诊断和治疗还需要有更多的临床试验和实验证据来不断完善。

(张　健　韦丙奇)

第26章　高排血量性心力衰竭

高排血量性心力衰竭是一种较常见的临床综合征。正常心脏对运动的反应为增加排血量4～6倍而不表现肺静脉淤血症状,然而,受严重心肌、瓣膜和心包疾病影响的心脏,不能代偿心排血量增加的需要。在其他方面无症状的患者中,持续超过正常心排血量需要的情况可引起充血性心力衰竭的症状。有充血性心力衰竭症状,血流动力学检查时心排血量正常或升高的患者,可能出现高排血量性心力衰竭。

引起高排血量性心力衰竭常见的原因有:体循环动静脉瘘、贫血性心脏病、脚气性心脏病、甲状腺功能亢进性心脏病等。

【临床表现】

1. 症状　高排血量性心力衰竭常表现为乏力、水肿、活动时气短和心悸。因为这些症状在其他类型的心力衰竭中也很常见,单独出现上述症状不足于鉴别为何种心脏综合征。高排血量性心力衰竭的具有鉴别意义的是导致其发生的病因特征,如甲亢的症状和维生素B_1缺乏导致的神经病变等。

2. 体征　高排血量的各种病因都有其独特的体检发现。但下列表现在所有高排血量性心力衰竭中均较常见。心率加快、脉压增大或正常;心脏体检时可以发现心尖的高动力冲动,短促、清脆的第一心音,主动脉瓣和肺动脉瓣区可闻及收缩中期血流杂音;在心尖和胸骨左下缘部可闻及舒张期杂音,提示通过房室瓣的血流增加;四肢温暖和潮红。

【诊断】

高排血量性心力衰竭的确诊需右心导管检查,可发现静息状态下右心压力正常或轻度升高,肺毛细血管楔压升高,高心排血量,低体循环阻力以及静息状态下心动过速等。

【治疗】

针对导致高排血量性心力衰竭的病因,治疗方法也不同。下面将引起高排血量性心力衰竭的常见原因分别介绍如下。

一、体循环动静脉瘘

动静脉瘘是指动静脉之间出现不经过毛细血管网的异常通道,血液由高压力动脉流向低压力静脉,常伴有动脉瘤的形成,因此也有动静脉瘤之称。它是引起高排血量性心力衰竭的重要病因之一。

【病因与病理解剖】

动静脉瘘是指无毛细血管床介于其间的动静脉间的连接。体循环动静脉瘘有先天性和后天性之分，先天性动静脉瘘是由于血管发育畸形，导致动静脉之间有异常交通；后天性动静脉瘘大多由外伤或有创性操作造成，比较常见，早期容易漏诊。梅毒性主动脉瘤破裂时，如穿破上腔静脉、肺动脉、右心房或右心室，其所产生的血流动力学改变与动静脉瘘相同。先天性动脉导管未闭实际上也是动静脉瘘的一种。病理解剖显示动静脉瘘近端的动脉发生扩张，动脉壁变薄，有时可形成动脉瘤。动静脉瘘的静脉也因压力的升高而发生扩张，静脉壁有增厚现象。

【病理生理】

由于较大的动静脉间（体循环）有直接通道，所以部分动脉血流（20%～50%）就从动脉通过此短路直接进入静脉而不经过毛细血管，使周围血管阻力下降，静脉回流增加，心排血量增加，循环血容量多有增加，循环时间正常或缩短，继发心脏扩大，心力衰竭。病理生理改变明显与否取决于体循环动静脉瘘管口径的大小和瘘口离心脏的距离；瘘口愈大、离近心脏，则其病理生理改变愈为明显。心脏扩大和心力衰竭出现与否亦与上述两个因素有关，但可能也与动静脉瘘存在的时期有关。

【临床表现】

在动静脉瘘处可闻及连续性、机器样杂音，在收缩期更为明显，多伴有震颤。动静脉瘘处可发生动脉瘤。

收缩压正常或略为升高，舒张压降低，脉压增宽。此外，水冲脉、毛细血管搏动等周围循环体征也多有出现，脉搏多明显增速。因此，临床上如发现明显的脉压增宽现象而无主动脉瓣关闭不全或其他病因可找，应仔细寻找体循环动静脉瘘的存在，特别在有创伤或外科手术的时候。如用手压瘘使瘘管关闭，则舒张压可立即升高1.33～1.99kPa，脉搏立即缓慢，减慢10～30次/分，心排血量也立即降低（心动过缓反射）。这个反应只持续几分钟，血压升高是因为瘘管被阻塞，血液不能通过瘘管而必须通过微血管，因而周围阻力增加。脉搏频率降低是由于主动脉压的升高刺激了主动脉壁的神经（阿托品可使心动过缓反射消失）。

心脏增大是一种普遍性发现，增大的程度与动脉的大小、瘘孔的口径及瘘的存在时期有关。心脏增大主要是心脏扩张所致，心脏肥厚因素所占地位并不重要，因为瘘管结扎后，增大的心脏可在短期内有明显的缩小。心脏增大的原理是由于静脉回流量增加使心脏的舒张期容积增加，从而引起心脏扩张和肥厚。长期及较大的动静脉瘘患者，可以发生高排血量性心力衰竭。

瘘的近段静脉的压力多不升高，其血液的含氧量可较一般静脉为高。瘘的远段肢体往往有缺血表现，如局部溃疡，甚至局部组织坏死。但因侧支循环的形成与心排血量的增加，肢体的血液供给可以恢复正常，有时可较对侧肢体的血液供应为多，以致有瘘管的肢体的皮肤温度可比对侧为高。

先天性动静脉瘘，也称为蔓状血管瘤，可累及全身各个部位，以下肢最为常见，而且大都是多发性的。

【诊断】

动静脉瘘的诊断除了上述典型的临床表现以外，主要依赖于各种影像学检查。它的影像学诊断手段主要包括：①胸部 X 线平片：是最常用的初筛本病的检查方法；②超声心动图：其敏感性高于胸部 X 线平片；③胸部 CT：它对小病灶的检出能力较高，增强 CT 是诊断本病最方便、有效的方法，有助于确诊；④磁共振血管造影；⑤择性数字减影血管造影：它是诊断的"金标准"，但为有创性检查，并受一定的条件限制。以上这些诊断技术相结合，可以更为准确地判断病变的大小、部位、数量、形态，血管壁及管腔内血流的情况，以及血流动力学特点。

【治疗】

介入放射学、栓塞技术及材料的发展，进一步提高了本病治疗的技术成功率和临床远期疗效。目前，治疗动静脉瘘的方法有：经导管动脉介入栓塞术、经皮穿刺瘤腔内药物硬化治疗、手术切除。其中，经导管动脉介入栓塞术是治疗该病的主要方法，常用的栓塞材料有固体和液体之分，如：吸收性明胶海绵、聚乙烯醇泡沫微粒、微弹簧圈及球囊、二氰基丙烯酸正丁酯、无水乙醇、平阳霉素碘油乳剂等；对于局限型先天性动静脉瘘患者应首选手术切除，但手术时必须尽可能保持动脉的完整（静脉部分可以结扎之）；而对于病变无法彻底清除或难以手术的患者，可首选经皮穿刺瘤腔内药物硬化治疗。另外，体循环动静脉瘘管易于发生细菌性动脉内膜炎，因此在必要时应采取预防细菌性动脉炎的措施。

二、贫血性心脏病

贫血性心脏病是由于长期中度以上（血红蛋白低于 70g/L）贫血引起心脏扩大和（或）心力衰竭等一系列心血管系统的病变。

【病理生理】

贫血患者会出现血液载氧量的减少，当血液的载氧量降低到一定的限度（血红蛋白低于 70g/L）并持续一定的时间，可以引起血液循环系统明显的改变。长期严重的慢性贫血可导致贫血性心脏病。严重贫血可以从下列三方面影响心脏：①可引起心排血量增加，外周血管阻力下降，即高排血量型血液循环，从而增加心脏负荷，导致心脏扩大和心肌肥厚，最终进展为充血性心力衰竭；②可诱发心绞痛或导致其他冠状动脉血液供应不足；③可因心肌长期缺血而引起心肌脂肪变性等改变，以致心肌异常松弛，心肌收缩力下降。

【临床表现】

当血红蛋白为 65～75g/L 时，患者除了一般贫血的症状之外，常伴有循环系统的表现，可有气急、疲倦、心悸等症状，有时可出现心绞痛。体格检查可发现窦性心动过速，心尖搏动强烈，周围血管扩张，皮肤温暖，水冲脉，脉压增大以及周围血管征。心尖区可闻及收缩期吹风样杂音，是循环血量增加、心脏扩大导致二尖瓣相对性关闭不全所致；心尖区轻度低音调舒张中期杂音，是通过二尖瓣口血流的速度增加所致；或胸骨左缘有轻度高音调、吹风样舒张期杂音，是由于主动脉瓣环扩张所产生。

当血红蛋白低于 30g/L 时，心脏明显增大，并可出现充血性心力衰竭，特别在心脏有额外负荷时，如体力劳动、发热、妊娠等，表现为体循环淤血的征象，包括颈静脉怒张、肝脏肿大（偶尔可达脐水平）和压痛、腹水、肺底啰音等。

但必须指出，当贫血患者有充血性心力衰竭表现时，首先应考虑到其他器质性心脏病的合并存在，如风湿性心脏病、脚气性心脏病等，因单纯贫血所引起的充血性心力衰竭甚为少见。

【实验室检查】

中度以上的慢性贫血患者 X 线检查大多有心脏轻至中度增大。当血红蛋白低于 30g/L 时，心脏可明显扩大，且可以出现肺淤血、肺水肿等征象。心电图可显示低电压、ST 段压低、窦性心动过速、左心前区导联上 T 波平坦或倒置。血常规和外周血涂片检查可用于确定是否存在贫血以及贫血的程度。骨髓检查有助于明确病因。

以上所述的心血管方面改变均为可逆性现象，贫血纠正后，心脏改变可有不同程度的恢复。

【治疗】

无心衰的贫血性心脏病，心功能处于代偿期，主要是针对贫血进行病因治疗，根据情况补充铁剂、叶酸或维生素 B_{12} 等。

重度贫血性心脏病发生心力衰竭时，除了一般治疗心衰的措施外，还要积极治疗贫血。输血是最主要的治疗手段，应少量多次输血或输入浓缩红细胞混悬液，同时配合使用利尿药，以减少血容量，预防肺水肿。由于属于高排血量型心力衰竭，因此治疗心衰时以利尿和扩血管为主。应用洋地黄类和非洋地黄类正性肌力药物可促进或加重心衰，所以只有当利尿药、血管扩张药以及输血治疗无效时才小剂量应用，一般使用快速起效制剂。

三、脚气性心脏病

维生素 B_1（硫胺）缺乏症也称脚气病，常累及神经系统和心血管系统。脚气性心脏病是由于严重的维生素 B_1 缺乏持续 3 个月以上，出现以心血管系统病变为主，以及充血性心力衰竭的心脏病，又称湿型脚气病。

【病理解剖】

病理改变可因脚气病的严重程度而有差异。可表现为：心肌细胞水肿、变性、坏死；心肌间质水肿；心脏明显增大，尤以右心室的扩张肥大突出。

【病理生理】

维生素 B_1 是碳水化合物代谢过程中所必需的酶系统的主要成分，是丙酮酸氧化所必需的酶。维生素 B_1 缺乏时，碳水化合物的氧化作用即在丙酮酸阶段停顿，血液内积聚过多的酸性物质，如丙酮酸和乳酸，发生代谢性酸中毒，影响心肌的能量代谢，造成心肌能量供应不足。

维生素 B_1 的缺乏对机体产生以下两种影响：①血液中丙酮酸和乳酸浓度的增加使周围小动脉扩张，周围阻力降低，静脉回流量增多，因而心排血量及心脏工作量都有增加；②心脏的代谢功能衰竭，主要是由于心肌对乳酸盐、丙酮酸盐与氧的利用率降低。因此维生素 B_1 的缺乏影响了心脏本身及周围循环。脚气性心脏病属于高动力循环性心脏病。

【临床表现】

先驱症状有活动后的心悸、气促，端坐呼吸，心前区疼痛，心动过速与水肿。病情较重时可突然发生急性心力衰竭，出现烦躁不安、恶心、呕吐、上腹闷胀、发绀、阵发性呼吸困难或急性肺水肿、胸腔积液、皮下水肿、颈静脉怒张、肝脏肿胀、休克等。体检发现心脏向两侧增大、心前区可闻及收缩期吹风样杂音、第一心音减弱（第一心音减弱加上心动过速可引起胎样心音），右心室性舒张期奔马律及肺动脉瓣区第二心音亢进，脉压因舒张压降低而增大、大动脉上有枪击音、水冲脉与毛细血管搏动等体征。静脉压显著升高。

心电图检查除窦性心动过速外，常显示 T 波平坦或倒置、低电压、QT 间期延长等。心功能测定显示高排血量性心力衰竭。

【诊断】

本病的主要诊断依据是：有 3 个月以上的维生素 B_1 缺乏史，伴或不伴有周围神经炎征象；急骤出现的高排血量性心衰；心脏增大，心律规律，无其他原因可查；维生素 B_1 治疗后症状明显改善。

【治疗】

主要是补充足量的维生素 B_1，轻症者可口服（每次 5～10mg，每日 3 次）或肌内注射（每次 50～100mg，每日 1 次），重症者应给予缓慢静脉注射（50～100mg 加入 50% 葡萄糖中）。有心衰的患者要积极治疗心衰，同时还要纠正导致本病的饮食因素。

四、甲状腺功能亢进性心脏病

甲状腺功能亢进（甲亢）性心脏病是指由于多种原因导致甲状腺激素分泌过多，引起以心血管系统为主要表现的临床综合征。甲亢大多发生于 20～40 岁的女性，男女之比约为 1：5。甲亢性心脏病的患者则多在 40 岁以上，男女比例约为 1：2。

【发病机制】

甲亢性心脏病的发病机制尚未完全明确。主要是由于甲状腺激素对心肌蛋白的合成、心肌代谢、心肌酶、心肌收缩性、血流动力学和心脏电生理等均有直接作用，以及交感神经系统兴奋性增加和迷走神经兴奋能力障碍，使得甲亢患者的心脏，特别是有基础心脏病的患者，不能承受甲亢时高动力状态的额外负担，也不能满足机体代谢增加的需要，最终导致了甲亢性心脏病的发生。

【病理解剖】

甲亢中的心脏一般没有明显的病理变化。有甲亢性心脏病者一般皆有心脏肥厚及扩张，在心力衰竭的病例中尤为显著。

【病理生理】

甲状腺激素增加心肌细胞的蛋白合成，使心肌肥厚，但心肌含水量和胶原都没有增加。甲状腺激素对心肌收缩性的作用是增加心肌收缩率，同时也使每搏输出量增高，故心排血量可有明显的增加。一般认为，甲状腺激素使心肌收缩力增加的主要原因是由于钙离子 - 磷酸蛋白质复合物形成增多，使肌凝蛋白钙离子激活 ATP 酶活性增高，从而导致肌质网钙离子转运增加而引起的。同时，也与甲状腺激素能增加心肌细胞膜上的肾上腺素能 β 受体的数量有关。以上变化均使左、右心室做功增加，心肌氧耗量增多。较长时间的甲状腺激素分泌过多可导致心脏储备能力下降。

甲亢时，外周血管阻力下降。心排血量增加的原因至少部分与此有关。外周血管扩张是继发于甲亢所致的组织代谢率增高以及热量产生和代谢产物的增加。心排血量增加和外周血管阻力下降使患者的收缩压增大，舒张压下降，因而脉压增大。同时循环时间缩短，血容量增加。

甲状腺激素增加心率，造成心动过速。剂量-效应试验表明，过多的甲状腺激素并不能改变心血管系统组织对儿茶酚胺的敏感性。甲亢患者的心率增快可能是甲状腺激素的毒性作用和交感神经系统兴奋性增高共同作用的结果。为此，普萘洛尔等β受体阻断药可以降低甲亢患者的心率，但不能使之恢复正常。此外，有证据表明，甲亢中的心动过速也与迷走神经兴奋性受损有关。

过多的甲状腺激素分泌所引起的上述变化使心脏功能下降。心脏每次收缩所消耗的能量较正常为多，而效率却极低，逐渐不胜负担，终于导致心力衰竭。甲亢患者出现心力衰竭时，心排血量下降，但其绝对值仍较正常为高，故属高排血量性心力衰竭。有时，病情很严重时，心排血量可降至正常范围之内或低于正常。

心房颤动的发生机制可能是甲状腺激素直接作用于心肌，使心房肌兴奋性增加，不应期缩短而造成。动物实验中，甲状腺激素可以增加心房率，舒张期去极化率并缩短窦房结细胞动作电位时间。

【临床表现】

甲亢的心脏方面的症状有心悸，呼吸困难和心前区疼痛。心悸常伴有心动过速。有时在颈部也有冲击感。心悸的程度有轻有重，轻的可仅为患者自觉心脏在搏动，重的可为剧烈的心脏冲撞，一般是在情绪激动或进食后出现，但也有一些患者在静息状态下出现。据研究，和正常人相比，甲亢患者的氧耗量较大而肺活量较低，所以在轻度或中度活动后可出现呼吸困难，这与因心力衰竭而发生者不同。心前区疼痛常甚轻微，一般是一种沉重的痛感，但有时可出现典型的心绞痛，常是发作性心律失常所引起，也可以是甲亢增加了原来已有冠状动脉粥样硬化的心脏的负荷所致。这两种疼痛皆常在甲亢治愈后消失。以上几种症状中，以心悸为最多，呼吸困难次之，心前区疼痛远较少见。

心房颤动是甲亢的心血管方面的一个重要表现，为产生心力衰竭的重要因素。发作性房颤常提示甲亢的存在，尤以年轻的患者中更是如此。房颤在毒性结节性甲状腺肿中远较为多见。它在45岁以下的患者中较少发生，30岁以下中更少，在男性中比较多见。甲亢病程愈长，房颤的发病率愈高，而与甲亢的严重程度无一定的关系。如不治疗甲亢，对发作性及持久性房颤使用洋地黄或奎尼丁皆不利于控制心室率或消除房颤。满意地控制甲亢后，一般不会再发生阵发性房颤。其他不常见的心律失常有期前收缩、心房扑动、阵发性房性心动过速,甚或阵发性室性心动过速等。

甲亢的心脏体征有:心尖搏动强烈,故极易查得。有时搏动的震动极为强烈,扩散于胸壁,扪之有如收缩期震颤。单纯的甲亢心脏不增大,但心音响亮且具有冲击性。第一心音常明显亢进,易与二尖瓣狭窄的第一心音的特征相混淆。心底部的心音也增强。整个心前区常可闻及Ⅱ~Ⅲ级收缩期杂音,在肺动脉瓣区最为显著。收缩期血压升高,舒张压则略降低,以致脉压增大。少数患者的脉压极大,故可见明显的颈动脉搏动、水冲脉、枪击声、毛细血管搏动等周围血管征。心率通常每分钟100~120次,有时可达120~140次,但当达到180~200次时易发生甲状腺危象。心率在活动或情绪激动时显著加快,睡眠和休息时虽有所降低,但仍高于正常。在颈部肿大的甲状腺上,常可听到连续性的血管杂音,提示有动静脉沟通。

单纯的甲亢很少引起心力衰竭,尤以在40岁以下的患者中更为少见;伴有其他病因性心脏病者的心力衰竭发生率大为增加,可高达25%。发生房颤后心力衰竭的发生率显著增加。甲亢治愈前,通常的心力衰竭的治疗常不见效。心力衰竭的发生率随着甲亢病程的加长而增高,而与后者的严重程度无明显相关。因甲亢时肺动脉及右心室压力均有增高,故甲亢患者的心力衰竭主要表现为右心衰竭。

除心血管方面外,甲亢的主要表现如典型的突眼、凝视姿态、皮肤湿热、甲状腺增大、肌肉震颤等,对诊断皆甚为重要,但在甲亢性心脏病中有时可不甚明显,甚至无甲状腺肿大或眼部体征。这种隐匿性甲亢如有心力衰竭,可因未能发现甲亢而仅对心力衰竭进行治疗,以致收效不大。

X线检查常示心脏的大小正常,心脏搏动有力。本病导致血流加速致使肺动脉明显扩张。如有长期的房颤或心力衰竭,则可见心影增大。严重心力衰竭时,心影向两侧增大。

心电图常无特殊改变,可见窦性心动过速、心房颤动或其他较为少见的心律失常。有时可见P波振幅增加及顶高而圆的T波,这是交感神经张力增加的表现。有心脏病变时,可出现ST段压低与T波平坦或倒置。

【诊断】

甲亢性心脏病的诊断依据,除有甲亢的佐证外,同时有:①阵发性或持久性心房颤动、心房扑动、心脏增大或心力衰竭者;②排除其他原因的心脏病;③甲亢治愈后,心脏病表现随之消失。

不典型甲状腺功能亢进者,可能仅有心血管疾病方面的表现。因此,凡遇到以下情况应考虑甲亢的可能:①原因不明的阵发性或持久性心房颤动,心室率快而不易被洋地黄类药物控制;②非克山病流行区发生的原因不明的右心衰竭;或有循环时间不延长的心力衰竭,但患者没有贫血、发热或脚气病等,洋地黄疗效不佳;③无法解释的心动过速;④血压波动而脉压增大者;⑤患有器质性心脏病患者发生心力衰竭,常规治疗疗效不佳者,也应想到甲亢。

因心力衰竭本身有时可增加基础代谢率,甚至可高达40%以上,故要证实有无甲亢,除仔细搜寻临床表现外,尚需进行血清游离T_4和T_3、促甲状腺激素(TSH)等的测定。

【治疗】

甲亢性心脏病的治疗基础是控制甲亢本身。不然,心脏病的一般处理对它难以获得满意的疗效。对甲亢合并心力衰竭者,应该是在用洋地黄和利尿药等处理心力衰竭的同时,使用抗甲状腺药物积极治疗甲亢。有心房颤动者,在甲亢未控制前,用电击复律和奎尼丁治疗甚难恢复窦性心律。如药物治疗甲亢已有1个月左右或甲状腺切除后已2周,甲亢已满意控制而心房颤动未自动复律,则可试行电击复律或奎尼丁治疗来恢复窦性心律。甲状腺手术前患者有心脏病表现并不是手术禁忌证,对心房颤动也是如此。如有心力衰竭,它在被控制后经过1个月左右,即可进行手术。

对甲亢本身的治疗可分为一般支持疗法和减少甲状腺激素分泌治疗。前者包括精神因素的去除、对患者的关怀和安慰、足够的休息、适量的镇静剂、高热量饮食和足够维生素。后者包括抗甲状腺药物、甲状腺次全切除术和放射性碘治疗。

【病程及预后】

甲亢性心脏病可治愈。即使已发生心力衰竭,在获得确实诊断后及时处理也能使患者恢复健康。如未能及时发现,因而治疗未能针对病因,则可使心力衰竭恶化。伴有其他病因心脏病的甲亢,及时治疗甲亢甚为重要,因如将后者治愈即可避免或延缓心力衰竭的发生,如已有心力衰竭,则也可使对心力衰竭的治疗收效。

(周宪梁 温 丹)

第27章 左心辅助装置

心力衰竭(简称心衰,heart failure, HF),亦称为心功能不全(cardiac insufficiency),是指在有适量静脉回流的情况下,由于心脏收缩和(或)舒张功能障碍,心排血量不足以维持正常组织代谢需要的一种病理生理综合征。临床上以心排血量不足、组织灌注减少，以及肺循环或体循环静脉系统淤血为特征。心力衰竭常是各种心脏病的严重阶段和最终结局。心力衰竭是一个重要的社会负担，不仅增加社会医疗开支，降低人们的生活质量，甚至导致早死。

有资料表明，在西方国家，年龄大于65岁的人群中，心力衰竭的发病率为3%～5%，年龄大于75岁的人群，发病率为10%。心力衰竭作为主要因素或参与因素，每年导致近30万患者死亡，而且尽管药物治疗取得了进步，但是死亡例数一直在稳步增加。

2000年，中国心血管健康多中心合作研究组的研究结果显示：我国成年人心衰的患病率为0.19%，其中男性为0.17%，女性为1.10%，我国心衰的患病率低于西方国家。但是，按这个患病率计算，我国目前35～74岁成年人中仍约有400万心衰患者，这是一个不容忽视的问题。

目前心衰的治疗方法主要有：药物治疗、外科手术、机械辅助循环、心脏移植、细胞移植；其中药物治疗占绝大部分，外科手术作用有限，心脏移植由于受供心和费用的影响，使治疗得不到广泛应用。近年来，机械辅助循环发展很快，在临床治疗方面显示出其独特的优势，有望在不久的将来越来越多的应用于临床，成为药物治疗和心脏移植治疗手段的有效补充。机械辅助循环（mechanical circulation support，MCS）是指用人工制造的机械装置，部分或完全替代心脏的泵血功能，保证全身组织、器官的血液供应，其中最主要的组成部分是血泵。辅助装置的应用范围也发生了变化，作为心脏移植前的过渡及永久辅助循环支持使用，不断得到应用。在心脏手术患者中，据统计：需要主动脉内球囊反搏（intra-aortic balloon counterpulsation，IABP）辅助的占整个心脏手术患者的5%，在这部分患者中，大约1/3需要辅助循环支持。资料表明，已经有超过4000例患者用辅助循环装置成功进行心脏移植前的循环支持。到2001年，在美国大概有20.1%的心脏移植受者在移植前接受过辅助循环支持。辅助装置越来越多地应用于临床心脏移植前过渡，总的效果令人满意。2003年7月，Heartmate VE也被美国食品与药品管理局批准应用于临床，用于永久支持治疗，使辅助装置的应用更加广泛。但目前的永久支持治疗仅限于不可逆的心衰终末期，不适合心脏移植的患者。

机械辅助循环血泵的分类有多种方法，如根据辅助用的血泵是否可植入体内可分为植入装置、非植入装置；根据辅助的部位不同分为：左心辅助、右心辅助、全心辅助；在临床上，主要是左心衰竭的患者，所以左心辅助循环的研究最多。

一、左心辅助装置(LVAD)植入的适应证

临床普遍接受的患者的临床及血流动力学标准为：心脏指数 < $1.5L/(min \cdot m^2)$（药物无效或主动脉内球囊反搏后），动脉血压 < 80mmHg（或平均动脉压 <65mmHg），肺毛细血管楔压 >20mmHg，尿量 <20ml/h（成人，利尿药应用后），体血管阻力 >210kPa·s/L（2100dyn·s/cm⁵）。药物治疗无效，但有许多因素影响预后，例如：右心室的功能，瓣膜的情况，冠状动脉的情况，心律失常，感染，神经系统情况，肝肾功能，有无合并心外因素如糖尿病等，患者的体表面积，选择的辅助装置等。必须从患者角度及植入后的危险性两个方面共同评价，作出判断，减少并发症和病死率。Deng 等总结：1993—1999 年，Novacor LVAD 在欧洲应用 464 例的情况，平均辅助时间是 100 天。多因素分析显示，下列因素是影响植入后生存率的独立危险因素：败血症性呼吸衰竭、右心衰竭、年龄大于 65 岁、急性心肌梗死、急诊心内手术后。对于没有上述危险因素的患者，植入后一年的生存率（包括行心脏移植患者）为 60%，对于具备一种或以上的，一年生存率为 24%。有研究表明：早期用辅助循环比 IABP 更有利于患者心脏功能的恢复。在临床应用中，如何选择合适病例以及直接应用辅助循环而不是在 IABP 之后应用，从而避免心功能的进一步恶化，是临床医生需要解决的问题。Rao 等研究表明：找出围术期的危险因素，用危险积分判断植入后的危险性有非常主要的意义（表 27-1），积分 >5 的预期术后病死率为 46%，积分≤5 的患者，术后病死率为 12%。

表 27-1　围术期危险因素评分

危险因素	相对危险度	积分
人工呼吸	5.3	4
心脏手术术后	3.3	2
以前有过循环支持	3.3	2
中心静脉压 >16mmHg	2.1	1
凝血酶原时间 >16 秒	2.1	1

二、左心辅助装置的种类

【血泵的类型】

根据血泵的工作原理不同，可分为：滚压泵、搏动泵、旋转泵、全人工心脏等。目前常用的辅助循环装置见表 27-2。

表 27-2　常见的血泵（根据工作原理分类）

类别	血泵
滚压泵	Cobe 和 Jorstra 等
搏动泵	气动：Thoratec，Abiomed，Medos，Zeon Medical，BerlinHeart EXCOR，BVS 5000 等
	电动：HeartMate-I，Novacor，Arrow LionHeart 等
旋转泵	轴流泵：Jarvik 2000，MicroMed DeBakey，Hemopump，HeartMate II，Berlin Heart INCOR 等
	离心泵：Biomedicus Bio pump 和 Sarns/3M 系列，Kriton 等
全人工心脏	CardioWest TAH，Penn State Heart，AbioCor TAH，Akutsu III TAH 等

　　根据辅助血泵的辅助时间分类为：短期辅助、中长期辅助、永久辅助（永久辅助装置也可用于短中期辅助）。常见辅助装置见表 27-3。

表 27-3　常见的血泵（根据辅助时间分类）

辅助时间	血泵
短期辅助	Cobe，Jorstra，Biomedicus Bio pump，Sarns/3M 系列，Kriton，Hemopump，AB-180，BVS 5000 等
中长期辅助	Thoratec VAD，Jarvik 2000，MicroMed DeBakey，Medos，BerlinHeart EXCOR，BerlinHeart INCOR 等
永久辅助	Novacor LVAS，HeartMate LVAD，CardioWest TAH 等

　　1. Novacor 血泵　临床应用：到目前为止，植入数量超过 1600 例患者，其中德国最多，超过 1500 例。是第一个应用于一个患者超过 6 年的机械辅助装置。它在世界将近 100 个医学中心中使用，以耐久性著称。只有 1.4% 的患者需要重新更换血泵。1984 年，Novacor 是世界上最早用于心脏移植前过渡的心脏泵。

　　Novacor LVAS 的组成：是一个电动的双推板辅助装置系统。可以用于短期、移植前过渡和永久植入。每搏输出量为 70ml，可以达到 10L/min 的流量，控制方式可以固定频率、心电图触发、自身心室收缩同步。只能用于左心辅助，心尖部引流，流出管道通过人造血管与升主动脉相连，泵植入在左上腹肌层，电源线经右上腹联于体外。由于它需要植入腹部肌层，故只能用于体重大于 60kg 的患者。

它的优点是植入后可以自由活动,装置性能稳定,故障率低。缺点:即使抗凝,它的血栓发生率也高;只能用于左心辅助;电源线经皮穿出,增加感染率。

阜外心血管病医院成功地进行了此泵的植入1例,进行辅助17个月,并成功地进行了心脏移植(图27-1)。

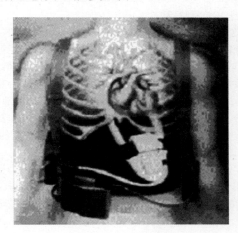

图 27-1 Novacor

2. Thoratec 血泵 产品主要有:Vented Electric(XVE)和 Implantable Pneumatic(IP),截至 2003 年初,全世界大约有 1700 例患者植入此泵。根据多中心的统计结果,大约有 69% 的患者成功地进行了心脏移植,而别的辅助装置的成功率为 33%。

1994 年,HeartMate IP 成为美国 FDA 第一个批准应用于移植前过渡的心室辅助装置。2003 年,HeartMate XVE 被批准应用于永久辅助治疗。

Thoratec VAD(Pierce-Donachy)是一种气动的、产生搏动血流的辅助泵,它可以行左心、右心及双心室辅助。主要用于短期及中期辅助支持。它是隔膜泵,每搏输出量为 65ml,最大输出量可达 7L/min。有三种控制模式:手控式、R 波触发同步式、充满排空式。由于它是气动,不能植入体内,但可用于小体重患者,引流管可以在左房、右房或心尖部,流出管道与升主动脉或肺动脉相连。

HeartMate LVAD 有三种,HeartMate I 有电动和气动两种,可以用于短期、移植前过渡和永久植入。最大每搏输出量是 85ml,可以达 10L/min。系统控制可以固定频率或根据前负荷进行自我调节。装置可以植入腹腔内或腹壁。心尖部引流,流出管道(涤纶人造血管)接升主动脉。此泵的优点是血栓的发生率低(2.7%),在气动或电动电源失功时,可以手动操作,保证患者的安全。患者可以出院带泵在家等待心脏移植,可以进行除外游泳之外的其他日常活动。缺点:由于体积大、植入腹腔,只能用于体表面积大于 1.5m² 的患者。HeartMate Ⅱ是轴流泵,已经进行临床试验;HeartMate Ⅲ为离心泵,尚处于实验室阶段。

3. BVS 5000 Abiomed Bi-Ventricular Support 5000(BVS 5000)由德国亚琛的 Impella AD 研制,也是一种气动的、产生搏动血流的辅助泵,可以行左心、右心及双心室辅助,适用于短期辅助。它的特点是一个泵两个室腔,分别相当于自然心脏的心房和心室。上部室腔(相当于心房部分)的血液填充是依靠重力作用。下部室腔(相当于心室部分)的动力来源为气动,将血液送入体内。控制面板可以根据上部室腔前负荷的情况进行自我调节,可以产生大约 6L/min 的流量。第二代产品为 AB5000。

此装置优点:操作简单,术后可以关胸,它依靠重力引流和可以进行自我调节,故相对安全,不需要特殊人员进行操作。缺点是持续抗凝,限制患者活动,要 ICU 留观。一般预计需要循环支持时间大于 7 天时,不宜应用。

1999 年 9 月,据 BVS 5000 的全球数据库统计,大约有 1513 人植入此泵,其中的 63% 用于术后心衰患者,多为双心室辅助,平均的辅助时间是(5.5±6.4)天,当早期(当决定植入时的 3 小时内)植入时,成活率为 60%,而晚期植入成活率只有 20%。阜外心血管病医院主要应用此泵进行长期或者短期心脏辅助,共用此泵 11 例,效果良好。

4. Jarvik 2000 共有超过 100 例患者应用。它在欧洲已经获得 CE 认证,作为心脏移植前过渡和永久支持治疗。Jarvik 2000 是一种可植入的轴流泵,重约 85g,直径约 2.5cm。转速为 8000～12 000 转/分,在 100mmHg 的后负荷下可以产生 3～6L/min 的流量。它植入时泵本身穿过心室(没有流入管道),流出管道与升或降主动脉相连。控制导线由右上腹穿出与电源相连。

2000 年 3 月—2002 年 10 月,全世界共有 46 人植入此泵,在欧洲的 15 例患者中有 11 例作为永久支持,平均支持时间为 285 天,第一个植入此泵作为永久支持的患者已经存活 2.5 年,其余患者术后均存活,支持时间为 290～606 天不等。有一例在 349 天时成功地进行了心脏移植。(图 27-2)

5. MicroMed DeBakey 泵 截至 2006 年 3 月,全世界有 7 个国家 46 个心脏中心 370 例患者用此设备。MicroMed DeBakey 泵是一种

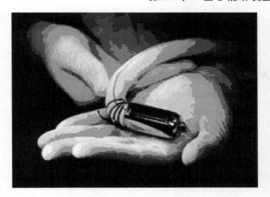

图 27-2 Jarvik 2000

可植入的小型轴流泵,长 7.5cm,直径为 2.5cm,在输入功率为 10W 时转速可达 10 000 转/分,可以在后负荷为 100mmHg 时产生 5～6L 的流量。转速范围为 7500～12 500 转/分,最大流量可达 10L/min。泵的一端接以金属钛制成的流入管道,流出管道为一人工血管,可置入胸腔。

6. Berlin Heart 血泵 产品有:INCOR,EXCOR 和 EXCOR Pediatric。2002 年世界上第一例 INCOR 在德国植入人体。2005 年 7 月,超过 200 例应用于临床。2005 年 9 月,有 1 例患者使用超过 3 年。INCOR 为磁悬浮轴流血泵,植入方式同 MicroMed DeBakey 泵。

三、临 床 应 用

【左心辅助应用形式】

1. 作为心脏恢复前的过渡治疗 最早主要用于心源性休克,心脏直视手术后不能脱离人工心肺机的患者或术后发生低心排血量综合征的患者,预计低心排血量综合征是由于心脏本身原因造成的,但在近期内(短期辅助)可以恢复的,用药物治疗或主动脉内球囊反搏无效时应用。对于术后不能脱离体外循环机的患者,应先找出导致低心排征的原因(例如:旁路移植术后,用流量计确定桥血管通畅与否;心脏前后负荷情况;合理药物的应用等),再考虑应用辅助治疗。据统计:需要 IABP 辅助的占整个心脏手术患者的 5%,在这部分患者中,大约 1/3 需要辅助循环支持。Riedel 等的研究表明,对于术后低心排患者效果可靠,心功能恢复的可能性较大。国内北京阜外心血管病医院进行了 13 例的康复前的辅助循环过渡,有 8 例成功脱机,5 例死于围术期出血。

2. 作为心脏移植前的过渡治疗 终末期心衰药物治疗效果不令人满意,有资料表明:确诊后,男性的平均生存年数是 1.7 年,女性为 3.2 年,五年生存率小于 50%。自从 20 个世纪 80 年代,免疫抑制剂环孢素应用以来,心脏移植手术广泛开展,截至 2003 年,已经大概有 63 000 例患者接受了心脏移植。移植后的长期存活率令人满意,一年生存率为 80%,五年生存率为 70%,十年生存率为 50%。但是由于供心的缺乏,许多心衰患者在等待供心中死去。迫使有更多的患者在心脏移植前需要辅助循环支持过渡。据统计,已经有超过 4000 例患者用辅助循环装置成功进行心脏移植前的循环支持。1994 年,HeartMate IP 是最早被 FDA 批准应用于心脏移植前过渡的辅助装置。有多篇文献报道,植入后,不仅可以减少等待供心的患者死亡,而且提高他们的生活质量,对于那些成功进行心脏移植的患者,其移植后的生存率也提高。到 2003 年,HeartMate LVAD 在世界范围内应用超过 3300 例,其中 217 例超过 1 年,33 例超过 2 年,3 例超过 3 年。Novacor LVAD 应用超过 1350 例,106 例超过 1 年,23 例超过 2 年,9 例超过 3 年。随着等待时间的延长,LVAD 的支持时间也在延长。截至 2001 年,在美国大概有 20.1% 的心脏移植受者在移植前接受过辅助循环支持。国内北京阜外心血管病医院为 3 例终末期心脏病患者植入辅助泵,分别在辅助 0.5、1、7 个月后成功地进行了心脏移植。

3. 作为永久支持治疗 对于不适合心脏移植的终末期心脏病患者,药物治疗和辅助循环支持,何种治疗效果更有益于患者呢?为了评价两种治疗效果,在 1998 年 5 月—2001 年 7 月,共 20 个心脏中心,入选 129 例患者,其中 61 例药物治疗,68 例机械辅助支持(Heartmate VE)。入选标准为:成年慢性心衰患者,不适合心脏移植;在抗心衰药物治疗的基础上,心功能处于Ⅳ级至少 90 天以上;左室射血分数 <25%;最大氧耗量为≤12ml/kg 或低血压状态(正性肌力药物治疗无效),持续的肾功能下降,肺淤血。结果:与药物治疗组相比,左心辅助组的死亡危险性下降了 48%,两者有统计学意义。一年生存率,辅助组与药物组分别为 52%、25%($P = 0.002$),两者有统计学意义。两年的生存率为 23% 与 8%($P = 0.09$),在辅助组的并发症的发生率是药物治疗组的 2.35 倍,常见为感染、出血和装置失功。辅助治疗组患者的生活质量在第一年比药物治疗组明显提高。试验说明:用左心辅助装置可以明显改善患者的临床症状,提高生存率。左心辅助可以作为不适合心脏移植的心衰患者的替代治疗。2003 年 7 月,Heartmate VE 也被美国 FDA 批准应用于临床,使辅助装置的应用更加广泛,但目前的永久支持治疗仅限于不

可逆的心衰终末期、不适合心脏移植的患者。

由于临床上使用的左心辅助血泵都为进口产品，价格昂贵，所以国内使用的单位较少，主要以北京、上海等大的心脏中心使用较多。截至2006年5月，北京阜外心血管病医院使用左心辅助血泵共17例，血泵的类型主要为 BVS 5000。

【辅助血泵的植入方式】

根据左心辅助泵的体积不同，泵体可以放置于患者的体外、腹壁肌层及胸腔内。一般离心泵多置于体外，搏动泵根据辅助时间的长短，可以植入腹壁肌层或者放置于体外，轴流泵一般可以置于胸腔，适应于长期辅助。

临床上，左心辅助血泵的灌注管可以位于升主动脉、降主动脉、腹主动脉及股动脉。长期辅助一般连接于升主动脉、降主动脉或者腹主动脉；短期辅助一般连接于股动脉。

引流管的位置有4种：

1. 左心耳　用于心脏移植过渡或术后低心排。优点：无心肌受损，技术易行。缺点：安装时需要体外循环，且该管道对旋支冠脉桥有潜在危险；不利于关胸，且拔管不方便。对左心耳小，既往心脏手术导致左心耳粘连缩小，体重超过100kg，引流管相对较短，不能引流完全者是禁忌。

2. 心尖　是心脏移植过渡的理想位置。由于心肌损伤程度不同，故自然心脏功能可能恢复者不宜选用。优点：引流通畅，特别是扩张型心肌病，管道固定好，由于心尖距皮肤近，适宜各种体重患者，不影响关胸。缺点：安装和撤除时均须体外循环，在心功能恢复后很难关闭引流管切口，插管时损伤心肌，有出血危险。左心室较小时，引流不好。对近期心肌梗死累及心尖者是插管禁忌，因易缝合于心肌脆弱处而引起致命性出血。

3. 左房顶　是最好的插管部位，可用于心脏移植过渡和术后低心排。优点：无心肌损伤。缺点：安装时须体外循环，技术要求高，可能损伤右冠脉桥。如左房小，引流差，有时关胸困难，易压迫心脏。故体积小和左房小者为禁忌。

4. 房间沟　适宜心脏移植前过渡和术后低心排者。优点：在插、拔管时，不用体外循环；安装时需要肝素量很少，术后出血少，无心肌损伤，对左冠脉桥无压迫。缺点：可能对右冠脉桥有损伤。小左房是其禁忌。

北京阜外心血管病医院后期在植入 BVS 5000 过程中，共5例进行经房间沟放置引流管，股动脉放置灌注管，引流通畅。该方法优点：撤除时不需开胸和建立体外循环，手术风险减少；灌注管位于股动脉，主动脉根部无吻合口，避免了左心辅助的灌注管对冠脉旁路近端吻合口及右冠脉旁路血管的影响；对可能再行冠脉旁路移植手术者，局部空间不受限；节省费用。缺点：引流管道长而细，引流效果不及心尖；患者不能下床，活动受限。

四、常见并发症

　　机械辅助循环作为一种临床治疗方法，正日益发挥着重要作用，但它是一种有创治疗手段，有其局限性。辅助装置植入后并发症有时严重的影响患者的生活质量，甚至生命。患者的情况、手术方式及技术、术后护理、装置的选择等都与术后并发症的发生密不可分。目前认为：只有血栓栓塞和装置的耐久性在不同的辅助装置之间是有差别的，其余的并发症是辅助装置所共同具有的。术后常见并发症有：早期有出血、气栓、右心衰。晚期有：感染、血栓栓塞、溶血、装置引起的腹部并发症、泵失功。

　　【出血】

　　出血是所有机械装置植入常见的并发症，出血严重者可导致死亡；而且多种成分的输血可导致以后心脏移植后的排斥反应增加，影响心脏移植的效果。早期有报道：HeartMate 和 Novacor 的因出血而再次手术的发生率为 50%。Minami 等报道：从 1989—1999 年的 228 例进行心脏移植前过渡的辅助循环患者，其中围术期出血的患者，Thoratec 辅助组为 41%，Novacor 组为 45%，HeartMate 组为 49%。围术期出血的原因包括：手术操作（很重要）、患者的一般情况（长期肝淤血导致的凝血机制障碍等）、植入部位、是否为再次手术、营养状况等；装置的植入可导致纤溶系统激活，血小板的隔离等。

　　近年来，由于辅助装置的改进、围术期护理的经验积累，因出血而再手术发生率有所下降。甚至有报道可以达到 2.5% 左右，而且能够很好地控制。

　　【气栓】

　　气栓是所有装置植入时可能的并发症，但它较容易避免。心内和装置内未排空的气体很容易导致气栓，术中经食管超声监测心内情况，充分的排空升主动脉和流出管的气体对预防气栓很有必要。泵应在左心室的气体排空之后再运行，否则泵内的负压将左室内的气体泵入循环系统，产生气栓。在带辅助装置开胸止血的患者，应先运行体外循环机再停辅助泵，否则会导致不良后果。阜外心血管病医院在使用左心辅助血泵时，发生气栓 1 例。

　　【右心衰】

　　右心衰是影响术后生存率的一个重要因素。左心辅助植入后，右心室应该有足够的射血分数，以保证肺循环有足够的血液供应去供给辅助泵的输出，低的右心射血分数，不但满足不了机体的需要，而且可以导致静脉系统淤血，引起肝功能损伤、多器官功能衰竭等，后果严重。有资料表明：左心辅助植入后，对药物反应不佳性顽固性右心衰的发生率可达 15%～25%，其中有 50% 的患者会因此而死亡。Ochiai 的报道：左心辅助植入后需要右心辅助的为 9%，其中 HeartMate IP 的为 13%，Novacor 为 4%，HeartMate VE 为 10%。术前对于右心室的功能进行判断很有必要，包括右心室的每搏输出量（right ventricular stroke work，RVSW）、中心静脉压（central venous pressure，CVP）、肺血管阻力（pulmonary vascular resistance，PVR）。预测因素有：右心房压力 >16～20mmHg，低的 RVSW（例如舒张期容量大于 200ml 和收缩期末的容量 170ml 等），右心室的体积，PVR 大于 3.8。右心衰相关的危险因素包括：女性、非缺血性因素导致的心衰、术前有过辅助循环、低的肺动脉压力、低的 RVSW 和右室射血分数。Farrar 等研究表明：缺血性心脏病单独用 LVAD 的机会（54%）大于扩张型心肌病的（37%），但是用双心室辅助的机会是扩张型心肌病（46%）大于缺血性心脏病（40%）。

术后治疗很重要，主要有三点：避免出血、右室前负荷要适当、降低右室后负荷。

【感染】

感染也是术后生活质量和远期生存率的一个重要影响因素。在 REMATCH 试验中，感染的发生率为 41%，经皮穿出处和袋囊处的感染率为 28%。Minami 等报道：皮肤导线穿出处的感染，Thoratec 辅助组为 2%，Novacor 组为 26%，HeartMate 组为 18%；袋囊处感染，Novacor 组为 11%，HeartMate 组为 24%；管道的感染，Novacor 组为 7%，HeartMate 组为 2%。囊袋感染后预后不好，Novacor 组中 7 个感染中有 4 个死亡，HeartMate 组 9 个感染中有 7 个死亡。在各种装置之间，感染的发生率并无统计学意义。在 REMATCH 试验中，植入组感染和败血症的发生率是药物治疗组的 2.35 倍，是导致患者死亡的首要原因，也是影响植入患者生活质量和住院费用的一个重要因素。

对于装置植入的感染问题，临床方面有三个环节需注意：①术前各种有可能引起感染因素的去除（例如营养不良、各种动静脉插管、免疫移植药物等）；②手术的无菌操作及手术技巧很重要；③术后护理也是关键。有几个方面将来可能成为预防和治疗感染的研究点：细菌附着于装置表面的机制、慢性心衰对免疫功能的影响、细菌耐药性的机制、泵及管道表面的生物涂层及技术改进（例如用

TET技术和体积小的轴流泵减少感染等)等。

【血栓栓塞】

血栓栓塞发生率为2.7%～35%,差别很大,在大多数情况下,认为栓子的产生主要来自泵本身。Frazier等认为:Novacor LVAD和HeartMate Ⅰ LVAD虽然都是搏动泵,都有生物瓣膜,都可以引起血栓形成,但认为表面涂层材料及技术更有意义,HeartMate的涂层优于Novacor,它的血栓栓塞发生率较低,为3%。血栓的产生也与凝血系统的激活有关。Minami等报道:Novacor的血栓栓塞的发生率高达50%。栓塞也是引起术后死亡的一个重要原因。William研究发现,装置植入后,血小板增多,纤溶系统增强,凝血系统也增强;两个系统的不平衡,就有可能导致出血或血栓形成。

血栓的发生率受各种因素影响(例如患者的情况、泵的类型、抗凝情况即术后的用药情况、研究者的识别能力等),要减少发生率必须综合考虑。

阜外心血管病医院的左心辅助病例中,2例死于辅助过程中突发的大面积脑干梗死。

【泵失功】

泵失功是导致不能长期植入的一个限制因素。在REMATCH试验中,死亡者中的17%是由于泵失功引起,在植入后的24个月时,泵失功占35%,有10例患者更换了泵。

泵损坏的部位主要有:入口处的瓣膜、电机、管道、轴承的磨损等。Navia等总结发现:心脏移植前过渡应用时,1998年前,277例HeartMate VE LVAD的失功发生率为7.6%,以后则逐年下降;Novacor的耐久性要优于HeartMate VE,HeartMate IP要优于HeartMate VE。

(孙寒松　张　岩)

第28章　心力衰竭的心脏再同步疗法

充血性心力衰竭是心内科治疗学上的难题,是可使患者丧失工作能力,具有较高病死率的严重疾患,每年有成千上万的患者死于心力衰竭。最近几十年来,充血性心力衰竭(心衰)的发病逐年增加。流行病学资料显示:在美国,有400万～500万人罹患心衰;全球心衰患者数高达2250万,并且每年新增病例数200万。该病的发生是年龄相关性的。根据1988—1991年的调查,在年龄长于70岁的人群中,大约10%患有心衰。心衰的病死率与临床严重程度相关。就中重度心衰而言,其 5 年病死率可达 30%～50%。每年因心衰引发的医疗花费高达 200 亿～400 亿美元。我国 2003 年心力衰竭流行病学调查资料显示,在 35～74 岁人群中,心力衰竭患病率为 0.9%,按此比率计算,我国 35～74 岁人群中,约有心力衰竭患者 400 万人,每年医疗花费巨大。

几十年来,随着血管紧张素转化酶抑制剂(或血管紧张素拮抗剂)、醛固酮拮抗剂、β 受体阻断药的推广应用,心衰的治疗取得了巨大的进展。鉴于宗教信仰、心脏供体有限等原因,对那些药物治疗无效的心衰患者而言,起搏治疗是一种优于人工心脏植入、心脏移植的新的治疗方法。在治疗心动过缓的传统起搏治疗基础上,现已出现了一种新的起搏治疗方法——心脏再同步疗法(cardiac resynchronization therapy,CRT)。该起搏不仅可以提供房室顺序起搏,而且可达到心室同步化。

一、充血性心力衰竭与心室内传导延迟

充血性心力衰竭患者 QRS 间期常常延长。当延长大于 120 毫秒时,常由于出现了完全性左束之传导阻滞所致,提示充血性心力衰竭心室激动异常要比人们想象的复杂。

Wiggers 1927 年阐述了协调的左心室收缩依赖于正常的心室激动。异常的心室激动导致心室收缩期延长和不协调,并且降低压力上升和下降的峰值速度。应用超声心动图可以评价异常心室激动产生的心肌运动。M 型超声显示在右束支传导阻滞时,右侧房室环起始活动延迟。同样,左束支传导阻滞时,左侧房室环起始活动延迟。当患者心电图出现左束支传导阻滞时,其二尖瓣反流间期大大延长,因为等容收缩和舒张时间均延长。当心室激动异常进一步加重时,二尖瓣反流可持续 650 毫秒甚至更长,而心率较少改变。此外,左心室激动延迟可导致左右心室及左心室内收缩不协调,使心室排血效率下降。

理论上讲,左、右心室同步起搏(心脏再同步疗法,CRT)可恢复正常的左右心室及心室内的同步激动,减轻二尖瓣反流,从而增加心排血量,确切的机制需进一步研究证实。

二、左心室电极导线植入技术

永久起搏器通常的起搏部位在右心房、右心室,进行左心室起搏有 3 个途径:一是穿间隔,从右心至左心室,这种方法损伤大,有一定并发症,目前未在临床应用;二是左心室心外膜起搏,通过外科手术开胸或应用胸腔镜,将起搏电板缝至左心室心外膜处起搏左心

室；第三种途径是经冠状静脉窦，将起搏电极送至心大静脉，或其他分支血管起搏左心室。第三种方式无需开胸，并发症较少，是目前临床上应用的主要方法。

【冠状静脉窦插管】

手术一般从左侧进行，选择左锁骨下静脉穿刺或分离头静脉送入导引钢丝，然后将特殊设计的冠状静脉窦长鞘，送入冠状静脉窦。送冠状静脉窦长鞘时，可用标测用的 10 极冠状静脉窦作为导引先送入冠状静脉窦，然后将冠状静脉窦长鞘推送入冠状静脉窦。

【逆行冠状静脉窦造影】

冠状静脉窦开口于右心房，沿左房室沟走行，其分支分布于左心室表面。在植入冠状静脉窦电极导线前，首先应进行逆行冠状静脉窦造影，了解冠状静脉窦及其分支血管的走行。当长静脉鞘沿冠状静脉窦电极导管送至冠状静脉窦内后，将带球囊的造影导管（图 28-1）沿静脉鞘送入冠状静脉窦，并保留。将球囊充盈后，经造影导管打入造影剂，进行冠状静脉窦逆行造影，显示冠状静脉窦及其分支血管的分布。

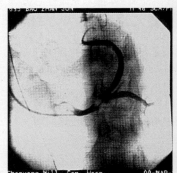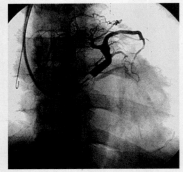

图 28-1   冠状静脉窦逆行造影显示不同的分支血管

【冠状静脉窦电极导线植入】

目前，已在临床应用或即将在临床应用的经冠状静脉窦左心室电极导线有几种。而最常用的是采用 PTCA 导引钢丝技术的冠状静脉窦电极导线，这种冠状静脉窦电极导线，导线中心带孔，操作时，先将 PTCA 导引钢丝送入靶血管分支，然后将电极导线沿 PTCA 导引钢丝推送入靶血管分支，这一技术的应用进一步提高了手术的成功率。

经冠状静脉窦植入左心室电极导线：冠状静脉窦逆行造影完毕

后，撤出造影导管，再沿静脉鞘将电极导线送入心脏静脉分支，最好选择左室侧或后分支，也可选择其他分支血管。图28-2患者电极导线植入后的X线片。

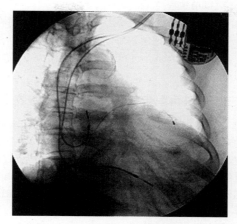

图28-2 三腔起搏器植入后X线片

【心室起搏阈值测试】

当冠状静脉窦电极导线植入静脉分支后，进行左心室起搏阈值测试，并记录左心室电图及体表心电图。因为是心外膜起搏，因此，左心室起搏阈值较高。最后再将右心房，右心室电极导线植入，分别测试右心房右心室及双心室起搏阈值。测试满意后，将电极导线与三腔起搏器连接，然后埋在患者左胸前皮下囊袋内。

【CRT植入技术和难点】

制约CRT发展的"瓶颈"在于左室起搏技术。最初的左室起搏采用的是心外膜导线，但已逐步被经冠状静脉窦植入导线所代替。最近，借助胸腔镜将左室电极缝至心外膜的方法正在试用。穿间隔起搏左室内膜的方式应用前景欠佳，原因在于技术复杂，而且需要持续抗凝以预防血栓形成。导线植入系统取得了很大进展，表现在应用的导线植入系统类似冠脉造影装置；导线可以是预成形的单极导线，可以借助特殊的导引导管进行冠状静脉窦造影。以上进步极大地提高了左室电极植入成功率（90%～95%），减少了并发症，同时还将导线移位率由20%降低至不足10%。对于选择最佳的冠状静脉分支而言，冠状静脉造影十分重要。存在不同步的心衰患者，其后壁激动通常晚于间隔。已往的研究已经证实，为达到最大限度的同步化，通常应该起搏左室侧壁或侧后壁，而不是前壁或心尖。如何到达最佳起搏位点,尚需冠状静脉造影的引导。新型起搏导线可以比较容易地到达起搏位点,并获得满意的起搏和感知阈值。另一方面的进展在于新推出的起搏器,不但可以分别程控心房、右室和左室电极,还可以单独程控 VV 间期。

CRT 尚存在以下技术难点:冠状静脉窦造影,如何将电极导线植入到最佳静脉分支,如何解决感知/起搏阈值增高以及膈神经刺激等问题。其中,新型预成形导线的推出有益于解决导线移位和阈值增高的问题。

三、心脏再同步疗法改善心功能的效果

1998 年 11 月,Danid Gras 等发表了心室多部位起搏治疗充血性心力衰竭的多中心研究(InSync Study)初步结果。总结了 84 例患者应用双心室起搏平均随访 10 个月的结果。患者均为 NYHA 心功能分级Ⅲ或Ⅵ级患者,LVEF<35%,左心室内径大于 60mm,均伴有心室内传导阻滞,QRS 波时限>150 毫秒。左心室起搏途径采用经冠状静脉窦分支起搏左心室。

结果,在平均 10 个月随访中,有 75% 患者,心功能由Ⅲ、Ⅵ级改善为Ⅰ、Ⅱ级;6 分钟步行距离由平均 299m 增加至 418m(P<0.05),双心室起搏改善心功能的效果十分肯定。

MIRACLE Study 为在美国和加拿大进行的多中心双心室起搏治疗充血性心衰的临床研究,此研究为随机双盲对照前瞻性研究,研究于 1999 年 9 月开始,至 2002 年 3 月结束,有 453 例患者进入研究。入选者为 NYHA 分级Ⅲ、Ⅳ级,伴有心室内传导阻滞,QRS 宽度>130毫秒,LVEDD>55mm,LVEF<35%,患者被随机分为对照组和双心室起搏治疗组,以往的传统药物治疗不变,平均随访 6 个月。

结果:经冠状静脉窦左心室起搏的成功率为 93%,6 分钟步行距离从平均 300m 增加至 350m(P<0.05),生活质量评分改善 22%,心功能平均改善一级,此外,左心室内径缩小,LVEF 提高,提示双心室起搏影响心室重构。

上述多中心研究证明,充血性心力衰竭伴心室内传导阻滞患者,双心室同步起搏可使心功能平均改善 1～1.7 级,左心室射血分数值平均提高 5%～7%。6 分钟步行距离增加 20%～40%,生活质量评分改善 20%～50%。

四、心脏再同步疗法对病死率的影响

2003 年,JAMA 杂志发表了一篇关于 CRT 治疗的荟萃分析。荟萃分析总结了已发表的 11 篇文献来自四项随机对照临床试

验的结果。入选的四项临床试验包括：CONTAK CD，Insync ICD，MIRACLE，MUSTIC。

CONTAK CD，Insync ICD，MIRACLE 研究均未发现再同步化可以减低进行性心力衰竭病死率，然而，荟萃分析四大研究 1634 例患者数据后，得出以下相反结论：与对照组比较，再同步治疗组可以降低 51% 的进行性心力衰竭病死率，并且统计学有显著意义。

CARE-HF 研究：

2005 年 3 月，在美国 ACC 年会上公布了具有里程碑意义的 CARE-HF 多中心临床试验结果。

心脏再同步 - 心力衰竭研究（cardiac resynchronization-heart failure，CARE-HF）为前瞻性、随机、多中心研究。研究比较了心脏再同步疗法与标准药物治疗对心力衰竭伴有心脏非同步收缩患者病死率的疗效。该研究有 82 个欧洲心脏中心参加。入选标准：患者年龄 18 岁以上；心力衰竭病史 6 周以上；在给予标准药物治疗时，NYHA 心功能分级 III 或 IV 级；左室射血分数 <35%；根据身高计算的左室舒张末内径≥30mm；QRS 宽度≥120 毫秒。入选患者被随机分为标准药物治疗组和标准药物 + 心脏再同步疗法组。主要研究终点：所有原因病死率和因心血管事件导致的住院。次要终点：所有原因病死率。

结果：共有 813 例患者入选，404 例患者入选标准药物治疗组，409 例患者入选标准药物 + 心脏再同步疗法组，平均随访 29.4 个月。与药物治疗组相比，心脏再同步疗法可降低所有原因病死率 36%。

五、心脏再同步疗法与ICD后备支持

约 30% 的心衰患者由于传导系统阻滞导致心脏功能失同步。对于合并 QRS 增宽的 25%～30% 的严重心衰患者，CRT 改善收缩功能并逆转左室重构，两者均为扩张型心肌病（DCM）临床表现的病理生理机制；对于缺血性心肌病伴或不伴心力衰竭患者，ICD 治疗降低了病死率（MADIT-II）。从理论上讲双心室同步起搏 + 埋藏式除颤器（三腔除颤器 CRT-D）治疗可进一步降低心衰患者的病死率。

六、心脏再同步起搏治疗适应证

2005 年 5 月，欧洲心脏病学会在其网站上公布了新的慢性心力衰竭诊断与治疗指南并同年发表在欧洲心脏病学杂志上，将心脏再同步化治疗（CRT）列入慢性心力衰竭伴心室收缩不同步患者的 I 类适应证。2005 年及 2008 年，美国 ACC/AHA 在修订的成人心力衰

竭诊断与治疗指南中也把心脏再同步化治疗（CRT）列入慢性心力衰竭伴心室收缩不同步患者的 I 类适应证。

2012 年 ACCF/AHA/HRS 关于 CRT 的适应证：

（一）I 类适应证

药物治疗基础上 LVEF≤35%、窦性心律、LBBB 且 QRS 时限≥150 毫秒、NYHA 心功能 II～IV 级的患者（NYHA 心功能 III～IV 者证据级别：A；NYHA 心功能 II 级者证据级别：B）。

（二）IIa 类适应证

1. 药物治疗基础上 LVEF≤35%、窦性心律、LBBB 且 QRS 时限 120～149 毫秒、NYHA 心功能 II～IV 级的患者（证据级别：B）。

2. 药物治疗基础上 LVEF≤35%、窦性心律、非 LBBB 阻滞且 QRS 时限≥150 毫秒、NYHA 心功能 III～IV 级的患者（证据级别：A）。

3. 药物治疗基础上 LVEF≤35% 的房颤节律患者，若需心室起搏或符合 CRT 标准；或者房室结消融 / 药物治疗后导致近乎 100% 心室起搏（证据级别：B）。

4. 药物治疗基础上 LVEF≤35%、预期心室起搏比例 >40% 的新植入或更换起搏器的患者（证据级别 C）。

（三）IIb 类适应证

1. 药物治疗基础上 LVEF≤30%、窦性心律、LBBB 且 QRS 时限≥150 毫秒、NYHA 心功能 I 级的缺血性心肌病患者（证据级别 B 级）。

2. 药物治疗基础上 LVEF≤35%、窦性心律、非 LBBB 图形且 QRS 时限 120～149 毫秒、NYHA 心功能 III～IV 级患者（证据级别 B 级）。

3. 药物治疗基础上 LVEF≤35%、窦性心律、非 LBBB 图形且 QRS 时限≥150 毫秒、NYHA 心功能 II 级患者（证据级别 B 级）。

（四）III 类适应证

1. CRT 不适合用于 NYHA 心功能 I～II 级、非 LBBB 图形 QRS 时限 <150 毫秒的患者（证据级别 B 级）。

2. CRT 不适合用于因合并症或其他原因导致的预期寿命不足 1 年者（证据级别 C 级）。

REVERSE 和 MADIT CRT 研究证实，对于 NYHA 心功能 I～II 级的轻度心衰患者，CRT 治疗同样可以改善左室功能，防止心衰进展。因此，《2010 年 ESC 心力衰竭器械治疗指南》将最佳药物治疗基础上 NYHA 心功能 II 级，LVEF≤35%，窦性心律，QRS 波≥150 毫秒的心衰患者列为 CRT 治疗的 I 类适应证（证据水平 A）。这提示我们，在心衰症状较轻时及早干预，延缓心衰进展，而不是等到心衰严重时再去纠正心衰,将成为新的治疗策略。CRT适应证中强调QRS显著延长标准,尤其呈现LBBB图形者获益更显著。

【符合CRT植入条件的患者】

CRT治疗的关键是检出最可能从CRT中受益的人群。一直以来,QRS波的宽度被认为是机械运动的电学反映。因此,基线QRS增宽的患者似乎有更高的CRT反应率。左室功能越差,代表不同步程度越重,对CRT的反应率越高。

CRT疗效不佳者的比例波动在18%～32%。CRT反应者的病因多是特发的扩张型心肌病,通常没有心肌梗死的病史。与之相对应,CRT疗效不佳的独立预测因子是:有心肌梗死病史、无明确的二尖瓣反流、右束支传导阻滞的患者。

超声组织多普勒等技术已用于评价收缩不同步,并且已有研究证实了其可靠性。有数项研究表明,组织多普勒成像(TDI)检出的收缩不同步是CRT受益的独立预测因子,不论是短期还是长期疗效。然而,目前仍然没有公认的统一检测指标。

总之,心脏再同步疗法为心力衰竭患者提供了新的治疗方法,心脏再同步化起搏治疗可以改善患者的症状,提高活动耐量,降低住院率以及病死率。随着研究的不断深入,起搏技术的不断改进,心脏再同步疗法将会越来越广泛地应用于临床,给心力衰竭患者带来新的希望。

(华　伟　牛红霞)

第29章　心脏移植的适应证与禁忌证

D期心力衰竭(心衰)病死率高,生活质量极差,心脏移植(HT)成为改善生活质量和延长生存时间的唯一最有效治疗方法。随着免疫抑制剂药物不断进展和综合治疗经验的积累,国内个别心脏移植中心术后1年生存率达95%,3年生存率达90%,远高于国际平均水平。国际心肺移植协会(ISHLT)报告表明,心脏移植术后50%以上的患者生存时间超过11年。随着现代药物治疗手段和安装机械辅助装置,使部分左心功能不全引起的肺动脉高压患者,降低肺动脉压和PVR成为可能,许多具有相对禁忌证的心衰患者经治疗后能够接受心脏移植。总之,随着心脏移植的不断改善,越来越多的患者愿意适时进行心脏移植手术前的评估。

一、心脏移植患者筛选流程和适应证

当心衰患者收入心脏移植病房后，首先应该评价患者的心衰程度，明确是否存在潜在的、可能恢复的因素，以及评价目前治疗药物的充分性和有效性。对于缺血性心脏病和瓣膜性心脏病的患者，要评价存活心肌和瓣膜疾病的严重程度，以明确是否有介入或者外科手术的指征；要重视并且积极治疗心律失常：房颤应控制室率或者恢复窦性心律；室性心律失常可以采取药物治疗，ICD，或者射频消融；QRS 延长的患者，可以考虑采用双心室起搏。影响心衰治疗效果的有害因素，如酗酒，毒品或钠水潴留药物如非甾体抗炎药未停止使用。药物治疗达到最佳方案后，给予患者几个月最佳药物治疗的时间以评价药物治疗效果。如果患者无可逆性的因素，并且给予最佳药物治疗后，仍持续表现为Ⅲb/Ⅳ级心衰，就应该开始心脏移植相关评价（图 29-1）。

如果患者表现为心源性休克，或者由于低血压，终末器官衰竭或症状持续不缓解，导致静脉正性肌力药物不能减量，这些患者只能选择器官移植、机械辅助支持或者终末期关怀。对于非正性肌力药物依赖患者，需要采集与预后密切相关的因素来（表 29-1）评价预后，以决定患者是否应该接受心脏移植。D 期心衰是心脏移植最常见的适应证，只有不到 5% 的患者是因为其他原因，如难治性心律失常和严重的心绞痛需要进行心脏移植（表 29-2）。

不需要血流动力学辅助治疗、临床表现为纽约心功能分级Ⅲb/Ⅳ

表 29-1 心力衰竭生存评估预测因子

人口统计学：年龄，HF 的原因，性别，种族
功能相关参数：NYHA 分级，最大氧耗量
体征：心率增加，长期低血压，体重指数下降
心功能：左室射血分数，左心室容积，二尖瓣反流
血流动力学参数：肺毛压增加，心指数下降
实验室检查数据：血清钠，血肌酐增加，低蛋白
神经激素：去甲肾上腺素，脑钠尿肽增加
ECG 参数：QRS 增宽，QTc 延长，信号平均心电图异常，T 波倒置，心率变异性下降，心律失常病史
合并症：糖尿病，肥胖，肾功能不全
遗传多态性：β_1，β_2，ACE
药物治疗：正性肌力药物依赖，难以耐受 β 受体阻断药或者 ACEI

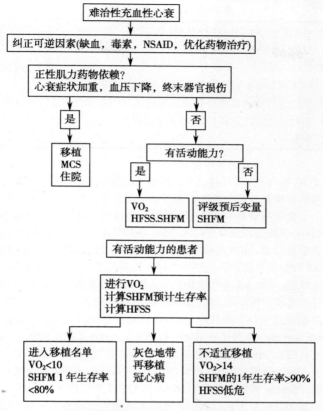

图 29-1　心脏移植候选者的筛选流程（SHFM.Seattle 心衰模型）

的患者最难明确是否应该进行心脏移植。已有很多单变量预测因子用于评估这些活动能力尚存的心衰患者的生存率（参见表 29-1）。其中心肺运动测试是评价这些患者是否具有心脏移植指征的一个极其有价值的工具。心肺运动测试通常要配备一个便携式代谢推车，配有对 O_2 和 CO_2 作出快速反应的分析仪。由于最大氧耗量等于心脏输出量乘以动静脉血氧阶差，VO_2 峰值作为一项间接和非侵入性的指标，能够评价心脏输出量对运动的反应性。

心肺运动测试用于评价心脏移植最早开始于 20 世纪 80 年代末。最大氧耗量大于 14ml/（kg·min）提示运动耐量尚存，一年的生存率大约是 94%。其生存率显著高于运动耐量下降的患者[如：最大氧耗量≤14ml/（kg·min）]，且与心脏移植患者第一年生存率相当。在

表 29-2　心脏移植的适应证

- 心源性休克需要持续静脉输入正性肌力药物或者主动脉球囊反搏下的 MCS 或者 MCS
- 持续 NYHA 心功能分级Ⅳ级的充血性心力衰竭,最大药物治疗无效[最大 $VO_2 < 12ml/(kg \cdot min)$]
- 无法进行介入或者外科血运重建治疗的难治性或严重心绞痛
- 药物,射频消融和(或)植入性除颤仪治疗无效的致命的心律失常

20 世纪 90 年代,曾经建立并且前瞻性的验证了一个用于预测生存率的临床模型。其中能够精确预测 1 年生存率的一小部分变量被用于心衰生存评估(HFSS)系统中。该模型中最重要的预测因素包括:心衰的病因如是否有冠心病,静息状态的心率,平均动脉压,左室射血分数,室内传导阻滞的存在与否,最大氧耗量和血清钠。HFSS 评分是各预测因子和其协同分数乘积之和。评分大于 8.1 分表示低危,小于 8.1 分代表中高危。中高危患者适宜进入心脏移植等待者名单。近年来,由于药物和器械治疗的进步,患者接受 β 受体阻断药后生存率提高,心脏移植入选指征中最大氧耗量由小于 $14ml/(kg \cdot min)$ 变为小于 $12ml/(kg \cdot min)$。2006 年报道的包含了 21 个变量的 Seattle 心衰模型,是从 PRAISE 研究(前瞻性随机氨氯地平生存评价研究)中推导出来,并通过随后的临床研究数据进行了验证。Seattle 模型中包含了 HFSS 模型中 7 个参数中的 5 个,仅心率和最大氧耗量未包括其中。从临床试验中得到的患者对于治疗的反应也被输入模型,因此进入模型推导的所有患者被假定为对 β 受体阻断药,血管紧张素转化酶抑制剂和(或)双心室起搏反应敏感。另外,由于利尿药高剂量是病死率高的重要因素,该模型还将利尿药剂量转换成等量呋塞米的日毫克进行计算。尽管存在一些缺点,HFSS 和 Seattle 心衰模型作为心衰危险分层的一个工具,具有其重要价值,有助于鉴别出那些迫切需要进行心脏移植的患者,如 HFSS 模型中的高危患者或者 Seattle 心衰模型中 1 年病死率大于 20% 的患者。

二、心脏移植的禁忌证

20 多年来,心脏移植经过不断的临床经验积累,形成了适应证和禁忌证标准。这些标准包括多种合并症(如严重肾功能不全,肺动脉高压),实验室检验结果和社会心理方面等因素(表 29-3),遵循

心脏移植禁忌证标准（表 29-3，表 29-4）有利于显著增加围术期风险和增加心脏移植后长期生存率。

表 29-3　心脏移植的禁忌证

绝对禁忌证

◆ 存在系统性疾病，预计生存期 <2 年，如 5 年内活动的或者近期发现的实体器官或者血液系统的恶性肿瘤（白血病，PSA 持续增高的低度恶性的前列腺肿瘤）

◆ 频繁机会性感染的 AIDS

◆ 系统性红斑狼疮，肉瘤或者累及多系统的活动性的淀粉样变性

◆ 不可恢复的肾脏或者肝脏功能衰竭

◆ 严重阻塞性肺疾病（$FEV_1 < 1L/min$）

◆ 固定的肺动脉高压

相对禁忌证

● 年龄 >72 岁

● 肺血管阻力（PVR = TPG/CO）> 5Wood 单位或 PVR 指数（PVRI = TPG/CI）>6 或跨肺动脉压力梯度（TPG = 平均肺动脉压 − 肺毛细血管楔压）超过 16～20mmHg，但对扩血管试验有反应。如果肺动脉收缩压 >60mmHg 合并以上 3 个变量的任何一项，术后右心衰和早期死亡的风险增加。如果 PVR 能够降至 2.5Wood 单位，但是同时出现体循环收缩压低于 85mmHg，仍存在术后右心衰和死亡的高风险

● 活动性感染（VAD 导致的器械相关性感染除外）

● 活动性的消化性溃疡

● 严重的糖尿病伴有终末器官损伤（糖尿病肾病，糖尿病神经病变或者视网膜病变）

● 严重的外周血管或者中枢血管疾病

● 不能介入或者手术治疗的外周血管疾病

● 有症状的颈动脉狭窄

● 踝臂指数 <0.7

● 未矫正的腹主动脉瘤 >6cm

● 病理性肥胖（体重指数 >35kg/m²）或者恶病质（体重指数 <18kg/m²）

● 肌酐 >2.5mg/dl，或者肌酐清除率 <25ml/min*

● 胆红素 >2.5mg/dl，血清转氨酶增高 3 倍以上，未使用华法林时 INR>1.5

续表

- 严重的肺功能不全，FEV_1 <正常值的 40%
- 6~8 周内肺梗死
- 难以控制的高血压
- 不可逆的神经或者神经肌肉疾病
- 活动的精神疾病或者社会心理的不利因素
- 6 个月内的药物，烟草或者酒精滥用史
- 100 天内肝素诱导的血小板减少史

* 在经过正性肌力药物治疗和血流动力学改善后，肌酐 <2mg/dl，肌酐清除率 >50ml/min，也可以进行心脏移植，也可以对这类患者进行心肾联合移植

表 29-4 1999 年和 2009 年心脏等候者名单特征的变迁

	1999	2009
年龄（岁）	<65	<72
PVR（Wood 单位）	固定 >6，静脉正性肌力药试验	固定 >6，静脉正性肌力药 / 西地那非 / 机械辅助装置试验
糖尿病	终末器官最小程度受累	终末器官中度受累
	使用胰岛素	联合移植
恶性肿瘤	远期的	2 年内的恶性肿瘤，应用机械辅助装置作为过渡；低度的恶性肿瘤，适当治疗后可行移植
PVD	重度	未变化
感染	不适宜	机械植入相关感染可行移植
抗群体反应抗体阳性	提前使用免疫抑制剂治疗	可使用利妥昔单抗治疗
最大 VO_2[ml/(kg·min)]	<14	<12

【上限年龄】

心脏移植上限年龄一直存在争议，目前仍没有绝对的上限标准。在 20 世纪 70 年代，心脏移植只在年龄小于 50~55 岁患者中开展。但现在国际上有一半的心脏移植患者年龄在 50~64 岁之间。通常认为，65 岁是心脏移植的上限年龄，但单中心的经验表明经过严格筛选的 70 岁以上的患者心脏移植后也能获得良好的预后。阜外医院心脏移植患者最大年龄为 73 岁，术后存活已 2 年，生活质量良好。ISHLT

统计数据表明,65 岁以上心脏移植患者 10 年生存率为 44.4%,而 35~47 岁的患者为 57.2%。65 岁以上心脏移植患者排斥反应发生率较低,这主要是由于随着年龄增长,免疫功能衰退。阜外医院对年龄大于 60 岁的心脏移植患者,在心内膜心肌活检监测下,维持霉酚酸酯剂量 1.0g/d,低于年轻患者剂量,未发生排异相关的死亡。单中心研究也表明,高龄受体长期生存率降低,恶性肿瘤、感染和肾衰竭发生率增加。另外,年老患者糖皮质激素相关的糖尿病和骨质疏松发生率更高。由于老年人脏器储备能力有限,因此即使合并症不严重,也要给予更多关注,且评价更严格。

【肺动脉高压】

心脏移植围术期原发性移植心脏衰竭可导致右心室,左心室或双心室衰竭。孤立的右室衰竭较双心室衰竭更常见。发生原因与受体有关的因素,主要是由于正常供体心脏未经过肺动脉高压的负荷锻炼,加之解剖结构上室壁较薄的右心室对缺血再灌注损伤远较左心室敏感,对肺动脉高压或升高的 PVR 等后负荷增加的代偿能力差。ISHLT 报告表明,肺血管阻力(PVR)增高将增加早期移植物衰竭的风险。跨肺压差大于 15mmHg,或者 PVR 固定大于 5Wood 单位增加术后 30 天的病死率。

准备心脏移植者必须做右心导管或 Swan-Ganz 导管检查。在等待移植期间一般需要间隔 3~6 个月重复测量一次。尤其是在存在可逆的肺动脉高压或心衰症状恶化者。当肺动脉收缩压≥50mmHg,跨肺血管压(TPG)≥15mmHg 和(或)PVR≥3Wood 单位,同时体循环收缩压≥85mmHg 时应该做血管扩张试验。药物试验用药通常包括利尿药,吸入一氧化氮剂,强心药物和血管活性药,其中以米力农和心房钠尿肽效果较明显。当急性血管扩张试验不成功时,应住院进行连续血流动力学监测,建议患者持续应用米力农,加用或者不加用肺血管扩张药,包括西地那非(4~8 周),PVR 经常在治疗 24~48 小时后下降。若肺动脉高压在机械辅助装置包括主动脉内球囊反搏(IABP)和(或)左心室辅助装置(心室辅助器)基础上,上调药物强度后血流动力学参数仍不满意,即被认为是固定的肺动脉高压。不同的心脏移植中心,肺动脉高压的治疗方案不同,尚缺乏统一的方法。

【糖尿病】

糖尿病伴有终末器官损伤曾被认为是心脏移植的禁忌证,但现在心脏移植患者中有 10% 合并糖尿病,其中又有 13% 的患者接受胰岛素治疗。单中心研究结果发现,经过认真筛选的口服药物或者胰岛素治疗的糖尿病患者,也能够成功进行心脏移植,并且发病率和病死率和无糖尿病患者相似。但也有其他中心报道,糖尿病患者心脏移植后并发症增多,5年的病死率增加。器官共享联合网络(UNOS)数据分析证实发现,无合并症的糖尿病患者和非糖尿病患者生存率相似,但其中不包括严重肾功能不全的患者(肌酐大于2.5mg/dl,病理性肥胖,外周血管疾病,或有脑卒中病史)。没有严重肾功能不全的糖尿病患者,免疫抑制剂对肾功能的影响和非糖尿病患者相似。有肾功能不全的糖尿病患者,可以考虑进行心肾联合移植。有研究表明,心肾联合移植的疗效和单独心脏移植疗效相似。

【淀粉样变性】

既往浸润型心肌病,如原发性淀粉样变性由于可能在供心中复发,以及可能在其他器官中快速进展,被认为是心脏移植的禁忌证。美国一项调查发现10例淀粉样变性,未进行化疗的患者进行原位心脏移植后,发生疾病复发,其他脏器病情进展,长期生存率下降,48个月时生存率仅为39%。阜外医院3例淀粉样变性(其中1例诊断为多发性骨髓瘤),未进行化疗的患者进行原位心脏移植后,1例存活超过4年,2例于术后2年分别死于消化道出血及感染、多器官衰竭,而移植心脏并未发现淀粉样变性证据。英国一项24例心脏淀粉样变性的研究发现,10例原发性淀粉样变性,未接受化疗的患者心脏移植后,平均在11个月时复发,5年生存率仅为20%。与之对比的是,7例经过化疗或者干细胞移植的患者,在心脏移植后平均生存时间增长至29个月,5年生存率为36%。而其他7例非原发性淀粉样变性的患者,5年生存率为64%。由于淀粉样变性是一种系统性疾病,因此需要对主要表现为心肌淀粉样变性的患者进行严密筛查。目前推荐的排除标准包括2个以上的脏器受累,脏器损伤程度达到排除标准,如肌酐大于2.0mg/dl,碱性磷酸酶大于250mg,对心衰治疗反应不佳的大量浆膜腔积液,或者严重的自主神经功能失调,如直立性低血压。

家族性淀粉样变性最常见的是由于肝脏产生的甲状腺素转运蛋白突变引起的,心衰进展较为缓慢,且比原发性淀粉样变性预后较好。一些中心对这些患者采用心肝联合移植,疗效较好。但这种治疗方法仍应是试验性的,并且只能局限在对该治疗方法进行研究的中心。

【再移植】

心脏再移植,最初于1977年报道,一直以来在伦理学方面备受争议。随着移植后生存率的提高,越来越多的患者由于移植物衰竭需要进行再移植。2007年,在美国再移植占所有心脏移植的4.4%,全球占3%。这个比例随着患者生存时间的延长还会增加。国外一些中心曾报道过，心脏再移植的患者生存率较第一次移植的患者差。但有报道认为，如果排除移植后6个月之内因原发移植物衰竭或难治性排异而进行心脏移植的患者，预后明显较好。再移植1年的生存率1982—1991年为52.7%，1992—2001年为70.6%，而2002—2007年则高达81.2%。但仍面临着更多合并症的风险，如感染、高强度的免疫抑制导致恶性肿瘤，这些都将影响患者的长期生存率。

　　一项专门研究心脏再移植资料显示，再移植只应该用于慢性移植物衰竭的患者。然而，这种说法比较模糊。虽然普遍认为，有移植物血管病变的心脏移植患者伴有心衰，心律失常或心绞痛是死亡的极高风险人群，而心脏移植后生存时间长，合并三支冠状动脉病变，曾植入过支架，左心功能正常的患者何时进行再移植尚无定论。如何鉴别出猝死高危风险的HT患者亦不清楚。

【先天性心脏病】

　　随着成人先天性心脏病生存时间的延长，心脏移植中心成人先心病患者的数量呈增长趋势。目前，有3%进行心脏移植的患者是复杂先天性心脏病导致的心衰。这些患者心脏移植后30天的生存率明显低于缺血性或者扩张型心肌病患者，这主要是由于术中或者术后出血。以前的Fontan术式和高龄能够增加围术期风险。成人先天性心脏病心脏移植术后1年的生存率逐渐提高，1982—1991年间为76%，而2002—2007年间高达80%。术后生存时间超过1年的患者，10年的生存率良好，并且与年龄无关。当先天性心脏病患者进行筛选检查时，需要特别注意以下几点：肺循环阻力的评价非常关键，但对于已行Fontan循环的患者，评价肺循环阻力难度较大。对于复杂先心的患者，要认真评价修补手术的必要性，因为手术可能给以后的移植带来弊端。比如，用于修补Glenn分流的Fontan术式可能导致肺血管阻力增加，其他脏器损伤，如蛋白丢失性肠病，静脉侧支循环增加，增加将来心脏移植的复杂性。

（黄　洁　吴　燕）

心　肌　病

第30章　肥厚型心肌病

一、引　言

肥厚型心肌病（HCM）是以心肌肥厚为特征。典型者左心室肥厚，尤以室间隔肥厚为甚，偶尔可呈同心性肥厚。左心室腔容积正常或缩小。偶尔病变发生于右心室。根据左心室流出道有无梗阻可分为梗阻型和非梗阻型两种。本病为遗传性心肌病之一，通常为常染色体显性遗传。临床症状及心电图均无特异性，临床诊治较为困难，预后差，且易发生严重心律失常，每年约有1%的患者发生猝死。

二、病因与病理生理

【病因】

目前多数学者认为，本病是常染色体显性遗传疾病。若同时伴高血压时，高血压可能仅为触发因素而非病因。

1. 遗传　本病有明显的家族性发病倾向，一个家族可有多人发病，提示与遗传有关。本病患者中可见到HLA抗原的遗传基因型。相关研究发现：至少10种不同的基因与本病相关。致病基因大多是编码肌原纤维节蛋白异常。迄今已发现有多达150种以上的不同基因突变。

2. 内分泌异常　遗传缺陷可引起儿茶酚胺与交感神经系统异常，研究发现：本病易伴发神经嵴组织疾病、甲亢或胰岛素分泌过多、高血压，用β受体阻断药治疗有效。高儿茶酚胺血症可导致心肌肥厚和心肌坏死。故有学者认为，肥厚型心肌病是因内分泌紊乱所致。

【病理生理】

肥厚型心肌病的病理改变主要包括左室流出道梗阻、左室舒张功能障碍，心肌缺血和心律失常。几种改变常同时存在并相互作用，故使临床表现呈多样化。

1. 左室流出道梗阻 在收缩期，肥厚的室间隔使左心室流出道狭窄。在非梗阻型，此种影响尚不明显，在梗阻型者比较突出。心室收缩时，肥厚的室间隔肌凸入心室腔，在左心室，使处于流出道的二尖瓣前叶与室间隔靠近而向前移位，引起左心室流出道狭窄与二尖瓣关闭不全。流出道梗阻在收缩期造成左心室腔与流出道之间压力阶差，而流出道与主动脉间无压力阶差。有些患者在静息时无明显流出道梗阻，而运动后梗阻明显。

2. 舒张功能异常 肥厚的心肌顺应性减低，舒张能力减退，使心室舒张期充盈发生障碍，导致舒张末压升高。由于舒张期心腔僵硬度增高，左室扩张度减低，故心搏量减少，充盈压增高使心室壁内冠状动脉受压。快速充盈期延长，充盈速率与充盈量均减小。

3. 心肌缺血 由于心肌肥厚，心肌需氧量超过冠状动脉血供，室壁内冠状动脉受压狭窄或肌桥压缩，加之舒张期过长，心室壁内张力增高等多种因素导致冠状动脉血流减少引起心肌缺血，继而发生心绞痛或心肌梗死。

三、临床表现

起病多缓慢，约1/3有家族史。男性明显多于女性，症状大多出现于30～40岁以前，多数患者无症状或仅有轻微症状，随年龄增加症状日趋明显。某些患者首发临床症状可以是猝死。

【主要症状】

1. 呼吸困难 90%有症状患者出现呼吸困难。多在劳累后出现，严重者呈端坐呼吸或夜间阵发性呼吸困难。其原因为左心室顺应性减低，舒张末期压升高，继而肺静脉压升高，肺淤血之故。若室间隔肥厚伴发二尖瓣关闭不全可加重肺淤血。

2. 心前区疼痛 大约3/4的患者出现心前区疼痛。常于劳累后出现，类似心绞痛，可典型或不典型，含化硝酸甘油后症状加重。主要由于肥厚心肌需氧增加而冠状动脉供血相对不足，以及心室壁张力增高，室壁内冠状动脉受压冠状动脉血流减少等多种因素所致。

3. 头晕与晕厥 多在活动时发生，是由于心率加快，使原已舒张期充盈欠佳的左心室舒张期进一步缩短，加重充盈不足，心排血量减低，致血压下降所致。此外，活动或情绪激动时由于交感神经兴奋使肥厚的心肌收缩加强,加重流出道梗阻,使心排血量锐减从而引起症状。

4. 乏力、心悸 患者感心跳剧烈,可能由于心功能减退或心律失常所致。

5. 心力衰竭及猝死 多见于晚期患者,由于心肌顺应性减低,心室舒张末期压力显著增高,继而心房压升高,且常合并心房颤动。晚期患者心肌纤维化广泛,心室收缩功能也减弱,易发生心力衰竭与猝死。已证实,肥厚型心肌病是儿童及青年人猝死的常见原因。

【体征】

在无压力阶差的无症状患者,或心肌轻度肥厚,或心尖肥厚者可无异常体征。临床常见的异常体征包括:

1. 心浊音界向左扩大。心尖搏动向左下移位,有抬举性搏动,或有心尖双搏动。

2. 胸骨左缘下段心尖内侧可闻及收缩中期或晚期喷射性杂音,向心尖而不向心底传导,可伴有收缩期震颤,见于有心室流出道梗阻的患者。凡使心肌收缩力增加或减轻心脏负荷时,如给洋地黄类、异丙肾上腺素、亚硝酸异戊酯、硝酸甘油、做 Valsalva 动作、体力劳动后或期前收缩后均可使杂音增强;凡减弱心肌收缩力或增加心脏负荷时,如给血管收缩药、β 受体阻断药,下蹲时均可使杂音减弱。约半数患者同时可听到二尖瓣关闭不全的杂音。

3. 第二音可呈反常分裂,是由于左心室射血受阻,主动脉瓣延迟关闭所致。第三心音常见于伴有二尖瓣关闭不全的患者。

四、辅 助 检 查

【心电图】

1. 仅有 15%～25% 的患者心电图完全正常。约 80% 以上患者出现非特异性 ST-T 改变,少数心尖局限性心肌肥厚者常有巨大倒置的 T 波。

2. 左心室肥厚及左束支传导阻滞也较常见。

3. 异常 Q 波,20%～50% 的患者有深而窄的异常 Q 波。常涉及 V_2～V_6 或 Ⅱ、Ⅲ、aVF 导联,或两者均有。反映不对称性室间隔肥厚,需与心肌梗死相鉴别。

4. 本病也常有各种类型心律失常,包括房颤、房扑、多发性室性期前收缩。其中以室性期前收缩最为多见,约 50% 呈多形或成对的室性期前收缩或室性心动过速,部分患者合并预激综合征。

【超声心动图表现】

1. 典型肥厚型梗阻性心肌病 ①室间隔呈不对称性肥厚,室间隔厚度与左室后壁厚度之比 >(1.3~1.5):1,室间隔厚度至少 >15mm。②二尖瓣前叶在收缩期前移。CD 段呈"驼峰"样改变。③左心室腔缩小,流出道狭窄。④左心室舒张功能障碍,包括顺应性减低,快速充盈时间延长,等容舒张时间延长。运用多普勒法可以了解杂音的起源和计算梗阻前后的压力差。

2. 肥厚型非梗阻性心肌病 室间隔明显增厚,也可有前侧游离壁增厚。

3. 心尖肥厚型心肌病 心尖肥厚型心肌病是本病的亚型,约占肥厚型心肌病的 25%。左心室舒张末期呈"黑桃"样改变,心尖部肥厚 >12mm。

【X 线表现】

普通胸片心脏大小正常或增大,心脏大小与心脏及左心室流出道之间的压力阶差成正比,压力阶差越大,心脏亦越大。心脏以左心室肥厚为主,主动脉不增宽,肺动脉段多无明显突出,肺淤血大多较轻,常见二尖瓣钙化。

【核素心肌扫描】

可直接确定室间隔和游离壁的相对厚度。核素心血池心室显影不仅可评估室间隔和左心室形状,也可评估其运动。可显示室间隔增厚,左心室腔缩小。目前,核素心肌灌注显像在肥厚型心肌病诊治中显示了一定价值。

【磁共振成像】

心脏磁共振检查对于肥厚型心肌病的诊断与评估极为有用。常用于超声心动图检查难以确诊的患者,尤其适用于有心尖肥厚者。可明确显示流出道梗阻和收缩期二尖瓣前向运动。

【心导管检查】

由于无创检查足以满足肥厚型心肌病的诊断,故心导管检查并非必要。当合并冠心病,或需安装起搏器,经皮室间隔消融及外科手术治疗时,则需心导管检查。本病可有心室舒张末期压增高。左心室流出道梗阻者在心室腔与流出道间有收缩期压力阶差。

【心室造影】

当有流出道压力阶差存在时,左心室造影显示心室肥厚,二尖瓣反流,左心室腔常较小,乳头肌增粗肥大,并在收缩晚期可充填左心室腔。有心尖受累者,广泛性肥厚使心脏外形呈"铲形"。

五、诊断及鉴别诊断

有左心室流出道梗阻的患者因具有特征性临床表现,诊断并不困难。超声心动图检查及心脏磁共振成像是极为重要的无创性诊断方法,无论对梗阻型与非梗阻型的患者都有帮助,室间隔厚度≥18mm,并有二尖瓣收缩期前移,足以区分梗阻型与非梗阻型病例。心室造影对诊断也有一定价值。临床上在胸骨左缘下段有收缩期杂音是考虑本病的第一线索,用生理动作或药物作用影响血流动力学而观察杂音改变有助于诊断。此外,还需作以下鉴别诊断。

【心室间隔缺损】

收缩期杂音部位相近,但为全收缩期,心尖区多无杂音,超声心动图、心导管检查及心血管造影可以鉴别。

【主动脉瓣狭窄】

本病症状和杂音性质与肥厚型心肌病相似,但杂音部位较高,主动脉瓣区常有收缩期喷射音,可向颈部传导,还可能有舒张早期杂音。X线检查升主动脉扩张。左心导管检查显示收缩期压力差存在于主动脉瓣前后。超声心动图可以明确病变部位。

【风湿性二尖瓣关闭不全】

心脏杂音与肥厚型心肌病相似,但多为全收缩期杂音,常伴有心房颤动,左心房较大,超声心动图可以明确瓣膜病变程度。

【冠心病】

与肥厚型心肌病相比,心绞痛,心电图 ST-T 改变与异常 Q 波为两者共有,但冠心病无特征性杂音,多有高血压及高脂血症;超声心动图无室间隔增厚,但可能有节段性室壁运动异常。^{201} 铊心肌灌注显像显示:运动诱发心肌缺血,肥厚型心肌病与冠心病无法区别,确诊常有赖于冠状动脉造影。

六、治 疗

本病的治疗应以缓解症状,预防并发症和减少死亡危险为主要目标。多数患者应进行危险评估分层,其中包括:完整的病史询问、体检、二维超声心动图、24～48 小时动态心电图检测和心电图负荷试验。无症状患者是否应接受药物治疗尚不明确。大多数患者只需药物治疗,在有明显症状的所有患者中,经药物治疗后,仅部分患者须介入治疗或外科手术治疗,通常只适用于经最佳药物治疗后,仍有严重症状和流出道压差的患者。

【一般治疗】

应避免劳累、激动、突然用力,以及避免使用增强心肌收缩力和减轻心脏负荷的药物,如洋地黄类、β 受体兴奋药(如异丙肾上腺素)、硝酸甘油等使左心室流出道梗阻加重。

【β 受体阻断药】

使心肌收缩力减弱,减轻流出道梗阻,减少心肌氧耗,增加舒张期心室扩张,且能减慢心率,增加心搏出量。普萘洛尔应用最早,开始每次 10mg,每日 3～4 次,逐步增大剂量,最多可达每日 200mg 左右。也可选用美托洛尔和阿替洛尔。目前主张使用 β 受体阻断药应达到完全的 β 受体阻断作用。有限的研究结果显示:β 肾上腺素受体阻断可预防猝死和降低肥厚型心肌病病死率,即使在无症状患者。但其确切效果尚有待进一步明确。临床上 β 受体阻断药的效应差异较大,仅 1/3～2/3 的患者症状得以改善。

【钙通道阻滞药】

对 β 受体阻断药治疗无效的患者,钙通道阻滞药对改善症状常常有效,既可减轻左室流出道压差,又能改善舒张期充盈及局部心肌血流。其中维拉帕米最为常用。用法每日 120～480mg,分 3～4 次口服,可使症状长期缓解。对血压过低、窦房结功能或房室传导功能障碍者慎用。地尔硫䓬可改善舒张功能和减轻缺血,用量为 30～60mg,每日 3 次。硝苯地平可用于缓解肥厚型心肌病患者的胸痛。β 受体阻断药和钙通道阻滞药联合应用,可产生协同作用,以减少副作用而提高疗效。

【抗心律失常药】

抗心律失常药主要用于控制快速室性心律失常与心房颤动,常用药物有胺碘酮。当药物治疗无效时可考虑电复律,该药在心脏成功复律后可减少复发率。

【其他药物】

通常应避免使用洋地黄类药物,除非合并房颤或收缩功能障碍。以往认为,利尿药可加重流出道压差,应禁忌使用,但新近研究显示:谨慎使用利尿药有助于减轻肺充血症状,特别是当 β 受体阻断药或钙通道阻滞药合用时。房颤患者若无禁忌证应给予抗凝治疗,约 5% 的患者发生感染性心内膜炎,尤其当有二尖瓣关闭不全时,感染通常发生主动脉瓣或二尖瓣,应积极给予抗感染治疗。

【DDD 起搏器】

植入双腔 DDD 起搏器可能有助于治疗某些有流出道压力阶差和严重症状患者,尤其是老年人。症状通常得以改善,压力阶差平均减少大约 25%。但仅有不超过 10% 的患者适合于此项治疗,且远期效果目前尚不明了。

【ICD 植入】

在高危者,尤其是有持续性、单形性室性心动过速的大多数患者,或有猝死危险者应植入 ICD,相关研究发现:ICD 可有效预防猝死。

【乙醇室间隔化学消融术(PTSMA)】

对于静息状态或运动中有压力阶差的患者,该项治疗有效。通过心导管将乙醇选择性注入间隔支动脉,诱发室间隔凝固性坏死,使室间隔变薄,从而减轻流出道压力阶差和二尖瓣反流,改善心室舒张功能,消退肥厚心肌和减轻症状。目前,全世界已有至少 5000例患者进行了 PTSMA,在有经验的心脏中心手术病死率为 0~4%。到 2010 年底,阜外医院 PTSMA 已超过 200 例,手术病死率 <1%。PTSMA 在经过选择的患者具有创伤小、治疗效果肯定等特点,显示了广阔的应用前景。

【外科手术治疗】

外科手术治疗仍是肥厚型梗阻性心肌病治疗的"金标准"。其目的是减轻流出道压力阶差。当静息状态时,压力阶差 >50mmHg,对药物治疗反应欠佳,且有明显症状者最适宜此项治疗。通常行室间隔肌纵深切开术和肥厚室间隔心肌部分切除术以缓解症状。手术病死率在 2%~3% 或甚至更低。术后常可减轻梗阻和二尖瓣反流。外科手术在大多数患者(70%~90%)可改善远期症状和运动耐力。对有严重二尖瓣反流者,可考虑同时行二尖瓣置换术。

(袁晋青 袁建松)

第31章 右心室心肌病

右心室心肌病又称致心律失常性右室心肌病(arrhythmogenic right ventricular cardiomyopathy,ARVC)、致心律失常性右室发育不良、特发性右室心肌发育不良、Uhl 畸形等,是一种病因不明的、以右心室受累为主的心肌疾病,病理上以右心室心肌被纤维或脂肪组织替代为特征,临床上主要表现为各种心律失常,特别是恶性室性心律失常、心源性猝死和心力衰竭。

一、右心室心肌病的临床特点

【流行病学特点】

右室心肌病的发病和猝死可见于任何年龄段的患者。一组研究显示,34 例患者发病年龄从 11~84 岁,但主要发生在青年人中,尤其青年运动员发生该病的比例相对较高;通常男性发病较女性高,特别是在有室性心动过速的患者中这种性别趋势更加明显,有室性心动过速的 13 例患者中,男性占 11 例。北京阜外心血管病医院心脏移植后确定诊断的 9 例右室心肌病中,有 5 例男性,4 例女性,年龄在 14~56 岁(年龄的高限受到移植适应证的限制)。

本病散发病例很多,部分病例表现有家族聚集性,家庭中存在着2例或2例以上的患者。北京阜外心血管病医院病理证实的9例右室心肌病患者中,3例的家族史中有其他的晕厥发作或猝死患者。

【病因与发病机制】

右室心肌病是单一的疾病还是一组有类似临床特点的疾病尚需进一步研究。目前作为单一疾病理解,其病因和发病机制仍然不清楚。主要有以下可能:

1. 遗传因素 Rakover C和Miani D等分析了右室心肌病患者的家系资料,结果提示它是一种常染色体显性遗传病,基因表达和外显可以发生变化。多个家系连锁分析进一步将基因定位于第14号染色体上,认为与14q23-24、1q42-43、14q12、2q32、3p23等位点相关。目前已确定9种不同的染色体显性遗传与本病相关。然而,这种相关并不能形成有力的因果关系,多数学者认为右室心肌病不是简单地由遗传决定的心肌发育不良所致,而可能是在遗传背景上加上环境因素如感染、免疫等因素共同作用的结果。

2. 感染因素 Burke AP和McKenna WJ等认为,感染性和(或)免疫性反应导致了右室心肌的局灶或弥漫性炎性坏死,之后由纤维脂肪组织修复和替代原有的心肌组织。认为在特殊的遗传因素作用下,不仅心肌容易受到病毒的侵犯,而且特异地累及右室近外膜心肌。

3. 其他 早年部分学者认为,右室先天性发育不良,右心室壁心肌结构缺陷是本病的病因。近年来对凋亡的研究则提示,右室心肌病患者从出生后,心肌的正常凋亡和修复过程紊乱,心肌细胞发生过度凋亡,丧失的心肌细胞被纤维脂肪组织替代,同时,凋亡过程及其结果导致心肌结构改变,产生传导、复极和去极化等异常心室电活动,使得冲动在心室内传导改变,并产生折返性室性心律失常。

总之,右室心肌病的病因和发病机制仍不清楚。在遗传缺陷前提下,加上获得性的损伤如病毒感染,是右室心肌病的可能机制。

【病理改变】

1. 大体 心肌受累的表现各异,范围不同,病变以右室游离壁为主,但常常同时累及左心室,表现为全心扩大。国外报告,多数心脏病理改变发生在所谓的"发育不良三角区",即右室流入道(右室下壁)、右室心尖部和漏斗部(肺动脉圆锥部),如果有右室流入道室壁瘤,则认为是右室心肌病的特征性表现。张兆祥曾报道的5例和阜外心血管病医院的9例确诊右室心肌病患者,移植后的受体心脏标本的病理表现为,右室心肌不同程度地被脂肪组织或纤维脂肪组织浸润,并程度不等地累及室间隔、右房和左室,脂肪浸润的范围从心壁外 2/3 到心壁全层不等,未发现典型的右室室壁瘤,也没有发现心肌坏死和炎症反应。

2. 镜下 光镜下典型表现为右心室壁心肌萎缩、丧失,残留的心肌细胞呈空泡样变性,大片的心肌组织为脂肪或纤维脂肪浸润和分割,这可能是形成恶性心律失常的结构基础。部分标本有炎性渗出,可见少量淋巴细胞(包括 CD45 和 CD43 阳性的淋巴细胞)和单核细胞浸润,有少许心肌细胞坏死,与心肌细胞大量丧失不匹配,所以认为,心肌细胞的丧失是凋亡的结果。电镜下见心肌细胞内线粒体增多、增大,未见其他特异性改变。具有多样性和变异性,但无特异性。

【临床表现】

主要表现为充血性心力衰竭和(或)心律失常。部分患者起病隐匿,表现为劳力性呼吸困难等肺循环淤血症状和肝脏肿大、下肢水肿等体循环淤血的症状,患者劳动耐力逐渐下降,心力衰竭进行性加重。有些患者早期仅突出表现为右心功能衰竭,出现体循环淤血的症状和体征,后期则由右心衰竭发展至双侧心室受累的全心衰竭;多数患者开始即表现为双侧心室受累并进行性加重的全心衰竭。部分患者反复发作心悸、乏力等,心电图表现为室性心律失常,如室性期前收缩、短阵室性心动过速,偶尔可见室上性心律失常,且长期反复发作的"良性过程"。部分患者以心搏骤停、猝死为首发症状,检查发现恶性心律失常如持续性室性心动过速、心室扑动、心室颤动,这是右室心肌病导致青年人猝死的重要原因。体格检查早期常常无任何异常,有时可见各种心律失常的表现,可有心力衰竭的体征。

【心电图和影像检查】

心电图多表现为室性期前收缩、阵发性或持续性室性心动过速,特别是右室源性的室性心动过速(QRS 波群表现为 LBBB),甚至室颤,右胸前导联可有 QRS 综合波时限延长,T 波倒置,很可能是右心室扩张和右室复极不同步导致;部分患者可表现为完全性右束支阻滞、心房颤动、心房扑动等多种心律失常。Marcus FI 等研究发现,信号平均法描记心室晚电位,对几乎所有弥漫性病变患者具有诊断价值,对约 74% 的节段性病变患者具有诊断价值。但这些心电图改变在其他心脏病中亦可见到,不具有诊断的特异性。

超声心动图(UCG)对于诊断右室心肌病尚无特异的价值。以充血性心力衰竭为主要表现者,多显示全心扩大,类同于典型的扩张型心肌病表现。以心律失常为突出表现者,M 型超声心动图可见舒张期右室下壁膨出和收缩运动普遍减弱或节段性运动障碍;心尖部呈囊样改变及肺动脉圆锥扩张,特别是在发育不良三角区中,心壁局灶性结构改变具有部位相对特异性,对诊断有一定的帮助。

磁共振成像(MRI)能够较好地反映心脏的大体结构,特别是可以无创评价机体组织成分。应用 R 波触发的"黑血 - 白血"技术支持的 MRI 成像,能够对心肌被纤维脂肪组织替代的右室心肌病作出相对特异的诊断,其诊断价值优于 UCG。MRI 显像在一定程度上能够鉴别组织成分,脂肪替代在成像时表现为特征性信号密度增强,具有无创和可重复性。该技术虽具有高度特异性,但敏感性偏低。

有学者曾应用心血管造影将本病分为三组进行研究:①弥漫性右室扩张而无左室受累;②局灶性右室发育不良;③双心室受累。比较分析了三组患者的临床、心电图和电生理特性,结果显示:第一组中单形室性心动过速出现频率高,为 82%,第二组为 57%,而且程序性心室刺激多数可以诱发室性心动过速;双心室受累组的患者则多以心搏骤停为首发事件,频率高达 44%,且以不能诱发单形室性心动过速为显著特征。结果提示三组患者之间存在着电生理差异,这一差异可能与心肌受累范围不同相关。但三组患者在标准心电图上均表现为右胸前导联 QRS 时限延长,而形态正常,T 波倒置。对死亡病例的尸检结果并未佐证这种结构上的差别。

心内膜心肌活检:经静脉途径在右心室壁心内膜取部分心肌进行病理检查,证明有脂肪和纤维脂肪组织浸润,具有确定诊断的价值。然而,受累的右室壁薄且脆性高,取材时室壁穿孔的危险很大。另外,病变有时并不累及右室壁全层,多数患者室间隔并不受累,这时心内膜活检就会出现假阴性。

【诊断和鉴别诊断】

病理组织学证据是诊断右室心肌病的"金标准",心内膜心肌活检明确看到心肌被纤维脂肪组织替代和分割的现象则可以确诊。然而,由于右室壁病变可能为节段性、灶性或非透壁性受累,多数患者室间隔不受累,或部分正常人心肌中可能也存在小岛状脂肪浸润,所以心内膜活检并不能客观、准确地反映问题,评价其价值时应慎重。表 31-1 为 1994 年发表在 Br Heart J 的关于右室心肌病的诊断标准。具备 2 项主要指标,或 1 项主要指标加 2 项次要指标即可诊断。

右心室心肌病主要与以下疾病鉴别:

特发性扩张型心肌病:1995 年 WHO/ISFC 将 ARVC 定为第 4 类心肌病,使之有别于扩张型、肥厚型和限制型心肌病。然而,在临床上,以心力衰竭为主要表现的右心室心肌病与特发性扩张型心肌病非常不易鉴别。心电图示源自右室的频发室性期前收缩、室性心动过速;超声心动图和磁共振成像有助于鉴别诊断。

表 31-1　右室心肌病（RVC）诊断标准

普遍和局限性功能与结构改变	去极化/传导异常
主要指标：	主要指标：
● 右室明显扩张，右室射血分数降低，左心室不受累或受累很轻	● 右心前导联（$V_1 \sim V_3$）QRS波群出现 ε 波或局限性延长（>110毫秒）
● 局限性右室室壁瘤	次要指标：
● 右室明显节段性扩张	● 心室晚电位
次要指标：	心律失常
● 右室轻度普遍扩张和（或）射血分数降低，左室正常	次要指标：
● 右室轻度节段性扩张	● 左束支传导阻滞型室性心动过速（持续性或阵发性）（ECG、动态心电图、运动试验）
● 局限性右室活动减低	● 频发室性期前收缩（动态心电图24小时1000次以上）
右室组织性质	家族史
主要指标：	主要指标：
● 心内膜活检证实心肌组织被纤维脂肪组织浸润、分割	● 尸检或手术证实有家族性发病
复极异常	次要指标：
次要指标：	● 家族内有怀疑因 ARVC 而猝死者（<35 岁）
● 右心前导联（$V_1 \sim V_3$）T波倒置（患者 12 岁以上，没有右束支传导阻滞）	● 家族有按本标准诊断为 ARVC 者

孤立性心肌炎：部分心肌炎在修复的过程中，心肌内也会有许多脂肪组织浸润，临床上也表现有多种心律失常，但是，通常这些脂肪浸润的部位分散，分布不同于 ARVC。

二、右室心肌病的治疗

【治疗】

右室心肌病的内科治疗主要是对症治疗。对有孤立性右心衰竭或全心衰竭的患者，可使用利尿药、血管扩张药、强心剂（地高辛、儿茶酚胺和磷酸二酯酶抑制剂）、β 受体阻断药、血管紧张素转化酶抑制剂等治疗（参见慢性心力衰竭的治疗）。对于以心律失常为主要表现者，可用抗心律失常药物，如胺碘酮、美西律等，必要时植入 ICD 预防猝死，部分患者亦可考虑采用射频消融术。如果患者进入心力衰竭终末期,则可以考虑心脏移植手术。

【预后】

本病的自然病程大致分为:①临床隐匿期:患者仅有"良性心律失常"或者无任何症状,个别患者则以心源性晕厥或猝死为首发表现,此期中的年轻患者在运动时容易出现心电不稳定,导致严重心律失常和猝死发生,因而早期诊断有重要意义,同时,应限制运动量和方式。②明显心电紊乱期:患者表现为严重心律失常,反复出现晕厥,这期心脏性猝死的发生率很高。③慢性心力衰竭期:表现为全心衰竭,似特发性扩张型心肌病。④终末期:患者需要进行心脏移植。

总之,本病预后虽不完全清楚,但多非良性过程,预后不容乐观。

(张 健)

第32章 扩张型心肌病

扩张型心肌病(dilated cardiomyopathy,DCM)是一类以左心室扩大和收缩功能减低为特点的心肌疾病,1995 年由世界卫生组织(WHO)命名,是最常见的心肌病类型,临床上以心力衰竭为主要表现,是目前我国心力衰竭的第 4 位病因,可以出现各种心律失常、血栓栓塞并发症,有较高的猝死发生率,其明确诊断后的 5 年生存率约 50%。我国资料,其年发病率约 1.5/10 万人。

一、病 因

扩张型心肌病是一个形态和功能的诊断。1995 年,WHO 和国际心脏病学会联合会(ISFC)曾将其归为原发性心肌病。近年来,由于分子生物学和分子遗传学研究的深入,对 DCM 的认识逐步深化,2006 年美国心脏学会(AHA)提出了新的分类方法,即依据基因和遗传表现,将 DCM 分为遗传性、混合性和继发性三大类。根据中华医学会 2007 年的"心肌病诊断与治疗建议",扩张型心肌病的病因可分为下列 3 类。

1. 家族遗传性 DCM 约 1/3 的扩张型心肌病患者有家族史,其亲属中有类似的心肌病患者,或经超声心动图检查发现左心室扩大或收缩功能异常。遗传学研究发现,这些患者有基因突变的证据,其遗传规律有:常染色体显性遗传、常染色体隐性遗传和 X 染色体连锁遗传。已经明确的突变基因类型和位点见表 32-1。由于这些基因突变所造成的心肌结构蛋白或功能蛋白的异常,使得心脏的整体结构和功能发生异常,并最终表现为扩张型心肌病改变。一些散发的扩张型心肌病患者,虽没有明确的家族史,也可能是基因突变所致,但由于目前遗传学检查还不能常规开展,这部分患者可能得不到明确的遗传学诊断。

表32-1　已识别的家族性扩张型心肌病的突变基因

突变基因	染色体位点	其他表型
常染色体显性遗传		
心脏肌钙蛋白 T	1q32	无
心脏 β 和 δ 肌聚糖	5q33-34	肌营养不良
心脏 β 肌球蛋白重链	14q1	无
心脏肌动蛋白	15q14	无
α 原肌球蛋白	15q22.1	无
核层蛋白(lamin)A/C	1p1-q21	传导系统疾病
结蛋白(desmin)	2q35	骨骼肌病
心脏 ryanodine 受体	1q42-43	ARVC 和运动诱发的室性心动过速
常染色体隐性遗传		
桥粒相关蛋白(desmoplakin)	6p24	羊毛状发和皮肤角化症
X 染色体连锁遗传		
抗肌萎缩蛋白(dystrophin)	Xp21	骨骼肌病
心脏磷脂代谢酶(taffazin)	Xp28	身材矮小和中性粒细胞减少症

注:ARVC:致心律失常性右室心肌病

2. 继发性 DCM

(1)感染或免疫性损伤:病毒、细菌、真菌、立克次体和寄生虫均可感染心肌或通过免疫反应损害心肌,并最终发展成为 DCM。以病毒性心肌炎最常见,并已经动物模型证实。常见的引起心肌炎的病毒有柯萨奇病毒、流感病毒、腺病毒、巨细胞病毒和人类免疫缺陷病毒等。这些病原微生物感染心肌后可有一个明确的急性心肌炎的临床表现,此后发展为 DCM,也可以呈隐匿性感染而没有急性心肌炎的临床表现,在一段时间后以心力衰竭症状为首发表现。

（2）理化因素损伤：包括乙醇、化疗药物、微波及放射性损伤等对心肌的损害。心肌病变的发生与接触这些理化因素的剂量和时间有关，也与个体对损害的易感性有关。

（3）围生期心肌病：发生于妊娠最后 1 个月和产后 5 个月内的 DCM。确切发病机制不明。

（4）自身免疫性疾病：如系统性红斑狼疮、胶原血管病等，可有心肌的损害而出现 DCM 的各种临床表现。

（5）营养和代谢性疾病：微量元素如硒缺乏、肉毒碱代谢紊乱、糖原累积症等。其中硒缺乏所导致的 DCM 流行于我国克山县附近，被称为地方性心肌病。

（6）内分泌疾病：嗜铬细胞瘤、甲状腺疾病等疾病时因内分泌和代谢的异常而出现 DCM 表现。

3. 特发性 DCM　1/3～1/2 的患者找不到明确的病因，被称为特发性扩张型心肌病。在经系统的询问病史和家族史，并经常规检查排除全身性疾病和各种已知原因后可作出此诊断。

二、临 床 表 现

DCM 多起病隐匿，在出现心力衰竭或心律失常的症状时才检查发现，少数患者在临床症状出现之前，因健康检查、其他疾病就诊或因直系亲属中发现 DCM 患者而行超声心动图检查时发现。患者在明确诊断之后的病程中，可在各种诱发因素的作用下而急性加重，并且随时有猝死危险。

【症状】

1. 心力衰竭的表现　一般表现为活动耐力降低，日常或较重的体力活动如快步行走、提重物、快速上楼和爬山时出现胸闷、气短、心悸、乏力等症状，休息后缓解。可出现夜间阵发性呼吸困难。在一些诱因如劳累、情绪激动、应激或患其他系统疾病时，可急性加重而出现急性左心衰或全心衰的表现：气短不能平卧，端坐呼吸，呼吸急促、大汗、咳白色或粉红色泡沫痰，食欲缺乏、腹胀、恶心、呕吐，下肢等下垂部位的可凹性水肿。

2. 心律失常的表现　因各种心律失常而出现心悸、头晕、黑蒙等症状，严重者可有晕厥发作。

3. 血栓栓塞的表现　合并房颤时可在左心房形成血栓，也可在左心室内形成附壁血栓，这些血栓脱落可造成体循环动脉栓塞并发症，如脑栓塞、肠系膜动脉栓塞、肢体动脉栓塞、心肌梗死等；在一些重症患者因卧床而下肢活动少，可形成下肢静脉血栓，脱落后可造成肺动脉栓塞。

【体征】

1. 心脏体征　心浊音界向左下扩大。可因期前收缩、传导阻滞、房颤等而听诊心律不齐。心音较弱,心尖部可闻及柔和的收缩期吹风样杂音,提示有二尖瓣关闭不全。在窦性心律且心率较快时可闻及舒张期奔马律。合并房颤时表现出心律绝对不齐、心音强弱不等和脉搏短绌等体征。

2. 发生急性心力衰竭时的体征　在发生急性左心衰时,可出现呼吸急促、端坐呼吸、肺部湿性啰音和(或)哮鸣音、心尖部舒张期奔马律等。有些患者表现为全心衰竭,出现颈静脉充盈、肝脏肿大和压痛、下肢水肿等体循环淤血表现,可有胸腔积液、腹腔积液等体征,严重者出现心源性休克的表现。

3. 各种合并症的体征　合并低氧血症时出现口唇发绀;合并高胆红素血症时出现黄疸;合并脑栓塞时出现神经系统的体征。

三、辅　助　检　查

【心电图】

DCM 患者心电图检查几乎均有异常。可见各种心律失常,其中约 40% 的患者合并房颤,左束支阻滞或右束支阻滞等室内传导阻滞常见,可见室性期前收缩、非持续性室性心动过速、持续性室性心动过速;在窦性心律者可见房性期前收缩、短阵房性心动过速、阵发性室上性心动过速、阵发性心房颤动或扑动;可见各种缓慢型心律失常,如各种程度的窦房或房室传导阻滞。心电图还常见左心房和左心室扩大的表现,非特异的 ST-T 改变。有些患者可出现病理性 Q 波,或胸前导联 R 波增长不良,需注意与陈旧性心肌梗死相鉴别。

【影像学检查】

1. 胸部 X 线　呈以左心室扩大为主的心影增大,心胸比大于 0.5。可有肺淤血、肺水肿、胸腔积液等征象。

2. 超声心动图　显示左心室扩大,弥漫性室壁运动减弱,左室射血分数(LVEF)降低,常小于 45%。常见左心房扩大,二尖瓣轻中度关闭不全。有些患者右心室和右心房亦扩大。部分患者可见左心室附壁血栓。有些患者合并心肌致密化不全。

3. 心脏磁共振成像(MRI)检查　主要发现为以左心室扩大为主的心脏扩大,左室壁厚度变薄,左室射血分数减低。有助于明确一些与 DCM 有类似临床表现的心肌疾病如心肌致密化不全、致心律失常性右室心肌病等。

4. 核素心肌显像　对于一些心电图上有明确病理性 Q 波的患者,静息核素心肌显像有助于区分是否为心肌梗死。

5. 冠状动脉 CT 和造影　对于那些有冠心病危险因素,如 40 岁以上男性或绝经后女性、吸烟史、高血压、糖尿病、高血脂等的患者,ECG 上有病理性 Q 波的患者,冠状动脉 CT 或造影有助于明确是否为冠心病或合并冠脉病变。

【化验检查】

1. 常规化验　包括血常规、尿常规、肝肾功能、电解质、心肌酶、血脂、血糖、甲状腺功能、红细胞沉降率、C 反应蛋白、凝血功能、血气分析等,以了解是否有代谢紊乱和各主要器官的功能状况。

2. 心衰生物标志物　血浆 BNP 或 NT-proBNP,在心衰加重时明显升高,有助于心衰的病情判断和预后分析。

3. 心肌损伤标志物　TnT 和 TnI,在急性加重期可呈阳性,提示心肌急性损伤和坏死。也可以是心脏内血栓脱落造成急性心肌梗死所致。需结合病史和心电图的动态改变加以区分和判断。

【病理表现】

从心脏移植的受体心脏标本和尸检心脏标本可见,DCM 的病理形态上表现为心脏重量增加,以左心室扩大为主的全心扩大,房室腔的内径增加,肌小梁变细、变薄,紧贴心壁,肌小梁间常有附壁血栓,尤以心尖部最易出现。心内膜有灶性或弥漫性增厚(但厚度一般不超过 3mm)。心肌细胞有程度不同的变性和肥大,间质纤维增生,伴有慢性炎症细胞浸润。

四、诊　　断

DCM 的诊断包括 2 个方面:一是确立 DCM 的形态和功能诊断,目前,借助超声心动图、心脏 MRI、心脏 CT、放射性核素心血池显像等影像学检查可明确;二是病因的鉴别诊断,多种病因可以引起 DCM 样的心脏改变,常需进行多方面的实验室检查,并结合详细的病史和家族史特点等进行综合判断。有些 DCM 是多个病因共同作用的结果,如在家族遗传的基础上,有饮酒和高血压的作用,而单一的饮酒量和高血压的程度又不足以造成 DCM 的病变。

1. DCM 的诊断标准　依据 2007 年中华医学会的"心肌病诊断和治疗建议"的标准。①左室舒张末内径(LVEDD)>55mm(男性)或>50mm(女性);②LVEF<45% 和(或)左心室缩短速率(FS)<25%。若考虑到身高和体重的影响,可采用 LVEDD>2.7cm/m^2 为诊断标准,体表面积(m^2)=0.0061× 身高(cm)+0.0128× 体重(kg)−0.1529。

2. DCM 的鉴别诊断　DCM 的诊断需在排除由各种确切病因引起的左心室扩大和收缩功能减低的疾病后作出。

(1)冠心病:冠心病所致的左心室扩大和收缩功能减低多有心

肌梗死和（或）心绞痛病史以及各种冠心病的易患因素，此时冠心病诊断较容易。在一些患者，可无明确的心肌梗死和心绞痛病史，但有严重的冠脉病变，主要见于那些有冠心病易患因素的患者，如年龄在40岁以上的男性和绝经后的女性，有吸烟史，合并糖尿病、高脂血症等，此时应行冠状动脉CT或造影检查，以明确是否合并冠心病。对于窦性心律者可行冠状动脉CT检查，若为房颤心律，则行冠状动脉造影检查。

（2）瓣膜性心脏病：主动脉辨狭窄或关闭不全、二尖瓣关闭不全是引起左心室扩大和收缩功能不全的主要病变类型，一般可通过超声心动图检查作出明确诊断，但对于左心室扩大合并单纯二尖瓣关闭不全的患者，需区分是二尖瓣关闭不全引起的左心室扩大还是DCM合并的相对性二尖瓣关闭不全。

（3）高血压：是引起左心室扩大的常见原因之一，多数患者先有左心室壁肥厚，再发展为左心室扩张，少数患者在初诊时即表现为左心室扩大和收缩功能不全。对于有明确的高血压病史，或虽无明确的高血压病史，但就诊时血压仍明显升高（≥140/90mmHg）的患者，则诊断为高血压心衰。

（4）有些类型的DCM患者，其发病与一些特殊发病条件有关，如大量饮酒、围生期、心动过速、放射线接触、化疗药物等有关，此时DCM作为特异性心肌病而作出具体诊断，如酒精性心肌病、围生期心肌病、心动过速性心肌病、放射性心肌病、药物中毒性心肌病等。对病因不明的DCM患者诊断为特发性扩张型心肌病。其中约1/3为家族遗传性。

五、治 疗

DCM在临床上表现为急性失代偿期、慢性稳定期和常规药物治疗难以控制症状的晚期等三个临床特点不同的阶段。不同情况下的治疗要点也有明显不同。

【急性失代偿期的治疗】

此期的临床特点是有明显的血流动力学异常和钠水潴留所引起的各种症状如呼吸困难、腹胀、食欲缺乏、恶心、呕吐、下肢水肿，甚至胸腔积液、腹腔积液等。严重者表现为心源性休克。可发生各种严重心律失常。可合并急性呼吸衰竭、急性肾功能不全、急性肝功能异常及各种代谢紊乱。此时的治疗要点是维持血流动力学稳定、纠正各种代谢紊乱、保护各重要器官功能。其治疗措施包括下列方面。

1. 对合并低血压和休克的患者，首先要升高血压，保持收缩压不低于 90mmHg。可以应用多巴胺、肾上腺素等有升高血压和正性肌力作用的药物。在这些药物效果不佳时，若判断有心脏移植的机会，则可行体外膜式氧合（ECMO）、左室辅助装置等机械支持治疗。

2. 急性左心衰的治疗　在保持血压不低的基础上，适当应用利尿药、扩血管药物，以减轻心脏的前后负荷，消除钠水潴留的相关症状和体征。若肺淤血 / 水肿重，可静脉应用襻利尿药，如呋塞米、托拉塞米、布美他尼等，并在严格限制液体摄入量的情况下保证液体负平衡，直至钠水潴留的症状和体征消失。扩血管药物可选择硝酸酯类、硝普钠。也可选用兼具利尿作用和扩血管作用的药物重组脑钠尿肽静脉滴注。同时注意纠正水电解质代谢紊乱和酸碱平衡失调。

【慢性稳定期的治疗】

此期的治疗目标在于保持心功能的稳定并力争心功能逐步好转，降低再住院率和猝死发生率。治疗措施包括药物和非药物治疗。主要治疗药物有 ACEI/ARB、β 受体阻断药、地高辛、口服利尿药、螺内酯和补钾药。特别需要强调的是 ACEI/ARB 和 β 受体阻断药要从小剂量开始，每 2～3 周加量 1 次，逐步增加至目标剂量，在因心率或血压限制而不能达到目标剂量时，应加量至最大耐受量，一般以患者自身无明显不适感觉，不出现低血压和心动过缓的相关症状，收缩压不低于 90mmHg、心率不低于 55 次 / 分为限度，并以目标剂量或最大耐受量维持治疗。在坚持规范的药物治疗下，多数患者的心功能可维持稳定状态，部分患者的心脏大小可逐步缩小，收缩功能可恢复正常，特别是对发病 6 个月以内、左室舒张末内径在 70mm 以下的 DCM 患者。非药物治疗有 CRT，其应用指征是：LVEF < 35%、NYHA 心功能分级Ⅲ～Ⅳ级、QRS 增宽 > 120 毫秒的窦性心律者。为预防血栓栓塞并发症，可口服阿司匹林 100mg，每天 1 次。对于合并房颤的患者，可口服华发林预防血栓。

由于 DCM 患者的病因不明，难以进行针对性的病因治疗。在慢性稳定期，为避免反复发生心衰的急性加重，日常生活和治疗中需注意避免各种诱发因素。包括：①生活因素，如劳累、过量进水、过饱食、精神心理紧张、便秘和用力大便、酗酒、吸毒等；②医疗因素，如输液和输血过快或过多，不恰当应用负性肌力药物如维拉帕米、地尔硫䓬、β 受体阻断药等，心脏外的手术，应用非甾体抗炎药，突然停用治疗慢性心衰的药物（特别是在较大剂量时）；③其他系统疾病如感染、贫血等；④妊娠和分娩；⑤各种心律失常，如室性心动过速、室颤、房颤或心房扑动伴快速心室率、阵发性室上性心动过速以及严重的心动过缓等，采取有效措施加以预防和控制。

【晚期 DCM 患者的治疗】

晚期 DCM 是指那些在规范的口服药物治疗下，仍不能维持心功能稳定和消除心衰相关症状的 DCM 患者。此时的 DCM 患者多处于低血压状态，血压常低于 90/60mmHg，β 受体阻断药和 ACEI/ARB 等药物难以耐受。需持续静脉应用正性肌力药物，如米力农、多巴酚丁胺，或需要机械辅助治疗。此时，应评估心脏移植的可行性和风险，对适合心脏移植的患者做好相应准备，对不适合心脏移植的患者对家属讲明病情，进行临终关怀和治疗。

六、预 后

DCM 患者的平均预期寿命约为 5 年。但临床上不同患者之间的实际生存期差别很大，有些患者在发生初次急性失代偿心衰时即迅速恶化，而有些患者可能维持相当稳定的生活达 20 年以上，这可能与不同患者的初始心肌损伤的机制和程度不同以及能否进行长期规范有效的治疗有关。大规模临床研究已经证实，ACEI/ARB、β 受体阻断药、CRT 和 ICD 等治疗已经显著改善了 DCM 患者的预后。小样本的报告显示，对于发病 6 个月内的患者，在这些有效药物的规范治疗下，部分患者心脏大小和收缩功能甚至可以完全恢复正常。

（杨跃进 韦丙奇）

第33章 限制型心肌病

限制型心肌病（restrictive cardiomyopathy，RCM）是以舒张功能异常为特征，表现为限制性充盈障碍的心肌病。WHO 的定义为"以单或双心室充盈受限，舒张期容积缩小为特征，但心室收缩功能及室壁厚度正常或接近正常。可出现间质的纤维增生。可单独出现，也可与其他疾病（淀粉样变性、伴或不伴嗜酸性粒细胞增多的心内膜疾病）同时存在"。2008 年欧洲心脏病学会（ESC）的定义为：在收缩容积正常或降低（单／双心室）、舒张容积正常或降低以及室壁厚度正常的情况下发生的限制性左室生理学异常。限制性左室生理异常的特点为由心肌僵硬度增加所致的左室充盈状态，表现为心室压力显著升高而心室容积仅轻度增加。限制型心肌病的发病率较扩张型心肌病和肥厚型心肌病少见，但并非罕见，所以应同样引起临床重视。

一、限制型心肌病的病因

心肌纤维变性、心肌浸润或心内膜心肌瘢痕组织形是心脏限制性充盈障碍的主要原因。RCM 可以是特发性、遗传性或是各种系统性疾病的结局。多种特异性的原因可导致限制型心肌病，往往原因不明。遗传性 RCM 通常以常染色体显性遗传为特征，有报道显示本病在一些家族中可能与肌钙蛋白 I 基因突变有关。而一些家族中，RCM 与结蛋白基因突变导致的传导性缺陷有关（通常与骨骼肌肉病有关）。此外，有研究显示，RCM 还可通过常染色体隐性遗传，如 *HFE* 基因变异常可引起血色病或糖原贮积病，另有研究显示，Fabry 病可通过 X 连锁遗传。RCM 继发于系统性疾病的有：淀粉样变性、结节病、类癌综合征、硬皮病和蒽环霉素中毒等。不同年龄阶段，常见的限制型心肌病的病因不同，成人最常见的限制型心肌病是心脏淀粉样变性；儿童中常见与放射性或蒽环类药物引起的限制型心肌病；婴幼儿的患者，需注意除外与遗传有关的 Gaucher 病及糖原贮积症等疾病。

二、限制型心肌病的分类

限制型心肌病可分为心肌疾病和心内膜心肌病两大类。

其中心肌疾病又可分为：①非浸润型心肌病，包括特发性和家族性心肌病等；②浸润型心肌病：指心肌细胞间有异常物质沉积，如淀粉样变性、Gaucher 病等；③贮积性心肌病：指心肌细胞内贮积异常物质，如血色素沉着病、尼曼匹克病、Fabry 病等。心内膜心肌病又可分为闭塞性及非闭塞性心肌病。详见表 33-1。

表 33-1 限制型心肌病分类

心肌疾病	Fabry 病（弥漫性体血管角质瘤）
非浸润型心肌病	糖原贮积症
特发性	**心内膜心肌病**
家族性	闭塞性心肌病
弹性（纤维）假黄瘤	心内膜心肌纤维化
浸润型心肌病	嗜酸细胞增多综合征
淀粉样变性	非闭塞性
肉瘤样病	类癌
Gaucher 病（戈谢病）	恶性浸润
贮积性疾病	医源性（射线、药物）
血色素沉着病	

三、临床表现和体格检查

乏力、呼吸困难和运动耐力下降是限制型心肌病的常见主诉，这是由于心室充盈受限导致。严重的患者还会出现水肿、端坐呼吸、肝脏肿大、少尿、腹水及消化道淤血的症状。体格检查可见血压偏低、脉压小、颈静脉怒张、Kussmaul 征阳性(吸气时静脉压升高)。心脏浊音界扩大、心律失常、可闻第三心音、第四心音。当合并二、三尖瓣关闭不全时，常会听到二、三尖瓣收缩期反流性杂音。双肺可闻湿啰音。肝脏肿大，有时会有腹水。双下肢水肿。

四、辅　助　检　查

【心电图】

可见电压异常、ST-T 改变、异常 Q 波等。各种心律失常包括：窦性心动过速、心房颤动、心房扑动、室性期前收缩、束支传导阻滞等改变。

【超声心动图】

常见双心房明显扩大，心室壁厚度增厚，室壁运动幅度明显降低，有时可见左心室心尖部内膜回声增强，甚至血栓使心尖部心腔闭塞。房室瓣膜增厚，回声增强。Doppler 超声心动图典型表现为舒张期快速充盈突然终止，可测到二、三尖瓣反流。

【胸部 X 线】

可见到心房扩大和心包积液导致的心影扩大，并可显示肺淤血和胸腔积液的情况。放射性核素检查可进行心血池显像，测定心脏射血分数、心室容积及心搏量等。CT 扫描、磁共振成像能够准确测定心包厚度，可以用来鉴别限制型心肌病和缩窄性心包炎。心脏磁共振成像(MRI)能够提供有关心肌和心包结构的较为精确的空间分辨率，提供了更为全面准确的解剖和组织学信息，是诊断 RCM 中非常有用的无创检查方法。有研究显示，通过延迟增强扫描 MRI(DE-MRI)甚至可以直观判断和评价心内膜心肌的纤维化程度；DE-MRI 提供的较为特征的心内膜下广泛强化(斑马征)将有助于心肌淀粉样变的诊断。

【心导管检查】

心导管检查是鉴别限制型心肌病和缩窄性心包炎的重要方法。大约 50% 的 RCM 患者能够和缩窄性心包炎患者一样出现典型"平方根"的心室压力波形。但限制型心肌病典型的表现为左室充盈压超过右心室充盈压达 5mmHg 以上，这种差别可受运动、输液或 Valsalva 动作的影响而增大，这一点与缩窄性心包炎患者不同。缩窄性心包炎患者的左右心室的舒张压相似，一般不超过 5mmHg。限制型心肌病的肺动脉收缩压常高于 50mmHg，而缩窄性心包炎则较低。此外，RCM 患者的右室舒张压平台常较低，而缩窄性心包炎的患者至少达到右室收缩压峰值的 1/3。

【心内膜心肌活检】

经皮穿刺心内膜心肌活检对诊断和鉴别诊断缩窄性心包炎、心脏淀粉样变性和血色素沉着病等有重要价值。

五、限制型心肌病的鉴别诊断

限制型心肌病，尤其是以右心室病变为主的限制型心肌病，在临床上与缩窄性心包炎表现相似，故应注意进行鉴别。对有急性心包炎、心脏手术、放疗病史、X 线示心包钙化，胸部 CT 或磁共振检查示心包增厚（>4mm 时有价值）而室壁不厚的患者，支持缩窄性心包炎；而对有多发性骨髓瘤、淀粉样变性、心脏移植等病史或限制型心肌病家族史，心电图上有心房或心室肥大、束支传导阻滞、房室传导阻滞，辅助检查提示室壁增厚而心包不厚，心房明显扩大的患者支持限制型心肌病的诊断。超声心动图、CT 和 MRI 对两者的鉴别有较大帮助，心尖部心腔闭塞及心内膜增厚支持心肌病的诊断。对于困难病例可做心室造影、心导管检查和心内膜心肌活检。

六、限制型心肌病的治疗

【对因治疗】

对于那些有明确原因的限制型心肌病，应首先治疗其原发病。如对嗜酸性粒细胞增多综合征的患者，嗜酸性粒细胞增多症是该病的始动因素，造成心内膜及心内膜下心肌细胞炎症、坏死、附壁血栓形成、栓塞等继发性改变。因此，治疗嗜酸性粒细胞增多症对于控制病情的进展十分重要。糖皮质激素（泼尼松）、细胞毒药物等，能够有效地减少嗜酸性粒细胞，阻止内膜心肌纤维化的进展。据报道，可以提高生存率。一些与遗传有关的酶缺乏导致的限制型心肌病，还可进行酶替代治疗及基因治疗。

【对症治疗】

1. 降低心室充盈压　硝酸酯类药物、利尿药可以有效地降低前负荷，减轻肺循环和体循环淤血，降低心室充盈压，减轻症状，改善患者生活质量和活动耐量，但不能改善患者的长期预后。但应当注意，限制型心肌病患者的心肌僵硬度增加，血压变化受心室充盈压的变化影响较大，过度地减轻前负荷会造成心排血量下降，血压下降，病情恶化，故硝酸酯类药物和利尿药应根据患者情况，酌情使用。β受体阻断药能够减慢心率,延长心室充盈时间,降低心肌耗氧量,有利于改善心室舒张功能,可以作为辅助治疗药物,但在限制型心肌病治疗中的作用并不肯定。

2. 本病以舒张功能受限为主,洋地黄类药物无明显疗效,但房颤时,可以用来控制心室率。对于房颤亦可以使用胺碘酮转复,并口服预防。但抗心律失常药物对于预防限制型心肌病患者的猝死无效,亦可置入 ICD 治疗。

3. 抗凝治疗　本病易发生附壁血栓和栓塞,可给予抗凝或抗血小板治疗。

【外科治疗】

对于严重的心内膜心肌纤维化可行心内膜剥脱术,切除纤维性心内膜。伴有瓣膜反流者可行人工瓣膜置换术。对于有附壁血栓者行血栓切除术。手术病死率为 20%。对于特发性或家族性限制型心肌病伴有顽固性心力衰竭者可考虑行心脏移植。有研究显示,儿童限制型心肌病患者即使没有明显的心衰症状,仍有较大的猝死风险,所以主张对诊断明确的患儿应早期进行行心脏移植,可改善预后。

七、结　语

引起限制型心肌病的病因较多。在临床中诊断该病,应注意了解患者的家族史,了解患者的既往病史:如有无反复输血史、放射性治疗史、蒽环类药物用药史、是否有转移性肿瘤、肾功能不全病史及骨髓瘤病史等。体格检查除心脏外还应注意有无巨舌、古铜色皮肤、肝脾肿大等。血常规检查应注意有无嗜酸性粒细胞增多表现。心电图低电压往往提示以淀粉样变为代表的浸润性限制型心肌病;而高电压应注意除外血色素沉着病、Fabry 病、糖原贮积症等贮积性限制型心肌病。超声、CT、MRI 等影像学检查往往会给诊断和鉴别诊断提供大量有用信息。随着基因检测水平的不断发展和进步,目前研究已经发现了导致限制型性心肌病的多个基因位点及相关发病机制,这些机制的阐释对心肌病的诊断和治疗均提供了方向。如近年来 PRKAG2 心脏综合征、LAMP2 心肌病等基因缺陷导致的限制型心肌病疾病正逐步被人们所认识。治疗方面包括骨髓干细胞移植、酶替代治疗、基因治疗的研究方兴未艾,有的研究还显示了很好的疗效。

(张　健　韦丙奇)

心 律 失 常

第34章 室上性快速心律失常

室上性快速心律失常代表了一大系列的心律失常,临床较为常见。本章所涉及的主要类型有阵发性室上性心动过速(简称室上速)包括房室折返性心动过速(AVRT)和房室结折返性心动过速(AVNRT)、房性心动过速(简称房速)和心房扑动(简称房扑)。心房颤动(简称房颤)也属最常见的快速室上性心律失常,因另有章节专述故未包括在内。这些心律失常虽然大多为非致命的,但发生率高,容易反复发作和药物治疗困难,使患者生活质量、工作能力下降或使心功能恶化、基础心脏病加重。因此正确诊断和给予患者最佳的治疗选择非常重要。将各类型室上性快速心律失常的主要机制、诊断要点、临床特征、发作时的处理、预防复发的药物和非药物治疗、可能的并发症及预后等做简明介绍,作为临床诊断治疗的参考依据。

一、室上性心动过速

折返机制和自律性与触发活动异常是主要的发病机制,绝大多数室上性心动过速的机制为折返。常见的折返性室上性心动过速有 AVRT、AVNRT、持续性交界区折返性心动过速(PJRT)与心房扑动(房扑)等。而房性心动过速(房速)则以自律性或触发活动机制多见。

【临床表现】

患者就诊时经常无症状,阵发性心悸是重要的诊断线索。表现为有规律的突发突止的发作特点,而窦性心动过速则为非阵发性,

315

逐渐加速和逐渐减慢可做鉴别。刺激迷走神经方法可以终止的心动过速通常提示有房室结参与的折返机制。室上性心动过速发作时除心悸症状，因心房肽分泌增多可伴多尿现象。室上性心动过速患者如发作时心室率极快或心动过速突然终止时出现较长的心脏停搏间歇可发生晕厥。晕厥也可因房颤通过房室旁路下传引起，或提示伴有心脏结构的异常，如肥厚型心肌病、主动脉瓣狭窄或有脑血管疾病。症状轻重常取决于心室率、有无心脏病基础、室上性心动过速的持续时间及患者的自我感觉。持续数周或数月的室上性心动过速并伴快速心室率的患者可以导致心动过速性心肌病。

【诊断】

描记完整的心动过速时（图34-1）与窦性心律的12导联心电图对心动过速诊断极为重要。至少应记录到1次发作时的12导联心电图。12导联心电图自动分析系统并不可靠，有时会作出错误的心律失常诊断，需要人工分析鉴别纠正。对于频发短暂心动过速者常规心电图往往难以捕捉，应行24小时Holter检查。发作次数少的患者采用事件记录器或可携带循环记录器更优于Holter检查。对发作少但有严重血流动力学障碍的患者，可选择埋置型循环记录器，对记录事件有帮助。运动试验很少用于诊断，除非心律失常明显和运动有关。若病史不充分或采用其他措施未能证实的心律失常患者也可选择食管心房起搏检查方法诱发和诊断。对有明确病史和典型发作特点的病例，可以采用有创电生理检查直接进行诊断和导管消融治疗。

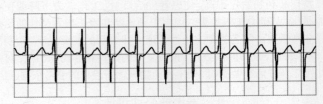

图 34-1　SVT 发作时心电图

1. 窄 QRS 波心动过速　发作体表心电图 QRS 波时限 < 120 毫秒；观察 P 波情况。AVNRT 时，P 波可部分隐藏于 QRS 波内，使 QRS 波变形，V_1 导联呈"伪 r 波"，下壁导联呈"伪 s 波"。若 P 波重叠在 ST 段，与 QRS 波分开 > 70 毫秒，支持 AVRT。而 RP 长于 PR，可能的机制是非典型 AVNRT，PJRT 或房速（图34-2）。

2. 宽 QRS 波心动过速　发作体表心电图 QRS 波时限 > 120 毫秒；诊断首先考虑室性心动过速（室速）并需与某些特殊类型的室上

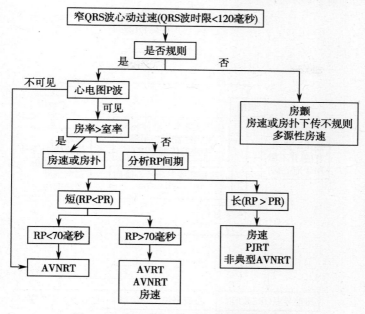

图 34-2　窄 QRS 心动过速的鉴别诊断程序

性心动过速鉴别（图 34-3）。宽 QRS 心动过速的室上性心动过速见于下列情况：

（1）合并束支阻滞或差异传导：束支阻滞可以在窦律时就已存在或心动过速时才出现，由于心室率过快在束支系统产生的差异传导，也可因开始的长短周期现象引发差异传导。发生旁路同侧束支差异传导，可使心动过速频率相应减慢。

（2）合并旁路前传：多种室上性快速心律失常均可合并旁路前传，如房速、房扑、房颤等。由旁路参与的 AVRT 可经旁路前传，而经正常房室传导系统或另一条旁路逆传。表现为左束支阻滞（LBBB）的宽 QRS 波心动过速也可由少见特殊房室旁路引起如房束旁路、结束旁路和结室旁路。有助于室性心动过速诊断的心电图特征为房室分离和心室融合波，胸前导联的 RS 波时限 > 100 毫秒（R 波起始到 S 波低点）和 QRS 波均为负向呈 QS 波形者，支持室性心动过速诊断。

【治疗】

根据病史与心电图资料，一旦诊断明确，即应针对其机制和伴随的血流动力学状态采取相应的急、慢性治疗措施。对血流动力学

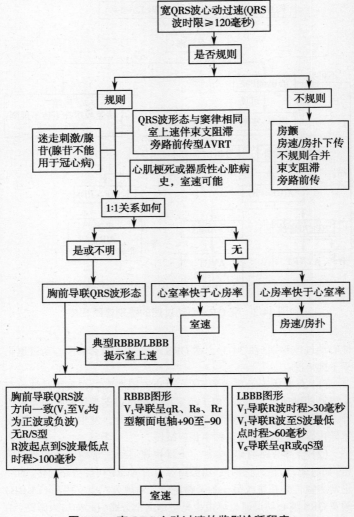

图 34-3 宽 QRS 心动过速的鉴别诊断程序

稳定的患者采用下述处理方法（图 34-4）。对宽 QRS 心动过速不能明确诊断的患者，治疗原则应按室性心动过速处理。某些终止室上性心动过速的药物，如维拉帕米，地尔硫䓬有可能使室性心动过速患者血流动力学恶化，给药前应注意鉴别诊断。无论为室性心动过速或是室上性心动过速，只要血流动力学不稳定，最有效的处理方

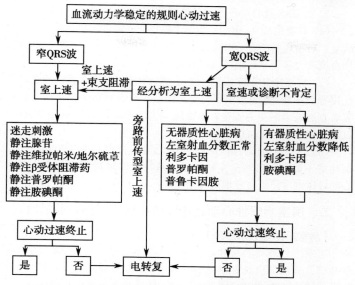

图 34-4 对血流动力学稳定心动过速的急性期处理程序

法是直流电转复。

1. 窄 QRS 波心动过速的急性期治疗

（1）迷走神经刺激（如颈动脉窦按摩、按压眼球、咽喉刺激、屏气或冷水浸脸等）可终止心动过速或影响房室传导。

（2）静脉应用抗心律失常药：腺苷或非二氢吡啶类钙通道阻滞药（如地尔硫䓬）为首选。腺苷起效快和半衰期短，需快速推注，有哮喘病史者不选用。腺苷有可能诱发短暂房颤，对预激综合征患者不利。静脉注射钙通道阻滞药、普罗帕酮或 β 受体阻断药，起效稍慢但维持时间长，可有效抑制触发室上性心动过速的房性与室性期前收缩，减少室上性心动过速的复发。需注意观察低血压和心动过缓副作用。

（3）食管超速起搏终止心动过速。

（4）血流动力学不稳定的室上性心动过速患者可立即予直流电转复治疗。给予治疗过程中均应监测和记录心电图，观察终止和心律反应情况，有助对心律失常的进一步诊断。心动过速终止在 QRS 波之后如无 P 波，支持 AVRT 和 AVNRT，终止于 P 波后无 QRS 波，支持为房速。持续心动过速合并房室传导阻滞，则支持为房速或房扑，可排除 AVRT，而 AVNRT 的可能性也小。

2. 宽 QRS 波心动过速的急性期治疗

（1）直流电转复：血流动力学不稳定的心动过速应立即行直流电转复。对不规则的宽 QRS 波心动过速（房颤合并预激）建议电转复。如血流动力学尚稳定也可选用药物。

（2）抗心律失常药：无器质性心脏病和血流动力学稳定的患者可选用普罗帕酮、索他洛尔和普鲁卡因胺。有左室功能损害和心衰征象者首选胺碘酮更为安全。对血流动力学稳定，诊断为室上性心动过速者按窄 QRS 波心动过速处理。

（3）经旁路前传的宽 QRS 波心动过速可按室上性心动过速处理，但注意不要使用影响房室结传导的药物。洋地黄过量所致的室性心动过速则主要针对洋地黄过量处理。

二、房室折返性心动过速和房室结折返性心动过速

【房室折返性心动过速】

房室结外连接心房和心室肌的异常通路存在是 AVRT 的解剖学基础。旁路如只具有逆向传导功能，称为"隐匿性"；而具有前向传导功能的旁路，则称为"显性"，心电图表现为预激图形（图 34-5）。预激程度充分与否取决于经由房室结、希氏束与房室旁路传导的程度。有些患者旁路传导可呈间歇预激的表现。显性旁路通常同时具有前向与逆向传导功能，仅有前向传导功能的旁路少见。AVRT 以房室结的传导方向分为前向和逆向 AVRT。经房室结前传心室而经旁路逆传心房的折返激动为前向 AVRT，表现为窄 QRS 心动过速为临床最多见情况，而逆向 AVRT 的折返环激动方向与之相反，前传激动经旁路下传，逆传则经房室结或另外并存的旁路逆传到心房

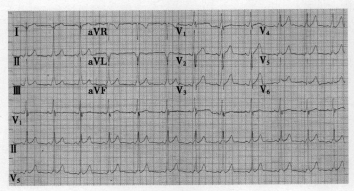

图 34-5　预激综合征

因此表现为宽 QRS 心动过速图形。预激伴房颤则是一种潜在危及患者生命的心律失常，如果旁路的前向不应期短，心室率可以极快，从而导致室颤（图 34-6）。有随诊资料统计，预激患者的心性猝死发生率为 0.15%～0.39%。预激合并房颤患者多数年纪较轻和无器质性心脏病，特别是旁路不应期短于 250 毫秒（R-R 间期＜250 毫秒）的患者属于高危状态，应积极建议射频消融治疗消除危险。间歇性预激或用药后预激波易消失，说明旁路的传导弱与不应期较长，属低危险患者。

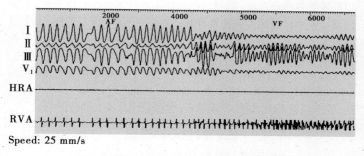

Speed: 25 mm/s

图 34-6　房颤伴预激旁路前传导致室颤

【房室结折返性心动过速】

AVNRT 的折返环位于房室交界区，由房室结自身和结周围心房肌构成的功能相互独立的快径和慢径组成。典型的 AVNRT 以慢径前向传导、快径逆向传导，故称为慢 - 快型 AVNRT。少见的类型还有快 - 慢型和慢 - 慢型 AVNRT，其折返环分别为快径前传、慢径逆传和两条慢径之间折返所致。无论何种类型 AVNRT 射频消融慢径均可达到根治疗效。

【房室折返性心动过速和房室结折返性心动过速】

两者都是最常见的阵发性室上性心动过速，后者女性多于男性。流行病学统计首次发作有症状心动过速的年龄，AVRT 为（23±14）岁，AVNRT 为（32±18）岁。AVNRT 发病年龄相对较迟，16 岁以下患者仅占 9%。对于临床阵发性室上性心动过速发作较频繁的患者首选治疗应为择期射频消融术根治。

抗心律失常药物目前主要用于急性期治疗及某些不愿意接受消融治疗或无条件进行消融治疗患者的预防性治疗。用于改变房室结传导的药物有地高辛、维拉帕米、β 受体阻断药、腺苷和地尔硫䓬；用于抑制旁路传导的抗心律失常药有Ⅰ类（普鲁卡因胺、丙吡胺、普罗帕酮和氟卡尼）和Ⅲ类（伊布利特、索他洛尔和胺碘酮）。急性终止心动过速的发作需用静脉给药。对宽 QRS 波心动过速（预激）患者的处理需做特殊考虑：对逆向性心动过速患者，药物治疗是针对旁路或房室结，因为这两条途径都是心动过速折返的组成部分。如果心动过速是在两条旁路之间折返，房室结仅仅是心动过速的旁观者，则抑制房室结传导的药物也就无效。腺苷的使用也需慎重，因其可诱发房颤伴快速心室率。伊布利特、普鲁卡因胺、普罗帕酮或氟卡尼能减慢或阻断旁路传导，常被选用。预激患者发生房速或房扑时，可经旁路 1:1 传导，更不能应用房室结抑制性药物，宜使用抑制旁路传导药物，即使这些药物不能转复房性心律失常，也能减慢心室率。预激伴房颤宜静脉注射伊布利特、普罗帕酮、氟卡尼或普鲁卡因胺。预防性治疗药物通常选用Ⅰ类抗心律失常药普罗帕酮和氟卡尼，而Ⅲ类抗心律失常药物（胺碘酮、索他洛尔、多非利特）由于胺碘酮的心外副作用和其他Ⅲ类药物的促心律失常不良反应（如尖端扭转型室性心动过速）而不宜常规应用。而在器质性心脏病、左室功能不全、慢性心衰患者，预防发作只能选择胺碘酮。

三、房性心动过速

【局灶性房速】

指起源于心房某一局灶部位的规律性的心动过速，激动由起源灶向心房其他部位呈离心性传导，心房率通常在 100～250 次 / 分，很少达到 300 次 / 分。窦房结和房室结在房速的发生和维持中不起作用。

1. 临床表现　局灶性房速可以呈短阵性或非持续性、阵发持续性或无休止性。短阵性和阵发持续性房速多见，房速可由短阵的数个心房波组成，持续数分钟、数小时或数天自行终止。呈短阵性发作或持续时间短的房速，往往症状较轻，常由 Holter 记录提示诊断。持续性房速少见。局灶性房速的临床通常为良性过程，但如呈无休止性房速也可导致心动过速性心肌病。成年人的局灶性房速伴有基础心脏疾病者多见，也可见于正常心脏者。房速时通常表现为1:1 房室传导，如伴有房室传导阻滞，多见洋地黄过量和低血钾等。

2. 诊断

（1）心电图诊断：局灶性房速的心电图表现为长 R-P' 心动过速，即 P' 波位于心动过速周长的后半段，可因 P' 波落在前一个 QRS 波的 T 波上有时不易识别。与房扑不同，房速发作中的 P' 波之间多有等电位线。如果心房率过快或有房内传导障碍，P' 波宽大和等电位线消失，则与房扑难以鉴别。并需指出，即使房速时心电图可见清晰 P' 波和等电位线也不能完全排除大折返性房速，特别当有复杂的器质性心脏病和(或)有先心病外科手术史时。根据局灶性房速时体表 12 导联心电图的 P′ 波形态,有助于对起源部位的初步判断。P′ 波在 I 和 aVL 导联呈负向,V₁ 导联呈正向,提示左房起源。此外,下壁导联 P′ 波负向,提示激动由足向头部方向的传导,反之下壁导联 P′ 呈正向,提示激动方向由头部向足传导。起源于高位终末嵴或右上肺静脉房速的 P′ 波形态可与窦性心律的 P 波形态相似,然而前者的 P′ 波在 V₁ 导联多呈正向。

(2)心内电生理诊断:①房速时能标测到较体表心电图 P′ 波明显提前和比其他心房部位更早的局部激动电位;②心房激动顺序符合由局部最早心房激动点呈单一的放射状和规律性传导;③在局部行心房刺激的激动顺序与房速时完全相同;④在局灶点行单点消融可以终止心动过速发作;⑤排除大折返机制的房速。心内标测表明,房速的起源点多集中在某些特定的解剖区域,如右房的起源点多从窦房结至房室结沿界嵴分布,而左房的起源点常常位于肺静脉、房间隔或二尖瓣环上。很多情况,它们是房颤的起源点(触发灶)。引起局灶电活动的机制为自律性异常增高、延迟后除极化引起的触发活动或微折返。

3. 治疗　局灶性房速的治疗有多种选择,药物治疗的效果并不理想。

(1)急性期治疗:①兴奋迷走神经的物理方法:偶尔有效,已很少应用。②静注腺苷类药物:可终止大多数的局灶性房速,部分病例用药后房速不终止,但会出现房室传导阻滞。③静脉给予 β 受体阻断药或钙通道阻滞药:少数房速可以终止,或可以通过抑制房室传导而控制心室率。④静脉给予 Ⅰa、Ⅰc 或 Ⅲ 类药物(胺碘酮和索他洛尔):通过抑制异位灶的自律性或延长动作电位时间可使部分病例终止房速发作。无心衰者可予 Ⅰa 或 Ⅰc 类药物,心功能不好的患者最好静脉应用胺碘酮。⑤心房起搏和电复律:对自律性房速,心房起搏可使起搏后的心动过速频率一过性减慢,但不能终止心动过速。对于药物无效的患者也可试用电复律治疗。

(2)长期药物治疗:首选 β 受体阻断药或钙通道阻滞药,有一定疗效且副作用小。也可应用 Ⅰa、Ⅰc 类药物(氟卡尼或普罗帕酮)与房室结阻滞药合用,或应用 Ⅲ 类药物(索他洛尔和胺碘酮),选择药物前要考虑到可能的促心律失常危险和药物毒副作用。因房速多发生于有器质性心脏病的老年人,应用 Ⅰc 类药物之前需格外慎重。

(3)导管消融治疗:无论房速的机制是自律性异常、触发活动还是微折返,局灶性房速都可以通过射频消融其局灶起源点而得到根治,而且目前已成为持续性尤其是无休止房速的首选治疗方法。对于药物无效或无休止性的房速，特别已出现心动过速性心肌病时，导管消融是最佳治疗方（图34-7）。

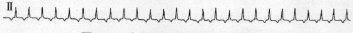

图34-7　起源窦口部的房性心动过速

【多源性房速】

多源性房速属不规则的房速，其特点为 P 波形态多变（3 种或 3 种以上）、频率不一、节律不整，有时不易与房扑鉴别。此种心律失常的最常见原因是肺部疾病，其次是代谢或电解质紊乱、洋地黄过量所致。抗心律失常药物很少有效，部分病例钙通道阻滞药有效。由于多存在严重的肺部疾病，因此通常禁忌使用 β 受体阻断药。治疗主要针对原发的肺部疾病和（或）纠正电解质紊乱。慢性期治疗可以应用非二氢吡啶类钙拮抗剂，而电复律或导管消融均无效。

四、心 房 扑 动

心脏电生理研究已表明，房扑是折返所致，因折返环通常占据了心房的大部分区域，属"大折返"，故房扑又称为大折返性房速。

【峡部依赖性房扑】

快速而规则的心房节律，频率 250～350 次 / 分。下腔静脉至三尖瓣环间的峡部（简称峡部）是典型房扑折返环的关键部位，故将此类房扑称为峡部依赖性房扑。围绕三尖瓣环呈逆钟向或顺钟向折返的房扑目前均称为典型性房扑（图34-8）。

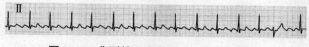

图34-8　典型的心房扑动（3∶1 房室传导）

1. 临床表现　常有心悸、胸闷、乏力等症状。有些房扑患者症状则较为隐匿，仅表现为活动时乏力。房扑可诱发或加重心功能不全。25%～35% 的房颤患者可发生房扑，由于其快速的心室率反应，症状往往明显。大多数情况下，房扑显示 2∶1 房室传导，即房扑频率如为 300 次 / 分，则心室率为 150 次 / 分。有时房扑的扑动波（F 波）也可以不规则下传。在极少数情况下房扑 1∶1 房室传导，从而产生严重症状。

2. 心电图诊断　逆钟向折返性房扑的心电图特征为 Ⅱ、Ⅲ、aVF 导联的 F 波呈负向，V_1 导联的 F 波呈正向，移行至 V_6 导联时则扑动波演变为负向波。顺钟向峡部依赖性房扑的心电图特征则相反，表现为Ⅱ、Ⅲ、aVF 导联的正向扑动波与V_1 导联的负向扑动波，移行至V_6 导联时演变为正向扑动波。除上述心电图表现外，有时偶见其他少见类型的心电图变化如出现双波或低环折返现象，只有经心脏电生理检查和（或）消融后才能确定是否为峡部依赖性。

3. 治疗

（1）房扑的急性期治疗：房扑患者是否需要急诊处理取决于其临床表现。如房扑患者有严重的血流动力学障碍或心衰，应立即行直流电复律。复律的能量在大多数房扑患者仅需 50J 即可成功。房扑呈 2∶1 或高度房室传导阻滞时，血流动力学多较稳定，对难以复律的患者，可选择抑制房室结的药物控制心室率。也可选择经食管或心房电极快速起搏终止房扑。应用房室结抑制剂控制房扑的心室率往往困难，静脉应用地尔硫䓬和维拉帕米能控制房颤或房扑的心室率，但效果不如房颤。主要不良反应为低血压，后者的发生率高于前者。减慢心室率的效果静脉应用胺碘酮优于洋地黄，但不如静注钙通道阻滞药和 β 受体阻断药。对房扑复律有效的药物，静脉应用伊布利特要明显优于索他洛尔或Ⅰ类抗心律失常药物。

（2）房扑的慢性期治疗：①Ⅰ类抗心律失常药物：氟卡尼、普罗帕酮有效率为 50%。需要强调的是，Ⅰc 类抗心律失常药物治疗房扑时必须与 β 受体阻断药或钙通道阻滞药合用，因为Ⅰc 类药物可减慢房扑频率，容易引起 1∶1 房室传导，使心室率加快。②Ⅲ类抗心律失常药物：多非利特口服最高剂量（500μg，2 片 / 天）维持窦律在一年或以上者可达 73%。在有些疾病的急性病程中，如严重肺部疾病、心脏或肺部外科手术后及急性心肌梗死期间，不少患者可能发生房扑，这些患者恢复窦性心律后通常不需要抗心律失常药物维持治疗。③房扑的抗凝治疗：新近研究显示，未经充分抗凝的房扑患者直流电复律后血栓栓塞发生率达 2.2%。因此，对房扑持续时间超过 48 小时的患者，在采用任何方式的复律之前均主张给予抗凝治疗。有关房颤的抗凝治疗指南也适用于预防房扑的血栓栓塞并发症。④导管消融治疗：通过射频消融阻断三尖瓣环和下腔静脉入口之间的峡部，造成双向阻滞，可以治愈房扑，成功率极高，目前已成为首选治疗方法。

【非峡部依赖性房扑】

与峡部依赖性房扑相比，非峡部依赖性房扑较为少见。多数与心房瘢痕有关。先心病矫正术、二尖瓣手术或心房迷宫术等累及心房的心脏手术是非峡部依赖型房扑的常见原因，此种房扑又称为"损伤相关性大折返性房速"。峡部依赖性房扑与损伤相关性大折返性房速可同时并存，从而导致多折返现象。这类房扑的心电图扑动波与峡部依赖性房扑波形有相似之处，但波形不同，有些患者的心电图 P 波很难辨认，确诊必须依靠心内膜标测。如房扑患者曾有过先心病手术史，则应怀疑为非峡部依赖性房扑。房缺修补术所致的右房手术切口，可能是成人损伤相关性大折返性房速的主要原因。折返激动常围绕手术切口瘢痕折返，导管消融的难度远远大于峡部依赖性房扑，常规消融方法难获成功，需采用三维标测系统确定折返的关键径路线性消融常可成功阻断折返环。大折返性房扑也可发生在左房。但较右房房扑少见。

五、特殊情况下的室上性心律失常

【妊娠并发室上性心律失常】

约有 50% 的妊娠妇女可有房性期前收缩，通常为良性，能耐受。妊娠期间，持续性心律失常较为少见，占 0.2%～0.3%，其中阵发性室上性心动过速发作症状加重者占 20%。几乎所有的抗心律失常药均能穿透胎盘屏障，因此用药必须考虑到可能对胎儿的不良影响。尽管致畸危险最多发生于妊娠开始的 8 周内，但后期也可因药物引起不良作用，故妊娠期间尤其在妊娠头 3 个月内应尽可能避免使用抗心律失常药物。对症状轻、无器质性心脏病者主要以劝慰为主，仅在症状难以忍受或心动过速引起血流动力学障碍时才给予抗心律失常药干预。如果怀孕前已有明确室上性心动过速发作的妇女，应尽可能先行射频消融治疗。对于已怀孕而药物治疗无效或难以耐受发作症状的特殊患者，必要时也可在妊娠中期（4～6 月）进行介入治疗。直流电复律在妊娠的各阶段都是安全的，治疗必要时可以应用。

【成人先心病合并室上性心律失常】

随着先心病存活到成年人的患者人群增加，室上性心律失常的发生率上升。此类患者如未行心脏矫形手术，因心房充盈压力的增加容易发生心律失常，尤以房扑和房颤多见。外科手术在心房内的切口也易导致损伤相关性房扑。Ebstein 畸形患者约 25% 合并房室旁路或房束支旁路，右侧旁路或多旁路发生率较高。AVRT、房扑、房颤或异位房速均常见。基于心脏畸形和心律失常的严重程度往往使病情加重甚至引起猝死。通常，外科手术治疗前对符合导管消融指征的患者均应选择先行射频消融治疗相关室上性心律失常。外科修补术后的房扑必须考虑可能为非峡部依赖性（即切口或瘢痕所致）机制所引起，消融治疗最好在有经验的医疗中心采用三维标测方法进行以提高成功率。

【交界区异常快速心律(交界性心动过速)】

1. 局灶性交界性心动过速　起源灶位于房室结或希氏束,心房及心室均不参与。心电图特征为频率 110～250 次 / 分,窄 QRS 波形或典型束支阻滞图形;可见房室分离或 1:1 逆传现象;电生理检查显示心室去极化前均有 H 波。电生理机制可能是异常自律性或触发活动,属临床非常少见的心律失常类型。患者心脏结构多数正常或有先心病如房间隔缺损、室间隔缺损。如心动过速无休止发作时可以导致心功能不良。药物治疗 β 受体阻断药有一定疗效。静注氟卡尼可减慢或终止心动过速,也可长期口服用药。导管消融可以根治,但也存在发生传导阻滞的潜在危险。

2. 阵发性交界性心动过速　同属局灶性交界性心动过速,为一种良性心律失常,但起源是病理性。心动过速的 QRS 波窄,心率 70～120 次 / 分,发作时频率逐渐加快,终止时逐渐减慢,不能被起搏终止,其发生机制可以是高位交界区自律性增高或触发活动。此种心动过速多提示存在严重病理情况,如洋地黄中毒、低血钾、心肌缺血或心脏手术后,以及心肌炎或慢性阻塞性肺疾病伴低氧血症时。非阵发性交界性心动过速较局灶性交界性心动过速不同,1:1 的房室关系更为多见。某些情况下可能见到房室结前传的文氏现象,特别是洋地黄中毒时。治疗措施最主要是纠正基础病因。若洋地黄中毒伴有室性心律失常或高度房室传导阻滞,可考虑使用洋地黄抗体片段。房室结自律性的频率快于窦性心律,引起房室失同步的情况并不少见,如无不适,可视为生理状态,无需治疗。非阵发性交界性心动过速持续发作可给予 β 受体阻断药或钙通道阻滞药治疗。另外,持续性交界区心律常是窦房结功能不良的表现。刺激交感神经会增加房室交界区的自律性,也可导致交界区心律。房室交界区的激动逆传心房,心房于房室瓣关闭时收缩,有时会引起类似"起搏器综合征"的表现,可见"大炮 A 波"或出现低血压。

【不适当窦性心动过速】

不适当窦性心动过速是指无明确的生理、病理诱因,静息状态时窦性心律加快的异常状况。其可能的机制为窦房结自律性增加或窦房结自主神经调节异常,交感神经张力过度增高而迷走神经张力减弱。此类患者医务人员较多见,绝大多数(约 90%)为女性,起病年龄多在 30～50 岁,可能与医务人员容易觉察自身心率有关。主要症状为心悸表现,但胸痛、气短、头昏及接近晕厥等也有报道。症状可依人而异,部分患者可能并无明显不适仅在常规体检时发现,症状严重者需用药物,辅以心理治疗。通过临床相关检查可以排除心动过速的继发性原因。

诊断标准：① Holter 监测白天心率持续在 100 次 / 分以上，而夜间心率可正常。②心动过速和相关症状呈非阵发性；③ P 波形态与心内激动顺序和窦性心律时一致；④除外继发性原因，如甲亢、嗜铬细胞瘤、心衰、贫血、心肌炎等。导致心动过速心肌病的风险尚不明确，但可能性较小。β 受体阻断药和非二氢吡啶类钙通道阻滞药，如维拉帕米和地尔硫䓬仍为首选药物。对难治性不适当窦性心动过速，导管消融改良窦房结也是一种治疗选择，有肯定疗效。因其预后良好，症状也轻微，药物如能有效控制心率一般不需采用有创性的介入治疗方法。

（张奎俊）

第35章 心 房 颤 动

心房颤动（房颤）是临床最常见的持续性快速心律失常，发生率随年龄而增加。房颤对临床的主要危害是增加血栓栓塞的危险，房颤患者与非房颤者比较，脑卒中的发生率增加 5 倍，病死率增加 2 倍。而且房颤使心排血量下降，长期房颤伴快速心室反应可导致心动过速性心肌病。房颤的治疗仍然是当前心律失常治疗中的最薄弱环节，三个主要策略为：恢复并维持窦性心律、控制心室率以及预防血栓栓塞形成。由于抗心律失常药物长期治疗的疗效较差，而且可能有药物的副作用，主要是致心律失常的副作用。因此，非药物治疗的手段引起了人们的关注，主要导管射频消融。尽管房颤有多种治疗方法，但迄今为止，仍然是危害全人类健康的重大临床问题。继 2006 年 ACC/AHA/ESC 三个学会联合推出房颤指南后 4 年，2010 年 10 月欧洲心脏病学会（ESC）公布了房颤新指南，12 月 20 日，美国心脏病学院基金会（ACCF）、美国心脏学会（AHA）和美国心律学会（HRS）联合公布了 2011 版房颤患者处理指南。国内也于 2010 年公布了关于房颤指南的更新版。

一、房颤的流行病学

Framingham 研究表明，50～59 岁人群中房颤的发生率为 0.5%，60～69 岁为 1.8%，70～79 岁为 4.8%，80～89 岁为 8.8%，60 岁以后显著增加，平均每 10 年发病率增加 1 倍。实际上，房颤已成为了一种新的流行病，随着老龄化社会的进展，房颤的发生率和房颤患者数逐年增加，其危害也相应增加。国内周自强等首次对中国房颤现状进行了大规模流行病学研究。对 14 个自然人群的 29 079 例进行了调查，其中房颤患者数为 224 例，房颤发生率为 0.77%，根据中国 1990 年标准人口构成标准化后患病率为 0.61%，其中房颤患病率在 50～59 岁人群中为 0.5%，而大于 80 岁组上升为 7.5%。中国男性房颤总发生率约为 0.9%，略高于女性的 0.7%（P = 0.013）。

二、房颤的分类和危险分层

【房颤的分类】

临床上常见的分类方法有按病因分类及按房颤的时间分类，其他还有按心电图特征、按心室率快慢等分类方法，到目前为止仍没有一种分类系统能满足所有的要求。有鉴于此，2003 年欧洲心血管病学会心律失常工作组（WGA-ESC）和北美起搏和电生理学会（NASPE）联合组织了一个研究小组，对房颤的命名和分类达成了共识。将房颤分为初发房颤、阵发性房颤、持续性房颤及永久性房颤，并将房颤的一次发作事件定义为持续时间 > 30 秒。具体定义如下：

初发房颤（initial event）：首次发现的房颤发作，不论其有无症状，也不论其是否为自限性。若患者有 2 次或以上的发作，即称之为复发。

阵发性房颤（paroxysmal AF）：持续时间 < 7 天的房颤，常 < 48 小时，多为自限性。

持续性房颤（persistent AF）：持续时间 > 7 天的房颤。持续性房颤可以是心律失常的首发表现，也可以是由阵发性房颤反复发作转为持续性房颤。持续性房颤一般不能自行转复，药物转复的成功率较低，需电转复。

永久性房颤（permanent AF）：转复失败的或转复后 24 小时内又复发的房颤。可以是非自限性心律失常的首发表现或由反复发作的自限性房颤发展而来。对于持续较长时间、不适合转复或患者不愿意转复的房颤也归于此类。这种形式的房颤命名为可接受的永久性房颤。

ESC 2010 指南根据房颤发作的时间和特点将房颤分为初诊房颤、阵发性房颤、持续性房颤、永久性房颤和长期持续性房颤五类。阵发性房颤指能在 7 天内自行转复为窦性心律者，一般持续时间 < 48 小时；持续性房颤常指持续 7 天以上，需要药物或电复律才能转复为窦性心律者；永久性房颤常指不再考虑节律控制策略的患者；长期持续性房颤（long-standing persistent atrial fibrillation）或称持久性房颤指房颤持续时间超过 1 年，拟采用节律控制策略，即接受导管消融治疗。与 2006 版指南相比，增加了持久性房颤，分类更加细致，便于临床管理。

【房颤的危险分层】

2010 年欧洲房颤指南首次提出房颤危险分层的概念，强调房颤的急性期管理应该包括缓解症状，评价相关危险因素。因此推出了房颤伴发症状的 EHRA 评分法，主要依据患者症状以及对日常生活的影响分为 4 个等级：

Ⅰ级，无症状。

Ⅱ级，轻微症状，不影响日常活动。

Ⅲ级，症状严重，影响日常活动。

Ⅳ级，活动受限，无法从事日常活动。

EHRA 分级为临床评价房颤发作期患者的症状以及评估房颤管理后的效果提供了一个简单方便的工具，但是其临床应用前景及价值有待于时间的评估。

三、房颤的抗栓治疗

房颤对临床的主要危害是增加血栓栓塞的危险，房颤患者与非房颤者比较，脑卒中的发生率增加 5 倍，病死率增加 2 倍。缺血性脑卒中是病死率增加的最主要原因，而房颤是发生缺血性脑卒中的独立危险因素，其发生率也随年龄而增加，50～59 岁为 1.5%，60～69 岁为 2.8%，70～79 岁为 9.9%，80～89 岁为 23.5%。由非瓣膜性房颤引起的缺血性脑卒中占 15%～20%。因此，对房颤患者，尤其是老年房颤患者，预防缺血性脑卒中发生显得尤为重要。但发生血栓栓塞的高危房颤患者同时又是出血的高危患者，因此，对于每一例房颤患者均需进行血栓栓塞和出血风险评估。

【卒中和出血的危险评估】

以往临床常用的卒中危险分层为 CHADS2 评分系统，当 CHADS2≥2 分时，为卒中的高危患者，需华法林抗凝治疗。ESC 2010 指南提出应用新的评分系统——CHA2DS2VASc 积分（表 35-1）进行房颤患者脑卒中风险评估。将房颤的危险因素分为主要危险因素（卒中史或一过性脑缺血发作及年龄≥75 岁）和临床相关的非主要危险因素（心力衰竭、高血压、糖尿病、女性、年龄 65～74 岁和血管疾病，即心肌梗死、复合型主动脉斑块以及外周动脉疾病等）。建议直接根据危险因素选择抗栓治疗策略，存在一个主要危险因素或两个以上临床相关的非主要危险因素，即 CHA2DS2VASc 积分≥2 分者需服用口服抗凝药物（OAC）；存在一个临床相关的非主要危险因素，即 CHA2DS2VASc 积分为 1 分者，服 OAC 或阿司匹林均可，但优先推荐 OAC；无危险因素，即 CHA2DS2VASc 积分 0 分者，可服用阿司匹林或不进行抗栓治疗，不抗栓治疗优先。

表 35-1　CHADS2 与 CHA2DS2VASc 积分

危险因素	CHADS2	CHA2DS2VASc
充血性心衰 /LV 功能不全	1	1
高血压	1	1
年龄≥75 岁	1	2
糖尿病	1	1
脑卒中 /TIA	2	2
血管疾病		1
年龄 65～74 岁		1
性别（女性）		1
总分	6	9

在抗凝治疗开始前对抗凝出血风险进行评估是房颤患者评估的一部分。2010 年欧洲指南首次引入了 HAS-BLED 出血风险评分评价房颤患者抗凝出血风险（表 35-2），积分≥3 时提示出血"高危"。出血高危患者无论接受华法林还是阿司匹林治疗，均应谨慎，并在开始抗栓治疗之后加强复查。新指南在强调抗凝治疗降低卒中危险的同时，建议进行出血风险评估，避免出血事件造成的不良预后。

表 35-2　HAS-BLED 出血风险积分

字母	危险因素	分值
H	高血压（hypertension）	1
A	肝肾功能异常（abnormal）	1 或 2
S	脑卒中（stroke）	1
B	出血（bleeding）	1
L	INR 不稳定（labile INR）	1
E	年龄≥65 岁	1
D	药物或嗜酒	1 或 2

【华法林抗凝治疗】

华发林抗凝治疗是目前预防房颤患者发生缺血性脑卒中唯一有效的、不可取代的药物，也是房颤治疗的基石。20 世纪 80 年代后期至 90 年代初，国外相继开始了大规模、随机对照的临床试验，其结果表明华法林抗凝治疗能使非瓣膜性房颤患者脑卒中的发生率明显降低，但严重出血并发症的发生未见明显增加；由此确立了华发林抗凝治疗的重要性。

尽管华发林抗凝治疗的效果已毋庸置疑，但临床上仍有许多有抗凝适应证的患者未服用华发林治疗，在老年人中尤其明显。有研究表明，出院时高龄房颤患者一半左右有禁忌或担心出血风险不能应用华发林。因为华发林抗凝治疗是"双刃剑"，在预防血栓栓塞的同时，又增加了出血的风险，高龄患者中出血风险明显增加。在2003年，AHA/ACC 关于华法林治疗的指南中指出，年龄 >65 岁、脑卒中、胃肠道出血史、肾功能不全或贫血的患者发生大出血的风险高，老年患者即使控制了抗凝强度也易发生出血。

而在中国，房颤抗凝治疗的现状则更加不乐观。胡大一教授等对全国 18 家医院病例对照研究，发现我国房颤脑卒中的患病率为24.8%。胡大一等进行的全国人群流行病学调查发现，我国房颤患者华法林抗凝治疗率只有 2%，38% 使用阿司匹林，60% 两者均未用。而在用华法林的患者中，多数未系统监测 INR，或 INR 保持在无效的低水平（1.3～1.5）。因此，我国房颤抗凝治疗中存在的问题主要有对血栓栓塞的预防力度不够，一方面由于国内尚无适合中国人的抗凝强度即 INR 范围，临床医生对抗凝引起的出血并发症有顾虑。另一方面是医生和患者均未重视房颤后发生血栓栓塞事件的严重性。许多医生对有高危因素的房颤患者，不用 INR 监测指导下的华法林抗凝治疗，而以小剂量阿司匹林代替，不能有效减少血栓栓塞并发症。

【抗血小板治疗】

AFASAK 试验、SPAF 试验和欧洲房颤试验（European Atrial Fibrillation Trial, EAFT）均比较了阿司匹林和安慰剂对房颤患者发生脑卒中的预防作用，3 个试验所用的阿司匹林剂量不同，而结果也不同。对这 3 个试验进行荟萃分析结果显示阿司匹林能使脑卒中的发生率降低 20%～25%，与阿司匹林的剂量无明显相关。

新近公布的 2 个临床试验的结果又给临床带来了新的启示。ACTIVE-W（房颤使用氯吡格雷＋依贝沙坦预防血栓栓塞）研究的目的在于比较高危（>2 个危险因素）房颤患者氯吡格雷＋阿司匹林（ASA）与华法林预防血栓栓塞的疗效，结果发现，氯吡格雷＋阿司匹林组首次出现卒中、外周栓塞、心肌梗死或血管死亡的主要事件的发生率明显高于华法林组（5.6% 对 3.93%，$P=0.0003$）。尽管两组的大出血事件发生率相当（2.42% 对 2.21%，$P=0.53$），但氯吡格雷＋阿司匹林组的总体出血率高于华法林组（15.4% 对 13.2%，$P<0.001$）。口服华法林在预防血栓栓塞方面优于患者氯吡格雷＋阿司匹林，而出

血的风险相当。

ACTIVE-A（房颤患者阿司匹林加用氯吡格雷研究）评价了不适合华法林治疗的患者（患者不愿意或医生认为患者不能很好监测 INR）使用阿司匹林治疗中加用氯吡格雷是否能提高抗凝的疗效。主要研究终点为卒中、心肌梗死、非中枢性栓塞及心血管死亡的联合终点。平均随访 3.6 年，患者氯吡格雷＋阿司匹林（832 例）组的主要栓塞事件发生率为 6.8%/ 年，而阿司匹林＋安慰剂组（924 例）的主要栓塞事件发生率为 7.6%/ 年。原因与氯吡格雷显著降低了卒中的发生率有关（2.4% 对 3.3%，$P < 0.001$）。但氯吡格雷＋阿司匹林的出血事件也有所增加（2% 对 1.3%，$P < 0.001$）。

由于 ACTIVE-W 及 ACTIVE-A 试验的结果，2011 年美国房颤指南对抗凝治疗此进行更新：对不适合华法林抗凝的房颤患者，氯吡格雷＋阿司匹林能降低主要血栓事件。（推荐：Ⅱb，证据水平：B）

【2011 年欧洲房颤抗栓治疗指南】

2011 年欧洲房颤指南中对于房颤患者的抗凝治疗具体建议如下：

Ⅰ类

（1）除低风险患者外（孤立性房颤、年龄＜65 岁或有抗凝禁忌证），应对所有房颤患者进行抗栓治疗（口服抗凝剂或阿司匹林）以预防血栓栓塞事件。

（2）对抗凝药物的选择应个体化，对每例患者评估其发生脑卒中和出血的风险，并评估风险 - 效益比例。

（3）CHADS2 评分作为一种简单的初始评估方法，用于非瓣膜性房颤患者卒中的风险评估。对于 CHADS2≥2 分的房颤患者，建议应长期口服抗凝药物，并调整剂量，使 INR 在 2～3 之间。

（4）推荐使用一种新的脑卒中风险评分系统用于更细致和复杂的脑卒中风险评估，该评分系统将危险因素分为：主要危险因素和非主要危险因素两类。年龄＞75 岁及卒中史作为房颤的主要危险因素。

a. 具有 1 个主要危险因素或≥2 个非主要危险因素者，为卒中的高危患者，推荐口服华法林抗凝治疗，除非有禁忌证。并调整抗凝药物剂量，使 INR 在 2～3 之间。

b. 具有 1 个非主要危险因素者，为卒中的中危患者，建议华法林抗凝治疗或阿司匹林治疗（75～325mg/d）。

c. 没有危险因素者为卒中的低危患者（年龄＜65 岁的孤立性房颤，无危险因素），推荐阿司匹林治疗（75～325mg/d）或不给予抗栓治疗。

（5）对于机械瓣置换术后的房颤患者应口服抗凝治疗，抗凝强度应根据瓣膜类型和部位而定,二尖瓣置换术者 INR 不低于 2.5,主动脉瓣置换术者 INR 不低于 2.0。

Ⅱa 类

(1)不同类型的房颤(例如阵发性、持续性和慢性房颤患者),选用相同的抗凝指征。

(2)具有 1 个非主要危险因素的患者,大多数应考虑华法林抗凝治疗而不是阿司匹林治疗,应该基于以下因素考虑:出血的风险评估、长期抗凝治疗的可行性和安全性以及患者意愿。

(3)没有危险因素者为卒中的低危患者(年龄<65 岁的孤立性房颤,无危险因素),应考虑不给予抗栓治疗而非阿司匹林治疗。

(4)对于不愿意用或不能用华法林(无法进行 INR 监测)者,其出血风险低时,应考虑阿司匹林 75~100mg/d + 氯吡格雷 75mg/d,预防卒中。

(5)在抗栓治疗(华法林或阿司匹林)开始前,应评估出血风险,阿司匹林应视为与华法林有同样的出血风险,尤其是老年人。

(6)应考虑用 HAS-BLED(高血压、肝肾功能异常、卒中、出血史、INR 不稳定、年龄>65 岁、吸毒及酗酒)出血风险评分系统以评价出血风险,若评分≥3 分为出血高危患者,在抗栓治疗(无论华法林或阿司匹林)开始后,应谨慎使用,并反复评估。

(7)对于没有机械瓣的患者或非血栓栓塞高危患者,进行手术和有出血危险的诊断性操作前须中断抗凝治疗达 48 小时,不需要肝素替代治疗。

(8)对于机械瓣的患者或血栓栓塞高危患者,进行手术和有出血危险的诊断性操作前须中断抗凝治疗者,应考虑用普通或低分子量肝素治疗作为华法林的替代治疗。

(9)在充分止血的情况下,应考虑在手术后当天晚上或次日清晨恢复华法林治疗,用常规的维持剂量(而非负荷剂量)。

(10)在常规治疗期间,应反复评价抗凝治疗的风险 - 效益比及抗凝治疗的必要性。

(11)急性卒中和 TIA 的房颤患者,在开始抗栓治疗前,应考虑高血压的控制及 CT 或磁共振检查除外脑出血。

(12)若没有脑出血,卒中 2 周后应考虑口服抗凝治疗。若存在脑出血,不给予抗凝治疗。

(13)大面积脑梗死的患者应考虑延迟抗凝治疗,因为其后有转为脑出血的风险。

(14)急性 TIA 的房颤患者,若无脑梗死及脑出血存在,应考虑尽早抗凝治疗。

IIb 类

（1）具有 1 个非主要危险因素的某些患者，如年龄 <65 岁的女性房颤患者，无其他危险因素，可考虑阿司匹林治疗而非华法林抗凝治疗。

（2）对于手术操作需要中断抗凝治疗超过 48 小时以上的患者，可考虑用普通或低分子量肝素治疗。

（3）对于华法林抗凝治疗（INR 在 2～3）期间仍发生卒中或血栓栓塞的房颤患者，可考虑增加抗凝强度，至 INR 目标值达最大为 3～3.5，而非增加抗血小板药物。

【房颤转复中的抗凝问题】

尽管 5 个大规模临床试验（PIAF、RACE、PAF II、STAF、AFFIRM）结果显示在生活质量、住院次数及病死率等方面，节律控制与心率控制两种治疗方法无显著差异。因此不再强调对房颤患者进行转复，控制心室率也可以作为房颤患者的一线治疗。但是房颤转复仍然是房颤治疗策略中的重要部分，尤其对初发房颤、症状明显的房颤等应给予转复治疗。如果没有充分的抗凝治疗，房颤转复时血栓栓塞并发症发生的风险为 5%～7%。而且转复以后心房的机械功能障碍也将持续一段时间，"心房顿抑"（atrial stunning）常常需要几天或几周后恢复，取决于转复前房颤的持续时间。因此对于持续时间超过 48 小时的房颤，以往指南建议，转复在转复前华法林抗凝治疗≥3 周，转复后抗凝治疗≥4 周。但是这种常规的抗凝治疗有其不足之处，首先由于顾虑华法林的出血并发症，因此临床上存在抗凝不足的情况，使血栓栓塞发生的风险增加。而且根据"房颤产生房颤"的学说，转复前抗凝 3 周不利于房颤的早期转复，易于使心房肌产生电生理重构。因此，另一种替代的方法是食管超声检查除外左心房血栓后用肝素抗凝，可早期转复房颤，然后转复后继续用华法林抗凝 4 周。2010 年，欧洲指南中指出"如果经食管超声心动图检查未发现左心耳及左心房血栓，转律前抗凝时间可以适当缩短。如果经食管超声心动图未发现血栓，可以使用低分子量肝素替代抗凝至 INR 维持在 2～3 后，实施转律。如果经食管超声心动图提示左心房血栓，则严格口服抗凝药 3 周后，再行经食管超声心动图评价，若血栓消失则进行转律，若左心房血栓仍存在，则选择心室率控制"。虽然指南仍强调"前 3 周后 4 周"，但如果超声心动图提示没有血栓则可在使用低分子量肝素替代抗凝情况下转律，而不必严格口服抗凝药达标 3 周。

【新的抗栓药物】

尽管临床试验及临床实践已证实，华法林能有效地降低血栓栓塞事件的发生,但是由于华法林影响因素多,许多食物、药物及遗传等因素均可影响华法林的效果,而且治疗谱窄(INR 在 2～3 之间),有出血的风险。需抗凝监测下调整剂量,频繁抽血检查,患者的顺从性受影响。由此造成的费用和不方便以及出血的风险,使很多房颤高危患者未用抗凝治疗或抗凝不足。因此,迫切需要有一种新的安全有效又使用方便的抗凝药以取代华法林治疗。目前研究热点是直接凝血酶抑制剂,主要是因子 Xa 和 IIa 抑制剂。

已进入Ⅲ期临床试验的因子 Xa 抑制剂包括利伐沙班(rivaroxaban)、阿哌沙班(apixaban)和艾多沙班(edoxaban)。

因子 IIa 即凝血酶,是凝血级联反应的最后环节。达比加群酯是前体药物,口服后在体内转化为具有直接抗凝血活性的达比加群,与凝血酶的纤维蛋白特异结合位点结合,阻止纤维蛋白原裂解为纤维蛋白,阻断血栓形成。

四、房颤的节律控制和心率控制

【节律控制】

传统认为,节律的控制对患者更为有利。患者症状缓解,心功能改善,血栓事件的风险降低。不足的是:①成功率及有效性不足,维持窦律困难;②抗心律失常药物带来的副作用。而心室率控制更为方便并且避免了抗心律失常药物副作用。鉴于上述各自的优点及不足,学者主张针对患者房颤病因及发作特征选择治疗方案。如突发心房颤动并伴有快速心室率导致明显心功能失代偿,应以电转复治疗为首选;对于其他患者,是否行心律转复应权衡成功转复与长期维持窦性心律的可靠性而定。直到临床试验 PIAF、RACE、PAF-Ⅱ、AFFIRM 表明节律控制与心室率控制对患者症状及生活质量有相似的结果,而与节律控制相比,心室率控制组病死率反而更低。

2010 年,欧洲指南指出采用心律控制策略主要是为了缓解房颤相关的症状,相反,对于无明显症状的患者(或控制心室率治疗后无症状的患者),通常不需要接受抗心律失常药物治疗。指南指出,服用抗心律失常药物维持窦性心律应注意以下原则:①治疗的目的在于减轻房颤相关症状;②抗心律失常药物维持窦性心律的效果有限;③抗心律失常药物的有效性主要表现为减少房颤发作(而不是消除房颤);④一种抗心律失常药物无效可换用其他抗心律失常药物;⑤药物的致心律失常效应和心外不良反应常见;⑥同疗效相比,更应重视抗心律失常药物应用的安全性。抗心律失常药物的定位在于减少房颤发作,选择抗心律失常药物时应首先考虑到药物的安全性。指南对于一线药物和二线药物的推荐主要是依据药物的安全性较有效性更重要这一原则。2010 年欧洲指南中关于药物转复房颤的适应证如下：

Ⅰ类

（1）无器质性心脏病患者，首选药物转复，氟卡尼和普罗帕酮静脉注射推荐用于转复近期发作房颤。

（2）如果有器质性心脏病的近期发作房颤转复，则首选胺碘酮。

Ⅱa 类

对于无明显器质性心脏病的近期发作房颤，应考虑大剂量氟卡尼和普罗帕酮顿服，需有院内证明上述药物是安全的。

Ⅱb 类

有器质性心脏病的近期发作房颤，但无低血压和充血性心力衰竭表现的患者，可以选择伊布利特。由于其致心律失常作用，患者的电解质和 QT 间期必须正常，在静脉用药过程及用药后 4 小时，需严密监测。

Ⅲ类

地高辛、维拉帕米、美托洛尔、索他洛尔和其他 β 受体阻断药对于转复房颤无效，因此不推荐使用上述药物。

关于直流电转复的适应证如下：

Ⅰ类

（1）伴有急性心肌缺血、症状性低血压、心绞痛和心衰的快室率房颤，药物无效，应立即电转复。

（2）房颤伴预激的患者，当出现心动过速频率过快或血流动力学不稳定时，应立即电转复。

Ⅱa 类

（1）对于拟采取长期节律控制策略的患者，应考虑择期电转复；

（2）在电转复前，应考虑给予胺碘酮、氟卡尼、普罗帕酮、伊布利特或索他洛尔以提高电转复的成功率并防止复发。

Ⅱb 类

（1）对于其他措施无效的、症状明显的患者，可考虑反复电转复；

（2）在电转复前，可考虑给予 β 受体阻断药、地尔硫䓬、维拉帕米治疗以减慢心室率，尽管其提高电转复的成功率、防止复发的作用并不确定。

Ⅲ类

地高辛中毒的患者禁用电转复。

【抗心律失常新药——屈奈达隆】

屈奈达隆比胺碘酮缺少一个碘基，具有抗交感神经活性、抑制 L 型钙通道、内向钠通道和多重钾通道的功能。EURIDIS 研究及

ADONIS 研究显示,屈奈达隆能够延长窦性心律至下次房颤复发的时间。DAFNE 研究显示,持续性房颤患者中,屈奈达隆仅能使得5.8% 的房颤转复,不能提高电转复的即刻成功率,使得平均心率下降 11~13 次/分。屈奈达隆的转复率为剂量依赖型,分别为 5.8%(800mg),8.2%(1200mg)和 14.2%(1600mg)。

近来的几个临床试验显示屈奈达隆的总体疗效劣于胺碘酮。

屈奈达隆在控制房颤心室率、维持窦律、预防房颤再发、降低房颤患者的再入院率和病死率等方面疗效明显,且其甲状腺、眼或肺毒性及尖端扭转型室性心动过速等不良反应相对罕见。2010 年欧洲房颤指南推荐屈奈达隆为房颤节律控制的 Ⅰa 类用药,适用于合并急性冠脉综合征、慢性稳定型心绞痛、高血压心脏病和心功能 Ⅰ~Ⅱ级的房颤患者;对于 NYHA Ⅲ~Ⅳ级或不稳定的 NYHA Ⅱ级房颤患者,不宜服用屈奈达隆。2011 年,美国房颤指南建议屈奈达隆可用于阵发性房颤或持续性房颤电复律后,能降低心血管源性住院率,并能用于门诊治疗(Ⅱa,证据水平:B)。屈奈达隆不用于 NYHA Ⅳ级心衰或以往 4 周内有过心衰失代偿、尤其是 LVEF<30% 的患者(Ⅲ,证据水平:B)。总之,与胺碘酮相比,屈奈达隆被证实比胺碘酮更安全,但在处理房颤上疗效稍逊一筹。

【心率控制】

房颤时控制心室率有助于增加心室充盈、改善心肌供血。但房颤心室率控制的目标目前尚无统一标准。既往指南建议行严格的心率控制策略,即静息时心率控制在 60~80 次/分,而中度体力活动时控制在 90~115 次/分。根据近期公布的 RACE Ⅱ研究结果,2011 年美国房颤指南指出,对于无严重的快速心率相关症状者,采用宽松的心率控制策略(静息时心率<110 次/分)是合理的。

新近公布的房颤及充血性心衰试验结果再次评价了室率控制和心律控制的疗效比较。此项随机设计、多中心的大规模临床试验中,共入选了 1376 例房颤及充血性心衰患者,其中充血性心衰定义为以往 6 个月内 NYHA 分级的Ⅱ~Ⅳ级伴有 LVEF≤35%。心室率控制的目标为静息心率<80 次/分或 6 分钟步行试验心率<110 次/分。平均随访 37 个月,2 组心血管死亡的主要终点事件无显著统计学差异(室率控制组:175 例,25%;心律控制组:182 例,27%,$P=0.59$),次要终点事件包括全因死亡、心衰恶化、卒中及心血管所致的联合死亡均无显著差别,而心律控制组患者的住院率更高,提示在房颤合并充血性心衰的患者,心律控制较之室率控制并无更大的益处。

因此,欧美新指南均就此项进行了更新,2010 年欧洲房颤指南建议应用 EHRA 选择严格或宽松的心室率控制,EHRA 1~2 分的患者建议宽松心室率控制；EHRA 3～4 分的患者建议严格心室率控制。而 2011 年，美国房颤指南指出：在左心功能稳定（LVEF>40%）和（或）无房颤相关症状者的持续性房颤患者，静息心率<80 次/分或 6 分钟步行试验心率<110 次/分的严格室率控制并不优于宽松室率控制，故不推荐严格控制心室率（Ⅲ，证据水平：B）。

2010 年欧洲房颤指南对心室率控制Ⅰ类适应证建议如下：

（1）对于血流动力学稳定的患者可使用口服 β 受体阻断药或非二氢吡啶类钙通道阻滞药。

（2）伴有血流动力学不稳定的患者则首选静脉应用 β 受体阻断药及非二氢砒啶类钙通道阻滞药。

（3）对于伴有血流动力学不稳定及严重心力衰竭的患者，应当选择胺碘酮作为控制心室率的一线用药，只有当心室率控制不佳时才考虑加用地高辛。

五、房颤的导管消融治疗

自从 Haissaguerre 等报道用点状消融治疗阵发性房颤患者取得较满意结果以来，国内外学者陆续有所报道。阵发性房颤的导管射频消融已成为一个新热点。这些学者发现，在左、右心房的某些部位，尤其肺静脉和（或）上腔静脉开口处或开口内一定距离处，存在着能够以恒定的方式发放冲动的一个或多个局灶（foci），局灶性冲动发放并激动心房形成单个或成串房性期前收缩（房早），后者诱发房颤，短阵连续的局灶性冲动发放也可直接诱发房颤。消除能够诱发房颤的这些触发因素，便可消除甚至根治房颤。这样形成了局灶性房颤（focal atrial fibrillation）的概念。多数学者认为，持续性或慢性房颤是由阵发性房颤发展而来，而绝大多数阵发性房颤是局灶性房颤。因此，消除或根治局灶性房颤，有可能使持续性和慢性房颤不再或很少出现。射频消融治疗局灶性房颤，有可能成为根本治疗房颤的有效手段。目前导管消融方法主要包括：肺静脉内点状消融、肺静脉外局灶的点状消融、节段性消融电隔离肺静脉以及环状消融电隔离肺或上腔静脉。

上述消融方法均是针对房颤的触发机制，对于房颤持续时间较长，心房发生机械重构，心房扩大的患者，单纯肺静脉消融房颤容易复发，需要对引起心律失常的多子波折返机制的基础-扩大的心房进行处理，如仿外科迷宫术的导管线性消融。目前的资料显示，采用三维电激动标测方法指导下进行环肺静脉左房线性消融治疗房颤的成功率高于肺静脉节段电隔离，目前已成为国内外治疗基石。

2010 年，欧洲房颤指南对导管消融治疗房颤的适应证规定如下：

对于有症状的阵发性房颤患者，使用一种抗心律失常药物无效时，可选择导管消融治疗（Ⅱa）；对于持续性房颤，抗心律失常药物无效时，可以选择导管消融治疗（Ⅱa）；对于伴有心功能不全的房颤患者，在抗心律失常药物无效的情况下，可以考虑导管消融治疗（Ⅱb），没有器质性心脏病的阵发性房颤患者，在充分心室率控制下，仍然症状明显者，可以首选导管消融治疗（Ⅱb）；抗心律失常药物无效的长期持续性房颤患者，症状明显，可选择导管消融治疗（Ⅱb）。

2011 年美国房颤指南首次提出在有经验的中心，导管消融在无器质性心脏病的房颤患者可作为Ⅰa 推荐，对左房明显扩大或伴有LVEF 显著降低的阵发性房颤患者，指南同样将导管消融治疗推荐为Ⅱb 类。

六、房颤的上游治疗

房颤药物治疗不能有效维持窦律的原因可能在于炎症和纤维化引起的结构性心房重构，房颤的上游治疗因干预结构重构而有可能有效维持窦律。上游治疗是治疗房颤的非离子通道靶点新型药物治疗策略，可以减少心房结构重构、肥大、扩张、炎症、纤维化、氧化应激、内皮撕裂，弹力膜断裂、基质分泌、肌成纤维细胞生成和凋亡，并可能帮助改善房颤持续状态的基质。上游治疗包括：调节非离子电流靶点的药物：血管紧张素转化酶抑制剂 ACEI、血管紧张素受体阻断药 ARB、他汀类、鱼油及其他。

【ACEI 和 ARB 类药物预防房颤】

房颤的一级预防是指降低房颤新发率，有 3 项荟萃分析表明，ACEI/ARB 能够减少房颤发生 30%～45%，ACEI/ARB 这些益处可能与左室收缩功能减低的改善有关，因为在心衰不明显的患者减少房颤发生的作用不明显。房颤的二级预防目的是降低房颤的复发率。研究表明，阵发性房颤患者同时加用普伐他汀和依那普利联合抗心律失常药物在维持窦律上更为有效。

【他汀类药物预防房颤】

他汀类药物通过阻断肝脏胆固醇合成，并促进肝细胞表面 LDL-C受体的表达，可有效降低 LDL-C，同时减少临床心血管事件的患病率和病死率。除降脂作用外，他汀类药物对内皮、心肌功能、氧化应激、斑块稳定、炎症及血栓形成都有着直接的作用。因此，他汀类药物预防房颤的可能机制：改善内皮功能、抗炎作用、抗氧化作用、神经激素调节。目前针对他汀类药物预防房颤的临床研究很少，尚无大规模、随机、双盲的临床研究。部分研究结果提示，他汀类药物对于房颤有预防作用，特别是减少房颤复律后复发的作用。

Advancent 注册研究为前瞻性、纵向、多中心、观察性注册研究,对 25 268 例注册登记的左心室收缩功能减退患者进行亚组分析。平均年龄 66 岁,平均左室射血分数 31%,71.8% 患者有高脂血症,其中 66.8% 接受了调脂药物的治疗。结果显示,调脂药物治疗可以显著降低患者的房颤发病率并且其疗效与治疗前患者的血脂水平无关,调脂药物对左心室收缩功能障碍出现房颤风险的作用,是独立于降脂之外的效应。Tieleman 研究结果同样显示,他汀类药物能降低左房扩大和左室肥厚患者的房颤发生率,年龄超过 65 岁的患者尤其明显($P < 0.001$)。ARMYDA-3 研究是近期进行的比较有力的他汀类药物对房颤预防作用的研究,首次显示他汀类药物降低心脏手术后心血管事件危险的研究。与安慰剂比较,阿托伐他汀组术后房颤发生率明显下降(35% 对 57%,$P = 0.003$),阿托伐他汀治疗使发生房颤的风险降低 61%($P = 0.017$)。

由于上述循证医学的证据,2010 年欧洲新版指南中针对房颤的上游治疗提出了一级预防和二级预防的概念。一级预防的适应证为:

IIa 类

(1) ARB 及 ACEI 类药物应用于心力衰竭和左室射血分数减低的患者,预防房颤新发。

(2) ARB 及 ACEI 类药物应用于高血压,尤其是左室肥厚的患者,预防房颤新发。

(3) 他汀类药物应用于旁路移植术后(伴或不伴瓣膜手术)患者,预防房颤新发。

IIb 类

他汀类药物应用于器质性心脏病尤其是心力衰竭患者,预防房颤新发。

III 类

ARB/ACEI 和他汀类药物不建议用于没有器质性心脏病患者的房颤的一级预防。

房颤上游治疗二级预防的适应证为:

IIb 类

(1) 房颤复发的患者在进行电转复和接受抗心律失常药物治疗前,可考虑 ARB/ACEI 治疗。

(2) 无明显器质性心脏病的阵发性房颤或持续性房颤患者,若有使用 ARB/ACEI 的其他适应证(如高血压),那么此类药物对于预防房颤复发可能有帮助。

(陈柯萍)

第36章　室性心动过速的诊断与治疗

一、概　　论

在各种心律失常中,室性心动过速(ventricular tachycardia, VT,室速)是危害程度较高的心律失常。室速包括多种机制和表现形式,临床分类也有多种标准。例如,根据起源部位(流出道室速、分支性室速)、形态(单形性室速、多种单形室速、多态室速、多形性室速)、对药物的敏感性(维拉帕米敏感性室速、腺苷敏感性室速)、发生机制(折返性室速、自律性增高性室速、触发机制室速)或基础心脏病(致心律失常性右室心肌病室速、缺血性室速、扩张型心肌病室速)等,这也全面反映了室性心动过速的复杂性。

近年来,室性心动过速的介入治疗取得了较大的进展,2010年,多个国际心律的学会首度联合制定了室速的导管消融指南。在分类方面,主要将其分为单形性、多种单形性(不同时间发作的室速形态不一样但每次均为一种形态)、多态性(同一次发作中出现两种不同形态的室速)以及多形性室速(类似于尖端扭转型室速)。这样的分类主要是着眼于消融的适应性。除了多形性之外,目前,其他形态的室速均有被消融根治或改善的可能。但令人遗憾的是,相关的知识尚未能得到很好地普及,临床上相当多的室速患者未得到适当的处理,而且多数偏于过度治疗。

【室速的机制】

室性心动过速的机制包括自律性增高机制、触发机制以及折返性机制。一般而言,发生在无明显器质性心脏病患者的特发性室速占了临床上室速的大部分,其中,流出道室速约占特发性室速的2/3,此类室速的机制主要是触发性机制。而与左束支的分支(左后分支占绝大多数)末梢的浦肯野(Purkinje)纤维有关的左室特发性室速已被大量的证据证实为折返性机制(折返环较小)。自律性机制的室速无论在特发性还是器质性室速患者中均比较少见。

大量的临床资料已经证实,折返性机制在器质性的单形、持续性室速的发生机制当中占大多数。一般认为,折返性室速的发生必须要有一个缓慢传导通路的存在,这个慢传导通路周围应当存在病变的心肌作为其永久性或功能性的屏障。较易引发折返性室速的心肌病主要有致心律失常性右心室心肌病、冠心病、肥厚型心肌病以及扩张型心肌病,当然也可能是局灶性心肌病。

【室速的风险评价】

在对室速进行处理之前，除了需要对其发生机制和诊断、治疗的要点有基本的了解之外，还应当对其风险性进行评价，以便对各种治疗措施的风险 - 收益比及成本 - 效益比予以权衡，制订恰当的处理对策。这在缺血性室速或心肌病室速尤为重要。表 36-1 列举了一些主要评价措施。相关研究的结果表明，年龄、左室舒张末径、心功能等因素与室速的风险相关度较高。

表 36-1　室性心动过速风险评价的手段

手段	获取的信息
病史和体检	年龄、心衰、既往心脏病史
心电图	当前心律失常；是否有陈旧心肌梗死
超声	LVEF
放射性核素显像	LVEF
Holter	室性期前收缩、非持续性 VT 发作特点及心率变异性
SAECG	晚电位
运动试验	运动诱发的心律失常、缺血
磁共振	心脏大小和结构、心肌病变
冠脉造影	冠状动脉状况；LVEF（有创）
电生理检查	心律失常的可诱发性（有创）

临床上判断室速的风险，最重要的指标是年龄和心功能。年龄也是重要的风险指标，大于 65 岁是相对高危的指标。而室速是否严重，并不仅取决于发作时心率的快慢。尽管一般而言，多数学者认为大于 230 次 / 分是提示室速导致猝死风险明显增高的分界线，但我们的临床经验表明，没有明显心功能障碍的致心律失常性右室心肌病患者即使心率达到 300 次 / 分，部分患者仍然有较好的耐受性，但对于晚期扩张型心肌病患者，即使室速心率只有 110 次 / 分，也可导致休克甚至死亡。因此，判断室速是否恶性，最终取决于其对血流动力学的影响。只要血流动力学不稳定，即应该认为是高危室速。

【室速诊断的基本原则】

尽管心肌纤维化、心肌梗死、代谢异常、既往心脏手术史、室壁瘤和引起心脏与胸壁相对位置改变的胸壁畸形等因素均可能在不同程度上对体表心电图的标测精度有所限制，心电图仍然是室速起源点最好的第一推测指标。即使在最不正常的心脏,训练有素的专科医生也可根据心电图将心律失常的起源部位判定在相对准确的范围内。

因此,应该尽可能地捕捉患者每次和每种室速的 12 导联心电图。普通的三导联 24 小时动态心电图虽可提供室速是否多源、发作频度情况等信息,但对室速的定位价值实在有限。如果室速的频率较快(>220 次 / 分),从单个体表导联往往难以识别 QRS 的起始部,这对判定室速的起源会造成很大困扰,而多导联(3 或 12 导联)同步记录就有助于识别 QRS 的起始及 V_1 导联的束支阻滞类型。而 12 导联的 Holter 资料无论对室速的诊断、定位或是风险评价方面的价值就更加强大。因此,尽可能全面地获取 12 导联的室速心电图对于确定标测手段和治疗方案有重要的意义。

在根据体表心电图对室速起源进行判断时有一些基本的规律。首先,基本的定位原则是,LBBB 图形的室速一般总是源于右心室,而 RBBB 图形的室速则源于左室。其次,在任何导联出现 QS 即提示激动正离开该导联所在的位点。另外,QS 波群越窄,其起源点就越靠近室间隔和(或)为正常心脏。起源于心内膜或中层心肌的特发室速的 QRS 起始的上升往往较快。而起源于心外膜的室速则大多以宽 QRS 及上升支宽钝为最基本的特征。

总体而言,室速的 QRS 越宽(未服药的情况下),室内传导越慢,其最典型的病例见于室速起源于有严重瘢痕的游离壁患者。此外需要注意的是,使用阻滞 Na^+ 通道的抗心律失常药和(或)有代谢异常(高钾血症、酸中毒),在室上性或室性心动过速均可导致 QRS 增宽。

本章将对一些常见的室性心动过速进行简要介绍,重点在于临床的诊断和治疗适应证。

二、特发性室性心动过速

由 Gallavardin 于 1922 年最早报道。所谓特发性室性心动过速,是指经过详细的病史、体格检查,并经过心电图、X 线及心脏超声等检查排除了持续存在的明显器质性心脏病的患者所发生的室性心动过速。显然,这样的分类基础是较为粗略的,但在当前缺乏更好分类手段的情况下依然被沿用。

特发性室性心动过速主要包括流出道室性心动过速(包括右室和左室流出道,亦被称为腺苷敏感性室速)、特发性左心室室速(亦被称为维拉帕米敏感性室速或分支性室速)以及二尖瓣环周围起源的室速。

【流出道室速(outflow tract ventricular tachycardia, OT-VT)】

根据阜外医院的资料统计,此型室速多见于中、青年患者,平均就诊年龄约 37 岁,女性稍多于男性。该型室速约占全部特发性室速的 2/3,而其中的 2/3 又主要表现为"频发的单形室性期前收缩、部分成对成串",即所谓反复发作的单形性室性心动过速(repetitive monomorphic ventricular tachycardia, RMVT),此型室速往往被许多临床医生诊断为"心肌炎后遗症"伴发的频发室性期前收缩和短阵室速,大多给予抗心律失常药物治疗而未被建议接受介入治疗。需要注意的是,大概有 14%~30% 的流出道室速患者可能会伴有黑矇甚至晕厥,但其临床预后通常良好。

虽然被归类于特发性室速,但近年的研究发现,相当比例的患者伴有右心室流出道的局部心肌变薄、瘤样扩张等异常。我们在临床工作中也发现,相当多的患者既往有较明确的非特异性感染史。近来由资料显示,患者可能存在心肌炎或者局灶性心肌病的磁共振证据。在发病机制方面,此类室速绝大多数为触发机制。一般多数为儿茶酚胺敏感性,即多在激动、运动、劳累、饮酒等情况下易发作。

1. 诊断　右室流出道室速的诊断要点为体表 12 导联心电图表现为左束支阻滞图形且Ⅱ、Ⅲ、aVF 导联均为 R 型(图 36-1)。

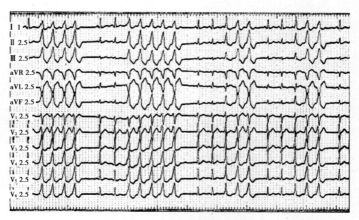

图 36-1　RVOT 室速心电图

其主要特点是 LBBB 及Ⅱ、Ⅲ、aVF 呈 R 型。事实上,本例也是典型的 RMVT,即反复发生的单形性室速(repetitive monomorphic ventricular tachycardia)。本例的特殊之处在于其病灶并不位于常见的间隔侧而在后壁

左室流出道室速的心电图表现与右室流出道 VT 相似，典型的左室流出道（LVOT）室速最主要的不同点在于其 V_1 导联的 R 波往往显得较宽大，一般而言，如 V_1 的 R 波时限超过 QRS 总时限的 50%，R/S 振幅比率 >0.3，都应该怀疑为 LVOT 起源。当然，右冠状窦或无冠状窦起源的室速心电图表现又不相同，但鉴于其罕见且除了电生理医生进行消融时有必要了解之外，其鉴别与否对临床治疗无意义。

应当注意，胸导联电极的放置位置是否准确，对心电图的鉴别其为右室流出道（RVOT）或 LVOT 的诊断价值有较大影响。

应当注意，临床上相当多的室性期前收缩患者属于此类型，其心电图特点完全一致。一般而言，这一类的期前收缩和室性心动过速属于良性，对于无器质性心脏病的患者绝大多数情况下不具有致命性。但偶尔也有 R on T 型室性期前收缩导致室颤的病例。

频发的室性期前收缩是否会引起心脏的器质性改变目前尚无定论，但我们确实观察到数例长期频发 RVOT 室性期前收缩患者出现扩张型心肌病表现，在消融之后短期内心脏迅速缩小的病例，其中一例典型病例自 12 岁起发现室性期前收缩二联律，一直服用各种抗心律失常药物无效，期间心脏超声一直正常，但在 21 岁时左心室舒张末径开始增大，至 24 岁时达 70mm，接受射频消融成功，一月后复查，左室舒张末径已经缩小到 60mm。究竟频发的室性期前收缩在什么情况下会导致心动过速性心肌病样改变，尚需进一步的研究。偶尔也有期前收缩二联律导致低血压的病例。

2. 药物治疗　虽然被称为腺苷敏感性室速，但由于腺苷昂贵且不易保存，并可导致一过性房室传导阻滞等因素，实际工作中几乎不用腺苷来终止其发作。事实上，几乎所有的抗心律失常药物均可能对此种室性心动过速有效。

相对而言，β 受体阻断药、Ⅰc 类的普罗帕酮、钙通道阻滞药等的效果较为突出，其有效率大致介于 30%～60% 之间。在室速发作时，我们一般首选普罗帕酮 70mg/ 次，静脉推注。口服药物也以普罗帕酮及 β 受体阻断药为首选。综合考虑疗效、疗程及毒副作用的因素，胺碘酮不适合作为首选。

虽然药物治疗对多数患者均有效果，但抗心律失常药物事实上无法根除此种室速或期前收缩，虽然某些患者在给予抗心律失常药物之后有效且在停药之后不再发作，但这样的结果实则是引发室速或室性期前收缩的局部心肌病变的自然转归而非药物之功。

3. 介入治疗　由于病变往往局限于右心室流出道内平均不足 1cm^2 的范围，其导管消融的器材相对较少，多数病例只需经股静脉穿刺放入大头电极即可,当然,我们建议常规放置希氏(His)束电极以便进行电生理检查。射频消融治疗此类室速的成功率介于 60%～95%,这主要取决于室速病灶的部位与数目、标测的技术和医生的经验。另一种情况是,目前发表的文献其病例数大多不足 30 例,这样就存在有意或无意的选择性施行消融的可能,换言之,接受消融的患者很可能是术者相对有把握和容易的病例,这样可能导致消融成功率很高。实际上,根据我们对多篇报告的分析和临床经验,在不刻意选择病例的情况下,多数医院此类室速的消融成功率不大可能会达到 80% 以上。作为国际上完成病例位居前列的中心,根据我们的经验,其消融的根治率可以达到 95%,但这需要建立在大量的病例和经验积累基础之上。偶尔可见到外膜起源的 RVOT 室速,其消融效果相对较差。

左室流出道室速方面,因其起源部位相对较小而局限,消融的成功率往往可以高于 RVOT 室速。但另一方面,因靠近冠脉开口,其消融的风险相对较高。一般在消融前会进行冠状动脉造影以策安全,放电部位尽可能远离冠状动脉开口。对于距冠状动脉开口较近的室速起源点,出于安全的考虑,可以采用冷凝治疗。

需要特别指出的是,临床上可有高达约 30% 的流出道室速患者于发作时伴有晕厥或黑矇,这主要是因为此型室速不仅有室房分离,而且其起源点位于右心室流出道,室速发作时左、右心室激动时间的差异较一般室速更大,所以,在频率过快时,更容易导致心脏每分射血量不足,从而发生晕厥或黑矇。但这并不意味着其有 ICD 的植入指征,射频消融依然应当作为首选,并且绝大多数情况下,可以根治室速。事实上,我们迄今对近数十例的此类患者所进行的消融均获成功,无一植入 ICD,随访亦无复发或猝死。

另外,临床上许多自幼有频发室性期前收缩的年轻患者可能并无明显的症状或者其症状已经可以耐受,但考虑到消融治疗具有较高的根治率和安全性,并且费用也不高,还是应该建议患者接受根治性的消融治疗。

【特发性左室室速(idiopathic left ventricular tachycardia, ILVT)】

特发性左室室速也被称为维拉帕米敏感性室速或分支性室速。其发病机制为折返性机制,被认为与左后分支的 Purkinje 纤维网及周围心肌有关,也有少数起源于左前分支附近。曾经有学者报道,它的发生与左心室假腱索有关,后来被大量证据所推翻。有趣的是,根据阜外医院的统计,此型室速绝大多数于青少年时期发病,且男性所占比例超过 80%,而且,与国外的资料相比较,似乎中国人发生此种室速的概率较欧美人为高。

1. 诊断　绝大多数的 ILVT 心电图仅表现为右束支阻滞及电轴左偏（左后分支起源，见图 36-2），偶见右束支阻滞伴电轴右偏（左前分支起源）。

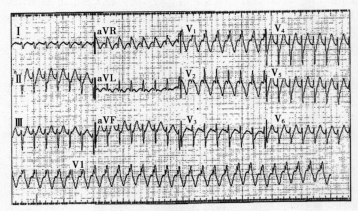

图 36-2　典型的 ILVT 心电图
此为左后分支起源，心电图表现为 RBBB 加电轴左偏

需要注意两点，首先，由于其起源点位于正常的窦性心律左心室激动部位，因此，所造成的心室激动的不同步（QRS 增宽）程度明显较 RVOT 室速为轻，因此，大多数 ILVT 的 QRS 波群时限并不太长（平均 110 毫秒），加上其对维拉帕米反应良好，很容易被误诊为室上性心动过速。其次，有器质性心脏病（例如扩张型心肌病）的患者偶尔也可以发生 ILVT，其诊断主要取决于心电图特点，而不应因为有心肌病的存在而诊为器质性室速，以致在治疗方案的决策方面导致误判。

由于其起源部位基本与正常心肌去极化顺序接近，因此，对血流动力学的影响相对而言是所有室性心动过速中最小的。我们曾经遇到数例罕见的永久性室速患者，其 150～200 次／分的顽固性 ILVT 持续达 1～3 个月，药物均无效，虽然后期均可能造成肺和体循环淤血以及心动过速性心肌病，但其室速持续如此之久，也说明其恶性程度很低。

2. 药物治疗　显然，发作时采用维拉帕米静脉推注是首选，成人一般 5mg／次，注射时间应当不少于 1 分钟。少数发作时间较长的患者，如维拉帕米无效，可以给予普罗帕酮 70mg／次，静脉推注。鉴于其阵发性的发作特点，一般不主张通过平时口服药物预防发作。

3. 介入治疗 与 RVOT-VT 发生于锥管状的结构不同，ILVT 一般位于室间隔左侧表面，为一平面结构，因此，其标测定位相对容易，一般也只需分别经股静脉和股动脉送入 His 束和大头电极。并且，由于绝大多数的 ILVT 的发生均与左后分支的 Purkinje 纤维网及局部心肌有关，一般可以依靠 Purkinje 电位辅助定位，所以，一般其消融成功率达到 90% 以上并不困难。但相应发生房室传导阻滞的风险在室性心动过速的消融中也最高。就消融策略而言，多数学者相信阻断左后分支即可奏效，事实上，相当多的事实已经证实，此种策略的成功率并非像想象的那样高。消融造成左后分支阻滞之后室速仍然发作的情况并不少见。除了依靠 Purkinje 电位之外，还应该结合激动顺序标测。原则上，理想靶点局部电位在室速时应当较体表心电图平均提早 20 毫秒以上。另外，由于其折返环路较小，起搏标测也可有标准，尤其是诱发重复性较差的病例。

导管消融治疗 ILVT 时，也可能因为定位不够准确和（或）消融未形成不可逆的损伤灶而导致患者发生无休止甚至是永久性的 ILVT 室速。好在其血流动力学较稳定，可以择期再行射频消融。另一种情况是，在消融了左后分支起源的室速之后，患者术后发生左前分支起源的室速，根据我们的标测结果，绝大多数均为左后分支起源的室速消融不彻底导致的复发，但出口改为左前分支所致。应该避免轻率地消融左前分支导致传导系损害。

三、器质性心脏病室速

相对于特发性室速的单纯和低风险，伴发于器质性心脏病的室速的临床表现更为多样，致命性更高，且治疗效果往往较差。理论上，所有的器质性心脏病患者均有可能出现室性心律失常，本文着重介绍临床上相对常见的几类器质性心脏病室速的临床特点和治疗对策。需要强调的是，目前大多数器质性心脏病室速尚缺乏可靠的根治手段，ICD 加药物治疗对于所有的伴有血流动力学不稳定的器质性室速都应当是治疗首选，而导管消融更多的是以减少发作、改善症状为主要目标，或者是在无法或不能耐受 ICD 治疗的情况下作为次选疗法。

【致心律失常性右室心肌病室速】

致心律失常性右室心肌病室速（arrhythmogenic right ventricular cardiomyopathy VT，ARVC-VT）曾经被称为致心律失常性右心室发育不良（dysplasia）。目前已经确认和细胞桥粒蛋白基因变异有关，运动、紧张和儿茶酚胺水平增高有助于其表达和病变发展。主要病理改变为脂肪和纤维替代、右心室（RV）扩大、室壁变薄、单个或多个室壁瘤。多发于中青年,是年轻人最常见的心脏性猝死(SCD)原因。有报道显示,由伴发于 ARVC 的室速所导致的猝死约占年轻人猝死总数的 50%。但 WHO 的专门工作组早在 1996 年发表的报道已表明,此病为获得性的心肌细胞凋亡、坏死继而被脂肪和纤维组织替代,因此建议改称致心律失常性右心室心肌病。阜外医院心律失常中心收治的一组 ARVC 患者中 50 岁以后才出现临床症状者约占 1/3。就病程而言,ARVC 可能分成 4 个阶段:

A. "隐匿期":解剖改变轻微,心律失常亦少,但可能发生猝死;

B. 发生明显的室速,SCD,RV 结构和功能异常更明显;

C. 右心室功能恶化而左心室功能尚可;

D. 双心室衰竭。

ARVC 患者的室速往往是多种单形性的,即每次发作为单一形态,但可能有不同形态的室速分别发作。一般以右室非流出道室速为主(只要在 Ⅱ、Ⅲ 和 aVF 导联中任一导联见到 s 或 S 波,即可判断为非流出道起源),也可能伴有 RVOT 室速或期前收缩,部分患者晚期还可能出现左室室速。目前认为,其室速的机制多数为折返性机制。

1. 诊断　目前 ARVC 的诊断标准依然是采用 WHO 工作组于 1996 年提出的标准(表 36-2)。诊断的确立需要具备两个主要依据或 1 个主要依据加 2 个次要依据或 4 个次要依据。

既往的诊断标准的基本前提就是寻找心肌病的证据。遗憾的是,相当多的患者无论是心脏超声还是磁共振均无法发现明确的病变证据。事实上,有学者报道,MRI 的阳性检出率低于 50%,而另一组学者因此特别加强了对此类疾病的 MRI 诊断,却又导致 50% 假阳性。新的诊断标准将室速心动过速列为主要的诊断依据,加上临床上容易判断的去极化和复极异常,使得心律失常医生可以仅根据心电图表现即可确诊而无需依赖影像学证据。此外,对于超声等影像学诊断的具体参数也更加详细地进行了界定。

典型的 ARVC 室速心电图特点:左束支阻滞,Ⅱ、Ⅲ、aVF 导联为 QS、rS 或 RS 波。部分患者可能多形性,部分患者可能合并 RVOT-VT 甚至左室 VT。

2. 药物治疗　对于此型室速,药物的效果均不肯定;临床上紧急终止可采用胺碘酮或普罗帕酮静脉注射;如果血流动力学不稳定可进行体外电转复。

预防发作的药物:综合临床疗效和长期服用的考虑,首选索他洛尔。其他可以选择胺碘酮、普罗帕酮、β 受体阻断药、美西律等。

3. 介入治疗　该型室速的诱发、定位、消融和验证均较困难,且

表 36-2 目前 ARVC 的诊断依据

I. 整体或局部功能障碍和结构改变*	主要标准	二维超声：右室局部无运动、运动障碍或室壁瘤，伴下列表现之一（舒张末期）： 1. 胸骨旁长轴（PLAX）RVOT≥32mm（[PLAX/BSA]≥19mm/m^2） 2. 胸骨旁短轴（PSAX）RVOT≥36mm（[PSAX/BSA]≥21mm/m^2） 3. 面积变化分数（FAC）≤33% MRI：右室局部无运动/运动障碍或收缩不同步，伴下列表现之一： 1. 右室舒张末容积（RVEDV）/BSA≥110ml/m^2（男）或≥100ml/m^2（女） 2. 右室射血分数（RVEF）≤40% 右室造影：右室局部无运动、运动障碍或室壁瘤
	次要标准	二维超声：右室局部无运动或运动障碍，伴下列表现之一（舒张末期）： 1. PLAX RVOT≥29 且＜32mm（[PLAX/BSA]≥19 且＜19mm/m^2） 2. PSAX RVOT≥32 且＜36mm（[PSAX/BSA]≥18 且＜21mm/m^2） 3. 面积变化分数（FAC）＞33% 且≤40% MRI：右室局部无运动/运动障碍或收缩不同步，伴下列表现之一： 1. RVEDV/BSA≥100 且＜110ml/m^2（男）或≥90 且＜100ml/m^2（女） 2. RVEF＞40% 且≤45%
II. 室壁组织学特征	主要标准	至少一份活检形态学分析显示残余心肌细胞＜60%（或估计＜50%），伴右室游离壁心肌组织为纤维组织所替代，伴或不伴脂肪组织替代
	次要标准	至少一份活检形态学分析显示残余心肌细胞 60%～75%（或估计 50%～65%），伴右室游离壁心肌组织为纤维组织所替代，伴或不伴脂肪组织替代

续表

Ⅲ. 复极异常	主要标准	右胸导联（V₁、V₂、V₃，或以远）T 波倒置（14 岁以上，除外完右 QRS≥120 毫秒）
	次要标准	1. V₁、V₂ 导联 T 波倒置（14 岁以上，除外完右），或 V₄、V₅、V₆ 导联 T 波倒置； 2. V₁～V₄ 导联 T 波倒置（14 岁以上，伴完右）
Ⅳ. 去极化/传导异常	主要标准	右胸导联（V₁～V₃）Epsilon 波（QRS 波终末部重复出现的低电压信号）
	次要标准	1. 标准心电图 QRS<110 毫秒情况下，SAECG 至少 1/3 参数出现晚电位 2. 滤过 QRS（fQRS）时限≥114 毫秒 3. QRS 终末低于 40μV 部分（低电压信号）时限≥38 毫秒 4. 终末 40 毫秒均方根电压≤20μV 5. V₁、V₂ 或 V₃ 导联 QRS 终末激动时限≥55 毫秒（自 S 波最低点至 QRS 末端，包括 R′波），除外 CRBBB
Ⅴ. 心律失常	主要标准	持续性或非持续性 LBBB 型室速，伴电轴向上（Ⅱ、Ⅲ、aVF 导联 QRS 负向或不确定，aVL 导联正向）
	次要标准	1. 持续性或非持续性 RVOT 型室速，即 LBBB 型伴电轴向下（Ⅱ、Ⅲ、aVF 导联 QRS 正向，aVL 导联负向），或电轴不明确 2. Holter 示 24 小时室性期前收缩>500 个
Ⅵ. 家族史	主要标准	1. 一级亲属中按现行诊断标准有明确诊断为 ARVC/D 的患者 2. 一级亲属中有经尸检或手术确诊为 ARVC/D 的患者 3. 经评估明确患者具有与 ARVC/D 发病相关或可能相关的致病突变
	次要标准	1. 一级亲属有 ARVC/D 病史但无法证实其是否符合现行工作组诊断标准 2. 一级亲属有可疑 ARVC/D 引起的早年猝死（<35 岁） 3. 二级亲属中有病理学证实或符合现行工作组诊断标准的 ARVC/D 患者

续表

ARVC/D 诊断条件	**确诊 ARVC/D：** 2 项主要标准，或 1 项主要标准加 2 项次要标准，或 4 项次要标准 **临界 ARVC/D：** 1 项主要标准和 1 项次要标准，或 3 项不同分类的次要标准 **疑似 ARVC/D：** 1 项主要标准或 2 项不同分类的次要标准

消融发生严重并发症的风险较高，被大多数心律失常医生视为导管消融的难题。其失败率和再发率均较高。近年随着心内标测技术的进步好外膜标测消融技术的成熟，部分领先团队的消融成功率已经提高到 80% 以上。

ICD 依然是具有猝死高风险患者的首选治疗对策，尽管它只是姑息性的控制措施。目前，抛开经济负担问题而仅就治疗原则而言，对那些室速频率 >220 次/分，或者有黑蒙/晕厥史或家族猝死病史的患者，都应该常规建议其接受 ICD，而导管消融只能是第二选择。值得注意的是，部分累及左室的患者易被误诊为扩张型心肌病，另一方面，由于左室功能障碍，可能相对较慢的室速（例如 <200 次/分）即可导致晕厥甚至猝死。

【心肌梗死后室性心动过速】

心肌梗死患者伴发的室速和室颤导致患者猝死的主要因素。由于缺乏相关的大规模临床观察资料，其在中国人的发病率目前仍不清楚。此型室速的典型机制为折返性机制所致，但自律性和触发机制也不罕见。其发生与缺血 - 坏死 - 存活心肌细胞交错的慢传导区密切相关。图 36-3 的模式图反映了目前对于此类室速的折返性机制的认识，事实上，它也可以用来解释 ARVC 室速的折返途径。

显然，对于此型室速，对其风险性的评价较一般的患者更加重要。Willems 总结了其心肌梗死后患者的临床变量与病死率之间的关系（表 36-3）。

1. 诊断　理论上，任何发生于心肌梗死后患者的室性心动过速都应该被诊断为心肌梗死后室速。虽然其可以是多形性的，但绝大多数还是起源于游离壁，因此，冠心病患者的右束支阻滞图形室速，均应考虑与心肌缺血有关。

2. 药物治疗　几乎所有的抗心律失常药物都会被用于此型室速。虽然今年来胺碘酮的使用越来越有取代其他药物之势，但对于急性

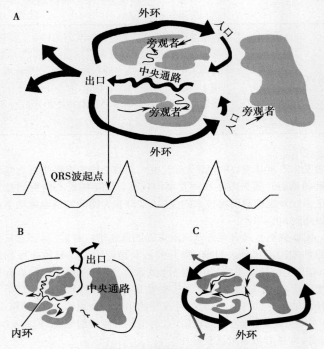

图 36-3 经典的缺血性室速折返通路示意图

表 36-3 心肌梗死后室速的临床变量与病死率的关系

变量	风险率（RR）	95%CI	P
首次 VT/VF 发生于 MI 后 6 周内（>48 小时，<6 周）			
>70 岁	4.5	2.6～7.7	0.000 01
心搏骤停	1.7	1.0～2.8	0.0025
Killip Ⅲ 或 Ⅳ	3.5	1.5～4.4	0.0031
前壁心肌梗死	2.2	1.2～3.9	0.0158
既往多次心肌梗死	1.6	0.9～2.7	0.1057
首次 VT/VF 发生于 MI 后 6 周之后			
Q 波心肌梗死	2.1	0.8～5.9	0.0734
心搏骤停	1.7	1.1～2.9	0.0455
Killip Ⅲ 或 Ⅳ	1.7	0.8～3.4	0.1861
既往多次心肌梗死	1.4	0.8～2.4	0.2559

缺血期发生的室速，利多卡因往往更加有效，尤其是胺碘酮效果不佳者。除非患者心肌电生理特性发生自限性地演变以致室速病灶消失，事实上是没有任何药物能够真正地治愈室速的。另一方面，心肌病变的发展也可能会产生新的室速。

3. 介入治疗 也正因为如此，如果患者有发作时血流动力学不稳定、黑蒙、晕厥等情况，应当常规建议其接受 ICD 治疗。当然，对于 LVEF 已低达 20% 左右的终末期患者，现有的资料显示患者受益有限。这些患者可能会受益于能提供心室同步功能的三腔（双心室）起搏除颤器（CRT-D）。

在导管消融方面，面临的主要难题有二。首先是如何能够快速、准确地标测到室速折返路径；其次，即使已经找到了关键的折返通路，如何能够保证消融能量能在心肌梗死之后的瘢痕与心肌交织的区域形成足够深的有效损伤灶。遗憾的是，迄今这两个要求依然难以解决。在消融能量方面，建议采用盐水冲洗大头。阜外医院于 2001 年率先在国内开展了心肌梗死后室速的消融，所以采用的标测手段为心内非接触式标测技术。该技术能提供高精度的四维标测，理论上只需一次室速搏动甚至室性期前收缩即可对病灶（至少是出口）进行标测。迄今我们的消融成功率对于单形室速可达90%。但总体而言，目前国际上导管消融治疗心肌梗死后室速的成功率难以令人满意即使是单形性 VT，即时成功率介于 57%～90%，复发率 17%～50%。也正因为如此，ICD 依然是治疗的首选。

【束支折返性室性心动过速】

束支折返性室性心动过速（bundle branch reentry ventricular tachycardia，BBR-VT）1974 年由 Akhtar 等首先报道。根据国外文献报告，在扩张型心肌病患者的室速中，此型室速所占比例可达 40% 左右。它也是目前唯一的其折返路径已经完全清楚的折返性室性心动过速。虽然国外的相关报告不少，但一直以来国内似未见确诊病例。究竟是国人发病率极低或是因为对其认识不足所致，尚待考证。我们于 2003 年在国内首次确诊了 BBR-VT 的并成功地进行了消融治疗。

此型室速最常见的基础心脏病为扩张型心肌病和缺血性心肌病。患者往往伴有左心室功能障碍和充血性心力衰竭症状。

希氏束（至少其远端）、双束支、浦肯野系统以及心室肌是折返环路不可或缺的组成部分。希 - 浦系的传导异常被认为是导致此类心律失常的关键因素，其典型的表现为心室内传导延迟或束支阻滞，窦性心律时 HV 间期一般 >60 毫秒。一般以 LBBB 型最多见，因为左束支似乎天然地倾向于前传延迟或阻滞，因此，此型室速在希氏束激动之后一般以右束支前传，在激动了室间隔之后沿左束支逆传，回到希氏束，再一次开始此折返过程。也可能反过来沿左束支前传而沿右束支逆传。另外，值得指出的是，虽然多数扩张型心肌病患者的窦性心电图往往表现为 LBBB，但并不表示其左束支真正存在阻滞，而只反映其传导延迟，因此，能够构成束支间的折返。如果缺乏对此类 VT 的了解，很容易导致不恰当的药物和 ICD 治疗。

1. 诊断　对于发生于扩张型心肌病和缺血性心脏病患者的单形持续性室速均排除是否束支折返性室速。诊断要点首选应该注意窦性心律时是否有 I 度房室传导阻滞和（或）束支阻滞存在，若有，就更倾向于 BBR-VT 的诊断。

大多数此类室速表现为 LBBB 型，亦即通过右束支前传、左束支逆传，这被认为与左束支本身相对倾向于逆传的特性有关。当然，表现为 RBBB 型（通过左束支前传、右束支逆传）的束支折返性室速也不罕见。偶尔也有发生在左前与左后之间的折返。其最终的确诊有赖于电生理检查。原则上，任何扩张型心肌病和缺血性心脏病患者如果发生单形性的持续性室速，均应当建议其接受电生理检查以除外束支折返性室速。应尽可能避免因为单纯的束支折返性室速而让器质性心脏病患者不适当地接受 ICD 植入治疗。

2. 药物治疗　鉴于其折返需要希 - 浦系的参与，所以，能影响希 - 浦系的药物一般都应当有效。但临床上往往因为合并扩张型心肌病而使得药物的使用有诸多顾虑。

3. 介入治疗　与其他的器质性心脏病室速不同，由于其发病机制明确，容易被根治容易，且花费相对较低，所以，此型室速不主张植入 ICD。

由于左、右束支是其必需的折返通路，所以，消融阻断其中任一束支均可根除室速。有学者认为，既然多数扩张型心肌病患者大多已有 LBBB（相对的传导延迟而非完全阻滞），就应当首选消融左束支。但临床上由于操作的便利性及习惯因素，一般都选择进行右束支的消融。而且，由于右束支也起源于左侧，相对而言，在左室消融导致完全性房室传导阻滞的风险要大。一个合理的担心是，鉴于扩张型心肌病和缺血性心脏病往往以左心室病变为主且 LBBB 发生率较高，在消融了右束支之后，原本前传功能就有所减退的左束支未来发生完全阻滞以致造成完全性房室传导阻滞。既往的随访显示这样的可能性大致在 15% 左右，并非如想象的那样高。不过，为安全起见，应当建议患者预防性地植入起搏器。对于发生于左前和左后分支之间的折返性室速，则应当选择消融左后或左前分支。由于左、右束支和分支均具有特征性的电位,位置表浅并且容易到位,因此,理论上均可消融成功。

【其他室速】

临床上可以见到的室速还包括:肥厚型心肌病室速、扩张型心肌病室速、淀粉样变性心脏病室速、儿茶酚胺敏感性室速、先天性心脏病术后室速、Brugada 综合征室速 / 室颤、致密化不全性心脏病室速等。

这些室速的机制和表现各异。其中,儿茶酚胺敏感性室速和 Brugada 综合征室速是基因相关性心律失常,前者鉴于青少年,多在运动和紧张时发作多形室速,多在成年前后死亡。治疗策略方面目前主要是给予患者能耐受的最大剂量 β 受体阻断药和植入 ICD。导管消融方面仅有个例报道。同为遗传性心脏病的 Brugada 综合征以右胸导联特征性的 ST 段抬高为主要表现,多见于青壮年男性,具有极高的猝死风险。除了以 ICD 作为首选治疗之外,因为我们自 2007 年起和泰国医生联合研究率先尝试对 Brugada 患者的右室流出道进行电学标测和消融改良,取得了令人鼓舞的成果,使得消融根除 Brugada 综合征成为可能。

其他的器质性室速的诊断往往取决于影像学和病理学证据。肥厚型心肌病室速具有多形、高危的特点。由于心肌肥厚而导致消融困难,治疗主要靠 ICD 和药物,导管消融的难度较高,效果相对较少保证。扩张型心肌病室速中除了束支折返性室速之外,其余室速的治疗类似缺血性室速。先天性心肌病室速术后容易伴发与切口瘢痕相关的折返性室速,原则上应该以导管消融作为首选治疗。而淀粉样变性和致密化不全合并室速的治疗难度相对较大,尽管有导管消融的报道,但迄今病例少且疗效不太令人满意。后者比较适宜进行外膜标测和消融。

总之,近来由于心内非接触式标测和外膜标测技术的进步,使得在室速的治疗对策方面取得了较大的进展,以往无法消融的多种单形室速、血流动力学不稳定、难以诱发和持续性不好的或者外膜起源的室速,现在均可以进行标测和消融。应当意识到,室速的分型、鉴别以及风险性的评价,几乎都建立在心电图的基础之上,因此,尽可能在室速发作时获得一份全导联心电图对于诊断的确立和治疗的决策是至关重要的。

(姚 焰)

第37章　心脏电生理检查与射频消融术

第一节　心脏电生理

一、心脏电生理解剖

【心肌细胞的类型】

心脏是一个由心肌组织构成并具有瓣膜结构的空腔器官,是血液循环的动力装置。组成心脏的心肌细胞并不是同一类型的。根据它们的组织学特点、电生理特性以及功能上的区别,将其粗略地分为两大类型。一类是被称为工作细胞的普通心肌细胞,包括心房肌和心室肌,含有丰富的肌原纤维,执行收缩功能。工作细胞不能自动地产生节律性兴奋,但是可以在外来刺激的作用下产生兴奋,同时具有较弱的传导兴奋的能力。另一类是被称为自律细胞的特殊分化了的心肌细胞,它们含肌原纤维甚少或完全缺乏,收缩功能已基本丧失。自律细胞除了具有兴奋性和传导性之外,还具有自动产生节律性兴奋的能力,组成心脏的特殊传导系统。特殊传导系统是心脏内发生和传播兴奋的组织,起着控制心脏节律性活动的作用。

【心脏传导系统的组成】

1. 窦房结　位于上腔静脉和右心耳的界沟内,长 1～2cm,宽0.5cm,主要由 P 细胞和过渡细胞组成。P 细胞是自律细胞,位于窦房结的中心部分,过渡细胞位于周边部分,不具有自律性,其作用是将 P 细胞自动产生的兴奋向外传播到心房肌。窦房结的供血来自窦房结动脉,起自右冠状动脉占 55%,起自左冠状动脉占 45%。此外,房支、支气管动脉的分支以及来自左冠状动脉的 Kugel 动脉也负责窦房结的部分血供。

2. 结间束　即连接窦房结与房室结之间的心房优势传导途径,由部分浦肯野细胞和普通的心肌细胞并行排列而成。结间束根据解剖部分可分为上结间束(Bachmann 束)、中结间束(Wenckebach 束)、下结间束(Thorel 束)共三个优势传导途径。上结间束自房间隔上缘又分为两束,一束左行延伸进入左房间隔,为房间传导的主要束支,另一束下行终止于房室结。结间束的传导速度远快于普通心肌纤维,并且有抗高血钾的功能。高血钾时心房肌不再兴奋,窦房结冲动可以沿结间束经过房室结继续下传心室,即所谓窦室传导。

3. 房室交界区　是心脏传导系统中位于心房和心室间相连部位

的特殊心肌结构,是心房兴奋传入心室的通道。房室交界区由三部分组成:房室结的心房扩展部(房结区)、房室结(结区)以及房室束的近侧部(结希区)。房室交界区的功能包括兴奋的双向传导作用、传导的延搁与过滤作用以及作为次级起搏点的起搏作用。房室交界区由房室结动脉、左房后支和房间隔前动脉供血,其中房室结的血供主要来自起源于右冠状动脉中隔支的房室结动脉。

4.房室束　又称希氏束,起自房室结穿入中央纤维体的穿部,走行于室间隔肌部与中央纤维体之间(未分叉部),最后在室间隔膜部开始分为左、右束支(分叉部)。房室束是传导系统中心房与心室冲动的唯一重要通路,全长 10~20mm,临床上可以通过放置导管电极记录到特殊的电位图,即希氏束电图。

5.左束支系统　左束支总干自房室束发出后分为较大的后分支和较小的前分支,后分支和前分支在中间隔区连接在一起,形成左间隔分支。左前分支由前降支的穿隔支供血,左后分支由右冠脉的后降支和左冠脉的左室后支双重供血。急性心肌梗死时,如果出现左后分支或左束支阻滞,说明多支血管受累,预后通常不佳。

6.右束支系统　右束支自房室束发出后沿室间隔下行,分为三段各自供应前乳头肌、右心室游离壁、右心室下间隔表层。右束支形状较为细长,在室间隔膜部下方与左前分支紧密相连,两者常同时受损,形成临床常见的右束支与左前分支双束支阻滞。右束支的血供来自前降支的第一穿隔支,故急性前壁心肌梗死时可以合并右束支传导阻滞。

7.浦肯野纤维网　是左右束支的最后分支,在心内膜下交织成心内膜下网,并垂直向心外膜延伸,深入心室肌构成心肌内网,最终与心肌细胞相连接。一条浦肯野纤维可以兴奋数以千计的心肌纤维。

8.常见的传导系统变异

(1)房室交界区双径路:房室交界区的传导可以出现纵向分离的双径路或多径路,各条径路的传导速度和不应期不尽相同,是房室交界区折返性心动过速的解剖基础。

(2)Kent 束:又称房室旁束,于 1893 年由 Kent 率先报道,为直接连接于心房肌和心室肌之间的一股心肌纤维。该束起源于房室环附近的心房肌,可以位于左、右房室环的任何部位,经过房室环的浅面,终止于心室肌。Kent 束是 WPW 综合征的解剖生理基础,临床上可以应用外科手术切断、射频消融、电消融等阻断该束,从而治愈房室折返性室上性心动过速。

(3)James 束:后结间束的大部分纤维和前中结间束的小部分纤

维可绕过房室结右侧面，终止于结的下部或房室束的近侧部，构成旁路纤维，分别称为房结旁路和房希旁路，于 1931 年由 James 首次提出。这些 James 旁路纤维由于不经过房室结的延搁，可使 PR 间期缩短，但 QRS 波群正常。曾认为是 LGL 综合征的解剖生理学基础，目前发现该纤维束在正常心脏中普遍存在。

（4）Mahaim 纤维：曾认为是由房室结与右室心内膜之间的连接纤维（结室纤维），或房室结与右束支之间的连接纤维（结束纤维），但目前认为，多数 Mahaim 纤维还是右房游离壁与右束支远端之间的连接纤维。它途经三尖瓣环，呈前向递减性传导，心动过速发作时呈左束支传导阻滞图形的宽 QRS 波心动过速。

二、心肌细胞的电生理特性

心肌组织具有兴奋性、自律性、传导性和收缩性四种生理特性。心肌的收缩性是指心肌能够在肌膜动作电位的触发下产生收缩反应的特性，是心肌的一种机械特性。兴奋性、自律性和传导性，则是以肌膜的生物电活动为基础的，故又称为电生理特性。心肌组织的这些生理特性共同决定着心脏的活动。

【心肌的兴奋性】

所有的心肌细胞都具有兴奋性，即具有在受到刺激时产生兴奋的能力。通常采用引起细胞兴奋的最小刺激强度，即刺激阈值，来衡量心肌的兴奋性。阈值大表示兴奋性低，阈值小表示兴奋性高，阈值的大小受多种因素共同影响，而并非一成不变。

兴奋性的周期性变化：心肌细胞兴奋性的周期性变化影响着心肌细胞对重复刺激的反应能力，对心肌的收缩反应和兴奋的产生以及传导过程具有重要作用。以心室肌为例，心肌细胞一次兴奋过程中，其兴奋性的变化可分为以下几个时期（图 37-1）：①有效不应期；②相对不应期；③超常期；④易损期。

【心肌的自律性】

组织、细胞能够在没有外来刺激的条件下，自动地发生节律性兴奋的特性，称为自动节律性，简称自律性。具有自动节律性的组织或细胞，称自律组织或自律细胞。

【心肌的传导性】

传导性是指兴奋或动作电位能沿细胞膜不断向远处扩布的特性。心肌在功能上是一种合胞体，心肌细胞膜的任何部位产生的兴奋不但可以沿整个细胞膜传播，并且可以通过闰盘传递到另一个心肌细胞，从而引起整块心肌的兴奋和收缩。

正常情况下，窦房结发出的兴奋通过心房肌传播到整个右心房

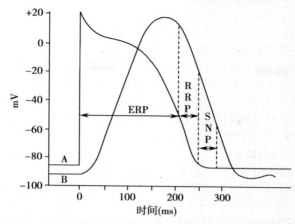

图 37-1 心室肌动作电位期间兴奋性的变化及其与机械收缩的关系
A：动作电位 B：机械收缩
ERP：有效不应期 RRP：相对不应期 SNP：超常期

和左心房，尤其是沿着心房内的"优势传导通路"迅速传到房室交界区，经房室束和左、右束支传到浦肯野纤维网，引起心室肌兴奋，再直接通过心室肌将兴奋由内膜侧向外膜侧心室肌扩布，引起整个心室兴奋。

衡量心肌细胞传导性的指标是动作电位沿细胞膜传播的速度。细胞的直径与细胞内电阻呈反变关系，直径小的细胞内电阻大，产生的局部电流小于粗大的细胞，兴奋的传导速度也较后者缓慢。心肌细胞中末梢浦肯野细胞的直径最大，兴奋传导速度最快；窦房结细胞直径很小，传导速度很慢；而结区细胞直径更小，传导速度也最慢。

由于房室交界区是正常时兴奋由心房进入心室的唯一通路，交界区的这种缓慢传导使兴奋在这里延搁一段时间之后才向心室传播，可以使心室在心房收缩完毕之后才开始收缩，不至于产生房室收缩重叠的现象。可以看出，心脏内兴奋传播途径的特点和传导速度的不一致性，对于心脏各部位有次序地、协调地进行收缩活动，具有十分重要的意义。

三、心律失常的发生机制

【自律性】

通常自律性分为正常自律性和异常自律性。正常自律性心脏的基本起搏点在窦房结，自律性的产生是由于前述窦房结细胞的 4

期自动去极化。影响窦房结自律性的因素包括窦房结细胞的最大舒张期电位、去极化阈电位以及4相去极化的斜率。异常自律性由实验干预或疾病因素引起，在它们的跨膜电位发生异常的情况下容易出现自律性。异常自律性可以发生于心脏任何部位，其机制在于心肌细胞静息膜电位明显降低后发生的自发舒张期去极化，并由此激起重复脉冲，即所谓膜电位降低引起的自律性或称异常自律性。当窦房结的正常自律性受到抑制，或异常自律灶发放的频率高于窦性心律时，即可产生心律失常。

【触发活动】

触发活动是一种异常的细胞电活动，是指心肌细胞在其动作电位的复极过程中，动作电位上的振荡性后电位或称后去极化达到去极化的阈电位时，发生了一次新的去极化和兴奋反应，这一新的去极化称为触发活动。起触发作用的搏动可以是正常窦性或其他异常搏动，包括外加的电刺激。这些后去极化如果能达到起搏阈值便造成异常的自律活动。如果该异常自律活动后的后去极化又引起另一次异常自律活动，反复循环，自律活动便不要外界的触发就能持续重复发生。

根据触发活动在先前动作电位中出现的时相，可分为早期后去极化（2、3相）和延迟后去极化（4相）。触发性心律失常可以被电刺激诱发和终止，心动过速的间期与诱发的期前刺激联律间期成正比，对钙通道阻滞药敏感，并有逐渐减速自行终止的倾向。

【折返激动】

正常情况下，窦房结发出的激动顺序地经过心脏各部位组织，使其产生一次兴奋后，该激动最终消失。在某些特定条件下，一次激动可以通过传导折回到原先已经激动过的心肌处，如果这些心肌已经脱离了前次激动的不应期，则能再次去极化，这样便形成了折返激动。

折返有三个必要条件，包括：激动传导的双径路、一条径路单向阻滞、另一条径路缓慢传导。折返性心律失常也可以被电刺激诱发或终止，心动过速的间期与折返环的长度有关而与外来刺激频率无关，如果折返环上某一点的不应期延长并超过折返周期，心动过速便得以终止。

第二节　射频消融术

一、历史的回顾

自1891年Arsonval应用高频交流电可以避免手术期间普通交

流电的不良作用以来,高频交流电中的射频电流已在外科手术中应用了一个多世纪。1960年以后,临床电生理学的理论和技术有了较大发展,心外膜和心内膜标测及心脏程序刺激技术的应用,使得人们对多种心动过速的机制和解剖基础有了更深入的认识。

首先应用于导管消融术的能源为直流电,1981年,Scheinman等首次经导管采用直流电消融房室交界区获得成功。行导管消融术时,电极导管放置于心内膜靶点处作为负极,板状电极紧贴皮肤作为正极。用一台标准的体外复律除颤器以200~300J能量放电,可产生2000~3000V,10~15A的强大电流,放电时间一般为5~6毫秒。通过导管释放的直流电能,在局部产生强大的电场和火花,引起温度和压力的急剧升高,局部组织损伤由强大的电场及热损伤和气压伤共同造成。由于此种方法造成的损伤范围难以精确控制,远离靶点的区域也可能被严重损伤,严重的并发症包括冠状窦和心室游离壁破裂、心脏压塞、心肌梗死、心源性休克、恶性心律失常及猝死等时有发生,阻碍了这一技术的广泛应用。

1985年,Huang等首次在闭胸式动物模型上使用射频电流,通过常规的2mm电极导管成功消融犬的房室交界区,造成了完全房室传导阻滞。1987年,Borggrefe等应用射频电流消融人的房室旁路获得成功。此后,射频导管消融技术快速发展并在临床广泛应用,目前已成为常用的治疗快速心律失常的非药物治疗技术之一。

二、射频消融的生物物理学基础

【射频能量的物理特性】

射频电流是一种高频交流电,其波形为连续正弦波,频率在100~2000kHz范围内,介于可听声波与超声之间。根据输出形式、电压、波形以及功率的不同,射频电流可以达到三种不同的电手术效应:①电手术切割:对组织产生电火花和切割作用。放电时,电极与组织被薄层蒸汽分裂开,蒸汽内可见到短而强烈的电火花,止血作用极小,作用类似手术刀。②电手术凝血:放电时电极离开组织产生长的火花,首先产生表浅的凝血,之后随着凝血过程继续,发生较深的坏死,焦痂硬而黑,使组织炭化。这种电火花不具有明显的切割作用,主要用于手术中止血。③电手术干燥:没有电火花的低频率凝固。电极与组织密切接触,深处凝固迅速扩散。焦痂相对较软,为淡褐色。导管射频消融利用了射频能量的第三种作用,即干燥作用,以避免在心脏内产生电火花和高电压伤。

目前临床上应用于心律失常的射频消融多采用单极能量输出方式。射频电流发生器有两个输出端通过导线与人体相连,其中一根经消融导管进入患者体内，到达心脏靶点部分，称为主动电极或消融电极；另一根经一电极板与患者皮肤表面接触，称为无关电极。这样人体和射频电流发生器之间就构成了完整的电回路。主动电极的表面积相对于体表电极板要小，其电流密度要高于体表电极板，对局部组织的热效应足以产生一个局限的损伤区，而面积较大的无关电极仅引起局部皮肤温度的轻微上升。

【射频能量的热效应】

主动电极与组织接触后，电流从金属电极头流入低阻抗和湿润的组织。导管顶端的电极本身并不产热，它只是将射频电流导入与之密切接触的心脏组织的电导体。由主动电极发出的电流与无关电极之间构成电回路，形成的电场作用于组织中的带电离子，使之运动，与组织及液体介质摩擦而产生热量，称为阻力性电热效应。在阻力性电热效应中，所产生的能量与射频电流密度的平方成正比。单极方式放电时，组织某一点的电流密度与该点距主动电极距离的 4 次方成反比，随着与主动电极距离的增大，射频电流在组织内所产生的热量将迅速减低。在距离主动电极 1mm 的范围内，射频电流才具有阻力性电热效应，这一范围以外的组织损伤主要依靠传导来的热量造成。

【射频能量的解剖和组织学作用】

经导管释放的射频电流进入组织后，使组织内温度升高，使细胞内外水分蒸发，在局部产生界限清楚的凝固性坏死，很少破坏周围正常组织。由于电流从电极到组织辐射性流动，损伤的形态常为圆形或卵圆形。急性期的组织学改变包括中央的均匀性凝固坏死区及周围的出血坏死区。显微镜下可见，损伤区中央为嗜碱性凝固性坏死，呈灰白色，周围有一层出血区，伴有单核细胞和中性粒细胞浸润，呈明显急性期反应，与正常组织间有一明确分界。慢性期的组织学改变发生在损伤区逐步修复的过程中，主要为发白增厚的瘢痕。显微镜下可见，纤维组织和肉芽组织生成及慢性炎症渗出。已经证实，在射频消融后的瘢痕组织周围未发现有缓慢传导区，不大可能产生电激动的折返运动，很少会于此再产生新的心律失常。

三、仪器与设备

尽管目前为止，导管射频消融术已经积累了足够的经验，成为一项相当安全的操作，但仍不能否认有一定比例的并发症发生。为最大限度保证患者的安全，除了由具有丰富经验的专业技术人员操作以外，心导管室良好的设施和足够的外围支持条件对于减少并发症，及时有效地处理危及生命的并发症也同样重要。

【介入性心血管操作的通用设备】

包括配有影像增强仪的单向或双向可转动的 C 形臂 X 线造影机、相应的计算机系统、12 导联心电图机、心脏直流电复律除颤器、心脏临时起搏器、多道生理监测仪、凝血时间监测器、心包和胸腔穿刺引流设备、心肺复苏的必要设备和相应的抢救药品等。

【多道心电生理记录仪】

多道心电生理记录仪是心电生理导管室的核心设备之一,用于收集、储存、显示、记录和分析电生理检查和消融过程的电生理学资料、图形和数据。一台用于射频消融的多道心电生理记录仪必须同时具备有以下特点:

1. 足够多的输入通道　包括 12 道体表心电图,24 道心内电图,2 道压力及 4 道直流信号输入通道,输出到显示器的通道至少应有 16 道。其中 24 道心内电图通道用于分析大量的心内电图资料,4 个直流信号输入通道用于同步输入与射频消融有关的外部信号,如刺激脉冲,射频输出功率,消融电极头的温度,放电时阻抗变化等。

2. 足够高的采样频率　采样频率,即每秒对信号进行采样的次数,对信号放大等处理过程中的失真具有重要意义。采样频率越高,信息丢失越少,保真度越高。心内电信号的高频成分频率一般为 500Hz,所以,生理记录仪的采样频率至少应为 1kHz,否则将因采样间期过宽,丢失信息较多而使波形失真。

3. 足够低的泄漏电流　心内输入通道应与电源线路及直流信号输入通道隔离,以防止机器泄漏电流进入人体。目前,大多采用浮地式的隔离电路以防止泄漏电流进入人体引起危险。泄漏电流必须低于美国心脏协会规定的标准($<10\mu A$)。

4. 调节增益以及可调的高通和低通滤波的性能　以适当地衰减输入信号,滤除杂波的干扰。通常情况下,当信号经过 30 或 40Hz(高通)和 400 或 500Hz(低通)滤波后,希氏束和大多数心内电图记录最为清晰。

5. 配套的计算机系统　以处理、分析、显示、储存、输出所采集到的心电信号。

【程序刺激器】

程序刺激器是诱发心律失常、了解心脏各部位传导性能和兴奋性的必备仪器。程序刺激器应具有在广阔的周长范围内(10～2000毫秒)进行起搏的能力,同时应具有感知并与当前心电信息同步的能力,以及能够根据需要以各种不同方式释放刺激脉冲的能力。

【射频消融仪】

射频消融仪是提供消融能源即射频电流的仪器,目前一般采用频率为 500kHz 的射频电流，波形为连续性非调制正弦波。射频消融仪应能以可调整的功率输出或温度控制输出两种不同方式工作，放电时间采用顺计时或倒计时方式。放电时，输出功率，阻抗，电极头温度及放电时间显示在射频仪的显示器上。

【电极导管】

电极导管包括用于标测和用于消融的电极导管。导管一般由编织的涤纶（聚酯纤维）或聚氨酯制成，有可旋转的物理特性，导管的粗细自 3F 至 8F（3F＝1mm），内有金属导丝，远端与电极相连，近端为导管插头，可插接于多道生理仪的连接转换器中。

标测导管上的环状电极一般由铂金属制成，环宽 2mm，电极的数目和电极间距有多种类型，适用于不同种类心律失常的标测。常见的标测导管包括普通的双极导管、希氏束标测用的四极导管、冠状静脉窦标测用的 10 极导管以及三尖瓣环和肺静脉标测用的 20 极导管。

消融导管有较大的导管顶端（常用的 4mm 或 8mm），因此又被称为"大头导管"。大头导管具有多种不同曲度、形状、尺寸以及硬度的型号可供选择。此外，大头导管的顶端后 8～10cm 可通过导管的手柄在体外操纵，使之向一个方向甚至两个方向弯曲，以利于到达心腔内不同位置的靶点进行消融。

四、心脏电生理检查

心脏电生理检查主要应用于明确心律失常的起源处及其发生机制，并根据检查的结果指导进一步的射频消融治疗，是导管射频消融术中的一个必要环节。此外，心脏电生理检查还可应用于评估患者将来发生心律失常事件的可能性，评估植入型心律转复除颤器对快速心律失常的自动识别和终止功能，以及通过起搏的方式终止持久的室上性心动过速和心房扑动等。

心脏电生理检查由两大部分组成：一是记录心内电活动。将电极导管安放在心脏内任何部位，调整滤波频率和适当地增益，便可以记录到该处局部电位波，其中以希氏束电图最具有重要意义；二是在心内不同部位进行电刺激，观察不同部位电活动的反应，以右心房上部或右心室心尖部为最常用的刺激部位。

【电极导管的放置和记录】

心电生理检查时通常把电极导管分别放置在右房侧壁上部和下部，右室心尖部，冠状静脉窦和希氏束区域。也可根据需要将导管放置在心腔的其他一些部位，进行左心导管术时应适当给予肝素抗凝。在绝大多数患者，常规采用改进的 Seldinger 技术，自上肢或下肢的血管将电极导管放置于心腔内，仅需在穿刺部位应用局部麻醉，检查过程中患者的神志保持清醒。

1．右心房 通常采用下肢静脉穿刺的方式，将记录电极经下腔静脉系统放置在右心房内。右房后侧壁高部与上腔静脉交界处（称HRA）是最常用的记录和刺激部位。

2．右心室 与右心房电极类似，右心室电极也多采用下腔静脉的穿刺途径。右室心尖部（称RVA）是最易辨认的，在此处进行记录和刺激的重复性最高。

3．左心房 左心房电活动的记录和起搏较难。因冠状静脉窦围绕二尖瓣环走行，故通常采用将电极导管放置在冠状静脉窦内的方式间接记录或起搏左房（称CS）。采用自颈静脉穿刺的途径较易将电极导管成功送入位于右心房内后方的冠状静脉窦口，常用的冠状静脉窦导管为6极或10极的记录电极，根据各极的先后激动顺序可以协助定位左侧起源的心律失常。

4．希氏束 位于房间隔的右房侧下部，冠状静脉窦的左上方，卵圆窝的左下方，靠近三尖瓣口的头侧。希氏束是心房和心室间主要的或是唯一的传导途径，希氏束电图（HBE）也是心脏电生理检查中不可缺少的组成部分。将电极导管经下肢静脉穿刺后送入右心房，在三尖瓣环口贴近间隔处可以记录到希氏束电图。希氏束电图由一组波群组成，其中心房电位波以 A 代表，希氏束电位波由 H 代表，心室电位波由 V 代表。将希氏束电图结合右心房与右心室记录的电位，可以测量出激动经过心脏不同部位时的传导时间。

【常用的程序刺激方式及作用】
程序刺激是为心电生理检查事先设定的刺激方式。应用不同方式、不同频率的心腔内刺激，体表心电图与心腔内电图对其进行同步记录，以观察心脏对这些刺激作出的反应。常用的刺激部位为右房上部的窦房结区域（HRA）及右心室的心尖部（RVA）。常用的刺激方式包括频率逐渐递增的连续刺激和联律间期逐渐缩短的期前刺激。

连续刺激是指以周长相等的刺激（S_1）做连续刺激（S_1S_1），持续10～60秒不等。休息1分钟后，再以较短的周长（即较快的频率）再次进行 S_1S_1 刺激，如此继续进行，每次增加刺激频率10次/分，逐步增加到170～200次/分，或出现房室传导阻滞时为止。

期前刺激是指在自身心律或基础起搏心律中引入单个或多个期前收缩（期前）刺激。常见的方式为 S_1S_2 刺激，即释放出一个期前刺激。先由 S_1S_1 刺激8～10次，称为基础刺激或基础起搏，在最后一个 S_1 之后发放一个期前的 S_2 刺激，使心脏在定律搏动的基础上发生一次期前搏动。逐步更改 S_2 的联律间期，便可达到扫描刺激的目的。如果在感知心脏自身的 8～10 个 P 波或 QRS 波后发放一个期前刺激，形成在自身心律的基础上出现一次期前搏动，则称为 S_2 刺激。

将两种不同的刺激方式与不同的刺激部位（HRA 或 RVA）相结合，可以观察到心脏对各种不同刺激的反应，也可以诱发出有临床意义的心律失常，并判断出该心律失常发生的机制，为进一步的射频消融治疗提供重要的信息。

五、常用的标测技术

确定适合发放消融能量的位置的过程构成了心内电标测，精确的标测技术有助于指引射频能量释放的准确位置。常用的标测方法包括激动顺序标测、起搏标测以及拖带标测。根据标测过程中采用电极的不同，又可以分为双极标测法和单极标测法。

【双极标测法】

双极标测法作为常规标测方法，广泛应用于各种心律失常的射频消融中。双极心内电图通过放大导管头端电极和其邻近 1～2mm 远的环状电极之间的电位差而获得。其优势在于，可以最大限度地去除远场电活动的干扰，仅保留局部的电信号。局限性在于，其仅能提供有关时间的参数，而形态对消融靶点的指引作用较小，同时由于两个电极同时参与记录，不利于准确判断电活动起源点的位置，增加了总的操作时间和无效放电的次数。

【单极标测法】

单极标测法作为独立的标测方法或是双极标测的重要补充，目前已陆续开展于多种心律失常的射频消融治疗当中。单极心内电图是通过放大导管头端电极（即探查电极）与远端电极（又称无关电极）之间的电位差而获得。其优势在于，除了提供有关时间的参数以外，心内电图上的形态特征也可以被用于判定异位激动的起源部位以及电极与组织接触的质量好坏。局限性在于，其有着包含远场干扰信号的先天缺陷，在瘢痕组织附近或是消融逐渐进行的过程中采集到的电信号较小，可能会被远场电位所掩盖。

【激动顺序标测法】

激动顺序标测法是最普遍使用的标测技术，主要应用于以自律性增高或触发激动为根本机制的快速性心律失常（如局灶性房性心动过速）以及旁路参与的室上性心动过速的射频消融治疗中。标测的方法是移动尖端可控的导管，一直到发现最早的激动部位。激动顺序标测的关键在于选择一个稳定出现的波形作为参照系（如体表心电图的 P 波），将不断移动的标测电极记录到电位的时间与之比较，直到寻找出满意的最早激动部位，即释放射频能量的靶点。

【起搏标测法】

与激动顺序标测密切相关的技术是起搏标测技术。一旦通过激动顺序标测法寻找到了消融的靶点，就可以通过导管顶端的电极对心腔进行起搏，然后把起搏时的心脏激动顺序与心动过速时的激动顺序相比较。如果全 12 导联心电图的 QRS 波群（或 P 波）形态和激动顺序在该部位起搏时与起搏前完全一致时，将该部位作为靶点进行消融通常是可以获得成功的。

【拖带标测法】

拖带标测是一种类似于起搏标测的技术，主要应用于以折返为根本机制的房性或室性心律失常中。当起搏导管位于折返的环路上，或通过保护性峡部与环路上的某一个部位连接，在该部位以比心动过速更快的频率进行起搏时，心脏的激动顺序以及获得的心电图形态与心动过速时的完全一致，称为隐匿性拖带，在该部位进行消融，通常可以获得成功。相反，如果获得的波形与激动顺序与心动过速时不完全一致，则称显性拖带，提示该起搏点位于折返环以外的部位，即旁观者部位。

六、常见心律失常的射频消融

【预激综合征与隐匿性旁路】

旁路是一种异常的结外连接，它沿着房室沟连接心房和心室的心外膜表面。旁路可以根据其在二尖瓣环和三尖瓣环上的位置、传导的类型（递减性或非递减性传导）以及传导的方向（前向、逆向或双向传导）而分类。根据心动过速时激动沿房室结前传或逆传的特点，分别将房室折返性心动过速（AVRT）称为顺向型房室折返性心动过速（O-AVRT），及逆向型房室折返性心动过速（A-AVRT）。能够双向传导的旁路在体表心电图可以表现为心室预激，如合并房室折返性心动过速（顺向型多见，逆向型亦可），则称预激综合征。单向逆传的旁路又称为隐匿性旁路，只能引起顺向型 AVRT。单向前传的旁路只能引起逆向型 AVRT，如果合并心房颤动发作，沿旁路快速前传的激动则有诱发心室颤动的危险。

对于房室旁路参与的房室折返性心动过速的射频消融，发放射频能量的最适部位是：①消融电极记录的电位中有 A 波，有 V 波，A波小于 V 波，提示电极处于瓣环位置；②显性预激旁路前传时，V比体表心电图 delta 波最早起点早 10～30 毫秒，有时可于此处记录到旁路电位（即 AP 电位）；③隐匿性旁路在心室起搏或心动过速发作时，消融电极标测到 VA 融合的部位；④如为左侧旁路，可凭借冠状静脉窦电极协助定位。在最适的消融靶点确定以后，持续发放射频能量 30～60 秒，在成功消融的部位通过旁路的传导通常在射频能量发放后 1～5 秒内阻断。

【房室交界区折返性心动过速】

发生于房室交界区内有功能性的两条通道，即快径路和慢径路之间的折返引起的心律失常，称房室交界区折返性心动过速（AVNRT）。由于快径路传导速度快，不应期长，慢径路传导速度慢，不应期短。通常情况下，心动过速沿慢径路前传，快径路逆传，即慢 - 快型 AVNRT，少数情况下也可见到快径前传的快 - 慢型 AVRT 或多条慢径之间折返的慢 - 慢型 AVRT。

房室交界区折返性心动过速的消融治疗目前一般采用消融慢径的术式，因为消融快径后常可导致房室间传导延缓，而且术中有较高的损伤希氏束导致完全性房室传导阻滞的风险。慢径消融多采用解剖定位法，有时亦可在消融电极上记录到一个跟随心房电位后的"缓慢电位"。此外，在放电的过程中可能出现的加速性交界区心律也有预测消融成功的意义，但同时需注意警惕此时也提示有发生严重房室传导阻滞的可能。

【房性心动过速】

如前所述，由自律性增高或触发激动机制引起的局灶性的房性心动过速的射频消融主要依靠精确的激动顺序标测。通过操纵在右房或左房内的一个或一个以上的可控电极导管，寻找心房内激动最早的部位，该部位的激动通常至少提前体表心电图的 P 波 30 毫秒以上。亦可通过起搏标测进一步验证靶点的位置。在消融部位确定后，发放 30～60 秒的射频能量，以终止心动过速的发作。

由手术瘢痕介导的折返性的房性心动过速，属于一种特殊类型的房内折返性的心动过速（IART），心动过速由围绕外科手术瘢痕所形成的大折返而介导，故又可称为大折返性房性心动过速（MAT）。理想的消融部位是具有缓慢传导性而受到保护的狭窄区域，即瘢痕的一端和附近的瓣环、上下腔静脉等解剖性屏障之间的区域。射频消融的术式是在该峡部进行线性消融直到该部位的传导出现双向阻滞。

【心房扑动】

心房扑动属于大折返性房性心动过速中的一种特殊类型。根据折返环的不同，又可将心房扑动分为Ⅰ型房扑、Ⅱ型房扑以及非峡部依赖性的房扑。

Ⅰ型房扑即典型房扑，其折返环涉及右心房下部介于三尖瓣环和下腔静脉瓣之间的下腔静脉瓣下峡部,因激动在峡部呈缓慢传导,对折返持续起着关键的作用,因此又可被称为峡部依赖性房扑。典型房扑的导管消融通过放置在低位右房的可移动消融导管来实施。在传导关键的下腔静脉瓣下峡部进行线性消融,直至该部传导呈双向阻滞,即可成功消融典型房扑,应用放置于右心房内的 20 极环状 HALO 导管有助于快速判断峡部传导的双向阻滞。

Ⅱ型房扑的折返环不固定,房扑波的形态与心房率多变,可以认为它是介于典型房扑与房颤之间的房性紊乱心律,故又称不典型房扑,需要采用与心房颤动的射频消融类似的方案进行治疗。

非峡部依赖性的房扑是指不涉及下腔静脉瓣下峡部的任何固定的心房折返环路的房扑,其机制和消融与前述瘢痕折返性的房性心动过速类似,在此不再赘述。

【室性心动过速】

导管消融治疗室性心动过速的成功与否主要取决于心动过速的类型和发生机制。对于发生于有器质性心脏疾患基础上的室性心动过速而言,特发性或束支折返性室性心动过速的射频消融有更高的成功率和安全性。

发生在无器质性心脏病患者的室性心动过速,常被认为是特发性室性心动过速,可以通过激动顺序标测或起搏标测的方法确定消融靶点。通过激动顺序标测证实室性心动过速的最早激动部位通常在体表心电图 QRS 波起始前至少 25 毫秒,在该部位记录到的浦肯野电位(即 P 电位)也有提示消融靶点的作用。

在束支间折返的室性心动过速,可以通过消融束支治疗。显然,消融右束支较消融左束支更能够让人接受,因此,右束支是更常选择的靶点。在希氏束远端记录到右束支分支电位的部位即为消融靶点,放电消融后可以成功治疗束支折返性室性心动过速。

【不适当窦性心动过速】

不适当窦性心动过速(IST)是一个病因不明的临床综合征,以静息时心率加快及对运动或应激反应过度为特征,最常见于从事与医疗有关职业的年轻女性。其可能的机制在于有自律性增强的原发性窦房结的功能紊乱,或是交感神经活动增强,以及窦房结 β 肾上腺素能敏感度增强导致的原发性自主神经功能紊乱。

不适当窦性心动过速的治疗要点在于对窦房结组织进行改良消融,以消除过快的窦房结频率,并使窦房结功能在一定程度上维持。消融的术式是沿着长达 4cm 的界嵴自上而下对自律性最高的窦房结头部及中部进行广泛的改良消融,目前该种心律失常的消融疗效尚不十分确切。

【心房颤动】

心房颤动是最常见的心律失常，在人群中发病率较高，而且发生率随着年龄的增长而增加。在过去的十余年中，随着对心房颤动发生机制认识的不断深入，导管射频消融治疗由最初的实验室阶段发展为现在的已经在全世界的绝大多数电生理研究中心广泛应用的局势。心房颤动的导管消融策略目前主要包括肺静脉电隔离术、左心房线性消融术以及肺静脉前庭电隔离术。

肺静脉电隔离术于 1996 年由 Haissaguerre 最先提出。应用 10极或 20 极的肺静脉环状标测电极导管（如 LASSO 导管）记录到来自于肺静脉内的电位信号，并以此作为指引进行肺静脉开口的环状消融电隔离，或是肺静脉的节段性消融电隔离，达到阻止肺静脉内电位传出的作用。肺静脉电隔离术的成功率 50%～80% 不等，最常见的并发症为肺静脉狭窄。

左心房线性消融术于 2000 年由意大利的 Pappone 首先报道。该消融策略已经过多次改进，目前广泛应用的术式包括首先利用三维标测系统对左心房内解剖结构进行重建，然后分别围绕左上、下肺静脉及右上、下肺静脉进行环状线性消融，最后在左心房顶部及左心房峡部进行线性消融。该消融术式不要求完全的肺静脉电位隔离，成功率据术者报道为 80%～90%，有导致左心房 - 食管瘘这一严重并发症的可能。

肺静脉前庭电隔离术于 2003 年由德国 Kuck 实验室的 Ouyang 等设计，结合肺静脉环状标测电极导管和三维标测系统在肺静脉前庭进行环肺静脉消融，治疗的终点在于完全的肺静脉与左心房间电位隔离。采用该术式消融的成功率可达 80%～95%，但多次的房间隔穿刺和至少 3 根导管同时进入左心房对术者熟练操作导管的能力要求较高，此外为达到电学隔离而在左心房内同一部位反复多次放电，有增加左心房穿透性损伤甚至心脏压塞的严重并发症发生率的可能。

七、射频消融的并发症

导管射频消融术以其肯定的疗效和相对较小的创伤已经在多数机制明确的快速性心律失常中作为临床首选的治疗方案。不可否认的，这种有创的治疗方案存在一定比率的并发症发生的可能，尤其是对于缺少导管操作经验的初学者而言。与穿刺有关的并发症可以造成局部的损伤，包括靶血管以外的血管损伤、局部血肿、动静脉瘘、假性动脉瘤、气胸以及穿刺局部的神经损伤等。消融术中的并发症包括导管打结、断裂、瓣膜损伤、血管夹层、心肌穿孔、心脏压塞、肺静脉狭窄、心房 - 食管瘘、即刻发生的完全性房室传导阻滞等。消融术后的并发症包括血栓形成及血栓性静脉炎、肺动脉栓塞、肢体动脉栓塞、迟发性完全性房室传导阻滞、迟发性心脏压塞等。对于患者和医务工作者而言，特别是进行导管操作的术者，都应该清楚的了解消融治疗可能导致的并发症，以尽最大可能避免或减少并发症所带来的危害。

八、结　　论

导管射频消融技术经过近二十年来全世界心脏电生理学工作者的共同努力，已经发展为一项相当成熟的介入治疗技术。它开创了介入电生理学的全新局面，取代了绝大部分快速性心律失常的外科治疗，也大大动摇了传统的以药物为主线的心律失常治疗对策。随着导管设计和操作技术的不断改进，操作者经验的不断积累，在科学技术日新月异的将来，射频消融治疗心律失常的适应证将进一步拓宽，更多的心律失常患者会因此获益匪浅。

（马　坚　张晓星）

第38章　缓慢性心律失常

缓慢性心律失常是临床常见的心律失常，在老年人中发生率更高。根据其发生的部位，缓慢性心律失常可以分为：病态窦房结综合征、房室传导阻滞以及室内传导阻滞。

一、病因及病理

缓慢性心律失常的常见病因：①特发性的传导系统纤维化、退行性变等；②各种器质性心脏病如心肌病、风湿性心脏病、冠心病尤其是心肌梗死后；③各种原因的心肌炎症，如风湿性、病毒性心肌炎和其他感染药物；④迷走神经兴奋，常为夜间发生、非持续性；⑤药物影响，如洋地黄和抗心律失常药物；⑥高血钾、尿毒症等；⑦心脏外科手术损伤、导管射频术并发症。

病态窦房结综合征的病理改变主要为淀粉样变性或脂肪浸润、窦房结胶原支架异常、窦房结动脉病变等不明原因的退行性病变，导致窦房结及其邻近组织的器质性病变。房室传导阻滞的病理改变主要为传导系统或心肌退行性变，如原因不明的心脏支架退行性变、原因不明的传导系统纤维化，其他病变引起的心肌纤维变性、退行性变导致传导阻滞。

二、临床表现

缓慢性心律失常起病隐袭,进展缓慢,有时被偶然发现。其临床表现主要取决于心动过缓的程度,如心率不低于 50 次／分,可以不引起症状。如心率低于 50 次／分或者出现大于 3 秒的长间歇,可以出现相关的症状即症状性心动过缓。所谓"症状性心动过缓"是指直接由于心率过于缓慢,导致心排血量下降,重要脏器及组织尤其大脑供血不足而产生的一系列症状,如一过性晕厥、近似晕厥、头昏、黑蒙等;长期的心动过缓也可引起全身性症状,如疲乏、运动耐量下降以及充血性心力衰竭等,可持久或间歇发作。出现症状性心动过缓是植入永久起搏器的适应证。

三、心电图特征

【病态窦房结综合征】

病态窦房结综合征(sick sinus syndrome, SSS,病窦综合征)是指由于窦房结或其周围组织的功能障碍导致窦房结冲动形成障碍,或窦房结至心房冲动传导障碍所致的多种心律失常和多种症状的综合病征。病态窦房结综合征包括一系列心律失常——窦性心动过缓、窦性停搏、窦房传导阻滞、慢快综合征。心电图表现为:①严重的窦性心动过缓,每分钟少于 50 次。②窦性停搏和(或)窦房传导阻滞。③慢 - 快综合征,表现为阵发性心动过速和心动过缓交替出现,患者症状可由于心动过速或(和)心动过缓,药物治疗心动过速可加重心动过缓使治疗矛盾。心动过速为室上性心动过速,心房颤动或扑动。④慢性心房颤动在电复律后不能转为窦性心律。⑤持久的缓慢的房室交界区性逸搏节律,部分患者可合并房室传导阻滞和束支传导阻滞。下面分别介绍:

1. 窦性心动过缓(sinus bradycardia)　窦性心律慢于每分钟 60 次称为窦性心动过缓。常见于健康成人,尤其是运动员、老年人和睡眠时,其他常见原因药物影响如 β 受体阻断药、钙通道阻滞药(地尔硫草、维拉帕米)、洋地黄等。心电图为窦性心律,心率低于每分钟 60 次,常伴有窦性心律不齐,严重窦性心动过缓时可产生逸搏(图 38-1)。此时,心电图可产生房室分离,需与房室传导阻滞鉴别。

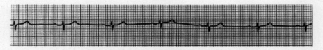

图 38-1　窦性心动过缓

前者窦性心律慢于逸搏心律,后者窦性心律快于逸搏心律。

2. 窦性停搏(sinus arrest) 是指窦房结不能发放冲动导致一段时间内不产生冲动,心房无去极化和心室无搏动。心电图示在一段较平常 PP 间期显著延长的时间内不见 P 波,或 P 波与 QRS 波均不出现,而长的 PP 间期与基本的窦性 PP 间期之间无公倍数关系(图 38-2)。长间歇后可出现结性或室性逸搏。如窦性停搏时间过长,可出现结性或室性自主性心律。若房室交界区或心室未能及时发出冲动,患者可有头晕,甚至发生晕厥和抽搐,即 Adams-Stokes 综合征。

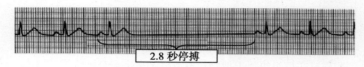

图 38-2 窦性停搏及交界性逸搏

3. 窦房传导阻滞(sinoatrial block) 窦房传导阻滞是指窦房结冲动的短暂阻滞,即窦房结产生的冲动,部分或全部不能到达心房,引起心房和心室停搏。窦房传导阻滞按其阻滞程度可分一度、二度和三度。一度窦房传导阻滞从心电图上无表现,只有二度窦房传导阻滞才能从心电图上表现出来。心电图表现为 P 波之间出现长间歇,是基本 PP 间期的倍数。窦性停搏则没有这样的倍数关系,可据此进行鉴别诊断。有些病例可见文氏现象,与二度房室传导阻滞中的文氏现象相似,表现为 PP 间期而不是 RR 间期进行性缩短,直至出现长间歇(图 38-3)。窦房传导阻滞后可出现结性或室性逸搏。

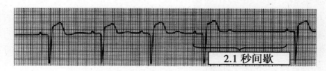

图 38-3 二度窦房阻滞文氏现象

4. 慢-快综合征 心动过缓与心动过速交替出现。心动过缓为窦性心动过缓,窦房传导阻滞、窦性停搏。心动过速为室上性心动过速,主要为房性心动过速、心房扑动和心房颤动(图 38-4)。

5. 逸搏(escape beat)与逸搏心律(escape rhythms) 逸搏是基

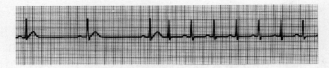

图 38-4   慢 - 快综合征

本心搏延迟或阻滞后，异位起搏点被动地发生冲动所产生的心搏。最常发生的部位是房室交界区，但亦可发生于心室或心房。连续发生的逸搏称为逸搏心律。交界区性逸搏心律为连续 3 次以上的交界性逸搏。心率慢而规则，每分钟 40～60 次，P 波见不到或呈交界区型，即在 Ⅱ、Ⅲ、aVF 导联中倒置，aVF 中直立。QRS 波群形态与窦性时相同。P 波可能在 QRS 波群之前、中或后。室性逸搏心律为起源于心室内的异位逸搏心律，心率每分 30～40 次，见于窦房结或心房和房室交界组织处于抑制状态或位于房室束分支以下的三度房室传导阻滞时，亦可由奎尼丁等药物中毒引起，亦常为临终前的一种心律。心电图示心室律规则或不规则，QRS 波群宽大畸形（起源于束支近端的畸形可不明显）。临终前的室性逸搏心律，QRS 时限可达 0.16 秒以上，并呈多种形态、心室率慢而规则，室性一般心律可严重影响心排血量，引起低血压、休克或 Adams-stokes 综合征。

【房室传导阻滞】

房室传导阻滞（atrioventricular block）是指冲动在房室传导过程中受到阻滞。分为不完全性和完全性两类。前者包括一度和二度房室传导阻滞，后者又称三度房室传导阻滞，阻滞部位可在房室结、希氏束及双束支。

1. 一度房室传导阻滞   每个 P 波后都有相应的 QRS 波出现，但是 PR 间期延长。心电图表现为 PR 间期 ＞0.20 秒，每个 P 波后均有 QRS 波群。（图 38-5）。理论上，这一延迟可以在传导系统的任意一点上出现，但实际上最多发生于房室结或以上位置。在 90% 的病例中，当阻滞发生于房室结水平时 QRS 波变窄。而在超过 45% 的病例中，当发生束支传导阻滞或一度房室传导阻滞合并宽 QRS 波时可表示房室结以下水平阻滞。

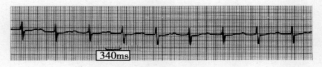

340ms

图 38-5   一度房室阻滞

2. 二度房室传导阻滞　部分心房激动不能传至心室，心电图显示一部分 P 波后无相应的 QRS 波，房室传导比例可能是 2∶1、3∶2、4∶3 等。二度房室传导阻滞可分为两型。Ⅰ型又称文氏（Wenckebach）现象，或称莫氏（Mobitz）Ⅰ型，Ⅱ型又称莫氏Ⅱ型，Ⅰ型较Ⅱ型为常见。

在典型的二度Ⅰ型房室传导阻滞中，发生阻滞的心动周期前有渐进的 PR 间期延长和 RR 间期缩短。心电图表现 PR 间期逐渐延长，直至 P 波受阻与心室脱漏；RR 间期逐渐缩短，直至 P 波受阻；包含受阻 P 波的 RR 间期比两个 PP 间期之和为短；阻滞后的第一个心动周期中会伴随一个 PR 间期的缩短（图 38-6）。二度Ⅰ型房室传导阻滞几乎都发生于房室结水平，尤其当伴随窄 QRS 波时。

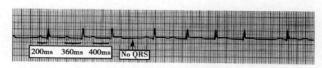

图 38-6　PR 间期逐渐延长直到心室搏动脱落，心室频率不规律

二度Ⅱ型房室传导阻滞与Ⅰ型相同的是，部分 P 波未传到心室而不能产生 QRS 波。所不同的是，Ⅱ型阻滞的发生无 PR 间期延长。而且阻滞后的第一个心动周期也无变化。心电图表现 PR 间期固定，可正常或延长。QRS 波群有间期性脱漏，阻滞程度可经常变化，可为 1∶1、2∶1、3∶1、3∶2、4∶3 等。下传的 QRS 波群多呈束支传导阻滞图型。Ⅱ型阻滞的水平在房室结下，即希氏束内及希氏束以下。逸搏心律的起搏位点较低，因此心律不稳定，发生猝死的危险性大。逸搏心律的频率越慢，QRS 越宽大畸形，说明逸搏位点越低，危险性也越大。需要永久起搏治疗。

2∶1 房室传导阻滞，在这一特殊类型中，每隔一个 P 波才有 QRS 波，所以就无法判断未下传的 P 波后是否有 PR 间期的延长（图 38-7）。因此，2∶1 阻滞不能诊断为二度Ⅰ型或二度Ⅱ型阻滞。除依据 QRS 波的宽度以外，可以通过 Holter 检查，观察 Holter 记录上有无二度Ⅰ型或二度Ⅱ型的心电图表现，据此判断此 2∶1 阻滞为哪一型。

3. 三度房室传导阻滞又称完全性房室传导阻滞　心房冲动完

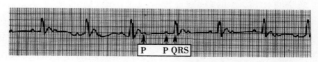

图 38-7　2∶1 阻滞不能诊断为二度Ⅰ型或二度Ⅱ型阻滞

全被阻不能传到心室，心电图表现为完全的房室分离，P波与QRS波群相互无关；心房速率比心室速率快；心室心律由交界区或心室自主起搏点维持（图38-8）。阻滞水平既可以在房室结也可以在房室结下。依据异位QRS波的宽度和频率有助于判断阻滞的部位，如阻滞位于希氏束分支以上，则逸搏起搏点多源于房室交界区紧靠分支处出现高位心室自主心律，QRS波群不增宽。如阻滞位于双束支，则逸搏心律为低位心室自主心律，QRS波群增宽或畸形。邻近房室交界区高位逸搏心律的速率常在每分钟40～60次之间，而低位心室自主心律的速率多在每分钟30～50次之间。

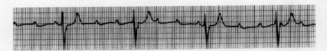

图38-8　三度房室阻滞

心房冲动不能传导到心室，心室频率＝37次/分，心房频率＝130次/分，P波与QRS波的关系不固定

【室内阻滞】

室内阻滞（intraventricular block）指的是希氏束分支以下部位的传导阻滞，一般分为左、右束支阻滞及左前分支、左后分支阻滞。束支阻滞、分支阻滞及非特异性室内阻滞通常无症状，不需直接治疗，但常有不良的预后意义。尤其对于心力衰竭合并室内阻滞者，其病死率增加，是心脏再同步疗法的指征。

1. 右束支阻滞　可见于健康者，但在前壁心肌梗死时RBBB的出现提示实质性损害。在结节病，新出现的RBBB可能提示进行性心脏受损。暂时性RBBB可发生于肺梗死后。心电图表现为QRS波群异常：①V_1导联呈rsR型，r波狭小，R′波高宽；②V_5、V_6导联呈qRs或Rs型，S波宽；③Ⅰ导联有明显增宽的S波、aVR导联有宽R波。④T波与QRS波群主波方向相反。完全性与非完全性右束支传导阻滞表现在QRS时限上，前者QRS时限≥0.12秒，后者则<0.12秒。

2. 左束支阻滞　QRS波群异常，心电图表现为：①V_5、V_6导联出现增宽的R波，其顶端平坦，模糊或带切迹（M形R波），其前无q波；②V_1导联多呈rS或QS型，S波宽大；③Ⅰ导联R波宽大或有切迹；④T波与QRS波群主波方向相反。QRS时限≥0.12秒为完全性阻滞，QRS<0.12秒为非完全性阻滞。左束支阻滞使ECG其他诊断受干扰，如急性前壁心肌梗死。

3. 左前分支阻滞　心电图表现为：①电轴左偏 $-45°\sim-90°$；② I、aVL 导联为 qR 型，R 波在 aVL 大于 I 导联；③ II、III、aVF 导联为 rS 型，S 波在 III 导联 > II 导联；④ QRS<0.11 秒，大多数正常。

4. 左后分支阻滞　心电图表现为：①电轴右偏（达 $+120°$ 或以上）；② I、aVL 导联为 rS 型，II、III、aVL 导联为 qR 型；③ QRS<0.11 秒。

5. 双束支阻滞　双束支阻滞是指左、右束支主干部位传导发生障碍引起的室内传导阻滞。每一侧束支传导阻滞有一、二度之分。若两侧阻滞程度不一致，必然造成许多形式的组合，出现间歇性，规则或不规则的左、右束支阻滞，同时伴有房室传导阻滞，下传心动的 PR 间期、QRS 波群规律大致如下：①仅一侧束支传导延迟，出现该侧束支阻滞的图形，PR 间期正常；②如两侧为程度一样的一度阻滞，则 QRS 波群正常，PR 间期稍延长；③如两侧传导延迟（一度）而程度不一，QRS 波群呈慢的一侧束支传导阻滞图形，并有 PR 间期延长，QRS 波群增宽的程度取决于两束支传导速度之差，PR 间期延长程度取决于下传的束支传导性；④两侧均有二度或一侧为一度，另一侧为二度、三度阻滞，将出现不等的房室传导和束支传导阻滞图形；⑤两侧都阻断，则 P 波之后无 QRS 波群。

当一幅心电图前、后对照能看到同时有完全性左束支阻滞及完全性右束支阻滞的图形，伴或不伴有房室传导阻滞，可以肯定有双侧束支阻滞。如仅见到一侧束支阻滞兼有 PR 间期延长或房室传导阻滞，只能怀疑，因这时的房室传导阻滞也可由房室结、房室束病变引起，若希氏束电图检查仅有 AH 延长而 HV 正常，可否定双侧束支阻滞。

6. 三分支阻滞　右束支传导阻滞伴交替的左前分支和左后分支阻滞引起左束支和左束支的传导阻滞（称三分支阻滞），这种形式常伴有莫氏 II 型房室传导阻滞。

四、诊　　断

【心电图及 Holter 等心电检查】

缓慢性心律失常主要通过心电图及 Holter 等心电监测方法确诊。对于间歇性发生的缓慢性心律失常，Holter 检查可了解到最快和最慢心率、窦性停搏、窦房传导阻滞、房室传导阻滞等缓慢性心律失常，有助于明确诊断。

【阿托品试验】

对于怀疑病态窦房结综合征患者可以进行阿托品试验，方法为静注阿托品 $1.5\sim2mg$，注射后 1、2、3、5、10、15、20 分钟分别描记心电图或示波连续观察,如窦性心律不能增快到90次/分和(或)出现窦房传导阻滞、交界区性心律、室上性心动过速为阳性。如窦性心律增快>90次/分为阴性,多为迷走神经功能亢进,有青光眼或明显前列腺肥大患者慎用。

【经食管心房起搏检测窦房结功能】

经食管插入双极起搏导管,电极置入左房后面,然后接人工心脏起搏器,行快速起搏,频率由每分钟90次、100次、120次,逐渐增至每分钟150次,每次调搏持续1分钟,然后终止起搏,并描记心电图,看窦房结经历多长时间能温醒并复跳,自停止刺激起搏至恢复窦性P波的时间为窦房结恢复时间。病态窦房结综合征者固有心率在80次/分以下(予阿托品2mg加盐酸普萘洛尔5mg静注后测定),窦房结恢复时间>1500毫秒,窦房传导时间>180毫秒。

【心内电生理检查】

缓慢性心律失常的心内电生理检查内容包括评定窦房结功能、评定房室结功能以及评定希-浦系统功能。具体方法如下:

1. 应用一种低频率(比窦性心律低10~20次/分)和两种较高频率心房起搏30~60秒测量窦房结恢复时间和校正的窦房结恢复时间。

2. 在基础状态和心房递增刺激下测量HV间期,评价希-浦系统功能。如果基础评估不能得出结论,应用阿义马林(1mg/kg,静脉注射),普鲁卡因胺(10mg/kg,静脉注射)或丙吡胺(2mg/kg,静脉注射)缓慢静脉输入进行药物诱发。

【运动试验】

踏车或平板运动试验时,若运动后心率不能明显增加,提示窦房结变时功能不良。如果同时有伴随症状,也是植入永久起搏器的适应证。

【植入性循环心电监测仪】

植入性循环心电监测仪(implantable loop recorder,ILR)是埋植皮下的长程心电记录设备,电池寿命为14~18个月,当事件发生后,患者激活ILR记录,则仪器能记录激活前42分钟及激活后2分钟的心电图。其优点是能获得持续高质量的心电图记录及事件记录,因此能判断症状与心电图之间的相关性。缺点是为有创性的检查手段,一次投入的费用较昂贵,而且不能同时记录血压等其他生理参数。对于不明原因晕厥,怀疑与心律失常有关,但无足够临床证据的患者可进行ILR检查。图38-9为一不明原因晕厥患者植入ILR后记录的一次晕厥发作,心电图提示为缓慢心律失常,植入起搏器后患者晕厥不再发生。

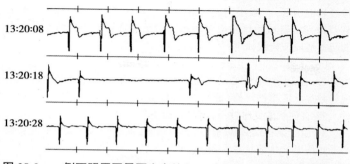

图 38-9 一例不明原因晕厥患者植入 ILR 后，一次晕厥发作时记录的心电图

五、治 疗

【病因治疗】

首先应尽可能地明确病因，如心肌炎则可用能量合剂、大剂量维生素 C 静脉滴注或静注；急性心肌梗死进行冠状动脉血运重建，改善冠脉供血等。外科术后损伤所致，用激素治疗减轻充血、水肿。

【药物治疗】

对于心率慢，出现心动过缓症状明显的患者可以试用阿托品，麻黄碱或异丙肾上腺素以暂时提高心率。避免使用减慢心率的药物如 β 受体阻断药及钙通道阻滞药等。必要时植入永久心脏起搏器。

【植入永久心脏起搏器】

出现症状性心动过缓是植入永久起搏器的适应证，下面分别介绍：

1. 病态窦房结综合征 在临床上是最为常见的一种起搏器适应证，植入起搏器对患者的生活质量肯定能带来好处，也能使部分患者的生存时间延长。在考虑是否应行起搏治疗时，应仔细评价上述心律失常与症状的关系，包括使用动态心电图等多种手段。心脏电生理检查可测得一些参数如窦房结恢复时间等来评价窦房结功能，但因其敏感性和特异性较差，临床意义不大。病态窦房结综合征也可表现为窦房结变时性功能不良，对运动或应激无反应或反应低下。频率适应性起搏器可使该类患者在体力活动时心脏的频率提高以至适应生理的需求。对于运动员和长期有较大运动量的年轻人来说，平时的心率就比较慢，常低于 50 次 / 分甚至 40 次 / 分，休息和睡眠时心率则更慢，但窦房结功能正常，也无症状，心率慢是由于增强的迷走神经功能引起，一般不考虑起搏治疗。2008 年，ACC/AHA/HRS 心脏节律异常器械治疗指南对病态窦房结综合征即窦房结功能不全的起搏适应证建议如下：

（1）Ⅰ类

1）记录到症状性心动过缓的窦房结功能障碍患者，包括经常出现导致症状的窦性停搏（证据水平：C）。

2）有症状的变时性不佳者（证据水平：C）。

3）由于某些疾病必须使用某类药物，而这些药物又可引起窦性心动过缓并产生症状者（证据水平：C）。

（2）Ⅱa 类

1）窦房结功能障碍导致心率 <40 次 / 分，症状与心动过缓之间存在明确的证据，但无论是否记录到心动过缓（证据水平：C）。

2）有不明原因晕厥者，临床上发现或电生理检查诱发窦房结功能障碍者（证据水平：C）。

（3）Ⅱb 类：清醒状态下心率低于 40 次 / 分，但症状轻微者（证据水平：C）。

（4）Ⅲ类

1）无症状的窦房结功能障碍者（证据水平：C）。

2）虽有类似心动过缓症状，但已经证实症状发作时无心动过缓（证据水平：C）。

3）由于服用非必须应用的药物导致的症状性心动过缓（证据水平：C）。

2. 成人获得性完全性房室传导阻滞　房室传导阻滞分为一度、二度、三度（即完全性阻滞）。高度房室传导阻滞是指连续两个或两个以上 P 波被阻滞的严重二度阻滞。按解剖学分类阻滞位置可以在希氏束上、希氏束内和希氏束下。依阻滞的严重程度不同，患者可以从没有症状到因过缓的心室率而出现晕厥等严重症状，严重的症状也可由于继发于心动过缓时的室性心动过速。房室传导阻滞患者是否需要心脏起搏器治疗，在很大程度上取决于患者是否存在与心动过缓相关的症状。根据临床试验的结果，植入心脏起搏器肯定能改善三度房室传导阻滞患者的生存率。对一度房室传导阻滞起搏治疗的必要性难以结论。临床上有一种情况为长 PR 综合征，由于 PR 间期过长超过 300 毫秒，造成心室舒张期充盈减少产生类似起搏综合征的临床表现，使用双心腔起搏纠正 PR 间期能改善患者临床症状。二度Ⅰ型房室传导阻滞若为窄 QRS 波阻滞位置一般在房室结，进展为三度房室传导阻滞并不常见，一般不需起搏治疗。二度Ⅱ型房室传导阻滞多为结下阻滞，特别是宽 QRS 波者，易于进展为三度房室传导阻滞，预后较差。起搏治疗是必需的。因此对房室传导阻滞是否需要起搏治疗决定于阻滞位置及患者是否有症状。2008 年，ACC/AHA/HRS 心脏节律异常器械治疗指南建议如下：

（1）Ⅰ类

1）任何阻滞部位的三度 AVB 和高度 AVB，伴有症状的心动过缓（包括心力衰竭）或有继发于 AVB 的室性心律失常（证据水平：C）。

2）长期服用治疗其他心律失常或其他疾病的药物，而该药物又可导致三度 AVB 和高度 AVB（无论阻滞部位），并发有症状的心动过缓者（证据水平：C）。

3）清醒状态下任何阻滞部位的三度 AVB 和高度 AVB 且无症状的窦性心律患者，被记录到有 3 秒或更长的心脏停搏，或逸搏心率低于 40 次 / 分，或逸搏心律起搏点在房室结以下者（证据水平：C）。

4）清醒状态下任何阻滞部位的三度 AVB 和高度 AVB，无症状的心房颤动和心动过缓者有一个或更多至少 5 秒的长间歇（证据水平：C）。

5）导管消融房室结后出现的任何阻滞部位的Ⅲ度 AVB 和高度 AVB（证据水平：C）。

6）心脏外科手术后没有可能恢复的任何阻滞部位的三度 AVB 和高度 AVB（证据水平：C）。

7）神经肌肉疾病导致的任何阻滞部位的三度 AVB 和高度 AVB，如强直性肌营养不良、卡恩斯 - 塞尔综合征（Kearns-Sayre 综合征）、假肥大性肌营养障碍、腓侧肌萎缩患者，有或没有心动过缓的症状（证据水平：B）。

8）伴有心动过缓症状的二度 AVB，无论分型或阻滞部位（证据水平：B）。

9）任何阻滞部位的无症状三度房室传导阻滞平均心室率 < 40次 / 分或 > 40 次 / 分伴有心脏增大或左室功能异常或阻滞在房室结以下者（证据水平：B）。

10）无心肌缺血下运动时的二度或三度 AVB（证据水平：C）。

（2）Ⅱa 类

1）成人无症状的持续性三度 AVB，逸搏心率低于 40 次 / 分不伴有心脏增大（证据水平：C）。

2）电生理检查发现在 His 束内或以下水平的无症状性二度 AVB（证据水平：B）。

3）一度或二度 AVB 伴有类似起搏器综合征的血流动力学表现（证据水平：B）。

4) 无症状的二度Ⅱ型 AVB,且为窄 QRS 波者。但当二度Ⅱ型 AVB 伴有宽 QRS 波者,包括右束支阻滞,则适应证升级为Ⅰ类(证据水平:B)。

(3)Ⅱb 类

1) 神经肌肉病,如肌强直性肌营养不良、假肥大性肌营养障碍、腓侧肌萎缩患者,导致的任何程度 AVB(包括一度 AVB)有或没有相关症状,不能确定 AVB 会进一步进展者(证据水平:B)。

2) 某种药物或药物中毒导致的 AVB,但停药后可改善者(证据水平:B)。

(4)Ⅲ类

1) 无症状的一度 AVB。

2) 发生于 His 束以上或未确定阻滞部位是在 His 束内或以下的二度Ⅰ型 AVB(证据水平:C)。

3) 可以自行恢复且不会再发生的 AVB(如药物中毒性、Lyme 病、一过性迷走神经亢进或无论有/无症状的睡眠呼吸暂停综合征导致的低氧)(证据水平:B)。

3. 慢性室内双分支和三分支阻滞 反复晕厥是双分支和三分支阻滞常见的表现。尽管无肯定的证据起搏能降低猝死的发生率,但能减轻患者的症状。在这一类患者有时症状是由合并的室性心动过速引起,必要时应行电生理检查加以评价。在这类患者中电生理检查还具有另外一个重要性,那就是在双分支阻滞患者 HV 间期延长进展为三度阻滞和发生猝死的机会增加,应考虑起搏治疗。2008 年,ACC/AHA/HRS 心脏节律异常器械治疗指南建议如下:

(1)Ⅰ类

1) 伴有高度 AVB 或一过性三度 AVB(证据水平:B)。

2) 伴有二度Ⅱ型 AVB(证据水平:B)。

3) 伴有交替性束支阻滞(证据水平:C)。

(2)Ⅱa 类

1) 虽未证实晕厥是由 AVB 引起,但可排除其他原因(尤其是室性心动过速)所引起(证据水平:B)。

2) 虽无临床症状,但电生理检查发现 HV 间期≥100 毫秒(证据水平:B)。

3) 电生理检查时,由心房起搏诱发的非生理性 His 束以下的阻滞(证据水平:B)。

(3)Ⅱb 类:神经肌肉病如肌强直性肌营养不良、假肥大性肌营养障碍、腓侧肌萎缩患者,导致的双分支阻滞或任何分支阻滞,有或没有相关症状(证据水平:C)。

（4）Ⅲ类

1）不伴 AVB 和症状的分支阻滞（证据水平：B）。

2）伴有一度 AVB 的分支阻滞，但无临床症状者（证据水平：B）。

4. 与急性心肌梗死相关的房室传导阻滞　急性心肌梗死伴发房室传导阻滞的患者，心脏起搏器的适应证在很大程度上取决于是否存在室内阻滞。与其他永久性心脏起搏适应证不同，伴发房室传导阻滞的心肌梗死患者不单以症状作为心脏起搏的主要条件，而且对需要临时起搏治疗者并不意味着将来一定做永久性起搏。急性心肌梗死伴发室内阻滞，除单纯性左前分支阻滞外，近期及远期预后多数不佳，且猝死发生率增加。因此，考虑永久性心脏起搏时必须注意传导异常的类型以及梗死部位、心电紊乱与梗死的关系等。至于心肌梗死前已存在的束支阻滞对急性心肌梗死后病死率的影响，观点尚不统一。而左束支阻滞合并高度或三度房室传导阻滞、右束支阻滞合并左前或左后分支阻滞，则属预后不良的表现。如果急性心肌梗死伴发的房室传导阻滞可望恢复或对远期预后无不良影响（如下壁急性心肌梗死时），则一般不需要植入永久起搏器。2008 年，ACC/AHA/HRS 心脏节律异常器械治疗指南建议如下：

（1）Ⅰ类

1）ST 段抬高型心肌梗死后持续存在的希 - 浦系统内的二度房室传导阻滞伴交替性束支阻滞，或希 - 浦系统内或其远端的三度房室传导阻滞（证据水平：B）。

2）房室结以下的一过性高二度或三度房室传导阻滞，伴有束支阻滞。若阻滞部位不明确应行电生理检查（证据水平：B）。

3）持续性和症状性的二度或三度房室传导阻滞患者（证据水平：C）。

（2）Ⅱb 类：即使没有症状的房室结水平的持续二度或三度房室传导阻滞（证据水平：B）。

（3）Ⅲ类

1）无室内传导异常的一过性房室传导阻滞（证据水平：B）。

2）仅有左前分支阻滞的一过性房室传导阻滞（证据水平：B）。

3）无房室传导阻滞的新发束支阻滞或分支阻滞（证据水平：B）。

4）合并束支阻滞或分支阻滞的无症状性持续一度房室传导阻滞（证据水平：B）。

（陈柯萍）

第 39 章 心脏性猝死

由于诊断技术和治疗手段的迅速发展，心脏病总病死率有所降低，但心脏性猝死（sudden cardiac death，SCD）仍然是医疗保健方面的一个大问题。发生心搏骤停的患者能被成功复苏的机会很小，美国低于 30%，而在许多国家接近 0%。因为绝大多数心搏骤停发生在医院外，不能得到有效的快速治疗干预（如初步的紧急心肺复苏术），仅有发生在医院内或有幸经过初步抢救治疗并及时送至急诊室的心搏骤停患者，有机会得到有效治疗而幸存。SCD 具有突发、迅速、不可预料和病死率高的特征，是直接危害人类生命的一大杀手。

一、猝死的定义及分类

猝死的定义不一，对定义的根本分歧在于出现症状到死亡的时间界定。美国心肺血液研究所曾将其定义为症状发生后在 24 小时内死亡者，世界卫生组织（WHO）原先的定义是 6 小时。2008年美国心脏病学会、美国心脏协会、欧洲心脏病学会发表的相关指南将 SCD 定义为"由各种心脏原因引起，死亡发生于症状出现后 1 小时之内的院外、急诊室或到达医院时已经发生的死亡"。这个定义目前被大多数学者所接受。这样的死亡可以发生在一个有或没有心脏病的患者，但在这个患者，死亡的时间和方式是意外和不能预期的。重点是在"自然的"、"骤然发生"、"快速"和"不能预期"。

心脏性猝死与心搏骤停有时被混淆为同义词。严格地说，这是不对的，尤其关于存活或生还，应将两者区分。因为从字面上的确切含义，死亡是所有生物学功能不可逆转的停止，而心搏骤停通过紧急的治疗干预有逆转的可能。

SCD 死亡原因可以是室颤、室速、心脏停搏或者非心律失常原因。目前 Hinkle-Thaler 的心脏性猝死分类法是最常用的，这个分类法把猝死与充血性心力衰竭（CHF）的关系考虑在内（表 39-1）。但是可以进行危险分层的 SCD 特指恶性室性心律失常导致的猝死，因为这部分患者经干预治疗（体内或者体外除颤）可逆转。

表 39-1　心脏性猝死的 Hinkle-Thaler 分类

Ⅰ. 心律失常性猝死（最常见）

（无循环虚脱情况下，骤然意识丧失和脉搏消失）

1. 意识和脉搏丧失之前无循环功能障碍

2. 之前有充血性心力衰竭，轻度，非致残性的

3. 之前有致残性的充血性心力衰竭

Ⅱ. 循环衰竭性猝死

1. 主要由外周循环衰竭所致

2. 主要由心肌泵衰竭所致

Ⅲ. 不能分类的猝死（非心脏性猝死）

二、心脏性猝死的流行病学及相关因素

SCD 占所有自然死亡的 18%，占冠心病死亡的 50%。近年来，由于采取了一系列针对冠心病的干预措施，因此在欧美国家冠心病的病死率有所下降，但是由于老龄化的进展以及慢性心脏疾病的增加，心脏性死亡及 SCD 的绝对值并没有下降。全球范围内由于各地的冠状动脉性心脏病（冠心病）发生率不同，SCD 发生率也有相应差别。美国 SCD 的发生率为每年 0.1%～0.2%。据美国死亡原因回顾性分析资料表明，每年有 30 万～35 万 SCD 事件，欧洲的 SCD 发生率与美国相似。我国冠心病发生率低于美国和一些欧洲国家，但人口总数大得多，因此 SCD 的绝对数字不小。由阜外医院华伟、张澍教授牵头完成的国家十五攻关课题结果提示，我国 SCD 的发生率为每年 41.84/10 万（0.04%），以 13 亿人口推算，我国每年 SCD 的发生率为 54.4 万。并且随着工业化程度的提高、冠心病发生率的增加，我国 SCD 的发生率将有增加的趋势。

SCD 同年龄明显相关。猝死的发生率呈双峰的年龄分布，第一个峰在出生后 6 个月（婴儿猝死综合征，不在此讨论），而第二个峰在 45～75 岁间。但在 75 岁以上患者中发生率相对下降，主要是由于其他死因的竞争性影响。关于遗传因素在 SCD 中的作用，目前认为，基因突变和相关的基因多态性通过多步级联效应对动脉粥样硬化、斑块不稳定、血栓栓塞和致心律失常等与冠脉事件相关的每一步都发挥重要影响。绝经后女性冠脉事件危险增加，SCD 危险也相应增加。SCD 危险的种族差异，研究结果不一，并无定论。

与冠状动脉粥样硬化有关的生物和行为传统危险因素对于识别群体水平发生 SCD 是有用的，但对个体的价值有限。SCD 的家族聚集性作为疾病的特殊表现形式可能有助于识别 SCD 易患的特

殊基因异常。高血压、左室肥厚是 SCD 危险因素。吸烟、肥胖、糖尿病与 SCD 有关。近期生活方式(工作、家庭、环境)的重大变动也与心肌梗死和 SCD 有关。

SCD 的发生危险在以下人群中依次增加:正常人群、高危亚组人群(具有导致首次冠脉事件多重危险因素的人群)、有任何冠脉事件史、左室射血分数(EF)≤30% 或心力衰竭、心搏骤停复苏者、心肌梗死后室性心律失常患者。

三、猝死的病因

各种心脏病均可导致猝死(表 39-2),但以冠心病为最主要的原因,在西方国家可能占猝死原因的 80%,20%~25% 的冠心病以猝死为首发表现。患心肌梗死者 75% 可发生心脏性猝死。因为冠心病在美国发病率最高,因此美国心脏性猝死的发生率在 30 万~40 万 / 年。除冠心病外,心脏性猝死的第二大病因为心肌病。此外,一些先天性或遗传性疾病,如长 QT 综合征、Brugada 综合征、马方综合征等也是猝死的原因。

表 39-2　发生 SCD 的病因

冠心病	急性冠状动脉综合征,缺血性心肌病
心肌疾病	肥厚型心肌病,扩张型心肌病,左心室肥厚,心肌炎,高血压,致心律失常性右室发育不良,心脏瓣膜病,先天性心脏病
原发性心电异常	长 QT 综合征,Brugada 综合征,心室预激综合征(WPW 综合征),特发性室速 / 室颤,电解质紊乱,药物尤其抗心律失常药物的致心律失常作用

四、心脏性猝死的病理生理

促使发生心脏性猝死的机制可能是缺血性、机械性或心电性的。有上述疾病或其他异常的患者易于发生心脏性猝死。这些因素的相互作用是心脏性猝死的病理生理的一个重要方面(图 39-1)。自主神经系统的激活是关键性事件,导致交感性张力增高和副交感性影响减弱,其结果是血压、心率、血小板凝聚和血液黏稠度的增高。这些改变使心室颤动阈值减低,趋于使动脉粥样硬化斑块破裂、血小板凝聚,从而引起缺血性事件(心绞痛或心肌梗死)或心电性事件(心律失常),导致心脏性猝死。

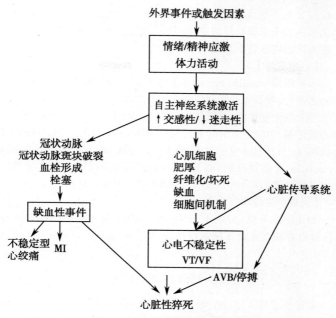

图 39-1 心脏性猝死的病理生理

五、心脏性猝死的临床表现

心脏性猝死临床表现的框架可分为 4 个组成部分：①前驱症状；②终末事件的发生；③心搏骤停；④生物学的死亡。

【前驱症状】

前驱症状是新的心血管症状的出现或原有的症状加重，诸如胸痛、呼吸困难、心悸或疲乏无力，发生在终末事件之前的数天、数周或数月。不幸的是，所有的研究资料表明，前驱症状既不敏感也缺乏特异性。

【终末事件的发生】

特异的症状一般是急骤发生的心悸或心跳快速、头晕、呼吸困难、软弱无力或胸痛。比这些特异症状更为重要的是心血管状态的显著改变。在许多病例，这段时间非常短暂，患者往往不能回忆起在晕厥发生之前有任何症状。

终末事件的发生代表了心脏的结构性异常与功能性影响之间的相互作用。短暂性心肌缺血可引起心绞痛或心律失常的症状，而再灌注可骤然诱发严重的心律失常。延迟的、不充分的或不适当的治疗可导致有症状的 VT/VF。自主神经系统的改变可引起心脏局部或整体的电生理特性的变化，结果是易于产生心律失常以及心肌环境的代谢状态发生改变。

【心搏骤停】

心搏骤停（cardiac arrest）的特征是由于脑血流量不足而致的意识突然丧失、呼吸停止和脉搏消失。心搏骤停的心电机制是室颤（在证实的医院外发生的心搏骤停患者中为 60%～80%），缓慢心律失常或心脏停搏（20%～30%），和持续性室速（5%～10%）。除了这些心电机制外，其他较少见的机制包括电 - 机械分离（electro-mechanical dissociation）、心室破裂、心脏压塞、血流的急性机械性阻塞（例如大的肺动脉栓塞）以及大血管的急性事件（如大动脉穿孔或破裂）等。

【进展到生物学死亡】

如无治疗干预，持续 4～6 分钟的室颤引起不可逆的大脑损害。8 分钟内若缺乏生命支持治疗措施，即刻复苏和长时间存活几乎不可能。

六、高危患者的识别

对每个心搏骤停后生还者以及心肌梗死后患者，进行一些特殊检查以判别其复发或发生心搏骤停的危险性，从而选用最适当的预防性治疗，有重要意义。理想的识别方法及策略不但需要识别出将来可能发生室速、室颤的患者，并给予行之有效的干预，最终达到改善存活率的目的地。与此同时，这些技术还需要能有效地排除将来不发生室速、室颤的患者。

【无创技术】

无创性心脏技术检查易行而费用低，无创而普及性高，易被社会人群所接受。由于绝大部分的 SCD 与恶性心律失常相关，而启动和维持室速、室颤的电生理机制中以折返机制最重要。因此无创性技术可以通过检出心室的传导或复极异常，进而筛选出对折返发生有触发和促发作用的因素，间接对 SCD 进行危险分层。目前的心脏无创检测技术对这些病理性影响因素检测的内容侧重不同，对传导延迟（QRS 波宽度、晚电位）；心室复极不均衡（QT 间期、QT 离散度、T 波电交替）；自主神经张力失衡（心率变异性、窦性心律震荡、运动后心率恢复、压力感受器敏感度）；心肌受损和瘢痕形成程度（LVEF，6 分钟步行试验）；异位室性激动（动态心电图）等。2008 年美国 AHA/ACC/HRS 学会公布了"无创技术对心脏性猝死（SCD）进行危险分层的专家共识"，评估了目前四类 12 项心脏无创的检测技术：

- 左室射血分数（EF 值）。
- 心电图：①QRS 波宽度；②QT 间期及 QT 离散度；③心室晚电位（信号平均心电图）；④短程 HRV（短程心率变异性）。
- 动态心电图：①室性期前收缩及非持续室速；②长程 HRV（长程心率变异性）；③窦性心律震荡。
- 运动试验及功能状态：①运动能力和 NYHA 分级；②心率恢复和恢复期室性异搏；③T 波电交替；④压力感受器敏感性（BRS）。

（1）左室射血分数（EF 值）：左室射血分数是评价左室收缩功能最常用的指标。一般认为，EF≤40% 是识别高危患者的分界线。EF 30%～40% 时发生心律失常事件的相对风险 4.3%，敏感性和特异性分别为 59.1% 和 77.8%。2008 年 AHA/ACC/HRS 公布的专家共识指出：① EF 值降低是心衰患者总体病死率和 SCD 最强有力的预测因子；②多变量的分析中，EF 值降低是唯一具有预测致命性心律失常的重要因子。经动态心电图监测存在非持续性室速，而 EF<30% 的亚组患者相对危险度是 EF≥30% 且不伴有非持续室速者的 8.2 倍；③ EF 值较低组的 ICD 与药物治疗相比，ICD 组病死率减少接近 50%（MUSTT 研究）。心肌梗死伴 EF≤30% 者，ICD 组比药物组降低 31%（SCD-HeFT 研究），ICD 治疗 EF<26% 且伴其他危险因素者疗效最明显。总之，EF 值降低可识别猝死风险相对增高的患者，但多数 SCD 发生在 EF 值相对较高的患者，提示这项技术的敏感性尚可，但有一定的局限性。

（2）心电图

1）QRS 波宽度：QRS 波宽度是心室激动时间和室内、室间传导延迟的简单指标，重复性好，变异率<5%，可作为心肌病进展程度较高的标志。室内传导减慢，尤其伴心室复极离散度增加时，可直接促发室性心律失常。一般认为，QRS 波宽度>120 毫秒是高危患者的筛选指标。目前的共识认为：①慢性心衰患者 QRS 波增宽的发病率 20%～50%，提示这一指标应用范围大；② QRS 波宽度和收缩功能不全呈线性关系，QRS 波的增宽直接造成心室不同步及心功能下降；③左束支阻滞是 SCD 的独立预测因素，一年内 SCD 的风险增加 35%，伴室内或左束支阻滞时，总病死率将增加 50%，也是预测 ICD 患者获益的一个指标；④对于缺血性扩心病的患者，QRS 波宽度的预警 SCD 的能力优于扩张型心肌病。因此，QRS 波增宽时，SCD 的风险增高，但有些资料并不一致，目前缺少专门的前瞻性研究，因此目前不推荐 QRS 波时限增宽用于心衰患者 SCD 的危险分层。

2）QT 间期及 QT 离散度：QT 间期代表心室动作电位时程，测量值重复性好，但受测量导联和 QRS 波增宽的影响。QT 离散度是心电图不同导联 QT 间期的最大差值,QT 间期变异性是患者 QT/R-R 比值的变化。QT≥440 毫秒为增高,QT 间期延长、QT 离散度大、QT 间期变异性增加与自发室速、室颤,与 SCD 风险的增加有关。部分资料认为,心脏复极异常和 SCD 的增加有关,但尚不能用 QT 间期、QT 离散度、QT 变异性对 SCD 进行危险分层。

3）心室晚电位(信号平均心电图):晚电位是指 QRS 波结束后的低幅信号,经减少噪声的信号平均技术可提高增益的放大和滤波作用,并在体表心电图显示晚电位。心肌梗死后,梗死或瘢痕区心室肌激动传导延迟,使 QRS 波后持续存在低幅电活动,其与碎裂电位有关,可成为折返的基质,与室速、室颤的发生相关。目前认为:晚电位的重复性为中等,预测猝死或心律失常事件敏感性 30%~76%,但阴性预测值高,特异性超过 95%,识别低危患者非常有效,但常规使用晚电位识别 SCD 的高危患者的证据尚不充分。

4）短程 HRV:短程 HRV 分析能推测自主神经对心脏,尤其静息状态下的影响,这些影响在室速、室颤的发生中起重要作用。少数资料表明短程 HRV 异常与猝死相关,但目前不推荐应用短程 HRV 行 SCD 的危险分层。

（3）动态心电图

1）室性期前收缩和非持续性室速:自发的室性期前收缩、非阵发性室速与室速、室颤的发生有关。但室性期前收缩和非阵发性室速的自然变异率可高达 70%,心肌梗死后室性期前收缩预测的阳性值 5%~15%,阴性预测值≥90%。非持续性室速阳性预测值低(20%~50%),但阴性预测值高达 72%~93%。目前认为,心肌梗死伴心衰者室性期前收缩和非持续性室速与猝死风险有相关性,但是否能进行 SCD 的危险分层尚不完全明确。

2）长程 HRV:即通过记录 Holter 经傅里叶转换等方法得到时域和频域数值,包括超低频、极低频、低频和高频指标。因此 HRV 在 SCD 危险分层中的价值还需进一步确定。

3）窦性心律震荡:应用 Holter 记录患者室性期前收缩相关的心电图,进而公式计算。指标包括:TO(震荡起始)>0 为阳性,≤0 为阴性;TS(震荡斜率)≥2.5mm/s 为阴性,<2.5mm/s 为阳性。目前认为,这是一个有吸引力的危险分层指标,但需进一步明确其危险分层中的价值。

（4）运动试验及功能状态

1）NYHA 分级:心衰患者心功能Ⅱ级者死亡中,85% 的死亡为猝死,而Ⅳ级心功能者仅 33% 为猝死,因此,心衰级别能增加泵衰竭的死亡比例,猝死的比例反而降低。但需要指出的是,医生对心衰患者的评级有主观性，可重复性仅5%左右，除此，患者心功能分级也不断在变化，不同试验有的结果不同，以ICD治疗获益为指标，有的研究结果Ⅱ级心功能优于Ⅲ级，有的结果提示无差别。因此NYHA分级作为危险分层指标的价值还未被证实。

2）心率恢复和恢复期间的室性期前收缩：心衰时交感神经过度激活，迷走神经张力下降和死亡风险增加有关，并使运动后心率恢复减慢。因此测量运动试验停止后30～60秒的心率下降值，若心率下降≤12次/分，则和全因病死率的增加显著相关，阳性预测值19%，阴性预测值95%。如果运动停止后5分钟内出现频发或严重室性期前收缩也与死亡风险有关。这一指标是预测死亡的新指标，但在SCD危险分层中的价值尚未证实。

3）T波电交替：T波电交替是T波逐跳中出现振幅、形态、方向发生变化，常需要通过运动增快心率，再用特殊方法记录微伏级的T波交替。T波电交替能反映单个细胞水平的复极交替。当心率增快并超过心肌细胞转运细胞内钙离子的能力时则可诱发。因此，越低频率诱发T波电交替的意义越大。对于缺血性和非缺血扩心病患者，T波电交替阳性者，心脏事件的发生率明显高于正常者，是预测心律失常事件的强有力预测因子。但还需要有更多研究证据支持这一技术在危险分层中的地位。

【心内电生理检查】

电生理检查（EPS）已被广泛用于评估室性心律失常并对SCD进行危险分层，尤其对有冠心病，陈旧心肌梗死的患者。目前的指南认为，对于合并左心功能不全或心脏结构异常的不明原因晕厥患者，以及心肌梗死所致非持续室速，LVEF＜40%的患者，实施EPS进行SCD的危险分层被作为Ⅰ类推荐。EPS检查在扩张型心肌病、肥厚型心肌病、ARVC、LQTS、Brugada综合征等患者中的应用价值不大。

目前，尚无对于SCD的最佳危险分层策略或这些技术的最佳联合的相关资料。虽然过去已经注意到多变量的联合分析，但这些联合指标通常是EF值降低和另一危险分层指标的联合，系统的研究和明确的结果很少。此外，SCD的病理机制还涉及其他因素：例如易损斑块、易损心肌，易发生血栓的"易损血管"等。所以，需要开发和创用一些新的技术对SCD的这些"易损性"进行筛选和总体评价。这些将包括基因学检查、血浆标志物测定和一些新的影像学技术等。近期Zipes等发表的一项SCD的流行病学资料表明，SCD者中，1/3属于当今概念中猝死的高危人群，1/3属于低危人群，1/3根本无任何危险因素。该资料说明，当今流行的猝死概念尚有重大缺陷而不完备，同时SCD危险分层的技术尚不敏感。

七、心搏骤停者的防治

高质量心肺复苏（cardiopulmonary resuscitation，CPR）对于 SCD 的救治至关重要。CPR 是一系列提高 SCD 后生存机会的救命措施，主要包括基础生命支持（basic life support，BLS）和高级心血管生命支持（advanced cardiovascular life support，ACLS）。《2010 美国心脏协会心肺复苏及心血管急救指南》指出，成功的 CPR 需要一整套协调的措施，各个环节紧密衔接，即组成 5 环生存链（chain of survival）：立即识别心搏骤停并启动急救系统、尽早进行心肺复苏，着重于胸外按压、快速除颤、有效的高级生命支持、综合的心搏骤停后治疗。生存链每个环节的成功依赖于前面环节的效果。指南强调先进行胸外按压（C），再行保持气道通畅（A）和人工呼吸（B）的操作，即 CPR 的程序是 C—A—B。胸外按压的要点包括：①在胸骨下 1/2 中部进行有节奏的快速用力按压；②速率每分钟至少 100 次；③按压的深度应为至少 5cm 或者胸廓前后径的 1/3，胸部按压和放松的时间大致相等，在每一次按压后要允许胸廓充分回弹；④成人胸外按压：通气比例推荐为 30∶2；⑤每 2 分钟（或者在每 5 个 30∶2 的按压：通气比例循环进行后）轮换一次以保证按压的质量；⑥避免因检查患者而中断胸外按压，在实施保持气道通畅措施或使用除颤器时应控制胸外按压中断时间不超过 10 秒。

大部分 SCD 是由于恶性心律失常所导致，故及时进行除颤至关重要。抢救人员应立即应用除颤器给予一次电击，能量双相波为 200J，单相波为 360J。电击后立即从胸外按压开始继续进行 CPR 2 分钟，再检查心律，如需要可再次电击。如果电击后室颤终止，但稍后室颤又复发，可按前次能量再次电击。在准备除颤器时，不要停止 CPR 的操作，这一点十分重要。当至少 1 次除颤和 2 分钟 CPR 后室颤 / 室速仍持续时，可给予肾上腺素或加压素。当室颤 / 室速对 CPR、除颤和血管活性药均无反应时，可给予胺碘酮治疗。对于电 - 机械分离或心室停搏患者，应立即进行 CPR 2 分钟，再重新检查心律，观察心律有无变化，如无变化继续循环进行上述抢救措施。一旦有应用抢救药品的条件时，应给予肾上腺素或加压素，不推荐使用阿托品。

不能得到及时有效的除颤治疗是 SCD 高病死率的主要原因，从心搏骤停发生到除颤的时间与存活率呈负相关，3 分钟内得到除颤，有 74% 的患者存活，3 分钟后存活率下降至 49%。而目前在大多数国家，从目击者发现患者发生心搏骤停到急救人员赶到现场为患者除颤的时间平均为 9 分钟。为了争分夺秒挽救生命，国外开展了公众应用除颤（public access defibrillation，PAD）计划，即在公共场所如火车站、社区、飞机场甚至飞机上等放置非常便于使用的自动体外除颤器（AED），如同灭火器一样，当患者发生心搏骤停，在场同事或朋友会立即使用这种自动体外除颤器使心搏骤停患者能最快得到除颤。《2010美国心脏协会心肺复苏及心血管急救指南》中建议，在发生有目击者心搏骤停概率相对较高的公共区域（例如，机场、赌场、体育场馆）推广AED项目。

目前公认植入ICD是预防SCD最有效的方法，当患者发生心搏骤停时该系统能自动识别心律失常，并在10~20秒内释放电击除颤，转复为正常心律成功率几乎100%。由于能植入体内又是自动放电工作，因此预防猝死的效果大大提高。自从1980年为一位美国妇女植入第一台ICD，过去30多年来ICD应用已经证明在预防心脏性猝死的效果。目前仅美国ICD年植入量达15万台。需要植入ICD的指征主要有两方面，一是曾经发生过心搏骤停者，即猝死经抢救存活者；二是有心脏性猝死高危因素的患者，如心肌梗死后合并室性心律失常或心力衰竭。具体可参见2008 ACC/AHA/HRS关于永久性起搏器、除颤器和再同步化治疗装置的指南。

八、心搏骤停生还者的处理

经成功复苏的医院外心搏骤停幸存者，40%~60%于住院期内死去。国内调查表明，我国院内复苏成功率约25.5%，有高达80%以上的患者在自主循环恢复后的最初数小时或几天内死亡，存活出院率仅6.5%。由于心搏骤停而导致全身长时间的完全性缺血，机体在复苏成功后又进入更为复杂的新的病理生理过程。有鉴于此，2008年美国心脏协会和国际复苏联络委员会（AHA/ILCOR）发表声明，提出心搏骤停后综合征（post-cardiac arrest syndrome，PCAS）这一概念，强调其特殊而复杂的病理生理过程。它包括：①心搏骤停后的脑损害；②心搏骤停后的心肌损害；③全身性缺血/再灌注损伤；④导致心搏骤停的未解除的病理生理过程。各阶段的病理生理、临床表现及潜在治疗见表39-3。

复苏后时间阶段的定义为：心搏骤停即刻为出现自主循环恢复后20分钟，此阶段可发生在现场、转运途中或医院急诊；早期阶段为20分钟至6~12小时，早期的损伤有限，干预可能最有效，主要是器官支持；中间阶段是6~12小时至72小时，此时期器官损伤仍在继续，应采取积极的特殊治疗；超过3天则为恢复期，此期的预后更具可靠性。

根据目前的有效证据，PCAS早期的治疗目标是：平均动脉压维

表39-3　心搏骤停后综合征阶段的病理生理、临床表现及潜在治疗

病理生理阶段	病理生理	临床表现	潜在治疗
心搏骤停后的脑损害	脑血管自动调节受损、脑水肿、缺血性神经变性	昏迷、抽搐、肌阵挛、认知障碍、植物状态、继发帕金森病、脑卒中、脑死亡等	治疗性低体温、优化血流动力学、气道保护及机械通气、控制抽搐、维持氧合（SaO_2 94%~96%）、支持治疗
心搏骤停后的心肌损害	心肌顿抑、急性冠脉综合征（ACS）	心排血量降低、低血压、心律失常、心功能衰竭	血运重建、正性肌力药物、IABP、左室辅助装置、ECMO
全身性缺血/再灌注损伤	全身炎症反应综合征、血管调节受损、高凝状态、肾上腺功能受抑、组织氧供/氧需受损、感染易感性增加	进行性组织缺氧/缺血、低血压、心力衰竭、发热、高血糖、多器官功能衰竭、感染	升压药物、血液滤过、控制体温、控制血糖、使用抗生素治疗感染
导致心搏骤停的未解除的病理生理过程	急性心肌梗死（AMI）、ACS、心肌病、COPD、哮喘、脑血管意外、肺栓塞、中毒、脓毒症、肺炎、低血容量	因病因而异	根据患者情况和相应疾病进行相应治疗

持在 65～90mmHg，中心静脉压维持在 8～12mmHg，中心静脉压血氧饱和度 ＞70%，尿量 ＞1ml/（kg·h），血清乳酸浓度正常或偏低。具体的治疗包括：氧合与通气，使氧饱和度维持在 94%～96%，避免过度通气及高碳酸血症；循环支持，补充容量使中心静脉压达到 8～12mmHg，必要时使用血管活性药及机械循环辅助设备，如 IABP 等；ACS 的处理，对 ST 段抬高心肌梗死致 PCAS 患者应即做冠状动脉造影，必要时行 PCI；亚低温治疗，对 PCAS 无意识成人患者需降温至 32～34℃，并持续至少 24 小时。在第一个 72 小时的发热要用退热药治疗，同时注意癫痫的控制与预防；控制血糖，血糖浓度最好控制在 8mmol/L 以下。

大多数 PCAS 患者会出现意识障碍，部分为植物状态。评价不良预后的预测方法包括：心搏骤停和复苏的临床情况、患者病情、神经系统检查、电生理检查、生化标志物和神经影像学检查等。尽管亚低温治疗可能影响 PCAS 神经功能预后，但还需要改进其应用及监测方法，以便追踪脑损伤的变化和对治疗的反应。

（张　澍　陈柯萍）

第 40 章　长 QT 综合征和 Brugada 综合征

自 1995 年发现遗传性心律失常第一个离子通道致病基因以来，心律失常的遗传学研究取得了长足的进展，发现了近 30 个致病基因和近千个致病突变位点。目前发达国家对遗传性心律失常的基因检测已经用于辅助诊断。本文对长 QT 和 Brugada 综合征的临床和诊治作简要描述。

一、长 QT 综合征（LQTS）

【概述】

LQTS 患者心脏结构正常，表现为 QT 间期延长和 T 波异常，心律失常发作时多呈典型的尖端扭转型室性心动过速（TdP），易发晕厥和猝死。多数 LQTS 先证者静息 12 导联心电图有 QT 间期延长，但也有 10%～40% 的患者静息时 QT 间期正常，称为"隐匿型"LQTS。运动试验、儿茶酚胺激发试验以及 Holter 动态心电图有助于提高诊断的敏感性。LQTS 的患病率约为 1/2500，男性多在青春期之前、女性多在青春期之后出现临床症状，不予治疗的有症状患者 10 年病死率可达 50%。

目前已发现 13 个 LQTS 致病基因。其中 *KCNQ1*（*LQT1*）、*KCNH2*（*LQT2*）及 *SCN5A*（*LQT3*）为常见的致病基因，约占遗传性 LQTS 患者的 75%；其他 4～13 型 LQTS 仅约占 5%，散发（或新发）突变的发生率小于 5%～10%。同时有耳聋表型的 Jervell and Lange-Nielsen 综合征（JLNS）患者患病率约为百万分之一。药物诱发的继发性 LQTS 中，有 10%～20% 的患者存在基因突变，新生儿猝死综合征（SIDS）的基因突变率可达 50%。我国在最近 10 年已发表了 39 个 LQTS 的基因突变点。

【临床表现】

LQTS 在 20 岁以前发病的占 60%；男性占 24%，女性占 76%。发病症状包括晕厥、黑蒙、心悸、胸闷及头晕等；诱发因素包括：情绪紧张或激动，劳累、运动或体力劳动，突然惊吓 / 电话铃响，休息或睡眠，使用延长 QT 间期的药物等。遇到表 40-1 的情况需要怀疑 LQTS。

表 40-1　需要怀疑长 QT 综合征的情况

1. 头昏目眩或晕厥前兆反复发作
2. 情绪波动、体力活动或压力引起的晕厥
3. 伴随胸痛或心悸的晕厥
4. 不明病因的癫痫
5. 令人无法解释的溺水
6. 先天性耳聋
7. 婴儿心动过缓
8. 有晕厥、癫痫或猝死的家族史
9. 婴儿猝死综合征的同胞兄妹
10. 已知 LQTS 患者的直系亲属

【LQTS 的诊断】

依据家族史，不明原因的晕厥和 QTc 延长，基因筛查等进行诊断（表 40-2）。对于 QTc 处于临界值的患者（0.44 秒＜QTc＜0.47 秒），需进一步检查确诊。Valsalva 试验可能会引起隐性 LQT 患者 QT 间期延长、显著 U 波、T 波电交替或室性心律失常。24 小时 Holter 记录可能发现 QT 间期延长。运动试验可能诱发 QTc 延长。对高度可疑患者进行遗传学检测可能 50%～60% 阳性。

LQTS 患者的 T 波时程和形态常呈多变特点，显著 U 波、T-U 融合波也常见。如果一个患者评分为 2～3 分，建议做系列 ECG 跟踪。QT 间期随年龄和性别有所不同，男性 QTc 小于女性。但婴幼儿和儿童的 QTc 值稳定，显示无性别差异。

表 40-2　遗传性 LQTS 的诊断标准

诊断依据	记分
ECG 表现	
QTc>480 毫秒	3
460～470 毫秒	2
>450 毫秒（男）	1
TdP*	2
T 波交替	1
T 波切迹（3 导联以上）	1
静息心率低于正常 2 个百分位数	0.5
临床表现	
晕厥：紧张引起	2
非紧张引起	1
先天性耳聋	0.5
家族史	
家庭成员中有肯定的 LQTS	1
直系亲属中有<30 岁的心脏性猝死	0.5

注：* 除外继发性 TdP；得分>4 分为肯定的 LQTS，2～3 分为可能的 LQTS；QTc 为 QT/RR 间期的开平方根

【遗传性 LQTS 的治疗】

1. TdP 的紧急处理　大多数 TdP 可以由直流电击来终止，预防 TdP 复发是关键。紧急措施包括停用可能诱发 TdP 的药物、抑制 EAD、提高基础心率、服用镇静剂等。

采用 2g 硫酸镁溶于 20ml 10% 的葡萄糖溶液中静脉注射。对无症状的室性期前收缩二联律患者（即将发生 TdP）注射速度要慢（2g/2min）；而对 TdP 正在发作过程中的患者注射速度要快（2g/30～60 秒）。隔 5～15 分钟可再次给药 2g。也可 3～10mg/min 持续静点，但大剂量时注意中毒反应。丧失膝反射是镁中毒的信号。严重中毒会出现低血压、昏睡，甚至心搏骤停。补镁的同时要补钾，使血清钾水平>4.5mmol/L。利多卡因对 TdP 患者的有效率约 50%。提高基础心率临时起搏最有效，开始时起搏频率设在 100～140 次/分，心律失常得到控制后，起搏频率设在可预防室性期前收缩的最低频率。在获得性 LQTS 患者，异丙肾上腺素可以提高基础心率预防 TdP 的复发；而在先天性 LQTS 患者，β 受体阻断药是有效药物。

恐惧也能引起心律失常,所以镇静很重要,麻醉可能有助于缓解"心律失常风暴"。

2. 遗传性 LQTS 的长期治疗　LQTS 的标准治疗是避免诱发因素,抗肾上腺素能治疗(β 受体阻断药,左心交感神经切除术 LCSD),对少数病例,需要辅以起搏器或埋藏式心脏复律除颤器(ICD)治疗。

避免诱发因素主要包括噪声(摇滚乐、打猎、突然的铃声)、强烈的情绪波动和压力过大,限制参加竞技性体育运动,鼓励患者在体力活动或热天时饮用电解质丰富的液体,避免和纠正可能延长 QT 间期的药物等(表 40-3)。

表 40-3　LQTS 的诱因

心源性

心律失常(完全心脏阻滞,严重心动过缓性心律失常),冠心病,心肌炎,低体温

代谢性

酗酒,可卡因或有机磷化合物中毒,心肌缺血,神经性厌食症或贪食症,电解质紊乱(低钾血症,低镁血症,低钙血症),甲状腺功能低下,液体蛋白饮食

神经源性

脑血管意外,脑炎,蜘蛛膜下腔出血,创伤性脑损伤,自主神经系统疾病,人类免疫缺陷疾病

药源性

心脏科用药:奎尼丁,普鲁卡因胺,丙吡胺,索他洛尔,伊布利特,胺碘酮,苄普地尔,多非利特,氟卡尼,吲达帕胺,伊拉地平,莫昔普利,尼卡地平

非心脏科用药:红霉素,格帕沙星,左氧氟沙星,司帕沙星,喷他脒,金刚烷胺,氯喹,酚噻嗪,氟哌啶醇,特非那定,阿司咪唑,酮康唑,伊曲康唑,普罗布考,酮色林,西沙必利,地昔帕明,氯丙嗪,多拉司琼,氟哌利多,苯丙氨酯,氟西汀,膦甲酸,磷苯妥英,卤泛群,米帕明,左醋美沙多,美索达嗪,那拉曲坦,奥曲肽,帕罗西汀,匹莫齐特,利培酮,沙美特罗,舍曲林,舒马普坦,他莫昔芬,硫利达嗪,替扎尼定,文拉法辛,齐拉西酮,佐米曲普坦,三环抗抑郁药,罂粟碱,免疫抑制剂,蒽环类化疗药,三氧化二砷等

3. β 受体阻断药　β 受体阻断药是首选治疗,又是长期甚至终生治疗。β 受体阻断药应使用到可耐受的最大剂量。几乎所有的 β

受体阻断药都有效,但国外以普萘洛尔[2～4mg/(kg·d)]和纳多洛尔[0.5～1mg/(kg·d)]为最常用。国内最普遍的是普萘洛尔和美托洛尔。运动试验时的峰值心率下降 30% 可能为 β 受体阻断药到达最大合适剂量的指标之一。β 受体阻断药的合适剂量应保持在能控制症状为度。应通过临床表现、HOLTER 跟踪、运动试验等定期评价治疗效果。使用最大耐受量的 β 受体阻断药,可使长期病死率降到 6%。

β 受体阻断药对胎儿的危险性是 C 级,即风险很低但不是零。首选长效普萘洛尔,但其他 β 受体阻断药也可选用。

4. 左心交感神经切除术(LCSD) β 受体阻断药无效者可以进行 LCSD 手术,术后 6 个月内 QTc 是否大于 500 毫秒是衡量患者术后危险性高低的重要指标。

5. 心脏起搏和 ICD 起搏器预防心动过缓或停搏有效预防心动过缓依赖性 TdP 的发生,增加 β 受体阻断药可耐受剂量。如果在上述治疗后仍有晕厥发作,或者晕厥发作是由于 β 受体阻断药疗效不确切的 LQT3 型所致,植入 ICD 是 I 类适应证。

6. 其他治疗探索 对 LQT3 患者钠通道阻滞药,如美西律,可能有一定疗效;普萘洛尔 + 钾镁合剂 + 鱼油可改善 LQT2 患者症状;对 LQT2 和 LQT1 患者,应用钾通道开放剂或增加细胞外钾浓度可能有益;射频消融只是消除诱发 TdP 的室性期前收缩;基因介入治疗只在实验阶段。

二、Brugada 综合征

【概述】

Brugada 综合征(BrS)特征性表现为右胸导联 ST 段抬高,常伴有不同程度的心脏传导阻滞,具有潜在恶性心律失常危险和 SCD 家族史的遗传性疾病。BrS 好发于 30～40 岁男性,是年轻人猝死主要原因。有临床症状的 BrS 患病率在西方国家为 1/10 000～1/5000,在南亚更流行。此外,无症状 I 型 BrS ECG 发生率可能更高。儿童时期很少出现 BrS 表型。BrS 危险分层基于相关临床参数,尤其是症状指标。有心搏骤停和晕厥史是恶性心脏事件再发的危险因素。其他指标,如有创电生理检查对危险分层的价值,目前仍有争议。BrS 高危患者建议 ICD 植入。有研究证实,奎尼丁具有治疗作用,尤其适用于低中危患者。

目前已发现 7 个致病基因(SCN5A, GPD1L, CACNA1C, CACNB2b, SCN1b, KCNE3, KCNH2)。基因型阳性 BrS 多为 SCN5A 突变所致(>75%)。在确诊的 BrS 中,SCN5A 基因检测阳性率约 25%。基因

检测本身不能诊断 BrS，但对可疑病例可以协助临床诊断。

【临床表现】

BrS 以心电图上特征性的 Brugada 波，即右胸前 $V_1 \sim V_3$ 导联 ST 段穹隆型抬高为特征，伴致死性室性心律失常或心脏猝死或家族史，并具有遗传异质性的心脏电紊乱疾病。晕厥或猝死多为首发症状，一般发生在夜间睡眠或静息状态时。由 BrS 引起的猝死占所有猝死病例的 4%～12%，占心脏解剖结构正常猝死病例的 20%。

BrS 的心电图表现分为 3 型。1 型的诊断标准为 ST 段穹隆样抬高≥0.2mV，伴 T 波倒置；2 型的诊断标准为 ST 段马鞍型抬高≥0.2mV 或下斜形 ST 段抬高≥1mV，T 波直立或双向；3 型诊断标准为 ST 段马鞍型或穹隆样抬高 <1mV。这三种类型可以在同一个患者中顺序出现或由药物引发，1 型 BrS 心电图才是诊断 BrS 的依据。BrS 患者心电图上还常出现 P 波和 QRS 波增宽，PR 间期延长，提示可能存在 *SCN5A* 基因突变。

大部分遗传性 BrS 患者典型的心电图改变可以被诱发出来，如 5 分钟内静注阿义马林 1mg/kg、10 分钟内静注氟卡尼 2mg/kg 或一次性口服 400mg、10 分钟内静注普鲁卡因胺 10mg/kg 和 10 分钟内静注吡西卡尼 1mg/kg 等是国外常用的方法。目前国内专家提示使用普罗帕酮：1～1.5mg/kg 于 5 分钟内静脉注入，20 分钟后患者如无不适，则可追加 0.5mg/kg 于 2.5 分钟内静脉注入，总量 <2mg/kg，也有一定的作用。进行药物诱发试验时，药物推注需缓慢，同时进行严密的心电监测，并确保检查室内具备能迅速进行电复律的设备。

【诊断】

1. 无论钠通道阻滞药应用与否，在多于 1 个右胸导联出现 1 型 Brugada 心电图表现，且伴以下情况之一者：有记录的室颤、多形性室速（CPVT）、心脏猝死家族史（<45 岁）、家系成员中有"穹隆型"心电图改变、心电生理检查中可诱发室速 / 室颤、晕厥或夜间濒死样呼吸，可诊断为 BrS。若仅有以上心电图特征，则称为"特发性 BrS 样心电图改变"。

2. 基础情况下，多于 1 个右胸导联出现 2 型心电图改变，应用钠通道阻滞药后变为 1 型或 ST 段抬高超过 2mm，并存在一个或更多的上述临床表现时也可诊断为 BrS，而药物诱导后 ST 段抬高小于 2mm 不可诊断为 BrS。

3. 基础情况下，多于 1 个右胸导联出现 3 型心电图改变，应用药物后转变为 1 型，并存在一个或更多的上述临床表现时，可诊断为 BrS，但需排除药物诱导后由 3 型转变为 2 型患者。

【鉴别诊断】

1. 特发性室颤　BrS 家族遗传史，静息时典型的心电图表现或药物激发试验阳性等特征可与特发性室颤相鉴别。

2. 右束支传导阻滞　大多数 Brugada 综合征病例在左胸导联上并不存在典型加宽的 S 波，提示并不存在真正的 RBBB。

3. 急性前间壁心肌梗死　心肌梗死时 $V_1 \sim V_3$ 导联可出现 ST 段抬高，但心肌梗死时典型的心前区疼痛症状，心肌酶谱的变化，尤其是冠脉造影等可用来与 BrS 相区别。

4. 早期复极综合征（ERS）　ERS 和 BrS 具有某些共同的心电图表现和药理调节机制，而且 ERS 的心电图和 BrS 心电图可互相转化。究竟是一种疾病的两种心电图表现，还是不同的疾病，还不统一。

5. 致心律失常性右室发育不良（ARVC）　ARVC 可表现出 BrS 的心电图表现和症状，因此，在诊断 BrS 之前，必须通过影像学检查排除 ARVC 的可能性。钠通道阻滞药诱发试验有助于两者的鉴别。

6. 其他常见右胸导联 ST 段抬高的疾病还包括左心室室壁瘤、急性心肌炎、右心室梗死、夹层动脉瘤、急性肺栓塞、高钙血症、高钾血症等，也需与 BrS 相鉴别。根据 BrS 的典型临床表现和心电图表现，以及利用心电生理检查等其他实验室和器械检查等很容易将这些疾病与 BrS 鉴别。

【治疗与预后】

奎尼丁通过阻滞 I_{to}，使 BrS ST 段正常化，能减少室颤的发生。使用剂量为 $1200 \sim 1500mg/d$，但奎尼丁治疗仍需进行更多的临床试验证实。其他 Ia 类抗心律失常药（普鲁卡因胺）和 Ic 类抗心律失常类药（氟卡尼、普罗帕酮）列为禁用药物。胺碘酮与 β 受体阻断药是无效药物。

ICD 是目前唯一证实了治疗 BrS 最有效的措施。目前建议下列患者植入 ICD：

1. 有症状的 BrS 患者，心电图表现为 1 型的（包括自发或使用钠通道阻滞药后），出现过猝死先兆的，无需进行电生理检查（EPS）都应该接受 ICD 治疗。出现如晕厥、癫痫或者夜间濒死呼吸时在仔细排除心外原因后，植入 ICD 治疗。EPS 仅用于需要排除室上性心律失常。

2. 无症状患者心电图表现为 1 型 BrS（包括自发或使用钠通道阻滞药后），如有猝死家族史，且怀疑是由 BrS 所致的应该接受心内电生理检查。对于没有心源性猝死家族史，心电图表现为 1 型 BrS 的患者，电生理检查有助于确诊。如果电生理检查可以诱发室性心律失常则应接受 ICD 治疗。

近年临床有射频消融成功的报道，主要是针对诱发室颤的期前收缩和 ST 抬高的基质进行消融。由于目前对室颤机制的认识尚不充分，标测和消融技术的局限以及经验的不足，BrS 导致室颤的导管消融治疗可能对控制 BrS 心律失常发生有潜在价值，但仍需进一步研究和探讨。

（浦介麟）

第41章　抗心律失常药物

一、抗心律失常药物分类

表 41-1 为目前较通用的抗心律失常的分类、各类药物的电生理效应及心电图改变。

【第Ⅰ类】

膜抑制剂，主要降低心肌细胞对 Na^+ 的通透性，使 0 相去极化上升程度及幅度减低，从而减慢传导，同时延长快反应纤维有效不应期（ERP），降低 4 相去极化坡度从而减低自律性。又分为三个亚类：Ⅰa 类、Ⅰb 类和 Ⅰc 类。

【第Ⅱ类】

β肾上腺素受体阻断药，主要通过减低或阻断交感神经对心脏的作用，抑制 4 相自动去极化速率，延长房室结传导时间。

【第Ⅲ类】

主要电生理效应是通过延迟复极时间，延长动作电位间期（APD）ERP。

【第Ⅳ类】

钙通道阻滞药，主要通过阻断慢 Ca^{2+} 通道的开放，抑制慢反应纤维的 0 相后期去极化及 2 相复极速率，从而减低传导速度及延长 ERP。

二、临床常用的抗心律失常药物

【第Ⅰ类抗心律失常药物】

1. 奎尼丁（quinidine）

（1）临床药理：具有Ⅰa 类药细胞电生理效应。口服吸收快，生物利用度约 70%（44%～98%）。90% 经肝脏代谢，10%～13% 的原

表 41-1 各种抗心律失常药电生理效应及心电图改变

类别	[0]相上升速度	APD	ERP	ERP/APD	心肌传导速度	旁路传导速度	PP	PR	QRS	QT
								间期		
Ia	↓↓	↑↑	↑	↑	↓↓	↓↓	↑↑	0↑	↑	↑↑
Ib	↓	↓	↑	↑	0↑	↓	↑	0	0	0
Ic	↓↓↓	↑	↑	↑	↓↓↓	↓↓	↑↑	↑	↑↑	↑↑
II	0↓	↓	↑	↑	0	0	↑↑↑	↑	0↑	↑↑
III	0↓	↑↑↑	↑	↑	↓	↓↓↓	↑↑↑	↑	0↑	↑↑↑
IV	0	0	↓	↑	↓	0	↑↑↑	↑	0↑	0

注:↑,延长;↓,减低或缩短;0,无变化;APD,动作电位间期;ERP,有效不应期

形药从尿中排出。单次服药的 $t_{1/2}$ 为 4～6 小时。心律失常者稳态 $t_{1/2}$ 为 4.5 小时。高效液相法有效血药浓度 0.7～5μg/ml，中毒浓度 5μg/ml。

（2）适应证：室上性心动过速（室上速）、房性或结性期前收缩、心房颤动（房颤）、心房扑动（房扑）；预激综合征（预激）合并室上性心律失常；室性期前收缩（室早）、室性心动过速（室速）及心室颤动（室颤）。

（3）禁忌证：对奎宁或本品过敏者；孕妇及乳母；洋地黄中毒；心源性休克；严重肝、肾功能损害；起搏或传导功能异常；低血钾均应视为禁忌。

（4）不良反应：心脏传导阻滞及加重心衰，多形性室速或室颤；腹泻、恶心、呕吐、头晕及耳鸣；低血压、惊厥、精神障碍、呼吸抑制、皮疹、发热及溶血性贫血减少。

（5）用法：转复阵发性室上性心动过速、房颤及房扑时，用药前 1 天先试服 0.2g，观察过敏及特异质反应。第 1 天 0.2g，每 2 小时 1 次，连续 5 次；如无效且无不良反应，第 2 天增至每次 0.3g；第 3 天 0.4g，每 2 小时 1 次，连续 5 次。每日总量不应超过 2.5g，恢复窦性心律后改为维持量，维持量用 0.2g，1 日 3～4 次。缓释片维持量为 300～325mg，8～12 小时 1 次。

2. 利多卡因（lidocaine）

（1）临床药理：具有 I b 类药细胞电生理效应。口服吸收良好，但肝脏首过效应高达 70%，主要经肝代谢，代谢速度与肝血流量有关。治疗血浆浓度为 2～5μg/ml，超过 10μg/ml 部分人可产生毒性，超过 15μg/ml 可致严重中毒。

（2）适应证：适用于 AMI、心脏手术，心导管，洋地黄中毒等致的室性心律失常。

（3）禁忌证：二度或三度房室传导阻滞、双分支传导阻滞、严重窦房结功能障碍及严重肝功能障碍应慎用。

（4）不良反应：头昏、倦怠，语言不清，感觉异常，肌肉颤动，甚至惊厥，神志不清及呼吸抑制。大剂量可致严重窦性心动过缓、传导阻滞及心肌收缩力下降。过敏反应可致皮疹，水肿及呼吸停止。

（5）用法：首次静脉注射 50～100mg 2～3 分钟，必要时每隔 5 分钟后重注 1 次，1 小时内不宜超过 300mg，继以静脉滴注 1～4mg/min 维持。

儿童首次静脉注射 0.5～1mg/kg 2～3 分钟，必要时可重复一次，总量不宜超过 3mg/kg，继以 0.015～0.03mg/kg 静滴维持。老年人及肝功能不良，严重心衰或休克者应减量。

3．美西律（mexiletinum）

（1）临床药理：具有Ⅰb类药细胞电生理效应。口服由肠道吸收快而完全。口服生物利用度约90%。血药浓度达峰时间为1.5～4小时。治疗血浆浓度为0.75～2μg/ml。该药主要经肝代谢，代谢物可能无活性。

（2）治疗应用：口服适用于慢性室性心律失常，包括室性期前收缩及室速。静脉注射适用于急性室性心律失常。

（3）药理作用：严重窦房结功能障碍；二度或三度房室传导阻滞及双分支传导阻滞；严重肝功能障碍均应禁用。

（4）不良反应：静脉用药发生率更高，可致窦性心动过缓或窦性停搏，室内阻滞，加重室性心律失常，低血压及心衰。胃肠反应神经系统症状有头晕，震颤，复视、昏迷及惊厥等。

（5）用法：成人维持量600～900mg/d，分3～4次服。静脉于10～15分钟内首次注入100～200mg（5%葡萄糖20ml稀释），然后以0.5～1.5mg/min维持，3～4小时后减量至每分钟0.75～1mg，维持24～48小时。

4．莫雷西嗪（moracizine）

（1）临床药理：具有Ⅰb类药细胞电生理效应。口服容易吸收，生物利用度为（45±30）%。经肝脏代谢及肾脏排泄。有效血药浓度为（147.5±11.1）μg/nl。

（2）适应证：主要适用于室性心律失常，对室上性心律失常疗效差。

（3）禁忌证：心脏传导阻滞、窦房结功能不全者应禁用。严重心功能不全及肝、肾功能障碍者慎用。

（4）不良反应：可加重心脏传导阻滞，使QRS增宽，抑制窦房结功能。CAST效应：恶心、食欲缺乏，头晕，头痛，震颤，麻木，欣快感，视力障碍及皮疹。

（5）用法：150～300mg每6小时1次，或每日6～15mg/kg，分3～4次口服。低于600mg/d者疗效差。

5．普罗帕酮（propafenone）

（1）临床药理：具有Ⅰc类药细胞电生理效应。口服吸收良好，但首过效应明显。生理利用度4.8%～23.5%，患者单次服药约（3.6±0.2）小时，多次服药则平均为6～7小时。有效血药浓度个体差异大，平均588～800ng/ml。

（2）适应证：口服主要适用于室性心律失常，其次为室上性心律失常，但静脉注射适用于中止阵发性室速及室上性心动过速。

（3）禁忌证：严重窦房结功能障碍；二度或三度房室传导阻滞；

双分支阻滞,心源性休克均禁用。心衰室内阻滞 QRS>0.12 秒。

（4）不良反应:可致窦性停搏或传导阻滞;加重室性心律失常,低血压及心力衰竭;头晕,抽搐,定向障碍,乏力;轻度恶心,便秘,口干;肝转酶升高及胆汁淤积性肝炎。

（5）相互作用:①华法林与其在血浆蛋白结合部位产生竞争,可使游离型药浓度增加致增强其效应及毒性。②与其他抗心律失常药合用加重心脏不良反应。③与降压药合用可增强降压效应。④可能增加血清地高辛浓度。

（6）用法:口服 450～900mg/d,少数需 1200mg,6～8 小时 1 次分服。儿童每日 5～7mg/kg。静脉注射 1～1.5mg/kg,必要时 20 分钟后重复一次,继以 0.5～1mg/min 维持。儿童静脉注射 1mg/kg。

【β受体阻断药】

1. 美托洛尔(metoprolol)

（1）临床药理:本品口服吸收迅速完全(>95%),生物利用度约为 50%。$t_{1/2}$ 为 3～5 小时,在肝内代谢,经肾排泄,尿内以代谢物为主,仅少量(3%～10%)为原形物。

（2）适应证:可用于治疗室上性快速心律失常、室性心律失常、洋地黄类及儿茶酚胺引起的快速心律失常,对高血压、冠心病和儿茶酚胺增多所致的快速性心律失常更有效。本品能拮抗儿茶酚胺效应,可治疗甲状腺功能亢进引起的心律失常。

（3）禁忌证:二度或三度房室传导阻滞,失代偿性心衰(肺水肿,低灌注或低血压);有临床意义的窦性心动过缓,病态窦房结综合征,心源性休克;末梢循环灌注不良、严重的周围血管疾病。

（4）不良反应:心血管系统:心率减慢、传导阻滞、血压降低、心力衰竭加重、外周血管痉挛导致的四肢冰冷或脉搏不能触及、雷诺症。疲乏和眩晕占 10%,抑郁占 5%。消化系统(恶心、胃痛)。

（5）用法:口服。12.5～25mg,每天 2 次,可增加剂量 50mg,每天 2 次。静脉应用美托洛尔,应该在有经验的医生指导下进行。同时,应仔细监测患者的血压和心电图,并备有复苏抢救设施。室上性快速型心律失常:开始时以 1～2mg/min 的速度静脉给药,用量可达 5mg(5ml);如病情需要,可间隔 5 分钟重复注射,总剂量 10～15mg(静脉注射后 4～6 小时,心律失常已经控制,用口服制剂维持,一日 2～3 次,每次剂量不超过 50mg)。

2. 阿替洛尔(atenolol)

（1）临床药理:口服吸收快,吸收率仅 46%～62%,尿中排出原药 85%～100%。

（2）适应证:用于治疗室上性快速心律失常、洋地黄类及儿茶酚胺引起的快速心律失常。本品能拮抗儿茶酚胺效应,可治疗甲状腺功能亢进引起的心律失常。

（3）禁忌证:二度或三度房室传导阻滞,失代偿性心衰(肺水肿,低灌注或低血压);有临床意义的窦性心动过缓,病态窦房结综合征,心源性休克;末梢循环灌注不良、严重的周围血管疾病。

（4）不良反应:诱发和加重心衰;窦性心动过缓、房室传导阻滞;皮疹、关节痛;支气管痉挛。

（5）用法:口服剂量 25～100mg/d,每日 1 次或分 2 次服。

3. 普萘洛尔（propranolol）

（1）临床药理:口服吸收率 90% 以上,广泛地在肝内代谢。

（2）适应证:目前在抗心律失常方面已较少使用。可以用于窦性心动过缓、房性心动过速、心房颤动、心房扑动心室率的控制。

（3）禁忌证:对哮喘患者不宜用。有房室传导阻滞,阻塞性肺疾患,充血性心或糖尿病等宜不用或慎用。

（4）不良反应:治疗初期可出现眩晕、疲倦、失眠、恶心、呕吐、肌肉痛和哮喘等。长期用药可能引起严重心动过缓,诱发急性心衰。

（5）用法:开始剂量宜小,每次 10～20mg,每日 3～4 次。

4. 艾司洛尔（esmolol hydrochloride）

（1）临床药理:为一种超短效、高选择性 β_1 受体阻断药,减缓心率,降低收缩压,降低心肌耗氧量,起效快,作用时间短;终止滴注,β_1 受体阻滞作用 20 分钟后完全消除,血流动力学效应 30 分钟后恢复到基准水平。

（2）适应证:适应围术期(诱导麻醉、麻醉期间或手术后)出现心动过速及窦性心动过速、房扑、防颤控制心室率。

（3）禁忌证:支气管哮喘或有支气管哮喘病史,严重慢性阻塞性肺疾病;窦性心动过缓,二至三度房室传导阻滞。难治性心功能不全,心源性休克。对本品过敏者。

（4）不良反应:偶见低血压,心动过缓,多发生在用药 5 分钟后。

（5）用法用量:治疗快速性室上性心律失常,负荷量为 0.5mg/kg 维持量可用 0.25～0.5mg/(kg·min)。

【Ⅲ类抗心律失常药物】

1. 胺碘酮（amiodarone）

（1）临床药理:本品为第Ⅲ类抗心律失常药。口服吸收迟缓,生物利用度 31%～65%,主要经肝脏代谢,长期服药后 $t_{1/2}$ 为(19±9)天。

（2）适应证:口服适用于治疗及防止各种快速性心律失常发作,尤其是预激合并的各种心律失常。静脉注射可用于中止阵发性室上性心动过速,尤以合并预激者。可降低快速房颤或房扑的心室率。可用于经利多卡因治疗无效的室性心律失常。

(3) 禁忌证：有甲状腺功能异常史或已有功能异常；碘过敏；二度、三度房室传导导阻滞；双分支阻滞；QT 延长综合征；病窦综合征均禁用。心功能严重不全，低血压或休克静注时应慎重。肝、肺功能不全者口服亦应慎重。

(4) 不良反应：可致严重窦性心动过缓，窦性停搏或窦房传导阻滞，房室传导阻滞，多形性室速伴以 QT 延长；注射可致低血压。可致甲状腺功能亢进或低下。恶心，呕吐，便秘。角膜下色素沉着，影响视力，围围神经病。可致肺间质或肺泡纤维性肺炎，临床有气短、干咳，胸痛，红细胞沉降率快，血细胞增多，严重者可致死。偶有报道致低血钙及血清肌酐升高。静脉注射时易产生静脉炎，故宜用较大静脉。可使地高辛、阿普林定（安搏律定）、奎尼丁、普鲁卡因胺及乙酰卡尼（N- 乙酰普鲁卡因胺）血药浓度增高，并加重不良反应.

(5) 用法：室上性心律失常可用 400～600mg/d，分 2～3 次服，1～1 周后改为维持量 200～400mg/d。室性心律失常，可服 800～1200mg，分 3 次，1～2 周后改为 200～600mg/d 维持。静脉注射可用 5mg/kg 缓慢注射 10～15 分钟，15～30 分钟后可重复 1 次。或以 5～10mg/kg 静脉滴注 30～60 分钟，24 小时内可重复 2～3 次，每日总量不宜超过 1200mg。静脉用药时应临时测血压、心率及心律。

2. 索他洛尔（sotalol hydrochlorde）

(1) 临床药理：本品兼具 II（阻断 β 受体）III（延长心肌动作电位时程）类抗心律失常药物的特性。口服盐酸索他洛尔的生利用度基本上是完全的（超过 90%），口服后 (2.5±0.98) 小时达到峰浓度，2～3 天达到稳态血药浓度，半衰期为 10～20 小时，消除的主要途径是肾排泄，80%～90% 以原型由尿液排出，其余由粪便排出。

(2) 适应证：适用于各种危及生命的室性快速型心律失常。

(3) 禁忌证：禁用于支气管哮喘、窦性心动过缓、二度或三度房室导阻滞（除非安放了有效的心脏起搏器），先天性或获得性 QT 间期延长综合征、心源性休克、未控制的充血性心力衰竭以及对本品过敏的患者。

(4) 不良反应：心血管：心动过缓、呼吸困难、胸痛、心悸、水肿、心电图异常、低血压、致心律失常、晕厥、心衰。消化：恶心、呕吐、腹泻、消化不良、腹痛、胃肠胀气。肌肉：痉挛。神经、精神：疲劳、眩晕、虚弱、头痛、睡眠障碍、抑郁、感觉异常、情绪改变、焦虑。生殖系统：性功能紊乱。致心律失常的不良反应发生率为 4.3%。

(5) 用法用量：口服 80～120mg/ 次，每日 2～3 次，剂量可增加到 0.24～0.32g/d。

【第Ⅳ类抗心律失常药物】

1. 维拉帕米（verapamil）

（1）临床药理：本品为第Ⅳ类抗心律失常药。口服吸收可达90%，但首过效应明显，生物利用度仅10%～20%，主要经肝脏代谢。

（2）适应证：适用于中止折返性室上性心动过速及正常图形的预激合并室上性心动过速的发作。可降低房颤或房扑的室率。对室性心律失常效应差，但左室特发性室速敏感。

（3）禁忌证：病态窦房结综合征；二或三度房室传导阻滞；重度心衰或低血压应禁用。

（4）不良反应：静脉注射可致低血压；偶可致窦性心动过缓或停搏，二度以上房室传导阻滞。

（5）用法：首次可用5mg或0.075mg/kg静脉注射2～3分钟，继以0.005mg/(kg·min)静滴或30分钟后重复5mg，口服40～80mg，每8小时1次。总量不宜超过720mg/d。

2. 地尔硫䓬（diltiazem）

（1）临床药理：属于第Ⅳ类抗心律失常药物。口服吸收迅速完全，口服吸收率>40%，但由于肝脏的首过代谢效应，生物利用度仅40%左右。静脉注射后药物迅速出现在胆汁和胃肠道中。$t_{1/2}$ 4～6小时，96%～99%在体内代谢，代谢物60%经粪便排泄，40%经尿排出体外。

（2）适应证：静脉滴注可以治疗室上性心动过速；控制心房颤动、心房扑动的心室率；治疗房性期前收缩。

（3）禁忌证：房室传导阻滞、病态窦房结综合征、低血压及孕妇禁用。明显心功能减退者、哺乳期妇女慎用。

（4）不良反应：眩晕、头痛、面红、失眠；胃肠道症状；房室传导阻滞；低血压；偶见肝损害；静脉注射给药时可引起窦性心动过缓、窦性停搏、重度房室传导阻滞。

（5）用法：口服15～30mg，每日3～4次。静脉注射，首次用量0.25mg/kg稀释后缓慢静脉注射。维持量5～15mg/h，静滴。

【其他抗心律失常药物】

1. 三磷腺苷（adenosine triphosphate）

（1）临床药理：抑制慢通道，激活钾通道，缩短窦房结及房室结动作电位时程，增加膜电位；抑制窦房结自律性，减慢房室结传导。静脉快速给药，$t_{1/2}$ 为1～6秒，进入组织后迅速降解，2分钟后作用完全消失。

（2）适应证：终止房室结折返性及房室折返性心动过速；暂时性减慢房速、房扑或房颤患者的心室率。电生理检查时用于心动过速的鉴别诊断。对旁路传导和室速无效。

（3）禁忌证：老年人或冠心病慎用，有过敏史禁用。窦性心动过缓、窦性停搏及传导阻滞禁用。

（4）不良反应：面红、呼吸困难、胸部压迫感、头晕、头痛、头胀、恶心、呕吐等；低血压；一过性缓慢性心律失常。

（5）相互作用：与甲基黄嘌呤类咖啡、茶碱合用有拮抗作用，与双嘧达莫合用作用增强，与卡马西平合用房室结传导阻滞增多。

（6）用法：10～20mg 不经稀释静脉注射，单剂量不超过 30mg。

2．腺苷（adenosine）　药理作用、适应证、禁忌证和不良反应与三磷腺苷类似，主要有：

（1）药动学：静注腺苷很快转入红细胞和内皮细胞，消除半衰期为 1.5～10 秒，药物在血浆内很快代谢，在细胞内形成肌苷和腺苷单磷酸。最大药理作用见于静注后 30 秒。

（2）药物相互作用：双嘧达莫阻滞细胞摄取腺苷，增加腺苷的效能，咖啡因、茶碱则降低腺苷效能。

（3）用法：成人起始剂量是以 6mg/（1～2）s 推入，若心动过速不终止，隔 1～2 分钟后再给 12mg，可重复应用。

三、各种心律失常的药物治疗

对各种心律失常均应注意寻求是否有其他的因素引起的心律失常，并且对之进行治疗。如：①电解质紊乱，尤其是血钾过低最为常见。镁离子的缺乏也应注意。②由于服用药物而引起的心律失常，如洋地黄类制剂等。很多抗心律失常药物也具有产生心律失常的不良反应。③患有某些疾病如甲状腺功能亢进，酸碱失衡等。过量的烟、酒也易诱发心律失常。

【房性期前收缩】

无器质性心脏病，去除诱因，一般并不需要治疗，症状明显者可选择药物治疗，伴有缺血和心衰者不主张长期抗心律失常药物治疗。对诱发室上性心动过速、房颤的房性期前收缩可选择药物治疗。药物治疗：β 受体阻断药阿替洛尔 6.25～25mg，每天 2 次。美托洛尔 12.5～25mg，每天 2 次。钙通道阻滞药：维拉帕米 40～120mg，每天 2 次；地尔硫䓬（合心爽）15～30mg，6 小时 1 次。Ⅰ类抗心律失常药物：普罗帕酮 100～200mg，6 小时 1 次。

【房性心动过速】

治疗目的是终止发作或控制心室率，可选择 β 受体阻断药；普罗帕酮 150～200mg，6 小时 1 次；维拉帕米 40～120mg，每天 2 次；地尔硫䓬 15～30mg，6 小时 1 次；胺碘酮。需长期治疗者除选择上述药物,对于心衰患者首选胺碘酮,心功能正常者,可选择Ⅰa或Ⅰc类药物。

【心房颤动、心房扑动】

阵发性心房颤动房颤发作时的治疗:包括转复和控制心室率,普罗帕酮70mg + 5%的葡萄糖溶液20ml静脉注射;静脉注射去乙酰毛花苷注射液0.4～0.8mg,或静脉应用钙通道阻滞药或β受体阻断药,其目的是使心室率下降到100次/分以下。

胺碘酮静脉滴注(剂量同室上性心动过速的治疗),对发作不久的患者具有较高的终止发作效果。

维持窦性心律:胺碘酮、索他洛尔;普罗帕酮,莫雷西嗪;奎尼丁。

控制心室率:β受体阻断药;钙通道阻滞药。

预防血栓形成:阿司匹林;华法林维持INR在1.8～2.5。

【阵发性室上性心动过速发作时的治疗】

(1)普罗帕酮70mg + 5%葡萄糖溶液20ml缓慢静脉注射。

(2)维拉帕米5mg稀释于5%葡萄糖溶液内缓慢静脉注射,注射后十分钟内仍无效可以重复一次。

(3)腺苷6～12mg静脉推注。

(4)胺碘酮300mg(或5mg/kg)稀释在5%葡萄糖溶液100ml内静脉滴注,30分钟内滴完。

【室性期前收缩】

需要治疗的室性期前收缩,依据其出现的情况选用治疗方案:

(1)急性心肌梗死的室性期前收缩,先用利多卡因50～100mg静脉注射,然后以1～3mg/min的速度静脉滴注。美西律首次用100～200mg稀释后静脉内缓慢注射然后以1～4mg/min的速度持续静脉滴注。

美西律:先以100～200mg每日3次开始,有效后再逐步减量维持。

(2)器质性心脏病伴有心功能减退者首选胺碘酮治疗。

(3)无器质性心脏病者可选用β受体阻断药、美西律、普罗帕酮、胺碘酮等。

【室性心动过速(室速)及心室颤动(室颤)的防治】

(1)起源于右室的特发性室速:普罗帕酮;维拉帕米;β受体阻断药;腺苷;利多卡因。起源于左室的特发性室速:首选维拉帕米。

(2)伴有器质性心脏病的室性心动过速,目前首选的药物是胺碘酮,开始时每日1.0～1.2g,连续用药7～10天后再转为维持量0.3～0.4g/d。普罗帕酮、普鲁卡因胺、索他洛尔或β受体阻断药用于心功能正常者。

【对尖端扭转型室性心动过速的治疗】

（1）停用洋地黄和 I 类、Ⅲ类抗心律失常药物。

（2）给予异丙肾上腺素 0.1mg 稀释于 100ml 液体中，以 0.5～1.0μg/ 分的速度静脉滴注。

（3）静脉补充钾。

（4）如发作时间较长，应行电转复。

（楚建民）

第42章　心脏起搏器

植入性心脏起搏器（心脏起搏系统）是一种植入于体内的电子治疗仪器，通过发放电脉冲，刺激心脏搏动。自 1958 年第一台心脏起搏器植入人体以来，起搏器制造技术和工艺发展迅速，其功能日趋完善。目前植入性起搏器治疗已成为一种常规治疗技术，为临床广泛应用。将人工心脏起搏系统（脉冲发生器和电极导线）植入到人体内，经电极导线将脉冲发生器的电流引入心脏，刺激心脏兴奋，继而收缩产生搏动，恢复泵血功能。起搏系统主要有单心腔（仅起搏心房或心室）和双心腔（顺序起搏心房和心室）两种起搏方式，前者简单经济，后者更为生理。

一、适 应 证

不同医院或（和）医生对永久性起搏器治疗适应证认识有所不同。对某些心脏传导系统病变是否需要植入起搏器仍然存在着争议。同样的传导系统病变在不同的临床状态下对是否需要植入起搏器观点也不一样。随着对心律失常机制认识不断加深以及起搏工程技术进步，心脏起搏治疗适应证也在不断发展。除了对明确的病态窦房结综合征和房室传导阻滞有肯定的治疗效果外，一些非心动过缓型疾病如充血性心力衰竭，梗阻性肥厚型心肌病甚至阵发性房颤等也开始列入临床起搏治疗适应证范围。而某些病变有时难以界定是否为心脏起搏治疗的绝对适应证。

植入性心脏起搏器治疗的适应证主要是"症状性心动过缓（symptomatic bradycardia）"。所谓"症状性心动过缓"是指直接由于心率过于缓慢，导致心排血量下降，重要脏器及组织尤其大脑供血不足而产生的一系列症状，如一过性晕厥、近似晕厥、头昏、黑蒙等；长期的心动过缓也可引起全身性症状，如疲乏、运动耐量下降以及充血性心力衰竭等。ACC/AHA/NASPE 将植入性心脏起搏器治疗的适应证按其需要程度分为以下三个等级：

第 I 类适应证：根据病情状况，有证据或专家们一致认为起搏治疗对患者有益、有用或有效。相当于我国的绝对适应证。

第 II 类适应证：根据病情状况，起搏治疗给患者带来的益处和效果证据不足或专家们的意见有分歧。在第 II 类适应证中又进一步根据证据 / 观点的倾向性分为 IIa（倾向于支持）和 IIb（倾向于不支持）两个亚级。相当于我国的相对适应证。

第 III 类适应证：根据病情状况，专家们一致认为起搏治疗无效，甚至某些情况下对患者有害，因此不需要 / 不应该植入心脏起搏器。相当于我国的非适应证。

美国 ACC/AHA/NASPE 在 2002 年对永久起搏器适应证进行了修订，中华医学会心电生理和起搏分会（CSPE）建议采用其新的适应证标准。其主要方面如下：

1. 病态窦房结综合征伴有阿 - 斯综合征或类似晕厥发作。

2. 病态窦房结综合征无阿 - 斯综合征或类似晕厥发作，但有明显症状，或由于心率缓慢不能从事正常工作和生活者。

3. 病态窦房结综合征、慢 - 快综合征，心脏停搏大于 3 秒，或必须使用某些药物，而这些药物可引起或加重心动过缓并产生症状者。

4. 房室传导阻滞或三分支阻滞伴有阿 - 斯综合征或类似晕厥发作。

5. 莫氏 II 型房室传导阻滞或文氏型房室传导阻滞经电生理检查属希氏束内或以下阻滞者。

6. 有症状的任何水平的永久性或间歇性高度和三度房室传导阻滞。

7. 颈动脉窦过敏综合征，有晕厥发作，心脏停搏大于 3 秒。

禁忌证有两条：①心脏急性活动性病变，如急性心肌炎、心肌缺血；②合并全身急性感染性疾病。

二、心脏起搏系统及起搏方式

与临时起搏不同，永久起搏需将一套能植入的起搏系统包括一个脉冲发生器和 1~2 条，特殊情况下多达 4 条电极导线埋置到患者体内。脉冲发生器由锂电池和微电子线路组成，使用寿命可达 6~10 年。脉冲发生器的电子线路越来越智能化，起搏器除了能发放脉冲起搏心室外，还能感知患者自身心律，达到按需发放与患者自身心律同步的目的。起搏器各种工作参数在起搏器植入后能在体外经皮肤使用程控仪更改，此谓起搏器的程控功能。脉冲发生器只需要埋置于胸部皮下脂肪下层，发放的电脉冲经由电极导线引入心脏。电极导线是由导电性能好的金属材料制成，外包聚氨酯或硅橡胶绝缘层，顶端为约直径 1mm、长 3mm 电极头接触心内膜。为能较好地使电极导线固定在心内膜肌小梁之间，导线顶端有翼状倒钩。考虑到部分患者心脏扩大、心肌病变明显，导线固定困难，厂家设计了一种螺旋形导线，医生可将导线顶端旋进心内膜下以达到良好固定目的。为使起搏器植入后阈值保持在较低水平，目前使用的激素释放电极导线，在植入后 1～2 周药物会缓慢释放到周围心肌组织，抑制炎症反应，从而使起搏阈值降低。

1974 年，美国心血管病学会和美国心脏病学会（ACC/AHA）联合专门委员会首次提出描述起搏器基本功能的三位字母代码。此后，北美起搏和电生理学会（NASPE）以及英国起搏和电生理学会（BPEG）负责定期更新代码。此代码被指定为起搏名称的 NBG 代码（表 42-1）。代码有 5 个字母，第一位字母表示起搏的心腔，第二位表示感知的心腔，第三位表示起搏器感知后的反应，第四位表示程控功能，第五位表示抗心动过速功能。临床一般只用前三位，如 VVI，表示心室起搏心室感知抑制型，也就是常用的心室按需起搏。

表 42-1　NBG 代码

I	II	III	IV	V
起搏心腔	感知心腔	感知后反应	程控特性频率调节	抗心动过速功能
0＝无	0＝无	0＝无	0＝无	0＝无
A＝心房	A＝心房	T＝触发	P＝单项程控	P＝起搏（抗心动过速）
V＝心室	V＝心室	I＝抑制	M＝多项程控	S＝电击
D＝双腔（A＋V）	D＝双腔（A＋V）	D＝均有（T＋I）	C＝遥测 R＝频率调节	D＝都有（抗心动过速＋电击）

三、术前器械准备

【起搏器选择】

一旦患者的病情符合上述的一种或多种适应证，经治医生需要在不同厂家和众多品种的起搏器中选择出对患者最为合适的种类，如单心腔、双心腔，是否需要频率适应性功能，单极还是双极导线，各种起搏器的程控参数及范围，是否需要更进一步的功能，如自动起搏方式转换功能等。除此以外在我国尤其还应考虑患者的经济承受能力。在选择起搏器的时候还应考虑的一个问题是患者病情的发展。如患有窦房结功能不全的患者会进展为房室传导阻滞和房颤，最好应选择带有自动起搏方式转换功能的双心腔频率适应性起搏器。在上述选择过程中对单心腔、双心腔的选择最为重要——因为后者能为患者提供生理性起搏。

生理性起搏器（physiological pacemaker）应尽可能近似地模拟心脏自身第一起搏点（窦房结）和特殊传导系统（房室结、希 - 浦肯野系统）的生理功能。对生理性起搏系统的基本要求是，为患者静息时和活动时提供适当的心率，并尽可能在较大的心率范围内和活动状态下，保持正常的房室（AV）关系。为前者，必须有稳定的心房感知以达到"心房跟踪频率"，如果自身窦房结变时性反应不可靠，则需与控制心率的某些生理性传感器（physiological sensor）结合；而为维持正常的 AV 关系，则需要能恰当地感知和起搏心房、心室的稳定的电极导线，而脉冲发生器的设计要能协调心房和心室的刺激。

此外，在大量起搏的患者中，保持变时性反应是生理性心脏起搏的重要因素。保持变时性反应有两个途径。首先是利用患者自身心房率来决定适当的心室起搏频率，即心房跟踪起搏（VAT、VDD 和 DDD）方式；另一个途径是利用人工传感器。在所有需要心脏起搏的患者中，约半数是由于窦房结功能异常（据统计，在西方国家为 50% 以上，我国也相似，为 51%），因而跟踪自身心房变时性反应的有效性受限（例如在变时性反应功能受损的患者），或者在某些患者这种方式根本不可行（例如在静止的心房或有慢性心房颤动的患者）。因而，人工传感器结合于起搏器系统，亦即频率适应性起搏器，正是为了提供可靠的心脏变时性反应，而不依靠心房功能。频率适应性起搏系统的传感器大致可以分为 4 类：直接的代谢指示物，间接的代谢传感器，非代谢的生理性指标，和直接的身体活动（体动）传感器。

为最大限度改善患者的生活质量，避免不良的起搏血流动力学，主张首选生理性起搏。目前，生理性起搏器有：①双腔起搏器（DDD）；②心房（AAI）起搏器；③频率适应性单腔起搏器（AAIR，VVIR）；④频率适应性双腔起搏器（DDDR，AAIR，VDDR）。

生理性起搏器的适应证是除非有非适应证，都应当植入生理性［双腔和（或）频率适应性］起搏器。双心腔起搏器的非适应证是：①有慢性心房颤动的房室传导阻滞；②心房不能应激的患者；③患者的经济负担能力也是需考虑的因素之一。双心腔起搏器的应用包括植入、随访及程控较单心腔起搏器更为复杂,因此医生应加强双心腔起搏器应用的训练。心房单心腔起搏(AAI)有其简便及经济的优点,但其日后不可预测的房颤及房室传导阻滞降低了该治疗的安全性,故不推荐作为首选。

四、患者准备

　　包括医护人员准备和患者自我准备两方面。目前永久起搏器植入术大多为择期手术,但也有部分患者诊断明确在急诊室就决定施行永久起搏器植入术。在决定施行永久起搏器植入手术前,医生应反复了解患者情况,进一步明确适应证,排除非适应证和禁忌证。术前对患者全身及心脏情况做全面评价,调整水电解质平衡、改善心功能。向患者及家属说明手术目的、必要性和术中、术后需与医生配合的事项,也需说明可能的并发症,需患者或家属签署知情同意书。患者本人应对治疗的目的和意义足够明确,因为要植入一套电子器械永久留在体内,需要有充分的思想准备。对手术过程及术后注意事项应充分了解,才能使手术过程顺利,术后起搏器发挥最佳的作用。

五、起搏器植入

　　起搏器临床应用的发展,也反映在植入技术方面。早年起搏导线植入需采用开胸经心外膜方法,手术创伤大,技术要求高,给医生和患者带来很大不便。1965年后,经静脉植入电极导线技术得到广泛应用,使起搏器植入手术大为简化,目前95%的起搏器埋植均采用经静脉法。1979年开始采用锁骨下静脉穿刺技术植入电极导线,将起搏系统的安装技术向前又推进一步。

　　手术的条件及准备:起搏器植入手术必须在严格无菌条件下进行,以专门的心导管室并配备紫外线和臭氧消毒装置最为理想。植入手术应由专门从事该项专业工作的技术队伍完成,包括受过专门训练的专科医生、工程技术员和护士。相对固定人员有利于提高手术成功率、减少并发症。心导管室仪器也是成功手术的关键。包括以下几个方面:① X线机,能以后前位和侧面观察心脏影像,带影像增强器,电视屏幕及摄相等功能;②起搏分析仪:起搏分析仪是安装起搏器必不可少的专用仪器,用于起搏导线定位时参数测试包括起搏阈值、心内P/R波振幅、起搏系统包括心脏阻抗等;③心电监护记录仪:能了解是否有效的心脏起搏,并持续监测手术过程中患者心律变化,保证安全;④血压和血氧饱和度监测:重要的生命体征监测有助于及时发现病情变化和处理，保证患者安全；⑤除颤器、麻醉机及急救药品：安装起搏器时，心内插入导线是一项有创性操作，心室颤动的发生率尽管甚低，但危害甚大，尤其对心功能差的患者风险更大。

术中患者麻醉方案及药物选择：经静脉插入心内膜电极导线的起搏器植入手术一般均采用局部麻醉，一般用 0.5%～1% 利多卡因，术前可给予少量镇静剂（如地西泮）。对儿童和少数老年人或因其他原因不能配合手术的患者，可加用静脉麻醉。

起搏导线及脉冲发生器植入技术：经静脉植入起搏器技术的要点是：静脉选择，起搏导线固定，电极参数测试、连接并埋植起搏器。可供导线插入的静脉左右共有 8 条。浅静脉是头静脉和颈外静脉，深静脉有锁骨下静脉和颈内静脉。头静脉或颈外静脉需采用切开方法、锁骨下静脉和颈内静脉则采用穿刺技术。两种方法各有利弊，头静脉切开较为安全，锁骨下静脉穿刺较为方便快捷。对于一位专科医生来说，必须掌握静脉切开和静脉穿刺两套本领，这样在遇到疑难病例时才不会束手无策。

电极导线沿血管腔内顺行进入右心房及右心室。插送过程中始终应在 X 透视下进行，做到"无阻力送管"，以确保安全。对合并先天性心脏病、心脏外科术后和大心脏患者术前应将心脏 X 线片、超声心动图结果仔细研究。手术时，在切开或穿刺静脉前先对患者行 X 线透视，再次了解其心肺状态，以便在发生并发症时有 X 线影相对照。

为保证术后起搏器工作正常，应将起搏导线固定在稳定并起搏参数满意的部位。除了 X 影像的指导外，起搏参数测试是起搏器植入术中一个重要步骤。由于心腔内各部位起搏参数不同，术者应将电极导线送入理想的部位（图 42-1）。起搏阈值指能刺激心肌引起心脏激动（夺获）的最小电量。以一定脉宽下电压高低（临床常用）或一定电压下脉宽大小来表示。阈值过高会引起术后起搏器不夺获或增加起搏器电池消耗。一般规定在脉宽 0.5 毫秒下，心房起搏阈值应低于 1.5V，心室应低于 1.0V。另一重要的起搏参数是心腔内 P 波和 R 波振幅，是保证起搏器同步工作关键。一般心房内 P 波振幅应大于 1mV，心室 R 波振幅应大于 5mV。

脉冲发生器可埋植于胸前左侧或右侧，囊袋大小应适宜。脉冲发生器应置于胸大肌筋膜上面，避免过深过浅，以防止出血、肌肉刺激或囊袋破溃。为预防术中及术后出血倾向，术前应停用抗凝剂和血小板抑制剂。服用华法林者应停药或减量调节 INR 在 1.5 左右，服用阿司匹林者须停用 1 周。

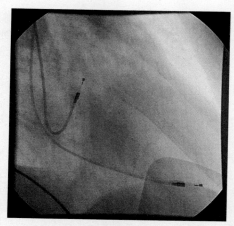

图 42-1 示双腔起搏器心房心室电极导线植入后影像

六、起搏器植入术后的随访

对已植入起搏器的患者进行定期随访是起搏器过程中的重要环节，通过随访可了解起搏器的治疗效果，及时发现和处理手术及起搏器本身可能出现的并发症及其故障，了解起搏器是否处于最佳工作状态，使患者得到最优治疗效益。近年来随着起搏器工程技术的迅速发展，不断有新型或带有新功能起搏器在临床上应用，因此更需加强起搏器的随访工作。

起搏器的随访工作由专门的起搏门诊负责。随访的主要目的是：①了解起搏器工作状况；②测试起搏阈值等各项起搏参数，进一步评价其工作状况；③发现起搏故障；④程控起搏器，使其工作在最优状态并处理起搏故障；⑤预测和确认电池耗竭；⑥治疗原发病，防止和处理并发症；⑦对患者及其家属进行有关起搏器知识的宣传及教育。

随访时间及方法由多种因素决定，包括患者基本心脏病情况、起搏器的种类及植入时间、患者居住地医疗情况及与随访门诊的路途远近及方便情况等。NASPE 曾经发表过一系列随访的报告，此后未就随访制定进一步的指南。2000 年加拿大发表过一个由加拿大起搏工作小组制定的起搏器随访指南。起搏器随访时间通常分为三个阶段：①植入起搏器最初半年内，随访频度要多些，要评价起搏效果及患者症状改善情况，检查有无新的并发症并测相关起搏参数；②植入起搏器半年后一般起搏器工作稳定可每半年到1年随访1次，保持起搏器以最优状态工作；③预计快到起搏器电池寿命耗竭时,应加强随访可每月 1 次。1984 年美国健康财务管理局(HCFA)建议的随访方案是单心腔起搏器植入后的开始 6 个月应每 3 个月随访 1 次,此后每年 1 次;双心腔起搏器植入后的开始 6 个月,应每 3 个月随访 1 次,此后每 6 个月随访 1 次。考虑到患者专门为起搏器随访来医院不方便性,有条件的医院建议患者使用经电话传输心电记录装置(TTM),若使用 TTM 随访系统,随访频度可以大大增加。此设备在我国尚未普及。近年来新型起搏器大量应用于临床,由于有包括自动化功能在内的许多新的功能开发及应用,起搏器的随访方案也产生相应变化,其个体化要求更高。

　　作为起搏器随访门诊基本设备要求应包括:心电图监护及记录装置、各公司产品程控仪、必要的抢救设备。随访门诊应建立独立的患者及起搏器档案和资料库。随访内容应包括以下几个方面:①病史采集,注意症状是否消失、延续或再现;②起搏心电图记录(图 42-2);③起搏器储存资料回放复习及分析;④起搏阈值等参数测试;⑤起搏系统功能状态及电池消耗情况。

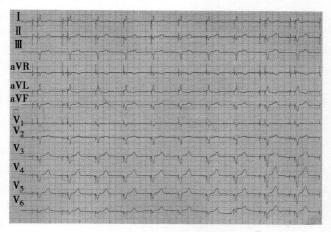

图 42-2　双腔起搏心电图

　　随访工作的重点是确定起搏的疗效,分析诊断起搏系统故障和明确起搏器更换指征。常规更换起搏器是指起搏器电池正常耗竭。每种起搏器均有自己的正常使用寿命,一般单心腔起搏器 8 年,双心腔起搏器 6 年。起搏器在使用过程中电池耗竭到接近寿命(end of life, EOF)时,提示需要更换称之为更换指征(elective replacement indicator, ERI)。ERI 可以起搏频率 / 加磁频率下降、脉宽增加甚至改变起搏方式来表示,目前生产的起搏器可以直接经程控仪显示起搏器预计剩余使用时间和更换指示。

七、起搏器治疗并发症

　　人工心脏起搏植入术为一有创性治疗手术,并且与一套电子器械有关,并发症的发生是不可避免的。产生并发症的原因大致可分为:①与置入术有关的并发症;②与炎症反应有关的并发症;③与起搏系统(脉冲发生器、电极导线)有关的并发症。从并发症的发生的时间上分类有:①早期并发症,常出现在术后一个月内;②后期并发症,常出现在术后一个月后;③发生于任何时期的并发症。下面列举几个常见并发症及其预防。

　　【气胸和血气胸】
　　常发生于选择锁骨下静脉穿刺法放置电极导线。在穿刺过程中损伤同侧肺尖部,引发气胸,或损伤锁骨下动脉和肺尖则可导致血气胸。气胸和血气胸可发生于穿刺即刻或术后24～48小时。预防方法是尽可能选用头静脉放置导线。若穿刺锁骨下静脉最好在X影像指导下。一旦出现此并发症则视肺压缩情况、出血量大小和患者肺功能状态决定相应治疗措施。气胸仅占胸腔容积10%以下或肺尖压迫至第2、3肋间的患者,一般不需行胸腔穿刺,通常于术后1～2周内逐渐吸收。但需严密监测和观察。如肺压缩面积超过30%,患者有症状,则需行胸腔穿刺抽出气体。在下述情况下应放置胸腔引流管:①气胸达胸腔的30%以上,抽气后肺仍不能复张者;②严重呼吸困难;③血气胸。

　　【出血、血肿】
　　当分离头静脉或锁骨下静脉穿刺以及制作脉冲发生器囊袋时,可引起出血或组织渗血,出血的部位有皮下组织弥漫性渗血和囊袋血肿,这是手术相关的常见并发症之一。术前应对患者的凝血功能进行必要的检查,包括出、凝血时间和凝血酶原时间。对服用血小板抑制剂,如阿司匹林的患者,应停药一周。服用华法林患者应调整INR至1.5,应用肝素治疗的患者,需停用肝素至少6个小时,术后24～48小时后才能恢复使用肝素或华法林。术中应注意止血,可采用电刀止血。囊袋内可局部使用表面凝血酶或冷沉淀物制剂,起到快速止血和减少血肿形成的作用。一旦发现出血并发症应立即分析原因,采取相措施。一般以局部加压包扎,严重者需打开囊袋去除积血和血块。

　　【囊袋伤口破裂和感染】
　　伤口破裂多发生于术后第1周内,主要见于下面两种情况:①囊袋血肿或炎症反应造成伤口缝合处的张力过大。②见于糖尿病患者，因其自身免疫力低下，术后伤口易患感染，并且愈合缓慢。感染为起搏器术后最为棘手的并发症，发生率为 2%～19%。根据发生的时间可分为早期感染（术后 2 周内）和晚期感染（手术 1 个月以后）。早期感染的常见菌种为金黄色葡萄球菌，而晚期感染则多由白色葡萄球菌引起。常见原因有：手术过程中无菌操作不严格；局部出血、血肿未及时处理；缝合线结反应继发感染；囊袋皮肤感染等。原则上应尽早采取外科清创手术，摘除被感染的整个起搏系统，在远离原感染病灶的部位或对侧胸壁重新埋置新的起搏器。可采用一次性手术，同时摘除感染起搏器和埋置新起搏系统。也可分阶段进行治疗，首先摘除起搏器和局部清创术，放置临时起搏器，经抗生素治疗控制感染后，置入新的起搏器。

【心肌穿孔】

术中发生的心肌穿孔系操作不当所造成；术后的心肌穿孔则多因电极导线过硬或张力过大，不断冲击组织结构较薄的右室所致。原则上一旦确诊为心肌穿孔，即应将电极导线轻轻撤出并重新放置。如果心肌穿孔引起了心脏压塞，应立即行心包穿刺术，或外科开胸手术。

【静脉血栓栓塞和闭塞】

电极导线刺激静脉血管壁，或对静脉壁的机械性压迫，引起血栓形成。表现为：①上腔静脉闭塞和上腔静脉综合征；②血流动力学改变或肺栓塞；③上肢肿胀和疼痛。急性静脉血栓多局限于电极导线的静脉插入处，如锁骨下静脉或头静脉。急性期采取静脉滴注肝素，随后口服华法林 3 个月以上。慢性静脉闭塞的诱发因素为电极导线对静脉壁的机械性压迫，引起血栓和炎症反应刺激局部纤维组织过度增生。必要时可采用静脉球囊扩张术治疗静脉闭塞，重建血运。

【起搏器综合征】

植入心室单心腔起搏器引起患者血流动力学甚至神经心理异常的一组临床症状。轻者仅为轻度胸闷、头晕、头胀，血压下降，严重时可发生晕厥和（或）充血性心力衰竭。暂停心室起搏症状消失。可发生在术后即刻，也可在术后数月甚至一年后。其发生机制并不十分清楚，包括丧失正常的房室收缩顺序、二尖瓣和三尖瓣反流、心室去极化异常、室房逆传以及心律失常等。有效处理为更换心房或双心腔起搏。

【电极导线移位】

电极导线移位是心脏起搏治疗中最常见的并发症，多见于术后一周内。移位有明显移位和微脱位两种，前者 X 线胸片上电极的位置明显异常，后者则从胸片上难以明确诊断。移位的发生与电极导线顶端造型、患者心脏结构和术者的技术熟练程度有关。电极移位后应尽早手术重新调整电极的位置。术后头 2 天患者尽量卧床，减少体位的转动，可防止再次移位。

【电极导线损伤和断裂】

植入术中电极导线受损的发生率远远高于所发现者，主要是因为术者的操作失误：①使用手术刀或剪刀不慎，破坏了电极导线的绝缘层或将整个电极导线切断。②固定电极导线时未使用所附带的保护袖套，而是将固定缝线直接结扎在电极导线上。③引导钢丝通过电极导线的弯曲处，用力过猛，穿过电极圈和绝缘层，引起损伤。导线损伤一旦发现应予更换。导线断裂最常见于锁骨下，与锁骨和第 1 肋骨之间压迫和摩擦有关。少数断裂在心腔内，可能与手术放置过程中不恰当旋转有关，或放置后形成旋力加上心脏收缩舒张运动造成断裂。术后任何时候导线断裂，原则上均应重新更换。双极电极导线出现部分断裂，可体外程控为单极起搏方式，以暂时获得正常的起搏，后择期进行更换。双心腔起搏器一根导线断裂可先试行程控至单纯心室起搏或心房起搏方式。

【脉冲发生器故障】

可分电池提前耗竭和电子线路部分故障，后者较少见。处理脉冲发生器故障最重要的方面是如何准确判断是故障而不是起搏系统某种功能现象。如双极起搏，脉冲信号会很小；过度感知会引起长间歇；起搏器介导心动过速酷似起搏器奔放等。在分析脉冲发生器故障时应使用程控仪，会同起搏器厂家工程人员一起分析，一旦明确为故障则予以更换。

（张　澍）

第43章　埋藏式心律转复除颤器

一、概　　述

心源性猝死是现代医学面临的一个重要问题，在美国每年夺去30 万～40 万生命。相比国外，虽然我国 SCD 发生率较低，但由于人口基数大，根据华伟、张澍等发表的我国心源性猝死流行病调查资料显示，我国心源性猝死的发生率为 41.84/10 万，按 13 亿人口推算，总人数大约 54 万 / 年，位居全球各国之首，防治工作任务异常艰巨。心源性猝死的主要原因以前一直不清楚，直至心电图监测技术的应用，证实了医院外心脏停搏者多数是由心室颤动引起的，大部分患者（大于 80%）先出现室性心动过速，持续恶化发生室颤。因为心室颤动（室颤）自行转复非常少见，因此，一个最重要的决定室颤患者生存的因素是：从室颤发生至得到除颤治疗的时间。医院外心脏停搏的总病死率很高（高于 75%），主要由于不能得到及时有效的除颤治疗。由 Mirowski 最早设计的埋藏式自动除颤器，为恶性室性心律失常的治疗提供了一个确实有效的治疗方法，开辟了一个新的治疗领域。体内自动除颤器可以在心律失常发生 10～20 秒内释放电击除颤，在这段时间除颤成功率几乎 100%，这种装置可以对自发性室颤作出有效的反应，感知危及生命的恶性室性心律失常，并进行有效的治疗防止心源性猝死的发生。在过去十多年的应用中，埋藏式心律转复除颤器（ICD）已经被证明了其防止院外心源性猝死的效果。ICD 技术发展非常迅速，具有诊断和多种治疗功能的新一代 ICD 开始在临床应用。ICD 的临床适应证也不断放宽。至 20 世纪 90 年代，ICD 技术的发展已经对心源性猝死的治疗发生了深远影响，因为越来越多的患者得到了 ICD 治疗。

应用体内电除颤的历史可以追溯到 20 世纪 60 年代，由 Mirowski 和 Schuder 等成功地证明了用上腔静脉和右室心尖部的电极可以进行有效的体内除颤，最初的工作是由 Mirowski 和他的同事在 Baltimore 的 Sinai 医院进行的，他们成功地在犬身上进行了埋藏式自动除颤试验，经过 10 年的研究和改进，Mirowski 和他的同事们于 1980 年 2 月 4 日在美国的 Johns Hopkins 大学医学中心成功地在人体上埋入世界上第一例埋藏式自动除颤器。1985 年，美国食品药物管理委员会（FDA）正式通过 ICD 临床应用，在此之前仅有 35 个医学机构进行临床研究和应用，至 20 世纪 80 年代末，世界上已有 400 多个医学中心，已植入了 1 万多只 ICD，根据有关机构统计，至 1995 年，新植入的 ICD 总数将超过为 10 万只，每年新植入 ICD 超过 2 万只。2005 年，美国一年植入量超过 18 万只。而我国 1992 年植入第 1 台 ICD，至 2005 年，总数不到 1000 例，近几年应用量增长较快，2010 年，一年的植入量接近 2000 台，但与国外相比差距较大。

二、ICD 的结构和功能

ICD 系统主要包括两个基本部分：脉冲发生器和识别心律失常、释放电能的电极导线系统。脉冲发生器的能源由两个锂 - 银、钒五氧化物电池提供，其外壳是由钛金属制成，连接头由环氧化物制成。连接头有 3~4 个电极插孔,可以与除颤以及感知电极连接。不同 ICD 生产厂家 ICD 设计有所不同,目前脉冲发生器的重量在 60~110g 不等,体积在 30~100ml 左右。所有 ICD 系统均使用心内膜或心外膜电极来感知心律失常,目前的 ICD 系统大多采用心内膜电极,不仅用这些电极感知心律失常,而且用它进行抗心动过速起搏以及 VVI 或 DDD 起搏治疗,这类电极还可以释放电能量进行除颤。心内膜电极集感知、起搏和除颤于一身,最远端为一对起搏和感知电极,其后为心内膜弹簧除颤电极,电极固定方式有主动和被动固定两种。选择何种类型的电极须根据植入手术时除颤阈值测定结果来定。

目前的 ICD 系统绝大多数采用心率作为心律失常的感知参数,也有些系统除了心率外,还应用其他参数。应用心率作为心律失常感知参数时,当心率超过 ICD 预先设定的心律失常心率标准,则心律失常被感知,并触发 ICD 系统充电及通过除颤电极释放电能除颤,如果第一次电击不成功,则 ICD 系统重新工作和释放另外的电击进行除颤,一般可连续释放 3~6 次电击,直至除颤成功。新一代的 ICD 系统除了转复 / 除颤功能外,还具有抗心动过速起搏治疗以及抗心动过缓起搏治疗,这些系统可以对一种或多种心律失常以不同的反应。例如,对于持续性室性心动过速,ICD 系统识别后首先进行抗心动过速起搏治疗以终止心动过速,若无效或心动过速恶化,则进行低能量的心律转复电击治疗,若仍无效则进行较高能量的除颤治疗,除颤治疗后,若心率慢,还可进行心室起搏治疗。所有这些治疗方式可以通过体外程控加以选择以及设定参数。除颤能量大小可以通过体外程控设定,对于室颤,通常除颤能量为 15~30J,对于单形性室速的转复则选择更低的能量。下面详细介绍一下 ICD 的一些基本功能。

【室速和室颤的识别】

抗心动过速起搏,心脏复律及除颤均依赖于 ICD 自动对 VT 和 VF 的精确识别。已有多种判断指标被用来自动识别 VT 和 VF,但到目前为止,以单纯的心率(rate)作为判断心动过速的主要标准,仍是自动埋置式心脏复律除颤器中应用的最主要方法。预先在 ICD 设置室速和室颤的识别频率,当心动过速频率超过室速识别频率(例如 160 次 / 分),则被 ICD 判断为室速。当心动过速或室颤频率超过室颤的识别频率(例如 220 次 / 分),则被 ICD 判断为室颤而进行治疗。

除频率以外,可程控指标尚有发作的突发性(onset),心率稳定性(stability)及心率持续性。发作的突发性指标主要用于鉴别窦性心动过速和室性心动过速。因为大多数窦性心动过速都是逐渐开始,而大多室速都是突然发作,借此而将两者区别开来。心率稳定性指标旨在识别心动过速中排除房颤,因为房颤的心动周期是不规则,即"不稳定"的,而一般心动过速时则是"稳定的",故而可以识别是心动过速还是房颤。心率的持续性指标主要是用于防止 ICD 对非持续性室速在已恢复窦性心律的情况下电击。

当然,单一的识别参数不可能正确地识别所有的心律失常,而根据每一患者的具体情况选定组合参数将会更切合实际。另外,应用双腔 ICD 的 P-R 逻辑分析指标可明显减少不适当地误识别。

【心动过缓心脏起搏功能】

部分植入 ICD 的患者在除颤后,心跳缓慢需要快速心脏起搏以尽快恢复正常的血流动力学,此外,一部分患者合并窦房结或房室传导功能障碍,同时需要心脏起搏治疗,目前的 ICD 均具有心动过缓心脏起搏功能,通过右心室的心内膜电极进行感知和起搏,起搏方式为 VVI,起搏频率及电压等参数可以根据需要通过程控仪来调整。

【抗心动过速起搏(ATP)】

抗心动过速起搏是一种程序期外刺激或短阵快速刺激起搏心室以终止心动过速的一种方法。和高能电击一样,抗心动过速起搏可有效地终止室性心动过速,但抗心动过速起搏不引起患者疼痛不适。而且电能消耗少。因而和高能电击相比,患者能更好地耐受抗心动过速起搏,并相应延长起搏器的使用寿命。另外还能缩短高能电击充电所需要时间。主要方式包括:①固定频率的短阵快速刺激(burst)。②自动递减扫描刺激(autodecrement 或 RAMP)。此外,还有一些其他扫描刺激方式,较少应用。

【低能量复律】

低能量复律(cardioversion)的电击能量一般在 5J 以下。1982年,Zipes 首次证实了低能量转复 VT 的可行性。低能量复律起初用于重症监护病房(ICU)和电生理实验室,后来研制成功低能量复律的埋置式装置用以代替抗心动过速起搏器,期望该装置能最大限度地减少高能量电击带来的不适,而同时又能克服抗心动过速起搏所具有的使 VT 加速的危险性,然而埋置式低能量复律器也同样被证明具有使 VT 加速恶化为 VF 的危险性。由于没有支持性的高能量除颤,这种复律器因而不能安全地被使用。Wasp 在对 13 个患者的研究中,低能量复律的成功率为 62%,促进 VT 加速的发生率为14%。Ciccone 的实验显示,低能量转复 VT 的成功率为 52%,促使VT 加速的发生率为 8%,另外在低能量复律之后,有 18% 的患者出现缓慢心律失常。多数研究表明,虽然低能量复律和快速心室起搏一样能有效地终止室性心动过速,但如与支持性抗心动过缓起搏和高能量除颤一起应用时，将会更加安全，更加实用。

【高能量除颤】

目前，大多数除颤器最大释放能量为30～34J。ICD在感知并确认发生室颤后，经过几秒的充电后释放高能量除颤（defibrillation）脉冲（图43-1），目前新一代ICD可连续释放1～6个高能量除颤脉冲。

【信息储存记忆功能】

ICD还具有信息储存记忆功能，可将心律失常发作以及治疗过程的信息（包括数据以及心内电图）储存起来，医生可根据临床需要，随时通过体外程控仪，读取储存的信息，以帮助临床诊断，判断ICD治疗效果，以及及时地调整诊断和治疗参数。以Medtronic 7227型ICD为例，它可将每次随访期间（如3个月）的所有快速室性心律失常发作的时间、次数以及治疗结果的信息储存在ICD里，若发生除颤或抗心动过速起搏治疗，它可详细记录室速或室颤发生时间，发作时的心率，得到ATP或除颤治疗的情况，以及治疗前后的心内电图。随着技术进步，ICD的信息储存容量不断增加，目前新一代的ICD可储存长达30分钟的心内电图，为医生判断和分析ICD的工作情况提供了有价值的信息。

三、ICD治疗的适应证

最早植入的适应证是：患者患有顽固性VT/VF，药物治疗无效，并且至少2次发生心脏停搏。后来这个严格的标准被放宽为，患者只发生1次心脏停搏，或患者患有持续性室速伴有血流动力学改变，而药物治疗无效并不适合外科手术治疗的患者。随着第3代抗心动过速起搏功能的ICD系统的开发和应用，适应证进一步放宽。

ICD治疗的适应证主要是两类人群：①既往心搏骤停或有持续性室性心律失常病史的患者；②心肌梗死后或非缺血性心肌病心功能不全的患者（左室射血分数≤35%）。

美国心脏病学会、美国心脏病协会和美国心律协会（ACC/AHA/HRS）于2008年5月正式公布了《心脏节律异常的器械治疗指南》（表43-1）。抗心律失常装置植入心脏起搏器指南首次在1984年发布，1991年、1998年和2002年分别进行了更新。2002年以来，随着人们对各种缓慢性心律失常和快速心律失常认识的不断深化，以及新的循证医学证据的不断积累，ACC/AHA/HRS三个协会联合再次对该指南进行了修订，其中也包括了近几年来新的临床研究和进展部分。

心脏性猝死（SCD）二级预防是指在发生心搏骤停或持续性室速的幸存者中预防SCD的发生。一级预防是指未发生过心搏骤停或

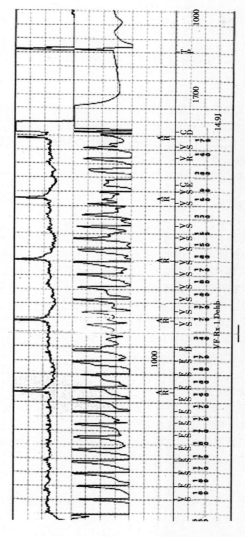

图 43-1　ICD 识别心室颤动，自动释放 15J 高能量除颤成功

表 43-1　ACC/AHA/HRS 2008 年心脏节律异常器械治疗指南关于 ICD 应用适应证

Ⅰ类：意见一致，公认应植入

Ⅱ类：意见分歧

　　Ⅱa 类：意见倾向于植入

　　Ⅱb 类：意见倾向于不植入

Ⅲ类：意见一致，不同意植入

依据级别

A 级：资料来源于多个随机的临床试验，并包含了大量病例

B 级：资料来源于数目有限的临床试验，且所包含的病例数相对较少，或来源于设计合理的非随机试验的资料分析或是观察性注册资料

C 级：以专家们的一致意见作为建议的主要依据

ICD 应用适应证

Ⅰ类

　　1. 非可逆性原因引起的室颤或血流动力学不稳定的持续室速所致的心搏骤停（证据水平：A）

　　2. 伴有器质性心脏病的自发的持续性室性心动过速，无论血流动力学是否稳定（证据水平：B）

　　3. 原因不明的晕厥，在心电生理检查时能诱发有血流动力学显著临床表现的持续室速或室颤（证据水平：B）

　　4. 心肌梗死所致 LVEF＜35%，且心肌梗死 40 天以上，NYHA 心功能Ⅱ或Ⅲ级（证据水平：A）

　　5. NYHA 心功能Ⅱ或Ⅲ级，LVEF≤35% 的非缺血性心肌病患者（证据水平：B）

　　6. 心肌梗死所致 LVEF＜30%，且心肌梗死 40 天以上，NYHA 心功能Ⅰ级（证据水平：A）

　　7. 心肌梗死所致非持续室速，LVEF＜40% 且心电生理检查能诱发出室颤或持续室速（证据水平：B）

Ⅱa 类

　　1. 原因不明的晕厥，伴有明显左室功能障碍的非缺血性扩张型心肌病（证据水平：C）

　　2. 心室功能正常或接近正常的持续性室速（证据水平：C）

　　3. 肥厚型心肌病，有一项以上主要 SCD 危险因素（证据水平：C）

续表

4. 致心律失常性右室发育不良/心肌病,有一项以上主要 SCD 危险因素(证据水平:C)

5. 服用 β 受体阻断药期间发生晕厥和(或)室速的长 QT 综合征(证据水平:B)

6. 在院外等待心脏移植的患者(证据水平:C)

7. 有晕厥史的 Brugada 综合征患者(证据水平:C)

8. 有明确室速记录但没有引起心搏骤停的 Brugada 综合征患者(证据水平:C)

9. 儿茶酚胺敏感性室速,服用 β 受体阻断药后仍出现晕厥和(或)室速(证据水平:C)

10. 心脏结节病、巨细胞性心肌炎或 Chagas 病(证据水平:C)

Ⅱb 类

1. 非缺血性扩张型心肌病,LVEF≤35%,NYHA 心功能 Ⅰ 级(证据水平:C)

2. 有 SCD 危险因素的长 QT 综合征患者(证据水平:B)

3. 有晕厥和严重器质性心脏病,侵入性和非侵入性检查不能明确原因(证据水平:C)

4. 有猝死史的家族性心肌病患者(证据水平:C)

5. 左室致密化不全患者(证据水平:C)

Ⅲ 类

1. 即使符合上述 Ⅰ、Ⅱa 和 Ⅱb 类适应证,但预期寿命短于 1 年(证据水平:C)

2. 无休止的室速或室颤(证据水平:C)

3. 存在明显的精神疾病,可能被器械植入术加重,或是不能进行系统的随访(证据水平:C)

4. 没有条件行心脏移植或 CRT-D 治疗,药物难以控制的 NYHA 心功能 Ⅳ 级的心力衰竭患者(证据水平:C)

5. 原因不明的晕厥,既没有可诱发的室性快速性心律失常也不合并器质性心脏病者(证据水平:C)

6. 合并 WPW 综合征的房性心律失常、右室或左室流出道室速、特发性室速,或无器质性心脏病的分支相关性室速,经手术或导管消融可治愈者(证据水平:C)

7. 没有器质性心脏病,由完全可逆病因导致的室性快速性心律失常(如电解质紊乱、药物或创伤)(证据水平:B)

持续性室速的患者预防 SCD。具有 SCD 的高危因素,曾经发生过不明原因的晕厥,推测晕厥可能是由于室性心律失常导致者属于二级预防的范畴。

2008 年的指南与 2002 年指南相比:①强调了对 ICD 的心脏性猝死一级预防;②ICD 一级预防的左室射血分数(LVEF)标准,以入选指南的临床试验患者入选标准为基础,对不同临床情况尽可能接近这些临床试验的入选标准。如 MADIT Ⅱ研究以 LVEF<30% 为标准,而在 MADIT Ⅰ和 SCD-HeFT 研究中以 LVEF<35% 为入选标准,ICD 植入适应证的规定是基于这些临床试验中 LVEF 的特殊入选标准的。

植入型心律转复除颤器(ICD)的应用建议,特别是应用于一级预防时,仅适用于那些已经接受最佳药物治疗且生存状态良好,预期寿命超过 1 年的患者。一般人群心力衰竭患者的生存率很难估计,因为不同临床试验的预测模型中,研究人群的并存疾病和年龄各不相同。因心衰反复住院特别是伴有肾功能损害的患者,其死于心衰早期的风险较高。

【经静脉电极导线植入】

非开胸电极植入系统目前广泛应用于临床。1993 年,美国 FDA 正式批准通过了第三代的非开胸 ICD 系统,使 ICD 的植入量进一步增长。自 1994 年以来,经静脉单极除颤系统开始在临床应用,进一步简化了手术过程,提高了除颤效果,推动了临床的广泛应用。临床应用结果表明,至少 95% 的患者采用非开胸 ICD 系统可以得到满意的除颤阈值。国内自 1996 年开始应用非开胸 ICD 系统,发展较快。

目前在临床上应用的非开胸 ICD 系统根据除颤电极的构成大致可以分为两类:

1. 以心内线圈电极为主的除颤系统 虽然各个厂家设计有所不同,但右心室的三极感知和除颤电极基本相同,经静脉植入的心内膜三极感知和起搏电极,在此之后为一用于除颤的线圈电极,在电极的心房段加设另一线圈电极,构成除颤电路。这些系统在临床应用时,大多数患者可得到满意的除颤效果,但仍有相当一部分患者不能得到满意的除颤阈值,而改用其他非开胸 ICD 系统或开胸植入 ICD 系统。

2. 单极除颤系统 单极除颤系统是指除颤器外壳本身作为除颤的一个电极,与心内的线圈除颤电极构成除颤电路。该系统具有以下特点:

(1)手术操作进一步简化,只需经静脉植入一根三极的感知与除颤电极,将除颤器直接埋于左胸前的皮下或胸肌下,由右心室的线圈电极与左胸前的除颤器外壳构成除颤电路。

（2）除颤阈值低，因为除颤器外壳作为除颤电极，大大地增加了除颤电极的面积，从而进一步有效地降低了除颤阈值。

【除颤阈值测试】

当感知和除颤电极导线固定后，电极与体外除颤测试系统连接进行除颤阈值测定。进行除颤阈值测定时，首先需要诱发心室颤动。室颤的诱发方法有两种，一种为T波电击，即在T波易损期上以低能量电击诱发室颤，另一种方法为50Hz交流电刺激，两种方法均能非常有效的诱发出室颤。虽然除颤阈值的标准各个医学中心有所区别，但大多数医院采用连续两次20J或以下的能量能有效除颤作为成功标准，即除颤阈值等于或低于20J，才可考虑电极与脉冲发生器连接，并将脉冲发生器植入。也有某些医院采用15J作为植入ICD的标准。目前ICD系统最大除颤能量在30~34J，除颤阈值应低于最大的除颤能量10J以上（安全界限），以保证最大能量释放时高于95%的成功率。某些新的ICD系统最大释放能量可达35~40J。可以允许植入ICD时除颤阈值为20~24J。完成阈值测定后，将脉冲发生器与电极连接，诱发室颤，检验整个ICD系统感知心律失常和除颤功能及效果。

【除颤器植入】

目前临床上应用除颤器均埋藏于患者胸前（图43-2），作为单极除颤系统的一个极，除颤器必须埋藏在左胸前。ICD胸前植入可埋于肌肉下囊袋或皮下囊袋，视患者胸前皮下组织而定，若患者较瘦，皮下脂肪少，可将ICD埋于肌肉下，对于皮下脂肪较多的患者，可将ICD埋于皮下囊袋。以往的ICD植入手术通常在手术室进行，由

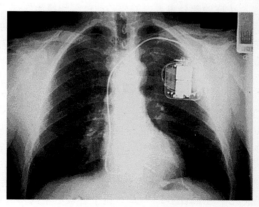

图43-2 经静脉植入ICD后的X线片影像

于非开胸除颤系统简化了手术过程,目前大多数在导管室进行,由心内科医生植入。

四、双腔ICD

研究表明:埋藏式心律转复除颤器经常会发生误放电,误放电的比例可达27%～41%,使植入ICD的患者生活质量下降,而误放电多发生于患者出现室上性的快速心律失常,如心房颤动,心房扑动,室上性心动过速,窦性心动过速等。因此如何准确地识别室性心动过速和室上性快速心律失常是减少误放电的关键。双腔ICD增加了心房电极导线,可直接记录心房的电活动,为准确识别室上性快速心律失常提供了条件。以Medtronic双腔ICD为例,双腔ICD采用分别心房P波与心室R波的逻辑关系来准确区分室上性与室性心律失常。另外结合心率指标RR间期规律指标等进一步提高了识别的准确率。

应用双腔P-R逻辑分析指标可明显减少不适当地识别导致的误放电,临床研究报道,300例应用双腔ICD患者采用P-R逻辑分析指标,在随访过程发生的1092次心动过速发作中,室速和室颤动识别率为100%。92%的所有发作被准确分类和识别,与单腔ICD单纯应用频率识别指标相比,减少误放电72%,明显地提高了植入ICD患者的生活质量。

研究表明,植入ICD的患者有许多伴有心动过缓,需要双腔起搏治疗,与单腔ICD相比,双腔ICD除了可更准确识别和治疗快速室性心律失常,而且更有效地用于治疗心动过缓。因此双腔ICD与单腔ICD相比,有下列优点:

1. 植入ICD的部分患者中需要心动过缓起搏治疗。
2. 房室顺序起搏对于心功能不全者可改善或保持心功能。
3. 基于心房起搏的双腔起搏可防止一些快速房性心律失常发作。
4. 双腔ICD可以准确识别室上性快速心律失常,减少误放电。

五、三腔ICD(CRT-D)

【COMPANION临床试验】

约30%的心衰患者由于传导系统阻滞导致心脏功能失同步。对于合并QRS增宽的25%～30%的严重心衰患者,CRT改善收缩功能并逆转左室重构,两者均为扩张型心肌病(DCM)临床表现的病理生理机制;对于缺血性心肌病伴或不伴心力衰竭患者,ICD治疗降低了病死率(MADIT-Ⅱ)。从理论上讲双心室同步起搏＋埋藏式除颤器治疗(三腔ICD,CRT-D)可降低心衰患者的病死率。

2003 年心力衰竭患者药物、起搏和除颤器治疗对比研究 COM-PANION 研究结果显示：① CRT 与 CRT-ICD 均可减低联合终点事件（总病死率及 / 或心衰入院率）；② CRT 治疗使病死率呈下降趋势（12 月率降低 24%）；③联用 ICD 与 CRT 治疗（CRT-D）使病死率进一步下降，导致后者明显降低（12 月率降低 36%）。因此，对于有 CRT 植入指征的患者，应尽可能的植入带有除颤功能的 CRT-D。

六、ICD 防止心脏性猝死效果评价

【ICD 与抗心律失常药物】

抗心律失常药物与埋藏式除颤器（antiarrhythmics versus implantable difibrillation，AVID）的临床试验，目的是比较对于室颤或只有血流动力学改变的顽固性室速患者应用 ICD 与抗心律失常药物胺碘酮或索他洛尔相比，是否可降低总病死率。

共有 1016 例患者进入研究，入选试验的患者条件：①发生过 VF。②发生过 VT 伴晕厥。③ VT 无晕厥但 EF<0.4 以及收缩压 <80mmHg，接近晕厥患者。试验随机分为两组，一组应用抗心律失常药物胺碘酮或索他洛尔，另一组应用非开胸 ICD 系统。经过三年的前瞻性随访，AVID 临床试验于 1997 年结束，结果显示：埋藏式心律转复除颤器与抗心律失常药物（胺碘酮或索他洛尔）相比，第一年可降低总病死率 39%，第二年和第三年可降低总病死率 27% 和 31%。结论：对于致命性室性心律失常患者，ICD 应作为首选治疗。

【ICD 与充血性心力衰竭】

MERIT-HF 试验中不同 NHYA 分级患者的死因分析表明，近一半的心衰患者死于心律失常，因此 ICD 对心衰患者而言非常重要。心衰患者是否需要植入 ICD 主要参考发生 SCD 的危险分层以及患者的整体状况和预后，最终结果要因人而异。重度心衰患者的预期存活时间和生活质量不高，ICD 可能不是最佳治疗策略。

1. MADIT-Ⅱ试验　心肌梗死后左心室功能不全的患者具有充血性心力衰竭以及心律失常相关猝死的危险。研究者推论，既往发生心肌梗死及左室功能不全的患者，瘢痕组织可能是一个重要的恶性室性心律失常的触发因素。多中心自动除颤器植入试验Ⅱ是设计评价既往心肌梗死伴有左室射血分数少于 0.30 的患者预防性植入除颤器（不进行电生理检查诱发心律失常）潜在改善生存率的效果。试验于 1997 年 7 月开始，患者入选标准：心肌梗死后 4 周，LVEF≤30%，随机分为常规药物组和 ICD 组。试验终点为：各种原因引起的死亡。

结果：入选患者共 1232 例。平均随访 20 个月。此项研究结果提示植入除颤器可改善既往心肌梗死后左室射血分数≤30% 患者的

生存率。与常规药物治疗相比,除颤器治疗可减少31%的死亡危险性。电生理检查或诱发室性心律失常并不作为本试验入选标准。此次试验显示植入除颤器可以改善既往心肌梗死伴左心室功能不全患者的生存率。因此,预防性植入除颤器在这些患者中是值得推荐的。

2. SCD-HeFT 临床试验　2004 年 3 月,具有里程碑意义心力衰竭心脏性猝死试验(sudden cardiac death in heart failure trial,SCD-HeFT)的结果公布,显示埋藏式心律转复除颤器(ICD)治疗能延长心功能不全患者的寿命。本研究共收入 2521 名患者,研究中 1/3 的患者接受了 ICD,1/3 的患者接受用于控制快速心律失常胺碘酮的治疗,1/3 患者接受安慰剂治疗。

其结果显示,中度心功能不全患者,接受 ICD 治疗的病死率较未植入 ICD 下降23%。NIH 研究显示对于有心脏性猝死危险的患者应给予更积极的诊断和治疗。本试验也提示作为预防性用药,胺碘酮不能提高生存率。

基于上述临床研究的结果,ACC/AHA/HRS 2008 年心脏节律异常器械治疗指南将心肌梗死后或非缺血性心肌病心功能不全的患者(左室射血分数≤35%)列入 ICD 植入的一类适应证。

七、ICD 术后的随访及更换

【ICD 术后随访】

因为 ICD 电容需要周期性工作以保持其功能,因为需要测量充电时间评估电池容量,患者在植入 ICD 后需要每 3～6 个月随访一次。通常进行非介入性的体外电池测量以及整个 ICD 系统工作的评估,有时也需要介入性的(如插入心内导管)电生理随访。所有目前的 ICD 系统均可通过体外程控仪程控了解 ICD 的工作情况。目前的 ICD 系统均具有记忆功能,可记录每次心律失常发生情况及除颤治疗情况。通过体外程控可将这些资料调出。有时患者的临床表现也有助于明确 ICD 电击,在 ICD 放电前,有时患者会出现头晕以及晕前表现,提示室性心律失常的出现。除颤时患者通常会有明显电击感觉。而在某些室性心动过速的抗心动过速起搏治疗或低能量的电转复时,患者有时无明显感觉。

合适与不合适的放电有时很难区别。例如,房颤伴有快速的心率超过 ICD 心律失常的感知频率,可能会触发放电并记录下来,非持续性室速有时也会触发放电。这种情况多见于早期没有第二次确认功能的 ICD 产品,目前新一代的 ICD 具有放电前第二次确认功能,可以消除非持续性室速的不必要放电。由电极导管破裂导致的电极感知功能障碍（过度感知），有时会由于干扰信号触发放电。电极导管破裂可以通过 X 线检查发现。窦性心律时发生放电，提示 ICD 系统的感知功能不良，分析窦性心律时的周长以及放电时的心率周长，有助于诊断和调整 ICD 的感知和识别功能。

【ICD 更换】

绝大多数植入 ICD 系统的患者，当有证据表明电池耗竭时，如充电时间延长，应考虑更换脉冲发生器，大约 50% 的患者，更换脉冲发生器后发生过电击或抗心动过速起搏治疗，提示这些患者对 ICD 的需要。对于植入 ICD 后从未发生过电击的患者，当电池耗竭时是否更换脉冲发生器应根据患者的具体情况决定。例如患者心律失常种类、发生情况、心脏病本身严重程度、电生理检查结果等，绝大多数在植入 ICD 期间没有发生电击的患者仍应考虑更换，因为有许多患者在植入 ICD 许多年后仍发生电击，说明患者对 ICD 治疗的需要。更换脉冲发生器时可进行选择，可选择同型号产品，也可选择换代产品。目前大多数 ICD 均可与已应用的电极系统相匹配。除颤电极通常不需要更换，除非发生问题。在进行更换手术时，应重新测试整个电极系统是否仍有效感知心律失常以及有效的除颤，另外测试新的脉冲发生器的工作情况。临床经验表明，大多数患者植入的电极系统，更换脉冲发生器时，反复测试，工作良好，仅有极少数患者在更换脉冲发生器时，测试除颤阈值较前升高。早期的 ICD 使用寿命仅 2 年左右，而目前的新一代的 ICD 使用寿命可达到 8～10 年。

许多潜在的因素，包括心脏病的类型和严重程度，心功能状态、细胞内电解质浓度、电极系统结构、除颤脉冲波形和位相方式以及某些药物等均可影响除颤阈值。植入 ICD 系统后虽然一些药物治疗改变、疾病本身变化，但大多数因素保持相对稳定。药物对除颤阈值的影响，在实验研究和临床研究有所不同。目前的一些临床研究提示，胺碘酮可造成除颤阈值改变。研究表明，与未服用胺碘酮的患者相比，长期服用胺碘酮的患者可使除颤阈值有意义地升高。对这些患者，在更换脉冲发生器时，应反复测试阈值，及保证新植入的脉冲发生器能有效的除颤，并有一定的高于除颤阈值的安全除颤能量界限。

（华　伟）

肺 血 管 病

第44章 肺血栓栓塞症

一、引 言

肺血栓栓塞症(简称肺栓塞,PE)是内源性或外源性栓子堵塞肺动脉或其分支引起肺循环障碍的临床和病理生理综合征。发生肺出血或坏死者称肺梗死。肺栓塞是第三位常见心血管疾病,仅次于冠心病和高血压。在西方,未经治疗的肺栓塞病死率高达30%,占全部疾病死亡原因的第三位。急性肺栓塞患者,早期如能正确诊断,及时给予有效治疗,大多数预后良好,病死率可降低至2%~8%。不幸的是,该病误诊率高达70%~80%。即使在美国等西方发达国家,急性肺栓塞得到正确诊断,有效治疗者也不足1/3。高危患者如不能及时诊断、正确治疗,将因血流动力学受损而危及生命;侥幸存活的患者,部分将发展成慢性血栓栓塞性肺动脉高压、慢性肺源性心脏病而致残,丧失劳动能力,预后极差。绝大多数的肺栓塞患者都可能存在静脉血栓形成的易患因素。常见的易患因素包括:卧床少动、创伤、术后,慢性心肺疾病、肥胖、恶性肿瘤、妊娠、口服避孕药以及某些凝血、纤溶机制的先天性缺陷(如蛋白S、蛋白C缺乏和凝血因子 V Leiden 基因突变)等。由于此病漏诊率、误诊率、病死率、致残率均高,已成为严重危害患者健康和生命质量的国际性的重大医疗保健问题。

提高肺栓塞的诊断水平,最为重要的是要有一科学的诊断思路,综合分析,正确判断。在怀疑肺栓塞的病例中,90%是根据临床症状，仅 10% 是因为 X 线胸片或增强 CT 检查发现高度提示肺栓塞的放射影像学所见才被怀疑的。因此，对怀疑肺栓塞患者应仔细询问病史，分析发病及症状特点，注意有无静脉血栓栓塞的高危因素。但是肺栓塞的症状或体征均缺乏特异性，且不敏感，如不仔细观察、分析，极易误诊为其他心肺疾病而延误治疗。研究显示，既往无心肺疾病的 PE 患者 97% 有呼吸困难（尤以活动时明显）、呼吸急促或胸痛。通常，呼吸困难、晕厥或发绀预示患者有致命性危险。肺栓塞患者起源明确的栓子 70%～90% 来自下腔静脉区域，尤其是下肢深静脉。而深静脉血栓形成（DVT）患者，50%～70% 并发肺栓塞。因此，DVT 被认为是 PE 的标志。DVT 和 PE 是静脉血栓栓塞（VTE）同一疾病过程的两种表现。这就要求临床医生必须重视对下肢深静脉的检查。但临床上对这一常见、重要的肺栓塞危险因素常缺乏足够认识和重视，影响了肺栓塞的诊断，特别是部分外伤、手术后或制动的患者，由于存在的 DVT 未能检出，没有给予及时处理，或处理不当等，导致患者出现突然的呼吸困难而发病，甚至死亡。因此，熟悉 PE 及 DVT 的临床表现，对缺乏原因的进行性呼吸困难尽早考虑 PE 诊断并给予恰当治疗，对减少漏误诊，降低 PE 发病率、病死率，改善预后至关重要。临床上联合运用某些变量综合判断可以对 PE 患病概率进行客观评估称 PE 临床预测规则或称评分系统。常用的有加拿大 Wells 评分系统和修订的 Geneva 评分系统（表 44-1）。

但是，单纯临床资料不足以确定 PE 诊断，需选择合适、相对特异性影像学检查并结合临床资料进行综合分析。至于选择何种影像学方法则取决于现有条件以及患者血流动力学不稳定程度和原有基础心肺疾病等情况。

二、临 床 表 现

【症状】

肺栓塞的临床表现多种多样，缺乏特异性。主要取决于血管堵塞的多少、发生速度和心肺的基础状态，轻者可无任何症状；重者可发生休克，甚至死亡。

常见的症状有：

1. 呼吸困难　尤以活动后明显。既往无心肺疾病的患者，呼吸困难是 PE 最常见的症状，发生率 73%～90%，尤以活动时明显。迅速出现的单纯呼吸困难通常是由于更靠近中心部位的 PE 所致。对于既往有心肺疾病的患者，呼吸困难加重可能是提示 PE 的唯一症状。值得指出的是，临床上经常将 PE 患者劳力性呼吸困难（患者有时叙述为憋气或胸闷等）误诊为冠心病，劳力性心绞痛。但仔细分

表 44-1　肺栓塞患病概率临床评分系统

修订的 Geneva 评分系统		Wells 评分系统	
变量	分值	变量	分值
易患因素		易患因素	
年龄 > 65 岁	+1		
既往 DVT 或 PE	+3	既往 DVT 或 PE	+1.5
1 个月内手术或骨折	+2	近期手术或制动	+1.5
恶性肿瘤活动期	+2	癌症	+1
症状		症状	
单侧下肢痛	+3		
咯血	+2	咯血	+1
临床体征		临床体征	
心率		心率	
75～94 次 / 分	+3	> 100 次 / 分	+1.5
≥95 次 / 分	+5		
下肢深静脉触痛及单侧肿胀	+4	DVT 的临床体征	+3
临床判断		临床判断	
PE 临床患病概率	总分	PE 临床患病概率	总分
低	0～3	低	0～1
中	4～10	中	2～6
高	≥11	高	≥7
		PE 临床患病概率	
		不太可能	0～4
		很可能	> 4

析病情,结合心电图,血气分析、超声心动图以及 X 线胸片等检查,症状与客观检查不相符,应考虑 PE 的诊断。

2. 胸痛　发生率约 70%。其中胸膜性胸痛多见,约占 66%,多与呼吸有关,咳嗽时加重,通常为较小血栓栓塞周边小的肺动脉,累及胸膜所致;胸骨后心绞痛样胸痛约占 4%,通常为较大血栓栓塞靠近中心部位的肺动脉所致,可能代表右心室缺血,其血流动力学改变较有胸膜性胸痛的患者更显著。

3. 烦躁不安、惊恐甚至濒死感　发生率约 55%。

4. 咳嗽　多为干咳,发生率 20%～37%。

5. 咯血　为肺梗死所致肺泡出血的结果，一般量不多，鲜红色，数日后可成暗红色，发生率13%～30%。大咯血少见，多见于慢性血栓栓塞性肺动脉高压的患者，是由于支气管黏膜下代偿性扩张的支气管动脉破裂出血所致。

6. 晕厥　多见于重症肺栓塞或为慢性血栓栓塞性肺动脉高压的首发或唯一症状，发生率11%～20%。

7. 心悸　发生率10%～18%。

8. 腹痛　Smith报道1例28岁女性因急腹症入院，死亡，经尸检证实为肺栓塞；Saviotti报道1例60岁男性，因反复胸痛、上腹痛，伴心电图缺血性改变收住院，冠状动脉造影正常，诊断为冠状动脉痉挛，后因患者症状再发死亡，尸检证实为肺栓塞。因此，肺栓塞的患者腹痛虽少见，但易误诊，预后差，需引起重视。

【体征】

1. 呼吸急促（指呼吸频率>20次/分）　发生率约70%，是最常见的体征，尤以活动时明显，呼吸次数最高可达40～50次/分。

2. 窦性心动过速　发生率30%～40%。

3. 发绀　发生率11%～16%，多由于肺内分流或心内分流（即卵圆孔开放）所致。

4. 发热　发生率约43%，多为低热，少数可有中度以上发热（约7%），持续约1周。

5. 气管向患侧移位。

6. 肺内可闻及哮鸣音和（或）干湿啰音　前者发生率约5%，后者18%～51%。

7. 肺血管杂音　杂音随吸气增强。

8. 部分患者可闻及胸膜摩擦音。

9. 胸腔积液　发生率24%～30%。通常积液量少，临床上难以察觉。

10. 肺动脉高压和右心功能不全的体征　①颈静脉充盈或搏动（最有意义的体征，约12%）；②右心室呈抬举性搏动；③胸骨左缘第2、3肋间可有收缩期搏动，触及肺动脉瓣关闭性震动；④肺动脉瓣区第二心音亢进或分裂（23%），部分患者可闻及收缩期喷射音或喷射性杂音（23%）；⑤胸骨左缘第4肋间可闻及三尖瓣反流性杂音；⑥可闻及右心性第三及第四心音分别为室性或房性奔马律；⑦心律失常，如各种期前收缩、室上性心动过速、心房扑动及颤动等；⑧肝脏充血；⑨腹水；⑩心包摩擦音或心包积液的征象等。

11. 下肢深静脉血栓形成所致的肿胀、压痛、僵硬、色素沉着和浅静脉曲张等　通常，呼吸困难、晕厥或发绀预示患者有致命性危险，需及早正确诊断及治疗；而临床上有典型肺梗死三联症者（即呼吸困难、胸痛及咯血）不足1/3。因此，要求全科医生在熟悉 PE 临床表现的基础上，综合分析检查结果，排除可能的心肺等疾病，而考虑到该病的诊断，减少误诊与漏诊。

三、实验室检查

【血浆 D- 二聚体含量测定】

血浆 D- 二聚体测定是近年发展起来的诊断 PE 的最有希望的筛选方法，具有高度的敏感性和相对较高的阴性预测值。不过，临床上很多情况如外伤、手术、心肌梗死、肿瘤、脓毒血症、妊娠以及80 岁以上人群甚至心理应激等均可导致 D- 二聚体水平的升高，使得 D- 二聚体测定诊断 PE 的特异性较差。因此，血浆 D- 二聚体测定主要用于 PE 的排除诊断。通常，对临床 PE 低、中度可能性的患者，应首选 D- 二聚体测定，如测定值小于 500μg/L，基本可以排除 PE 的诊断，不再进行进一步检查及抗凝治疗。如测定值大于500μg/L，应进行增强 CT 肺血管造影检查，阳性开始抗凝治疗。阴性患者应进行核素肺灌注显像和下肢血管超声多普勒检查。而对临床 PE 高度可能性的患者，应直接进行增强 CT 或核素肺通气 / 灌注（以及双下肢深静脉）显像和下肢血管超声多普勒等无创检查，无需测定血浆 D- 二聚体。如检查结果不肯定，应进行肺动脉或深静脉造影检查。

【血清酶学检查】

肺栓塞时血清酶学改变缺乏敏感性和特异性。部分患者出现白细胞数增多、红细胞沉降率增快，约 15% 的急性肺栓塞和 85% 的肺梗死患者可同时出现血清乳酸脱氢酶升高和胆红素升高，但天冬氨酸转氨酶、血磷酸肌酸激酶和羟丁酸脱氢酶正常。由于乳酸脱氢酶的升高也见于心力衰竭、休克、妊娠、肾脏及肝脏疾病、贫血、肺炎、肿瘤以及手术后等，缺乏特异性，因此，血清酶学检查对肺栓塞的诊断价值不大。但对肺梗死与急性心肌梗死的鉴别有较大帮助。近年有文献报道，肌钙蛋白 T 升高与肺栓塞预后有关。

【血气检查】

血气分析是诊断肺栓塞有价值的筛选指标。特别是既往无心肺疾病而血气分析显示低氧血症、低碳酸血症、呼吸性碱中毒以及 $P_{(A-a)}O_2$ 增大的患者应高度怀疑肺栓塞，此时应结合临床情况选择行放射性核素肺通气 / 灌注显像或增强 CT 或肺动脉造影检查，以尽早确立或排除肺栓塞的诊断，进行及时、有效的治疗。通常，肺血管床堵塞 15%～20% 即可出现低氧血症（$PaO_2 \leq 80mmHg$），大部分患者还并存低碳酸血症和肺泡 - 动脉血氧差 $[P_{(A-a)}O_2]$ 增大。急性肺栓塞患者 76% 有低氧血症，93% 有低碳酸血症，86%～95% 的 $P_{(A-a)}O_2$ 增大。动脉血氧分压正常者不能除外肺栓塞。

四、辅　助　检　查

【心电图】

据文献报道，91%～97% 的急性大块肺栓塞患者心电图有改变，特别是伴随缺乏原因的劳力性呼吸困难而出现的右心室负荷过重的心电图变化更具诊断意义。肺栓塞的心电图无特异性改变，多在发病后数小时出现，常于数周内消失，因此，肺栓塞患者心电图要做动态观察。最常见的改变是窦性心动过速，$S_1Q_{III}T_{III}$ 型，$T_{V1\sim4}$ 倒置。QRS 电轴多数右偏，$S_1S_{II}S_{III}$ 征和顺钟向转位，完全性或不完全性右束支传导阻滞，右室肥厚。有时肺栓塞的心电图改变不够典型，应常规做右胸导联心电图，并动态观察心电图变化。

【胸部平片】

常见的征象有肺浸润或肺梗死阴影，多呈楔形，凸向肺门，底边朝向胸膜；患侧膈肌抬高，也可出现纵隔和气管向患侧移位；可见胸腔积液，区域性肺血管纹理稀疏、纤细，部分或一侧肺野透过度增强。可见肺动脉段凸出，主肺动脉扩张，右肺下动脉横径增宽（也可正常或变窄），中心肺动脉扩张与外围纤细形成鲜明的对照征比较少见，右心室常扩大。正常的放射线胸片不能除外肺栓塞的诊断。

【增强 CT 肺血管成像】

近年发展起来的多排 CT 肺血管造影对 PE 既能作出诊断，又能鉴别诊断，因此，目前，在很多中心将其作为一线检查手段。CT 可以清楚显示血栓部位、形态，与管壁关系及内腔受损情况，直接显示到肺段血管。直接征象有：半月形或环形充盈缺损，完全梗阻，轨道征等；间接征象有：主肺动脉及左右肺动脉扩张，血管断面细小、缺支、马赛克征、肺梗死灶、胸膜改变等。与肺动脉造影比较诊断 PE 的敏感性和特异性分别为 70%～100% 和 76%～100%。不过，人们担心 CT 血管造影可能会遗漏亚肺段栓子。研究显示，不同观察者根据肺动脉造影结果诊断亚肺段血栓的变异性很大，使之很难进一步证实或排除。再者，亚肺段栓子的确重要吗？PE 患者很少有单纯的亚肺段血栓，即使有，也有充分研究结果表明，CT 血管造影阴性事实上可以排除以后由于 PE 致残、致死。目前，对原有心肺疾病，胸部 X 线平片不正常或急需诊断的可疑 PE 患者，可首选 CT 肺血管造影检查。此外，随着磁共振技术的进步，其对 PE 的诊断价值也越来越受到重视。目前采用的超快速梯度回波脉冲序列造影增强法动态扫描(用首次通过造影剂增强法,仅采集肺动脉期影像,避免了肺静脉、心脏及主动脉的干扰)和高分辨率扫描,对肺段和亚肺段血管显示良好,有望成为另一种可靠的无创诊断方法。

【超声心动图检查】

超声心动图对心功能评价,肺动脉压力测定,危险分层,决定 PE治疗方案,疗效评估以及预后分析等方面具有独特价值。特别是临床上危重 PE 患者,无法完成核素肺显像或增强 CT 检查,可仅依据超声心动图结果行溶栓治疗。近年来,文献报道,局部右心室游离壁功能异常是急性 PE 特异征象。此征象在 85 例患者的诊断敏感性77%,特异性 94%。另外,超声仪器较普及,检查快速、便捷,费用低廉,便于临床使用和推广。经胸与经食管二维超声心动图能间接或直接提示肺栓塞存在征象:①间接征象:右心室扩张,右肺动脉内径增加,左心室内径变小,室间隔左移及矛盾运动,以及肺动脉压增高等。②直接征象:肺动脉主干及其分支内发现栓子。当并发肺动脉高压和肺源性心脏病时,出现相应的超声征象,如肺动脉和右室流出道血流加速度、三尖瓣跨瓣压差增加及右心房室增大等。超声心动图另一重要价值是与其他心脏病的鉴别诊断。

【肺动脉造影】

肺动脉造影目前仍是诊断肺栓塞最可靠的方法。肺动脉造影常见的征象有:①肺动脉及其分支充盈缺损;②栓子堵塞造成的肺动脉截断现象;③肺动脉堵塞引起的肺野无血流灌注,不对称的血管纹理减少,肺透过度增强;④栓塞区出现"剪枝征",如同一棵大枝被剪截掉一分枝一样;⑤肺动脉分支充盈和排空延迟,反映栓子的不完全堵塞。

【放射性核素肺通气/灌注显像】

肺通气/灌注显像是检查肺栓塞简单而安全的无创性方法,已广泛应用于临床。肺通气显像与灌注显像的对比分析可提高肺栓塞的诊断准确率达 91%~95%。如肺通气和灌注显像均正常可排除症状性肺栓塞;如肺通气显像正常而灌注显像呈典型改变,基本可诊断肺栓塞,若同时伴有相应症状、体征及深静脉血栓形成,即可开始按肺栓塞治疗。当然对年轻女性患者,应注意排除肺血管炎等;如肺显像既无通气区,也无血流灌注,不能诊断肺栓塞,可见于任何肺实质性疾病(包括肺梗死),如需进一步明确肺梗死诊断时,可行增强 CT 或肺动脉造影检查。肺灌注显像完全正常者,可不必再做通气显像。目前由于螺旋 CT 肺血管造影在很多中心已作为一线检查方法,核素肺灌注显像应用有减少趋势,但核素在对段以下肺栓塞的诊断,栓塞程度及疗效评估,远期随访等仍有重要价值,更是慢性血栓栓塞性肺动脉高压筛查的首选方法。

【深静脉检查】

肺动脉栓塞的栓子绝大多数来自下肢深静脉，因此静脉血栓的发现虽不能直接诊断肺栓塞，但却能给予很大的提示。下肢静脉血栓形成的物理检查近半数正常，因此常需借助其他检查方法加以证实，常用的方法有超声多普勒血管检查、放射性核素静脉造影、肢体阻抗容积波图和静脉造影等。

五、治 疗 原 则

【一般处理】

重症患者应监测呼吸、心率、心律、血压、心电图以及血氧等变化。酌情给予镇静止痛药及小剂量抗焦虑药，以缓解疼痛、解除紧张焦虑，通常非甾体抗炎药可能比麻醉剂缓解胸膜刺激引起的胸痛更有效。氧分压低于 60～65mmHg，尤其是存在低心排血量者，应给予持续吸氧。可采用面罩或鼻导管，通常鼻导管吸氧即可，吸入氧浓度应使血氧饱和度 90% 以上为宜。纠正低氧血症可以逆转因栓塞引起的肺血管收缩。缓解迷走神经张力过高引起的肺血管痉挛和冠状动脉痉挛，可给罂粟碱 30mg 皮下、肌内或静脉注射，每小时一次，该药也有镇静和减少血小板聚集的作用。怀疑 PE 患者应尽早给予肝素治疗。如果准备溶栓，应避免有创检查及穿刺部位出血。限制静脉补液量（不宜超过 500ml），避免右心室充盈压进一步升高，以免诱发右心衰竭。血压正常而心排血量减低患者可给予多巴酚丁胺或多巴胺增加心排血量，同时有可能降低肺血管阻力。此外，如患者大便秘结，咳嗽剧烈，应给予通便、止咳等辅助治疗，尽量避免腹部压力增高。急性 PE 患者适当制动、严禁肢体按摩；晚近的研究表明，经肺扫描证实，早期离床活动和腿部加压疗法，与制动相比，PE 的发生率类似。

【急救措施】

合并休克者给予多巴胺、多巴酚丁胺、肾上腺素或去甲肾上腺素等药物，一般多巴胺 5～10μg/（kg·min），多巴酚丁胺 3.5～10.0μg/（kg·min），或去甲肾上腺素 0.2～2.0μg/（kg·min），持续静脉滴注，使收缩压维持在 90～100mmHg（12～13.3kPa），心脏指数 >2.5L/（min·m²）及尿量 >50ml/h。迅速纠正引起低血压的心律失常，如心房扑动、心房颤动等。如出现呼吸衰竭且严重低氧血症可短时应用机械通气治疗。同时积极进行抗凝和溶栓治疗。由于大部分研究结果来自动物实验，因此，上述药物对高危血流动力学不稳定患者的益处尚有争议，因此，使用上述药物时一定要监测生命体征。对危重患者除积极的支持治疗外,应尽早给予溶栓等快速恢复肺血流的方法,以挽救生命。

【抗凝治疗】

抗凝治疗是肺栓塞的基本治疗。只要临床高度疑诊为急性肺栓塞,在进行确诊检查之前应开始肝素抗凝治疗,不能因为等待确诊检查结果而延误治疗。普通肝素给药应快速、足量,使最初 24 小时内的 APTT 延长为基础值的 1.5～2.5 倍(相当于酰胺分解测定法测定的抗 Xa 水平 0.3～0.6U,鱼精蛋白硫酸盐测定法测定的 0.2～0.4U),以有效抑制凝血正反馈机制。肝素给药方法包括:

(1)持续静脉给药:持续静脉泵入(或滴入)普通肝素较间断静脉给药安全,效果好,适用于大块肺栓塞患者。一般先静脉推注 3000～5000U,随后持续静脉泵入(或滴入)。静脉给药速度必须根据 APTT 调整,一般静脉负荷量肝素后 4～6 小时测第一次 APTT,维持在基础值的 1.5～2.5 倍。目前推荐的静脉普通肝素给药方案是根据体重调整给药量的 Raschke 方案,可以达到快速、有效和安全肝素化。其首剂负荷量 80U/kg,随后以 18U/(kg•h)速度静脉泵入(或滴入),根据 APTT 调整给药量,具体详见表 44-2。

表 44-2　Raschke 抗凝方案——根据体重调整的肝素用量表

APTT		肝素剂量的调节
秒	控制倍数	
		首剂负荷量 80U/kg,随后 18U/(kg•h)维持
<35	<1.2	80U/kg 静脉推入,然后增加 4U/(kg•h)
36～45	1.2～1.5	40U/kg 静脉推入,然后增加 2U/(kg•h)
46～70	1.5～2.3	维持原剂量
71～90	2.3～3.0	将维持量减少 2U/(kg•h)
>90	>3.0	停药 1 小时,随后减量 3U/(kg•h)继续给药

(2)间歇静脉注射:每 4 小时静脉注射 5000U,或每 6 小时静脉注射 7500U 普通肝素,每日总量 30 000U。

(3)间歇皮下注射:可每 4 小时皮下注射 5000U,或每 8 小时皮下注射 10 000U,或每 12 小时皮下注射 15 000U。应用普通肝素或低分子量肝素,应监测血小板计数,减少肝素诱导的血小板减少症(HIT)的风险。选择性 Xa 因子抑制剂磺达肝素,可作为低分子量肝素的替代药物,无需监测。至今没有发现接受磺达肝素治疗的患者发生 HIT,因此不必监测血小板计数。

长期抗凝的目的是预防致死性及非致死性静脉血栓栓塞事件的发生。长期应用抗凝治疗必须由肝素过渡到华法林。通常在肝素治疗的第 1 或 2 天给予华法林。华法林首剂加倍，此后每日 2.5～3mg 口服，根据国际标准化比值（INR）调整剂量，将其控制在 2.0～3.0 之间。INR 达标持续 2 天，则可以停用肝素，或合用肝素至少 4～5 天，以后根据 INR 值调整华法林剂量。由暂时或可逆性危险因素导致的 PE 患者推荐抗凝时程为 3 个月。对于不明原因的 PE 患者建议抗凝至少 3 个月。对于再次发生的不明原因的 PE 患者建议长期抗凝。对于肿瘤患者，建议用低分子量肝素（3～6 个月）来替代华法林。

【溶栓治疗】

溶栓治疗能快速溶解血凝块，恢复肺灌注。治疗 24 小时后，单用肝素的患者肺血流无明显改善，而加用溶栓药物的患者总的肺灌注缺损减少了 30%～35%。然而，7 天后，两者肺血流灌注的改善情况却相似，总的肺灌注缺损减少 65%～70%。所以，如果没有溶栓绝对禁忌证，伴有休克或低血压的 PE 患者应给予积极的溶栓治疗。

对于中危患者，溶栓治疗仍有争议。目前认为，治疗的目标在于预防永久性右心功能不全、慢性血栓栓塞性肺动脉高压的发生和生活质量的下降。目前几项多中心临床试验正在进行中。而低危患者，溶栓与肝素抗凝相比，生存率、病死率无明显差异，但出血的危险性增加，故主张单用肝素抗凝治疗。

目前溶栓治疗的适应证：①急性高危肺栓塞且无明显出血并发症的风险。②急性中危肺栓塞患者，出现预后不良的临床证据（如新出现的血流动力学不稳定，呼吸衰竭恶化，严重的右室功能障碍和严重的心肌坏死）且出血风险较低。③低危患者不建议溶栓治疗；急性中危肺栓塞伴轻度右心室功能不全，轻度心肌坏死，且无临床恶化的患者不宜溶栓治疗。常用的溶栓药有：链激酶、尿激酶、重组组织型纤溶酶原激活剂（rt-PA）。目前我国推荐的溶栓治疗方案：①尿激酶 20 000IU/kg 持续静脉滴注 2 小时；② rt-PA 50～100mg 持续静脉滴注 2 小时。溶栓结束后，当 APTT 降低到对照值的 1.5 倍（通常是 1.5～2.0 倍）以内开始皮下注射低分子量肝素，次日口服抗凝药物。

溶栓治疗的禁忌证：绝对禁忌证有：①任何时间发生的出血性卒中或不明原因卒中；② 6 个月内缺血性卒中；③中枢神经系统损害或肿瘤；④近期（3 周以内）重大创伤 / 手术 / 头部外伤；⑤ 1 月内胃肠道出血；⑥活动性出血。相对禁忌证有：① 6 个月内短暂缺血发作；②口服抗凝药；③孕妇及产后 1 周；④无法压迫的穿刺；⑤创伤性复苏；⑥顽固性高血压（收缩压 >180mmHg）；⑦晚期肝脏疾病；⑧感染性心内膜炎；⑨活动性溃疡。

【手术和介入治疗】

1. 肺动脉血栓内膜剥脱术（PEA） 慢性栓塞性肺动脉高压多因静脉血栓反复脱落栓塞肺动脉所致，也可由急性肺栓塞演变而来。起病多缓慢、隐匿，肺动脉高压呈渐进性，最终造成右心衰竭和呼吸衰竭死亡。其自然预后与肺动脉高压有关。有资料表明：肺动脉平均压大于 30mmHg（4.0kPa），5 年生存率 30%；大于 50mmHg（6.67kPa），5 年生存率仅 10%。内科治疗对慢性栓塞性肺动脉高压无明确效果，挽救生命有赖于肺动脉血栓内膜剥脱术的成功实施。随着对这一疾病认识的深入以及手术技术的进步，近年 PEA 的手术病死率已降至 5%～10% 左右（加州大学圣地亚哥中心近 3 年 PEA 的手术病死率仅 2.5%）并获得良好的中远期效果而使 PEA 成为治疗慢性血栓栓塞性肺动脉高压的首选。

2. 经导管肺动脉血栓去除术 临床上，血流动力学不稳定的 PE 患者，死亡危险最高，单纯积极的溶栓及肝素抗凝治疗，病死率仍高达 18%～54%，况且部分存在溶栓禁忌证，或单侧肺动脉完全阻塞等溶栓效果差以及多种原因延误了溶栓时机，血栓处于亚急性期的患者，很难或无法从溶栓治疗中获益。而急诊外科肺动脉血栓清除术效果不够理想，病死率高达 20%～50%，且并非随时可行。20 世纪 80 年代，Greenfield 成功地将介入治疗用于 PE，此后相继问世了许多经导管肺动脉去栓技术。具有简便、易行、比手术安全、创伤小。这些新技术的应用，可以快速恢复肺血流，改善血流动力学状态，增加心排血量，对挽救患者生命至关重要，使之成为治疗急危重 PE 患者最有希望的方法之一，从而确立了介入治疗在 PE 治疗中的作用及价值，弥补了溶栓、抗凝和外科手术的不足。多用于急性大块中心型肺栓塞，溶栓或抗凝治疗禁忌或经溶栓治疗效果不佳的患者。可联合局部溶栓治疗。

3. 腔静脉滤器置入术 经皮放置下腔静脉滤器（IVCF）在西方国家自问世已有 30 年之久，经不断改进，操作简便易行，近年广泛用于 PTE 的预防。国内自 1995 年以来陆续有文章报道。1998 年，New England J 发表的欧洲一项随机试验（PREPIC）结果显示，选择 400 例 DVT 患者（有或无肺栓塞）接受或不接受下腔静脉滤器加用抗凝（普通肝素对低分子量肝素加口服抗凝剂）3 个月。结果，在前 12 天，新的肺栓塞发生率，滤器组（不管是否已有肺栓塞）仅 1.1%；单纯抗凝组，无肺栓塞者为 4.8%（$P=0.03$），已有肺栓塞患者，高达 8.9%。但随访 2 年时差异则不显著，分别为 3.4% 和 6.3%（$P=0.16$）。尽管 12 天时总病死率 2 组无差异（均为 2.5%），但单纯抗凝组 5 例死亡的患者有 4 例死于肺栓塞，而滤器组无 1 例死于肺栓塞。因此，下腔静脉滤器置入术能有效预防肺栓塞，防止因再发肺栓塞猝死。PREPIC 研究显示，2 年时 DVT 复发率，滤器组 21%，单纯抗凝组 12%，两者差异显著。但滤器组 DVT 高复发率与下腔静脉阻塞无关，机制不清。此后作者继续随访 8 年(每年一次观察静脉血栓栓塞症和静脉血栓形成后综合征的发生率)。共随访 396(99%)例患者。结果有症状肺栓塞：滤器组 9 例(累计率 6.2%)；非滤器组 24 例(15.1%)($P=0.008$)；DVT：滤器组 57 例(35.7%)；非滤器组 41 例(27.5%)($P=0.042$)。静脉血栓形成后综合征：滤器组 109 例(70.3%)；非滤器组 107 例(69.7%)；死亡：201 例(50.3%)(滤器组和非滤器组分别为 103 和 98 例)。结论：8 年时，腔静脉滤器降低了肺栓塞危险，两组血栓形成后综合征发生率无差别，但 DVT 发生增加，且对生存无影响。

目前公认的适应证有抗凝治疗禁忌的静脉血栓栓塞症患者，抗凝治疗得当但有严重出血或肝素引起的血小板减少等并发症出现，抗凝充分但 VTE 反复再发以及外科行肺动脉血栓内膜剥脱术的患者。此外，对高危患者，如行肺动脉血栓切除术，伴有肺动脉高压的慢性反复性 PE，广泛髂股静脉 DVT 溶栓治疗前，矛盾性栓塞伴 DVT，特别是老年患者，可预防性使用。由于滤器置入后长期效果及并发症仍难判断，因此，18 岁以下的年轻人应慎用。通常将下腔静脉滤器置于肾静脉开口下方。少数患者如孕妇或下腔静脉内血栓向上延展到肾静脉，则滤器置于肾静脉上方。Greenfield 滤器被证实在肾静脉上方是安全的，闭塞可能性低，推荐用于年轻患者。关于滤器置入术后是否需抗凝治疗，目前尚无随机对照试验结果。由于患者存在 PE 或 DVT，因此，对无抗凝禁忌的患者，滤器置入后应给予抗凝治疗。一方面对已存在的 PE 或 DVT 复发，血栓延展有作用，同时有助于预防滤器捕获血栓的延展及腔静脉闭塞。尽管滤器的使用对肺栓塞高风险的患者有益，但并不推荐 DVT 患者常规应用。

(柳志红)

第45章 肺动脉高压

第一节 概 论

肺动脉高压(pulmonary hypertension,PH)是由不同病因导致的、以肺动脉压力升高为特点的一组病理生理综合征，既可以是多种疾病进展过程中必经的一个阶段，又可以是独立存在的一个疾病，如特发性和可遗传性性肺动脉高压。目前 PH 在世界上的总体发病率、患病率及预后尚没有明确数据。现有数据大多数来源于国外的国家级专业中心或者大规模临床试验。PH 的发病率、致残率和病死率均很高，同时由于人们对它的认识不足、它的表现形式多样化、很多地区缺乏简便有效的检测手段和诊断方法，导致误诊率和漏诊率很高。因此，PH 已经成为一个重要的医疗保健问题。

一、肺动脉高压的定义

根据 2009 年欧洲心脏病学会与欧洲呼吸学会发布的《肺动脉高压诊断和治疗指南》，肺动脉高压定义为静息状态下右心导管测定的平均肺动脉压≥25mmHg。以肺毛细血管楔压 15mmHg 为界值，PH 分为毛细血管前 PH（≤15mmHg），包括第 1、3、4 及 5 类 PH；毛细血管后 PH（>15mmHg）仅指第 2 类 PH。目前大多数的临床试验都使用了这个标准。

二、肺动脉高压的分类

指南根据近年对 PH 在病理生理机制、临床表现和治疗方法方面的进一步认识，对 PH 诊断分类标准进行了修订。在 2008 年世界 PH 专题讨论会提出的 Dana Point 分类的基础上作部分修订，形成现在指南推荐的更新的 PH 临床分类方案（表 45-1）。

表 45-1　最新的肺动脉高压临床分类（Dana Point，2008）

1.	动脉型肺动脉高压（PAH）
1.1	特发性肺动脉高压
1.2	可遗传性肺动脉高压
1.2.1	BMPR2
1.2.2	ALK1，内皮因子（endoglin）（伴或不伴遗传性出血性毛细血管扩张症）
1.2.3	不明基因
1.3	药物和毒物所致的肺动脉高压
1.4	相关性肺动脉高压
1.4.1	结缔组织病
1.4.2	HIV 感染
1.4.3	门脉高压

1.4.4	先天性心脏病
1.4.5	血吸虫病
1.4.6	慢性溶血性贫血
1.5	新生儿持续性肺动脉高压
1′	肺静脉闭塞性疾病（PVOD）和（或）肺毛细血管瘤病（PCH）
2.	左心疾病所致的肺动脉高压
2.1	收缩功能不全
2.2	舒张功能不全
2.3	瓣膜病
3.	肺部疾病和（或）低氧所致的肺动脉高压
3.1	慢性阻塞性肺疾病
3.2	间质性肺疾病
3.3	其他伴有限制性和阻塞性混合型通气障碍的肺部疾病
3.4	睡眠呼吸暂停
3.5	肺泡低通气
3.6	慢性高原缺氧
3.7	发育异常
4.	慢性血栓栓塞性肺动脉高压
5.	机制不明和（或）多种机制所致的肺动脉高压
5.1	血液系统疾病：骨髓增生疾病，脾切除术
5.2	系统性疾病：结节病，肺朗格汉斯细胞组织细胞增多症，淋巴管肌瘤病，多发性神经纤维瘤，血管炎
5.3	代谢性疾病：糖原储积症，戈谢病，甲状腺疾病
5.4	其他：肿瘤性阻塞，纤维纵隔炎，透析的慢性肾衰竭

ALK1=activin receptor-like kinase 1 gene（活化素受体样激酶 1 基因）
BMPR2=bone morphogenetic protein receptor 2（骨形成蛋白受体 2）

　　由于很大一部分先天性体 - 肺分流性心脏病患者可能发展为动脉性肺动脉高压（pulmonary arterial hypertension, PAH），为了能更好地满足临床工作的需要，指南对先天性体 - 肺分流相关的 PAH 进行了表型分类（表 45-2）。

表 45-2 先天性左向右分流性疾病相关性肺动脉高压的临床分类

1. 艾森门格综合征	该类患者存在大的缺损，肺血管阻力增加为重度，存在右向左分流或双向分流。临床表现有发绀、红细胞增多和多器官受累
2. 左向右分流伴肺动脉高压	该类患者存在中到大的缺损，肺血管阻力增加为轻度到中度，仍然存在明显的左向右分流，静息状态下无发绀表现
3. 小的缺损引起的肺动脉高压	该类患者存在小的缺损（通过超声心动图进行评价缺损的有效直径，室间隔缺损 <1cm，房间隔缺损 <2cm），其临床表现与特发性肺动脉高压很类似
4. 心脏外科手术后残留的肺动脉高压	该类患者先天性心脏病已经通过手术得到了纠正，没有明显的手术后残留的缺损或手术损害，但是手术之后或者很快又出现了肺动脉高压或者经历了数月或数年之后又出现了肺动脉高压

第二节 特发性肺动脉高压

特发性肺动脉高压（idiopathic pulmonary arterial hypertension，IPAH）这个名词在 2003 年威尼斯第三届肺动脉高压会议上第一次提出。特发性肺动脉高压是指原因不明的肺血管阻力增加引起持续性肺动脉压力升高，导致平均肺动脉压力在静息状态下 ≥25mmHg，肺毛细血管楔压 ≤15mmHg，排除所有引起肺动脉高压的继发性因素。

一、流 行 病 学

成年人中 IPAH 的患病率约为每一百万人中 6 例。由于 IPAH 诊断难度较大，故其发病率不详。但有证据表明 IPAH 的致残率和致死率均很高。

二、病理与病理生理学

病理性损伤广泛累及肺小动脉（动脉直径 <500μm），即阻力血管，其主要调节区域性肺血流。肺血管阻力增加的主要原因是肺血管重构。在大约 20% 的患者中肺动脉过度收缩是造成肺血管阻力增加的重要原因。肺血管重构特征性的改变包括内膜增生和纤维

化、中膜肥厚、外膜增厚伴中度的管周炎性介质浸润、复杂性病变（丛样损伤、扩张性损伤）和原位血栓性形成。肺静脉通常不受累。右室超负荷导致右心室肥厚和扩张。右室功能失代偿的表现包括右室扩张、室壁变薄、射血分数降低。

三、临床表现

【症状】

IPAH 患者症状无特异性，临床上诊断困难。最常见的症状为呼吸困难、乏力、胸痛、晕厥、咯血和腹胀。晚期患者在静息时也可出现上述表现。约 10% 患者（几乎均为女性）呈现雷诺现象，提示预后较差。其他症状尚有声嘶和咯血。

1. 呼吸困难　为最早出现，也是最常见症状。表现为进行性活动性气短。大约 60% 的患者以劳力性呼吸困难为首发症状。随着病程进展，所有患者均可出现呼吸困难，同时伴有疲乏和活动耐量下降。病情严重的患者在休息时也可出现呼吸困难。当呼吸困难无法用其他疾病解释时，应考虑到肺血管病可能。

2. 胸痛和晕厥　特发性肺动脉高压患者出现胸痛和晕厥表明心排血量已显著减少。胸痛是右心缺血所致，与右心肥厚和冠状动脉供血不足有关。晕厥是由于心排血量下降导致的脑供血不足所致。

3. 咯血　与左心疾病引起的肺静脉高压的咯血不同，主要是肺毛细血管前微血管瘤破裂导致。

4. 其他　雷诺现象发生率约 10%，常提示预后不佳。声音嘶哑是扩张的肺动脉压迫左侧喉返神经所致，临床称为 Ortncrs 综合征，较少见，病情好转后可消失。恶心、呕吐往往提示右心衰竭加重，应警惕小量消化道出血，因为这种不易觉察的出血是晚期 IPAH 患者贫血的重要原因。

【体征】

胸骨左缘抬举感，第二心音的肺动脉瓣成分增强（$A_2 < P_2$），全收缩期三尖瓣反流性杂音、肺动脉瓣关闭不全的舒张期杂音和右室第三心音。颈静脉怒张、肝脏增大、下肢水肿、腹水和肢体末端温度降低表明患者病情严重。肺部听诊通常无异常。

【实验室检查】

1. 实验室检查　所有疑诊患者需行常规血液学、生物化学和甲状腺素功能等检测。血清学化验有助于发现导致肺动脉高压的其他病因，包括结缔组织病、获得性人类免疫缺陷障碍综合征和肝炎。高达 40% 的 IPAH 患者抗核抗体阳性，通常为低滴度（1：80）。

2. 心电图　主要提示右室超负荷、肥厚和右房扩张。87% 的

IPAH 患者心电图可有右室肥厚的表现，79% 的患者可见电轴右偏。心电图作为肺动脉高压的筛查工具，其诊断敏感性和特异性较低，分别为 55% 和 70%。室上性心律失常多见于晚期患者，多为心房扑动和心房颤动，而室性心律失常很少见。

3. 胸片　90% 的 IPAH 患者在初次确诊时胸片存在异常表现，包括中央肺动脉扩张，外周肺血管丢失，形成截断现象。晚期患者可见右房、右室扩大。然而，病情的严重程度并不与胸片所见异常程度相关。此外，胸片有助于排除中、重度肺部疾病和左心疾病。

4. 肺功能测试和动脉血气分析　有助于明确气道和肺实质病变程度。患者常表现为一氧化碳弥散能力减低，通常为预计值的 40%～80%，同时伴有轻中度的肺容积减少和外周气道阻塞性通气障碍。血气分析示动脉血氧分压正常或轻度降低。肺泡过度通气导致二氧化碳分压降低。不可逆性气流受限、残气量增加、一氧化碳弥散能力降低和动脉血二氧化碳分压正常或降低有助于鉴别慢性阻塞性肺疾病。肺容积降低伴一氧化碳弥散能力降低有助于诊断间质性肺疾病。

5. 超声心动图　经胸超声心动图可评估与右心血流动力学相关的指标，包括肺动脉压力和右心功能等。①肺动脉压力：应用简化 Bernoulli 方程（$\Delta P = 4v^2$），通过直接测量的三尖瓣反流峰速率和估测的右房压计算肺动脉收缩压。右房压可根据呼气末下腔静脉直径估测，更常见直接赋值 5mmHg 或 10mmHg。当三尖瓣反流峰速率很难直接测量时（轻微或轻度的三尖瓣反流），采用增强超声可显著增强多普勒信号。因此，对轻度、无症状性患者不宜根据多普勒超声心动图估测的肺动脉压力进行筛查。对于重度三尖瓣反流患者，此法常低估肺动脉收缩压。②其他指标包括肺动脉瓣反流速率增加、右室加速射血期缩短、右房室增大、室间隔形状和功能改变、右室壁僵硬度增加和主肺动脉扩张。因此，指南建议结合三尖瓣反流峰速率、静息多普勒计算肺动脉收缩压和其他超声指标用于判断肺动脉高压。③右心功能：如三尖瓣收缩期位移。

此外，超声心动图也有助于排除其他病因。二维、多普勒和增强超声心动图能明确是否存在先天性心脏病。多普勒超声心动图发现肺血流增加而无心内分流，或近端肺动脉显著扩张但仅为中度的肺动脉高压，提示须采用增强的经食管心脏超声检查方法或磁共振影像学技术排除窦静脉型房间隔缺损或异常的肺静脉引流。

6. 肺通气 / 灌注扫描　有助于排除慢性栓塞性肺动脉高压。正常或低可能性肺通气 / 灌注扫描结果能有效地排除慢性血栓栓塞性肺动脉高压，敏感性和特异性分别高达 90%～100% 和 94%～100%。

即使对于肺通气／灌注扫描正常的患者，也可存在小的外周不匹配的非节段性灌注缺损。

7. 高分辨率 CT 和增强 CT　高分辨率 CT 能提供更为详细的肺实质影像学信息，有助于诊断间质性肺疾病和肺气肿。如果存在肺间质水肿伴弥漫性中央毛玻璃样改变和小叶间隔线增粗提示肺静脉闭塞病。其他征象包括淋巴结肿大和胸腔积液。肺动脉增强 CT 有助于鉴别慢性血栓栓塞性肺动脉高压，典型的表现包括肺动脉完全阻塞、带状或网状阻塞和内膜不规则，其准确性和可靠性与血管造影相似。

8. 磁共振成像　能直接评估右室形态、大小和功能，也能无创性评估肺血流，包括每搏输出量、心排血量、肺动脉扩张和右室质量。心脏磁共振能评估右心血流动力学，尤其是随访评估。每搏输出量降低、右室舒张末容积增加和左室舒张末容积减少均提示患者预后较差。

9. 右心导管检查和急性肺血管扩张试验　右心导管检查是肺动脉高压的确诊检查方法，不仅能评估血流动力学受损的严重程度，也能用于检查肺循环的血管反应性。在有经验的中心，右心导管检查的致残率和致死率都很低，分别为 1.1% 和 0.055%。右心导管检查指标包括肺动脉压力（收缩压、舒张压和平均压）、右房压、肺毛细血管楔压和右室压力参数。心排血量可通过热稀释法直接测量或通过 Fick 法计算获得。同时采集上腔静脉、肺动脉和体动脉血测量氧饱和度，进而用于计算肺血管阻力。肺毛细血管楔压 >15mmHg 可用于排除毛细血管后肺动脉高压。

在行右心导管检查的同时，需行急性肺血管反应试验，以确定对钙通道阻滞药治疗有效的患者群。急性肺血管扩张药应为短效、安全、使用方便和体循环不良反应小的优点。目前用于检查急性肺血管扩张反应的药物包括一氧化氮、静脉应用依前列醇和腺苷。急性肺血管反应试验的标准是平均肺动脉压降低≥10mmHg，且绝对值降至 40mmHg 以下，而心排血量增加或不变。IPAH 患者中约 10% 的患者符合此标准。急性肺血管反应试验阳性的患者可能从长期高剂量钙通道阻滞药治疗获益，也是唯一能安全应用该治疗方案的患者群。钙通道阻滞药治疗对大约一半的阳性患者长期有效。

四、诊　断

IPAH 的诊断是排他性的诊断，因此对于可疑的肺动脉高压患者需要通过一系列的检查排除其他明确的危险因素，同时需要明确患者的功能状态和血流动力学受损情况。

【临床诊断】

　　IPAH 的诊断必须同时符合毛细血管前肺动脉高压的诊断标准,包括肺动脉平均压在静息状态下≥25mmHg,而肺毛细血管楔压≤15mmHg,同时排除已知所有引起肺动脉压力升高的基础疾病。指南建议的肺动脉高压的诊断流程见图 45-1。

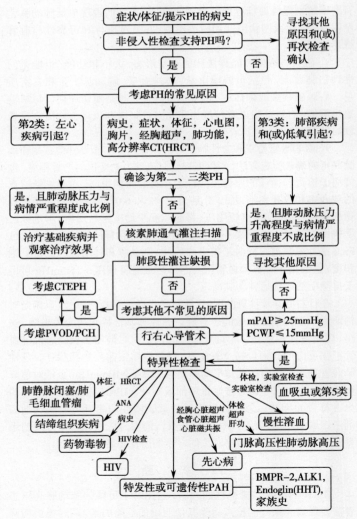

图 45-1　肺动脉高压诊断流程图

【肺动脉高压功能分级和活动耐量评价】

1. WHO肺动脉高压功能分级

Ⅰ级：有肺动脉高压，但一般的体力活动不受限，不会引起过度的呼吸困难、疲乏、胸痛或近乎晕厥。

Ⅱ级：肺动脉高压导致活动轻度受限，静息时舒适，但一般的体力活动即会引起过度的呼吸困难、疲乏、胸痛。

Ⅲ级：肺动脉高压引起明显的活动受限，静息时舒适，但小于一般体力活动强度即可引起过度的呼吸困难、疲乏、胸痛或近乎晕厥。

Ⅳ级：肺动脉高压使患者不能承受任何体力活动，活动后都会出现症状，表现右心衰竭的症状。静息时即可出现呼吸困难或疲乏，任何体力活动都会加重不适症状。

2. 6分钟步行试验和改良Borg呼吸困难评分　6分钟步行试验是评估IPAH患者运动耐量的一种客观评价方法。6分钟步行试验简单易行，可重复性好、患者容易接受，而且该方法已很好的标准化。在操作时需同时记录6分钟步行距离、Borg呼吸困难评分和指尖血氧饱和度。6分钟步行试验是一个非鼓励性测试，具体的试验方法如下。

在室内沿着长的、水平的、几乎没有人经过的、铺有硬地面的封闭走廊进行。禁止使用跑步机。步行路线长度应该至少有30m。要用颜色鲜亮的胶带在地面上标记起始线，每3m做一个标记。测试前向患者说明试验的目的是在6分钟内步行尽可能远的距离，并说明测试的注意事项。在测试期间，测试人员应该站在起跑线附近。不要陪着患者一起走。如果患者不能再继续行走，那么允许间歇休息。如果患者需要短暂休息，他（她）可以站或坐。当患者得到充分休息后可以继续步行。须立即停止6MWT的原因包括下列情况：胸痛、无法耐受的呼吸困难、腿痛性痉挛、步履蹒跚、脸色苍白或发灰。

6分钟步行距离<332m（或250m）并且血氧饱和度降低>10%提示患者预后较差。经治疗后6分钟步行距离显著增加患者的预后会得到一定程度的改善。6分钟步行试验已成为大多数临床试验的主要终点。该试验的结果受体重、性别、身高、年龄和患者的动机影响。

改良Borg呼吸困难评分：在6分钟步行试验开始前，研究者向受试对象解释改良Borg呼吸困难评分。在试验结束时，要求患者对他们的体力进行打分。0分代表根本没有呼吸困难、0.5~2分代表呼吸困难不很严重、3分代表有更明显一些的呼吸困难、4~9分代表呼吸渐渐变得非常困难、10分代表您生平遇到的最严重的呼吸困难。该评定量表将会表明受试对象的体力情况。患者如实汇报其真实感受非常重要。请患者先看相关的文字表述，然后再看数字（表45-3）。

表 45-3　改良 Borg 呼吸困难评分量表

0 分	没有任何呼吸困难
0.5 分	非常、非常轻微的呼吸困难（刚刚能感觉到的）
1 分	很轻微的呼吸困难
2 分	轻微的呼吸困难
3 分	中等程度的呼吸困难
4 分	稍有些严重的呼吸困难
5 分	严重的呼吸困难
6	在 5～7 之间
7 分	非常严重的呼吸困难
8 分	在 7～9 之间
9 分	非常、非常严重的（几乎是最严重的）呼吸困难
10 分	最严重的呼吸困难

3．心肺运动试验　该试验是测试肺动脉高压患者心肺功能的另外一个客观的活动耐量评估方法。在运动负荷不断增加的情况下，持续监测患者的肺通气和换气功能。肺动脉高压患者的氧摄取在无氧状态和最大运动负荷时减少的情况与疾病的严重程度相关。最大做功率、最快心率、氧脉冲和通气效率均是如此。随访研究发现，临床、血流动力学、最大氧摄取 $[<10.4\text{ml O}_2/(\text{kg}\cdot\text{min})]$ 和运动时最大收缩压（<120mmHg）独立地预示 IPAH 患者预后较差。

【危险分层方法】

患者常规的病情评估主要关注与预后相关的指标。治疗决策也是基于这些反映症状、运动耐量和预后相关的指标。表 45-4 列出了有重要预后价值，并且在随访中应用较为广泛的几个指标。这些

表 45-4　危险分层——评价肺动脉高压病情程度、稳定性和预后的指标

提示预后较好	影响预后的因素	提示预后较差
无	右心衰竭的临床证据	有
慢	症状出现的快慢	快
无	晕厥	有
Ⅰ、Ⅱ	WHO 功能分级	Ⅳ
较长（>500m）	6 分钟步行试验	较短（<300m）

续表

提示预后较好	影响预后的因素	提示预后较差
最大氧耗量 > 15ml/(kg·min)	心肺运动试验	最大氧耗量 < 12ml/(kg·min)
正常或接近正常	血浆 BNP/NT-proBNP 水平	很高或持续上升
无心包积液、TAPSE>2.0cm	超声心动图指标	有心包积液、TAPSE<1.5cm
RAP<8mmHg 且 CI≥2.5L/(min·m²)	血流动力学参数	RAP>15mmHg 或 CI≤2.0L/(min·m²)

指标并不需要在每次随访时都采集,但是为了获得对患者病情的全面了解,可以根据这些指标进行评估,包括临床评估、运动试验、生物化学指标、超声心动图指标和血流动力学指标。

五、鉴 别 诊 断

IPAH 主要是应与其他有明确原因引起的肺动脉高压相鉴别。首先通过询问病史排除其他病因:①肝炎史:肝炎后肝硬化可导致肝肺综合征而引起肺动脉高压,肝硬化可引起门脉高压性肺动脉高压;②心脏杂音史:应询问出生时有无心脏杂音,如有则高度提示先天性心脏病;③风湿免疫性疾病史:应询问有无风湿免疫性疾病史;④毒物和药物接触史:毒菜籽油和减肥药物接触史(阿米雷司、芬氟拉明、右芬氟拉明均属安非他命类似物)。在服用食欲抑制剂人群中,IPAH 发病率显著增高,可能与此类药物损害肺动脉内皮有关。因服用减肥药而致的肺动脉高压也属于药物相关性肺动脉高压。⑤个人史:有无吸毒、不洁性交及同性恋史等 HIV 感染高危因素。⑥家族史:应询问其直系家属有无类似疾病发作史,家族中至少有两人受累(有症状或体征或直接超声心动图检查示肺动脉高压),且并未伴发其他疾病者诊断可遗传性肺动脉高压,同时行基因学检查。

其次根据患者的症状、体征及血化验检查、胸片、心电图、超声心动图、肺功能测定、高分辨率 CT、肺动脉增强 CT 血管成像、磁共振成像技术和放射性核素肺通气/灌注扫描,排除可能存在的基础疾病。

六、治　疗

【治疗原则】

IPAH 是一种慢性进展性疾病,目前还没有有效的治疗措施。

治疗策略包括评估疾病的严重程度、一般性及支持治疗、评估肺血管反应性、评估靶向药物治疗效果、联合不同的靶向药物和（或）介入治疗。治疗的目标是提高患者生活质量,改善症状及预后。治疗流程见图45-2。

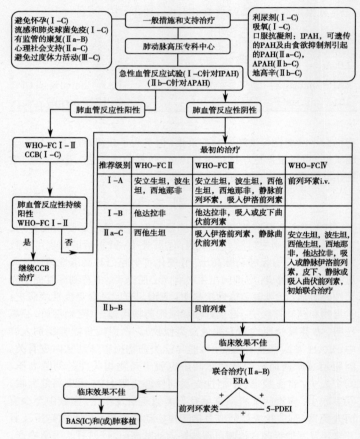

图45-2 药物治疗策略

IPAH＝特发性肺动脉高压；APAH＝相关性肺动脉高压；BAS＝球囊房间隔造口术；CCB＝钙通道阻滞剂；ERA＝内皮素受体拮抗剂；IPAH＝特发性肺动脉高压；PDEI＝5型磷酸二酯酶抑制剂；WHO-FC＝世界卫生组织功能分级

【一般治疗】

PAH患者关于一般治疗每日需要合理的建议,需要适应这种严重的慢性威胁生命的疾病的不确定性。诊断通常是关于社会的孤立程度。鼓励患者和他们的家庭成员参加患者的支持组织,能改善患者的合作、自信和精神面貌。一般治疗包括身体活动和监督下的恢复、妊娠和生育控制、绝经后激素治疗、旅行、心理支持、预防感染和避免择期手术。

【支持治疗】

1. 口服抗凝剂　应权衡口服抗凝剂潜在的获益与随之而来可能的出血风险。建议国际标准化比值的目标范围为 1.5~2.5(北美)或 2.0~3.0(欧洲)。

2. 利尿药　失代偿性右心衰竭导致体液潴留、中心静脉压升高、肝脏肿大、腹水和下肢水肿。临床经验表明,利尿治疗显著改善体液潴留患者的症状。利尿药的种类和剂量选择取决于专科医生。同时应考虑使用醛固酮受体拮抗剂治疗。监测患者的肾功能和血电解质对于避免血管容量减少导致的肾前性肾衰和低钾血症相当重要。

3. 给氧　虽然吸氧能降低肺血管阻力,但是长期氧疗的效果并不确定。短期的氧疗有助于改善患者的症状,增加运动时的血氧饱和度。目前大多数专家建议吸氧维持血氧分压 >60mmHg,至少每天吸 15 小时以上。

4. 地高辛　短期应用能改善患者的心排血量,但长期应用的疗效尚不清楚。可用于降低快速性房性心律失常患者的心室率。

【钙通道阻滞药】

IPAH 患者中急性肺血管反应试验阳性患者应用钙通道阻滞药治疗效果明确。在肺动脉高压治疗方面,该类药物主要包括硝苯地平和地尔硫草两种。具体的药物种类选择取决于患者的基线心率,心率相对缓慢者选择硝苯地平,心率相对较快者选择地尔硫草。对 IPAH 患者而言,这些药物的气效剂量相对较高,硝苯地平 120~240mg/d,地尔硫草 240~720mg/d。建议小剂量开始应用,即硝苯地平 30mg,每日 2 次,地尔硫草 60mg,每日 3 次,然后逐渐加至最大耐受剂量。注意体循环低血压和四肢水肿的不良反应。应用该类药物治疗的阳性患者应每 3~4 个月随访一次,包括右心导管检查。如果患者没有表现出好的治疗反应(WHO 功能分级 I 级或 II 级伴血流动力学显著改善),应及时加用肺动脉高压靶向药物治疗。急性肺血管扩张试验的反应性并不能预测钙通道阻滞药治疗的长期有效性。

【靶向药物治疗】

靶向药物治疗包括钙通道阻滞药、前列环素及其类似物(依前列醇、伊洛前列素和曲前列尼尔)、内皮素受体拮抗剂(波生坦、西他生坦和安立生坦)和 5 型磷酸二酯酶抑制剂(西地那非和他达拉非)。

1. 前列环素及其类似物　前列环素是花生四烯酸的代谢产物,主要由血管内皮细胞产生。前列环素是很强的肺血管扩张药和血小板凝集抑制剂,还具有细胞保护和抗增生的特性。它们在肺动脉压力升高时肺血管重塑过程中,具有减轻内皮细胞损伤和减少血栓形成的重要作用。已有研究证实,IAPH 患者体内前列环素缺乏。目前临床应用的前列环素制剂包括:静脉用的依前列醇(epoprostenol),皮下注射制剂曲前列尼尔(treprostinil),口服制剂贝前列素(beraprost),吸入制剂伊洛前列素(iloprost)。

(1) 依前列醇:1995 年美国 FDA 已同意将该药物用于治疗 IPAH 的患者(NYHA 分级为Ⅲ和Ⅳ级),是 FDA 批准第一种用于治疗 IPAH 的前列环素药物。长期静脉注射依前列醇可使肺动脉高压患者的心排血量增加,PVR 减小,患者的生存率、活动能力(6 分钟行走测试)和血流动力学指标都得到改善。迄今为止依前列醇仍是治疗严重 IPAH(NYHA 分级为Ⅲ和Ⅳ级)的首选药物。

依前列醇半衰期短,只有 1~2 分钟,故需连续静脉输入。使用多大剂量才能取得最佳治疗效果目前尚无一致的看法。一般推荐起始量为 2~4ng/(kg•min),然后以 1~2ng/(kg•min)的速度逐步增加剂量,直至临床症状改善或出现副作用。有报道在应用(17±5)个月后,药物剂量达(45±15)ng/(kg•min)时患者临床恶化,建议剂量不宜过大。

依前列醇主要的副作用有头痛、潮热、恶心、腹泻。其他的慢性副作用包括血栓栓塞、体重减轻、肢体疼痛、胃痛和水肿,但大多数症状较轻,可以耐受。依前列醇必须通过输液泵持续静脉输注需要长期置入静脉导管,临床应用有很大不便,并增加了感染机会,在治疗过程中短暂的中断也会导致肺动脉压的反弹,往往是致命的。此外,此药价格昂贵,在美国每年平均花费约 6 万美元。

(2) 其他前列环素类似物:因为静脉使用前列环素给药途径的限制,促进了可通过其他给药途径的前列环素类似物的发展。近来研究成功皮下注射制剂、口服制剂和吸入制剂。包括曲前列尼尔、贝前列素、伊洛前列素。伊洛前列素于 2006 年 4 月在我国上市。

2. 内皮素受体拮抗剂　内皮素 -1(ET-1)是强烈的血管收缩剂和血管平滑肌细胞增生的刺激剂,参与了肺动脉高压的形成。在肺动脉高压患者的血浆和肺组织中 ET-1 表达水平和浓度都升高。目前已确认的内皮素受体有两种:ET-A 受体和 ET-B 受体。波生坦是双重 ET-A 和 ET-B 受体拮抗剂,能改善 NYHA 分类为Ⅲ和Ⅳ类的 IPAH 患者的运动能力和血流动力学指标。波生坦口服给药方式与前列环素连续静脉输注相比更加简便易行。主要副作用是肝功能异常，需要每月检测肝功能，当转氨酶升高、血红蛋白减少时应减少剂量或停药。因此药可能有致畸作用，孕妇禁用。双重内皮素受体拮抗剂波生坦于 2006 年 10 月在我国上市。选择性内皮素受体拮抗剂安立生坦于 2011 年 7 月在我国上市。安立生坦批准用于治疗 WHO 功能分级 Ⅱ 级和 Ⅲ 级的患者，5mg 每次，每日 2 次，根据病情可加量至每次 10mg。肝损的发生率为 0.8%~3%。

3. 5 型磷酸二酯酶抑制剂　5 型磷酸二酯酶抑制剂通过抑制 5 型磷酸二酯酶降解环磷酸鸟苷，从而增加一氧化氮的产生，达到扩张血管的效果。所有临床用于治疗勃起功能障碍的 5 型磷酸二酯酶抑制剂，西地那非、他达拉非和伐地那非，都能产生显著的扩血管效应。西地那非是临床应用最广泛的口服选择性 5 型磷酸二酯酶抑制剂。常规剂量每次 25mg，每日 3 次。大多数不良反应为轻中度，主要是头痛、颜面潮红和鼻出血。

联合药物治疗通过干预肺动脉高压病理生理过程的不同靶点，充分发挥药物的最大疗效及协同作用，使无效或疗效下降的治疗变为有效的治疗，在达到良好治疗效果的同时，减少单药剂量，降低药物毒性。联合治疗指同时使用肺动脉高压靶向药物治疗，包括内皮素受体拮抗剂、5 型磷酸二酯酶抑制剂、前列腺素类和新型的药物。多种联合治疗策略都被认为是安全有效的，可改善预后。

【介入和外科手术治疗】

1. 房间隔球囊造口　推荐用分级球囊扩张技术。心房间右向左分流能减小右室腔、增加左室前负荷和心排血量。尽管减少动脉氧饱和度，但能增加全身的氧运输，降低交感兴奋。该技术应用人群包括优化药物治疗（静脉应用正性肌力药物）、WHO 功能分级 Ⅳ 级药物治疗无效的顽固性右心衰或伴严重的晕厥、等待移植期间或无法获得药物治疗。对平均右房压 >20mmHg 和静息不吸氧状态下动脉血氧饱和度 <80% 的晚期患者应避免此类手术。

2. 移植　国际心肺移植学会推荐心肺移植或双肺移植。有研究表明，高达 25% 的 IPAH 患者对特异性治疗无效，WHO 功能分级持续 Ⅲ 级或 Ⅳ 的患者预后很差。PAH 移植患者 5 年生存率 45%~50%，并且生活质量得到持续改善。对于尽管给予最强的药物治疗但预后较差的患者，应推荐移植治疗。

七、预　后

特发性肺动脉高压进展迅速，预后险恶。靶向药物问世前，IPAH 患者确诊后的中位生存期仅为 2.8 年，1 年、3 年和 5 年的生存率分别为 68%、48% 和 34%。大部分患者最终死于右心衰竭,猝死约占总死亡人数的 7%。随着靶向药物的广泛应用,IPAH 患者的预后得到了显著的改善。

(何建国　孙云娟)

心脏瓣膜病

第46章　主动脉瓣疾病

一、主动脉瓣狭窄

主动脉瓣狭窄是指主动脉瓣膜先天性结构异常和后天病变所致的瓣膜异常，而引起的主动脉瓣口面积减少。主动脉瓣狭窄可由风湿热的后遗症、先天性主动脉瓣结构异常（单叶式、二叶式、三叶式和四叶式等畸形）或老年性的主动脉瓣钙化所致。男性多于女性，其比例为2～6∶1。

【病因和病理解剖】

主动脉瓣狭窄的病因可分为先天性和获得性两大类。

1. 先天性主动脉瓣狭窄　先天性主动脉瓣膜异常分为：单叶式、二叶式、三叶式和四叶式等畸形。最多见的是二瓣畸形。单叶式主动脉瓣狭窄，出生时即已存在狭窄，以后瓣口纤维化和钙化进行性加重，引起严重的左心室流出道梗阻，患儿多在1年内死亡。50%～60%的先天性主动脉瓣狭窄为二叶式，10%左右为三叶式、四叶式，三叶式则多为三个瓣叶不等大所致的主动脉瓣狭窄。而二、三或四瓣畸形，可能出生时就有狭窄，或无狭窄。即使出生时无狭窄，由于瓣叶结构的异常，长期受到血流的不断冲击易引起瓣膜增厚、钙化、僵硬、纤维化，最终导致瓣膜狭窄。一般多在50岁以后发病，二叶瓣畸形易并发感染性心内膜炎，主动脉瓣的感染性心内膜炎中，最多见的为二叶瓣畸形。先天性三、四个瓣叶的狭窄比较少见，多为三、四个瓣叶不等大所致。除瓣膜狭窄外，还可有主动脉瓣上及瓣下狭窄,包括:①肥厚型主动脉瓣下狭窄为肥厚型心肌病的一种类型,常称为特发性肥厚型主动脉瓣下狭窄,亦称为肥厚型梗阻性心肌病。②主动脉瓣下纤维膜性狭窄,③瓣上狭窄,表现为升主动脉狭窄或瓣上纤维膜性狭窄。

2. 获得性主动脉瓣狭窄

(1)风湿性:多为风湿热的后遗症,单纯性风湿性主动脉瓣狭窄在风湿性心脏瓣膜病中较少见,常与风湿性二尖瓣病变和主动脉瓣关闭不全并存。主动脉瓣风湿性病变常使瓣叶交界处粘连、纤维化、融合,继而钙化。当瓣叶严重钙化狭窄时,常很难与先天性主动脉瓣狭窄鉴别。风湿性主动脉瓣狭窄发病较早,多见于年轻人,且较早出现临床症状,若有风湿热病史的证据更支持风湿性的病变。

(2)非特异性主动脉瓣退行性钙化:多见于老年人,是一种随年龄而增加的瓣膜老化,病理改变为钙化、硬化、黏液样变,退行性变和钙质沉积所致的老年性瓣膜病变。多为轻度狭窄,也有重度狭窄伴血流动力学改变者。老年性钙化性心脏瓣膜病与性别有关,多见于男性,男女之比 2～4:1。与全身代谢紊乱有关,特别是钙、磷代谢有关。无瓣膜游离缘受累和瓣叶间粘连、融合和固定,以此可与风湿性和其他炎症所致的瓣膜钙化相区别。即使瓣膜钙化严重,瓣膜仍可活动,仅闭合速度减慢,而跨瓣压差变化不大,一般无冠瓣和右冠瓣重于左冠瓣,主动脉瓣环可发生钙化并与二尖瓣环钙化同时存在,也可向下延伸至纤维三角。但肌部和膜部室间隔交界处有钙质沉积时可压迫和累及心脏传导系统。也可有房室结,希氏束及束支钙化,引起不同类型和不同程度的传导阻滞和各种心律失常。

【病理生理】

主动脉瓣狭窄的病理生理改变主要是由于左心室流出道梗阻导致左心室和主动脉之间收缩期的压力阶差。正常人主动脉瓣口面积为 $3\sim3.5cm^2$,瓣口面积大于 $1.5cm^2$ 为轻度狭窄,$1.0\sim1.5cm^2$ 时为中度狭窄,小于 $1.0cm^2$ 为重度狭窄。主动脉瓣狭窄后使收缩期左室阻力增大及收缩功能增强,以提高跨瓣压力阶差,维持正常的心排血量,随着病情的发展逐渐引起左室向心性肥厚。轻度主动脉瓣狭窄左室肥厚使心肌收缩力增强,维持正常心排血量,又使室壁应力维持正常,是主动脉瓣狭窄的代偿期,但可伴左室舒张功能异常。严重主动脉瓣狭窄,左室扩大,室壁应力增加使心肌耗氧量增加,导致左室收缩功能受损,心排血量减少,左房压,左室舒张末压,肺毛细血管楔压和肺动脉压均可升高,心排血量减少。可引起低血压、心律失常等。低心排血量可影响冠状动脉灌注,如合并冠状动脉狭窄,更容易发生心肌缺血。当心排血量进一步下降,可发生脑供血不足，而出现头晕及晕厥等脑缺氧表现。

【临床表现】

由于左室代偿能力较大，即使存在较明显的主动脉瓣狭窄，相当长时间内患者可无明显的临床症状，直至瓣口面积小于 $1cm^2$ 才出现临床症状。另外，由于病理类型及狭窄程度不同，临床表现及症状出现的早晚各异。通常婴幼儿以呼吸困难，心力衰竭为主要表现。成人则以劳力时呼吸困难、心绞痛及晕厥为主要表现。

1. 症状　主动脉瓣狭窄典型的三联症状为：劳力时呼吸困难、心绞痛和晕厥。

（1）劳力性呼吸困难：由于左室扩大或伴左室顺应性降低可致左房和左室舒张末压升高，后者可致肺毛细血管楔压升高，可于运动后出现呼吸困难。主动脉瓣狭窄患者在左室收缩功能正常时可先出现左室舒张功能不全的症状。以后随病情发展，左室收缩功能也随之减低。病程晚期出现明显的疲乏、无力等低心排症状，左心衰竭的症状也在疾病的进展阶段出现。包括劳力性呼吸困难、端坐呼吸和阵发性夜间呼吸困难等充血性心力衰竭表现。劳累、情绪激动、呼吸道感染等均可诱发急性肺水肿。重度肺动脉高压可导致右心衰竭，但单纯主动脉瓣狭窄者右心衰竭少见。

（2）心绞痛：心绞痛发生较晚，约 1/3 的患者可有典型的劳力性心绞痛发作，反映了心肌需氧和供氧之间的不平衡。肥厚心肌收缩时左室内压和收缩期末室壁张力增加，使心肌氧耗量增加，同时增加的室内压挤压冠状动脉小分支，使冠脉流量下降所致。心绞痛也可发生在重度主动脉瓣狭窄而无冠状动脉粥样硬化的患者，可能是因为心排血量下降，平均动脉压降低，致冠状动脉血流量减少。然而主动脉瓣狭窄合并冠心病并非少见，特别是老年患者。当出现心力衰竭时，心绞痛可暂时缓解。

（3）劳力性晕厥：晕厥可为首发症状，多发生在体力活动中，或其后立即发作，也可发生在休息时。原因可能为运动时外周阻力下降，而心排血量不能相应增加，或运动时心肌缺血加重，导致心肌收缩力突然减弱，引起心排血量下降。运动时心肌耗氧量增加，心排血量不能相应增加，可导致各种心律失常，如室性心动过速，心室颤动，室上性心动过速等，可使心排血量突然减少。上述的各种原因均可造成脑供血不足而发生晕厥及猝死。

（4）其他症状：主动脉瓣狭窄可出现因心排血量降低的各种临床表现，焦躁不安、疲乏、呼吸困难性发绀、左心衰竭及肺水肿。当出现严重的肺动脉高压后，可发生右心衰竭：肝肿大等。

2. 体征　心尖区可触及收缩期抬举样搏动，可向左下移位，心浊音界可正常,随病情发展当出现心力衰竭时可向左下扩大。主动脉瓣区可触及收缩期震颤,无震颤者,主动脉瓣狭窄程度较轻。在儿童、青少年先天性主动脉瓣狭窄可闻及收缩早期喷射音(主动脉瓣开瓣音),主动脉瓣钙化时,此音消失。典型主动脉瓣狭窄的杂音为胸骨右缘第2肋间粗糙的,响亮的喷射性收缩期杂音。Ⅲ级以上,呈递增后递减的菱形。第一心音后出现,收缩中期最响,然后逐渐减弱,向颈动脉,锁骨下动脉传导,有时向胸骨下端或心尖部传导,杂音越长、越响,收缩高峰出现越迟,提示主动脉瓣狭窄越重。但合并心力衰竭时,由于心排血量减少,通过主动脉瓣的血流速度减低,杂音短而不粗糙,但仍可闻及Ⅲ级以上收缩期杂音。严重主动脉狭窄或钙化,由于左室射血时间显著延长,第二心音减弱或消失,也可发生第二心音逆分裂。心功能不全时可出现第三心音(舒张期奔马律)。

【辅助检查】

1. 当主动脉瓣狭窄影响到心排血量时,临床上可出现收缩压降低,脉压减小。

2. 心电图　轻度主动脉瓣狭窄心电图可无异常,严重主动脉瓣狭窄患者心电图可有电轴左偏,不同程度的左心室肥厚和劳损的表现,但心电图改变与狭窄程度无相关。老年性主动脉瓣钙化病变可累及房室结可引起不同程度的传导阻滞。心肌缺血时可出现各种室性心律失常。

3. X线　伴向心性左室肥厚时心影增大。重度主动脉瓣狭窄常有升主动脉狭窄后扩张,胸片可见心影增大、升主动脉扩张、并可见主动脉瓣有钙化。心力衰竭时左室明显增大及肺充血征象,伴左房扩大。少数发生重度肺动脉高压者可见肺动脉主干突出,肺静脉增宽以及肺淤血的征象。

4. 超声心动图和多普勒　超声心电图可见主动脉瓣收缩期呈向心弯形的运动,主动脉瓣叶和瓣环增厚、钙化,瓣叶连合处融合,活动受限,单叶瓣、二叶瓣畸形等,以及瓣上、瓣下狭窄和肥厚型心肌病等,超声心动图对确定左室流出道梗阻有重要的作用,还可判断左室肥厚程度和左室收缩及舒张功能,计算瓣口面积。多普勒超声心动图可精确地测出压力阶差。

5. 心导管和心室造影　左心导管检查可直接测定左心房、左心室及主动脉的压力,有助于明确诊断,并可根据压力阶差来判断主动脉瓣狭窄程度,了解左室功能,确定左室流出道梗阻的部位。同时判断是否合并主动脉瓣关闭不全。冠状动脉造影确定是否合并冠心病。左室造影可确定左室大小及功能,是否合并二尖瓣或主动脉瓣关闭不全以及确定左室流出道梗阻的部位。

【诊断和鉴别诊断】

临床上发现主动脉瓣区喷射性收缩期杂音,结合超声心动图检查可明确诊断,但应与下列情况的主动脉瓣区收缩音鉴别。

1. 梗阻性肥厚型心肌病 亦称为特发性肥厚型主动脉瓣下狭窄,胸骨左缘第4肋间可闻及收缩期杂音,主动脉区第二心音正常。超声心动图显示左心室壁不对称性肥厚,室间隔明显增厚,与左心室后壁之比≥1.3,左心室流出道变窄,可伴有二尖瓣前瓣叶向前移位而引起二尖瓣反流。

2. 肺动脉瓣狭窄 可于胸骨左缘第2肋间闻及粗糙响亮的收缩期杂音,常伴收缩期喀喇音,肺动脉瓣区第二心音减弱并分裂,主动脉瓣区第二心音正常,右心室肥厚增大,肺动脉主干呈狭窄后扩张。

3. 三尖瓣关闭不全 各种原因所致三尖瓣关闭不全时,胸骨左缘下端闻及高调的全收缩期杂音,吸气时回心血量增加可使杂音增强,呼气时减弱。颈静脉搏动,肝脏肿大。右心房和右心室明显扩大。超声心动图可明确诊断。

4. 二尖瓣关闭不全 心尖区全收缩期吹风样杂音,向左腋下传导;吸入亚硝酸异戊酯后杂音减弱,第一心音减弱,主动脉瓣第二心音正常。

【治疗】

1. 内科治疗 避免过度的体力劳动及剧烈运动,预防猝死,预防感染性心内膜炎。轻度主动脉瓣狭窄临床症状不明显,左心室压力差＜25mmHg 一般可内科保守治疗。定期随诊和复查超声心动图,密切观察病情变化。洋地黄类药物可用于心力衰竭的患者,使用利尿药应注意防止容量不足,硝酸酯类药物可用于有心绞痛的患者,缓解心绞痛的发作。扩血管治疗对主动脉瓣狭窄无作用。

2. 手术治疗 主动脉瓣狭窄治疗的关键是解除主动脉瓣狭窄,降低跨瓣压力差。对于先天性主动脉瓣狭窄的婴幼儿,易发生心力衰竭,药物治疗无效,多引起死亡。症状明显,伴有充血性心力衰竭的婴幼儿应尽早手术治疗。

(1) 经皮穿刺主动脉瓣球囊扩张术:能即刻减少跨瓣压差,增加心排血量和改善症状。适应证为:儿童和青年的先天性主动脉瓣狭窄;不能耐受手术者;重度狭窄危及生命;明显狭窄伴严重左心功能不全的手术前过渡。手术有禁忌的老年主动脉瓣狭窄钙化不重的患者,可行经皮瓣膜球囊扩张术。虽后者再狭窄率高,但术后症状和血流动力学改善满意。

（2）经导管主动脉瓣置入术（TAVI）：高龄、体质弱、病变重、左心室功能差、存在严重的合并症、恐惧外科手术而放弃外科治疗的患者。

（3）人工瓣膜置换术：人工瓣膜置换术已有50多年的历史，是目前治疗瓣膜性心脏病的主要方法。

手术指征为：重度主动脉瓣狭窄有猝死的危险，所以无论有无症状应尽早手术；钙化性主动脉瓣狭窄、主动脉瓣狭窄合并关闭不全，在出现临床症状前施行手术远期疗效较好，手术病死率较低。即使出现临床症状如心绞痛，晕厥或心力衰竭，亦应尽早施行人工瓣膜置换术。虽然手术危险相对较高，但症状改善和远期效果均比非手术治疗好。对无症状，但心电图显示左室肥大，跨瓣压力阶差 >75mmHg 者应手术治疗。明显主动脉瓣狭窄合并冠状动脉病变时，宜同时施行主动脉瓣人工瓣膜置换术和冠状动脉旁路移植术。

二、主动脉瓣关闭不全

主动脉瓣关闭不全是因为主动脉瓣膜、主动脉瓣环和升主动脉的病变所致，在瓣膜性疾病中，主动脉瓣关闭不全约占 10%。男性多于女性，约占 75% 左右，女性往往合并二尖瓣病变。主动脉瓣叶先天性畸形、炎症或退行性变引起瓣叶缩短、回缩，以及升主动脉的结缔组织病或炎症导致升主动脉扩大等均可造成主动脉瓣关闭不全。当炎症或退行性变使瓣叶连合处融合，影响瓣叶开放时可同时合并主动脉瓣狭窄。

【病因】

主动脉瓣关闭不全根据临床过程可分为急性和慢性主动脉瓣关闭不全。

1. 慢性主动脉瓣关闭不全　在慢性主动脉瓣关闭不全中，以风湿性最常见，约占 2/3。急性风湿性心脏病变所遗留下来的慢性心脏瓣膜病变，主要病理改变为炎症和纤维化使瓣叶变硬、缩短、变形，导致瓣叶在舒张期关闭不全。单纯性主动脉瓣关闭不全中，风湿性很少见，多合并主动脉瓣狭窄。风湿性主动脉瓣关闭不全，均经过数十年才使得关闭不全变得严重。主动脉瓣关闭不全还可见于先天性畸形，常见二叶瓣畸形。二叶式主动脉瓣由于先天性发育异常，使主动脉瓣形成二叶畸形，瓣叶长期受血流冲击，易产生关闭不全，此畸形可单独存在或合并主动脉缩窄，大血管错位等先天性心血管异常。儿童期法洛四联症和室间隔缺损时由于无冠瓣失去支持而引起主动脉瓣关闭不全，约占室缺患者的 15% 左右。随着年龄的增长，老年性主动脉瓣及瓣环钙化或退行性变所致的主动脉瓣关闭不全也有发生。主动脉根部和主动脉瓣叶的慢性炎症可致慢性主动脉瓣关闭不全，如类风湿关节炎、强直性脊柱炎和梅毒等。

升主动脉中层囊性坏死，导致升主动脉扩张，主动脉瓣环的扩大，而发生主动脉瓣关闭不全，当升主动脉发生夹层动脉瘤时，主动脉瓣关闭不全常加重。也可累及二尖瓣或三尖瓣使之发生黏液性变，常见病因有马方综合征，升主动脉粥样硬化。

高血压引起升主动脉扩大或动脉粥样硬化导致升主动脉瘤时也可发生主动脉瓣关闭不全。其他少见病因为升主动脉创伤，瓣膜撕裂、穿孔或黏液退行性变，致主动脉瓣脱垂等，均可造成程度不等的主动脉瓣关闭不全。

2. 急性主动脉瓣关闭不全　见于急性感染性心内膜炎。近年发现中老年人原来并无瓣膜病，也有患心内膜炎的可能，往往容易侵犯主动脉瓣。因感染损伤了瓣膜，造成瓣叶穿孔，或由于赘生物形成使瓣叶不能完全合拢，或炎症愈后瓣叶挛缩、变性、脱垂等，均可造成主动脉瓣关闭不全。外伤所致的主动脉瓣膜撕裂、穿孔等均可造成急性主动脉瓣关闭不全，但比较较少见，也可发生于主动脉瓣狭窄分离术或瓣膜置换术后。

【病理生理】

主动脉瓣关闭不全是主动脉内血流经关闭不全的主动脉瓣逆流入左心室，使左心室舒张末期容量负荷加重，左心室舒张末期容积逐渐增大，舒张末期压力可正常。由于血液反流，主动脉内阻力下降，故早期收缩期左室心搏量增加，射血分数正常，临床上可维持多年无症状。随着瓣膜关闭不全加重，反流量进一步增加，可达心排血量的 80% 左右。由于反流量增大，左室进一步扩张，左室舒张末期容积和压力显著增加，收缩压亦明显上升，后负荷加重。长期前、后负荷增加可最终导致左室功能减低，左室射血分数下降，病情继续发展可使左房压、左室舒张末压，肺毛细血管楔压和肺动脉压升高，心排血量降低。冠状动脉灌注压下降，心肌血供减少，进一步使心肌收缩力减弱。另外，左室扩张和收缩期室壁应力增加，使心肌耗氧量增加，更容易发生心肌缺血。

急性主动脉瓣关闭不全时，大量反流进入正常大小的左心室，心搏量不能相应增加，使左室舒张末压迅速升高，可引起急性左心功能不全，冠脉灌注压和左室腔内压之间的压力阶差降低，引起心内膜下心肌缺血，加重心肌收缩力减弱。上述因素均可使心排血量急剧下降，左房和肺静脉压急剧上升引起肺水肿。急性和慢性主动脉瓣关闭不全相比，前者脉压增大不明显，舒张压降低不显著，左室内径正常。由于交感神经活性增加，心率增快显著。

【临床表现】

主动脉瓣关闭不全的患者在较长时间内可无症状，即使明显的主动脉瓣关闭不全者到出现明显的临床症状可长达10～20年左右，一旦发生心力衰竭病情则急转直下。

1. 症状

（1）心悸：早期常无症状或仅有活动后心悸，多汗，气短，心尖搏动强烈，头部搏动感，心前区不适、乏力等症状。

（2）呼吸困难：当病情发展到一定程度时，可出现劳累后气急，呼吸困难，表示心脏储备能力已经降低，随着病情进一步发展，可出现端坐呼吸和夜间阵发性呼吸困难等心功能不全的表现。

（3）心绞痛：比主动脉瓣狭窄少见。胸痛的发生可能是由于左室射血时引起升主动脉过分牵张或心脏明显增大所致。心绞痛持续时间较长，对硝酸甘油反应不佳；夜间心绞痛的发作，可能是由于休息时心率减慢致舒张压进一步下降，使冠脉血流减少所致，易出现夜间猝死。

（4）头晕、晕厥：当快速改变体位时，可出现头晕或眩晕，晕厥较少见。

急性主动脉瓣关闭不全时，由于突然的左心室容量负荷加大，室壁张力增加，左心室扩张，可很快发生急性左心衰竭或急性肺水肿。严重主动脉瓣关闭不全可因发热、感染或心律失常诱发肺水肿而死亡。急性主动脉瓣关闭不全，周围血管征不明显，脉压不宽。因而不要因脉压小而低估主动脉瓣关闭不全的程度。

2. 体征

（1）心脏听诊：主动脉瓣区舒张期杂音，为一高调递减型哈气样杂音，坐位前倾呼气末时明显。最响区域取决于有无显著的升主动脉扩张；风湿性者主动脉扩张较轻，在胸骨左缘第3肋间最响，可沿胸骨缘下传至心尖区；马方综合征或梅毒性心脏所致者，由于升主动脉或主动脉瓣环可有高度扩张，故杂音在胸骨右缘第2肋间最响。一般主动脉瓣关闭不全越严重，杂音所占的时间越长，响度越大。在重度或急性主动脉瓣关闭不全时，由于左心室舒张末期压力增高至与主动脉舒张压相等，故杂音持续时间反而缩短。如杂音带乐音性质，常提示瓣膜的一部分翻转、撕裂或穿孔。明显主动脉瓣关闭不全时，在心底部主动脉瓣区常可听到收缩中期喷射性，较柔和、短促的高调杂音，向颈部及胸骨上凹传导。心尖区常可闻及一柔和，低调的"隆隆样"舒张中期或收缩期前杂音，即Austin-Flint杂音。由于主动脉瓣大量反流，冲击二尖瓣前叶，影响其开启并使其震动，引起相对性二尖瓣狭窄。瓣膜严重粘连或反流严重时主动脉瓣第二心音减弱或消失；常可闻及第三心音，提示左心功能不全；左心房代偿性收缩增强时闻及第四心音。

（2）其他体征：颜面较苍白，心尖搏动向左下移位，范围较广，且可见有力的抬举性搏动。心浊音界向左下扩大。主动脉瓣区可触到舒张期震颤，并向颈部传导；胸骨左下缘可触到舒张期震颤。颈动脉搏动明显增强，并呈双重搏动。收缩压正常或稍高，舒张压明显降低，脉压增大。可出现周围血管体征：水冲脉，毛细血管搏动征，股动脉枪击音，股动脉收缩期和舒张期双重杂音，以及头部随心搏频率的上下摆动。肺动脉高压和右心衰竭时，可见颈静脉怒张，肝脏肿大，下肢水肿。

【辅助检查】

1. X线 当中重度主动脉瓣关闭不全引起不同程度的左室增大，升主动脉和主动脉结增宽，呈主动脉型心脏，后前位心脏相可见心尖向右下移位，左前斜位或侧位示左室增大向后移位，心影与脊柱重叠。肺动脉高压或右心衰竭时，右心室增大，可见肺静脉淤血，肺间质水肿等，常可见主动脉瓣叶和升主动脉的钙化。

2. 心电图 轻度主动脉瓣关闭不全时心电图可无异常。慢性、重度主动脉瓣关闭不全可出现电轴左偏，左室肥厚伴 ST-T 改变。晚期可有束支传导阻滞和胸前导联 QRS 波及 PR 间期延长。24 小时心电图监测可见复杂性室性心律失常。

3. 超声心动图和多普勒超声 M 型超声心动图示二尖瓣前叶舒张期震颤为主动脉瓣反流的特征性表现。二维超声可见瓣叶增厚、钙化、变形、活动受限，先天性瓣叶畸形，瓣叶脱垂，赘生物，瓣环扩大，钙化以及升主动脉根部病变等，并可测量左室收缩和舒张末期内径和容量，左室射血分数等。对选择手术时机具有重要意义。多普勒能可靠地检出左室流出道主动脉瓣反流束和反流频谱，准确估测反流程度。

4. 心导管和心室造影 当决定手术治疗时患者需做此项检查，以明确判断主动脉瓣反流的程度，反流量，左室功能外，还可通过冠状动脉造影了解冠状动脉情况。

【治疗】

1. 内科治疗 避免过度的体力劳动及剧烈运动，限制钠盐摄入，避免上呼吸道感染及全身感染，以防止发生心内膜炎。利尿药及血管扩张药特别是血管紧张素转化酶抑制剂，有助于防止心功能不全的发生。对于有心功能不全的患者，除上述药物治疗外，可用洋地黄类药物，亦可用于无心力衰竭的患者。主动脉瓣反流严重，且左心室扩大明显时也可应用。积极治疗心律失常及感染，梅毒性主动脉瓣炎,可给予全疗程的青霉素治疗。风湿性瓣膜病变,应预防链球菌感染和风湿活动及感染性心内膜炎,以防止瓣膜损害进一步加重。

2. 手术治疗　主动脉瓣关闭不全,一旦心脏失去代偿功能,病情将急转直下,多数在出现心力衰竭后2年内死亡。所以有手术指征的病例应及早手术治疗。主动脉瓣关闭不全的彻底的治疗方法是主动脉瓣置换术。最佳的手术时机为左心室功能不全刚刚开始,即严重心衰发生之前手术,或虽无症状,但左室射血分数低于正常和左室舒张末期内径>60mm左右,应进行手术治疗。

对左室功能正常,而无症状的患者,心脏结构改变不明显的应密切随诊,每6个月复查超声心动图以及时发现手术时机。一旦出现症状或出现左室功能不全或左室明显增大应及时手术治疗。

对于急性主动脉瓣关闭不全的患者,应在积极内科治疗的同时,及早采用外科手术治疗,以挽救患者的生命。

(祁　哲)

第47章　二尖瓣疾病

二尖瓣装置包括二尖瓣环、二尖瓣前、后瓣叶、腱索和乳头肌。正常的二尖瓣功能不仅依赖于二尖瓣瓣下结构的完整性,而且还依赖于邻近心肌的功能。二尖瓣的炎症、黏液变性、脱垂、腱索断裂、乳头肌缺血或坏死、创伤等原因可导致二尖瓣的狭窄和(或)关闭不全。

一、二尖瓣狭窄

【病因】

青、中年多见,2/3有风湿病史。成人二尖瓣狭窄几乎均由于风湿热引起。发生狭窄病变时间多在风湿热首发后2年以上。基本病变是瓣膜炎症粘连、开放受限,造成狭窄。由于二尖瓣瓣环及环下区钙化造成的二尖瓣狭窄,多发生于老年人,由于瓣环或环下部分的瓣膜有大量钙化,粥样瘤隆起,造成瓣口狭窄。其他罕见的病因为先天性孤立性二尖瓣狭窄,很少活到2岁以上。此外,结缔组织疾病、肠源性脂代谢障碍、恶性类癌瘤、多发性骨髓瘤亦可造成二尖瓣狭窄。

【病理生理】

根据二尖瓣口狭窄程度及代偿状态分为三期。

1. 左房代偿期　正常二尖瓣口面积4～5cm^2,舒张期房室间无跨瓣压差,当瓣口面积减至 $2.5cm^2$(轻度狭窄)。左房压力增高,左房发生代偿性扩张及肥厚以增强收缩力,增加瓣口血流量,从而延缓左房平均压的升高,患者一般无症状。

2. 左房失代偿期 瓣口面积小于 $1.5cm^2$(中度狭窄),或小于 $1cm^2$(重度狭窄)左房平均压开始升高,肺静脉及肺毛细血管压相继升高,管径扩张,肺淤血,安静时可无症状,活动时回心血量增加或心动过速使舒张期缩短,从而减少左房血液流过狭窄瓣口的时间及血量时,均可加重肺淤血,发生呼吸困难。当肺毛细血管压升高过快超过 $30\sim35mmHg$ 时,血浆及血细胞渗入肺泡,导致急性肺水肿。肺淤血及肺顺应性下降使肺通气/血流比值下降,肺静脉血氧分压下降,可致反射性肺小动脉收缩,产生肺动脉高压。

3. 右心受累期 长期肺动脉高压进一步引起肺小动脉及肌肉型小肺动脉内膜及中层增厚,血管腔变窄,更加重肺动脉高压,增加右心室后负荷,产生右心室扩张、肥厚,最终将导致右心衰竭。

【临床表现】

1. 症状 多在瓣口面积小于 $1.5cm^2$ 时,静息状态下患者出现明显症状。在温带地区,患者从风湿热恢复后可有 $10\sim20$ 年无症状期,到 $30\sim40$ 岁二尖瓣狭窄的症状开始。在热带或亚热带国家,病情进展较快,常在儿童期发生。

(1)呼吸困难:劳动力性呼吸困难为最早期的症状,主要为肺的顺应性降低所致。随着病程发展,日常活动即可出现呼吸困难,以及端坐呼吸,当有劳累、情绪激动、呼吸道感染、性交、妊娠或快速心房颤动等诱因时,可诱发急性肺水肿。

(2)咳嗽:多在夜间睡眠时及劳动后。多为干咳;并发支气管炎或肺部感染时,咳黏液样或脓痰。左心房明显扩大压迫支气管亦可引起咳嗽。

(3)咯血:①痰中带血或血痰,与支气管炎,肺部感染和肺充血或毛细血管破裂有关;常伴夜间阵发性呼吸困难;二尖瓣狭窄晚期出血肺梗死时,亦可咳血痰。②大量咯血,是由于左心房压力突然增高,以致支气管静脉破裂出血造成。多见于二尖瓣狭窄早期,仅有轻度或中度肺动脉增高的患者。③粉红色泡沫痰,为毛细血管破裂所致,属急性肺水肿的特征。

(4)嘶哑:左心房扩大和左肺动脉扩张可压迫左喉返神经,左侧声带麻痹可致声音嘶哑(称 Ortner 综合征)。

(5)胸痛:约有15%的二尖瓣狭窄患者有胸痛表现,可能是由于肥大的右心室壁张力增高,同时心排血量降低致右心室缺血引起。经二尖瓣分离术或扩张术后可缓解。

2. 体征

(1) 心脏体征：心尖区舒张中晚期低调的隆隆样杂音，呈递增型，局限性，左侧卧位时明显，可伴有舒张期震颤。心尖区第一心音亢进，呈拍击样。可在 80% 左右的患者胸骨左缘 3～4 肋间或心尖区内侧闻及开瓣音(opening snap)，此音紧跟第二心音后，高调短促而响亮，呼气时明显，是隔膜型二尖瓣前叶在开放时发生震颤所致，拍击样第一心音和二尖瓣开瓣音的存在，高度提示二尖瓣狭窄及瓣膜仍有一定的柔顺性，有助于隔膜型二尖瓣狭窄的诊断，对决定手术治疗的方法有一定的意义。肺动脉高压时，可出现肺动脉瓣第二心音亢进和分裂。严重肺动脉高压时，可在胸骨左缘第 2～4 肋间闻及一高调，递减型的舒张早中期杂音，呈吹风样，沿胸骨左缘向三尖瓣区传导，吸气时增强。此乃由于肺动脉及其瓣环的扩张，造成相对性肺动脉瓣关闭不全的杂音(Graham-Steel 杂音)。严重的二尖瓣狭窄患者，由于肺动脉高压，右心室扩大，引起三尖瓣瓣环的扩大，导致相对性三尖瓣关闭不全。右心室收缩时部分血流通过三尖瓣口反流到右心房，因而出现三尖瓣区全收缩期吹风样杂音，向心尖区传导，吸气时明显。

(2) 其他体征：二尖瓣面容见于严重二尖瓣狭窄的患者，由于心排血量减低，患者两颧呈紫红色，口唇轻度发绀。四肢末梢亦见发绀。颈静脉搏动明显，表明存在严重肺动脉高压。

【实验室及辅助检查】

1. X 线检查　典型表现为左心房增大。后前位见左心缘变直，右心缘有双心房影；左前斜位见左心房使左主支气管上抬；右前斜位见食管下段后移。其他表现有右室大，肺动脉主干突出，肺淤血，间质性肺水肿等(图 47-1)。

2. 心电图检查　轻度二尖瓣狭窄者心电图可正常。重度二尖瓣狭窄者的心电图改变为"二尖瓣狭窄型 P 波"，P 波增宽且成双峰形，$P_{II} > 0.12$ 秒，提示左心房增大。合并肺动脉高压时，显示右心室增大，电轴右偏。病程晚期常可合并心房颤动。

3. 二维及多普勒超声心动图检查　是对二尖瓣狭窄患者最敏感和特异的无创性定量诊断方法，对确定瓣口面积和舒张期平均跨瓣压力差、判断病变的程度、决定手术方法及评价手术的疗效均有很大的价值。典型的二维超声心动图所见包括：二尖瓣口狭窄，瓣叶增厚、活动与开放受限及瓣下结构的损害；左心房、右心室内径增大等。利用多普勒超声心动图测定的舒张期平均跨瓣压差、二尖瓣口面积及肺动脉收缩压三项指标可评价二尖瓣狭窄的程度。轻度二尖瓣狭窄：平均跨瓣压差 <5mmHg，二尖瓣口面积 >1.5cm²，

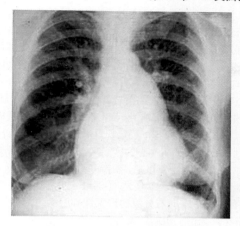

图 47-1 二尖瓣狭窄 X 线表现

肺动脉收缩压 <30mmHg。中度二尖瓣狭窄：平均跨瓣压差为 5～10mmHg，二尖瓣口面积 1～1.5cm^2，肺动脉收缩压 30～50mmHg。重度二尖瓣狭窄：平均跨瓣压差 >10mmHg，二尖瓣口面积 <1cm^2，肺动脉收缩压 >50mmHg。当心率在 60～90 次 / 分时，上述技术测定出的三项指标则更为准确。（图 47-2）

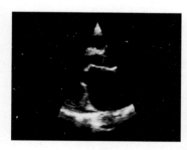 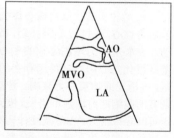

图 47-2 二尖瓣狭窄超声心动图
AO：主动脉；MVO：二尖瓣口；LA：左心房

4. 放射性核素检查 左心房扩大，显像剂浓聚和通过时间延长，左心室不大。肺动脉高压时，可见肺动脉主干和右心室扩大。

5. 右心导管检查 由于多普勒超声心动图技术可以对二尖瓣狭窄患者的瓣口面积和舒张期平均跨瓣压力差及狭窄程度作出准确的无创性定量诊断，右心导管检查一般不作为二尖瓣狭窄的常规检查。只有在患者的症状、体征与超声心动图测定的二尖瓣口面积不一致时，才考虑选用心导管检查，主要用来确定跨瓣压差和计算二尖瓣口面积，明确狭窄的程度。二尖瓣狭窄的患者右心室、肺动脉及肺毛细血管压力增高，肺循环阻力增大，心排血量减低。

6. 冠状动脉造影　怀疑同时有冠心病者可行冠状动脉造影。

【诊断与鉴别诊断】

发现心尖区隆隆样舒张期杂音并有 X 线和心电图显示左心房扩大，多可作出二尖瓣狭窄的诊断，超声心动图检查可明确诊断。

临床上二尖瓣狭窄应与下列情况的心尖区舒张期杂音鉴别：

1. 急性风湿性心脏病　心尖区高调柔和的舒张期早期杂音，每日变化较大，风湿活动控制以后，杂音可消失。

2. 功能性二尖瓣狭窄　由于：①通过二尖瓣口的血流量及流速增加，见于有较大量左向右分流的先天性心脏病，如动脉导管未闭、室间隔缺损等。②由于主动脉瓣舒张反流血液冲击二尖瓣叶，可在心尖部听到舒张期杂音，称 Austin-Flint 杂音。功能性二尖瓣狭窄杂音较轻，无细震颤也无第一心音亢进及开瓣音。用亚硝酸异戊酯后杂音减轻或消失。

3. 左房黏液瘤　瘤体阻塞二尖瓣口时，产生随体位而变更的心尖区舒张期杂音，但杂音呈间歇性，一般无开瓣音而可闻及肿瘤扑落音，心房颤动少见，易有反复发生的周围动脉栓塞现象。超声心动图显示二尖瓣后面收缩期和舒张期均可见一团云雾状回声波。

【并发症】

1. 心律失常　以房性心律失常最多见，先出现房性期前收缩，以后房性心动过速，心房扑动，阵发性心房颤动直至持久性心房颤动。左心房压力增高导致的左心房扩大和风湿炎症引起的左心房壁纤维化是心房颤动持续存在的病理基础。心房颤动降低心排血量，可诱发或加重心力衰竭。出现心房颤动后，心尖区舒张期隆隆杂音的收缩期前增强可消失，快速心房颤动时心尖区舒张期隆隆杂音可减轻或消失，心率减慢时又明显或出现。风湿性二尖瓣狭窄的心房颤动多发生在老年患者，窦性心律的二尖瓣狭窄患者十年生存率在 46%，而在合并心房颤动时其十年生存率仅有 25%，其体循环栓塞和脑卒中的发生率亦明显增加。

2. 急性肺水肿　是重度二尖瓣狭窄的急性并发症，多发生于剧烈体力活动，情绪激动，感染，突发心动过速或快速心房颤动时，在妊娠和分娩时更易诱发。

3. 充血性心力衰竭　50%～75% 的患者发生充血性心力衰竭，为二尖瓣狭窄的主要死亡原因。呼吸道感染是心力衰竭的常见诱因，在女性患者中妊娠和分娩亦常诱发心力衰竭。

4. 血栓栓塞 20% 的二尖瓣狭窄患者在病程中发生血栓栓塞，其中 80% 有心房颤动。栓塞可发生在脑血管，冠状动脉和肾动脉，以脑栓塞最常见，部分患者可反复发生。或为多发生性栓塞。栓子多来自扩大的左心耳伴心房颤动者，经食管超声心动图检查有助于明确诊断。右心房来源的栓子可造成肺栓塞或肺梗死。

5. 肺部感染 本病患者常有肺静脉压力增高及肺淤血，易合并肺部感染。出现肺感染后往往加重或诱发心力衰竭。

6. 感染性心内膜炎 较少见。

【预后】

二尖瓣狭窄患者的预后取决于狭窄及心脏增大的程度，是否伴有多瓣膜损害，手术治疗的可能性。如是风湿性二尖瓣狭窄还要看能否控制风湿活动复发，预防并发症。从风湿性二尖瓣狭窄自然病程看，代偿期患者一般可保持轻至中度劳动力达 20 年以上，如心脏显著增大，则只有 40% 患者可生存 20 年；从出现明显症状到丧失工作能力平均 7 年，从持续心房颤动到死亡一般为 5 年。及时手术治疗可维持中等体力劳动及正常生活。在医生监护下，可维持正常人寿命。未经治疗的二尖瓣狭窄患者的 10 年生存率一般在 50%～60%，而无症状或症状轻微的二尖瓣患者的 10 年生存率在 80% 左右。一旦出现严重的肺动脉高压时，二尖瓣狭窄患者的平均生存率下降 3 年。此外，在其自然病程中，有 60%～70% 出现心力衰竭，20%～30% 出现体循环栓塞，10% 出现肺栓塞。一系列的血流动力学及多普勒超声心动图研究提示，二尖瓣狭窄患者的瓣口面积以每年 $0.09～0.32cm^2$ 速度减小。

【治疗】

1. 内科治疗

（1）应避免剧烈体力活动，呼吸困难者应减少体力活动，定期复查。

（2）积极预防及治疗风湿活动，风湿性心脏病患者需预防链球菌感染与风湿热复发及感染性心内膜炎的发生，用苄星青霉素 120 万 IU，每 4 周肌注一次，长期甚至终生用。

（3）大咯血：采取坐位、用镇静剂，如地西泮、利尿药如呋塞米等降低肺静脉压。

（4）急性肺水肿处理与急性左心衰所引起的肺水肿相似，不同之处是不宜用扩张小动脉为主的扩张血管药及强心药，洋地黄对窦性心律的二尖瓣狭窄治疗并无益处，除非出现快速房颤或心功能不全时，才需用去乙酰毛花苷注射液降低心室率。当急性发作伴快速室率时，首选去乙酰毛花苷注射液降低心室率。

（5）心房颤动：有症状的二尖瓣狭窄患者 30%～40% 发展为心

房颤动。且易于诱发心力衰竭，可先用洋地黄制剂控制心室率，必要时亦可静注β受体阻断药。对急性心房颤动伴快速心室率或持续性心房颤动病程小于1年、无高度或完全性房室传导阻滞和病态窦房结综合征者，可选择电复律或药物复律（胺碘酮、索他洛尔等），于复律前3周和转复窦性心律后4周服用抗凝剂华法林以预防转复窦律后的动脉栓塞。对慢性心房颤动者，可以用β受体阻断药控制心室率，并给予抗凝治疗，以预防血栓形成和动脉栓塞的发生。

（6）右心衰竭：限制钠盐、用洋地黄制剂、间歇使用利尿药。

（7）抗凝治疗：出现栓塞情况时，除一般治疗外，可用抗凝治疗或血栓溶解疗法。当心房颤动成为阵发性、持续性或永久性，或即使是窦性心律，但仍然出现栓塞事件、超声心动图提示左心房血栓或左心房内径≥55mm者，均需抗凝治疗（证据级别：B）。

2. 介入治疗　1980年世界上首次成功进行了经皮二尖瓣球囊扩张成形术（percutaneous mitral balloon valvuloplasty, PMBV），根据二维超声心动图及多普勒超声心动图检查提供的Wilkins积分，内容包括二尖瓣膜弹性及其有无粘连、钙化和瓣叶交界区是否有无钙化，最终来决定PMBV手术指征。对于单纯二尖瓣的患者，可用带球囊的右心导管经房间隔穿刺到达二尖瓣行瓣膜扩张成形术。经皮穿刺二尖瓣球囊分离术的适应证为：①心功能Ⅱ～Ⅲ级。②瓣膜无钙化，腱索、乳头肌无明显病变。③年龄25～40岁。④二尖瓣狭窄口面积在1～1.5cm^{2}为宜。⑤无左心房血栓及中度或重度二尖瓣反流。⑥近期无风湿活动，或感染性心内膜炎已完全控制，无动脉栓塞的病史等。⑦中重度二尖瓣狭窄合并肺动脉高压。

3. 外科治疗　常用的两种手术方式为二尖瓣分离术与二尖瓣替换术。1920年世界上首次成功进行了二尖瓣狭窄分离术。手术的目地在于扩张瓣口，改善瓣膜功能。

二尖瓣分离术又可分为闭式分离术和开放式分离术，其适应证为：①二尖瓣病变为隔膜型，无明显二尖瓣关闭不全。②无风湿活动并存或风湿活动控制后6个月。③心功能Ⅱ～Ⅲ级。④年龄20～50岁。⑤有心房颤动及动脉栓塞但无新鲜血栓时均非禁忌。⑥合并妊娠后，若反复发生肺水肿，内科治疗效果不佳时，可考虑在妊娠4～6个月期间行紧急手术。

二尖瓣位人工瓣替换术适应证为：①心功能不超过Ⅲ级。②隔膜型二尖瓣狭窄伴有明显关闭不全；漏斗型二尖瓣狭窄；或者瓣膜及瓣膜下有严重粘连、钙化或缩短者。但需注意，若患者有出血性疾病或溃疡病出血，不能进行抗凝治疗时，不宜置换机械瓣。生物瓣经济价廉，不需长期抗凝，但存在瓣膜耐久性问题。

二、二尖瓣关闭不全

【病因】

二尖瓣正常关闭依赖于其瓣叶、瓣环、腱索、乳头肌及左心室结构和功能的完整性与协调性，其中任何一个发生结构异常或功能失调，均可导致二尖瓣关闭不全（mitral insufficiency）。二尖瓣关闭不全的病因大多为风湿性，其中约1/2患者合并二尖瓣狭窄，男性较多见。其他原因引起的多为二尖瓣脱垂、乳头肌功能不全和左心室增大所致的功能性二尖瓣关闭不全。

1. 慢性二尖瓣关闭不全

（1）风湿性心脏瓣膜病：由于风湿热造成的瓣叶损害所引起者最多见，占全部二尖瓣关闭不全患者的1/3，且多见于男性。病理变化主要是炎症和纤维化使瓣叶变硬、缩短、变形、粘连融合、腱索融合短缩。约有50%的患者合并二尖瓣狭窄。

（2）冠心病：心肌梗死后以及慢性心肌缺血累及乳头肌及其邻近室壁心肌，引起乳头肌纤维化伴功能障碍。

（3）二尖瓣脱垂：二尖瓣脱垂是指在收缩期二尖瓣的一叶或二叶瓣膜膨向左房，伴有或不伴有二尖瓣反流。其患病率为1%～2.5%。原发性二尖瓣脱垂常伴有二尖瓣环扩张，异常腱索附着和二尖瓣黏液样变性，导致二尖瓣组织冗长和腱索过长，二尖瓣的1个瓣膜或2个瓣膜在收缩期凸入左心房。瓣膜完全黏液样变性可导致重度二尖瓣反流。二尖瓣脱垂在西方发达国家较多见。病因未明，可能与胶原代谢异常有关。二尖瓣脱垂有时为家族性，呈常染色体显性遗传。部分二尖瓣脱垂者可在Grave病、镰状细胞贫血、房间隔缺损、马方综合征以及风湿性心脏病患者中检出。

二尖瓣脱垂的超声心动图诊断标准为胸骨旁左室长轴切面或其他切面可见二尖瓣脱垂至二尖瓣环上方≥2mm处。二尖瓣脱垂可导致左心房和左心室的扩大。左心房扩张可导致心房颤动，二尖瓣脱垂伴中度至重度二尖瓣反流最终可能导致肺动脉高血压、左室功能不全和充血性心力衰竭。猝死是二尖瓣脱垂患者的罕见并发症，发生率不到2%，年病死率不足1%，室性快速性心律失常是其常见的原因。大多数二尖瓣脱垂综合征患者的预后良好，男性和女性经年龄校正后的生存率相似。

（4）先天性畸形：二尖瓣裂缺，最常见于心内膜垫缺损或纠正型心脏转位；心内膜弹力纤维增生症；降落伞型二尖瓣畸形。

（5）二尖瓣环钙化：为特发性退行性病变，多见于老年女性患者。此外，高血压，马方综合征，慢性肾衰竭和继发性甲状腺功能亢进的患者，亦易发生二尖瓣环钙化。

(6)左心室扩大：任何病因引起的明显左心室扩大，均可使二尖瓣环扩张和乳头肌侧移，影响瓣叶的闭合，从而导致二尖瓣关闭不全。

(7)其他少见病因：如系统性红斑狼疮、类风湿关节炎、梗阻性肥厚型心肌病、强直硬化性脊椎炎等。

2.急性二尖瓣关闭不全 急性二尖瓣关闭不全多因腱索断裂，瓣膜毁损或破裂，乳头肌坏死或撕裂以及人工瓣膜替换术后开裂而引起。可见于感染性心内膜炎、急性心肌梗死、穿透性或闭合性胸外伤及自发性腱索断裂。

【病理生理】

慢性二尖瓣关闭不全的主要病理生理改变是左室每搏输出量的一部分反流入左房，使向前射出的每搏输出量减少。在射血前期，血液即可反流。反流量的大小决定于左房室间的压力差，反流的瓣口面积，左室射血时间，向主动脉射血时的阻抗等因素。由于患者左室壁张力不高，氧耗量并不明显增加。慢性二尖瓣关闭不全左心房压力在心脏收缩时虽极度升高，但舒张时迅速下降。故其压力增高的程度不如二尖瓣狭窄严重，肺淤血和肺血管变化也较轻。因此，呼吸困难、咯血等肺部症状也较不明显。一旦出现症状，则提示患者有一定程度的心功能不全，临床症状恶化意味着泵功能进行性下降。由于左心房、左心室的扩大和压力的增高，导致肺部淤血、肺动脉高压和右心负荷增大，而使右心室、右心房肥大，终于引起右心衰竭。

急性二尖瓣关闭不全的血流动力学改变和临床意义与慢性二尖瓣关闭不全差别很大，由于急性二尖瓣关闭不全患者原左房大小和顺应性正常，一旦出现急性二尖瓣反流，左房压和肺毛细血管楔压迅速升高，导致肺部淤血、急性肺水肿发生。

【临床表现】

发病年龄和性别，大致和二尖瓣狭窄类似，以青壮年女性多见。

1.症状 通常情况下，从初次风湿性心脏炎到出现明显二尖瓣关闭不全的症状可长达20年；一旦发生心力衰竭，则进展迅速。轻度二尖瓣关闭不全者，多无明显自觉症状。中度以上的关闭不全者，因回流入左心房血量增多，心搏量减少，可出现疲倦、乏力和心悸、活动后气促等症状。重度二尖瓣关闭不全可出现：劳动性呼吸困难，疲乏，端坐呼吸等，活动耐力显著下降。急性肺水肿、咯血和右心衰竭是较晚期出现的症状，发生率较二尖瓣狭窄低。晚期右心衰竭时可出现肝脏淤血肿大，有触痛，踝部水肿，胸腔积液或腹水。急性二尖瓣关闭不全者可很快发生急性左心衰竭或肺水肿。

2．体征

（1）心脏听诊：心尖区闻及全收缩期吹风样杂音，响度在3/6级以上，多向左腋传导，吸气时减弱，反流量小时音调高，瓣膜增厚者杂音粗糙。前叶损害为主时，杂音向左腋下或左肩胛下传导；后叶损害为主者，杂音向心底部传导。可伴有收缩期震颤。心尖区第一心音减弱，或被杂音掩盖。由于左心室射血期缩短，主动脉瓣关闭提前，导致第二心音分裂。严重二尖瓣关闭不全者可出现低调的第三心音。闻及二尖瓣开瓣音提示合并二尖瓣狭窄，但不能除外二尖瓣关闭不全。严重的二尖瓣关闭不全患者，由于舒张期大量血液通过，导致相对性二尖瓣狭窄，故心尖区可闻及低调，短促的舒张中期杂音。肺动脉高压时，肺动脉瓣区第二心音亢进。二尖瓣关闭不全的病变类型不同，可出现不同的杂音。如关闭不全合并狭窄，除了收缩期杂音外，还有狭窄的舒张期杂音。这些杂音的响度常与病变性质相关，如以关闭不全为主，收缩期杂音比较明显，以狭窄为主，舒张期杂音就较为显著。

（2）其他体征：动脉血压正常而脉搏较细小。心界向左下扩大，心尖区此刻触及局限性收缩期抬举样搏动，说明左心室肥厚和扩大。肺动脉高压和右心衰竭时，可有颈静脉怒张，肝脏肿大，下肢水肿。

【实验室及辅助检查】

1．X线检查 左心房的显著扩大是二尖瓣关闭不全的特有征象。后前位放射线胸片显示主动脉弓缩小，肺动脉段凸出，有时呈动脉瘤状，左心房双重阴影，显著扩大，左心室也向左向下扩大，肺门血管明显增深，可有肺动脉高压表现，肺野有淤血征象。右前斜位食管钡餐造影片示食管被扩大的左心房推向右后方。左心室扩大时，在左前斜位片上可见心脏、食管和膈肌的三角区缩小或消失。

2．心电图检查 轻度关闭不全者可正常，中度以上关闭不全者，显示P波增宽而有切迹，电轴左偏，逆钟向转位，左心室肥大，伴有肺动脉高压和右心室负荷过重可示双心室肥大劳损。心律异常多见。心房颤动，可有传导阻滞或偶发性室性期前收缩。

3．超声心动图检查 单纯性二尖瓣关闭不全者二维超声心动图显示二尖瓣前后瓣叶在收缩期对合错位或呈分层改变，同时显示瓣叶增厚、钙化斑块、挛缩和瓣下结构畸形，甚至可示瓣叶脱垂，腱索松弛冗长或断裂等。左心室前后径增大，左心房内径显著增大。多普勒示全收缩期湍流频谱。彩色多普勒示收缩期蓝色血流，经瓣孔反流入左心房，按范围和幅度反映关闭不全程度（图47-3）。

4．左心室造影 可见造影剂由左心室反流入左心房内，而且能显示出瓣环的大小、反流量的多少以及其充盈范围和浓度，从而可以估计关闭不全的程度。

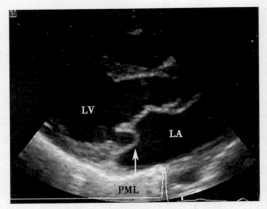

图 47-3　二尖瓣关闭不全超声心动图

【诊断与鉴别诊断】

根据既往有风湿热病史或手术创伤史,体征上心尖区有抬举性搏动、响亮的全收缩期杂音,向左腋下传导,结合心电图、X 线检查,典型二尖瓣关闭不全的诊断一般不难。超声心动图检查有助于明确二尖瓣关闭不全的病因,并对二尖瓣关闭不全的鉴别诊断有起重要作用。二尖瓣关闭不全需注意与下列情况进行鉴别:

1. 功能性心尖区收缩期杂音　约 1/2 的正常儿童和青少年可在心前区闻及收缩期杂音,响度在 1/6~2/6 级,短促,性质柔和,不掩盖第一心音,无心房和心室的扩大。亦可见于发热,贫血,甲状腺功能亢进等高动力循环状态,原因消除后杂音即消失。

2. 相对性二尖瓣关闭不全　可发生于由于各种原因引起的左心室或二尖瓣环明显扩大,造成二尖瓣相对关闭不全而出现心尖区收缩期杂音。如高血压、主动脉瓣关闭不全、心肌炎、扩张型心肌病、贫血性心脏病等。

3. 室间隔缺损　胸骨左缘第 3~4 肋间闻及粗糙的全收缩期杂音,常伴有收缩期震颤,杂音向心尖区传导,心尖搏动呈抬举样。心电图及 X 线检查表现为左右心室增大。超声心动图显示心室间隔连续中断,彩色多普勒血流显像可证实心室水平存在左向右分流。

4. 三尖瓣关闭不全　胸骨左缘下端闻及局限性吹风样的全收缩杂音,吸气时杂音增强,呼气时减弱。肺动脉高压时,肺动脉瓣第二心音亢进,颈静脉 V 波增大。可有肝脏搏动,肿大。心电图和 X 线检查可见右心室肥大。超声心动图可明确诊断。

5. 主动脉瓣狭窄　心底部主动脉瓣区或心尖区可听到响亮粗糙

的收缩期杂音,向颈部传导,伴有收缩期震颤。可有收缩早期喀喇音,心尖搏动呈抬举样。心电图和 X 线检查可见左心室肥厚和扩大。超声心动图可明确诊断。

【并发症】

1. 呼吸道感染,长期肺淤血容易导致肺部感染,可进一步加重或诱发心衰竭。

2. 心力衰竭,是二尖瓣关闭不全的常见并发症和致死主要原因。急性患者和慢性患者发生腱索断裂时,短期内发生急性左心衰竭甚至急性肺水肿,预后较差。

3. 心房颤动,常见于慢性重度二尖瓣关闭不全患者,但出现较晚。

4. 感染性心内膜炎,较二尖瓣狭窄患者多见。

5. 栓塞,由于附壁血栓脱落而致,脑栓塞最为多见。

【预后】

二尖瓣关闭不全的自然病史取决于基本病因和反流程度。与二尖瓣狭窄患者不同,慢性二尖瓣关闭不全患者可在相当长一段时间内无症状,但一旦出现症状,预后差,5 年和 10 年存活率分别约为 80% 和 60%。急性患者和慢性患者发生腱索断裂时,短期内发生急性左心衰竭甚至急性肺水肿,预后较差。

急性二尖瓣关闭不全多因腱索断裂,瓣膜毁损或破裂,乳头肌坏死或断裂以及人工瓣膜替换术后开裂而引起。可见于感染性心内膜炎、急性心肌梗死、穿通性或闭合性胸外伤及自发性腱索断裂。急性二尖瓣关闭不全时,由于左心房和左心室不能及时容纳反流量,这将导致肺淤血和甚至休克。这种严重的血流动力常需紧急进行二尖瓣成形术或瓣膜替换术。

急性重症二尖瓣关闭不全的患者几乎总是症状危重。经胸超声心动图可提供急性二尖瓣关闭不全的原因,并可显示断裂的腱索和毁损或破裂的瓣膜,亦可帮助提供病变严重程度的半定量信息。经食管超声心动图可以更准确地评估二尖瓣的形态和反流的严重程度,也有利于展示引起急性重症二尖瓣关闭不全的解剖学形态和指导成功的手术修复。

【治疗】

1. 急性二尖瓣关闭不全

(1) 内科治疗:急性重症二尖瓣关闭不全患者对药物治疗作用有限,药物治疗的主要目是稳定血流动力学。非手术治疗的目标是减少二尖瓣关闭不全反流量,增加正向心排血量和减少肺淤血。急性二尖瓣关闭不全患者中,如果平均动脉压正常,使用减轻心脏后负荷的血管扩张药治疗,可暂时延缓急性二尖瓣关闭不全施行手术治疗。静脉滴注硝普钠或硝酸甘油、酚妥拉明，可降低肺动脉高压，最大限度地增加心排血量，减少反流量。如果不需立即手术，可改行口服药物治疗。降低心脏后负荷的药物，如血管紧张素转化酶抑制剂、肼屈嗪，有助于最大限度地减少反流量增加心排血量。

（2）经皮主动脉内球囊反搏（IABP）治疗：对无左室肥厚、扩张而出现急性肺水肿，甚至发生心源性休克者，尤其是急性心肌梗死后，发生乳头肌、腱索断裂时，IABP 治疗则有助于稳定病情过渡到外科手术治疗。

（3）外科治疗：医源性或感染性心内膜炎和腱索断裂引起的急性二尖瓣关闭不全，经内科或 IABP 治疗未能收效者则需立即施行二尖瓣成形术或瓣膜替换术。

2. 慢性二尖瓣关闭不全

（1）内科治疗：①对中、轻度二尖瓣关闭不全患者，应预防风湿活动复发，在进行手术和器械操作前后及时用抗生素预防感染性心内膜炎。除此之外，其他治疗慢性二尖瓣反流的药物疗效都不肯定。血管扩张药能缓解急性二尖瓣反流患者的症状，但在治疗慢性二尖瓣反流方面，目前尚没有大规模长期随访的试验评价它的作用。有一些试验评价了血管扩张药的疗效，得出的结论不尽相同。②出现心力衰竭者，应避免过度的体力劳动、限制钠盐摄入，可适当使用利尿药、洋地黄、血管扩张药，包括血管紧张素转化酶抑制剂。③对有心房颤动，伴有体循环栓塞史者可长期应用抗凝药物，防止血栓栓塞。④减慢心室率的药物及抗心律失常的药物可用于合并心房颤动的治疗，洋地黄与 β 受体阻断药是控制心率的主要药物。⑤对无症状的慢性二尖瓣关闭不全伴左心功能正常的患者，无需特殊治疗，应长期进行随访。目前血管扩张药的疗效尚未能显示能够延缓或预防疾病的进展。

（2）外科治疗：二尖瓣反流外科手术治疗的目的是减轻患者的症状，或防止无症状患者左室功能的进一步恶化。如同所有的瓣膜疾病，二尖瓣反流增加心脏负荷，最终只能靠外科手术恢复瓣膜的完整。应正确把握手术时机，如二尖瓣关闭不全是心力衰竭的主因，早期手术能取得良好的远期预后。一旦二尖瓣反流出现左室功能严重受损，左室射血分数 <30%、左室舒张末内径 >80mm，已不适合手术治疗。

在术式的选择上，瓣膜成形术比瓣膜替换术更常用。瓣膜成形术不需要置入人工瓣膜，有助于保护左室功能。在左室功能严重受损，特别是腱索断裂而不适合行二尖瓣替换术者，此时瓣膜成形修补手术可以取得良好效果。

二尖瓣替换术中，替换的瓣膜有机械瓣和生物瓣，机械瓣的优点为耐久性强，但血栓栓塞的发生率高，需终身抗凝治疗；其次，单叶机械瓣的偏心性血流，对血流阻力较大，跨瓣压差较高。生物瓣包括牛心包瓣、猪主动脉瓣和同种瓣，其优点为发生血栓栓塞率低，无需终身抗凝和具有与自体瓣相仿的中心血流，但耐久性逊色于机械瓣。

1）二尖瓣替换术的适应证：①出现症状的急性重度二尖瓣关闭不全患者（证据级别：B）；②慢性重度二尖瓣关闭不全患者，无严重左室功能不全的情况下[严重左室功能不全定义为左室射血分数小于30%和（或）左室收缩末期内径大于55mm。患者心功能为（NYHA）Ⅱ～Ⅲ级或Ⅳ级（证据级别：B）]。③二尖瓣关闭不全和狭窄，以二尖瓣关闭不全为主或者虽以狭窄为主，但为漏斗型病变。④连枷样瓣叶引起的二尖瓣反流患者，可考虑行瓣膜置换术。

2）二尖瓣成形术的适应证为：①无症状慢性的重度二尖瓣关闭不全患者，左室功能为（NYHA）Ⅱ～Ⅲ级，左室射血分数30%～60%和（或）左室收缩末期内径≥40mm（证据级别：B）。②无症状慢性重度二尖瓣关闭不全患者，左室射血分数大于60%，左室收缩末期内径<40mm。成功的二尖瓣成形术残余反流应<10%（证据级别：B）。③无症状慢性重度二尖瓣关闭不全患者，左室功能正常，但出现新发心房颤动（证据级别：C）。④无症状慢性重度二尖瓣关闭不全患者，左室功能正常，但出现肺动脉高压（静息状态下肺动脉收缩压≥50mmHg或运动时肺动脉收缩压≥60mmHg）（证据级别：C）。若由于瓣环扩张或者瓣膜病变轻，活动度好、非风湿性关闭不全病例。如二尖瓣脱垂、腱索断裂，可考虑行二尖瓣成形术。二尖瓣成形术的优点是疗效持久，术后发生感染性心内膜炎机会少，无需长期抗凝治疗。而功能性二尖瓣反流，如心室肌不协调收缩，乳头肌排列紊乱，则不建议行二尖瓣成形术。二尖瓣成形术应该在有在经验丰富的心外科中心进行。

（樊朝美 蔡 迟）

第48章 三尖瓣疾病

一、三尖瓣狭窄

【病因】

三尖瓣狭窄以风湿性多见。单纯三尖瓣狭窄罕见，常合并二尖瓣病变。少见病因有某些引起右房排空障碍的疾病，如先天性三尖瓣闭锁，右心房肿瘤，类癌综合征；某些引起右室流入障碍的疾病，心内膜纤维化，三尖瓣赘生物，心外肿瘤。

【临床表现】

乏力，水肿，颈部震动样不适，2/3 的患者有风湿热的病史。阵发性夜间呼吸困难不常见，肺水肿及咯血罕见。体征：因并发二尖瓣狭窄的概率较高且与二尖瓣病变的体征类似，其诊断常被遗漏。消瘦，周围性发绀，颈静脉怒张，腹水，可扪及肝脏搏动。听诊胸骨左下缘可闻及全收缩期杂音，吸气增强，常较二尖瓣狭窄的杂音柔和，音调高，间期短。

【实验室检查】

1. 心电图　Ⅱ、Ⅲ、aVF P 波异常增宽，常见明显的双相波。V_1 导联的 QRS 波群振幅降低（常含有 Q 波），而 V_2 导联的 QRS 波群则变得更高。

2. X 线检查　关键性的 X 线表现为心脏明显增大，右心房显著增大（即右心室边缘明显外突），无肺动脉扩张。二尖瓣病变的特征性肺血管改变则被掩盖，很少或无间质性水肿和血管再分布，但可见左房增大。

3. 超声心动图　其改变与二尖瓣狭窄病变相似。二维超声特征性的显示瓣叶尖舒张期的圆顶形，特别是三尖瓣前叶、其他瓣叶增厚和运动受限，三尖瓣口直径减少。经食管超声探查，瓣膜结构的显示更为清晰。多普勒超声显示前向血流的斜率延长。

【治疗】

轻度三尖瓣狭窄经限制钠盐摄入及应用利尿药可改善症状，严重的三尖瓣狭窄最根本的治疗措施为外科治疗或球囊扩张。大多数三尖瓣狭窄的患者同时合并需手术治疗的其他瓣膜性疾病，因此行外科治疗或球囊扩张术亦取决于二尖瓣或主动脉瓣病变的严重程度。其球囊扩张术的禁忌证与二尖瓣球囊扩张术相同。而外科治疗则生物瓣较机械瓣更适宜于三尖瓣置换术。

二、三尖瓣关闭不全

【病因】

最常见的三尖瓣关闭不全并非瓣膜本身的病变。任何原因引起右心衰竭导致右心室及三尖瓣环的扩大均可造成三尖瓣关闭不全，最常见的是二尖瓣病变、右心室梗死、先心病、原发性肺动脉高压。器质性的三尖瓣关闭不全可为先天性因素所致。少见病因为心脏肿瘤，如右心房黏液瘤，心内膜纤维化。三尖瓣关闭不全或合并狭窄是类癌综合征的重要特征。也可因瓣膜和腱索的黏液样改变引起三尖瓣脱垂所致，约 1/3 的二尖瓣脱垂可合并三尖瓣脱垂。主要病因如下：

1. 解剖学上瓣膜异常

（1）风湿性。

（2）非风湿性：感染性心内膜炎，Ebstein 畸形 / 脱垂，先天性类癌综合征，乳头肌功能异常，外伤，结缔组织病，放射性损伤。

2. 解剖学上正常瓣膜（功能性） 右心室收缩压升高（瓣环扩张）。

【临床表现】

在无肺动脉高压时，三尖瓣关闭不全一般常能承受，但肺动脉高压和三尖瓣关闭不全同时存在时，心排血量下降，右心衰竭的表现明显。患者感乏力，虚弱，颈部搏动感，腹水，肝大伴疼痛，明显水肿。

【体格检查】

望诊可见消瘦、恶病质、发绀、黄疸、颈静脉怒张，严重者可有颈静脉的收缩期震颤和杂音。肝肿大，腹水。听诊常为心房颤动。伴有肺动脉高压时，杂音常为高音调，全收缩期，于胸骨旁第 4 肋间最响，偶尔也可在剑突下区，P_2 也亢进。不伴有肺动脉高压时，杂音一般为低调，局限于收缩期的前半期。轻度三尖瓣关闭不全，则杂音短促。一般吸气时杂音增强。如右心房明显扩大而占据心脏表面时，杂音在心尖区最明显且难于与二尖瓣关闭不全相鉴别。

【实验室检查】

1. 心电图 一般为非特异性的改变，常见有不完全性右束支阻滞可见高尖的 P 波，V_1 呈 QR 型，心房颤动和心房扑动常见。

2. X 线检查 功能性三尖瓣关闭不全的患者因常继发于右心室扩大而表现为明显的心脏增大，右心房突出明显，常见有肺动脉和肺静脉高压的表现。腹水可引起横膈向上移位。

3. 超声心动图 其目的是发现三尖瓣关闭不全，估计其严重程度、肺动脉压力和右心室功能。如继发于三尖瓣环扩张，超声心动图可显示右心房、右心室及三尖瓣环明显扩张。彩色多普勒是非常准确、敏感和特异性的评估三尖瓣关闭不全的方法，且对手术治疗的选择和估计术后结果均有帮助。

4. 血流动力学检查 三尖瓣关闭不全时右心房、右心室的舒张末期压力明显增高。右心房压力波形与右心室相似，随着关闭不全严重程度增加，两者更为相似，深吸气时右心房压力不是通常所见的下降，而是升高或无改变。肺动脉（或右心室）收缩压可能对判断三尖瓣不全是器质性还是功能性有一定帮助，肺动脉或右心室收缩压力低于40mmHg有利于原发病因的诊断,而压力超过60mmHg则提示为继发性的。

5. 治疗 无肺动脉高压的三尖瓣关闭不全一般不需手术治疗,对继发于肺动脉高压的三尖瓣关闭不全患者,做二尖瓣手术时通过瓣膜触摸可估计关闭不全的严重程度,轻度三尖瓣关闭不全一般不需手术,在二尖瓣手术成功后,肺血管压力也下降,轻度三尖瓣关闭不全也趋于消失。严重的风湿性三尖瓣关闭不全及交界处粘连的患者则需手术治疗,但严重功能性三尖瓣关闭不全的治疗则有争论。

器质性病变引起的三尖瓣关闭不全,如Ebstein畸形或类癌综合征,如严重需手术者,一般采用瓣膜置换术。三尖瓣采用机械瓣,其栓塞的危险较二尖瓣和主动脉瓣为大,目前三尖瓣置换术常选择生物瓣。

海洛因吸入者的三尖瓣心内膜炎是治疗的难题。抗生素治疗失败后,瓣膜置换术常会引起再感染和持续感染。因此,病变的瓣膜组织应予切除,以根除心内膜炎,然后继续进行抗菌治疗。在瓣膜切除6~9个月和控制感染后,可置入生物瓣。

(吴 元)

第49章 肺动脉口狭窄

一、引 言

肺动脉口狭窄是胎儿发育头8周动脉瓣发育异常所致,包括右心室漏斗部、肺动脉瓣或肺动脉总干的狭窄,可单独存在,抑或作为其他心脏畸形的组成部分如法洛四联症等。其发病率在先天性心脏病中位居第二,占5%~12%,男女之比约为3:2,发病年龄大多在10~20岁之间。肺动脉口狭窄以肺动脉瓣狭窄最为常见,约占90%,其次为漏斗部狭窄,肺动脉干狭窄则很少见。各类肺动脉口狭窄其胚胎发育障碍原因不一,在胚胎发育第6周,动脉干开始分隔成为主动脉与肺动脉,在肺动脉腔内膜开始形成三个瓣膜的原始结节,并向腔内生长,继而吸收变薄形成三个肺动脉瓣,如瓣膜在成长过程中发生障碍,三个瓣叶交界融合成为一个圆顶状突起的嘴状口,即形成肺动脉瓣狭窄,狭窄后的肺动脉壁由于血流喷射旋涡而变薄扩张。在肺动脉瓣发育同时,心球的圆锥部被吸收成为右心室流出道(即漏斗部),如发育障碍形成流出道环状肌肉肥厚或肥大肌束横跨室壁与间隔间即形成右心室流出道漏斗部狭窄。另外胚胎发育过程中,第6对动脉弓发育成为左、右肺动脉,其远端与肺小动脉相连接,近端与肺动脉干相连,如发育障碍即形成脉动分支或肺动脉干狭窄。类型的肺动脉口狭窄均可继发右心室肥厚和右心扩大。

二、临 床 表 现

1. 症状　本病症状与狭窄程度密切相关。轻度狭窄者,一般无症状;重度狭窄在静息时心排血量已减少,运动时加重,主要表现为劳动耐力差、乏力和劳累后心悸、气急、胸闷、胸痛等症状,也可有头晕,甚至晕厥。此外,由于静脉回心血流受阻,可出现周围性发绀。晚期可有颈静脉怒张、肝淤血肿大等右心衰竭征象。若同时伴有心房间隔缺损或卵圆孔未闭时,出现右向左分流,也叫法洛三联症,有发绀、杵状指(趾)。

2. 体征　重度狭窄者,发育较差。心前区隆起,心浊音界扩大明显。瓣膜狭窄者在胸骨左缘第2肋间可扪及收缩期震颤,右心室明显肥大者可在胸骨左缘下方扪及抬举感。听诊时,在肺动脉瓣区听到Ⅱ～Ⅳ级粗糙的喷射样收缩期杂音,向左颈部传导,第二心音减弱或消失。漏斗部狭窄型,收缩期杂音以第3、4甚至第5肋间处最响,肺动脉瓣第二音正常。严重者尚可有颈静脉怒张、肝肿大和下肢水肿等有右心衰竭征象。

三、辅 助 检 查

1. 心电图　根据狭窄程度可示正常、电轴右偏、不完全性右束支传导阻滞、右心室肥大劳损、T波倒置和P波高尖等。

2. 胸部平片　轻型病例无异常发现。中、重度狭窄者肺血管影稀少,透过度增强,伴右心室、右心房增大。瓣膜型狭窄者肺动脉段明显凸出,搏动增强;漏斗部狭窄者心腰凹陷。

3. 超声心动图检查　可了解肺动脉口狭窄的性质,部位及程度。瓣膜型狭窄者肺动脉瓣回声波的α波凹陷加深(>7mm),且随狭窄程度增大。二维切面示右室壁增厚。肺动脉干增宽和瓣膜增厚,反光增强,开放受限,呈圆拱状或尖锥状。彩色多普勒显示,肺动脉干内自瓣口射出多彩色血流束,连续多普勒可测得最大跨瓣压差;漏斗部狭窄者M型则示α凹消失,于收缩期可见肺动脉瓣呈高频震颤。二维示右室流出道狭小,小梁和肌柱增粗,或呈现第三心腔,肺动脉瓣形态无异常。多普勒在右室流出道可测得收缩期湍流频谱。

4．右心导管及心血管造影　正常情况下右心室与肺动脉间压力阶差应小于 10mmHg。当存在肺动脉口狭窄时，右心室压力增高，肺动脉压正常或略减低，两者阶差 >10mmHg。此阶差越大则狭窄越重。通常 <40mmHg 定为轻度狭窄，40~100mmHg 之间为中度狭窄，≥100mmHg 为重度狭窄。当右心室出现失代偿时则其舒张压亦增高，心排血量降低，右心房压力增高，可出现相对性三尖瓣关闭不全。根据导管自肺动脉至右心室连续记录的压力曲线形态可判断狭窄所在的部位。瓣膜部狭窄可示收缩压突然升高，舒张压下降至零点；而在漏斗部狭窄，可见收缩压高于肺动脉，舒张压与右心室相等的移行压力曲线。右室选择性造影可发现右心室与肺动脉排空时间延长，可显示右心室、肺动脉瓣、肺动脉狭窄的形态、范围与程度，有助于确定手术方案。

四、治 疗 原 则

1．内科治疗　防治肺部感染，心力衰竭或感染性心内膜炎。

2．介入治疗　大部分瓣膜型肺动脉口狭窄的患者，可用经皮穿刺导管球囊扩张成形术得到有效治疗，特别是瓣膜大小正常、因不同程度瓣叶交界融合导致的"典型"肺动脉瓣狭窄，由于创伤小，恢复快，不需开胸，费用较手术低，易为患者接受。少数瓣膜发育不良较重，瓣膜钙化或瓣环偏小的患者需手术治疗。极少数复杂病变可以经介入及手术同期复合技术得到治疗。

3．外科治疗　可行瓣膜切开术或肥厚肌束切除术。若症状明显，狭窄严重或出现右心衰竭应尽早手术。一般应在童年期施行。其手术适应证为：①症状进行性加重。②右心室与肺动脉压力阶差 >40~60mmHg。③右心室收缩压 >60mmHg，右心室平均压 >25mmHg。④ X 线与心电图均示右心室肥大。手术方法：①低温下肺动脉瓣直视切开术：仅适于单纯性肺动脉瓣狭窄，且病情较轻而无继发性漏斗部狭窄和其他伴发心内畸形。②体外循环下直视纠治术：适合于各类肺动脉口狭窄的治疗。瓣膜狭窄者切开肺总动脉根部，直视下分别切开融合的瓣膜交界直至瓣环，然后缝合肺动脉切口。漏斗部狭窄则切开右心室流出道前壁，切除狭窄的纤维肌肉膈膜或肥厚肌肉，以扩大右心腔。如流出道疏通后仍不够通畅，需用心包或涤纶织片缝补，增宽流出道。本病手术病死率较低，一般在 2% 左右，手术效果满意，术后症状改善或完全消失，可恢复正常生活。

（柳志红）

第50章 人造心脏瓣膜

一、引　言

　　人造心脏瓣膜与自然心脏瓣膜一样,在植入心脏后起着一种对血流单向阀门的作用。人造心脏瓣膜由瓣环和瓣膜(阀体)组成。依据其材料的不同可以分为两种类型:一类是机械瓣,其阀体由硬质的合成材料制成;另一类是生物瓣(或组织瓣),由取自动物或人体柔软组织制成。自从人造心脏瓣膜用于临床以来,无论是生物瓣还是机械瓣,仍存在一些问题,迄今尚无一种理想的人造瓣膜问世。人造心脏瓣膜需要改进的问题,主要集中在减少或消除与瓣膜相关的并发症:即血栓栓塞、抗凝相关的出血、瓣膜结构坏损以及具备理想的血流动力学功能。

二、理想人造心脏瓣膜的标准

　　理想的人造心脏瓣膜应该是一种仿生物的。既要有良好的使用寿命,又要求有极好的组织相容性。在植入后的整个生命过程中,人造瓣膜的材料和结构无论是其化学特性还是其物理性能,都要求能长期保持稳定。不会或很少产生血栓,对血液成分不造成破坏,不导致溶血。要求没有明显的排斥反应。没有噪声,不影响患者生活质量。还要求人造瓣膜的力学性能接近正常。再就是要求人造瓣膜有临床应用的可行性,即外科操作要简单易行。另外人造瓣膜材料来源要容易,价格应合理。

三、人造心脏瓣膜的基本性能要求

【良好的机械耐久性能】

　　理想的人造心脏瓣膜应该有很好的使用寿命。人造心脏瓣膜的寿命取决于人造瓣选用的材料、结构设计及制作中的质量控制。一般而言,机械瓣耐久性可达100年以上,这是机械瓣的主要优点。生物瓣无论是猪瓣还是牛心包瓣,仍然存在耐久性的问题。即随时间推移,会出现结构坏损、瓣叶退行性变或(和)营养不良性钙化。生物瓣植入后10～15年后瓣膜可发生坏损。至今,使用寿命依然是生物瓣的致命弱点。另外,人造瓣膜植入体内后,在正常的启闭活动中,声响过大,会形成噪声,影响患者的生活质量。生物瓣声响轻微,机械瓣声响较大。所以,瓣膜的声响也是人造瓣膜机械性能的质量标准之一。

【良好的组织相容性】

抗血栓性是人造瓣膜的重要性能。人造瓣膜的设计与选材是减少血栓形成的重要因素。相比而言,生物瓣血栓栓塞发生率低,这是其主要优点。机械瓣仍未完全解决好这个问题。人造瓣膜选用的材质及其表面光洁度、过瓣血流形成的涡流及自我冲刷性能,均与血流淤滞导致的血栓栓塞相关。此外,减少溶血也是良好的组织相容性的特性之一。溶血的原因:一为材质的表面不光滑造成细胞破坏。二是植入后引起过瓣血流障碍:如瓣片与瓣架间潜在间隙,常态下反流的血流呈喷射湍流,造成血细胞破坏。另外人造瓣位置不佳、生物瓣穿孔、撕裂、瓣叶关闭缓慢也易引起溶血。临床上人造瓣植入后瓣周漏是引起溶血的主要原因。

【良好的血流动力学性能】

1. 有效瓣口面积　自然瓣膜瓣开启面积均小于与瓣环内径构成的面积,前者为有效瓣口面积,后者称潜在瓣口面积。两者有恒定的比例关系。人造瓣口也存在这个问题,人造瓣在体内瓣叶开启的面积也小于瓣环内径面积,且往往要比自然瓣膜小得多。前者称为有效瓣口面积,后者称为设计瓣口面积。两者之比称人造瓣功能指数。不同的人造瓣膜由于设计不同,有效面积也就不同。这是衡量人造瓣膜性能的重要指标之一。

2. 跨瓣压　跨瓣压是血流通过心脏瓣膜前后(流入面与流出面)产生的压力差。其值的大小与瓣膜的有效瓣口面积、开闭阀体装置的阻力以及心肌收缩给予的动力或(和)心室舒张产生的引力等因素相关。该数值是判定人造瓣膜性能的重要临床指标。

3. 反流量　与自然瓣膜不同,人造瓣膜在体内启闭时会出现两个时相的血液反流。一是关闭过程中产生的反流量,称关闭反流量。二是瓣膜关闭状态的泄漏:即瓣片与瓣架之间存在的潜在裂隙所致,称之为静态泄漏量。一只人造瓣膜的关闭反流量与泄漏量之和称为该瓣的反流量。

4. 功能损耗　人造瓣膜较自然瓣膜存在着较大的血流跨瓣阻力及瓣叶关闭时的反流,为保持正常的心排血量,心脏必须克服这部分增加的负荷,这部分的能量损耗与正常心脏有效耗能比的百分数,称为该瓣的能耗百分比。人造瓣能耗大小与人造瓣植入后跨瓣压差、反流量、常态泄漏量以及心排血量有关。能耗的大小同样也是衡量人造瓣膜性能的重要指标。

四、常用人造心脏机械瓣膜

最早成功应用的人工机械瓣是 Starr-Edwards 球笼瓣。从 20 世纪60年代初到80年代初，应用了20年后被淘汰。此后广泛应用于临床的机械瓣是单叶或双叶的人工热解碳瓣，和钛合金或热解钛瓣架。近十年单叶瓣也开始逐步退出。双叶瓣牢固占据市场。双叶瓣的优点：启闭原理接近自然瓣、为中心性血流、血流动力学性能及流场良好、瓣膜相关的并发症较低，同时具备良好的耐久性。目前临床上应用的机械瓣有：St.Jude Medical 双叶机械瓣；Medtronic Open Pilot 双叶机械瓣（原 ATS 双叶机械瓣）；Sorin 双叶机械瓣；CarboMedics 双叶机械瓣；ON-X 双叶机械瓣等。

五、常用人造心脏生物瓣膜

生物瓣主要分为同种瓣膜和异种瓣膜两大类。使用生物瓣的目的是为了减少与血栓栓塞有关的并发症和避免采用抗凝治疗，用生物瓣行主动脉瓣替换能达到最佳的血流动力学功能。目前人工生物瓣致力于发展减少组织坏损的组织保存技术，同时应用有支架或无支架，以保存瓣叶的解剖学特性和生物机械特性。

六、经导管主动脉介入瓣膜

人工瓣膜领域近年来最引人注目的是经导管主动脉瓣膜植入术（TAVI）的开展。自从2002年经导管主动脉介入瓣膜首次临床应用，迄今已有上万例的患者接受了这种手术。这是一种微创无缝合可迅速完成的手术。目前 TAVI 手术还主要是针对有外科高风险的老年主动脉瓣严重狭窄的患者。已通过欧洲 CE 认证和美国 FDA 临床试用。目前，能临床应用的瓣膜主要有两种：

1. 爱德华公司的球囊扩张型 Edwards SAPIEN 生物瓣　该瓣装置由三个扇贝形状的牛心包瓣叶固定在可球囊扩张的管状不锈钢支架内，经导管瓣膜的输送系统是植入瓣膜的重要组成部分，逆行植入系统目前采用的是 18F 的吸水性鞘管，输送鞘管可以随意方便地控制瓣膜的航向，还易于用于扩张狭窄主动脉瓣的球囊进入使用。目前已有从 21mm 到 29mm 号 5 种型号的瓣膜装置可供使用。植入途径分为逆向经股动脉或锁骨下动脉；顺向经心尖途径，可在微创胸部小切口条件下完成，见图50-1。

2. Medtronic Mosaic 的自膨胀 The CoreValve ReValving TM 生物瓣　该瓣膜装置由四个部分组成：①自膨胀镍钛记忆合金支架；②猪心包瓣；③ 18F 鞘管输送系统；④瓣膜加载系统。瓣膜通常是经股动脉途径植入，这种瓣膜装在自膨胀镍合金支架上从左室流出道到主动脉根部自动张开。该装置有三个特定的功能区可使支架瓣膜能够实现合适的定向、锚定和释放植入，装置的其他部分镶嵌在瓣

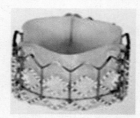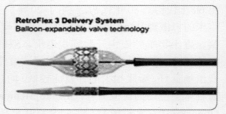

图 50-1　球囊扩张型 Edwards SAPIEN 生物瓣和扩张球囊系统

环的上方，这样可避免对冠脉开口产生影响。目前瓣膜有 26mm、29mm 和 31mm 三个型号，分别适合 20～23mm、24～27mm 和 26～29mm 的主动脉瓣环。植入途径只有逆向经股动脉途径，也可经锁骨下或腋动脉途径，还可经升主动脉途径植入，可在微创胸骨小切口的条件下完成，见图 50-2。

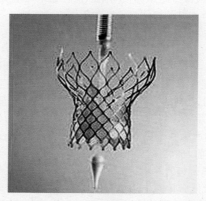

图 50-2　自膨胀 The CoreValve ReValving TM 生物瓣

七、人造心脏瓣膜的应用指征

【瓣膜种类的选择】

理想的人工瓣既要有出色的血流动力学性能，又要有良好的耐久性，无需长期抗凝，又不增加血栓栓塞风险。机械瓣耐久性好，但需长期抗凝，并有血栓栓塞和出血的风险。生物瓣不需长期抗凝，但有瓣膜结构坏损需二次手术的风险。因此，需针对患者的具体情况来选择。手术原则：尽量修复，不能修复时才考虑换瓣。选择机械瓣还是生物瓣主要结合患者相关的因素，如年龄、心室功能以及其他合并症。同时还要考虑患者的愿望以及患者的预期寿命，女性患者还要考虑生育要求。

一般来说,首要因素是患者的年龄,同时要结合换瓣的部位是二尖瓣还是主动脉瓣。单纯主动脉瓣替换,年龄<65岁选机械瓣,≥65岁选择生物瓣。单纯二尖瓣替换或同时替换主动脉瓣,年龄<70岁选机械瓣,≥70岁选择生物瓣。这是因为≥65岁的患者较<65岁的患者生物瓣结构坏损率要低得多。而任何一种通过美国FDA批准的进口机械瓣都有15～20年的优良随访结果。而我国由于多数患者经济因素,承担二次手术费用的能力有限,机械瓣选择的年龄比欧美国家后延了5年,而且在西方目前还有应用生物瓣年轻化的趋势,随着医疗条件的改善,我国将会逐渐与西方接轨。

对于预期寿命短的患者,如癌症、吸毒依赖者或需透析的患者,有高或非常高的抗凝治疗出血风险,依从性差,抗凝检查困难的边远地区的患者,不管年轻与否,可以选择生物瓣。对于有生育要求的妇女当然选择生物瓣。对于合并房颤的患者,由于房颤无法纠正,可以放宽机械瓣换瓣的年龄上限。

此外,主动脉根部细小的患者,尽管按年龄算应该换生物瓣,但由于机械瓣在小型号系列中有效瓣口面积大,无须扩大主动脉根部,手术风险小,也可选择机械瓣。对于主动脉根部瘤的患者,在应用人工血管的同时,也倾向选择机械。唯一例外的是主动脉瓣活动性感染性心内膜炎难以控制或伴脓肿时,无论年龄大小首选同种瓣。

【瓣膜型号的选择】

植入瓣膜型号的选择是一个非常重要的问题。无论是机械瓣还是生物瓣均未达到自然瓣膜的血流动力学效能。通常是根据患者的体表面积选择尽量大的型号。但由于患者瓣环大小和病情的限制,尤其是主动脉根部细小的患者,常常需要综合考虑植入瓣膜的型号。近年来,人工瓣膜的改进主要是围绕在外径不变的条件下,增加瓣环内径或改变植入方式来提高瓣口面积,各个品牌的机械瓣均有相应的产品。当主动脉根部较小植入的型号不能满足需求时,就需要外科扩大主动脉根部,或做根部替换。

同一型号不同品牌瓣膜开口的面积是有差别的。可以根据患者体表面积计算出所选择的瓣膜有效瓣口面积指数,然而,真正的数据应该是瓣膜植入后6～12个月完全内皮化和组织覆盖后,由超声检测到的结果除以体表面积,如果这个数值不合适,就会出现人工瓣膜 - 患者失匹配现象(PPM)。根据程度的不同可分为轻中重度,主动脉瓣替换术后轻度PPM的标准是人工瓣膜开口面积$>0.9cm^2/m^2$,中度PPM$>0.65cm^2/m^2$且$≤0.9cm^2/m^2$,重度PPM$≤0.65cm^2/m^2$。二尖瓣替换术后 PPM 的标准是人工瓣膜开口面积 $>0.9cm^2/m^2$，中度 PPM $>0.65cm^2/m^2$ 且 $\leq0.9cm^2/m^2$，重度 PPM $\leq0.65cm^2/m^2$。轻度 PPM 对患者结果不会产生影响，中度 PPM 通常患者不会有症状或在某种条件下，有症状或当出现血栓或血管翳时症状加重，重度 PPM 活动受限或寿命减少。严重 PPM 应当避免，尤其是术前心功能低下时，对有经验的外科医生来说，主动脉根部扩大风险相对较低。同样二尖瓣替换出现严重 PPM 时预后不佳。

八、人造瓣膜并发症定义的规范化

自从 1960 年首次成功植入人造瓣膜以来，为了准确比较不同报告的结果，1988 年为了标准化定义人造心脏瓣膜有关的病死率，美国胸外科协会和胸外科医生协会联合提出了定义和指导人造瓣膜并发症的标准，1996 年修订了该标准。其中重要的并发症包括：①瓣膜结构坏损；②非结构性功能不全；③瓣膜血栓形成；④出血；⑤瓣膜术后心内膜炎。以上并发症的转归：包括再手术瓣膜相关死亡、无法解释的意外死亡、心源性死亡、全部死亡和永久性瓣膜相关损害。另外，人造瓣可因瓣膜自身因素或瓣周漏引起溶血。

九、人造心脏瓣膜的临床效果

【机械瓣】

虽然美国 FDA 批准上市的人工机械瓣均有长达 $>15\sim20$ 年的长期随访基础和不错的临床结果，而且各种不同的机械瓣之间的差别仍无令人信服的证据，但目前市场上仍能广泛应用的机械瓣则均为双叶瓣。迄今为止，植入人体最多的机械瓣仍是 St.Jude Medical 瓣，而 CarboMedic，Sorin Bicarbon 和 Medtronic Open Pilot 双叶机械瓣（原 ATS 双叶机械瓣）也有相似的结果。评价机械瓣优劣的主要指标仍是长期生存率、免瓣膜血栓发生率、免血栓栓塞发生率和免抗凝出血发生率等。

2007 年，Bryan AJ 报道了一项长期前瞻性随机研究比较 St.Jude Medical 瓣和 CarboMedics 瓣的结果。入选 485 例患者，平均随访 10 年。这是近来为数不多的关于人工瓣膜循证医学的试验，结果表明两种双叶瓣瓣膜有相似的临床结果，详见表 50-1。

2010 年，Toole J M 报道了美国南加州大学单中心 945 例 St.Jude Medical 机械瓣 25 年的经验，这是迄今随访最久的研究数据。主动脉瓣替换 537 例，二尖瓣替换 408 例。这组数据表明了 St.Jude Medical 具有优良的长期临床效果。15 年长期幸存率，主动脉瓣替换和二尖瓣替换分别是（41±3）% 和（44±3）%；20 年分别是（28±3）% 和

表 50-1　St.Jude Medical 瓣和 CarboMedics 瓣的长期结果比较

	St.Jude Medical 瓣	CarboMedics 瓣
10 年长期幸存率	66.4%	64.7%
10 年免血栓栓塞发生率	90.2%	91.5%
10 年免出血发生率	77.5%	83.0%
10 年免瓣膜相关病死率	93.0%	95.1%

(31 ± 3)%, 25 年分别是 (17 ± 4)% 和 (23 ± 4)%。25 年免再手术发生率主动脉瓣替换和二尖瓣替换分别是 (90 ± 2)% 和 (81 ± 10)%；25 年免血栓栓塞发生率分别是 (69 ± 5)% 和 (52 ± 8)%；25 年免出血发生率 (67 ± 3)% 和 (64 ± 6)%；25 年免心内膜炎发生率分别是 (92 ± 3)% 和 (97 ± 1)%。

2006 年，Baykut D 报道了瑞士单中心 601 例 ATS（Medtronic Open Pilot 双叶机械瓣）人工瓣膜 11 年的经验。2010 年 Azarnoush K 报道了欧洲多中心 15 年 1704 例患者应用 Sorin Bicarbon 的经验。其长期幸存率、免血栓栓塞发生率和免抗凝出血发生率均与 St.Jude Medical 机械瓣的结果相近似。

总之，当今市场上广泛应用的机械瓣，其血栓栓塞和抗凝出血并发症的发生率，对于主动脉瓣替换的患者来说，分别是 1.9%/（患者·年）和 3.0%/（患者·年）；对于二尖瓣瓣替换的患者来说，分别是 2.3%/（患者·年）和 3.2%/（患者·年），而两种事件的联合发生率几乎均在 5%/（患者·年）。

【生物瓣】

生物瓣近年来在欧美国家有应用增多的趋势，第二代生物瓣多经过 20 年的检验，仍然占据主要市场。第三代生物瓣除在血流动力学方面改进外，耐久性也是改进的主要方向。因此，瓣膜结构坏损率以及由此产生的二次手术率及长期生存率是评价生物瓣优劣的最主要的指标。

两个大的随机临床试验结果显示，二尖瓣替换后瓣膜结构坏损在大约 5 年时开始出现，主动脉瓣替换后瓣膜结构坏损大约在 8 年时开始出现。10 年后瓣膜结构坏损率增加。一项 5837 例患者应用猪生物瓣行主动脉瓣替换的荟萃分析（31 874 患者·年的随访）也显示，瓣膜结构坏损大约在 8 年时开始出现，10 年后显著增加。

【经导管植入的主动脉生物瓣】

经导管植入的主动脉生物瓣是今年来心血管领域的重要进展。目前主要指征仍是有外科手术禁忌证的老年主动脉瓣严重狭窄的患者。虽然经导管植入主动脉生物瓣已有不错的疗效,但目前仍有较高的手术风险和并发症,中远期疗效也有待观察。早期成功率主要受两个重要因素影响:患者的选择和术者的经验,30 天病死率从早年系列报道的 15% 逐渐降低到近来的 7%。

1. CoreValve 自膨胀瓣　技术改进是影响临床结果的一个主要因素。在欧洲一个多中心的注册研究中,连续 136 例患者应用 CoreValve 自膨胀瓣,30 天病死率在第一代瓣、第二代瓣和第三代瓣分别是 40%、8.3% 和 10.8%。死亡、脑卒中与心肌梗死综合事件发生率在第一代瓣、第二代瓣和第三代瓣分别是 40%、20.8% 和 10.8%。中期临床结果主要由非瓣膜相关合并症、伴发的心肌梗死和以往冠脉旁路移植所决定。2012 年,Ussia GP 报道了 CoreValve 自膨胀瓣 3 年的临床结果。181 例患者意大利注册研究,全因病死率:1 年、2 年和 3 年分别是 23.6%、30.3% 和 34.8%。心血管病死率:1 年、2 年和 3 年分别是 11.2%、12.2% 和 13.5%。免复合事件发生率(包括:死亡、大的脑卒中、心肌梗死和致命性出血):1 年、2 年和 3 年分别是 69.6%、63.5% 和 59.7%。主动脉瓣口面积由术前 $(0.6 \pm 0.2)\,cm^2$ 到术后 1 年时的 $(1.8 \pm 0.4)\,cm^2$。多中心的欧洲注册研究表明,总的心功能状态由术前的 NYHA 分级 3.3 ± 0.5 降到 1.7 ± 0.9。随访 90% 的患者心功能在 I 级或 II 级。

2. Edwards 球囊扩张瓣 SAPIEN　2011 年,Leon MB 在新英格兰医学杂志发表了严重主动脉瓣狭窄不能做外科手术的老年患者应用 SAPIEN 做 TAVI 手术与常规内科治疗结果的对比。21 个美国中心 358 例患者随机对照研究,30 天病死率:TAVI 组 5.0%,常规内科治疗组 1.1%。大血管并发症则为 16.2% 对 1.1%。TAVI 术后瓣膜功能正常。1 年病死率,TAVI 组 30.7%,常规内科治疗组 50.7%。全因死亡与再次住院复合终点发生率,TAVI 组 42.5%,常规内科治疗组 71.6%。1 年幸存的患者心脏功能 NYHA 分级 III 级或 IV 级,TAVI 组 25.2%,常规内科治疗组 58.0%。

2011 年 Smith CR 在新英格兰医学杂志发表了美国 25 个医疗中心的随机研究报告,比较 699 例高危主动脉瓣狭窄的患者,应用 SAPIEN 瓣经皮植入(TAVI 手术)与常规外科手术结果,该研究的目的拟在改变现状,将手术适应证扩大到可做常规手术的高危主动脉瓣狭窄的患者。结果 30 天全因病死率,TAVI 组 3.4%,常规外科治疗组 6.5%。30 天大血管并发症发生率:TAVI 组 11.0%,常规外科治疗组 3.2%。30 天脑卒中发生率:TAVI 组 3.8%,常规外科治疗组 2.1%。30 天不良事件发生率(包括大的出血和新发房颤):TAVI 组 16.0%,常规外科治疗组 8.6%。30 天症状改善率:TAVI 组较常规外科治疗组明显。1 年全因病死率：TAVI 组 24.2%，常规外科治疗组 26.8%，1 年脑卒中发生率 TAVI 组 5.1%，常规外科治疗组 2.4% 1 年时心功能状态两组无差别。

2011 年 Lefèvre T 报道了欧洲多中心 PARTNER 研究应用 SAPIEN 瓣做 TAVI 手术的 130 例的结果，30 天生存率：经心尖途径为 81.2%，经股动脉途径 91.8%。6 个月生存率：经心尖途径为 580%，经股动脉途径 90.2%。两组主动脉压由（46.9±18.1）mmHg 降到（10.9±5.4）mmHg。

十、人造心脏瓣膜替换术后的抗凝治疗

【机械瓣替换患者的华法林治疗】

主动脉瓣替换双叶瓣，INR 国外要求维持在 2.0～3.0，而国人可在 1.6～2.2。二尖瓣或二尖瓣 + 主动脉瓣替换，国外维持在 2.5～3.5，国内维持在 1.8～2.5。因为人造二尖瓣替换有相对高的栓塞发生率，对于有血栓栓塞高危的患者（心房颤动，既往有栓塞病史及高凝状态的患者），可同时考虑加阿司匹林 100mg/d，或上调抗凝标准，取正常范围的上限。当然加大抗凝强度或联合用药也增加了出血危险性。

【生物瓣替换患者的华法林治疗】

生物瓣替换术后的前 3～6 个月，血栓栓塞的危险性较高，因此应抗凝 3～6 个月。无论是单瓣还是双瓣，抗凝强度 INR 在 1.8（1.6～2.2）。如果有血栓栓塞高危因素（房颤、血栓史、高凝状态）也应终生抗凝。多数学者认为，左室功能严重低下（EF<30%）的患者也应终生抗凝治疗。

（唐 跃）

高 血 压

第51章　高血压的分类与危险分层

第一节　高血压的分类

一、高血压定义

2010《中国高血压防治指南》指出：高血压是一种以动脉血压持续升高为特征的进行性心血管损害的疾病，是心脑血管病最主要的危险因素。经非同日三次测量（一般间隔2周），收缩压≥140mmHg和（或）舒张压≥90mmHg就考虑诊为高血压。

二、按血压水平分类

2010年《中国高血压防治指南》延续了先前高血压防治指南中的血压水平定义和分类，把血压分为正常、正常高值及高血压。按血压水平将高血压分为1、2、3级（表51-1）。美国的JNC-7将血压水平分为正常、高血压前期、高血压1级、高血压2级。血压120～139/80～89mmHg定为高血压前期。JNC-8正在紧锣密鼓的制订中，期待依据新的循证医学证据出台的指南。2009欧洲高血压指南仍然保留了1999年WHO/ISH的分类标准，但对"临界"高血压亚组未予保留。

若患者的收缩压与舒张压分属不同的级别时，则以较高的分级为准。单纯收缩期高血压也可按照收缩压水平分为1、2、3级（摘自2010年《中国高血压防治指南》修订版）。

表 51-1 血压水平的定义和分类

类别	收缩压（mmHg）	舒张压（mmHg）
正常血压	<120	<80
正常高值	120～139	80～89
高血压：	≥140	≥90
1 级高血压（轻度）	140～159	90～99
2 级高血压（中度）	160～179	100～109
3 级高血压（重度）	≥180	≥110
单纯收缩期高血压	≥140	<90

三、按病因分类

【原发性高血压】

绝大多数的高血压患者的病因不明，称之为原发性高血压，占总高血压患者的 90% 以上。原发性高血压，又称高血压病，除了高血压本身有关的症状外，长期高血压还可能成为多种心脑血管疾病的重要危险因素，并影响重要脏器如心、脑、肾的功能，最终还可导致这些器官的功能衰竭。

【继发性高血压】

高血压患者中 5%～10% 可找出高血压的病因。血压升高是某些疾病的临床表现，称为继发性高血压。通过临床病史，体格检查和常规实验室检查可对继发性高血压进行简单筛查。以下线索提示有继发性高血压可能：①发病年龄小于 30 岁；②高血压程度严重（达 3 级以上）；③血压升高伴肢体肌无力或麻痹，周期性发作，或低血钾；④夜尿增多、血尿或泡沫尿，或有肾脏病病史；⑤阵发性高血压，发作时伴头痛、心悸、皮肤苍白及多汗等；⑥下肢血压明显低于上肢，双侧上肢血压相差超过 20mmHg 以上；⑦降压效果差，不易控制。

较为常见的继发性高血压有：

1. 肾脏病　肾脏病引起的高血压是最常见的继发性高血压。病因有多种，以慢性肾小球肾炎最为常见，其他包括肾间质纤维化、多囊肾、肾囊肿、慢性肾盂肾炎和梗阻性肾病等。应对所有高血压患者初诊时进行尿常规检查以筛查除外肾实质性高血压。体检时双侧上腹部如触及块状物，应疑为多囊肾，并做腹部超声检查，有助于明确诊断。测尿蛋白、红细胞，白细胞，管型及血肌酐浓度等，有助于了解肾小球及肾小管功能。

2. 肾动脉狭窄 是继发性高血压的第二位原因。大多学者认为，肾动脉狭窄≥70%，狭窄远近端收缩压差＞30mmHg，具有功能意义，会引起高血压。肾动脉狭窄的病因很多，常见有动脉粥样硬化，大动脉炎，肌纤维发育不良等。国外肾动脉狭窄患者中约75%是由动脉粥样硬化所致（尤其在老年人）。我国，大动脉炎是年轻人肾动脉狭窄的重要原因之一。肌纤维发育不良在我国较少见。肾动脉狭窄体征是脐上闻及向单侧传导的血管杂音，但不常见。实验室检查有可能发现高肾素，低血钾。肾功能进行性减退和肾脏体积缩小是晚期患者的主要表现。超声肾动脉检查，增强螺旋CT，磁共振血管造影，数字减影，多排CT，有助于肾血管的解剖诊断。肾动脉彩色多普勒超声检查，是敏感和特异性较高的无创筛查手段。肾动脉造影可确诊。

3. 原发性醛固酮增多症 表现为高血压、低血钾、血浆醛固酮增高、血浆肾素活性受抑制。之前被认为是高血压的少见病因，比例不到1%，近期研究显示，原发性醛固酮增多症所占比例可达5%～10%。筛查方法主要是：醛固酮/肾素比值（ARR），很多种药物会影响ARR值的准确性造成假阳性，建议检测前停用利尿药至少4周，停用β受体阻断药、甲基多巴、可乐定、二氢吡啶类钙通道阻滞药、AECI和ARB至少两周，如必须控制血压，可用缓释维拉帕米、肼屈嗪或α受体阻断药。由于低钾血症会影响醛固酮分泌，造成假阴性结果，故检测前低钾血症必须纠正。当血钾≤3.5mmol/L，而24小时尿钾＞30mmol，高度提示醛固酮增高症。而24小时尿醛固酮诊断意义较大。某些特殊试验如低钠试验、高钠试验、卡托普利试验等有助于鉴别诊断。CT定位结合肾上腺静脉取血可以鉴别单侧或双侧醛固酮腺瘤或增生，并进一步指导治疗。

4. 嗜铬细胞瘤 是一种少见的继发性高血压，占顽固性高血压患者比例为0.05%～0.1%。随着近年来基因诊断及治疗技术的发展，至少有24%～27%的嗜铬细胞瘤和副神经节瘤与某种已知的基因突变相关。间甲肾上腺素类物质是儿茶酚胺的代谢产物，具有半衰期长，不易产生波动，受药物影响小的特点，被认为其诊断价值优于儿茶酚胺的测定。CT或磁共振成像（MRI）可以帮助嗜铬细胞瘤定位诊断，但敏感性高而特异性低，间位碘苄胍（[123]I-MIBG）扫描弥补了CT和MRI的缺点。

5. 库欣综合征 也称皮质醇增多症，患者中的80%伴高血压。患者典型表现有向心性肥胖、水牛背、皮肤宽大紫纹、多毛等。尿游离皮质醇检测、地塞米松抑制试验、促肾上腺皮质激素释放激素（CRH）兴奋试验等是常规检测方法，有报道夜间唾液皮质醇反应血清游离皮质醇水平,其敏感性 92%～100%,特异性 93%～100%。

6. 降主动脉缩窄 主动脉缩窄是一种少见的继发性高血压形式,好发于儿童及年轻成人,是由于胸降主动脉狭窄引起的区域性高血压。先天性主动脉狭窄及大动脉炎累及降主动脉造成狭窄具有相似的血流动力学改变,但两者的临床特征,尤其是杂音部位不同。体格检查时,胸部及背部听诊有收缩中期杂音,随时间的延续杂音逐渐为持续性。股动脉搏动迟于桡动脉搏动;上肢血压高,下肢血压低或测不到。对于疑似患者,通过影像学检查,一般采用 MRA 或 CTA检查,可明确诊断。

7. 睡眠呼吸暂停综合征(SAS) 较为常见,近年受到临床的重视。定义为:在 7 小时睡眠过程中,呼吸暂停≥30 次,每次 >10 秒,或每小时睡眠中的睡眠呼吸暂停低通气指数(apnea hypopnea index,AHI)≥5,同时伴有血氧饱和度下降 >40%。分为中枢性、阻塞性、混合性三种,其中阻塞性最常见。本病 50%～80% 患者伴有继发性高血压,以中年肥胖男性居多,与原发性高血压合并存在,可加重高血压程度,是一种独立危险因素。若经气管造口或经鼻持续气道正压通气(CPAP)治疗后,血压恢复正常者,反映高血压由于 SAS 所致;若治疗后有所改善,但血压仍较高,则说明原发性高血压与继发性高血压合并存在。

8. 多囊卵巢综合征(polycystic ovary syndrome,PCOS) 是育龄女性最常见的内分泌紊乱性疾病,发病率达 5%。典型的临床表现为卵巢多囊性增大、长期无排卵、闭经或月经稀少、不孕、多毛、痤疮、肥胖等(表 51-2)。主要的诊断标准包括不排卵(一年少于 6 次)和排除其他内分泌疾病引起的雄激素水平增高。

尽管仍有 20% 的 PCOS 没有肥胖,肥胖,尤其是中心性肥胖,在 PCOS 患者中极为常见。胰岛素抵抗或高胰岛素血症可能是 PCOS发病的中心环节,起着重要作用。研究表明,通过减肥、胰岛素增敏剂如曲格列酮等改善胰岛素敏感性,可纠正 PCOS 患者的临床症状,并降低血压。

PCOS 患者发生高血压、缺血性心脏病、高脂血症以及妊娠高血压综合征和妊娠糖尿病的风险明显增加。与高血压相关的危险因子在 PCOS 患者中更常见,2 型糖尿病发生率为 2～3 倍,甘油三酯(TG)升高、高密度脂蛋白固醇(HDL-C)降低,内皮功能受损。这些代谢异常的聚集可增加 PCOS 患者冠心病的发病风险。一些研究表明 PCOS 患者中动脉粥样硬化的发生率增加,但仍需进一步验证。

9. 大动脉炎与高血压 大动脉炎是指主动脉及其主要分支的慢性进行性非特异性炎症病变,导致不同部位的动脉狭窄或闭塞,少

表 51-2　多囊卵巢综合征的特点

临床表现	生化指标改变
闭经或月经稀发	雄激素水平增高
不孕	胰岛素抵抗或高胰岛素血症
多毛	高血糖
痤疮	甘油三酯（TG）升高和
中心性肥胖	高密度脂蛋白胆固醇（HDL-C）降低
2 型糖尿病	
高血压	
血脂代谢异常	
妊娠高血压综合征和妊娠糖尿病	
冠心病	
子宫内膜增生 / 子宫内膜癌	

数患者因炎症破坏动脉壁的中层，而致动脉扩张或动脉瘤。因病变部位不同，其临床表现也不同。病变位于主动脉弓及其分支曾称为无脉病；累及胸降主动脉者，则表现为不典型的主动脉缩窄；累及肾动脉可引起肾血管性高血压；累及肺动脉可能产生肺动脉高压；波及冠状动脉可产生心绞痛或心肌梗死。本病多见于青年女性，高血压约占 60%。

10. **药物诱发的高血压**　升高血压的药物有：甘草、口服避孕药、类固醇、非甾体抗炎药、可卡因、苯丙胺、重组人促红素和环孢素等。

四、按血压升高类型分类

1. 单纯收缩期高血压（ISH）　收缩压≥140mmHg 和舒张压＜90mmHg，为单纯性收缩期高血压。

2. 单纯舒张期高血压（IDH）　收缩压＜140mmHg 和舒张压≥90mmHg，为单纯性收缩期高血压。

3. 收缩舒张期高血压（SDH）　收缩压≥140mmHg 和舒张压≥90mmHg，为收缩舒张期高血压。

五、按对盐是否敏感分类

1. 盐敏感性高血压　大部分人增加饮食中盐量并不引起血压

升高，一部分患者高盐摄入可引起血压升高，限制盐的摄入可降低血压，称为盐敏感性高血压。盐敏感性高血压的临床特点：

(1) 盐负荷后血压明显升高。

(2) 血压的昼夜差值缩小，夜间"谷"变浅。

(3) 血压的应激反应增强。

(4) 肾脏靶器官损害出现早：尿微量白蛋白排泄量增加，肾脏的锂清除率降低。

(5) 有胰岛素抵抗表现。

(6) 左心室重量增加。

盐敏感性高血压患者左心室重量增加主要表现为室间隔和左心室后壁增厚，其原因与盐敏感者肾素-血管紧张素系统对饮食的摄入反应迟钝，致使血浆醛固酮水平相对升高、血浆儿茶酚胺升高（特别于盐负荷后）、钠的转运异常，以及盐敏感者血压的昼夜节律改变、夜间"谷"变浅等有关。

2. 盐抵抗高血压　盐抵抗高血压属于钠-容量非依赖性高血压，血浆肾素活性正常或升高。利尿药对这型高血压往往无效。

六、特殊类型高血压

特殊类型高血压包括以下多种类型：

1. 老年高血压。

2. 青少年高血压。

3. 妊娠高血压。

4. 难治性高血压。

5. 高血压急症和亚急症。

6. 围术期高血压。

7. 晨峰高血压。

8. 隐蔽性高血压。

9. 运动高血压。

【老年高血压】

欧美国家对老年的界定一般以65岁为界。2005年《中国高血压防治指南》修订本提出的老年界限为>60岁。2010年《中国高血压防治指南》修订本又把老年界限划为65岁及以上。但2011年长城会最新发布《老年高血压的诊治中国专家共识》又把老年高血压的定义：年龄>60岁、血压持续或3次以上非同日坐位收缩压>140mmHg和（或）舒张压>90mmHg。老年高血压的临床特点是，收缩压增高为主，脉压增大，血压波动大，易发生直立性低血压，常见血压昼夜节律异常,常与多种疾病并存,并发症多,诊室高血压,继发性高血压且容易漏诊。

老年人降压治疗的用药:

大量随机化临床试验均已明确,各年龄段(<80岁)高血压患者均受益于利尿药、钙通道阻滞药、β受体阻断药、血管紧张素转化酶抑制剂(ACEI)等抗高血压治疗,因此常有的五类降压药物均可以选用。对于单纯收缩期高血压,可初始应用小剂量利尿药和钙通道阻滞药。STONE研究应用的是国产的硝苯地平片剂,Syst-China研究则应用国产的尼群地平,这些药都有效且不贵。老年高血压患者的血压应降至150/90mmHg以下,如能耐受可降至140/90mmHg以下。对于80以上高龄老人高血压,降压治疗可降低总病死率和脑卒中等(HYVET试验),降压的目标值为<150/90mmHg。

【儿童和青少年高血压】

确定儿童测量坐位右上臂肱动脉血压。选择合适袖带对于儿童血压的准确测量非常重要,理想袖带的气囊宽度应至少等于右上臂围的40%,气囊长度至少包绕上臂围的80%,气囊宽度与长度的比值至少为1:2。儿童舒张压读数取柯氏音第Ⅳ时相(K4)还是第Ⅴ时相(K5),中国高血压指南建议实际测量中同时记录K4和K5(表51-3,表51-4)。目前国际上统一采用 P_{90}、P_{95}、P_{99} 作为诊断"正常高值血压"、"高血压"和"严重高血压"标准。

儿童高血压以原发性高血压为主,与肥胖密切相关。儿童及重度高血压中,继发高血压较常见,肾性高血压是继发性高血压的首位病因,占继发性高血压的80%左右。随年龄增长,原发性高血压的比例逐渐升高,进入青春期的青少年高血压多为原发。左心室肥厚是儿童原发性高血压最突出的靶器官损害,占儿童高血压的10%~40%,应注意排查。对儿童高血压的评估包括以下4个方面:高血压的病因,血压水平的真实性,靶器官损害及程度,其他心血管疾病及并发症,在评估基础上制订合理的治疗计划。提倡生活方式干预,包括:①控制体重,延缓BMI上升;②增加有氧锻炼,减少静态活动时间;③调整饮食结构(包括限盐),建立健康饮食习惯,若反应不明显或血压较高可给以药物治疗。儿童高血压药物治疗的原则是从单一用药、小剂量开始。ACEI或血管紧张素受体阻断药(ARB)和钙通道阻滞药在标准剂量下较少发生副作用,通常作为首选的儿科抗高血压药物;利尿药通常作为二线抗高血压药物或与其他类型药物联合使用,解决水钠潴留及用于肾脏疾病引起的继发性高血压;其他种类药物如α受体阻断药和β受体阻断药,因为副作用的限制多用于严重高血压和联合用药。

表51-3 中国儿童血压评价标准——男（mmHg）

年龄（岁）	SBP			DBP-K4			DBP-K5		
	P_{90}	P_{95}	P_{99}	P_{90}	P_{95}	P_{99}	P_{90}	P_{95}	P_{99}
3	102	105	112	66	69	73	66	69	73
4	103	107	114	67	70	74	67	70	74
5	106	110	117	69	72	77	68	71	77
6	108	112	120	71	74	80	69	73	78
7	111	115	123	73	77	83	71	74	80
8	113	117	125	75	78	85	72	76	82
9	114	119	127	76	79	86	74	77	83
10	115	120	129	76	80	87	74	78	84
11	117	122	131	77	81	88	75	78	84
12	119	124	133	78	81	88	75	78	84
13	120	125	135	78	82	89	75	79	84
14	122	127	138	79	83	90	76	79	84
15	124	129	140	80	84	90	76	79	85
16	125	130	141	81	85	91	76	79	85
17	127	132	142	82	85	91	77	80	86

表 51-4　中国儿童血压评价标准——女（mmHg）

年龄（岁）	SBP			DBP-K4			DBP-K5		
	P_{90}	P_{95}	P_{99}	P_{90}	P_{95}	P_{99}	P_{90}	P_{95}	P_{99}
3	101	104	110	66	68	72	66	68	72
4	102	105	112	67	69	73	67	69	73
5	104	107	114	68	71	76	68	71	76
6	106	110	117	70	73	78	69	72	78
7	108	112	120	72	75	81	70	73	79
8	111	115	123	74	77	83	71	74	81
9	112	117	125	75	78	85	72	76	82
10	114	118	127	76	80	86	73	77	83
11	116	121	130	77	80	87	74	77	83
12	117	122	132	78	81	88	75	78	84
13	118	123	132	78	81	88	75	78	84
14	118	123	132	78	82	88	75	78	84
15	118	123	132	78	82	88	75	78	84
16	119	123	132	78	82	88	75	78	84
17	119	124	133	79	82	88	76	78	84

定义：正常高值血压——SBP 和（或）DBP≥P_{90} 且＜P_{95}，或 12 岁及以上儿童，SBP 和（或）DBP≥120/80mmHg

高血压——SBP 和（或）DBP≥P_{95} 且＜P_{99}

表 51-3 和表 51-4 为 2010 年依据我国 11 余万儿童青少年血压调查数据数据研制出的中国儿童青少年血压参照标准，摘自 2010《中国高血压防治指南》

【妊娠高血压】

妊娠期高血压仍然是孕妇、胎儿及新生儿发病和死亡的重要原因之一。生理状况下，妊娠中期(怀孕 4~6 个月)血压通常下降，比妊娠前平均低 15mmHg。在妊娠末期(怀孕 7~9 个月)，血压又回升甚至超过怀孕前水平。这种波动在正常血压、既往有高血压史以及即将出现妊娠期高血压的妇女中都存在。

以前通常认为，妊娠中期血压高于妊娠早期(怀孕 1~3 个月)或孕前水平，即可诊断妊娠高血压；现在更倾向于依据血压的绝对值来定义(收缩压≥140mmHg 或舒张压≥90mmHg)。

妊娠高血压并不是一个单一概念，分为慢性高血压、妊娠期高血压和先兆子痫 3 类。慢性高血压指的是妊娠前即证实存在或在妊娠的前 20 周即出现的高血压。妊娠期高血压为妊娠 20 周以后发生的高血压，不伴有明显蛋白尿，妊娠结束后血压可以恢复正常。先兆子痫定义为发生在妊娠 20 周以后的血压升高伴临床蛋白尿(24 小时尿蛋白≥300mg)；重度先兆子痫定义为血压≥160/110mmHg，有大量蛋白尿，并出现头痛、视力模糊、肺水肿、少尿和实验室检查异常(如血小板计数下降、肝酶异常)，常合并胎盘功能异常。

妊娠高血压，尤其是慢性高血压，可对母亲和新生儿的预后产生不良的影响，应密切随访。通常考虑非药物治疗。包括严格管理、限制活动、床上休息时采取左侧卧位等。建议正常饮食，不用限盐。方法包括补钙(2g/d)、补充鱼油、小剂量阿司匹林治疗。在接受非药物治疗措施以后，血压≥150/100mmHg 时应开始药物治疗，治疗目标是将血压控制在 130~140/80~90mmHg。常用的静脉降压药物有甲基多巴、拉贝洛尔和硫酸镁；口服药物包括 β 受体阻断药或钙通道阻滞药；硫酸镁是治疗严重先兆子痫的首选药物。ACEI、ARB 对胎儿有致畸作用，应禁止用于孕妇或准备怀孕的妇女。有先兆子痫早期发作(＜28 周)史的妇女可预防性应用小剂量阿司匹林。先兆子痫可发展为高血压亚急症或急症，需住院治疗，并加强监测，提前分娩，使用胃肠外降压药或抗惊厥药治疗。

【难治性高血压】

定义：在改善生活方式的基础上，应用了足够剂量且合理的 3 种降压药物(包括利尿药)后，血压仍在目标水平之上，或至少需要 4 种药物才能使血压达标时，称为难治性高血压(或顽固性高血压)，占高血压患者的 15%~20%。

难治性高血压的原因：可能的原因包括未查出的继发原因；降压治疗依从性差；仍在应用升压药(口服避孕药，肾上腺类固醇类、可卡因、甘草、麻黄等)；改善生活方式失败(体重增加，重度饮酒)；

容量负荷过重(利尿药治疗不充分,进展性肾功能不全,高盐摄入)。

假性难治性高血压包括单纯性诊所(白大衣)高血压和假性高血压。

一些患者的诊所血压始终较高,而日间或24小时血压正常,这种情况通常称为"白大衣高血压",但"单纯性诊所高血压"可能更准确。若患者多次诊所血压均≥140/90mmHg且24小时动态血压<125/80mmHg,即可诊断为单纯性诊所高血压。亦可根据家庭自测血压(数日平均血压<135/85mmHg)作出诊断。现有证据表明,单纯性诊所高血压并非少见(在一般人群中为10%),在诊断为高血压的人群中占有不可忽视的比例。还有证据表明,单纯性诊所高血压的心血管危险低于诊所和动态血压升高的患者。也有部分研究显示,这种状况可能与靶器官损害和代谢异常有关。应检查患者有无代谢危险因素和靶器官损害。若有靶器官损害或心血管高危证据存在,应给予药物治疗。对不需要药物治疗的单纯性诊所高血压患者,应建议其改善生活方式并须密切随诊。

老年人由于动脉硬化,使用血压计测出的血压值,常常高于实际的动脉内血压,称"假性高血压"。下列情况应当高度怀疑假性高血压:①显著的高血压而无靶器官损害;②抗高血压治疗在没有血压过低时产生低血压样的症状(头晕、疲倦);③X线显示肱动脉钙化征;④上肢动脉血压比下肢血压更高;⑤严重的和单纯收缩期高血压。临床上可以将气囊施加压力超过所测得的收缩压值,仍可触摸到桡动脉者为假性高血压。测量方法不当(患者上臂较粗时未使用较大的袖带)也可造成假性难治性高血压。

处理原则:找出原因处理后,仍无效果时,基层医生应把难治性高血压患者转至高血压专科进行治疗。在所有努力失败后,在进行严密观察下停用现有降压药,重新开始应用一种新的简单的治疗方案可能有助于打破这种恶性循环。

【高血压急症和亚急症】

高血压急症和高血压亚急症以前称为高血压危象。

高血压急症(hypertensive emergencies)的特点是血压严重升高(BP>180/120mmHg)并伴发进行性靶器官功能不全的表现。高血压急症需立即进行降压治疗以阻止靶器官进一步损害。高血压急症包括高血压脑病、颅内出血、急性心肌梗死、急性左室衰竭伴肺水肿、不稳定型心绞痛、主动脉夹层动脉瘤、肾上腺素能危象(嗜铬细胞瘤高血压危象)、子痫等。

高血压亚急症(hypertensive urgencies)是高血压严重升高但不伴靶器官损害,可在24~48小时内使血压逐渐下降。

高血压危象的处理：

高血压急症：这类患者应进入重症监护室，持续监测血压和尽快应用合适的降压药。首选静脉降压药，降压目标是 1 小时使平均动脉血压迅速下降但不超过 25%，在以后的 2～6 小时内血压降至 160/（100～110）mmHg。血压过度降低可引起肾，脑或冠脉缺血。如果这样的血压水平可耐受且临床情况稳定，在以后 24～48 小时逐步降低血压达到正常水平。下列情况应除外：急性缺血性卒中，没有明确临床试验证据要求立即抗高血压治疗；主动脉夹层应将收缩压迅速降至 100mmHg 左右（如能耐受）。

急症常用降压药有硝普钠（静脉），尼卡地平、乌拉地尔、非诺多泮、二氮嗪，肼屈嗪、拉贝洛尔、艾司洛尔、酚妥拉明等。

高血压亚急症及有些高血压急症患者用口服短效降压药可能有益，如卡托普利、拉贝洛尔、可乐定。

【围术期高血压】

围术期高血压是指外科手术住院期间（包括手术前、手术中和手术后，一般 3～4 天）伴发的急性血压增高（收缩压、舒张压或平均动脉压超过基线 20% 以上）在围术期的过程中出现短时间血压增高，并超过 180/110mmHg 时称为围手术高血压危象。既往有高血压病史特别是舒张压超过 110mmHg 者易发生围术期血压波动。降压目标取决于手术前患者血压情况，一般应降至基线的 10%；易出血或严重心衰患者可以将血压降更低。轻中度原发性高血压且不伴代谢紊乱或心血管系统异常时，不需延期手术。3 级高血压（≥180/110mmHg）应权衡延期手术的利弊再作决定。如在围术期出现高血压急症，通常需要给予静脉降压药物，即刻目标是在 30～60 分钟内使舒张压降至 110mmHg 左右，或降低 10%～15%，但不超过 25%。如果患者可以耐受，应在随后的 2～6 个小时将血压降低至 160/100mmHg。主动脉夹层患者降压速度应更快，在 24～48 小时内将血压逐渐降至基线水平。应选用那些起效迅速，作用时间短的药物如拉贝洛尔、艾司洛尔、尼卡地平、硝酸甘油、硝普钠和非诺多泮等。高血压患者在手术前应继续降压治疗预防围术期高血压的发生。

【晨峰高血压】

晨峰高血压是指人晨起清醒后，血压从夜间相对较低水平上升到较高水平的一种现象，可能是清早脑卒中、心血管事件发病较高的原因之一。目前对于晨峰高血压并无统一的定义。国内外研究多用以清晨血压上升的幅度来定义，晨峰血压有以下几种计算方法：①醒后 2 小时内收缩压的平均值与醒前 2 小时内收缩压的平均值之间的差值。②起床后 2 小时内收缩压的平均值与包括夜间最低收缩压在内的1小时收缩压的平均值（即夜间最低收缩压及其前后两次收缩压测得值的平均值）之间的差值。③起床时收缩压与起床前最后一次卧位收缩压之间的差值。多数研究认为，第二种定义更具有临床研究价值，以第二种定义，晨峰高血压即收缩压差值＞50mmHg。舒张压晨峰定义同收缩压晨峰。

【隐蔽性高血压】

隐蔽性高血压与"白大衣高血压"正相反，在医院测量诊室血压正常（＜140/90mmHg），而动态血压监测或家庭自测血压水平增高≥135/85mmHg。隐蔽性高血压发病机制尚不清楚，同样造成不同程度靶器官损害。在人群中，隐蔽性高血压约为10%，其中约35%隐蔽性高血压可发展为持续性高血压，是心血管疾病重要危险因素之一。

【运动高血压】

运动高血压或称运动性血压过高（exaggerated exercise blood pressure），是一定运动负荷下，在运动过程中或刚刚结束时血压异常升高的现象。运动高血压多发生在年龄偏大的男性。高血压患者往往伴有运动血压异常升高。现有的试验对运动高血压的定义不尽相同：①用单纯的血压数字诊断运动高血压：只要运动时收缩压大于200mmHg，舒张压较运动前上升大于10mmHg，或舒张压大于90mmHg即可诊断为运动高血压。②运动时血压超过90%或95%的研究人群的血压值。③男性运动血压较静息血压增加60mmHg以上，女性增加50mmHg以上。④运动时收缩压男性超过210mmHg，女性超过190mmHg。目前对运动高血压尚没有公认的定义，临床试验中多采用第五种定义，运动高血压的患病率也不清楚。

七、单基因遗传性高血压

个体间30%～50%血压变异是由于遗传变异所致。单基因高血压，多与肾上腺及肾脏相关；基因检查可以证实诊断，确定特异治疗；找出处于危险的家族成员。

【糖皮质激素可治性醛固酮增多症】

糖皮质激素可治性醛固酮增多症（GRA）为家族性常染色体显性遗传疾病，又称为"家族性高醛固酮血症Ⅰ型（FH-Ⅰ）"，相对少见。其发病是由于两条8号染色单体在减数分裂期间联会时配对不精确和不等交叉，造成8号染色体不仅含有正常的11β-羟化酶基因和醛固酮合成酶基因，且在两个基因之间还形成一个新的"融合基因"，即由11β-羟化酶基因的启动子区（调控区）和醛固酮合成酶的编码区嵌合而成。该嵌合基因不受血管紧张素Ⅱ和血钾调控而受ACTH

调控，合成的蛋白具有醛固酮作用，并引起 18- 羟皮质醇及 18- 酮皮质醇合成增多。因此，使用小量外源性糖皮质激素（泼尼松每日 30mg）能抑制 ACTH，2 周能完全抑制患者醛固酮的分泌，逆转此综合征。用利尿药螺内酯治疗亦有效。

【盐皮质激素受体活性突变】

盐皮质激素受体活性突变亦称为妊娠加重的高血压，为常染色体显性遗传疾病，2000 年 Geller 等首次报道。盐皮质激素受体（MR）的配体结合域发生突变，第 810 位丝氨酸被亮氨酸取代（S810L），使受体的第 5 螺旋和第 3 螺旋间发生分子交互作用，构象发生改变，导致该突变受体在无配体结合时也处于半激活状态（活性增加 25% 左右）。而生理状态下的 MR 拮抗剂，如螺内酯和孕酮以及生理状态下不能结合和激活 MR 的皮质酮，也可结合并激活突变的盐皮质激素受体。怀孕后体内孕酮可升高 100 倍，因而妊娠后 MR 突变携带者高血压加重恶化。

【类盐皮质激素增多症】

类盐皮质激素增多症（AME）为常染色体隐性遗传疾病。人体内糖皮质激素（皮质醇）和醛固酮对盐皮质激素受体具有同样的亲和性，生理情况下体内循环中皮质醇比醛固酮高 1000 倍，但由于肾脏内存在 11β- 羟类固醇脱氢酶Ⅱ型（11β-HSD Ⅱ），可将皮质醇转化生成不能激活盐皮质激素受体的皮质酮，因此盐皮质激素受体不会被糖皮质激素激活。HSD11BⅡ基因位于 16q22，该基因发生突变可导致 11β-HSD Ⅱ酶无活性或活性降低，大量皮质醇不能被转化成皮质酮，大量蓄积的皮质醇占据远端肾小管的盐皮质激素受体，激活转录因子及血清糖皮质激素激酶，使泛素连酶 Nedd4-2 磷酸化，磷酸化的 Nedd4-2 不能与 ENaC 结合进而灭活 ENaC，导致 ENaC 活性升高，钠重吸收增加，出现类似醛固酮增高的临床表现——高血压和低血钾，即称类盐皮质激素增多症（AME）。HSD11BⅡ基因突变不仅导致基因表达降低或对底物的亲和力降低，也可导致 11β-HSD Ⅱ蛋白酶的稳定性降低，半衰期显著缩短。

【Liddle 综合征】

本病为 1963 年由 Liddle 首次报道的家族性常染色体显性遗传疾病。肾脏远曲小管和集合管上皮细胞膜上含有上皮钠通道（ENaC），调控 Na$^+$ 的重吸收。ENaC 由 α、β 和 γ 三个亚基组成。β 与 γ 亚基细胞质内的 C 末端有一富含脯氨酸的特异序列 PPPXY，该序列可以和 ENaC 的负性调节蛋白泛素连酶 Nedd4-1 及 Nedd4-2 结合，导致 ENaC 被胞饮分解代谢，从而失去钠重吸收功能。当编码 ENaC 的 β 与 γ 亚基基因（SCNN1B 和 SCNN1G 位于 16p12）发生错义突变、无义突变或移码突变，可导致 PPPXY 序列缺失或中断，ENaC 不能与 Nedd4 结合，不能内化降解，反而持续在上皮细胞管腔面表达，导致水钠重吸收增加，钾丢失增多，容量扩张，血压升高，反馈性抑制血浆肾素活性和醛固酮分泌，导致 Liddle 综合征的临床特征。β 与 γ 亚基基因突变有两种功能，除增加 ENaC 表达外，还可增加变异 ENaC 的钠重吸活性。螺内酯对血压及血钾无影响，用阿米洛利治疗有效（非盐皮质激素受体依赖性阻断钠重吸收及钾排泄）。

【Gordon 综合征】

本病由 Gordon 于 1986 年首先报道，亦称假性低醛固酮血症Ⅱ型（PHA-Ⅱ），为常染色体显性遗传疾病。Wilson 等 2001 年发现 Gordon 综合征是由 WNK 家族（丝氨酸苏氨酸激酶家族，共有 WNK1～4 四个成员）中的 WNK1 和 WNK4 基因（位于 17p）突变所致。WNK 家族蛋白位于集合管远端肾单位，WNK1 抑制 WNK4，WNK4 抑制位于远曲肾小管上皮细胞膜的噻嗪敏感性钠 - 氯共转运体（TSC），即 WNK1 阻止 WNK4 对 TSC 的抑制作用，从而调控钾 - 氢交换及钠 - 氯吸收。当 WNK1 基因发生缺失突变使 WNK1 蛋白酶表达和功能增强，导致 TSC 及 ENaC 活性增强；WNK4 基因发生错义突变可使 WNK4 功能丧失，同样增强 TSC 活性，使远曲小管钠氯重吸收增加，容量扩张，血压升高。WNK 家族在心脏和血管广泛表达，也有可能通过其他机制或直接作用于血管心脏，导致血压升高。WNK4 和 WNK1 基因突变还可增强抑制内流钾离子通道蛋白（ROM-K）的功能，导致排钾减少，造成高血钾。

【先天性肾上腺皮质增生症】

先天性肾上腺皮质增生症（CAH）是常染色体隐性遗传病。11-β 羟化酶缺陷症（CYP11B1）占先天性肾上腺皮质增生症的 5%～8%，17-α 羟化酶（CYP17）缺陷症则较为少见，但两者均有高血压表现。CYP11B1 和 CYP17 基因突变使酶的活性丧失或功能下降，11-β 羟化酶缺乏导致 11- 脱氧皮质酮（DOC）堆积，雄激素分泌增多；17-α 羟化酶缺乏导致皮质醇和性激素合成受阻，而 DOC 和皮质酮分泌增加，反馈性增加 ACTH 的生成，刺激肾上腺皮质增生，进一步导致 DOC 蓄积。DOC 具有盐皮质激素作用，导致钠水潴留，容量扩张，血压升高。

【其他单基因遗传性高血压】

家族性高醛固酮血症Ⅱ型（FH-Ⅱ）：临床表现与 GRA 相似，但对糖皮质激素无反应，临床上很难与散发的双侧肾上腺增生性原发性醛固酮增多症或腺瘤型原发性醛固酮增多症鉴别。致病基因已定位在第 7 号染色体（7p22），但尚未确定具体致病基因。

高血压伴短指畸形：常染色体显性遗传疾病。家族受累成员的特征是高血压伴有 E5 型短指畸形，血压随年龄增加幅度大，多在 50 岁前死于脑卒中。高血压伴短指畸形的致病基因定位于 12p，但具体致病基因尚未明确。

孟德尔型嗜铬细胞瘤综合征：约 30% 嗜铬细胞瘤为家族性、常染色体显性遗传单基因病。常见的孟德尔型嗜铬细胞瘤综合征包括：多发性内分泌肿瘤（MEN），VHL 瘤（Von-Hippel-Lindau）综合征，嗜铬细胞瘤 - 副神经节瘤综合征，神经纤维瘤病 I 型等。多发性内分泌肿瘤（MEN）2 型是由位于 10 号染色体的 RET 原癌基因突变所致。VHL 综合征的致病基因是抑癌基因，位于染色体 3p。嗜铬细胞瘤 - 副神经节瘤综合征基因突变发生在染色体 11q-1，与线粒体琥珀酸脱氢酶亚基基因多个点突变有关。

第二节 危 险 分 层

中国和欧洲高血压指南均要求对个体进行危险分层、量化的评估预后。高血压患者合并的危险因素和靶器官损害是决定治疗策略的主要依据。因此评估高血压患者从以下几个方面着手：①并存的其他心血管危险因素；②靶器官损害；③并存临床情况如心，脑血管病，肾病及糖尿病；④患者个人情况及经济条件等。2010 中国高血压防治指南根据以往我国高血压防治指南实施情况和有关研究进展，对影响风险分层的内容做了部分修改，见表 51-5。将糖耐量受损和（或）空腹血糖异常列为影响分层的心血管危险因素；将判定腹型肥胖的腰围标准改为：男性≥90cm，女性≥85cm；将估算的肾小球滤过率降低（eGFR）<60ml/（min·1.73m^2）、颈 - 股动脉脉搏波速度 >12m/s 和踝 / 臂血压指数 <0.9 列为影响分层的靶器官损害指标。

2010 年中国高血压防治指南仍采用 2005 年指南的分层原则和基本内容，将高血压患者按心血管风险水平分为低危、中危、高危和很高危四个层次（表 51-6）：

脑卒中、心肌梗死等严重心脑血管事件是否发生、何时发生难以预测，但发生心脑血管事件的风险水平不仅可以评估，也应该评估。高血压及血压水平是影响心血管事件发生和预后的独立危险因素，但是并非唯一决定因素。大部分高血压患者还有血压升高以外的心血管危险因素。因此，高血压患者的诊断和治疗不能只根据血压水平，必须对患者进行心血管风险的评估并分层。高血压患者的心血管风险分层，有利于确定启动降压治疗的时机，有利于采用优化的降压治疗方案，有利于确立合适的血压控制目标，有利于实施危险因素的综合管理。

表 51-5　影响预后的因素

心血管病的危险因素(1~3级)	靶器官的损害(TOD)	糖尿病	伴随的临床疾患(ACC)
● 收缩压和舒张压水平(1~3级)	● 左心室肥厚	空腹血糖≥7.0mmol/L　(126mg/dl)	脑血管病:
● 男性>55岁	心电图: Sokolow-Lyons>38mV	餐后血糖≥11.1mmol/L　(200mg/dl)	缺血性卒中
● 女性>65岁	或 Cornell>2440mm•ms	糖化血红蛋白(HbA1c)≥6.5%	脑出血
● 吸烟	超声心动图 LVMI:		短暂性脑缺血发作
● 糖耐量受损(2小时血糖7.8~11.0mmol/L)和(或)空腹血糖异常(6.1~6.9mmol/L)	男≥125g/m², 女≥120g/m²		心脏疾病:
● 血脂异常	● 颈动脉超声 IMT≥0.9mm 或动脉粥样硬化性斑块		心肌梗死史
TC≥5.7mmol/L　(220mg/dl)	● 颈 - 股动脉脉搏波速度>12m/s (*选择使用)		心绞痛
或 LDL-C>3.6mmol/L　(140mg/dl)	● 踝/臂血压指数<0.9 (*选择使用)		冠状动脉血运重建
	● 估算的肾小球滤过率降低(eGFR<60ml/(min•1.73m²)		充血性心力衰竭

续表

心血管病的危险因素	靶器官的损害（TOD）	糖尿病	伴随的临床疾患（ACC）
或 HDL-C<1.0mmol/L	血清肌酐轻度升高		肾脏疾病：
（40mg/dl）	男性 115～133μmol/L		糖尿病肾病
	（1.3～1.5md/dl）		肾功能受损（血清肌酐）
● 早发心血管病家族史	女性 107～124μmol/L		男性 >133μmol/L
一级亲属，发病年龄 <50 岁	（1.2～1.4mg/dl）		（1.5mg/dl）
● 腹型肥胖或肥胖	微量白蛋白尿		女性 >124μmol/L
腹型肥胖 *	尿白蛋白 30～300mg/24h		（1.4md/dl）
WC 男性≥90cm	白蛋白／肌酐：		蛋白尿（>300mg/24h）
女性≥85cm	≥30mg/g		
肥胖 BMI≥28kg/m²	（3.5mg/mmol）		外周血管疾病
● 高同型半胱氨酸			视网膜病变：出血或渗出
>10mmol/L			视神经乳头水肿

TC: 总胆固醇；LDC-C: 低密度脂蛋白胆固醇；HDL-C: 高密度脂蛋白胆固醇；LVMI: 左室质量指数；IMT: 颈动脉内膜中层厚度；BMI: 体重指数；WC: 腰围；* 为中国肥胖工作组标准

表 51-6　按危险分层，量化预后

其他危险因素和病史	血压（mmHg）		
	1级高血压 SBP 140～159 或 DBP 90～99	2级高血压 SBP 160～179 或 DBP 100～109	3级高血压 SBP≥180 或 DBP≥110
Ⅰ无其他危险因素	低危	中危	高危
Ⅱ1～2 个危险因素	中危	中危	很高危
Ⅲ≥3 个危险因素 靶器官损害或糖尿病	高危	高危	很高危
Ⅳ并存的临床情况	很高危	很高危	很高危

（惠汝太　樊晓寒）

第52章　原发性高血压的治疗原则与目标

高血压是一种以动脉血压持续升高为特征的进行性心血管损害的疾病，是全球人类最常见的慢性病，是心脏病、脑血管病、肾脏病发生和死亡的最主要的危险因素。高血压对人类的危害一直受到全球各国政府部门的高度重视。我国人群高血压患病率仍呈增长态势，每 5 个成人中就有 1 人患高血压；估计目前全国高血压患者至少 2 亿，因此我国高血压治疗的形势尤为严峻。大量的临床资料显示，血压水平直接与心血管事件相关。然而，高血压很少单独存在，多数合并血脂紊乱、糖耐量异常、肥胖以及早期或亚临床靶器官结构或功能异常。血压水平相同的患者合并的危险因素越多，越容易出现心血管不良事件。因此，诊治高血压时不能单纯着眼于血压水平，基于这一理念，2005 年美国高血压学会（ASH）提出了高血压新定义，认为高血压是一个由许多病因引起的处于不断进展状态的心血管综合征，可导致心脏和血管功能与结构的改变。把高血压从单纯的血压读数扩大到了包括总的心血管危险因素，建议将全身血管床作为整体进行研究，包括动脉粥样硬化、内皮功能损害、危险因素、亚临床疾病和心血管事件。2009 版欧洲高血压指南也明确强调心血管总体风险水平是确定降压治疗策略的主要依据，指出高血压患者的心血管系统危险性不仅取决于血压水平，还取决于是否存在临床与亚临床靶器官损害。因此，原发性高血压治疗的主要目标是降压达标，最大限度地降低心血管的死亡和病残的总危险。作为医生，在积极应用非药物疗法和（或）药物疗法治疗高血压并将之控制在目标范围的同时，干预患者检查出来的所有可逆性危险因素，并适当处理患者同时存在的各种临床情况，提高患者生活质量，降低病死率和病残率，这才是对高血压患者的最佳治疗。

一、降压治疗的基本原则

高血压的治疗应紧密结合分级与危险分层，全面考虑患者的血压水平、现存的心血管危险因素、靶器官损害以及并存的临床情况，确定合理的治疗方案，对不同危险等级的高血压患者应采用不同的治疗原则。具体如下：

低危：1级高血压，且无其他危险因素。以改善生活方式为主，随访3个月内多次测量血压，如平均血压≥140/90mmHg者，考虑开始药物治疗；如血压<140/90mmHg的继续监测血压。

中危：2级高血压、1级高血压并伴1~2个危险因素；如果患者病情允许，首先积极改善生活方式，同时观察患者的血压及其他危险因素，进一步了解病情，随访1个月内2次测量血压，如平均血压≥140/90mmHg者，则开始药物治疗；如血压<140/90mmHg，继续监测血压。

高危：3级高血压、高血压1或2级伴≥3个危险因素、高血压（任何级别）伴任何一项靶器官损害（左心室肥厚、颈动脉内膜增厚或者斑块、肾功能受损）、高血压（任何级别）并存任何一项临床疾患（心脏病、脑血管病、肾病、周围血管病、视网膜病变、糖尿病等）。必须立即开始对高血压及并存的危险因素和临床情况进行药物治疗。

无论高血压患者的危险度如何，都应首先或同时纠正不良生活方式，即改善患者生活方式应作为治疗任何类型高血压患者的基础。部分轻型高血压患者改善生活方式后，可减少甚至不用进行药物治疗；病情较重的患者改善生活方式后也可以减少用药剂量或种类。

二、降压治疗的目标

根据2009基层版中国高血压防治指南精神，高血压治疗主要目标是血压达标，以期最大限度地降低心脑血管病发病及死亡总危险。根据患者心血管总体危险程度和具体情况决定治疗措施。普通高血压患者血压降至140/90mmHg以下；老年（≥65岁）高血压患者的血压降至150/90mmHg以下；年轻人或糖尿病、脑血管病、稳定性冠心病、慢性肾病患者血压降至130/80mmHg以下；如能耐受，以上全部患者的血压水平还可进一步降低，建议尽可能降至

120/80mmHg 以下。降压治疗的血压低限值尚未确定，但冠心病或高龄患者舒张压低于 60mmHg 时应予以关注。在治疗高血压的同时，干预患者的所有危险因素，并适当处理患者同时存在的各种临床疾患。一般情况下，1～2 级高血压争取在 4～12 周内血压逐渐达标，并坚持长期达标；若患者治疗耐受性差或老年人达标时间可适当延长。

既往比较重视舒张压的降低，但众多循证医学证据显示，50 岁以上成人，收缩压≥140mmHg 是比舒张压更重要的心血管危险因素，且收缩压升高在 50 岁以上老年人比舒张压升高更为常见。收缩压的控制也比舒张压控制更为困难。因此在降压治疗中应采用合理的治疗方案，努力使收缩压和舒张压均达标。

三、高血压的非药物治疗

高血压治疗应采用综合措施，任何治疗方案均应以非药物疗法为基础。积极有效的非药物治疗可通过多种途径干预高血压的发病机制，起到一定的降压作用，并有助于减少靶器官损害的发生率。非药物治疗包括提倡健康生活方式，消除不利于心理和身体健康的行为和习惯，达到控制高血压以及减少其他心血管疾病的发病危险。这不仅对预防高血压非常重要，同时也是治疗高血压必不可少的部分。具体内容包括：

【控制体重】

体重下降 10kg 可使血压下降 5～20mmHg。高血压患者应控制体重指数（BMI）在 24kg/m^2 以下，或者注意控制腰围男性 <90cm，女性 <85cm。控制体重的方法一方面是减少总热量的摄入，例如采用 DASH 饮食计划，多摄入水果蔬菜，强调低饱和脂肪和总脂肪含量少的食物的摄入，并限制过多碳水化合物的摄入；另一方面则需增加体力活动量，增加热量的消耗，如快走、慢跑、健美操等。应把减重看成循序渐进、持之以恒的过程，绝不能急于求成而采取危害身体健康的减肥方法。肥胖者若非药物治疗效果不理想，再考虑辅助用减肥药物。

【减少钠盐摄入】

每日食盐摄入量应不超过 6g，主要应减少烹调用盐，少食或不食含盐高的腌制品等，或者食用代用盐或食醋等。与盐摄入量 <6g/d 比较，盐摄入量超过 12g/d 的患者高血压的风险增加 14%，而超过 18g/d 的患者高血压风险增加 27%，因此，对于有高血压家族史或者心血管危险因素的个体，更应重视减少钠盐摄入。减少钠盐摄入的同时应注意补充钾。

【合理饮食】

减少膳食脂肪，脂肪占总热量的＜30%，饱和脂肪＜10%，多吃蔬菜水果等富含维生素与纤维素类食物，摄入足量蛋白质，注意钾、钙、镁的摄入。

【规律运动】

适量运动可以降低血压 4～9mmHg。规律的体育锻炼不仅可以降低血压，还可以控制体重，使人保持良好心态。患者应根据自己的年龄、身体状况、爱好等选择运动种类、强度、频度和运动时间。一般可选择快走、慢跑、游泳、健身操等，不宜选择过于剧烈的项目。运动频度一般每周 3～5 次，每次持续 30～50 分钟左右。常用运动强度指标可用运动时最大心率＝170－年龄，或采用本人最大心率的 70%～85% 作为运动适宜心率。

【心理平衡】

不良情绪可明显影响血压，喜、怒、忧、思、悲、恐、惊等均可不同程度升高血压。生活节奏过快、压力过大也是高血压的常见诱因。因此，高血压患者应减少心理压力，保持心理平衡。

【戒烟限酒】

充分认识吸烟的危害，坚持放弃吸烟、科学戒烟。高血压患者应限制饮酒，做到尽量不饮酒，如饮酒，则少量为宜，白酒＜50ml/d、葡萄酒＜100ml/d、啤酒＜300ml/d。

四、高血压的药物治疗

【药物治疗原则】

1. 从最小有效剂量开始，以减少不良反应的发生。视血压控制情况逐渐加量或者联合用药，争取 3 月内使血压达标。

2. 推荐使用每日一次、24 小时平稳有效降压的长效制剂，以保证一天 24 小时平稳降压，防止靶器官损害以及清晨血压突然升高所致的猝死、卒中和心脏病发作，并且此类药物可以增加治疗的依从性，便于患者坚持规律服药。若使用中效或短效药，须用药 2～3 次/天。

3. 单一药物疗效不佳时，应及早采用两种或两种以上药物联合治疗，提高降压效果而不增加不良反应，而不宜将一种降压药物的剂量加得过大。实际治疗过程中，2 级以上高血压或高危患者要达到目标血压，常需要降压药联合治疗。

4. 判断降压药物是否有效或是否需要更改治疗方案时，应充分考虑药物达到最大疗效所需的时间。不应过于频繁地改变治疗方案。

5. 高血压是一种终身性疾病,一般应监测血压,坚持服药。

【临床常用降压药物】

目前临床上常用的降压药物主要有五大类:利尿药、β受体阻断药、钙通道阻滞药(CCB)、血管紧张素转化酶抑制剂(ACEI)、血管紧张素Ⅱ受体拮抗剂(ARB)。以上5类降压药及固定低剂量复方制剂均可作为高血压初始或维持治疗的选择药物。此外,还有α受体阻断药和其他降压药。药物的适应证和禁忌证见表52-1:

1. 利尿药 由于新药的迅速发展,利尿药一度被人们忽视。2002年公布的ALLHAT试验的结果表明噻嗪类利尿药(氯噻酮)和CCB(氨氯地平)和ACEI(赖诺普利)等新的高血压药物有相似的良好效果。高龄高血压患者研究(HYVET)研究结果显示,80岁以上高龄高血压患者以小剂量利尿药为基础的降压治疗能显著减少脑卒中的发生,降低总病死率。而培哚普利预防脑卒中再发研究(PROGRESS)也显示,吲达帕胺缓释片与培哚普利合用使脑卒中危险性降低43%,而单用培哚普利仅降低5%。提示,利尿药吲达帕胺缓释片不仅有利于血压达标,而且能有效控制脑卒中等并发症。

对于利尿药的副作用,ALLHAT试验表明,并非如人们以前预想的那样严重。糖尿病患者服用利尿药后血糖升高并不显著,所以JNC7将糖尿病列为应用利尿药的强适应证。对血脂的影响在长期服药后可以恢复,一般较轻。利尿药的不良反应多见于大剂量(50～100mg/d氢氯噻嗪或氯噻酮)时,近年主张小剂量,氢氯噻嗪或氯噻酮25mg/d,12.5mg/d或更低,降压效果良好,且不良反应低。因此,JNC7提出血压超过目标血压20/10mmHg以上,选择2种降压药作为初始用药时,其中一种通常为噻嗪类利尿药。应避免利尿药联合β受体阻断药治疗高血压,因为长期应用会对糖脂代谢产生不利的影响。但考虑到利尿药逆转靶器官损害的证据尚少,2009版欧洲高血压指南并不认为利尿药是一类出众的高血压治疗药物。目前我国高血压防治指南仍把利尿药作为高血压治疗的基础用药。

2. β受体阻断药 β受体阻断药对心血管的作用机制是多方面的。包括:①抗高血压作用;②抗缺血作用;③通过阻断肾小球旁细胞的$β_1$肾上腺素受体,抑制RAS系统;④改善左室重构;⑤改善心肌能量代谢;⑥抗心律失常作用等。因此对于高血压合并其他疾病的人群,β受体阻断药是降压治疗的不错选择。有研究证实,交感神经活性增强是早期原发性高血压的重要致病因素,且交感神经系统早于肾素-血管紧张素系统被激活。治疗高血压应在阻断血管紧张素Ⅱ之前,先阻断去甲肾上腺素活性。这提示在无并发症的高血压患者中,应在使用ACEI/ARB前,先使用β受体阻断药。但益格鲁-

表 52-1　主要降压药物选用的临床参考

类别	适应证	禁忌证	
		强制性	可能
利尿药（噻嗪类）	充血性心力衰竭、老年高血压、单纯收缩期高血压	痛风	妊娠
利尿药（襻利尿药）	肾功能不全、充血性心力衰竭		
利尿药（抗醛固酮药）	充血性心力衰竭、心肌梗死后	肾衰竭、高血钾	
β 受体阻断药	心绞痛、心肌梗死后、快速心律失常、充血性心力衰竭、妊娠	二到三度房室传导阻滞、哮喘、慢性阻塞性肺疾病	周围血管病、糖耐量减低、运动员或经常运动者
CCB（二氢吡啶类）	老年性高血压、周围血管病、妊娠、单纯收缩期高血压、心绞痛、颈动脉粥样硬化		快速型心律失常
CCB（维拉帕米、地尔硫䓬）	心绞痛、颈动脉粥样硬化、室上性心动过速	二到三度房室传导阻滞、充血性心力衰竭	充血性心力衰竭
ACEI	充血性心力衰竭、心肌梗死后、左室功能不全、非糖尿病肾病、1 型糖尿病肾病、蛋白尿	妊娠、高血钾、双侧肾动脉狭窄	
ARB	2 型糖尿病肾病、蛋白尿、糖尿病微量白蛋白尿、左室肥厚、ACEI 所致咳嗽	妊娠、高血钾、双侧肾动脉狭窄	
α 受体阻断药	前列腺增生、高血脂	直立性低血压	充血性心力衰竭

斯堪的纳维亚心脏预后试验（ASCOT）以及 Lindholm 等发表的荟萃分析撼动了 β 受体阻断药治疗高血压的地位，以致 NICE/BHS 共同发布的 2006 年成人高血压治疗指南把 β 受体阻断药从一线用药中剔除。但不可否认的是 β 受体阻断药在控制心率、心肌缺血等方面独具优势，而后 2007 年欧洲高血压指南又将 β 受体阻断药回归到一线用药。

人们对 β 受体阻断药相关的副作用有很多误区，许多副作用的产生不是因为药物本身，而是由原发疾病或并发症以及心理因素引起的。如对性功能的影响，有研究将患者分成 3 组（均使用 β 受体阻断药）：不知道用药情况组；知道使用的药物但不知道有性功能障碍组；知道使用的药物同时也知道可能会有这种副作用组。结果显示，发生阳痿的比例分别为 3%、15% 和 30%。这充分说明了，β 受体阻断药并不是导致性功能障碍的主要因素，心理因素在这方面起重要作用。

为此，2008 年中国专家对 β 受体阻断药用于治疗高血压达成以下共识：

（1）β 受体阻断药仍然是临床上治疗高血压有效、安全的药物，是临床上常用的降血压药物之一。

（2）鉴于阿替洛尔在临床试验中所暴露的问题，除一些特殊人群（飞机驾驶员），一般不建议将其作为降血压治疗的首选用药。

（3）目前使用 β 受体阻断药进行治疗的患者，如血压控制稳定，应当继续使用，不宜换药。

（4）β 受体阻断药对合并以下情况的患者具有不可替代的地位，应当首选：快速性心律失常（如窦性心动过速、心房颤动）、冠心病（稳定 / 不稳定型心绞痛、心肌梗死后）、心力衰竭合并高血压患者；交感神经活性增高患者（高血压发病早期伴心率增快者、社会心理应激者、焦虑等精神压力增加者、围术期高血压患者、高循环动力状态如甲亢、高原生活者等）；禁忌使用或不能耐受 ACEI/ARB 的年轻高血压患者。

（5）在临床用药中，注意尽量选用无内在拟交感活性、对 β_1 受体选择性较高或兼有 α 受体阻断作用的 β 受体阻断药，以减少长期用药引起的不良反应。选择性 β_1 受体阻断药和兼有 α 受体阻断作用的 β 受体阻断药不同于传统非选择性 β 受体阻断药，它们对糖、脂代谢的影响以及对外周血管的影响相对较小，可以较安全、有效地应用于糖尿病合并高血压患者。

（6）β 受体阻断药与其他药物的合用在降血压治疗中具有重要意义。β 受体阻断药与长效二氢吡啶类 CCB 或 α 受体阻断药的联合,不仅能获得协同降压作用,可以抑制 CCB 或 α 受体阻断药引起的反射性交感神经兴奋;从靶器官保护的角度来讲,β 受体阻断药与 ACEI 或 ARB 的联合是目前推荐用于高血压合并冠心病或心力衰竭的标准治疗,ACEI 或 ARB 对糖代谢的有利作用可能抵消 β 受体阻断药潜在的对糖代谢的不利影响。

(7) 在无心力衰竭、心肌梗死的高血压患者中,应避免大剂量 β 受体阻断药与噻嗪类利尿药的单独联合,以减少引起糖、脂代谢紊乱的可能性。

(8) 对代谢综合征和易患糖尿病、且无心力衰竭或心肌梗死或快速性心律失常(如窦性心动过速、心房颤动)的高血压患者,以及 60 岁以上的老年患者(注:不存在第 4 条中提及的情况),不推荐 β 受体阻断药作为初始治疗的用药选择。

3. CCB 主要通过阻滞细胞浆膜的钙通道、松弛周围动脉血管的平滑肌使外周血管阻力下降而发挥降压作用。1995 年及 1998 年美国两次掀起 CCB 风波,提出高剂量及短效 CCB 可能增加心肌梗死的危险,并可能增加高血压癌症发生率及胃肠道出血风险。但 HOT,INSIGHT,STOP 2,NORDIL 与 ALLHAT 等试验的结果结束了 CCB 的争论风波,确定了 CCB 长期治疗高血压的安全性。尤其是长达 6 年的 ALLHAT 试验证明,CCB 长期治疗不增加心肌梗死的死亡,也不增加肿瘤及消化道出血的风险。因此,JNC7 及 ESC/ESH 2003 均重申了 CCB 在高血压治疗中的作用及地位。

由于 CCB 扩张入球小动脉,对肾脏血流动力学不利,因此在糖尿病肾病的应用曾受到限制。然而在多项大型临床试验研究中发现,CCB 在降压中不影响糖代谢、脂代谢,长期治疗中新发糖尿病概率极低,在高血压糖尿病亚组中血糖增高的比例及发生肾脏损害加重的比率明显低于利尿药组,因此在 JNC7 的 6 项强制性适应证中将糖尿病作为了 CCB 治疗的强适应证,确立了 CCB 在高血压伴糖尿病治疗中的地位。

SYST-CHINA,SYST-EUR,NORDIL,ALLHAT 等试验均证明 CCB 可显著降低脑卒中风险,这在脑卒中高发国家,如中国,有重要的意义。

ACTION 和 CAMELOT 试验证明,二氢吡啶类 CCB 能使冠心病患者获益。ACTION 试结果表明,硝苯地平控释片治疗特别适用于合并高血压的慢性冠心病患者。而 CAMELOT 结果显示,苯磺酸氨氯地平与依那普利比较,降低心绞痛住院危险 41%($P = 0.003$),并且有更显著的延缓动脉粥样硬化的作用。

二氢吡啶类 CCB 无绝对禁忌证,降压作用强,对糖脂代谢无不良影响。适用于大多类型高血压,尤对老年高血压、ISH、稳定型心绞痛、冠状或颈动脉粥样硬化、周围血管病患者适用。可单药或与其他 4 类药联合应用。对伴有心力衰竭或心动过速者应慎用二氢吡啶类 CCB,对不稳定心绞痛者不用硝苯地平。对于老年高血压患者以及合并高血压的心绞痛患者则优先选择氨氯地平。ESH/ESC 2007 高血压防治指南指出,左心室肥厚、无症状性动脉粥样硬化患者可首选 CCB。

4. ACEI 该类药物降压作用明确,保护靶器官证据较多,对糖脂代谢无不良影响。适用于 1~2 级高血压,尤其对高血压合并慢性心力衰竭、心肌梗死后、心功能不全、糖尿病肾病、非糖尿病肾病、代谢综合征、蛋白尿 / 微量白蛋白尿患者有益。可与小剂量噻嗪类利尿药或二氢吡啶类 CCB 合用。

ACEI 通过抑制血管紧张素转化酶(ACE)使血管紧张素 II 生成减少,并抑制激肽酶使缓激肽降解减少,发挥降压作用。ACEI 自问世以来,大量的临床试验已经明确了这一类药物平稳的降压作用,以及良好的靶器官保护作用。JNC7 中六大类降压药中,ACEI 是唯一拥有全部 6 个强制性适应证的降压药。

但是由于 ACEI 的干咳副作用发生率比较高,尤其是在亚洲人群中,在血管紧张素 II 受体拮抗剂(ARB)上市后,由于 ARB 对 RAS 系统更完全的阻断作用和没有干咳副作用,曾有人担心 ARB 会取代 ACEI,但是 1999 年公布的 ELITE-2 试验研究将 3152 名心衰患者随机分到卡托普利治疗组和氯沙坦治疗组,结果表明除了耐受性卡托普利稍差之外,其余各项终点指标包括所有原因的病死率、猝死率或心搏骤停复苏等,卡托普利治疗均显示出比氯沙坦治疗组更为有益的结果,从而巩固了 ACEI 在心力衰竭治疗中的一线地位。所以在高血压治疗中 ACEI 与 ARB 不应相互偏颇,均应该充分重视。

既往肾衰竭(血肌酐 > 265μmol/L 或 3mg/dl)患者禁用 ACEI。但由南方医科大学南方医院侯凡凡教授等完成的一项为期 3 年的前瞻性随机对照研究表明贝那普利(20mg/d)对血清肌酐水平在 3.0~5.0mg/dl 的第 4 期非 DM 晚期慢性肾脏病患者具有明显肾脏保护作用,使晚期肾功能不全发展至终末期肾衰竭和进入肾脏替代治疗的危险性减少 43%,且未增加高钾血症等不良反应的发生率。

5. 血管紧张素 II 受体阻断药(ARB) 适用于 1~2 级高血压,尤对高血压合并左心室肥厚、心力衰竭、心房颤动预防、糖尿病肾病、代谢综合征、微量白蛋白尿、蛋白尿患者有益,也适用于 ACEI 引起的咳嗽。

ARB 通过直接阻断血管紧张素Ⅱ受体发挥降压作用。临床作用与 ACE 抑制剂相同。目前普遍接受的观点是在降压和重要靶器官保护作用上至少不逊于 ACEI，最显著的优点是耐受性好，几乎没有不良反应。现代心血管治疗的里程碑——LIFE 研究表明，以氯沙坦为基础的治疗显著增加高血压患者左室肥厚（LVH）的逆转程度，减少脑卒中发生危险达 25%（$P=0.001$），服用氯沙坦的患者新发房颤危险降低 30%，新发糖尿病的危险下降 25%，新发蛋白尿者在氯沙坦组仅为阿替洛尔组的一半（7% 对 13%，$P<0.002$）。此外，氯沙坦还有明确的降低血尿酸水平的作用，而高尿酸血症与心血管并发症直接相关。有研究表明，氯沙坦独特的代谢产物 EXP3179 分子结构类似吲哚美辛，可抑制血管紧张素Ⅱ引起的 COX-2 和 ICAM-1 上调，显著降低 PGF-2α，具有抑制血小板聚集的功能，可以改善高凝状态，降低卒中风险。LIFE-ISH 亚组研究还表明氯沙坦可以降低总病死率、心血管病病死率、新发糖尿病和卒中风险。

在高血压治疗中 ACEI 和 ARB 具有众多的优势，联合用药是否会给患者带来更多的益处，这是研究者关注的问题之一。替米沙坦单用或与雷米普利联用的全球终点（ONTARGET）研究回答了这个问题，该研究入选了 25 620 例研究对象，结果发现每天 80mg 替米沙坦组与每天 10mg 雷米普利组相比，在主要终点事件两者基本相同，而联合药组的降压效果虽然更好，但联合治疗的主要终点事件并不优于雷米普利组，并且提示联合用药具有潜在的危害。因此，在目前的高血压防治指南中多不推荐 ACEI 和 ARB 联合使用。至于选用 ACEI 还是 ARB 可根据上述适应证而定。

6. α受体阻断药　可阻断突触后 α 受体，对抗去甲肾上腺素的缩血管作用。降压效果较好，因为容易引起直立性低血压，尤其是应用于老年人时，而且目前尚无 α 受体阻断药靶器官保护作用方面的循证医学证据，因此在实际降压药物选择中，通常医生不会将其作为第一选择，甚至曾有学者提出将该类药物排除在初始和维持降压药物之外。但因为此类药物可以改善前列腺增生患者的症状，对血脂没有不良影响，因此仍是目前的主要降压药物之一。

【降压药物的选择】

无论选用何种药物，目的均是将血压控制在理想范围，预防或减轻靶器官损害。降压药物的选用应根据以下各点作出决定：

1. 患者血压水平。

2. 患者的心血管危险因素、靶器官损害以及并存的临床情况。

3. 既往使用降压药物的经验和不良反应。

4. 患者是否合并受降压药物影响的其他疾病。

5. 患者合并疾病所使用的药物与降压药物之间有无相互作用。

6. 所在地区降压药物品种供应与价格状况及治疗对象的支付能力。

【降压药的联合应用】

合理地小剂量联合应用不同种类降压药物,不同药物之间可协同作用或作用相加,而其不良作用有可能相互抵消,比单用较大剂量的一种药物降压效果更好且不良反应较少,因此联合用药仍受到推崇与重视。现有的临床试验结果推荐以下前4种组合方案,必要时或慎用后2种组合方案:① CCB 和 ACEI 或 ARB;② ACEI 或 ARB 和小剂量利尿药;③ CCB(二氢吡啶类)和小剂量 β 受体阻断药;④ CCB 和小剂量利尿药;⑤小剂量利尿药和小剂量 β 受体阻断药;⑥ α 受体阻断药和(心功能不全者慎用 α 受体阻断药)。

必要时也可用其他组合,包括中枢作用药物如 α_2 受体激动剂、咪达唑啉受体调节剂,以及 ACEI 与 ARB 等。

目前合并用药有2种方式:①采取各药的按需剂量配比处方,优点是可以根据临床需要调节品种和剂量;②采用固定配比复方,优点是服用方便,有利于提高患者的依从性。

目前市售的复方降压制剂,如复方降压片、北京降压0号等具有价廉、有效等优点,因此广泛用于广大基层高血压患者,但应掌握适应证,不要盲目服用,以免药物副作用给患者带来痛苦,经济上造成浪费。如老年人服用含利血平的降压药可发生抑郁症等。近年来,有多种固定剂量的复方制剂上市,目前国内已有的品种有海捷亚(氯沙坦＋氢氯噻嗪)、安博诺(厄贝沙坦＋氢氯噻嗪)、复代文(缬沙坦＋氢氯噻嗪)、复傲坦(奥美沙坦酯＋氢氯噻嗪)、倍博特(缬沙坦＋氨氯地平)等具有降压疗效好、副作用小、服用方便、患者依从性好等优点,其应用必将越来越广泛。

【特殊人群的降压治疗】

1. 老年人高血压　欧美国家一般以65岁为老年的界限。大量随机化临床试验均已明确,各年龄段(<80岁)高血压患者均受益于抗高血压治疗。但选择降压药物时应充分考虑到这一特殊人群的特点,如常伴有多器官疾病、肝肾功能不同程度地减退、药物耐受性相对较差、药物相关性不良反应的发生率相对较高等,在选择药物时,同一类药物中应选择作用缓慢、降压平稳,持续时间长,防止血压波动;最好每日服用一次,提高患者依从性,避免老年人记忆力减退而漏服;单纯收缩期高血压以目前循证医学证据来看,首选 CCB。考虑到老年患者肝脏、肾脏功能具有不同程度的减退,选择多通道代谢药物更佳。药物的剂型应设计合理,便于从小剂量开始逐步调

整至合适剂量，方便老年人服用。无论使用何种药物，根据老年高血压患者的特点，老年人降压药物的起始剂量、增加剂量应该比年轻高血压患者少，用药间隔时间也应比年轻高血压患者长，如无动态血压证实有明显的夜间血压升高，不可临睡前服药。老年人降压治疗时要防止血压降得太低，以防止因心、脑、肾血流量减少而发生意外（如诱发心肌梗死等），尤其是伴有冠心病或脑动脉硬化的老年人。另外，如有严重肾动脉硬化，肾功能明显减退，也应慎用降压药物。降压药物选择需多方兼顾。在降压药物治疗期间应定期测量血压，随时调整药物剂量。

美国心脏病学会基金会（ACCF）/美国心脏学会（AHA）新近发布的老年高血压专家共识指出：初始药物治疗应从最小剂量开始逐渐增量，根据血压反应调整至最大耐受剂量。除 80 岁以上的患者外，如可接受，应使 SBP＜140mmHg，初始药物耐受后可加用第二类药物。如有不良反应或治疗无应答，则应换用另一类药物。如果初始治疗未使用利尿药，则通常第二种药物应选择利尿药。如使用两类药物的全量后，抗高血压反应仍不充分，则可加用第三类药物。当血压高于目标＞20/10mmHg 时，应使用 2 种抗高血压药物进行初始治疗。不过，老年患者的治疗应当个体化。在加用新的抗高血压药物前，应检查血压应答不充分的可能原因。老年患者一般会服用 6 种以上的处方药，因此需要重点关注多药药理学、不依从性和潜在的药物相互作用。

2009 基层版中国高血压防治指南指出，＞65 岁的老年人应初始用小剂量利尿药或 CCB，收缩压目标＜150mmHg。部分舒张压低的老年收缩期高血压患者的降压治疗有一定难度。舒张压＜70mmHg，如收缩压＜150mmHg，则观察；如收缩压≥150mmHg，则谨慎用小剂量利尿药、ACEI、CCB；舒张压低于 60mmHg 时应引起关注。

2. 冠心病　稳定型心绞痛时首选 β 受体阻断药或长效 CCB；急性冠状动脉综合征时选用 β 受体阻断药和 ACEI；心肌梗死后患者用 ACEI、β 受体阻断药和醛固酮拮抗剂。

3. 心力衰竭　症状少者用 ACEI 和 β 受体阻断药；症状多的可将 ACEI、β 受体阻断药、ARB 和醛固酮拮抗剂与襻利尿药合用。左心衰竭者的目标血压＜120/80mmHg。

4. 糖尿病　首选 ACEI 或 ARB，目标血压 130/80mmHg 以下。噻嗪类利尿药、β 受体阻断药、ACEI、ARB 和 CCB 均对减少心血管事件有益；ACEI 对 1 型糖尿病、ARB 对防止 2 型糖尿病肾损害有益。空腹血糖目标为≤7.0mmol/L、糖化血红蛋白（HbA1C）6.5%～7.5%。

5. 慢性肾病 血压应严格控制在 130/80mmHg 以下,尿白蛋白 > 1g/d 时,血压应控制在 125/75mmHg 以下,首选 ACEI、ARB,有利于防止肾病进展,重度患者须合用襻利尿药。但要注意监测肾功能,如用 ACEI/ARB 后,血肌酐较基础升高 < 30%,则可谨慎使用或减量;如升高 > 30%,可考虑停药。血压不达标者应积极联合长效 CCB。

6. 脑血管病 急性脑卒中降压治疗有争议。如血压 ≥220/120mmHg 的,可考虑适度降压治疗,但应缓慢降压和密切观察患者反应。有短暂性脑缺血发作或有脑卒中史(非急性期)者,不论血压是否增高,进行适度的降压治疗能减少卒中的复发。脑血管病常用利尿药、CCB、ACEI/ARB。降压后头晕加重者,应注意有无颈动脉狭窄问题。如双侧颈动脉严重狭窄,则谨慎或缓慢降压。

7. 妊娠高血压 治疗目的是减少母亲的危险,但必须选择对胎儿安全的有效药物,如甲基多巴、拉贝洛尔、肼屈嗪、硫酸镁等。

8. 脂代谢异常 高血压伴脂代谢异常的患者,在生活方式干预的基础上,可考虑适度调脂治疗。①高血压伴血总胆固醇水平持续升高(总胆固醇≥6.2mmol/L),考虑予以他汀类调脂治疗,治疗目标是总胆固醇 <5.2mmol/L。②高血压伴冠心病、糖尿病、缺血性卒中、周围血管病,血总胆固醇≥5.2mmol/L,即开始他汀类调脂治疗,治疗目标总胆固醇 <4.1mmol/L。③高血压伴心肌梗死、缺血性心血管病 + 糖尿病的,血总胆固醇≥4.1mmol/L,即开始他汀类调脂治疗,治疗目标总胆固醇 <3.1mmol/L。

【降压治疗后随访】

见图 52-1。

【难治性高血压的处理】

难治性高血压,或称顽固性高血压,是指应用改善生活方式和包括利尿药在内的合理搭配足量的至少 3 种降压药物治疗数周后,仍不能将收缩压和舒张压控制在目标水平。

1. 导致难治性高血压的因素

(1) 患者依从性差。

(2) 外源性因素的影响:主要指存在使血压升高的药物或存在影响降压药物发挥作用的药物,例如非甾体抗炎药、口服避孕药、肾上腺类固醇类、可卡因、环孢素、重组人促红素、甘草、麻黄等。患者酗酒、吸烟、肥胖及高血脂等也可影响降压疗效。

(3) 继发性高血压:肾动脉狭窄、原发性醛固酮增多症、嗜铬细胞瘤、肾上腺髓质增生、睡眠呼吸暂停综合征等高血压患者常常对降压药物反应不佳。

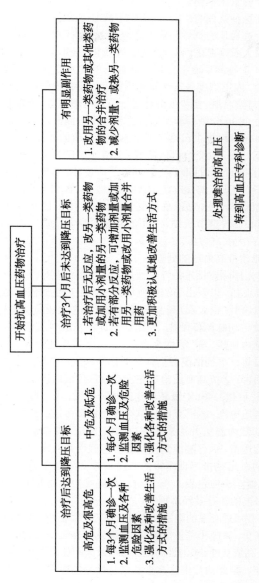

图 52-1　药物治疗后患者的随诊流程简图

（4）抗 AT_1 受体自身抗体：抗 AT_1 受体自身抗体可模拟血管紧张素而激动血管紧张素受体，引起血压升高；同时，由于常规的降压药物不能阻断这种抗体的作用，而影响了高血压的治疗。

难治性高血压有真性与假性之分，应注意区别。假性难治性高血压多为白大衣高血压，以及患者上臂较粗、使用的袖带不合适，应注意避免。正确测量血压是评价高血压的基本要求。在治疗难治性高血压前，应用刻度血压计和适当宽度袖带在安静环境下测量血压，一般应排空膀胱，至少安静休息 5 分钟后测血压，饮咖啡和吸烟者应休息至少 30 分钟后测血压。建议使用自测血压及动态血压监测。自测血压可以提供日常生活状态下有价值的血压信息，既能正确评价降压效应，改变治疗依从性，又增强诊疗的主动参与性。一般推荐使用符合国际标准的上臂式电子血压计，不推荐使用手腕或指套式电子血压计。动态血压监测能较敏感、客观地反映实际的血压水平、血压变异性、血压昼夜变化规律，可用于诊断难治性高血压，研究其心血管调节机制、血压波动及抗高血压药降压时程及稳定性，排除白大衣高血压。

2. 对难治性高血压的处理

（1）首先排除假性难治性高血压：包括单纯诊所（白大衣）高血压和假性高血压，以及由于测量血压方法不当产生的假性难治性高血压。单纯诊所（白大衣）高血压可以通过动态血压监测进行鉴别。老年人因发生动脉粥样硬化，使用血压计测出的血压值，常常高于实际的动脉内血压，称"假性高血压"。动脉粥样硬化愈严重，假性高血压愈显著。下列情况应当怀疑假性高血压：①显著的高血压而无靶器官损害；②抗高血压治疗在没有血压过低时产生低血压样的症状（头晕、疲倦）；③ X 线显示肱动脉钙化征；④上肢动脉血压比下肢动脉血压更高；⑤严重的和单纯收缩期高血压。假性高血压需通过直接动脉内测压方法来鉴别。临床上将气囊施加压力超过所测得的收缩压值，仍可触摸到桡动脉者为假性高血压。肥胖患者未使用适当的血压袖带可使测得的血压值较实际血压高。按测量要求，袖带气囊至少应包裹 80% 上臂。明确难治性高血压的诊断，可以避免不必要的治疗及经济损失。

（2）寻找可能存在的继发性高血压原因：对难治性高血压患者仔细地询问病史、体检和完善检查，进行继发性高血压相关检查。

（3）提高依从性：难治性高血压治疗效果不佳最主要的原因是不能坚持治疗。因此治疗中注意查找依从性差的原因，提高患者对治疗的依从性。

（4）尽量排除外源性因素的干扰。

（5）高血压时间治疗学的应用：在实施治疗方案前后动态监测血压以确定每日早、中、晚血压峰值时间，根据血压高峰与低谷时间，选择不同作用时间的降压药及调整服药时间，从而更有效控制血压，减少药物不良反应。血压峰值与血药浓度峰值吻合可以更有效降压。

（6）特殊药物的应用：①螺内酯：有报道在已经应用包括一种利尿药和一种 ACEI 或 ARB 在内的多药物方案的伴或不伴原发性醛固酮增多症患者中，加用小剂量螺内酯（12.5～50mg/d）后能够明显地额外降低伴有或不伴原发性醛固酮增多症的难治性高血压患者的血压。②血管紧张素受体拮抗剂：针对 AT_1 受体的药物 ARB 不仅可阻断血管紧张素 II 的作用，还可阻断抗 AT_1 受体自身抗体。这一发现为难治性高血压提供了新的治疗手段。③他汀药物：据有关文献报道，他汀类药物能增强血管紧张素受体拮抗剂控制血压的作用，降压机制可能与改善动脉内皮功能和血管弹性有关。有关内皮功能障碍影响高血压的机制研究尚不够充分，他汀类降血脂药在加强降压药降压效果方面的机制有待进一步探讨。

【高血压急症】

高血压急症是一种危及生命的常见临床现象，具有严重的危害性。在某些诱因作用下，血压短时间内严重升高（通常 BP>180/120mmHg）并伴发进行性靶器官损害的表现，称为高血压急症。收缩压 >220mmHg 和（或）舒张压 >130mmHg，无论有无临床症状，都应视为高血压急症。常见高血压急症包括以下情况：高血压伴有急性脑卒中、高血压脑病、急性心肌梗死、急性左室衰竭伴肺水肿、不稳定型心绞痛、主动脉夹层动脉瘤等。对于急性脑卒中、高血压脑病，应慎重降压，注意降压的速度和幅度；对于急性心肌梗死、急性左室衰竭伴肺水肿、不稳定型心绞痛、主动脉夹层动脉瘤等，应立即降压至安全范围。视病情考虑口服短效降压药，如卡托普利、拉贝洛尔、乌拉地尔、可乐定、硝苯地平等。在密切可监测血压的情况下，有条件的可缓慢静脉滴注硝普钠、硝酸甘油、艾司洛尔或静脉注射尼卡地平、乌拉地尔。应注意降压的速度和程度，最初可使血压在原血压水平的基础上下降 20～25mmHg 或降至 160/100mmHg。慎用或不用舌下含服硝苯地平。为此，2011 年中国医生协会急诊医生分会出版了中国急诊高血压管理专家共识，进一步细化诊治高血压急症的流程，有利于指导临床迅速、准确处理高血压急症。

（吴海英）

第53章 肾血管性高血压

肾血管性高血压(renal vascular hypertension，RVH)根本特征是肾动脉主干或分支狭窄，导致患肾缺血，肾素血管紧张素系统活性明显增高，引起严重高血压及患肾功能减退，尤其是动脉粥样硬化性肾血管病(atherosclerotic renovascular disease，简称 ARVD)的病情往往进行性加重，肾动脉从狭窄进展为闭塞，肾功能逐渐恶化，一些患者因此进入终末期肾病。RVH 在高血压人群中的患病率各家报道不一，在西方发达国家为：1%～3%，病因以动脉粥样硬化为主(约 90%)，其次为纤维肌性结构不良；在我国病因也以动脉粥样硬化为主(>85%)，其次为大动脉炎(约 10%)，纤维肌性结构不良(约 5%)。鉴于我国成人的高血压患病率达 18%，推测 RVH 的患病总数相当大。因此，安全准确地鉴别出 RVH 患者，并予以适当的治疗具有十分重要的意义。本章将就此进行综述，为临床医生处理 RVH 提供参考。

一、动脉粥样硬化性肾血管病的流行病学和自然病史

ARVD 是全身动脉系统粥样硬化负荷的标记。有研究表明，粥样硬化所致的主动脉瘤、主动脉狭窄或下肢动脉狭窄患者中，ARVD 的患病率分别为 38%、33% 和 39%。在拟诊冠心病行冠状动脉造影的患者中"顺便"行肾动脉造影的一些观察性研究发现，肾动脉狭窄≥50% 的患者占 10%～20%，肾动脉狭窄≥70% 的患者占 5%～10%，如在经选择的病例中，则 ARVD 的患病率可能更高。因此，心血管专业的医生要重视冠心病或外周动脉病患者很有可能合并 ARVD，其中部分肾功能不全者有可能系缺血性肾病，如果对 ARVD 的认识不足，在再血管化过程中使用大量造影剂或体外循环时血压过低，都可能造成肾功能的进一步损害，甚至导致死亡。

ARVD 是动脉衰老的表现，系老年病。Hansen 等的研究表明 ARVD 在 65 岁以上的自然人群中患病率为 6.8%。Buller 等的研究表明 ARVD 的患病率在 40 岁以上行冠状动脉造影患者中随年龄线性增加。故对于有明确动脉系统粥样硬化的老年人，如果并存高血压和(或)肾功能不全，要注意调查是否合并 ARVD。

ARVD 是进展性疾病。Pearce 等用双功能超声前瞻性调查基于抽样人口的老年人 ARVD 的发病率和自然进程，该研究表明，在平均 8 年的随访中 14% 的肾脏发生了肾动脉粥样硬化性病变的显著进

展,其中 4% 进展到肾动脉狭窄。Caps 等用双功能超声前瞻性调查 170 例 ARVD 患者的病变进程,发现 3 年和 5 年病变进展的发生率分别为 35% 和 51%,并且基线狭窄越重则病变进展越快。Crowley 等对 1189 例行冠状动脉造影随访的患者同时做肾动脉造影,在 (2.6 ± 1.6) 年的随访中,观察到其中 11% 患者有显著的肾动脉病变进展,其中病变进展到狭窄 ≥75% 的患者与病变未进展的比较,肾功能损害更明显。

在终末期肾病的患者中,ARVD 的患病率尚不清楚。Scoble 等报道英国一个血液透析中心 18 个月回顾性研究资料,在 50 岁以上接受血液透析的患者中 ARVD 的患病率为 14%。Mailloux 等报道美国一个血液透析中心 20 年的资料,在新增平均年龄 70 岁患者中,ARVD 的患病率为 16%。根据美国肾脏数据库资料,1991—1997 年间 ARVD 所致的终末期肾病的患病率从每年新增的终末期肾病的 1.4% 增至 2.1%,平均每年递增 12.4%,该增长率大于糖尿病终末期肾病的增长率(8.3%)及总的终末期肾病的增长率(5.4%),表明 ARVD 所致的终末期肾病比其他原因所致的终末期肾病增加更快。并且随访研究发现,同样在血液透析的情况下,各种病因所致的终末期肾病,除糖尿病终末期肾病外,ARVD 所致的终末期肾病患者预后最差,5 年及 10 年的存活率分别仅 18% 和 5%。

近年来已有研究注意到,ARVD 与心血管事件密切相关,冠心病患者如合并严重肾动脉狭窄,则无论患者是否行冠脉介入或旁路移植,其生存率较未合并严重肾动脉狭窄的患者显著降低,并且狭窄的程度与心血管死亡呈正相关,提示 ARVD 是心血管全因死亡的独立预测因子。ARVD 的存在可能是全身动脉粥样硬化严重程度的重要标志,这类患者发生心血管事件风险大,预后差,许多患者可能没有等到需要血液透析治疗已死于其他心血管事件,故对 ARVD 作出诊断,即使肾动脉狭窄未达到血流动力学意义,也有助于心血管危险的分层及处理。鉴于我国人口众多,老龄化趋势加剧,推测 ARVD 的患病总数相当大,因此对 ARVD 进行适当的诊断和治疗,防止或延缓病变的进展,具有十分重要的意义。

二、粥样硬化性肾动脉狭窄的病理生理与临床表现

肾动脉显著狭窄时流经致密斑的血流量下降,导致肾素 - 血管紧张素 - 醛固酮系统被激活,引起血管收缩和水钠潴留,结果血压升高。一般认为,在单侧肾动脉狭窄患者,血压升高导致非狭窄侧压力性利尿效应,潴留的水钠被非狭窄侧肾排出,细胞外容量回到正常水平,高血压的维持主要依赖激活的肾素 - 血管紧张素系统,

这种情况下,肾素-血管紧张素阻断药降血压非常有效;而在双侧肾动脉狭窄患者,由于没有压力性利尿效应,水钠潴留会持续,高血压和容量扩张可使狭窄远端的灌注压趋于正常,肾素-血管紧张素系统的激活被抑制,这种情况下,肾素-血管紧张素阻断药降压效果会减弱,而阻断了出球小动脉的收缩导致患肾肾小球滤过压下降,可诱发急性肾功能不全。另外,高血压和容量扩张也可能诱发一过性肺水肿。这种病理生理状态如果长期持续,可引起患肾的缺血性损伤、肾小球硬化和血管重构而非狭窄侧则发生高血压肾损害。最终的结果是:无论单侧或双侧肾动脉狭窄,如果大部分肾小球已发生不可逆损害,则肾动脉血运重建可能没有治疗效果。

ARVD 患者心血管危险明显增加的病理生理机制尚不确定,可能有以下几方面的原因。

1. ARVD 是全身动脉系统粥样硬化负荷的反映,意味着心脑血管有类似的病变,因此伴随着心血管危险明显增加。

2. 肾素-血管紧张素-醛固酮系统激活引发的神经内分泌效应对心血管明显有害,除血压升高外,血管紧张素Ⅱ的过度分泌有多种不良效应,可导致心肌细胞肥大、平滑肌细胞增生、粥样斑块破裂、纤溶抑制、血管内皮功能损伤和交感神经激活。

3. 肾功能不全不论轻重,均与心血管事件和死亡明显相关,缺血性肾病患者尤其如此。

因此,可能存在这样一条病理路径:肾缺血导致神经内分泌激活、高血压和肾功能不全,这些因素的联合加速了心血管事件的发生,并最终导致死亡。ARVD 的病理生理与临床表现的关系表明早期诊断的重要性,也提示 ARVD 的防治应从危险因素的干预开始。

三、肾血管性高血压的诊断

RVH 的诊断目的包括:①明确病变部位及程度;②血流动力学意义;③血管重建是否能获益;④病因的鉴别诊断。由于 RVH 的临床表现多无特异性,常依赖实验室检查作出诊断。可供选择的检查很多,但为了优化诊断流程,减少费用,多结合临床线索做进一步诊断性检查。根据文献及我们的经验,RVH 的高血压大多持续在 2 级或以上,其他临床线索包括:①原来控制良好的高血压突然恶化;②未用利尿药发生低血钾;③检查中发现一侧肾脏缩小;④合并其他严重的阻塞性血管病(冠心病,颈部血管杂音,周围血管病变);⑤脐周血管杂音;⑥血管紧张素转化酶抑制剂或紧张素Ⅱ受体拮抗剂降压幅度非常大或诱发急性肾功能不全;⑦无法用其他原因解释的血清肌酐升高；⑧与左心功能不匹配的发作性肺水肿。如果线索越多，则 RVH 的可能性越大，但单凭临床线索作出正确诊断的可能性一般低于 40%。目前有许多无创诊断方法，主要包括两方面：肾动脉狭窄的解剖诊断（多普勒超声、磁共振血管造影、计算机断层血管造影）和功能诊断（开搏通肾图、分肾肾小球滤过率、分肾静脉 PRA）。有创检查经动脉血管造影目前仍是诊断肾动脉狭窄的"金标准"，用于确定诊断及提供解剖细节。实际操作中可根据临床需要、费用效益比和能获得的检查项目予以选择。由于我国 RVH 的病因以动脉粥样硬化为主（>85%），其次为大动脉炎（约 10%）及纤维肌性结构不良（约 5%），因此病因的鉴别诊断重点在以上三种疾病，通过血管影像学检查并结合临床特征多能作出鉴别。

四、肾血管性高血压的治疗

当临床上证实患者存在 RVH 时，治疗评估必须基于临床情况进行个体化分析，要根据患者的年龄、伴随的临床疾病、肾功能、患肾体积、血压水平、对降压药的反应及肾动脉狭窄纠正后对血压与肾功能可能的影响这些因素进行综合考虑。治疗的主要目标是保护肾功能，其次是控制血压，最终目标是降低心血管事件和死亡。

【药物保守治疗】

关于 ARVD 的治疗，药物保守还是进一步经皮介入是近年来争论的焦点。无论是否进行经皮介入重建血运，危险因素改良是基本措施。有关 ARVD 的药物保守治疗，尤其是伴有肾功能不全者，目前尚无公认的"最佳治疗"，由于 ARVD 主要通过高血压和加速动脉粥样硬化引发心血管并发症，主要措施为药物降压和降血脂，同时还要处理其他危险因素，包括戒烟、控制糖尿病、抗血小板治疗等。RVH 所致的肾血管性高血压一般降压药物疗效不明显，但血管紧张素转化酶抑制剂或紧张素 II 受体拮抗剂是一柄双刃剑，一方面可特异性作用于肾素 - 血管紧张素系统，控制肾血管性高血压十分有效，另一方面即阻断了出球小动脉的收缩，导致患肾肾小球滤过压下降，肾功能损害，对于双侧或单功能肾肾动脉狭窄患者，可诱发急性肾功能不全，故对这类患者应从小剂量开始，逐渐加量，并密切观察尿量，血肌酐及尿素氮的变化，如服药后血肌酐较基线值上升 >30%，需要停药。对于对侧肾功能正常的一侧肾动脉狭窄患者，尽管使用血管紧张素转化酶抑制剂或紧张素 II 受体拮抗剂使肾功能减退，因有健肾代偿，仍可考虑应用该类药物。维持治疗阶段要定期测量肾体积及分肾功能，如患肾出现萎缩趋势或肾功能明显下降，则有血运重建指征。

对于禁用血管紧张素转化酶抑制剂或紧张素Ⅱ受体拮抗剂的患者，钙通道阻滞为较安全有效的降压药物，其他药物如β受体阻断药、α受体阻断药、非特异性血管扩张药及中枢性降压药也可考虑适当合用。需要注意的是，无论用何种降压药，如降压过度，均有可能导致患肾功能的严重损害，尤其是ARVD患者有可能发生患肾梗死。因此，药物降压时宜保持血压在适当水平，以保证一定的患肾血流灌注，切忌一味追求血压正常。一些回顾性研究提示，通过药物保守治疗，对于一侧ARVD患者可达到长期有效地控制血压和保护肾功能，但对于双侧或单功能肾肾动脉狭窄患者疗效很差。有关ARVD治疗的随机临床试验也证实了药物保守较经皮介入有更高的肾动脉闭塞发生率。

【肾动脉血管运重建治疗】

肾动脉血运重建理论上是治疗RVD的根本方法，主要目标是改善高血压，保护肾功能或治疗严重肾动脉狭窄的病理生理效应，包括充血性心力衰竭（CHF）、反复的急性肺水肿及心绞痛，甚至有可能免于透析的需要。次要目的包括：减少降压药，慢性心衰患者或心肌病患者可更安全使用血管紧张素转化酶抑制剂。由于经皮介入治疗技术的巨大进展，近年来，RVD患者中接受经皮介入治疗的数量迅速增加，已基本取代了外科治疗，但现有的几个随机临床研究对其有效性和安全性提出质疑。本文将作系统评述目前临床上关注的经皮介入治疗RVD一些焦点问题和达成的专家共识。

【纤维肌性结构不良（FMD）及大动脉炎所致的肾动脉狭窄】

20世纪80年代以前，开放直视血运重建治疗FMD及大动脉炎所致严重肾动脉狭窄是外科医生的专利，随后外科治疗该病的作用逐渐下降，因为PTA同样很有效。对位于肾动脉主干或主要分支的局限病变，多数研究报告PTA技术成功率超过90%，早期临床成功率（6个月随访血压正常或显著降低）达85%～90%，远期临床获益80%～90%，因此FMD及大动脉炎患者行PTA的指征相对宽松。患者，尤其年轻患者，血压如果持续升高甚至轻度升高，依赖降压药，则应该接受治疗，以免高血压的长期不良影响。如病因系大动脉炎所致，炎症活动期不宜手术，一般要用糖皮质激素治疗使红细胞沉降率降至正常范围后3～6个月方可考虑行PTA。一般不提倡FMD及大动脉炎患者使用血管内支架，有2个原因：①单纯PTA治疗FMD及大动脉炎的临床结果较好，优于动脉粥样硬化性病变；②这类病变放置支架的生物学效果及远期结果并不清楚。不过，已有对单纯PTA不够满意的FMD及大动脉炎病变选择性放置支架，取得更好临床结果的经验性报告。

【粥样硬化性肾血管病】

由于目前对粥样硬化性肾动脉狭窄（ARAS）的治疗尚无公认的最优策略，因此在临床上应特别注意掌握介入治疗的指征和并发症的防范，做好介入治疗的每个环节。

1. 适应证 在做经皮肾动脉介入重建血运之前，最重要的步骤是评估肾动脉狭窄与临床症状之间是否存在因果关系。目前尚无统一意见在肾动脉狭窄到何种程度进行血运重建是强制指征，如果直径狭窄≥70%，跨狭窄收缩压差＞20mmHg，系严重狭窄，一般认为有血运重建指征，其中双侧或单功能肾肾动脉狭窄达到这种程度系强力指征。如果直径狭窄 50%～70%，即所谓的临界狭窄，需要作进一步严格的功能评估，例如测量跨狭窄的压差、患肾血流储备分数、分肾血流量和肾小球滤过率等，结果阳性提示狭窄有功能意义；如果直径狭窄≤50%，一般认为没有血运重建指征。总之，要有功能意义的狭窄才适合做血运重建，但仅有功能意义的狭窄还不够，需要伴有明确的临床情况，目前已基本认可的临床标准包括：①高血压Ⅲ级。②挽救肾功能 - 突发 / 进行性的肾功能恶化，无法用其他原因解释；患侧肾萎缩；使用降压药，尤其是血管紧张素转化酶抑制剂或血管紧张素Ⅱ受体拮抗剂后肾功能恶化。③伴随的心脏问题——不稳定心绞痛、反复发作的急性肺水肿与左室收缩功能不匹配。

2. 禁忌证 如果患者的肾动脉狭窄虽然有经皮介入重建血运的适应证，但有以下情况时，患者一般难从血管介入治疗中获益，考虑为禁忌证。

（1）患侧肾脏已明显萎缩，长径＜7.0cm 和（或）肾内段动脉阻力指数＞0.8。

（2）严重的慢性缺血性肾病，血清肌酐＞265μmol/L（3.0mg/dl）或患侧肾小球滤过率＜10ml/min，接近需要长期透析，这类患者需要肾内科专家会诊，如必要时有即刻透析条件方可考虑行介入手术。

（3）患者已有明确的对比剂严重过敏或胆固醇栓塞病史。

（4）伴随的严重疾病预期寿命有限或无法耐受经皮介入治疗。

（5）病变肾动脉的解剖不适合经皮介入治疗。

（6）病变肾动脉的解剖虽然适合经皮介入治疗，但支架置入后可能严重影响其他重要的后续治疗。

3. 肾动脉介入治疗方法的选择 经皮肾动脉成形术（PTRA）和支架置入术（PTRAS）是目前最常用的肾动脉血运重建方法。随机临床试验和荟萃分析显示，ARAS 要获得满意的血运重建和减少再狭窄率应常规使用支架，但仍保留 PTRA 用于不适合支架的病变。目前我国专家达成的共识：

（1）肾动脉开口部病变，PTRA效果不理想，直接行血管内支架。

（2）对于参考管腔直径≥5.0mm的病变选用金属裸支架；对于管腔直径＜5.0mm者可考虑选用药物洗脱支架，可能有助于降低术后再狭窄的发生率。

（3）对于病变部位粥样硬化斑块负荷大而且肾动脉解剖条件适合的肾功能不全的高危患者，可考虑采用远端栓塞防护装置，可能有助于防止肾动脉栓塞。

4.肾动脉介入治疗常规用药

（1）预防对比剂肾病：对比剂诱发的肾病是介入手术后肾功能损害加重的常见原因，在肾功能正常者发生率只有0～5%，而在已有肾功能不全的高危患者中发生率可高达12%～27%，虽然多数患者在2周内肾功能能恢复，但少数患者可能发生永久性肾功能损害，因此，预防这种肾病的发生至关重要。造影前应认真检测肾功能，充分了解患者有无危险因素。目前认为，主要危险因素有肾功能不全、糖尿病肾病、充血性心力衰竭、有效血容量不足、应用大剂量对比剂等，而高血压、高龄、蛋白尿被视为次要危险因素，其中原有肾功能不全合并糖尿病是最主要的危险因素。对有危险因素的患者，应严格掌握使用对比剂的适应证，并在造影前积极纠正诱因。目前比较公认的能预防对比剂肾病发生的措施是水化治疗和应用低渗或等渗非离子型对比剂，并尽量减少对比剂的用量，其他药物（如乙酰半胱氨酸、碳酸氢钠、非诺多泮、前列腺素 E_1 等）或血液净化方法的有效性仍需要更大规模的随机对照试验来验证。

（2）抗血小板治疗及抗凝治疗：抗血小板治疗及抗凝治疗对经皮肾动脉介入的影响目前尚无对照研究或可比较的资料，主要来自经皮冠状动脉介入的经验，临床上常规服用阿司匹林100mg，每天1次，和氯吡格雷75mg，每天1次，术前2～3天开始，术后维持1～3个月，术中经动脉用普通肝素50～75mg。接受肾动脉介入术的患者是否获益于抗血小板治疗及抗凝治疗尚无定论，故需要进一步开展随机临床试验客观判断这些药物用于肾动脉介入是否有益。

（3）抗高血压药物的调整：肾动脉血运重建成功后要停用或减用降压药物，密切观测血压变化，根据血压对介入治疗的反应调整降压药物，达标血压＜140/90mmHg。因肾动脉狭窄已解除，对于有ARB或ACEI类药物适应证的患者可以放心使用。

5.肾动脉介入主要并发症及防治措施　肾动脉介入除了导管介入的一般风险外，本身具有一定的肾脏危险，操作相关的严重并发症有：①肾动脉栓塞；②肾动脉破裂；③肾动脉穿孔；④肾动脉夹层。在肾动脉介入病例流量大且有经验的医学中心，与肾动脉PTA/支架相关的总的并发症发生率 <10%，严重并发症发生率 <3%。肾动脉血运重建成功后肾功能损害加重的主要原因有：对比剂诱发的肾毒性、操作过程中发生的胆固醇栓塞及血容量不足等因素，这些潜在的并发症，尤其对于已存在肾功能不全的患者明显有害，常常是临床医生作出肾动脉血运重建决定的主要顾虑，也是介入术者面临的重大挑战。因此，在严格把握肾动脉介入的适应证后，防范介入对肾脏的直接损害，提高手术成功率，是保证肾动脉支架术疗效的核心。通过严格规范肾动脉介入术者的准入制度，提高团队的围术期治疗经验，有可能克服这些不利因素，进一步提高经皮介入的疗效。

6. 肾动脉介入术后再狭窄的问题　肾动脉介入术后再狭窄是影响介入疗效的重要问题，肾动脉介入术后再狭窄判定标准：①术后血压显著下降，但逐步回升，舒张压上升 >15mmHg，或至术前水平。②肾动脉彩色多普勒或 CT 血管造影提示介入部位管腔直径狭窄大于 50%。③肾动脉造影证实介入部位管腔直径狭窄程度大于 50%。达到①和②标准可临床判定，达到①和③标准可确诊。

2 个综合分析表明，肾动脉支架后 1 年平均再狭窄率为 16% 和 17%，在一些有经验的中心，再狭窄率低于 15%。支架术后再狭窄主要与植入部位所能获得最大直径及晚期管腔丢失有关，支架后最小腔径越大，则再狭窄可能性越小，短支架的再狭窄率明显低于长支架。支架的结构与材质对再狭窄率也可能有一定影响。药物涂层肾动脉支架目前的研究未能证明有助于预防再狭窄。对于支架内再狭窄的优化治疗，目前尚无统一的意见，临床上多采用再次球囊成形或再植入支架处理，也有报道用切割球囊或放射治疗，但未见明显益处。

7. 肾动脉介入对血压和肾功能的影响　需要注意的是，多数ARVD 患者（尤其是老年患者）往往长期有原发性高血压合并动脉粥样硬化，随后逐步发展为肾动脉狭窄，因此肾动脉血运重建虽然纠正了肾动脉狭窄，消除了肾血管性高血压，但治愈高血压少见。多数文献结果表明，血运重建成功后血压易于控制，所需降压药明显减少，但治愈率一般 <15%，部分患者甚至无效。这可能是长期高血压已经导致了肾实质损害或狭窄没有功能意义。如果介入的入选标准定在肾动脉直径狭窄 ≥50%，可能包括部分没有血流动力学意义的狭窄（50%～70%），肾动脉支架术不但无效，而且要承担介入治疗本身的风险。目前已认识到，以控制高血压为目的的肾动脉支架术，入选患者要满足 2 个关键点：①肾动脉狭窄 ≥70%，且能证明狭窄与高血压存在因果关系；②顽固性高血压或不用降压药高血压达 3 级水平。

已发表的许多文献表明,对于 ARVD 人群,如以肾功能变化作为主要终点事件进行药物治疗或血运重建的随机临床研究,其结果往往是中性的。ARVD 患者有多种原因可引起肾功能损害加重,如:长期高血压、患肾低灌注、胆固醇栓塞、糖尿病、造影剂肾毒性等。因此,期望通过肾动脉血运重建来彻底改善肾功能是不现实的。已有一些研究表明:严重肾动脉狭窄,尤其双侧或单功能肾的肾动脉严重狭窄所致的缺血性肾病患者,如果肾功能进行性恶化,则肾动脉血运重建可能获益最大;而肾功能正常或稳定的患者血运重建后的肾功能是否获益不确定。因为除了血运重建改善缺血的益处外,肾动脉介入本身有具有一定的肾脏损害危险,主要是对比剂肾毒性及操作过程中发生胆固醇栓塞,因此有些病例虽然血运重建成功,但肾功能无改善甚至恶化,这种并发症虽不多见,但不像肾动脉狭窄的自发进展,它在血运重建术后立即发生。因此,我们可以推测,以改善肾功能不全为目的的肾动脉支架术,需要满足 2 个关键点:①病例入选要严格,即双侧或单功能肾的肾动脉严重狭窄(≥70%)所致的缺血性肾病,残余足够多的有功能的肾小球。②从事肾动脉介入的治疗团队富有经验,能有效防范介入对肾脏直接损害。

【小结】

严格把握肾动脉介入的适应证,防范介入对肾脏的直接损害,提高手术成功率,是保证肾动脉支架术疗效的核心。通过严格规范肾动脉介入术者的准入制度,提高团队的围术期治疗经验,有可能明显降低肾动脉介入的并发症,进一步提高疗效。需要强调的是,RVD 首先要明确病因,对于非动脉粥样硬化性肾动脉狭窄,PTA 是首选,肾动脉支架是补救手段;而对于动脉粥样硬化性肾动脉狭窄,肾动脉支架术成功并不意味着动脉粥样硬化进程的终止,积极控制危险因素,如降脂治疗、降糖治疗、降压治疗及阿司匹林等对防止全身动脉粥样硬化发展有深远的影响,对预防心血管并发症有重大意义,应予以高度重视。

五、问题与展望

由于最近的一项较大样本的随机临床研究(ASTRAL),仍然没有证明肾动脉支架术联合药物治疗的效果优于单纯药物治疗,所以对 ARVD 患者进行肾动脉支架术是否有益的问题又成为临床焦点。这一研究结果对 ARVD 患者进行肾动脉支架术的有效性提出了挑战,但国际上对该研究的方法学及结果有许多批评意见,主要质疑是:①平均每个中心每年入选肾动脉支架术患者不到 1 例,支架技术成功率低(88%),术者明显缺乏介入治疗经验和资质。②该研究的设计时间在2000年前,入选标准太宽,大部分病例的肾动脉狭窄不能肯定是否有功能意义。③近年来在患者多、入选标准严格的医疗中心采用肾动脉支架术治疗ARVD患者的非随机研究结果明显优于ASTRAL的支架治疗组。因此,ASTRAL研究的结论显然只能局限于该研究的人群,不能随意延伸覆盖所有ARVD人群,仍需要设计及执行更好的随机临床研究予以验证。目前临床上还需要进一步解决的问题是:①如何术前识别哪些RVH患者血运重建治疗无效,以避免不必要的手术;②对于需要血运重建治疗的RVH患者,如何进一步提高手术成功率和远期预后。以上RVH诊治中遇到的问题均是目前国际上这一领域的研究热点,亟待解决。

(蒋雄京)

第54章 高血压危象

一、引 言

高血压危象(hypertensive crisis)包括高血压急症和亚急症。JNC-7定义,高血压急症指血压明显升高(>180/120mmHg)伴即将发生或进行性靶器官如心脏、脑、肾脏、血管、眼底等损害,临床上表现多样,如高血压脑病、急性心肌梗死、不稳定型心绞痛、急性心力衰竭伴、肺水肿、子痫、脑卒中、头部外伤、致命性动脉出血或主动脉夹层等。需要立即进行降压治疗(不一定降至正常)以防止或减少靶器官损害,需住院和进行胃肠外药物治疗。高血压亚急症指血压显著升高但不伴进行性靶器官损害,通常不需住院,但应立即进行口服抗高血压药联合治疗,逐渐将血压降至安全水平。应仔细评估、监测高血压导致的心肾损害并明确导致高血压的可能原因如睡眠呼吸暂停、药物导致或药物相关、慢性肾脏疾病、原发性醛固酮增多症、肾血管疾病、长期激素治疗和库欣综合征、嗜铬细胞瘤、主动脉缩窄、甲状腺或甲状旁腺疾病、滥用药物、应用免疫抑制剂、人类免疫缺陷等。长期不能有效控制的慢性高血压患者也可发生高血压危象。

高血压危象患病率在不同的研究中变化较大,在美国,影响成人高血压的近1%,约占急诊患者的3.2%。另有研究提示,高血压急症的患者可能占急症患者的1%,促使发生高血压危象的因素包括肾脏损害、心力衰竭、脑血管事件、多种药物治疗、顺应性差等病史,社会经济因素包括缺乏基本医疗服务、医疗保险,吸烟等,研究显示,高血压危象的多数患者是既往已知的高血压患者未能坚持药物治疗者。

目前,关于高血压危象的临床试验存在以下问题:①样本例数过少,不足以说明问题。②尚无任何一项研究使用发病率或病死率作为一级终点,这些试验多是以血压控制,顺从性为终点。③关于高血压急症,亚急症以及靶血压的定义存在较大差异。④所报道的副作用不一致,难以进行比较。因此,目前尚无将发病率和病死率作为研究终点的有关高血压急症的循证医学研究结果指导临床实践,相关研究多聚焦在比较抗高血压药物效应、血压控制本身或治疗的顺应性方面。高血压危象尽管只占高血压患者中的一小部分,但具有重要临床意义,如得不到及时和适当的治疗将严重影响患者的预后甚至危及其生命。

二、临 床 表 现

如上所述,高血压危象包括高血压急症和亚急症,其临床表现复杂多样,主要表现为发作时累及的靶器官损伤(表54-1)的表现。国外资料显示,高血压危象占内科急症的27.5%,中枢神经系统并发症最常见,包括脑梗死(24.5%),脑病(16.3%),颅内或蛛网膜下腔出血(4.5%);其次是心血管系统,包括急性心力衰竭和肺水肿(36.8%),急性心肌梗死或不稳定型心绞痛(12%),主动脉夹层(2%),子痫(4.5%)。以下为临床上较为常见的高血压急症。

【高血压脑病】

既往血压正常或高血压患者动脉压突然增高超过脑血流自动调节的范围。其病理生理机制是平均动脉压增高(超过脑血流的自动调节能力)→脑的高灌注→脑血管扩张,渗透性增强→脑水肿。通常表现为重度增高的血压(血压近期增高更有诊断意义),神志改变,视神经乳头水肿。其诊断应排除其他脑血管疾病。如果随着血压的下降,中枢神经系统功能改善,将证实这一诊断。高血压脑病多见于既往血压正常的个体血压突然增高,例如急性肾小球肾炎、子痫患者。慢性高血压患者通常有一个血压逐渐增高的过程,脑的压力-灌注曲线右移,从而脑的代偿功能失调,导致高血压脑病,后者较少见。

【急性脑卒中】

急性缺血性和出血性卒中均可伴重度血压升高,可能由既往高血压引起,也可能急性脑卒中时升高的颅内压和疾病导致的痛苦、恐惧等情况使患者在原有高血压的基础上病情加重。血压突然急

表 54-1　高血压急症

脑血管疾病

    高血压脑病

    脑梗死伴重度高血压

    颅内出血

    蛛网膜下腔出血

    头部创伤

心脏疾病

    急性主动脉夹层

    急性左心衰竭

    急性心肌梗死

    冠状动脉旁路移植术后

肾脏疾病

    急性肾小球肾炎

    肾血管性高血压

    胶原血管疾病所致肾脏危象

    肾移植后重度高血压

血液循环中儿茶酚胺过高

    嗜铬细胞瘤危象

    食物或药物与单胺氧化酶抑制剂的相互作用

    服用拟交感神经药物（可卡因）

    突然停用降压药物后的反弹性高血压

    脊髓损伤后自主反射亢进

子痫

外科情况

    需即刻手术的重度高血压

    术后高血压

    术后血管缝线处出血

重度烧伤

重度鼻出血

血栓性血小板减少性紫癜

剧升高也是急性脑卒中尤其出血性脑卒中的诱发因素。表现为卒中的各种临床表现和重度高血压。

【主动脉夹层】

大多数情况下,主动脉夹层是由于动脉壁内膜撕裂造成,通常发生于主动脉瓣上方主动脉弓部或升主动脉远端或降主动脉近端。其易患因素包括重度增高的血压,主动脉扩张以及结缔组织疾患,如马方综合征等。最常见的病理改变是主动脉中层囊性坏死。根据位置进行分型,包括 Stanford A 型和 Stanford B 型。前者即升主动脉逆行撕裂,引起主动脉瓣环扩张,主动脉瓣反流,夹层还可扩展入心包,引起血性心包积液,心脏压塞。后者是指夹层发生于锁骨下动脉以远。夹层分离在主动脉腔内形成假腔,可能延伸到腹主动脉,甚至阻塞分支动脉,引起肾动脉狭窄等并发症。其临床症状非特异性,应仔细与急性心肌梗死、心包炎、肺栓塞、急腹症鉴别诊断,以免耽误治疗。

【急性肺水肿】

血压重度增高,心脏后负荷增加,引发一系列病理生理机制,包括心肌缺血,左室收缩、舒张功能不全。主要特征是肺静脉、左房压力增高引起肺泡内液体积聚,表明左右心腔短暂而严重的血流不匹配。重度高血压但无症状者右心导管检查显示肺动脉和毛细血管的压力均低于肺泡内液体渗出的压力界限。血浆心房钠尿肽水平增高。左心室显著肥厚,舒张充盈功能受损,左房和肺静脉的压力增高,以达到正常的心排血量。

【高血压合并急性冠脉综合征】

急性心肌梗死或不稳定型心绞痛可能伴发高血压,这种情况可以由于既往的高血压引起,也可由于疼痛引起血压增高。正确的诊断取决于仔细询问病史和心电图结果判定。

其他常见高血压危象的临床表现详见各有关章节。

三、辅助检查及评估

高血压危象时用于诊断和判定预后的辅助检查手段和方法取决于其临床情况。基本实验室检查应包括血生化化验检查是否存在可能致心律失常的低钾血症或低镁血症,同时检查肝、肾功能,血细胞计数,尿液分析等,以判断靶器官功能情况等。心电图检查评价冠状动脉缺血或左心室肥厚情况;对于伴胸痛或气短的患者行胸部 X 影像检查是否存在肺水肿等情况;对于神经系统检查有异常发现或存在精神状态改变的患者应行头部的 CT 或 MRI 检查。

急性主动脉夹层的诊断取决于临床疑诊结合适当的影像学检

查。CT 检查是第一选择；经胸超声心动图（TTE）也是一项有意义的检查，但是敏感率低；经食管超声检查（TEE）对于检测、鉴别近端或远端夹层，敏感性较高，并且可以在血压被控制后床旁进行。MRI 也是一项准确的检查，但是其检查时间长，并且不能进行急诊检查。各项影像学检查的敏感性、特异性列于表 54-2。其他常见高血压危象的辅助检查可见于各有关章节。

表 54-2　诊断主动脉夹层的影像学检查的敏感性和特异性

影像方法	敏感性	特异性
TEE	98%	77%
TTE	53%	83%
CT	94%	87%
MRI	98%	98%

四、管理和治疗

一旦发生高血压危象，立即开始治疗，而不是花费时间追究病因诊断；如果实施快速、恰当的治疗，可有效控制高血压危象的并发症的发生。早期，建立适当的治疗策略，减少心血管疾病的发病率和病死率。初始目标是降低血压，减少急性靶器官损害的危险性，血压降低的幅度根据患者的临床情况而定，JNC-7 推荐，数分钟至 1 小时内，MAP 降低 20%～25%；2～6 小时血压降至 160/（100～110）mmHg；24～48 小时将血压降至正常。急性主动脉夹层时建议应更为快速地降低血压。上述广泛应用的治疗目标主要建立在专家意见而非随机对照试验的基础上。积极治疗的同时，严密监测患者血压及病情变化，同时进一步明确诊断，监测、稳定、逆转靶器官损害。

在决定治疗策略时，应首先对高血压危象进行分层。血压重度增高伴急性靶器官损害（高血压急症）；血压重度增高不伴有急性靶器官损害者（高血压亚急症）则分为二层，其一，血压重度增高伴有迅速发生进行性靶器官损害的高危因素，高危因素，即靶器官损害的既往史，例如充血性心力衰竭，不稳定型心绞痛，卒中，肾功能不全等。其二，血压重度增高不伴有迅速发生进行性靶器官损害的高危因素，这种情况可见于慢性高血压患者未坚持治疗或者伴发一些可逆病因，如焦虑，疼痛，使用药物，饮食改变等。对于前者应更加密切监测病情变化，防止进行性靶器官损害的发生。

【中枢神经系统急症】
大多数高血压急症的患者需立即降压治疗。但是伴有中枢神经系统急症者例外,在这种情况下,迅速降压会减少脑血流,弊大于利。高血压脑血管系统急症包括高血压脑病、缺血、出血。了解脑血管系统生理有利于制订临床决策。脑灌注压＝平均动脉压－颅内压。脑血流的维持依靠脑血管的舒缩。当平均动脉压升高或降低25%时,以及颅内压增高或脑损伤,脑血流的自动调节功能丧失。

1. 高血压脑病　治疗上是降低血压,恢复脑血流的自动调节,但应避免血压骤降,以免引起脑缺血。用药时,应避免使用引起神经系统改变(嗜睡、镇静等)的药物,影响临床判断。静脉应用硝普钠是合适的选择,静脉应用拉贝洛尔和尼卡地平也可以降低血压但不是合适的选择。一旦血压降至合适范围(例如,舒张压降至95～110mmHg),可以改为口服用药。高血压脑病可在数小时到数天完全恢复。

2. 高血压合并急性卒中　慢性高血压患者的血压水平和卒中之间存在线性相关。而且,急性卒中,尤其是累及血管舒缩中枢的卒中将进一步增高血压。脑出血与严重的高血压相关,脑出血时的血压控制存在矛盾,须权衡降压治疗减少出血的益处和进一步加重由于颅内高压脑灌注障碍减少的脑血流。目前指南建议,收缩压＞200mmHg或平均动脉压MAP＞150mmHg时,考虑积极的血压控制,收缩压＞180mmHg或MAP＞130mmHg时,考虑血压控制,虽然确切的目标血压和治疗持续时间尚不清楚,但积极血压控制的临床益处是显而易见的。高血压患者卒中80%～85%是缺血性卒中,并且通常伴随着其他危险因素,如夜间血压无明显下降,吸烟,颈动脉,椎动脉或主动脉弓的粥样硬化性病变、房颤等。短暂性脑缺血发作通常与高血压相关,其易患因素与缺血性卒中相同。因此短暂性脑缺血发作应视为需要更加积极降压治疗的警示信号。80%以上缺血性卒中患者伴有血压增高,而且在卒中后4天内血压自发下降致卒中前的水平,过度降低血压会使梗死周边的缺血区进展为梗死。AHA/ASA指南推荐降压治疗仅适用于当缺血性卒中伴严重的高血压[收缩压＞220mmHg和(或)舒张压＞120mmHg]而不适合接受rt-PA溶栓的患者,平均动脉压降低不宜超过15%,24小时内舒张压降低不宜低于110mmHg。下列情况例外:①应用t-PA溶栓后,血压应低于185/110mmHg;②并发急性心肌梗死,心力衰竭,主动脉夹层。VA Cooperative Trial显示,舒张压介于115～130mmHg之间的患者无论其接受安慰剂或抗高血压治疗,在最初3个月内无不良事件发生,该试验结果支持上述治疗策略。有关急性脑卒中早期积极降压治疗的益处尚需大规模临床试验验证。急诊科医生诊治卒中患者时,采用任何血压控制措施前应请脑卒中专家会诊指导治疗。

高血压脑血管系统急症控制血压通常应选择胃肠外给药，其半衰期短，容易控制给药速度和剂量。当颅内压增高时，选用艾司洛尔，拉贝洛尔。局灶性脑损伤的患者慎用硝普钠。钙通道拮抗剂可导致颅内压增高，因此不适用于脑损伤的患者。

脑卒中恢复期及陈旧性脑卒中患者，应严格控制血压在正常水平，预防再发。

【主动脉夹层】

所有高血压急症中，急性主动脉夹层是最紧急的临床情况，几小时内病死率最高，治疗的血流动力学目标是降压、减小主动脉内压力变化率（dp/dt）和减慢心率。收缩压应迅速（几分钟内）降到100～120mmHg 以防止夹层延展。用药的选择，静脉应用硝普钠联合使用 β 受体阻断药，如艾司洛尔，同时可以应用吗啡等对症治疗。静脉用药的同时，加用口服降压药物，将血压降至维持重要生命器官灌注的最低水平，如 100～110/60～70mmHg，心率控制在约 60 次 / 分或以下。A 型夹层，患者生命体征稳定后立即手术治疗。B 型夹层，通常药物治疗为一线治疗，但是当并发缺血并发症时，应该行手术治疗。对 B 型夹层而言，根据夹层累及范围等情况，可考虑选择带膜支架置入介入治疗。

【急性肺水肿】

高血压并发急性肺水肿的治疗目标是：①降低左室前后负荷；②缓解心肌缺血；③清除肺泡液体，充足的通气量。通常的治疗步骤是，呼气末正压面罩给氧，必要时行气管插管，并静脉注射快速起效的襻利尿药进行利尿治疗。如果同时并发严重的肾衰竭，则应进行血液透析，排出过多的液体，减轻高容量状态。静脉应用吗啡可以减轻前负荷，缓解缺氧，从而改善临床状况。同时应选用合适的降压药，静脉应用硝酸甘油非常有效，因为它既可以减轻心脏前负荷，又可以扩张冠状动脉缓解心肌缺血。也可以选用硝普钠，同时减轻心脏前后负荷，但是伴有肾衰竭的患者，应注意监测血硫氰酸盐的浓度，避免氰化物中毒。其他血管扩张药，如肼屈嗪，短效二氢吡啶类钙通道阻滞药，也可以降低后负荷，但它们可以激活交感神经系统，刺激肾素释放，抵消一部分其降低血管阻力的作用，此类药物尚未进行过系统研究。

【高血压合并急性冠脉综合征】

合并高血压的急性心肌梗死的治疗与常规治疗方案不同，因为在这种情况下，溶栓治疗引起出血的危险性增加，入院时 SBP>165mmHg 或 DBP＞95mmHg，溶栓治疗颅内出血的危险性增加 2 倍。血压 > 180/110mmHg 是溶栓治疗的禁忌证。可以进行急诊 PCI，以挽救存活心肌。静脉应用硝酸甘油可改善冠脉灌注和降低前负荷，可以较快降低血压，此外可以合用β受体阻断药降低心率和血压。高血压合并急性胸痛但是心电图无梗死或缺血的证据，这种情况较为常见，可以合用硝酸甘油和β受体阻断药。

【其他临床情况】

高儿茶酚胺状态通常发生在短效交感神经拮抗剂治疗中突然撤药、嗜铬细胞瘤患者、单胺氧化酶抑制剂治疗期间使用拟交感药物，如可卡因、酚苄明等，如患者漏服交感神经拮抗剂所致，给予相应药物即可使血压得以控制。如果不能使血压得到适当控制，或其他情况导致的高儿茶酚胺状态，建议给予α受体阻断药治疗，如静脉使用酚妥拉明，硝普钠也可使用，但前者更为特异，并通常合用β受体阻断药控制心动过速。禁忌单独使用β受体阻断药，因其加剧血压进一步升高。

乙醇戒断综合征可能伴随重度增高的血压，心动过速（有或无心律失常）和烦躁不安表明患者处于高肾上腺素状态，这是高血压的基础。其神经系统改变可能是高血压脑病所致。乙醇戒断综合征治疗包括维生素B₁和苯二氮䓬类药物。加用β受体阻断药或可乐定可以降低血压，改善临床状况。如需要胃肠外给药，拉贝洛尔是合适的选择。

急性肾脏疾病（肾小球肾炎或急性肾衰）通常伴有高血压，血压可以轻到重度增高。其治疗措施包括原发病的治疗及控制血压。

【药物选择注意事项】

1. ACEI 评估RAS系统在病因中的作用，口服卡托普利或静脉应用依那普利的作用高峰时间是30～60分钟。降压效果明显，说明其发病与RAS相关，常见形式是恶性高血压。在急性肺水肿，急性冠脉综合征患者中也应首选这类药。如果初始用药后，血压未下降，不支持肾素依赖性机制，应换药。在子痫、先兆子痫患者ACEI是禁忌证。

2. α₁肾上腺素受体阻断药 在嗜铬细胞瘤及低肾素型高血压患者中该类药物有效。特拉唑嗪起效时间大约1小时，静脉制剂酚妥拉明立即起效。降压效果明显说明其发病与α肾上腺素受体介导的血管收缩有关，对嗜铬细胞瘤的诊断提供线索。

3. 利尿药 盐敏感性、容量依赖性高血压患者，应用利尿药可以降低血压。心衰、肾衰时应早期应用该类药物。襻利尿药在30～60分钟内起效，20～40mg静脉推注，可以增加剂量直到出现利尿效果。对利尿药无效的氮质血症患者应进行透析治疗。

4. 中枢α₂受体兴奋剂 可乐定、胍法辛或甲基多巴突然停药可以引起撤药综合征，表现为烦躁不安，严重头痛，流涎，恶心，失眠，血压增高，心率增快。这些症状和体征与嗜铬细胞瘤相似，重新使用原药或合用 α 和 β 肾上腺素受体阻断药可以缓解症状，如果需要胃肠外给药，拉贝洛尔或酚妥拉明和艾司洛尔合用是合适的选择。

5. α₁ 和非选择性 β 肾上腺素受体阻断药 在高血压危象的治疗中，拉贝洛尔和艾司洛尔是快速、有效的静脉制剂，前者尚可以口服。

6. 硝普钠 通常被推荐为高血压危象的一线用药，但是应注意以下几点：

（1）在治疗过程中，血压降至安全靶水平以下。可以发生于容量不足；血管减压反射；同时合用其他降压药物；并发心肌缺血或脑缺血。即使是短暂的低血压状态也会产生严重后果。

（2）硝普钠增强压力感受器的敏感性，引起心动过速。RAAS 激活（血管收缩，钠潴留）会使其抗高血压作用减弱。

（3）硝普钠的应用会延缓口服抗高血压药的选择。合并使用硝普钠和其他降压药会引起血流动力学不稳定。

（4）硝普钠的毒性作用。当营养不良，应用利尿药，外科手术，滴注速度过快容易发生氰化物中毒。不论总计剂量，滴注速度，如果患者出现中枢神经系统功能紊乱，心血管不稳定，乳酸酸中毒，就应考虑氰化物中毒。治疗包括应用维生素 B_{12} 和硫代硫酸盐。

总之，控制高血压急症，应逐渐平稳降压、小心监护、个体化治疗，稳定临床情况，减少治疗并发症（低血压、缺血性脑损害）的发生；病情稳定后，检查、寻找导致危险性血压升高的原因；制订长期、定期的门诊密切随访计划，预防复发，且治疗严重高血压的并发症非常昂贵，因此无论从显著改善预后还是从药物经济学观点来看，预防高血压急症比治疗更有意义。

（党爱民）

第55章 高血压与靶器官

高血压可以引起血流动力学，循环系统神经调节，血浆容量，血液黏滞度的异常变化和血管重塑，从而导致心、脑、肾、眼底以及大小动脉等靶器官的损害，产生高血压并发症。

高血压与左室肥厚：左室肥厚（left ventricular hypertrophy, LVH）是高血压最早、最常见的心脏并发症。非高血压者 LVH 的发生率仅为 1%～9%，而高血压患者 LVH 的发生率可高达 25%～30%。

高血压与脑卒中：在我国脑卒中是主要的病残与死亡的原因，1990 年 Macmahan 等对 7 个大规模前瞻性人群随访观察研究进行荟萃分析发现：脑卒中患者中高血压占 50%～60%，且血压越高脑卒中发生率越高。

高血压与肾脏：良性高血压持续 5～10 年病理即可发现肾动脉病变（肾小动脉硬化、肾小动脉玻璃样变），其后可并发肾实质损害，一般而言，高血压需持续存在 10～15 年才会出现肾损害临床表现。

高血压与眼底改变：高血压引起的眼底改变主要表现为眼底的动脉硬化，视网膜出血及渗出，其病变程度与高血压病情有关。高血压早期视网膜动脉正常或轻度狭窄，中期视网膜动脉发生硬化，到了晚期视网膜动脉硬化则更加明显，并可出现渗出、出血和视神经乳头水肿。高血压的眼底视网膜改变不仅反映高血压患者其他脏器受损情况，其动脉硬化程度尚能提示高血压时限，当有明显视网膜病变，尤其已发生视神经乳头水肿时，常伴有心脑肾等靶器官的不同程度损害。

一、高血压左室肥厚

高血压引起的左室肥厚（left ventricular hypertrophy, LVH）是心肌对后负荷增加的代偿反应，可导致左室收缩舒张功能相继减退，同时可降低冠状动脉的储备能力，加速冠状动脉粥样硬化过程，其结果可导致心绞痛、心肌梗死、心律失常、心力衰竭等。LVH 的患病率受血压、肥胖、性别影响，并随年龄的增长而增加（30 岁以下患病率约 6%，≥70 岁患病率约 43%）。LVH 患者的心血管发病率、病死率及全病因死亡较心室质量正常的患者高 2～4 倍。研究表明，高血压 LVH 是心血管并发症的独立危险因素，在高血压患者的靶器官损害和其他危险因素中，左室质量的增加是最严重的危险因素。

【发生机制】

高血压性左室肥厚的发生机制尚不十分清楚，大多数研究表明与血流动力学、神经体液调节、基因、体重因素、胰岛素抵抗等多层次的因素相关，其中交感神经系统活性增强是高血压导致左室肥厚的始动因素。近年来有许多研究表明，盐摄入在 LVH 的发展过程中有重要意义，但具体机制还不太清楚。

1. 血流动力学因素　压力和容量负荷：高血压时，周围血管阻力增加，心脏压力负荷过重，刺激心肌蛋白合成，心肌细胞体积增大，肌节增多，伴间质增生，导致心室壁增厚，出现向心性肥厚。

除力学机制外，压力负荷还可以通过神经体液机制介导心肌肥厚。已有动物实验研究发现，压力负荷可引起心肌组织中血管紧张素原及血管紧张素转化酶 mRNA 表达增加，并使正常存在心肌组织中的细胞因子、生长因子从无活性状态游离出来，或从细胞内释放，或表达上升，而这些因子是致心肌肥厚的细胞外触发信号因子。

高血压患者同时存在容量超负荷，使舒张期室壁与肌节应激增高，心肌细胞内肌节增多，肌节以串联方式相连，肌细胞长度增加。按 Frank-Starling 定律，舒张期心肌纤维长度增加，必然引起心肌收缩力的增加，故扩张也可导致肥厚，表现为室腔扩大，出现离心性肥厚。

2. 动态血压变异　正常人体血压生理性昼夜变化表现为上午高于下午，前半夜高于后半夜，白昼高于夜间，24 小时血压曲线呈双峰一谷的长柄勺型，这种变化有助于保护血管的结构与功能。

（1）大多数轻至中度高血压患者 24 小时血压变化与正常人相似，血压水平高者波动幅度大。

（2）24 小时收缩压、舒张压及夜间血压与高血压患者的左室重量指数密切相关，且关联性优于诊室血压。

（3）高血压患者动态血压变化表现为昼夜节律消失及夜间血压上升者易发 LVH 且程度重。

3. 动脉结构和阻力　阻力血管结构的改变，动脉中层的增厚在维持血压持续升高上具有重要意义，随着年龄的增长，人体动脉血管壁的内膜及中层增厚，胶原蛋白、脂质钙的含量增加，使大动脉扩张屈曲，伸展性和弹性降低，小动脉管腔变窄，外周阻力增高，导致左室肥厚。

4. 非血流动力学因素　非血流动力学因素在高血压性 LVH 的发生发展上起重要作用，肾素、血管紧张素 Ⅱ（AngⅡ）、去甲肾上腺素（NE）、醛固酮、内皮素、甲状腺激素等多种血管活性物质及生长因子均参与介导这一过程。NE 通过兴奋 α 受体使心肌细胞表达增加，蛋白质合成增加，心肌细胞发生肥大；NE 还通过兴奋 β 受体使心肌收缩增强，心率加快，增加 cAMP 生成和糖原合成，这些效应均能促进心肌细胞肥大。另一方面，缓激肽、前列腺素、NO 能够增加胶原降解。两方面调节因素作用的失衡导致心肌肥厚的发生。

【病理改变】

LVH 是心肌细胞肥大所致的心脏扩大和左室重量增加，根据左室重量以及左室壁 / 心室腔内径比值（相对室壁厚度），高血压所致的 LVH 大致可分为四种几何构型：

（1）向心型肥厚：左室质量和室壁厚度都增加。

（2）离心型肥厚：左室质量增加，左室壁厚度相对正常，此时心室腔扩大，左心功能明显受影响，故高血压晚期出现心力衰竭时皆属此型。

（3）向心型重塑：左室质量正常，左室壁厚度相对增加。

（4）左室几何构型基本正常。

【病理生理】

LVH 的持续存在，导致心脏结构功能的改变，引起相应的病理生理变化，不同程度影响心功能，同时增加了心血管并发症的危险。

1. 舒张功能障碍　左室肥厚早期即可出现舒张功能障碍，表现为左室舒张期延长，标准充盈峰速降低，心肌僵硬度增加，弹性及顺应性下降，使舒张期压力 - 容量关系发生改变。在正常情况下的左室容量，由于左室舒张压增高使左室充盈受限发生心力衰竭。荟萃分析显示高血压患者，发生舒张功能障碍者占 11%～83%。

2. 收缩功能障碍　LVH 早期，由于室壁肥厚可使增高的收缩期室壁应力恢复正常，故左室收缩功能正常或略高于正常，随着病情进展心肌收缩功能逐渐减退，收缩力上升的速度和幅度降低，心肌缩短减慢，心室舒张末期容量下降，充盈压、左房压升高，加重舒张功能障碍，出现心力衰竭。左室肥厚发展至晚期，即使在正常血压状态下左室射血分数降低，表现收缩功能降低。

3. 心肌缺血　血压长期升高促使冠状动脉硬化的发生，动脉硬化使舒张压下降，可导致冠脉血流灌注减少，同时收缩压升高使心室后负荷增加、心肌肥厚以及左室射血时间的延长，均能使心肌耗氧量增加，而冠脉血管床不能随心肌重量增加而按比例增加供氧，所以高血压并发左室肥厚患者冠脉储备功能不同程度下降，引起或加重心肌缺血。

4. 室性心律失常　心肌肥厚与心律失常关系密切，心电图左室肥厚的高血压患者中，20% 有发作性室性心律失常，而 ECG 上无左室肥厚者发生率仅为 8%。其发生机制为：①肥厚心肌细胞动作电位时限延长，传导速度减慢，相邻细胞间不应期存在差异，兴奋性恢复不一致；②左室肥厚时冠脉储备能力下降，心肌细胞因缺血电生理特性发生改变，产生异位搏动；③左室肥厚患者交感神经系统活性增强，也可诱发室性期前收缩。

【高血压 LVH 的诊断】

1. 心电图（ECG）　简便易行，它是 Framingham 研究诊断 LVH 的主要手段，其特异性高，但敏感性低，可出现假阳性，心电图上出现 LVH 的特征，通常表明 LVH 已发展到了相当重的程度。2009 年欧洲高血压指南管理再评价时提出心电图应作为所有高血压患者的常规检查。

左室高血压的心电图改变：

（1）$Sv_1 + Rv_5$ 或 $Sv_2 + Rv_6 > 3.5mV$（女）或 $4.0mV$（男），$R_I > 1.5mV$，$R_{aVL} > 1.2mV$，$R_{aVF} > 2.0mV$。

（2）电轴左偏 < 30°。

（3）QRS 总时间 > 0.10 秒（一般不超过 0.11 秒）。

（4）ST-T 改变，R 波为主的导联中，T 波低平，双向成倒置，同时伴有 ST 段呈缺血型压低 0.05mV 以上。

（5）此壁导联出现下斜型 ST 段压低伴有 T 波对称性倒置，是严重左室劳损的证据。

近年来有前瞻性研究发现，aVL 导联 R 波电压与左室质量（left ventricular mass，LVM）之间密切相关，而且 R 波电压增高 0.1mV 可以使心血管事件发生的风险上升 9%。

2. 超声心动图 UCG 用于临床以来，使诊断 LVH 的阳性率大大提高。成年人 UCG 检查 LVH 的患病率 15%～20% 远高于 ECG 患者的患病率 5%。

UCG 测量指标：舒张末期室间隔厚度（IVSTd）；左室后壁厚度（PWTd）；左室舒张末内径（LVIDd）。

计算左室质量（LVM）= $0.8 \times [1.04 \times (IVSTd + LVIDd + PWTd)^3 - LVIDd^3] + 0.6g$。

2007 年，欧洲高血压指南推荐应用左室质量指数（LVM index，LVMI）作为诊断 LVH 的标准，男性正常值 $< 125g/m^2$，女性 $< 110g/m^2$，并将区分向心型肥厚与离心型肥厚的相对室壁厚度临界点定为 0.42。①向心型肥厚：相对室壁厚度 ≥0.42，LVM 增加；②离心型肥厚：相对室壁厚度 < 0.42，LVM 增加；③向心型重塑：相对室壁厚度 ≥0.42，LVM 正常。

3. 磁共振成像（MRI） 是一项敏感性高的判断 LVH 和心脏收缩功能的手段，以软件处理重建的心肌三维成像来计算心肌质量，可使检查结果的误差减到最小，MRI 有可能发展为鉴别纤维化和心肌肥厚的非创伤性方法。

【LVH 治疗原则】

一旦出现 LVH 应及时治疗，使心肌收缩和舒张功能得到改善，自主神经系统活性正常化，降低恶性心律失常的发生，改善冠状动脉储备能力，延缓或预防心绞痛、心肌梗死、脑卒中和心衰的发生，从而降低心血管病的发生率。降低血压可以逆转左室肥厚，治疗持续时间、血压降低的幅度，尤其是 24 小时平均血压的控制都是逆转 LVH 的重要因素，平稳降压，提高血压平滑指数也非常重要。

各种高血压药物逆转 LVH 的机制和效果不同，ACEI、ARB、钙通道拮抗剂,利尿药,β 受体拮抗剂,α 受体阻断药均能使 LVH 逆转。其中以 ACEI 及 ARB 效果最佳,利尿药、β 受体拮抗剂最弱。α 受体阻断药能激活交感神经系统,反而使左室重量增加。

二、高血压与动脉粥样硬化

高血压是增加动脉粥样硬化(atherosclerosis,AS)、血管病变的危险因素之一,据统计,冠状动脉粥样硬化患者 60%～70% 合并高血压,而高血压患者合并冠状动脉粥样硬化者较血压正常者高出 4 倍,且无论收缩压还是舒张压增高都很重要。人群研究证实即使轻度高血压,如持续存在,也容易并发动脉粥样硬化症及缺血性脑病。

高血压引起的动脉粥样硬化多见于冠状动脉,可致心绞痛、心肌梗死,甚至猝死。其次好发于颈动脉与脑底动脉环,产生各种脑血管意外,如短暂性脑缺血发作、脑梗死等。病变累及下肢可见间歇性跛行及肢体坏疽,病变发生在肾动脉可使血压进一步升高,肾功能受损。

【发病机制】

高血压与动脉粥样硬化的形成与发展密切相关,但其发生机制尚未完全阐明。目前研究认为,高血压时血管内皮功能受损是引起动脉粥样硬化的重要环节,同时还可能与高血压时脂代谢、糖代谢、细胞膜功能改变有关。

【病理】

动脉粥样硬化的表现形式千差万别,其基本病变包括脂质点和脂质条纹、粥样和纤维粥样斑块以及复合病变。

1.脂质条纹　是动脉粥样硬化局限于动脉内膜的早期病变,其病变特点是内膜的巨噬细胞和少量平滑肌细胞灶性积聚,细胞内外脂质沉积,从而使肉眼呈现数毫米大小的黄色脂点或长达数厘米的黄色脂肪条纹。其中脂质成分主要是胆固醇和胆固醇酯,还有磷脂、三酰甘油等。由于脂质条纹平坦或稍高出内膜,因此并不阻塞受累动脉,亦不引起临床症状,但它可进一步发展为纤维斑块。

2.纤维斑块　是进行性动脉粥样硬化最具特征的病变。肉眼观察斑块一般呈淡黄色,稍隆起并向动脉管腔内突入或围绕血管分支的开口处,引起管腔狭窄。当斑块体积增大时,可向管壁中膜扩展,破坏管壁的平滑肌纤维和弹力纤维,并代之以结缔组织和新生毛细血管。随着脂质沉积增多,斑块中央基底部可因营养不良发生变性、坏死和崩解。崩解物与脂质混合形成粥样物质,即形成粥样斑块或粥样瘤。

3.复合病变　为严重病变,由纤维斑块发生出血、坏死、溃疡、钙化和附壁血栓所形成。

【辅助检查】

动脉粥样硬化发展到一定程度，尤其是有明显血管狭窄或闭塞，引起相应器官病变时，诊断并不困难，但早期诊断并不容易。常用的检查手段包括动脉造影、CT、MRI、超声、踝肱指数、脉搏波传导速度等。

三、高血压与主动脉夹层

本病 1761 年就有记载，1820 年 Laenee 命名为主动脉夹层动脉瘤，为欧美学者沿用。20 世纪 70 年代以来，有些学者认为动脉夹层血肿（简称动脉夹层）更能反映其实质。这是一种威胁生命的严重血管疾病，属高血压急症。

国外报道本病男性多于女性，男女比约 3 : 1，平均 59 岁。阜外医院曾对 120 例主动脉夹层进行分析，男 : 女 = 2.4 : 1，平均发病年龄为 46.2 岁，好发于 50～70 岁。

【病因】

高血压和主动脉中层疾病是主动脉夹层最重要的两个发病因素。

1. 高血压　70%～80% 主动脉夹层是由于高血压所致。夹层患者的尸检病理提示有高血压的病理改变，如左心室明显增厚或有肾动脉硬化者占 90%。长期严重高血压患者并发主动脉夹层发生率高，阜外医院对 50 例主动脉夹层的分析示：高血压的病史平均达 12 年之久，高血压可使主动脉壁长期处于应激状态，弹力纤维常发生囊性变性或坏死，导致夹层形成。在各型夹层中，以Ⅲ型夹层合并高血压者最常见，约占 88%，而以Ⅱ型伴有高血压者最少见。

2. 结缔组织疾病　常见于马方综合征，由于结缔组织病变使主动脉壁变薄，易于受损，可较早触发主动脉夹层，约占主动脉夹层发病率的 1/4，仅次于高血压。有人曾对 18 例马方综合征分析发现有 3 例发生主动脉夹层，平均发病年龄为 35 岁。马方综合征是较年轻患者以及非高血压患者发生主动脉夹层的重要病因。

3. 动脉粥样硬化　约 1/4 主动脉夹层患者经造影、手术或病理证实有主动脉粥样硬化，发病年龄大多在 60 岁以上。在老化过程中，主动脉夹层也常发生变化，但程度较轻，血流可经内膜动脉硬化破口进入主动脉壁，形成夹层。阜外医院有 3 例尸检发现夹层破口恰好在动脉粥样硬化斑块处，且大多发生在远端腹主动脉处。

4. 妊娠　40 岁以下女性主动脉夹层患者，约半数见于妊娠期，且常在妊娠 7～9 个月发病，分析原因主要与主动脉中层坏死有关，也可能与妊娠高血压综合征有关。

5. 外伤　严重外伤可引起主动脉夹层局部撕裂，约 14% 主动脉夹层发病与体力劳动有关，身体突然屈伸、旋转、心导管或行体外循环插管操作等也可导致夹层发病。

此外，某些先天性心血管病如先天性主动脉缩窄所致区域性高血压、二叶主动脉瓣、Ehlers-Danlos 综合征、Loeys-Dietz 综合征等，以及某些对结缔组织有毒性作用的食物或药物也可导致本病。

【发病机制】

主动脉夹层的发生主要有两种情况：一种是内膜撕裂后高压血流进入中层；另一种是中层滋养动脉破裂产生血肿，壁内压力升高导致内膜撕裂。内膜撕裂口好发生于主动脉应力最强部位，即主动脉近心端或降主动脉起始端（左锁骨下动脉开口处下方 2～5cm 处），撕裂的长轴常与主动脉长轴相垂直。

1. 主动脉中层黏液样变　主动脉中层黏液样变是发生本病的基础，夹层发病与动脉中层平滑肌细胞（SMC）基因变异有关，细胞代谢的失控，过多代谢产物的堆积，使动脉中层发生黏液样变、弹力纤维断裂、SMC 增生、纤维化、血管退化及凝血性坏死等一系列的组织学变化。

2. 心脏搏动引起主动脉移位　心脏位于胸骨与脊柱之间，心脏向两侧移动，故可引起升动脉和左锁骨下动脉开口处降主动脉产生扭曲和侧面活动。由于主动脉弓活动度大，与相对固定的降主动脉交界处易受扭曲力循环作用，这可能是内膜撕裂多发生在升主动脉近心端与主动脉峡部，并且裂口多为横面的重要原因。

3. 左心室射血对主动脉壁的应力作用　心肌收缩时，左心室射血对主动脉壁的冲击力以升主动脉的近心端与主动脉峡部为最大，随着每次心脏收缩，血液从内膜裂口不断进入主动脉夹层，夹层血肿可逐渐向远端波及，可到达中等动脉部位。因而高血压患者更容易发生。

当内膜撕裂形成夹层后，促使夹层蔓延扩大恶化的因素包括：血压幅度、脉压陡度、血液黏稠度、血液流速及涡流，其中以血压与脉压陡度影响最大。血液冲击力主要与脉压陡度及血压幅度有关，可促使夹层继续发展直到发生夹层破裂，故心脏收缩力与周围血管阻力对病理进程至关重要。

夹层血肿多在内膜与中层内 1/3 和中 1/3 之间层面发展，尤以中层内 2/3 最为严重，可使内膜撕裂达中层，并常止于外 1/3。夹层血肿可顺行或逆行蔓延，若向外破裂可引起大出血、心脏压塞、左侧血胸、纵隔积血、腹膜后出血以及失血性休克，严重者可危及生命，也可向内破入主动脉内形成双通道主动脉，病情可趋稳定。

【分型】

1. De Bakey 分型（图 55-1）　1995 年 De Bakey 等根据夹层的起源与受累的部位将主动脉夹层分为三型，即 De Bakey 分型，为目前最常用的分型方式。

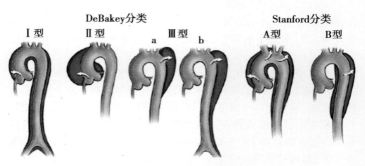

图 55-1　主动脉夹层分型

Ⅰ型：夹层起源于升主动脉，内膜裂口多位于主动脉瓣上 5cm，夹层血肿可顺逆向两端扩展，向近端扩展引起主动脉瓣关闭不全及冠脉阻塞，向远端可扩展至升主动脉弓、胸降主动脉、腹主动脉甚至到达髂动脉部位，贯穿主动脉全程，此型最为多见。

Ⅱ型：内膜破裂口与Ⅰ型相同，夹层血肿仅限于升主动脉，此型多见于马方综合征。

Ⅲ型：病变起源于降主动脉左锁骨下动脉开口远端，内膜裂口多位于主动脉峡部，夹层向两侧扩展。向下扩展到腹主动脉及髂动脉；向上波及主动脉弓，未累及心脏部位，故此型不产生主动脉瓣关闭不全或心脏压塞等严重并发症，预后相对较好，多见于高血压、老年人及主动脉硬化者。该型可进一步分为：Ⅲa 型和Ⅲb 型，前者夹层仅局限于隔上降主动脉，后者仅限于隔下腹主动脉。

2. Stanford 分型　Miller 等根据手术需要有将 De BaKey 分型简化为 AB 两型。

A 型：相当于 De BaKey Ⅰ型及Ⅱ型。

B 型：相当于 De BaKey Ⅲ型。

解剖上根据有无破口又可分为典型与非典型夹层，非典型夹层又称为壁内血肿。

【临床表现】

主动脉夹层的临床表现取决于夹层的部位、范围、程度、主动脉分支受累的情况、有无主动脉瓣关闭不全以及向外破溃等并发症。

根据发病时间可分为急性期、亚急性期、慢性期。发病48小时之内为急性期,48小时至6周内亚急性期,超过6周则进入慢性期。

1. 疼痛　是本病最主要和突出的特征。约90%呈突发胸背部持续性刀割样或撕裂样疼痛,痛苦难耐。疼痛部位对判断病变部位有一定帮助:如仅前胸痛,90%以上在升主动脉,痛在颈、喉、颌或面部也强烈提示升主动脉夹层;若为肩胛间最痛,则90%以上在降主动脉,背、腹或下肢痛也强烈提示降主动脉夹层。少数起病缓慢者疼痛可不显著。

2. 休克与血压变化　1/2～1/3患者有面色苍白,出冷汗及四肢发冷,心率加速,神志改变等休克样表现,但与一般休克不同,血压常常较高,即使血压一度下降,渡过急性期后血压仍会升高,可能与弓降部中动脉阻塞或肾脏缺血及交感活性增强有关。血压下降多见于夹层血肿破溃于空腔脏器,如胸腔、腹腔,可致突然死亡。有高血压者,起病后可因剧痛使血压更加升高。

3. 其他系统损害　夹层可压迫邻近血管或累及主动脉分支,出现相应器官缺血的症状与体征,是主动脉夹层的重要体征,可使临床表现变得错综复杂,应引起高度重视。

(1) 心血管系统

1) 心脏:约半数患者发生主动脉瓣关闭不全,于主动脉瓣听诊区可闻及舒张期杂音,为Stanford A型主动脉夹层的严重并发症。重度主动脉瓣关闭不全可致心力衰竭。其发生机制为:①主动脉根部夹层使瓣环扩张;②主动脉根部一侧发生假腔,假腔使该侧瓣叶明显下移;③瓣叶或瓣环撕脱。A型主动脉夹层累及冠状动脉时还可导致心肌缺血或心肌梗死。

2) 肢体无脉或搏动减弱:约1/4患者近段夹层累及头臂动脉,远端夹层累及降主动脉并延伸到髂动脉及其分支动脉,均可造成肢体无脉或脉搏减弱,主要是因主动脉分支受压或内膜片堵塞开口所致,约20%患者腹部可闻及血管杂音,临床上应注意与大动脉炎或休克相区别。

(2) 神经系统:约40%患者可出现神经系统症状,为夹层累及颈动脉、无名动脉造成脑缺血,患者可有头晕,暂时性晕厥昏迷,精神失常,甚至发生缺血性脑卒中。夹层血肿压迫颈上交感神经节常出现Horner症候群,压迫喉神经引起声带麻痹,声音嘶哑。远端夹层向下延伸到第2腰椎水平,累及脊髓前根动脉,可出现截瘫,大小便失禁。

(3) 呼吸系统:近端夹层血肿有时可压迫支气管可导致支气管痉挛,呼吸困难,夹层破裂到胸腔引起胸腔积血甚至死亡。

（4）消化系统：1/3～1/2 患者出现消化系统症状。多见于降主动脉以远的夹层，由于夹层血肿延伸到肠系膜上动脉开口处，夹层血肿压迫或假腔堵塞动脉开口，导致肠系膜动脉缺血，出现上腹痛、恶心、呕吐等症状，类似急腹症。

（5）泌尿系统：夹层波及肾动脉时可出现腰疼或肾区触痛，部分患者可有血尿。肾动脉急性阻塞可引起急性肾衰或肾血管性高血压，若有原发性高血压，血压可更高。

【辅助检查】

1．ECG 可示左室肥厚劳损改变，病变累及冠状动脉时可出现心肌急性缺血甚至急性心肌梗死改变。

2．X 线 胸部平片检查对主动脉夹层诊断符合率约 67.5%，其中Ⅰ型和Ⅱ型可达 70% 以上，影像表现为：①主动脉弓增宽及外形改变；②纵隔增宽；③主动脉结消失伴气管向右移位；④主动脉弓出现局限性隆起；⑤升主动脉与降主动脉直径比不对称；⑥主动脉增宽，影像内出现内膜外钙化影。

3．超声检查 对诊断升主动脉夹层有重要意义，且易识别心包积血、胸腔积血和主动脉瓣关闭不全等并发症。M 型超声中可见主动脉根部扩大，夹层分离处由主动脉壁正常的单条回声带变成两条分离的回声带。在二维超声中可见主动脉内膜片呈内膜摆动征。

4．CT 为首选检查手段，可显示病变的主动脉扩张，观察主动脉分支受累情况，对发现主动脉内膜钙化要优于 X 线片，还可显示主动脉内撕裂所致内膜瓣，此瓣将主动脉夹层分为真、假两腔（图 55-2）。CT 诊断敏感性可达 100%，特异性可达 98%～99%，对降主动脉各层分离准确性高，而主动脉升、弓段由于动脉扭曲可产生假阳性或假阴性。

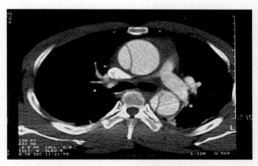

图 55-2　CT 扫描——胸主动脉夹层

5. MRI　能直接显示主动脉夹层的真假腔，并清楚显示内膜撕裂的位置和剥离的内膜片以及血栓，能确定夹层的范围和分型，以及与动脉分支的关系，但不能用于装有起搏器和铁磁性的人工瓣膜患者。

6. 血管造影　在超声、CT 及 MRI 诊断技术问世之前，血管造影曾被认为是诊断主动脉夹层最可靠的方法，其诊断敏感性为 80%，特异性为 95%，但由于为有创性检查，不再作为该病的首选检查。

【实验室检查】

主动脉夹层缺乏特异的生化检查手段，近年来一些国外学者通过对动脉中层组织成分的研究，为该病的诊断提供了潜在可行的实验室检查手段。如肌凝蛋白重链为平滑肌细胞的主要成分之一，在主动脉夹层发生时，内膜撕裂，中层平滑肌细胞受损，肌凝蛋白被释放到血液循环中，肌凝蛋白 > 2.5mg/L 可提示夹层，其敏感性为 90.9%，特异性为 98%。该指标通常在夹层发生 3 小时后开始上升。可溶性弹性蛋白片段（soluble elastin fragments，sELAF）为另一种中层组织成分，可以通过 ELISA 法进行测定，该指标同样也在夹层发生 3 小时后才开始升高。另外，D- 二聚体的测定可以判断夹层假腔内血栓形成，辅助诊断主动脉夹层。然而，上述生化指标的诊断标准以及临床意义还需要更多证据证实。

【诊断】

根据临床症状，急起持续性剧烈胸痛、高血压病史及血压变化、两侧脉搏不等、突发主动脉瓣关闭不全、神经系统障碍以及急腹症等均应考虑主动脉夹层，并结合影像检查及时明确诊断。由于胸背痛为该病的主要首发症状，所以还应与急性心肌梗死、急性肺栓塞、急性心包炎、窦瘤破裂等进行鉴别。

【治疗】

本病是一种内外科共同参与处理的危重心血管系疾病。一旦疑诊或诊为本病，应立即住院监护治疗。

治疗目标：收缩压控制在 100～120mmHg，平均压 60～75mmHg，心率控制在每分钟 60 次以下，这样能有效地稳定或中止主动脉夹层的继续进展，使症状缓解，疼痛消失。

1. 控制疼痛　可用吗啡与镇静剂，吗啡 5～10mg 静注，止痛效果好，可 6～8 小时给药一次，但有成瘾性。阜外医院近年用静脉芬太尼止痛泵，可有效止痛，无成瘾性。

2. 控制血压　高血压与主动脉夹层的发生发展有密切关系，迅速有效地控制血压是防止病情恶化的一项重要措施。①血管扩张药：临床常用硝普钠，需根据血压调节的剂量；②降低心室收缩力与收缩速率。有报道单纯应用血管扩张药可引起心肌收缩力和收缩速率增加，使病情恶化，主张 β 受体阻断药与血管扩张药联合应用，前者比后者更重要。如有明确 β 受体阻断药应用禁忌，可用非二氢吡啶类钙通道阻滞药替代。急性期可选用美托洛尔 5～15mg 每小时静推一次。病情趋于稳定后可将上述两大类药物改为口服。

3. A 型夹层的治疗　急性 A 型夹层为防止破裂或恶化，应尽早选择手术治疗，慢性期经观察病情恶化，也需第二次手术。根据不同病理类型可选择不同手术方式，Ⅱ型夹层应选用主动脉弓全功置换＋象鼻术。如果患者高龄（大于 80 岁）或有其他严重合并症（如恶性肿瘤、多器官功能障碍等），紧急手术风险较高，30 天生存率仅为 42%，可选用内科保守治疗。

4. B 型夹层的治疗　急性简单型 B 型夹层不伴有并发症应以内科保守治疗。C 反应蛋白可作为主动脉夹层组织损伤和愈合的标志及判断患者活动及出院的参考指标。若夹层破裂，主动脉分支血管受累导致脏器严重缺血，远端主动脉直径大于 5.0cm 或在药物治疗过程中发生持续性疼痛的复杂型夹层应及时行外科治疗。夹层直径＞6.0cm 较夹层直径＜6.0cm，病死率高 5.4 倍。近年来随着介入技术的发展，主动脉腔内修复术（thoracic aortic endovascular repair, TAEVR）治疗 B 型主动脉夹层已越来越成熟，其微创、并发症少、病死率低等优势逐渐取代外科手术的地位。

5. 慢性主动脉夹层的治疗选择　内脏动脉起自假腔时应行手术治疗，若内脏动脉未累及或仅一个内膜破口可选择 TEVAR。

四、高血压性肾损害

1826 年有学者最早指出肾脏与高血压有相互关系。1934 年 Goldblatt 等通过动物模型观察到了高血压导致的一系列肾损害，证明了肾脏是高血压损害的靶器官之一。高血压导致终末期肾病（ESRD）的发生率呈逐年上升趋势，从 2000 年到 2007 年 ESRD 的发病率上升了 18%，根据 2010 年美国统计结果，ESRD 的发病率为每百万人中 1699 人，而高血压为 ESRD 的主要病因之一。

【病理表现】

1. 良性肾小动脉性硬化症　发生于良性高血压后 5～10 年，开始为小动脉病变，继以肾实质损害。

（1）肾小动脉病变：良性高血压可侵害直径在 50～150μm 的小动脉和直径＜50μm 的微动脉，表现为：①动脉玻璃样变，为显著病理变化，主要侵犯入球小动脉。②动脉内膜增厚：主要发生于小叶间动脉和弓状动脉，内膜增生致使血管腔狭窄。

（2）肾实质损害：当肾小动脉病变发展到一定程度导致肾脏供血减少即发生肾小球和肾小管缺血性损害，损害程度与肾动脉管腔狭窄程度相关。主要表现为肾小管萎缩，间质纤维化，肾小球萎缩，基底膜增厚，毛细血管壁增厚，继而肾小球发生硬化，从最初的节段性硬化逐渐发展为球性硬化。早期健存的肾单位可代偿性肥大，晚期由于健存肾单位处于"三高"状态（高压、高灌注、高滤过），在发挥代偿作用的同时，也促进了肾小球的硬化，即代偿性肾单位受损。

2. 恶性小动脉性肾硬化症　主要为恶性高血压所致的肾脏病理改变，亦包括肾小动脉病变和肾实质损害。

（1）肾小动脉病变：在动脉玻璃样变的同时，产生其特征性病理损害，包括：①入球小动脉纤维素样坏死，为恶性肾小动脉性肾硬化症的标志性病理改变。②小叶间动脉和弓状动脉肌内膜高度增厚，该病变性质与良性肾小动脉性肾硬化症相似，但程度严重。高度增厚的管壁使管腔高度狭窄乃至闭塞。

（2）肾实质损害：肾小球可出现两种改变，一种类似于良性小动脉性肾硬化症的缺血性病变；另一种为特征性病变，即受累肾小球节段性纤维素样坏死。上述两种病变进展迅速，可很快导致肾小球硬化，继而肾小管萎缩，肾间质纤维化。

【发病机制】

1. 肾脏血流动力学改变　大量实验表明，高血压一旦发生，肾血管阻力（RVR）即开始升高，肾血流量（RBF）下降，肾小球滤过率（GFR）尚保持在正常范围内，滤过分数则升高，这在高血压早期甚至前高血压期即可观察到。由于出球小动脉的收缩程度较入球小动脉更为显著，使 GFR 在肾血流量下降的同时仍然保持在正常范围。早期这种肾血管的收缩是功能性的，随着高血压的持续发展，肾血管内皮功能受损，血管舒张因子如 NO 减少，肾血管结构发生改变，出现肾小动脉硬化，肾小动脉顺应性下降，加之入球小动脉管壁增厚，管腔狭窄，使 RBF 进一步下降，GFR 随之下降，肾小球呈缺血性损伤。然而，由于部分高血压导致的肾小球硬化中并未观察到肾小球动脉硬化，近来的观点认为，高血压性肾损害并不完全是缺血性损伤，更重要的是肾小球内高跨膜压、高滤过压导致的损伤。

2. RAAS 系统作用　血管紧张素可以使肾小动脉收缩，减少肾血流量，降低肾小球滤过率。

3. 2009 年一项研究发现 MYH9 基因多态性与非糖尿病性肾病，尤其是高血压性肾损伤高度相关。MYH9 基因的产物为肌凝蛋白 -9（myosin-9），是位于足细胞足突内的一种机械酶，因而 MYH9 的多态性可以影响足细胞功能,导致足细胞受损,促进肾小球硬化。然而并非存在 *MYH9* 多态性的人都会出现肾损伤,因此 *MYH9* 与高血压肾损伤的具体关系还需进一步证实。

【临床特征】

1. 良性肾小动脉性硬化症 该症与高血压程度和持续时间相关,高血压持续 10～15 年后可出现肾损害的临床表现。其他影响因素包括:①性别,男性较女性易发;②年龄,老年人易发;③种族,黑人是进入 ESRD 特殊的危险因素;④高血压合并代谢异常,如糖尿病、高脂血症、高尿酸血症均可促进肾损害。

肾小管对缺血敏感,可引起肾小管浓缩功能障碍导致夜尿增多。测定肾血流量和尿渗透压,可见不同程度的降低。病变早期肌酐清除率与尿常规尚保持正常。当病变累及肾小球后,可出现尿蛋白,24 小时尿蛋白定量 <1g,一般不超过 3.5g/d。随着病情进一步发展,肌酐清除率(Ccr)开始下降,当 Ccr 下降超过 50% 时,肾功能不全失代偿,Ccr、尿素氮(BUN)增高,此后病情进展迅速,出现慢性肾功衰竭,最终进入尿毒症期。肾小管功能受损,尿酸排泄障碍,易出现高尿酸血症。出现肾损害的同时,其他靶器官也伴有相应损害。

2. 恶性肾小动脉性硬化症 恶性高血压常发生在中重度良性高血压基础上,发生率为 1%～4%。恶性高血压一旦发生,肾损害的临床表现随即出现,表现为突发蛋白尿,1/3 患者甚至出现大量蛋白尿和颗粒管型。肾功能进行性恶化,数周或数月内进入终末期肾衰竭,由此进一步加重高血压,进入恶性循环。

【治疗】

原发性高血压未经治疗,肾损害的发生率相当高。国外一项 500 例未经治疗的高血压患者的调查结果显示,其中 42% 的患者发生蛋白尿,18% 出现肾衰竭。若进行有效治疗,慢性肾衰竭的发生率仅 2%。然而在抗高血压药物广泛应用的今天,ESRD 的发生率仍呈上升趋势,提示单纯控制系统血压的治疗是不够的,如何选择抗高血压药物是治疗的关键。

毫无疑问,良好血压控制是遏制高血压肾损害的基础。获得最佳肾脏保护效果需要与之相应的血压控制水平。传统概念血压控制在 140/90mmHg 以下,但 20 世纪 90 年代初,美国进行的高血压多重危险因素干预试验证实,该目标不能完全预防高血压性肾损害的发生。最近的一个肾脏疾病饮食调节试验小组主张,高血压尤其是出现蛋白尿的患者,血压控制应更为严格。尿蛋白 >1.0g/d,血压应控制 125/75mmHg 以下,平均动脉压 <92mmHg;尿蛋白 0.25～1.0g/d,血压应控制在 130/80mmHg 以下,平均动脉压 <98mmHg。

既能降低血压又能改善肾血流延缓肾损害的药物是治疗的首选药物。

1. ACEI 作用特点：①改善肾血流动力学（扩张入球、出球小动脉，以出球小动脉为主）；②降低蛋白尿；③抑制细胞外基质沉积，延缓肾小球硬化；④维持肾脏调节水钠平衡；⑤改善胰岛素的敏感性；⑥改善脂代谢；⑦恢复非调节型高血压患者肾血管的反应性。

注意事项：①高血压性肾损害后期，入球小动脉已发生明显狭窄，对 ACEI 制剂不能产生相应扩张。ACEI 会使 GRF 明显下降，应慎用。②对 Cr 水平在 4mg/dl 以上患者应禁用。③ ACEI 应用时可升高血肌酐和血钾，故应用过程中应严密检测肾功和血钾。

2. ARB ARB 类具有与 ACEI 相似的降压和保护靶器官的作用。由于能更彻底地抑制 RAS 系统，理论上比 ACEI 具有更强的作用，但无足够的循证医学证据。氯沙坦具有独特的排尿酸作用，而高尿酸血症是原发性高血压常见的合并症之一。

3. 钙通道阻滞药 CCB 在中重度高血压治疗中的良好效果已为人们所公认，但在肾脏保护方面的研究尚很欠缺。现有的研究结果提示，CCB 对肾脏的保护作用主要有：①改善血流动力学，扩张入球小动脉；②减轻由肾小球肥大所致的损伤；③抑制系膜细胞对大分子物质的捕获；④抑制有丝细胞因子的作用；⑤清除氧自由基。

4. 利尿药和 β 受体阻断药 目前这两类药物在肾脏保护方面的研究尚甚少。利尿药多与 ACEI 或 CCB 联用起协同降压效果。若长期单独使用会激活 RAS 系统，应予避免。β 受体阻断药能有效降低血压，但对 GFR，RPF 并无影响，也无降尿蛋白的作用。

（张慧敏）

第十一部分

心 包 疾 病

第56章 急性心包炎

急性心包炎（acute pericarditis）是最常见的心包疾病，是心包膜脏层和壁层的急性炎症，可以同时并存心肌炎和心内膜炎，也可以是唯一的心脏病损。常是全身疾病的一部分或由邻近器官组织病变蔓延导致。

一、病　　因

【病因】

任何原因的心包损害均可导致心包炎。主要常见的原因有感染性、特发性、肿瘤、结缔组织病、代谢性疾病、全身性疾病、心脏损伤后综合征（自身免疫反应）、急性心肌梗死后、药物反应、放射线照射、创伤等。心包炎的相关病因谱见表56-1。

表56-1　心包炎病因谱

感染性	病毒感染：埃可、柯萨奇 B 族、流感、腮腺炎病毒、传染性单核细胞增多症病毒、水痘、腺病毒、乙型肝炎、人类免疫缺陷病毒（HIV）
	细菌感染：肺炎球菌、葡萄球菌、链球菌、脑膜炎双球菌、嗜肺军团菌、革兰阴性杆菌、结核杆菌等
	真菌感染：念珠菌病、酵母菌病、组织胞浆菌病、球孢子菌病

	支原体、立克次体、螺旋体感染：斑疹伤寒、Q热、流行性出血热
	寄生虫感染：阿米巴、囊尾蚴、丝虫等
特发性	检测不出特定原因
自身免疫疾病	系统性红斑狼疮、类风湿关节炎、硬皮病、多发性大动脉炎、混合性结缔组织病、韦格纳肉芽肿
2型自身免疫	急性风湿热、自身反应性心包炎
	心脏损伤后综合征（Dressler综合征）：心肌梗死后综合征、心包切开综合征
代谢性疾病	尿毒症性、胆固醇性心包炎、黏液性水肿、痛风、糖尿病酮症酸中毒、妊娠等
肿瘤性疾病	原发性，继发性：、肺癌、乳腺癌、霍奇金病、淋巴瘤、白血病、胃肠肿瘤等
药物反应性	普鲁卡因胺、苯妥英钠、肼屈嗪、抗凝剂、异烟肼、多柔比星、保泰松等
创伤	胸部创伤（直接/间接非穿透伤）、心脏术后、起搏器植入、心脏导管诊断或治疗操作
邻近脏器病变	急性心肌梗死、心肌炎、夹层动脉瘤、肺梗死、肺炎、食管病变、胸导管病变乳糜心包、慢性心衰漏出性积液等
放射性	
其他性疾病	结节病、淀粉样变性、肠道感染性疾病、贝赫切特综合征

【急性心包炎病因来源】

相邻脏器扩展：肺、胸膜、纵隔淋巴结、心肌、主动脉、食管、肝脏；血液传播：败血症、毒素、肿瘤、代谢产物；淋巴液扩散；创伤和放射损伤。

二、病理解剖和病理生理

【心包的解剖及主要生理功能】

心包是包裹心脏的密闭液囊，内层是单层间皮细胞组成的浆膜，为心包的脏层，紧密黏附在心脏及冠状血管的表面，可生成液体和进行离子交换；外层是胶原纤维和大量弹力纤维交织而成的纤维膜,为心包的壁层,和胸骨、隔及大血管壁、脊柱的外膜层交融成牢固的韧带连接,正常心包壁层 1~2mm。心包腔内有少量液体,为清亮的血清超滤液,为 15~50ml。心包主要生理功能是固定心脏在纵隔内位置,防止大血管的扭曲;减少心脏与周围组织间的摩擦;屏障作用:减缓和防止邻近器官炎症或肿瘤向心脏扩散;辅助或协调左、右心室舒张功能的相互作用;维持心室的顺应性;心室射血时心包腔内负压利于心房充盈。正常心包内压力与胸腔内压几乎相同,在呼吸周期为 (-5~+5)cmH_2O$。

【病理解剖】

临床病理表现最常见为纤维蛋白性心包炎,又称急性"干性"心包炎;炎症导致纤维蛋白渗出伴或不伴严重积液,正常晶莹透明的心包液转变成混浊、不透明、浅茶色。可表现为浆液性、纤维素性、血性、脓性心包积液。炎症可累及心外膜下浅层心肌和邻近的胸膜。急性纤维蛋白性心包炎的炎症渗出液多在 2~3 周内溶解吸收;大量渗出在愈合后心包腔内可残存纤维蛋白性粘连、局灶性瘢痕,心包增厚。

【病理生理】

病理生理改变的主要原因是急性心包渗液,当渗液急速积聚或积液量大,达一定程度即导致心包腔内压力升高而产生心脏受压,心室舒张充盈受限,血液进入心室减少,特别是当心包顺应性下降或体循环充盈不良状态时,心脏舒张受限制、心室舒张期充盈减少,心搏量降低,动脉血压下降,同时伴体循环及肺循环静脉压升高时即表现为心脏压塞。

正常人在正常吸气时收缩期血压有轻度下降,但小于 10mmHg,周围脉搏强度无明显变化。当心包渗液导致心脏压塞,吸气时胸腔负压使肺血管容量明显增加,血液存积于肺血管内,因心脏受心包积液压迫右心室的充盈不能显著增加,右心排出血量不足以弥补肺血容量的增加,于是左心室充盈减少;同时心包积液时心腔容积固定,吸气时右心室血液充盈增加,体积增大,左心室充盈压相对减少;另外,当吸气时膈肌下降牵拉已紧张的心包,使心包内压进一步增高,限制了左心室充盈,使左心室充盈更明显下降,心搏量锐减,导致吸气时收缩期血压显著降低,下降大于 10mmHg,此时吸气时脉搏强度明显减弱或消失,即出现奇脉。

三、临床表现

急性心包炎通常都是继发性,继发于各种原因的内外科疾病。临床表现多样,大多数呈隐匿性,其发病率尚无确切统计。据已有的文献报道临床诊断远远低于尸检所见的发病率。

急性心包炎的主要临床表现形式有 3 种：急性纤维蛋白性心包炎，心包积液，心包积液并心脏压塞。本章主要讲述急性纤维蛋白性心包炎（简称：急性心包炎）；心包积液和心脏压塞详见下一章节。

急性心包炎典型临床表现以胸痛、心包摩擦音及心电图上特异的 ST-T 改变为三大特征。但多数患者的临床表现很不典型，可无任何症状或表现为全身性疾病的一部分。

【症状】

急性心包炎典型胸痛为突发胸骨后和心前区尖锐的刀割样痛或刺痛，放射到颈部；亦可表现为心前区压迫感并放射到左肩斜方肌区和左上臂，疼痛可随体位而改变，仰卧或吸气时加重，坐位前倾则缓解。胸痛可持续性数小时甚至数天，胸痛以非特异性心包炎及化脓性心包炎最明显。大约有 50% 的患者无胸痛，常见于尿毒症性和结核性心包炎。可有其他非特异症状如发热或全身不适、呼吸浅快、咳嗽、乏力等。或有与原发疾病有关的一些表现。

当急性心包炎渗出增多可出现邻近器官压迫症状：如肺、气管、大血管受压引起气短、呼吸困难，气管受压产生咳嗽、喉返神经受压时声音嘶哑，食管受压出现吞咽困难，膈神经受牵拉出现呃逆等。若伴有心包积液快速增加或大量心包积液可出现心脏压塞表现，主要有：呼吸窘迫，面色苍白，出汗，腹胀、恶心，烦躁不安，严重者神志恍惚、休克。有时呼吸困难为心包积液的突出症状。详见心包积液和心脏压塞章节。

心包炎部分患者可能以并发症为主要表现，包括：心肌炎，心包渗液造成心脏压塞，复发性心包炎，慢性缩窄和渗出 - 缩窄性心包病变等。

【体征】

急性纤维蛋白性心包炎典型体征为心包摩擦音，表现为表浅的抓刮样粗糙的刺耳的高频音。具心房收缩（收缩期前）、心室收缩及舒张早期三个成分，即心室收缩时的收缩期摩擦音，心室舒张摩擦音，收缩期前摩擦音。以心室收缩时的收缩期摩擦音最响，1/3 的病例可闻及双期摩擦音，通常在胸骨下部左缘第 4 肋间或胸骨旁线与锁骨中线之间位置最易听到，于坐位前倾呼气后屏气时听得最清楚，不向他处传导。心包摩擦音表现常不恒定，可以是一过性的或间歇出现，存在时间短暂，一般为数小时至数日。

当炎性渗出快速增加或大量心包积液可出现心脏压塞征象如：心排血量显著下降产生低血压或休克，四肢湿冷，心动过速，颈静脉怒张，奇脉。以及心包积液增大和邻近组织受压征象：心浊音界增大,心尖搏动减弱或消失,心音低钝或消失,左肩胛下区呈浊音伴支气管呼吸音、肺膨胀不全的爆裂音(Ewart征象),部分患者可见肝肿大、腹水和周围水肿。

【辅助检查】

1. 实验室检查　炎性标志物:白细胞计数(WBC)、红细胞沉降率(ESR)、反应蛋白(CRP)可增高。心肌受累标志物:磷酸肌酸激酶同工酶(CK-MB)、血清肌钙蛋白 I(TNI)可轻、中度升高,如血清CK-MB、TNI明显升高提示心外膜下浅层心肌受累。病因学检查:抗核抗体、结核菌素纯蛋白衍生物(PPD)皮肤试验、HIV血清免疫学、血培养。

2. 心电图变化　急性心包炎表现为继发于心外膜下心肌炎症损伤的心电图特异性ST-T改变。其表现通常分为Ⅳ期。

Ⅰ期:为早期变化,ST段普遍呈凹面向下抬高(前臂+下壁+侧壁),P-R段与P波方向偏离,T波直立,可持续数小时至数日。

Ⅱ期:ST段随后逐渐下降到等电位线上,T波渐变低平或倒置,持续2天至2周不等。

Ⅲ期:T波全面倒置,各导联上的T波衍变可能不尽一致。

Ⅳ期:T波最后可恢复正常,心电图恢复至病前状态,时间历时数周至3个月不等。

3. 胸部X线　急性心包炎早期心影可正常,当心包渗液超过250ml时,心影呈现增大而肺野清晰无肺水肿,大量积液时心影似烧杯形或球形,透视见心脏搏动减弱或消失。X线可显示肺部和纵隔其他可能相关病因的病变。

4. 超声心动图　纤维蛋白性心包炎时可能无异常发现。也可显示不同程度的心包积液,小量(生理性)心包液体仅仅于心室收缩期在后壁见到;渗液量>250ml时前后心包均可显示液性暗区;大量积液时于左房后可见液体暗区;可显示心脏压塞的特征,最主要表现为舒张期右室前壁受压塌陷、局限性左心房塌陷。超声心动图是急性心包炎一项基本检查,可监测心包积液,筛查并存的心脏病或心包病变。

5. 心包穿刺抽出心包液检查　获取渗液送检涂片、培养、生化及病理等分析有助于病因诊断。浆液性,见于心衰时的漏出液;脓性,为细菌感染,有细胞碎片和大量中性粒细胞;血性,渗液中含有大量红细胞,任何原因心包炎均可出现,常见于感染和肿瘤;浆液血性,大量浆液纤维蛋白和较多红细胞,同血性;乳糜性心包积液呈牛奶样。必要时行心包镜心包活检,可直接窥视心包,在可疑区域做活检,可提高病因诊断准确性。

6. 其他检查 必要时可行计算机断层成像（CT）或磁共振成像（MRI），可准确判断积液的部位和量，确定包裹性心包积液，鉴别心包积液与胸腔积液。对于需定量监测血流动力学改变；鉴别可能存在的血流动力学异常如伴左心衰竭、缩窄心包炎、肺动脉高压；监测相关冠心病或心肌病情况时可进行心导管检查。

四、诊断鉴别诊断

【诊断依据】

主要为心包摩擦音；典型心电图改变；典型胸痛。临床查体如心前区听到有心包摩擦音，则心包炎诊断可成立。如心包炎的其他临床特征不清，只要有典型心电图Ⅳ期演变，也可诊断急性心包炎。

诊断流程及操作程序：一旦怀疑患者发生急性心包炎应仔细查体听诊——心包摩擦音；密切监测心电图变化——典型Ⅳ期改变；采取超声波心动图检查——可显示心包积液或伴有心脏压塞；血液检查：炎性标志物和心肌受损标志物；X线胸片摄像检查：心影改变和肺、纵隔病变以协助临床及病因学诊断。首选确定急性心包炎诊断，其次评估血流动力学影响和判断病因。

【急性心包炎鉴别诊断】

主要有：急性心肌梗死，肺栓塞，肺炎，主动脉夹层，胸膜炎，自发性气胸。对于急性心包炎心电图的改变需鉴别于：早期急性前壁心肌梗死，急性心肌炎，提早复极。特别应注意，急性心包炎的剧烈胸痛有时酷似心肌梗死，但急性心包炎起病前可有发热、上呼吸道感染史，胸痛随体位、呼吸影响，早期可有心包摩擦音，心肌标志物酶学检查正常或仅轻度增高，心电图改变ST段抬高呈凹面向上，无对应导联的ST段压低，无病理Q波或R波进行性降低；而急性心肌梗死常有心绞痛病史，部分心肌梗死后早期心包炎者出现心包摩擦音多在病后3~4天，心电图异常为ST段弓背向上抬高，有异常Q波，心肌酶学异常增高。只要详细了解病史，仔细查体，监测心电图及心肌酶学改变是可以避免误诊的。急性心包炎胸痛与缺血性胸痛的区别见表56-2。

表56-2　急性心包炎胸痛与缺血性胸痛鉴别

	缺血性胸痛	急性心包炎胸痛
部位	胸骨后、左肩、前臂	心前区、左斜方肌嵴
性质	压迫样、烧灼样、渐进性	锐痛、钝痛、闷痛
胸部运动	无影响	随呼吸、胸部转动而加剧

续表

	缺血性胸痛	急性心包炎胸痛
持续时间	心绞痛：数分钟至15分钟	数小时或数天
	心肌梗死：30分钟至数小时	
劳累	稳定心绞痛：多数有关	无关
体位	一般不影响	前倾坐位缓解，卧位加重

五、治　疗　原　则

急性心包炎者应收住院，以评估病因，对症处理。最关键是针对原发病因有效治疗，预防和治疗并发症，临床观察一旦出现心脏压塞应及时心包穿刺引流。

对症处理主要是限制运动或卧床休息，镇痛。镇痛以非甾体抗炎药（NSAID）为主要药物，欧洲心脏病协会（ESC）2004年心包疾病诊断及治疗指南建议为Ⅰ类适应证。首选布洛芬，300~800mg，每6~8小时1次，布洛芬副作用少，对冠脉血流无影响。其他有阿司匹林300~600mg，每4~6小时1次，吲哚美辛（消炎痛）25~50mg，每日3次等，应用NSAID者必要时给予胃肠保护治疗。老年患者避免用吲哚美辛，因其可减少冠脉血流。严重者可选用镇痛药，如可待因15~30mg口服，或吗啡5~10mg、哌替啶（杜冷丁）50~100mg，肌内注射；通过上述处理仍不缓解时可选用泼尼松，1mg/(kg·d)，3~4天，以控制疼痛、发热和渗出，治疗反应良好者渐减量，2周停用，尽量避免长期应用泼尼松。

对血流动力学无影响的心包积液，用布洛芬连续治疗数天或数周，直至积液消除；或布洛芬加用秋水仙碱0.5mg，每日2次，对预防复发亦有效。任何原因的心包炎在急性期均不应口服抗凝剂，如心脏机械瓣术后必须抗凝，建议严密监测下应用静脉或皮下用肝素。

六、几种常见心包炎

【结核性心包炎】

1.临床表现　起病隐匿，常有心外原发性结核病灶或同时有其他浆膜腔结核性积液存在，肺结核患者结核性心包炎的发病率1%~8%。长期低热、盗汗、疲乏无力，多无胸痛。少有心包摩擦音，可有亚急性心脏压塞，心包积液量常较大。易转为慢性形成缩窄性心包炎。

2.辅助检查　红细胞沉降率快、淋巴细胞增高、结核菌素纯蛋白衍生物(PPD)皮肤试验常阳性,其他心外结核病表现征。结核性心包炎者心包液检查常表现为:血性或渗出性积液,快速嗜酸杆菌染色约有 1/3 是阳性,分枝杆菌培养可阳性,腺苷脱氨基酶(ADA)活性 >40U/L 对诊断结核性心包炎有特异性,聚合酶链反应(PCR)结核分析"+",心包溶菌酶 >6.5mg/dl。

3. 结核性心包炎的治疗 抗结核药治疗有效。主张尽早足够剂量的强化治疗:异烟肼(雷米封),吡嗪酰胺,乙胺丁醇联合治疗,2 个月后多数患者可二联药物联合治疗半年。难治者疗程需一年。早期应用足量激素:泼尼松 $1\sim2mg/(kg\cdot d)$,$5\sim7$ 天,渐减量 $6\sim8$ 周停用,激素可预防心包积液再发,并可预防进展成缩窄性心包炎。对抗结核和激素治疗 $4\sim6$ 周后仍持续性静脉压升高的复发性积液或缩窄性心包炎,应采取心包开窗引流并活检,即可预防心包积液再发,又可提供组织学检查以进一步确诊。已形成缩窄者,应在结核感染控制稳定后考虑手术治疗。

【肿瘤性心包炎】

1. 临床表现 发病率约占急性心包炎的 6%。病情进行性加重,消瘦。肿瘤性心包炎常常是无症状的,有或无胸痛,少有心包摩擦音。心包积液量大、邻近脏器压迫,多有心脏压塞,是导致心脏压塞的最常见原因之一。红细胞沉降率快、贫血。90% 以上的患者 X 线胸片有异常,心影增大,心包液为渗出或血性。确诊需细胞或组织学;肿瘤标志物:癌胚抗原(CEA)、胎甲球(AFP)、CA125 等,以及上皮细胞膜抗原结合物检查可协助诊断。心包转移癌最常见,80% 为转移癌,最常见的是乳腺癌、肺癌、霍奇金病、非霍奇金淋巴瘤,事实上各种肿瘤均可转移到心脏,预后差。心包原发性瘤较为少见,主要是间皮瘤。当肿瘤患者采取化疗或放疗时出现心包炎征象,需判定其是肿瘤转移本身的表现或是其他原因。约 2/3 肿瘤患者出现心包积液的原因是非肿瘤性,如放射性心包炎、机会性感染、治疗反应等。

2. 治疗原则 治疗选择依据肿瘤的组织学及其基础情况决定。确诊的敏感肿瘤可采取抗肿瘤治疗:化疗、放疗(淋巴瘤、白血病);治疗以缓解症状改善生活质量为目标。有心脏压塞者可予以心包穿刺引流:可缓解症状。大量积液高复发率者持续引流或心包内滴注细胞生长抑制药/硬化剂如四环素等、经皮球囊心包开窗。

【病毒性心包炎】

1. 临床表现 病毒性心包炎是最常见的急性心包感染疾患,是由于病毒直接侵犯心包或(和)机体对病毒的免疫应答反应损伤所致。起病前多有上呼吸道感染,起病急骤,高热、剧烈胸痛。早期有明显心包摩擦音,少有心脏压塞。心包积液少至中量,渗出性或血性。红细胞沉降率降低、白细胞计数多正常。常有典型的心电图改变。诊断取决心包液和(或)心包、心外膜组织特异性病毒学聚合酶链反应(PCR)分析或原位杂交检查,最常见病毒为柯萨奇病毒 B 型和埃可病毒 8 型;血清病毒抗体 4 倍增高(2 次血样在 3~4 周内)提示病毒感染,但不能确诊病毒性心包炎。因临床实践中从心包液或心包膜、心外膜鉴定病毒体罕有呈现阳性,而急性病毒性心包炎和特发性心包炎从临床上无法鉴别,特发性心包炎是指检测不出特定原因的急性心包炎,推测这类病例大多数很可能是未知的病毒感染。

2. 治疗原则　因病毒性心包炎典型过程是自限性疾病,治疗主要是对症处理,缓解胸痛。以非甾体抗炎药为主要药物。心包积液多数为自限性,无需特殊处理。明确病毒感染并已表现为慢性或复发性者,可选特殊药对应治疗:巨细胞病毒(CMV):超免疫球蛋白;柯萨奇 B:α 或 β 干扰素;腺病毒或细小病毒:免疫球蛋白。重症者可选肾上腺皮质激素治疗。多数预后好,但 25% 复发;感染人类免疫缺陷病毒(HIV)导致的获得性免疫缺陷综合征(AIDS)相关的心包炎预后差,除特异治疗外需同时给予标准的抗结核治疗。

【尿毒症性心包炎】

1. 临床表现　见于进行性肾衰竭、尿毒症期持续慢性血液透析或腹膜透析者,是慢性肾衰竭一常见的严重并发症,达 20%。可出现发热,胸痛,心包摩擦音,常以心包积液征象为主要表现,通常缺乏心电图典型的 ST-T 改变,当尿毒症性心包炎发生心脏压塞时可能心率不快,但有低血压,因尿毒症者可同时有自身免疫损伤故心率多缓慢 60~80 次 / 分。

2. 治疗原则　经强化透析治疗 2 周心包积液不消退者需进行非肝素化的血液透析,如无效或不能进行非肝素化的血液透析者可选非肝素化的腹膜透析。当强化血液透析无效时可选用 NSAID 和皮质激素全身治疗,可能有一定效果。发生心脏压塞或大量慢性心包积液对透析无效者必须采取心包穿刺引流。顽固性大量心包积液症状不能缓解时可采用心包内滴注皮质激素治疗,乙酸丙炎松 50mg,每 6 小时一次,滴注 2~3 天。经上述处理仍反复复发,且有严重症状者可考虑心包切除。

【自身免疫相关性心包炎】

1. 临床表现　部分可有典型的急性心包炎表现或心包积液征象,可同时并存心肌损害。心包炎很少是结缔组织疾病的首发表现,通常在自身免疫疾病活动期发生,是免疫复合物介导的累及多系统、多器官全身结缔组织病的一部分。心包液内自身反应性淋巴细

胞和单核细胞数 > 5000/mm³ 或出现抗心肌组织抗体,心包免疫复合体。心包或心内膜活检示炎症反应 ≥ 14 细胞 /mm²。非特异指标:红细胞沉降率增快和(或)C 反应蛋白升高。相关的自身免疫学异常:抗核抗体谱(ANAs)包括抗双链 DNA(dsDNA)抗体、抗 Sm 抗体、抗核糖体 P 蛋白抗体(rRNP)、抗组蛋白、抗 u1RNP、抗 SSA、抗 SSB 等抗体,以及抗心磷脂抗体,狼疮抗凝物,血清类风湿因子(RF),补体结合水平,血清抗角蛋白抗体、抗核周因子、环胍氨酸多肽抗体(抗 CCP)等异常。当排除病毒、结核杆菌感染,肿瘤、代谢性疾病或其他原因导致的心包炎后可诊断相关结缔组织疾病性心包炎。

2. 治疗原则 针对基础自身免疫疾病的全身抗免疫强化治疗和对症治疗。泼尼松、布洛芬、秋水仙碱药物应早期应用,逐渐减量。必要时可心包内给予不易吸收的激素,如注入曲安西龙,并口服秋水仙碱 0.5mg,每日 2 次治疗,疗效好,可减少全身性激素的副作用。

【化脓性心包炎】

1. 临床表现 化脓性心包炎较少见,但如果未获得及时有效治疗,常常是致死性的,即使经治疗的患者病死率也在 30%～40%。其临床起病急骤,高热寒战,呼吸困难,剧烈胸痛,明显毒血症表现。多有邻近脏器或血源性化脓感染灶。约半数有心包摩擦音,心包积液量大,常发生心脏压塞,易发展成缩窄性心包炎。当免疫系统严重受损时,缺乏急性心包炎的特征。辅助检查显示血白细胞总数及中性粒细胞明显增多,抗链球菌溶血素"O"滴定度增高;可有心包炎特征性心电图表现。心包液为脓性,中性粒细胞占多数,心包液葡萄糖含量常较低,乳酸脱氢酶可明显增高。应多次送检心包液进行染色涂片或细菌培养,能找到化脓性细菌,常见病菌为葡萄球菌、肺炎球菌、链球菌、脑膜炎球菌。送检心包液细菌培养至少 3 次,包括需氧和厌氧菌培养,同时应送血培养检查,培养出细菌时必须做药敏试验以指导治疗。

2. 治疗原则 静脉应用足量有效抗生素(根据药敏选择);心包穿刺引流,使用大的导管应用尿激酶、链激酶冲洗,溶解化脓性渗液;剑突下心包切开引流更好。

【急性心肌梗死后心包炎】

1. 临床表现 急性心肌梗死后早发心包炎,一般于梗死后 2～5 天出现,与损伤后急性炎症有关。通常较隐匿,可有低热,胸痛症状有时难与心肌梗死后心绞痛鉴别,70% 心包摩擦音出现在第 1～3 天。ECG 改变常因心肌梗死的变化掩盖。心肌梗死后前 6 天的心包积液发生率为 24%,近年来急性心肌梗死溶栓治疗使心肌梗死后早发心包炎明显降低，并呈现溶栓治疗开始越早，心包炎发生率越低，且心包受累明显与心肌梗死面积大小呈正相关。早发心包炎发生率约为19.5%。

2. 治疗原则　住院观察，与心肌梗死延展鉴别诊断。症状轻者无需特别治疗。药物：首选阿司匹林，650mg，4小时1次，2～5天，布洛芬，300～800mg，6～8小时1次。糖皮质激素仅用于心肌梗死已愈合而心包炎顽固复发者胸痛不缓解者，短程使用泼尼松。心包破裂者：紧急手术；如无急诊外科手术条件，可心包引流与心包内缓慢滴注纤维蛋白凝胶交替进行。

【心脏损伤后综合征(Dressler's Syndrome)】

1. 临床表现　心肌梗死后或心脏心包损伤后晚发性心包炎、心包积液。可能源于免疫介入，于MI或心脏术后几天至数周发生，肺栓塞后也可发生。可持续数周，首次发作常是自限性，但有复发倾向。发生率6%～25%。典型者有低热和心包摩擦音、胸痛，可表现为心包炎、胸膜炎或肺部浸润。白细胞增多。

2. 治疗原则　同急性心包炎，对症处理。大剂量阿司匹林：650mg，4小时1次，对复发性、顽固性类型给予长期口服肾上腺皮质激素或心包内滴注强的松龙300mg/m²。必要时心包切开或二次开胸手术。

（谭慧琼）

第57章　心包积液

心包是由脏层和壁层组成的一圆锥形浆膜囊，它包绕着心脏和大血管的根部，壁层和脏层心包之间的潜在腔隙为心包腔。正常心包腔内有15～30ml液体，起润滑作用以减少壁层与脏层心包表面的摩擦。当心包腔内液体的聚集超过50ml则为心包积液。心包积液是一种较常见的临床表现，尤其是在超声心动图成为心血管疾病的常规检查方式之后，心包积液在患者中的检出率明显上升，可高达8%～15%。引起心包积液的疾病种类繁多，原因复杂，既可以原发于心包组织本身，或继发于邻近组织器官疾病，也可以是全身系统疾病的表现之一。心包积液可呈急性、亚急性或慢性过程。因心包积液的增长速度与量的不同，心包积液的临床表现可有很大的差异。心包积液的治疗主要针对原发疾病的病因治疗和排除积液以解除心脏压塞症状。

一、病因与病理生理

心包积液是心包疾病的主要表现之一,可出现于所有急性心包炎中,为壁层心包受损的反应。多种致病因素可引起心包积液,常是全身疾病的一部分,或由邻近组织病变蔓延而来。常见的病因包括感染、肿瘤、心肌梗死、外伤及与心脏手术有关的心包切开后、结缔组织疾病、代谢性疾病、放射、药物以及原因不明的特发性的心包积液等(表 57-1)。恶性心包积液多由心包转移癌所致。心包原发恶性肿瘤罕见。人体任何系统的恶性肿瘤都可能转移到心包,以肺癌、乳腺癌、白血病、恶性淋巴瘤及黑色素瘤者为常见。

表 57-1 心包积液的病因分类

1. 非特异性心包积液(特发性)
2. 感染性心包积液 包括病毒性,细菌性,真菌性及其他寄生虫感染等
3. 肿瘤性心包积液
   (1) 原发性心包肿瘤:间皮瘤、纤维间皮瘤、血管肉瘤等
   (2) 转移性心包肿瘤:常见的有肺癌、乳腺癌、淋巴瘤、消化道癌等
4. 自身免疫性疾病 如风湿热、类风湿关节炎、系统性红斑狼疮、硬皮病、皮肌炎、贝赫切特综合征等
5. 内分泌代谢性疾病 如慢性肾脏疾病尿毒症晚期、痛风、糖尿病、黏液性水肿、胆固醇性和乳糜性心包积液等
6. 邻近器官的疾病 如心肌梗死、心肌梗死后综合征(Dressler 综合征)、主动脉夹层、主动脉瘤、肺栓塞等疾病
7. 创伤性或医源性 如穿透伤、心包切开术后综合征、心导管检查、人工心脏起搏器和心脏按压等的创伤
8. 药物过敏性 普鲁卡因胺、保泰松、异烟肼等
9. 放射性治疗后

心包积液可根据病因、积液性质和病理发展阶段分类。按积液性质可分为血性、乳糜性、胆固醇性和脓性等。按发生机制可分为漏出性和渗出性心包积液。根据病理的演变可分为纤维蛋白性、浆液纤维蛋白性、化脓性等。

正常心包内压力是零或负值。如积聚较多液体时,心包腔内压力会升高,可以产生血流动力学的改变。当液体积聚达到一定程度

时就限制心脏的扩张，降低心肌的顺应性，显著妨碍心脏舒张期的血液充盈，从而导致心搏量降低。每搏输出量的下降最初由反射性的增加肾上腺素能神经的张力而代偿。静脉压的升高以增加心室的充盈；心肌收缩力的增强和心率的加快以增加心排血量；收缩周围小动脉以维持动脉血压。如心包积液继续增加，心包腔内压力进一步增高，机体代偿机制衰竭，导致心排血量显著下降，动脉血压下降，周围组织灌注不足，循环衰竭而产生休克，此时即为心脏压塞。如心包积液发展较慢，则当积聚到一定限度时，可出现亚急性或慢性心脏压塞。此时，心包腔内压力增加使静脉血液回流到右心困难，致使静脉压升高而出现体循环淤血征。

心包积液对血流动力学的影响，主要取决于心包积液的容量、性质、积聚速度、心包韧性和心肌功能。积液量明显增多，可以使心包腔内压力急剧上升；但积液量虽少，却急剧增长时，因心包本身不能迅速发生适应性扩张，故心包腔内压力急剧上升，当积液量在短期内急剧增加至 100ml 以上时，即可出现明显的血流动力学改变。此外，如心包因纤维化或肿瘤浸润而异常僵硬，则很少量的积液也会使心包腔内压力显著升高，引起心脏压塞。若心包积液增加速度缓慢，心包伸展，液体量超过 2L 可不出现心包腔内压力升高。

二、临 床 表 现

【心包积液】

心包积液的临床表现由病因和积液产生的速度和量来决定。只有少量心包积液，心包腔内压力不升高时，可无任何自觉症状。偶尔这些患者会因心包膜持续伸展而感到胸部压迫性钝痛、胀痛或压迫感。大量心包积液时，可因邻近组织器官机械性受压而产生各种症状。包括食管受压引起吞咽困难，气管、支气管受压则可引起咳嗽，肺组织受压及随后产生的肺不张导致呼吸困难，喉返神经受压致声音嘶哑，膈神经受压引起呃逆，邻近的腹腔脏器受压可产生恶心和上腹部胀满感。此外，尚有原发性疾病的症状。

心包积液的体征视积液量而定。小量的心包积液不超过 150ml 时，可无任何体征。心包积液量较多，在 200～300ml 以上或液体迅速积聚时，可有以下心脏体征：①心尖搏动减弱、消失或出现于心浊音界左缘内侧处。②心浊音界向两侧扩大，相对浊音区消失；改变体位时浊音界随之改变，卧位时心底部浊音界增宽。③心音低钝遥远，心率快，有时可闻及心包摩擦音。心包积液超过 500ml 时，可出现以下心脏以外的体征：①奇脉：对心包积液有特异的诊断价值，为吸气时颈或桡动脉搏动减弱或消失，用血压测量方法，在平静吸气时，收缩期动脉血压下降 10mmHg 以上。奇脉发生的主要机制，为吸气时右心回流量增加，右心室充盈增加致室间隔向左心室移位，导致左心室充盈减少；同时吸气膈肌下降，牵拉心包，使心包腔内压力上升，致使左室射血分数减少。奇脉也见于哮喘、阻塞性肺气肿、气胸、缩窄性心包炎和限制型心肌病中。② Kussmaul 征：吸气时颈静脉充盈更明显。③ Ewart 征：有大量心包积液时，心脏向后移位，压迫左侧肺部，可引起左下肺叶不张，使左肩胛骨下方出现叩诊浊音，语颤增强，并可听到支气管呼吸音。④肝脏肿大伴压痛，腹水，皮下水肿和肝 - 颈静脉回流征阳性等，是由于大量心包积液压迫肝脏膈面，致使肝静脉、门静脉和下腔静脉压力增高所致。

【心脏压塞】

急性和慢性心脏压塞大部分临床表现与心包腔内液体聚积引起心包压力升高而产生的血流动力学的变化有直接关系。临床上为原发病变的表现和心脏压塞的表现。

1. 急性心脏压塞　快速心包积液，即使仅 100ml，可引起急性心脏压塞而出现典型的 Beck 三联症：动脉血压下降、静脉压力上升和心脏小而安静。这三种特点是胸部外伤或有创心脏操作导致的损伤、急性心肌梗死心脏游离壁破裂、主动脉瘤及主动脉夹层动脉瘤破裂至心包腔所产生的急性心包腔内血肿引起心脏压塞的典型表现。其他常见的原因包括急性心包炎、肿瘤等。临床表现为动脉血压下降，特别是收缩压下降，脉压小，是本病的主要表现或是唯一的早期临床表现。脉搏细弱和奇脉，吸气时颈静脉充盈明显。如心排血量显著下降，可产生休克，患者四肢厥冷，青紫，呼吸加速，烦躁不安甚至昏迷。休克伴奇脉是主要症状和体征。

2. 慢性心脏压塞　若心包腔内液体增长缓慢，心包随之伸展，心包腔内液体达 2～3L 时，心脏也不会受到挤压，当心包扩张到一定程度后，液体继续增长，则产生心脏压塞的表现。常见于特发性、结核性、肿瘤、黏液水肿、心肌梗死后综合征（Dressler 综合征）和心包切开术后综合征等。临床表现有呼吸困难、青紫，血压降低，脉压缩小、奇脉、颈静脉怒张，心界明显向两侧扩大，外形呈烧瓶样且随体位变化而变化，心音低钝，肝肿大、腹水、水肿等。周围组织受压的症状和体征同心包积液。

三、实验室检查

【心电图】

心包积液的心电图表现为非特异性的 QRS 电压降低和 T 波低平，心动过速等，可有 ST-T 改变。电交替为大量心包积液和心脏压塞的特征性心电图表现。

【X线胸片】

少量心包积液，心影常正常。通常只有在积液量超过250ml才有可能出现心影向两侧扩大，心影的正常轮廓消失，呈烧瓶状或梨状。因此胸片正常或无变化并不能除外有血流动力学意义的心包积液。心脏明显随体位变化而变化，卧位时心底部增宽。心膈角变钝，肺野清晰，常伴有胸腔积液。透视下心脏搏动减弱或消失。

【超声心动图】

这是迅速可靠，简单易行的方法，现已在临床上广泛使用。超声诊断心包积液的敏感性和特异性明显优于X线和心电图。积液量在50ml即能检出。可随访液体的聚集和消失，可以评估心脏瓣膜和心肌的功能。超声表现为心包腔内液性暗区。通过定量围绕心脏无回声区的大小可估计积液量。小量心包积液少于100ml时，无回声区仅出现在左室后壁后方，舒张期宽度较窄，一般小于10mm，不出现于心尖部、侧部和前方。中量心包积液在100～500ml之间时，无回声区出现在左室后方，并且延伸到外侧、心尖部和前方，较均匀地环绕整个心脏。前方无回声区舒张期宽度一般小于10mm。大量心包积液大于500ml时，更宽的无回声区连续地分布于心室后方、前方、外侧和心尖部，并可出现心脏摆动现象。心室前方无回声区宽度可达10mm以上。右心房游离壁和右心室游离前壁的塌陷是心脏压塞的最常见超声心动图表现。

【计算机断层成像】

计算机断层成像（CT）对心包膜的观察较超声心动图为优。因此，对心包积液的诊断敏感性高，并能判别积液量、部位和性质。

【磁共振成像】

磁共振成像（MRI）能清晰显示心包积液的位置、范围和容量，并可根据心包积液的信号强度推测积液的性质。同时能显示其他病理表现如心包膜的增厚和心包腔内肿瘤。

【心包穿刺术】

心包穿刺术有助于了解心包积液的性质，将穿刺液做常规、生化、细菌培养和找抗酸杆菌、找病理细胞，帮助查明病因。此外，尚能缓解心脏受压的症状。但此项检查属有创性，有一定的风险，可在超声心动图的指导下进行。

四、诊断与鉴别诊断

目前随着诊断水平的不断提高或诊断技术的不断改进，心包积液的诊断并不困难，但欲早期明确病因，减少并发症的发生并非容易。

（一）心包积液致心脏扩大、腹水、下肢水肿等应与以下疾病相鉴别

1. 扩张型心肌病　本病以心脏扩大为主要特征，临床可有心力衰竭、心律失常等表现，但本病心脏扩大为腔室的扩大，而心包积液心脏可以是正常的，心影随体位而改变，且心尖搏动在心浊音区内。超声心动图检查可鉴别是心包积液还是心脏的扩大。

2. 肝硬化、腹水　这是由于慢性肝病引起，一般无下肢水肿，只有在明显低蛋白血症时才出现全身性水肿。超声心动图和腹部超声有助于鉴别。

3. 缩窄性心包炎和限制型心肌病　这两种疾病也可引起静脉淤血的表现，如颈静脉充盈，肝大，腹水等。超声心动图检查可鉴别是否为心包积液。

（二）急性心脏压塞主要表现为血压低休克应和以下疾病相鉴别

1. 急性心肌梗死、肺栓塞　两者均有血压低，静脉压升高和心率加快，但奇脉、超声心动图、心电图和 CT 等对鉴别诊断有一定的帮助。

2. 失血性休克　详细询问病史和体检，查找出血可能的原因，血色素明显下降应高度怀疑出血的可能。急性心脏压塞有其发病的原因，如急性心肌梗死心脏破裂、主动脉夹层动脉瘤破裂、手术创伤等，检查超声心动图有心包积液则可明确诊断。

五、预后与治疗

心包积液的病程和预后主要取决于原发病因。多数急性心包积液经过一段时间或经原发病治疗后逐渐吸收、减少而消失。病毒性心包积液、特发性心包积液、心肌梗死后心包积液或心包切开后综合征通常为短暂的、自限性的，持续 1～6 周后消失。慢性心包积液可持续长时间不发生心脏压塞。如为结核性或化脓性心包积液等，及时有效地治疗，包括必要的心包穿刺抽液或反复心包腔内冲洗、注入抗生素，可望获得治愈。部分患者可发展成缩窄性心包炎。恶性心包积液，则预后严重。

无论何种心包积液，它的临床重要性在于：①是否出现因心包腔内压力升高而导致的血流动力学改变；②全身性疾病的存在及其性质。因此，心包积液的治疗包括对原发病的病因进行特效的治疗、解除心脏压塞和对症治疗。

【原发疾病的治疗】

略。

【心包积液的处理】

1. 心包穿刺术 常用于判定积液的性质，查找病因；伴有心脏压塞时，抽液以缓解对心脏及邻近组织器官的压迫症状；肿瘤性或化脓性心包积液时，可行心包腔内注入抗生素或化疗药物。并非所有的心包积液均是穿刺的指征，如特发性心包积液、心包切开后综合征、心肌梗死后综合征和慢性肾衰竭所导致的心包积液，无心脏压塞时无需行心包穿刺。并且在下列患者中，心包穿刺不能改善血流动力学或可使病情恶化：急性创伤性心包出血（继发于撕裂、心脏刺伤、左室壁或主动脉瘤破裂）；少量心包积液；超声心动图示前心包无渗液；包裹性渗液或手术后除液体外，血凝块和纤维蛋白充满了纵隔或心包腔。

2. 心包切开术 对于恶性心包积液或其他原因所致的心包积液因反复大量积液可行此手术，以达到持续引流的作用。

【心包积液伴心脏压塞的处理】

急性心脏压塞必须紧急处理，治疗的原则为迅速降低心包腔内压力，维持心室的充盈压，同时治疗原发病。

1. 改善血流动力学 快速静脉滴注生理盐水、右旋糖酐、血浆或输血，通过扩充血容量，增加中心静脉压与回心血量，以维持一定的心室充盈压。可在心包腔内减压前或减压的同时，快速快速静脉补液。此外，应用正性肌力药，如多巴胺、多巴酚丁胺等，以增强心肌收缩力、维持血压。

2. 降低心包腔内压力 行心包穿刺术、心包切开术，迅速排出积液以缓解压塞症状。

（黄晓红）

第58章 缩窄性心包炎

缩窄性心包炎是指当心包发生了纤维化、增厚、钙化、粘连限制了心脏的舒张充盈，导致了一系列循环障碍临床现象，常见心包疾病，其发病率占心脏病的1.5%，老年多见，男女之比为1.5:1。

一、病 因

缩窄性心肌炎一般由急性心包炎发展而来，但多数病例因急性阶段起病隐匿，难于察觉，来院就诊时已成为缩窄性心包炎。病因难以确定，病因明确者以结核性为多。其他病因如化脓性心包炎，尤其是肺炎球菌性心包炎,创伤性心包炎的心包积血,心包肿瘤,急性非特异性心包炎,放射照射后的肺部炎症及心包炎,类风湿关节炎,药物性心包炎等也可发展为缩窄性心包炎。

二、病 理 生 理

缩窄性心包炎常伴心包积液,病理特点是纤维化沉积,以后逐步演变到机化积液吸收的亚急性期,继之为心包纤维瘢痕形成和增厚造成心包腔部分或完全闭塞的慢性期。绝大多数心包缩窄是均匀对称的,少数病例心包增厚或钙化于房室沟沿半月瓣环或主动脉沟,右室流出道及腔静脉开口处的环状狭窄。以上心包炎一系列的病理改变限制了心室的舒张期充盈,导致心排血量下降,阻碍静脉回流而引起体循环静脉压增高、颈静脉怒张、肝脏肿大、腹水、下肢水肿等。

三、临 床 表 现

【症状】

呼吸困难,尤其是活动后呼吸困难明显。由以下三方面原因所致。

1. 肺毛细血管压升高,心排血量下降。

2. 腹水致膈肌升高。

3. 胸腔积液导致呼吸运动受限。此外还有疲乏、衰竭、食欲缺乏等。

【体征】

1. 血压低,脉搏快,1/3 出现奇脉,多数合并心房颤动。

2. 静脉怒张,Kussmaul 征阳性,因右房压升高,心脏舒张受限所致。

3. 心尖搏动不明显,心浊音界不增大或轻度增大,心音减弱,心脏搏动触不到,可有舒张早期冲击感,心音遥远而低钝。可听到舒张早期心包叩击音。

4. 肝肿大,触痛,并有肝功能不全的表现,包括腹水,蜘蛛痣和肝掌等。

5. 胸腔积液,积液多时可以引起呼吸困难和发绀。长期缩窄性心包炎的老年患者可以出现大量腹水和阴囊、大腿和小腿水肿。

【实验室检查】

1. 一般化验检查　可有轻度贫血,红细胞沉降率正常或加快,肝功能障碍或低蛋白血症等。

2. X 线胸片　心影可以偏小,正常或增大,心包增厚,广泛钙化或心包腔内有积液。心影呈三角形，左右心缘平直，因上腔静脉扩张，心衰时血管影增大，但主动脉弓无明显突出，常可见胸腔积液，但肺影清晰，无肺淤血。

3. 心电图　常见的异常为心动过速，QRS 低电压，广泛 T 波倒置或低平，二尖瓣型 P 波，少数患者可出现电轴右偏，类似右室肥厚的图形。晚期可出现心房颤动，手术后有的患者心电图可好转。

4. 超声心动图　一般心脏大小正常，室壁运动良好，双心房增大或正常，可见心包增厚，钙化或心包腔内积液。

5. 心导管检查　心排血量降低，由于缩窄性心包限制了心腔的舒缩，心排血指数下降，甚至可低达 1.5L/（min·m²）；右房压力升高，压力曲线呈"M"（或"W"）形，一般压力超过 10mmHg 以上；右心室压力升高，压力曲线呈舒张早期低垂和晚期平原。一般舒张压大于收缩压的 1/3；肺动脉高压，肺动脉收缩压可超过 50mmHg。

6. 心血管造影　左室造影可显示左室收缩末和舒张末容量正常或下降，静脉造影或透视显示上腔静脉扩张，右心缘僵直，有时可见心包增厚。

7. CT 和磁共振（MRI）　CT 和 MRI 对缩窄性心包炎的确诊有重要价值。两者均能显示出心包厚度，局部或环形增厚钙化的轮廓。

四、鉴 别 诊 断

【限制型心肌病】

本病是一组原因不明的心内膜下心肌病变或某些心肌病，其基本血流动力学与缩窄性心包炎相似，有时鉴别十分困难，鉴别要点见表 58-1、表 58-2。

表 58-1　体征及有关检查结果的鉴别

项目	缩窄性心包炎	限制型心肌病
奇脉	+	-
心包叩击音	可有	无
可触及收缩期心尖搏动	无	可有
CT、MRI、超声心动图检查	心包增厚	心包正常
心电图	多见低电压，伴 T 波改变，可有心房颤动	多无低电压，有 T 波变化，有时可有病理 Q 波或心室肥厚劳损

表 58-2　血流动力学检查结果的鉴别

心导管检查	缩窄性心包炎	限制型心肌病
右房压力曲线	呈"M"或"W"形右心房平均压较高	呈不典型的"M"或"W"型右心房平均压降低
右室舒张末压	>1/3 右室房压	<1/3 右室收缩压
肺毛血管压	等于右心房压，等于右心室舒张末压，等于肺动脉压	肺毛血管压 > 右心房平均压
心排血量	正常	降低

【肝硬化】

肝硬化患者有门静脉高压表现，但无颈静脉怒张，体循环静脉压升高，心包钙化及心搏动减弱等。

【充血性心力衰竭】

特别是心瓣膜病，三尖瓣病变患者其静脉淤血与缩窄性心包炎患者相同，但瓣膜病患者特征性的心脏杂音，心脏增厚特征等可作为诊断依据，两者病史也有助鉴别。

五、治　疗

缩窄性心包炎内科治疗只能临时改善患者某些症状。有条件者应尽早争取外科心包剥离术治疗，大部分患者术后症状改善。

【内科治疗】

1. 加强营养，补充蛋白质，必要时小量输血或血浆。

2. 降低体循环静脉压，控制钠盐摄入，腹水较多者应适量放水或予利尿药。

3. 尽量避免使用减慢心跳的药物，如 β 受体阻断药和钙通道阻滞药，发生快速心房颤动时可选用洋地黄控制。结核患者应抗结核治疗。

【外科治疗】

1. 一旦确诊本病应尽早行手术治疗，心包剥离术是治疗缩窄性心包炎的有效方法，术后存活者 90% 症状明显改善，恢复劳力。

2. 结核性心包炎宜于结核活动静止后或积极使用抗结核的情况下进行。

3. 手术后心脏负荷不宜过重，静脉输液及输血应谨慎，以防引起急性左心功能不全。

（袁贤奇）

心血管危险因素及其他相关疾病

第59章 心血管病危险因素

一、心血管病危险因素的概念

人类疾病的发生、发展是由遗传决定的内部因素与环境中的物理、化学、生物、社会等外部因素相互作用的结果，人类的行为则决定着两者相互作用的方式和作用的强度，因而在一定程度上能够加速或延缓疾病的进程。疾病病因学研究的目的即在于阐明决定疾病发生、发展的内部因素和外部因素以及两者相互作用的方式及其影响因素，在此基础上通过改善机体的内外环境和行为，做到趋利避害，从而达到有效地预防和控制疾病的目的。然而，不同类型的疾病其病因的复杂程度不同，预防控制的难易程度也存在很大差异，对于艾滋病、肺结核等传染性疾病，人们往往能够找到特异性的病原体，从而采取针对性的预防控制措施，而对于冠心病、脑卒中等慢性非传染性疾病而言，其发生是内外多种因素长期作用的结果，往往无法找到单一而明确的病因，其预防和控制就显得尤为复杂。

在众多的心血管病危险因素中，一些是我们不能控制或目前尚无有效办法控制的因素，如年龄、性别、种族、家族史以及基因和蛋白质的结构和功能改变等，这些因素对于高危个体的筛选和识别具有重要意义；而另外一些因素，我们可以进行有效的干预，如吸烟、饮酒、膳食习惯、血压、血脂等，这些因素不仅可以用于高危个体的筛选，对于疾病的控制和预防也具有更重要的意义。

危险因素有多种分类方法,各家意见不一。目前比较一致的分类方法见表59-1。

表59-1 心血管病危险因素分类方法

主要（传统）危险因素	潜在危险因素	社会经济/心理行为因素
1. 年龄	1. 超重/肥胖	1. 教育程度（偏低）
2. 家族史	2. 血清 TG 升高	2. 经济收入
3. 男性	3. 胰岛素抵抗糖代谢异常（IFG、IGT）	3. 职业及其变动
4. 高血压	4. 血清 Lp（a）升高	4. 不健康饮食
5. 吸烟*	5. 凝血因子升高	5. 缺乏体力活动
6. 血清 TC 升高	6. 慢性炎症（hs-CRP 升高）	6. 过量饮酒
7. 血清 LDL-C 升高	7. 血浆 HCY 升高	7. 精神紧张（压力）
8. 血清 HDL-C 降低	8. 睡眠呼吸障碍	8. 性格类型
9. 糖尿病		

注：TC = 总胆固醇，LDL-C = 低密度脂蛋白胆固醇，HDL-C = 高密度脂蛋白胆固醇，TG = 甘油三酯，Lp（a）= 载脂蛋白 a，hs-CRP = 高敏 C 反应蛋白，HCY = 同型半胱氨酸，IFG = 空腹血糖受损，IGT = 糖耐量受损；* 吸烟是一种行为，但因研究较早，习惯上将它归为传统因素

目前,对于心血管病危险因素干预的有效性与可行性已得到了越来越多的研究结果的证实,美国、日本等国家自 20 世纪 70 年代以来大力开展了心血管病的防治工作,取得了显著的成效,近 30 年来,美国冠心病病死率下降了 50% 多,脑卒中病死率下降了 2/3。

近三四十年来,随着传染病的有效控制,我国人群的死因结构发生了很大变化,心血管疾病已成为我国居民的"头号杀手"。成年人中常见而危害较大的心血管病主要是冠心病和脑卒中等慢性心血管病,本章主要对冠心病、脑卒中的危险因素及其危险评估和控制展开讨论。

二、主要的心血管病危险因素

流行病学研究已证实,与脑卒中、冠心病等心血管疾病相关的危险因素高达 300 多种,然而研究较多、对疾病的发生发展起主要作用的相对较少。本节将就这些因素进行一些讨论。

【年龄】

一般情况下，心血管病的发病随年龄增加而升高，但也有例外，世界上有些与世隔绝的人群，如太平洋中某些小岛上的居民和我国西南深山区的彝族农民，他们的平均血压很低，且不随年龄增加而上升，在这些人群中很少见高血压和其他心血管病。所以年龄可能是机体内外因素长期相互作用结果的一种反映，这一方面说明心血管病是由不良的生活方式引起的，是可以预防的；另一方面也为我们提供了一个筛选高危个体的指标，对年龄较大者尤其是 40 岁以上的男性和绝经后的女性应列为心血管病筛检的重点对象。

【性别】

男性心血管病发病率高于女性，我国 14 个人群监测 5 年的结果显示，25～74 岁男性冠心病的发病率为女性的 1.1～6.2 倍，男性脑卒中的发病率为女性的 1.2～3.1 倍。心血管病发病的性别差异随着年龄的增加而减小，绝经期后妇女发病率增高，但男女之比仍在 1 倍左右。另一方面，资料还显示，心血管病的性别差异在不同人群间也存在显著的不同。这说明心血管病在两性之间的差别除与两性的性激素不同有关外，还与两性间心血管病危险因素暴露水平及敏感程度的差异（例如吸烟、饮酒率的性别差异）有关。

【高血压】

血压是反映人体血管功能状况的一个非常重要的生理指标，过高的血压除了本身会发展成为高血压危象，对患者的健康和生活质量甚至生命造成直接的威胁之外，更主要的是引起心、脑、肾等重要器官的损害，进而引起上述器官各种疾病的发生，对人类生命和健康造成间接危害，因而，对血压进行有效控制，不仅可以减少高血压的直接危害，更重要的是可以预防和减少冠心病、脑卒中等心血管疾病的发生，减少其间接危害。

血压升高是我国人群脑卒中发病的最重要的危险因素。我国 10 组人群前瞻性研究表明，血压水平和脑卒中发病的相对危险呈对数线性关系，即在控制了其他危险因素后，基线收缩压每升高 10mmHg，脑卒中发病的相对危险增高 49%（缺血性卒中增高 47%，出血性卒中增高 54%）；舒张压每增加 5mmHg，脑卒中发病危险增高 46%。

Framingham 研究以及以后的多项研究证实，高血压是西方人群冠心病的独立危险因素。血压升高也是我国人群冠心病发病的重要危险因素。我国首都钢铁公司男工冠心病危险因素的前瞻性研究显示，收缩压在 120～139mmHg，冠心病发病的相对危险比＜120mmHg 者增高 40%，在 140～159mmHg 者增高 1.3 倍。同样说明血压升高在中国人群中对冠心病发病的作用。研究表明，血压水平冠心病事件发生率之间的关系也呈连续的正相关关系，不存在一个低限。然而，血压对冠心病事件的影响强度不如脑卒中那么强烈，约为与脑卒中相关强度的 2/3。如东亚人群汇总分析表明，如果舒张压每下降 5mmHg，可使脑卒中发病减少 44%，而仅能使冠心病发病减少 27%。

【血脂异常】

血脂是血浆中所含的脂肪类物质，主要成分包括总胆固醇（TC）、甘油三酯（TG）、磷脂及游离脂肪酸等。脂质不溶或微溶于水，在血浆中都与蛋白质结合成颗粒及密度大小不等的脂蛋白的形式存在，因而脂蛋白是血脂运输的形式。根据血浆脂蛋白的结构和密度差异，常用超速离心法对其进行分类。用超速离心法可把血浆脂蛋白分为：乳糜微粒（CM），极低密度脂蛋白（VLDL），低密度脂蛋白（LDL），高密度脂蛋白（HDL）。血脂的来源有 2 个：一是外源性的，即消化道吸收来的；二是内源性的，即由体内组织动员或由肝脏合成而来。在正常情况下，它易受食物成分及体内代谢的影响。

已有的证据表明，血清总胆固醇（TC）、甘油三酯（TG）及低密度脂蛋白胆固醇（LDL-C）水平过高、高密度脂蛋白胆固醇（HDL-C）水平过低等血脂异常在动脉粥样硬化的发生及发展中起重要作用，是冠心病重要的危险因素。病理学的研究显示，脂质在血管壁的积聚是动脉粥样硬化的重要病理基础，而且脂质的含量多少与动脉粥样硬化斑块的稳定性关系密切。脂质含量多、炎症细胞浸润明显、纤维成分少的斑块稳定性较差，容易发生破裂，引起急性心肌缺血、梗死或猝死。临床上可以见到随着血脂异常的改善，一些诸如不稳定心绞痛、急性心肌梗死等冠状动脉事件的发生率，以及对经皮腔内冠状动脉成形术（PTCA）及冠状动脉旁路移植术（CABG）的需求都有明显减少。动物实验的结果也证实，降低血中 TC 水平，能预防和逆转动脉粥样硬化病变的发生和发展。

大量的流行病学研究也显示，血中 TC、TG 以及 LDL-C 和 HDL-C 水平冠心病发病的关系密切。美国 Framingham 研究证实，LDL-C 升高与冠心病日后发病呈正相关，HDL-C 升高则与冠心病发病呈负相关。越来越多的资料显示，血中 TG、LDL-C 水平升高和 HDL-C 水平的降低，对冠心病发病危险有强的协同作用，同一水平的 HDL-C 和 LDL-C 所表现的冠心病危险，取决于血清 TG 水平的高低。

通过药物或非药物的方法对血脂水平进行干预，可显著地降低冠心病发病和死亡的危险。

血脂对不同类型的脑卒中可能有不同的影响。现有的研究结果显示，TC 与总的脑卒中之间很少有联系或呈"U"形相关，这可能是与 TC 与脑梗死存在正相关关系而与脑出血存在负相关关系所致。东亚人群汇总分析结果显示，随着血 TC 浓度的降低，缺血性脑卒中的危险降低而出血性脑卒中的危险增加。我国"八五"期间 10 组人群的资料显示，血 TC 和总脑卒中的发生呈"U"形关系。分型分析时控制了主要的危险因素后，可见 TC 最高 5 分位组缺血性脑卒中发病危险最高，而 TC 与出血性脑卒中之间的负关联则不明显。

【糖尿病】

糖尿病（DM）是由胰岛素分泌不足和（或）胰岛素作用受损引起的一组以高血糖为特征的慢性代谢性疾病。国外报告糖尿患者群中，心、脑血管病患病率为非糖尿患者群的 2～4 倍。1992 年，北京首钢 3 万人群调查中发现糖尿患者群中冠心病及脑血管病（包括脑出血、脑梗死及蛛网膜下腔出血）患病率分别为 9.23% 及 6.65%，而在糖耐量正常对照组则仅分别为 2.46% 及 1.73%，情况与国外基本类似。同时大量的流行病学研究也表明，糖耐量异常和糖尿病是心血管病的一个独立的危险因素。Framingham 研究观察到在糖尿病患者中，无论男女及年龄组，其心血管病发病率都是糖尿病组高于非糖尿病组。经年龄调整，控制 SBP，每日吸烟指数、血清总胆固醇值及有无心电图左室肥厚后，血栓性脑梗死、冠心病和心血管病总病死率，均表现为男性糖尿病患者 2 倍于对照组，女性则 3 倍于对照组。

糖尿病患者还往往同时具有众多的致动脉粥样硬化的危险因素，如高血压、肥胖、血脂紊乱等，这些因素的叠加及相互影响使其发生心血管病的危险较非糖尿患者群大大增加。

【超重和肥胖】

体重超重和肥胖是能量的摄入超过能量消耗以致体内脂肪过多蓄积的结果。如果脂肪主要在腹壁和腹腔内蓄积过多，则称为"中心型"或"向心性"肥胖。已有的数据显示，超重和肥胖患者往往同时伴有血压、血脂和葡萄糖耐量异常，这大大增加了心血管病的危险。中国肥胖问题工作组对我国 1990 年以来 24 万成人的数据汇总分析的结果显示：体重指数达到或大于 24（BMI≥24kg/m²）者患高血压的危险是体重正常（BMI = 18.5～23.9kg/m²）者的 3～4 倍，患糖尿病的危险是体重正常者的 2～3 倍，具有 2 项及 2 项以上危险因素（即危险因素聚集，主要的 5 个危险因素包括血压高、血糖高、血清总胆固醇、血清甘油三酯高和血清高密度脂蛋白胆固醇降低）的危险是体重正常者的 3～4 倍。BMI≥28 的肥胖者中 90% 以上有危险因素的聚集。男性腰围达到或超过 85cm，女性腰围达到或超过 80cm 者患高血压的危险约为腰围低于此界限者的 3.5 倍，其患糖尿病的危险约为 2.5 倍；其中有 2 项及以上危险因素聚集者的危险约为腰围正常者的 4 倍以上。超重和肥胖还是预测心血管病的一个独立的危险因素。因而，控制体重是心血管病预防工作中的重要的干预目标之一。需要指出的是，心血管病危险的增加不仅仅只和重度肥胖有关。实际上，在"正常体重"范围上限的人们，心血管病的危险就增加了，以后随着体重的增加危险逐步加大。此外，还有证据显示，在青年期体重指数即超标者，以后患相关疾病的危险度可能比中老年后才肥胖者更高。

【吸烟】

美国、英国、加拿大和瑞典 1200 万人年的观察结果表明，男性中吸烟者的总病死率、心血管病发病率和病死率比不吸烟者增加 1.6 倍，吸烟者致死性和非致死性心肌梗死的相对危险较不吸烟者高 2.3 倍。Framingham 研究表明，冠心病猝死的发生率，男性吸烟者较不吸烟者高 10 倍，女性高 4.5 倍。MRFIT 结果说明，戒烟后可使冠心病的发病减半并减少病死率。我国 10 组队列人群的前瞻性研究表明，吸烟者冠心病发病的相对危险比不吸烟者增高约 2 倍，缺血性脑卒中发病的相对危险增高约 1 倍，癌症死亡的危险增高 45%，总死亡的危险增高 21%。据北京心血管患者群监测配对研究表明，吸烟引起急性心肌梗死的危害与吸烟量的平方成正比，吸烟总量每增加 1 倍危害增加 4 倍。北京监测区人群吸烟对急性心肌梗死的归因危险度为 43%。

【饮酒】

饮酒与心血管病的关系仍是一个尚未完全解决的问题。有报道显示，饮酒与冠心病病死率呈"U"形关系，并认为轻中度饮酒可以减少冠心病死亡。我们的研究结果也显示，轻中度饮酒并不增加缺血性脑卒中的危险；然而，大量饮酒则使缺血性脑卒中发生的危险显著增加。由于饮酒本身除增加高血压、肝硬化、胃癌、心肌损伤和意外事故等而增加总病死率外，还会造成一些经济、精神的以及社会问题，因而目前不提倡通过少量饮酒来预防冠心病。

【不合理的膳食结构】

不良的饮食习惯对心血管病发病的影响是多方面的。过量的热量摄入能导致超重和肥胖，摄入过多的胆固醇、饱和脂肪等可引起血脂紊乱，摄入较多的盐、较少的钾、较少的蔬菜水果等可以通过影响血压等影响到心血管疾病的发生。美国的 DASH（Dietary Approaches

Stop Hypertension）研究通过改变食谱结构，选择富含蔬菜、水果、低脂乳制品、果仁、白肉等食物，营养学角度上看具有低脂肪、低胆固醇、高钙、高钾、高镁和高纤维素的食物，对预防和控制高血压具有明显的效果。DASH膳食联合低钠膳食的降压效果比单纯的DASH膳食和控制钠盐摄入效果更为显著。新近发表的OminHeart研究结果也显示，通过合理地搭配膳食结构，可以有效地降低血压、改善血脂，并且降低心血管疾病预期的发病风险。因而，保持健康的饮食模式对于预防心血管病尤为重要。

【其他因素】

除了上述因素外，有心血管病家族史，有心血管病既往史（例如，心衰、脑卒中或小卒中、心肌梗死或不稳定型心绞痛等）或肾脏疾病史者，均可增加心血管病发病的危险。

此外，缺乏体力活动、寒冷气候等也被认为是心血管病的危险因素。

由于研究的深入，C反应蛋白、载脂蛋白a、纤维蛋白原、高半胱氨酸血症等也被认为是"新"的心血管病的危险因素。

不过，根据2003年美国统计2万余例致死和非致死冠心病患者的资料来看，85%以上病例曾至少暴露于一种传统危险因素；早发（男性55岁，女性65岁）冠心病患者中只有10%～15%没有暴露过任何一种传统危险因素。另外，在复习了373篇关于"新"危险因素的有关文献后，未能证实它们在传统危险因素之外增加对冠心病的预测效果。所以，从疾病防治角度看，干预已明确的传统危险因素仍然是主要目标。

三、心血管病综合危险评估

由于冠心病、脑卒中等慢性心血管病发病和死亡的危险并不取决于单个的危险因素，不同患者具有的心血管病危险因素的多少和程度不同，心血管病发病和死亡的危险也不同，对患者进行"整体危险评估"，明确患者发病的危险程度、预期的干预效果及主要的危险因素，并据以采取适宜的干预措施已为全球心血管病预防和控制专家广泛认同。美国于1997年发表的高血压检出、评价、预防和治疗指南（JNC Ⅵ）、1999年发布的WHO/ISH高血压防治指南和2001年发布的国家胆固醇教育计划第3版（NCEP Ⅲ）以及后继的指南中均采用了这种"根据整体危险度大小决定对危险因素控制措施"的策略。我国1997年提出的"血脂异常防治建议"和1999年和2004年发布的高血压防治指南也均采纳了这一策略。

国家"十五"科技攻关期间中国医学科学院阜外心血管病医院流

行病学研究室在过去近 20 年连续工作基础上，利用我国人群资料建立了心血管病发病危险最优预测模型，该模型以年龄、收缩压（SBP）、体重指数（BMI）、血清总胆固醇（TC）、是否糖尿病（DM）和是否吸烟等主要的心血管病危险因素为自变量，以缺血性心脏病（冠心病）和缺血性脑卒中合并后的联合终点"缺血性心血管病（ICVD）"为应变量来预测我国人群 10 年心血管病发病的危险。为了便于临床应用，研究者在最优模型基础上结合临床情况和我国人群危险因素的分布特征，进一步建立简易预测模型，并据此提出了适合我国人群的心血管病综合危险度简易评估工具。运用这一评估工具，我们可以对患者未来 10 年缺血性心血管病发病的危险进行评估。例如可以根据表 59-2、表 59-3 按以下步骤评价一个患者的心血管病危险水平。

1. 测量各种危险因素水平　例如一个患者通过询问及体检发现以下危险因素：男性、年龄 50 岁、血压 150/90mmHg、体重指数 25kg/m²、血清总胆固醇 5.46mmol/L、吸烟、无糖尿病。

2. 根据所获得的资料从表中查出相应的得分　年龄 50 岁 =3 分，SBP 150mmHg=2 分，BMI 25kg/m²=1 分，TC 5.46mmol/L=1 分，吸烟 =2 分，无糖尿病 =0 分。

3. 将各因素相应得分相加求出总得分　3+2+1+1+2+0=9 分。

4. 根据总得分查表求出 10 年发生缺血性心血管病（ICVD）的绝对危险为 7.3%。

如果该患者不吸烟，收缩压能够控制在 130mmHg 以下，其得分为 6 分，其绝对危险下降为 2.9%，绝对危险下降了 4.4%，下降幅度为 60.3%。这样不仅可以评价患者心血管病危险的高低，找出威胁健康的主要危险因素，而且还可以预测积极治疗的预期效果。

表中下方同时又给出了不同年龄组的平均危险和最低危险，以便医生了解该患者的绝对危险相对于人群平均危险和最低危险的严重程度。平均危险是指同年龄所有人的平均发病危险。最低危险是指同年龄人中，SBP<120mmHg，BMI<24kg/m²，TC<5.20mmol/L，不吸烟，无糖尿病者的发病危险。对于上例 50 岁的男性，其 10 年发生 ICVD 事件的绝对危险比一般人和低危人群净增加分别为 4.7%（7.3%～2.6%）和 6.6%（7.3%～0.7%），分别是一般人和低危人群 2.8倍和 10.4 倍。

运用这种方法对患者进行心血管病危险评估时应注意以下问题：

1. 该危险评估表仅适用于尚未发生心血管病者。若已经患有心血管病，则再次发生心血管病事件的概率会比模型预测的发病危险大大增加。

表 59-2　缺血性心血管病（ICVD）10 年发病危险度评估表（男）

第一步：

年龄	得分
35~39	0
40~44	1
45~49	2
50~54	3
55~59	4

收缩压	得分
<120	-2
120~129	0
130~139	1
140~159	2
160~179	5
≥180	8

体重指数 (kg/m²)	得分
<24	0
24~27.9	1
≥28	2

总胆固醇 (mmol/L)	得分
<5.20	0
≥5.20	1

吸烟	得分
否	0
是	2

糖尿病	得分
否	0
是	1

第二步：求和

危险因素	得分
年龄	___
收缩压	___
体重指数	___
总胆固醇	___
吸烟	___
糖尿病	___
总计	___

第三步：

总分	10 年 ICVD 绝对危险 (%)
≤-1	0.3
0	0.5
1	0.6
2	0.8
3	1.1
4	1.5
5	2.1
6	2.9
7	3.9
8	5.4
9	7.3
10	9.7
11	12.8
12	16.8
13	21.7
14	27.7
15	35.3
16	44.3
≥17	≥52.6

10 年 ICVD 绝对危险参考标准		
年龄	平均危险	最低危险
35~39	1.0	0.3
40~44	1.4	0.4
45~49	1.9	0.5
50~54	2.6	0.7
55~59	3.6	1.0

表59-3 缺血性心血管病（ICVD）10年发病危险度评估表（女）

第一步：评分

年龄	得分
35～39	0
40～44	1
45～49	2
50～54	3
55～59	4

收缩压	得分
<120	-2
120～129	0
130～139	1
140～159	2
160～179	3
≥180	4

体重指数 (kg/m²)	得分
<24	0
24～27.9	1
≥28	2

总胆固醇 (mmol/L)	得分
<5.20	0
≥5.20	1

吸烟	得分
否	0
是	1

糖尿病	得分
否	0
是	2

第二步：求和

危险因素	得分
年龄	
收缩压	
体重指数	
总胆固醇	
吸烟	
糖尿病	
总计	

10年ICVD绝对危险参考标准

年龄	平均危险	最低危险
35～39	0.3	0.1
40～44	0.4	0.1
45～49	0.6	0.2
50～54	0.9	0.3
55～59	1.4	0.5

第三步：绝对危险

总分	10年ICVD危险（%）
-2	0.1
-1	0.2
0	0.2
1	0.3
2	0.5
3	0.8
4	1.2
5	1.8
6	2.8
7	4.4
8	6.8
9	10.3
10	15.6
11	23.0
12	32.7
≥13	≥43.1

2. 由于本研究的终点事件中未包括心绞痛发病一类事件，所得出的 ICVD 事件绝对危险比实际危险要低。临床应用时对此应有所考虑。据 Framingham 资料估计，在 40 岁以上人群中包括和不包括心绞痛的冠心病事件绝对危险平均相差 3%～5%，年龄越大差别越大。

3. 由于研究人群入组时年龄范围为 35 至 59 岁，所得出的预测模型和评估方法应用于此范围之外的其他年龄人群时结果仅供参考。

4. 预测模型和评估方法对于那些各种危险因素都是轻中度升高的人最为适合，对于那些人群中并不多见的、多种危险因素都处于很高水平的人会有较大误差。比如一个 SBP 为 220mmHg、体重指数超过 35 的经常吸烟者，其实际的危险可能要比预测的更高。

5. 该法仅评估 10 年内发病危险。对年轻人来说，很多情况下低危是由于年轻所导致的，并不意味着终生低危。这时参考平均危险和最低危险计算相对危险，对于决定是否应予必要的干预更为恰当。

除了上文提到的心血管病综合危险评估工具外，我国 1997 年提出的"血脂异常防治建议"、1999 年和 2004 年发布的"中国高血压防治指南"以及 2003 年卫生部疾病控制司发布的"中国成人超重和肥胖症预防和治疗指南"还在参考国外相关防治指南的基础上结合我国人群特点提出了以血压、血脂、肥胖中的一个危险因素为主，参考患者并存的其他心血管危险因素、并发的疾病和靶器官损害情况对患者进行心血管病危险评估的方法。具体内容读者可以参看相关的防治指南。

四、心血管病多重危险因素综合干预

对心血管病的干预应在综合评估患者危险的基础上，针对存在的多种危险因素采取综合的干预措施，从而降低患者现有的危险因素水平，减低患者发生心血管病的危险。

【干预的总体原则】

心血管病的危险因素中高血压、血脂紊乱、体重过高等是机体的内外环境长期作用的结果，个体的行为是决定内外环境作用的关键因素，通过改善个体的行为，减少不利的环境暴露，增加有利的环境暴露可以从根源上降低这些危险因素的水平，因而对这类危险因素的控制，应首先在改变患者行为的基础上进行。同时，一些患者由于积累的危险过高，应快速减少患者的危险至一个较低的水平，此时，单纯改变患者的行为往往不能达到目的，因而还常常需借助一些药物对患者的生理和病理过程进行干预。对于危险轻度升高的患者,仅通过非药物治疗就可能将心血管病发生的危险降至一般水平;而对于心血管病危险中重度升高的患者,非药物治疗则可以提高药物的疗效,减少药物的用量,从而减少药物的副作用,减少治疗费用。因而非药物治疗是心血管病预防和治疗的基础。由于心血管病的形成是一个长期的过程,保持患者处于较低的危险状态也是一个长期的过程,因而需要对患者进行长期的、终生的干预,并随时对干预的效果及危险因素的状态进行评估。综合起来,主要有以下几点:

1. 在改变患者行为、树立健康的生活方式的基础上对患者所具有的多种心血管病危险因素进行综合干预。

2. 干预时药物治疗要在非药物治疗的基础上进行。

3. 干预时根据患者危险程度决定治疗措施及干预的目标水平,具体的干预原则如下:对于心血管病危险较高的患者,应立即进行药物干预,并择期启动非药物干预;对于危险中度升高的患者,则应立即进行非药物干预,必要时辅助药物治疗;对于危险较低的患者,则主要采取非药物干预措施。

4. 应定期随访。

5. 终身治疗。

【干预的总体目标】

心血管病干预的目标在于控制患者所具有的危险因素长期处于一个较低的水平,减少靶器官的损害,预防心血管病的发生;对于已患有心血管病者,则通过控制危险因素水平减少靶器官损害、避免再发心血管事件并提高生活质量。也即:

1. 有效控制现有的危险因素水平。

2. 减少靶器官损害,提高生活质量。

3. 预防心血管事件的发生。

【干预的具体措施】

心血管病的危险因素干预可分为非药物治疗和药物治疗两类。非药物主要通过改善患者的行为和生活方式,趋利避害,从而降低心血管病危险因素水平,进而降低心血管病事件发生的危险,主要包括合理膳食、适量运动、戒烟限酒等。而药物治疗则通过使用一些药物干预患者的行为(如戒烟药)或生理病理过程来达到降低心血管病危险的目的。关于心血管病危险因素药物和非药物治疗,读者可以参考本书有关章节和有关专著,在此不再详细叙述。

(武阳丰 张林峰)

第60章　代谢综合征

随着社会经济的发展和生活方式的改变,代谢综合征发病率急剧升高,其诊治涉及多个学科,已成为一个新的慢性病和新的公共卫生问题焦点。

一、代谢综合征的定义

内分泌学家 Reaven 于 1988 年最早提出将胰岛素抵抗合并高胰岛素血症、血脂异常、原发性高血压、肥胖和糖耐量异常或 2 型糖尿病的一簇疾病称为"X 综合征"。1998 年,世界卫生组织(WHO)为这一综合征提供了工作定义,称之为"代谢综合征",该命名现已被广泛接受。中国糖尿病学会(CDS)也于 2004 年提出了我国的代谢综合征标准。2005 年国际糖尿病联盟(IDF)发布了第一个代谢综合征的全球性标准。强调中心性肥胖为代谢综合征诊断前提,腰围的标准依地区和种族而定(中国人为男≥90cm,女≥80cm),在此基础上合并以下任两项:①甘油三酯水平升高: >150mg/dl(1.7mmol/L),或已接受相应治疗;② HDL-C 水平降低:男性 <40mg/dl(0.9mmol/L);女性 <50mg/dl(1.1mmol/L),或已接受相应治疗;③血压升高:收缩压≥130mmHg 或舒张压≥85mmHg,或已接受相应治疗或此前已诊断高血压;④空腹血糖升高:空腹血糖≥100mg/dl(5.6mmol/L),或已接受相应治疗或此前已诊断 2 型糖尿病。如果空腹血糖≥100mg/dl(5.6mmol/L),则强烈推荐口服葡萄糖耐量试验(OGTT);但是 OGTT 在诊断代谢综合征时并非必需。

二、代谢综合征的流行病学及其危险性

由于代谢综合征(MS)有多种定义,因此患病率的报道存在差异。一项在阿拉伯人中进行的调查发现,应用 IDF 标准代谢综合征患病率为 45.5%;女性为 55.8%,而男性为 30.0%。2002 年开展的"中国居民营养与健康状况调查",依据我国糖尿病协会制定的代谢综合征标准发现,我国 18 岁以上成人代谢综合征总患病率为 6.6%。2006 年,贾伟平等人的调查研究表明,根据 IDF 和 CDS 的代谢综合征诊断标准,上海地区 20~74 岁社区人群的代谢综合征患病率分别为 14.56% 和 14.43%。代谢综合征患病率随年龄的增长而增加。多项流行病学研究结果表明,代谢综合征能有力预测心血管发病率和病死率。如有研究提示,代谢综合征人群心血管疾病(冠心病和

脑卒中）增高 3 倍，心血管死亡风险增高 2 倍，总死亡风险升高 1.5 倍，未发生糖尿病者糖尿病风险增高 5 倍。

三、代谢综合征的可能发病机制

【肥胖和脂肪组织的异常】

肥胖导致高血压、血浆胆固醇及甘油三酯升高，高密度脂蛋白的降低及其他较高心血管疾病危险的相关因素。腹型肥胖尤其同代谢综合征危险相关。过多的脂肪组织释放非脂化的脂肪酸（NEFA）、细胞因子（TNF-α、瘦素、抵抗素及脂联素）、纤溶酶原激活剂抑制物 -1（PAI-1）诱发胰岛素抵抗。脂肪细胞、血管内皮细胞和其他细胞释放的 PAI-1 使纤溶性降低，促发血栓形成，增加急性冠脉综合征的危险性。内脏脂肪堆积患者血浆脂联素水平降低，可以导致胰岛素抵抗和糖尿病。

【胰岛素抵抗】

许多学者认为，胰岛素抵抗（IR）是代谢综合征的核心特征或根本原因，因为它与代谢综合征的其他所有组成成分以及促炎症标志物，栓塞因子和内皮功能障碍密切相关。所有以上这些因素被认为是心血管病风险增加的基础。

【介导代谢综合征特异性成分的独立因素】

除肥胖和 IR 外，每一种代谢综合征的危险因素受各种遗传及相关因素的自身调节。

【其他促发因素】

缺乏体力活动促发肥胖并改变肌肉的胰岛素敏感性。老年人肌肉质量丧失、体脂增加，特别是脂肪在腹部堆积加重 IR。衰老伴肌肉脂肪氧化的缺陷，也增强了 IR。多囊卵巢妇女血液中雄性激素水平升高也同 IR 相关。

四、代谢综合征的防治

代谢综合征的防治措施包括：

【改变生活方式】

适当改变饮食控制超重，提倡低饱和脂肪酸、低热量饮食，少饮酒，增加规律运动。减少钠盐摄入，戒烟，保持心理平衡等。

【干预】

在改善生活方式基础上根据个体情况针对代谢综合征的各个组分进行干预。包括降低血糖，控制血压、调节血脂，应用抗凝、抗血小板药物等。

1. 肥胖　目前只有 2 种药物被批准用于肥胖的长期治疗，即西布曲明和奥利司他。迄今为止,肥胖药物的治疗效果均不令人满意,亟待改进。手术治疗由于存在一定风险,仅限于治疗极度肥胖的患者。二甲双胍在降低血糖同时减轻体重,适用于合并 2 型糖尿病的肥胖患者。

2. 血脂异常 以胆固醇升高为主者首选他汀类,以甘油三酯(TG)升高为主者首先治疗为 LDL-C 达标,次要目标为非 HDL-C 达标。TG≥500mg/dl 者应首先降低 TG 水平,防止急性胰腺炎的发生,可选用贝特类或烟酸。以 HDL-C 降低为主者,首要治疗是 LDL-C 达标,次要目标为非 HDL-C 达标。目前直接升高 HDL-C 的药物极少。烟酸和贝特类有一定升高 HDL-C 的作用,但不适用于单纯低 HDL-C 的患者。

3. 高血压 高血压的防治可参照各项高血压指南进行。鉴于代谢综合征患者心血管风险高,应严格控制血压,使之降至 130/85mmHg 甚至更低。替米沙坦在治疗浓度下即可部分激动 PPAR-γ 受体,改善胰岛素抵抗和糖尿病状况,更适用于治疗代谢综合征。血管紧张素转化酶抑制剂(ACEI)和 α_1 受体阻断药理论上有减低胰岛素抵抗的作用,但临床效果尚未肯定。

4. 糖耐量异常、胰岛素抵抗和 2 型糖尿病 对患有糖尿病的代谢综合征患者,可按各糖尿病防治指南进行防治。目前应用于临床的提高胰岛素敏感性的药物有二甲双胍和噻唑烷二酮类。两者作用机制不同,因此不仅可以治疗 2 型糖尿病患者,也可用于代谢综合征的治疗。

5. 高凝状态和促炎症状态 可以使用小剂量的阿司匹林。

五、代谢综合征的争议

由于现有定义中各组分均为心脑血管疾病的危险因素,因此各国相关研究表明代谢综合征与多种疾病密切相关,包括脑卒中、急性冠脉综合征、肾脏损害等。但迄今为止,由于代谢综合征定义没有前瞻性研究的支持各组分的分割值,而且存在任选组分组合,尚未找到代谢综合征明确的病因,缺乏统一的特殊治疗,因此备受争议,并引发国际上的热议,甚至有学者称之为"皇帝的新衣"。

虽然存在争议,但是代谢综合征的提出和研究加深了广大医务工作者对危险因素聚集性的重视。代谢综合征概念也使西方学者认识到人是一个整体,各个危险因素的发生发展密切相关,这与我国传统医学的观念不谋而合,使预防心血管病需要有全局观念的思想得到更多人的认可。但同时我们也应注意到,非代谢因素,包括吸烟、饮酒、不良生活方式等对心血管的危害同等重要,切不可顾此失彼。

(吴海英)

第61章　急诊室对胸痛的评价

胸痛是急症科最常见的需要评估的主诉之一。对胸痛症状作出快速评估以排除危及生命的疾病是很重要的。对这类患者快速分拣对合理使用医疗资源必不可少的。对于急性心肌梗死的患者,为使心肌损害最小化急救应从急症科开始。借助特异性检查的短期观察有助于鉴别胸部不适症状的原因。这种方法已经被许多急症科使用,有选择地对胸痛患者进行有效或经济的治疗。

在急症科对胸痛的判定包括认真的、直接的询问病史,体格检查及做12导联心电图。生化及功能试验可以为诊断提供额外的依据,但这些检查结果不能立即得到,初步诊断是在没有这些结果的情况下作出的。根据临床病史、体格检查及最初的心电图可以鉴别92%~98%的急性心肌梗死和大约90%不稳定心绞痛。

一、临床表现

【病史】

1. 胸痛　最初的病史应正确反映患者不适症状的部位、持续时间、伴随症状的特征,以及加重及缓解的因素(表61-1)。大部分急性心肌梗死患者描述胸痛位于胸骨下,压榨性或伴窒息感。某些患者描述为疼痛,烧灼或紧缩感。疼痛可放射至肩部、颈部、颌部、左臂或右臂以及指尖。有时疼痛主要位于上腹部或肩胛间区。腰部以下或颌部以上的疼痛很少由急性冠脉综合征引起。

2. 不典型表现　约33%急性心肌梗死患者胸痛伴有呼吸困难。约10%急性心肌梗死患者呼吸困难是唯一的表现。其他不典型的临床表现包括疲劳、晕厥、神志改变、休克、恶心或呕吐以及嗜睡。急性心肌梗死的不典型临床表现在老年、糖尿病及女性患者中更普遍。

3. 危险因素　尽管一些临床因素可增加患心血管疾病危险,但是在有胸痛症状的患者中,只有患者年龄、病史、冠状动脉疾病及男性因素可以预测ACS。在某些研究中,糖尿病及家族史与ACS相关,但这些危险因素对于预测缺血事件的能力有限。心脏缺血的诊断不能被缺乏危险因素除外。

表 61-1　心源性与非心源性胸痛鉴别

	心源性胸痛	非心源性胸痛
疼痛性质	紧缩感 压榨性 烧灼感 濒死感	尖锐、刀割感 剧痛 随呼吸加重
疼痛部位	胸骨后 穿透性 放射性 伴随恶心、呕吐、出汗	左乳腺下 左半胸廓 不适集中于一指
发作诱因	运动 兴奋 紧张 天气寒冷 饮食	运动后疼痛 某一动作引起性疼痛
发作时间	数分钟	数秒 数小时不伴心肌损害证据

【体格检查】

1. 体格检查可以帮助鉴别左心室功能不全和隐蔽的瓣膜疾病的体征。第三心音奔马律、肺部啰音、窦性心动过速、高血压及增加的颈静脉怒张显示预后不良。这些体征及症状表明胸痛源自心脏。通过体格检查同样可以帮助鉴别非缺血性胸痛的原因。胸壁压痛、皮肤损伤及胸膜或心包摩擦音有助于鉴别。

2. 在尚未明确胸痛原因的情况下，患者对治疗的反应是不可靠的。服用硝酸甘油后疼痛缓解并不能确定患者为心肌梗死或不稳定型心绞痛，抑酸药物也并不总能缓解食管性疼痛。

二、诊断性检查

【心电图】

对评估胸痛是必需的，有重要的诊断及预测价值。对于评估怀疑有不典型症状的糖尿病和老年患者更重要。

1. 几乎 50% 前往急症科的急性心肌梗死患者心电图正常或不具诊断价值。诊断敏感性决定于许多因素，包括发病时间、病变冠脉分布、基线心电图异常、患者特征及用于解释异常心电图的标准。

胸痛缓解后心电图会迅速恢复正常。对于无活动性胸痛患者，他们的心电图不具诊断价值。回旋支病变往往不能反映在心电图上；常规 12 导联心电图不能充分显示心脏后壁缺血。

2. 在由于心肌缺血导致胸部不适症状的患者中，对于诊断急性心肌梗死，心电图 ST 段抬高特异性约为 90%、敏感性约为 50%。当 ST 段抬高或压低时特异性降至 82%，敏感性增至 69%。Q 波或左束支传导阻滞也是异常心电图表现。

3. 心电图可用于心肌梗死低危患者的鉴别。正常的心电图表明心肌梗死危险性小于 3%，小于 6% 患者死于第二年。但是，约 1/3 不稳定心绞痛患者心电图正常或大致正常。仅依靠心电图不能除外 ACS 诊断。

4. 先前存在的心电图异常使解读心电图变得困难，这些异常包括左室肥厚、左束支传导阻滞、Q 波、预激及节律。对比患者最初的心电图有助于解读心电图。无论新发或先前存在的左束支传导阻滞都提示预后不良。新发左束支传导阻滞提示前降支病变。先前仅存在左束支传导阻滞说明是心脏病发病率及病死率高风险人群。左束支传导阻滞使对急性心肌梗死的心电图诊断变得复杂。

【心肌坏死的生化标志物】

与病史及心电图一起确定心肌梗死的诊断。早期的标志物是心肌死亡后释放至血清的酶。较新的标志物包括心肌蛋白，例如肌钙蛋白和肌红蛋白。这些标志物对心肌损害具有特异性和敏感性，可以提供重要的诊断依据。

1. 24 小时采集一系列血样，通过测定短时间内数值升高、降低或变化率来诊断心肌梗死。所有的生化标志物自心肌损害开始后按一定的时间顺序释放。

2. 理想的血清标志物对心肌具有特异性、高度敏感性以及可以定量；标志物血清浓度与心肌损害成比例。早期诊断可以由浓度迅速升高作出。目前尚无一种标志物可以对 ACS 作出准确诊断。大多数情况下，准确诊断 ACS 通过几种标志物的测定、分析临床数据例如缺血症状、缺血或梗死引起的心电图改变。

3. 某些酶，例如 AST、LDH 及 CK 从坏死的肌细胞中释放，但对心肌组织没有特异性。它们的同工酶，例如 CK-MB、LDH_1 对心肌损害有特异性及敏感性。

（1）CK 是一种细胞质中的酶，广泛存在于骨骼肌、脑、肾脏、平滑肌及心肌。由 M、B 亚基组成的二聚体，有三种同工酶，MM、MB 及 BB。CK-MB 存在于心肌细胞、肠、肌肉、子宫，少量存在于骨骼肌中。但运动员骨骼肌中 CK-MB 可以取代正常 CK-MM，CK-MM

主要含在骨骼肌中；CK-BB 主要含在脑和肾脏中。

(2) 肌红蛋白是一种对心肌组织无特异性的亚铁血红素蛋白。使用肌红蛋白作为心肌损害标志物不具有测量 CK-MB 的特异性。作为标志物，肌红蛋白的优点在于它的释放动力学。心肌损害后肌红蛋白迅速释放，症状发作后 1~2 小时内血清变化即可探测。心肌梗死后 4~5 小时达峰值。心肌梗死后 1~3 小时内，血清肌红蛋白诊断心肌损害的敏感性为 62%~100%。由于肌红蛋白半衰期短，测定肌红蛋白可能对就医较晚的患者的确诊没有帮助。当骨骼肌肌红蛋白大量释放及肾衰时，特异性变低。

(3) 肌钙蛋白

1) 心肌肌钙蛋白 T、肌钙蛋白 I 及肌钙蛋白 C 是调节肌动蛋白与肌球蛋白之间 Ca^{2+} 依赖相互作用的蛋白质。这种相互作用引起肌细胞收缩及舒张。肌钙蛋白 C 存在于骨骼肌及心肌中，骨骼肌及心肌中的肌钙蛋白 T 和肌钙蛋白 I 免疫学上存在不同。肌钙蛋白 T 是一种肌原纤维蛋白，肌钙蛋白的亚基，是骨骼肌和心肌收缩单位的组成成分。在心肌细胞中，6% 肌钙蛋白 T 溶解在细胞质中，94% 肌钙蛋白 T 结构上结合在一起，这种分布是引起独特的释放动力学的原因。心肌肌钙蛋白像 CK-MB 一样，在心肌损害不久就可以在血清中发现，但是心肌肌钙蛋白浓度持续升高 2 周。肌钙蛋白 T 和肌钙蛋白 I 有益于诊断 ACS，对心肌细胞损害有高度的特异性及敏感性。

2) 在 ACS 患者中，床旁行心肌特异性肌钙蛋白检查对心肌细胞损害的早期探测有高度特异性。肌钙蛋白 T 和肌钙蛋白 I 定量及现场即时定量检测是快速（几分钟）、可靠、准确的方法。阴性结果表明患者处于低风险。

【影像检查】

虽然临床病史、最初的心电图、生化标志物对诊断 ACS 具有高度特异性敏感性，但是不典型临床表现、意义不明确的心电图使诊断困难。克服这些问题的检查方法集中到心肌灌注和功能性影像上。

1. 超声心动图　二维超声对心室功能和局部室壁运动异常的诊断提供有价值的数据。

(1) 心肌缺血可以引起节段性室壁运动异常，表现为舒张功能受损、运动减退、不能运动或运动障碍。

(2) 虽然单独行超声检查对诊断急性心肌梗死具有中度敏感性，但是它仍是一个有用的辅助检查。对于心电图发现不明确的患者，二维超声对发现心肌梗死敏感性约为 88%，特异性为 78%。

（3）二维超声可以用来探测局部室壁运动异常，但是单一的检查不能区分急性心肌梗死、心肌缺血或陈旧性梗死。

（4）正常的超声发现往往不能排除心肌缺血。但是超声对于评估心肌梗死并发症及不能解释的心源性休克是有帮助的。

2. 核素心肌灌注显像 有助于量化心肌所处危险。由于不易接受及价格因素，很少用于诊断 ACS。

【早期运动负荷试验】

通常，运动负荷试验对心肌梗死低危患者是安全的。一些研究显示，在急诊科对于考虑心肌坏死 6～12 小时内、心电图正常或无诊断意义、生化标志物阴性的患者行运动负荷试验是安全的。

三、鉴 别 诊 断

鉴别由缺血或非缺血原因引起的胸痛有时很困难。估计有超过 50% 入院诊断为不稳定型心绞痛的患者，随后出院时诊断为非心脏疾病。在大多数诊断策略中建议，假如有一个症状重叠在众多临床案例之中，胸痛直到被证明是其他原因引起的才能否定其是心源性的。理解主要的非心源性胸痛的表现、临床特征是很重要的（参见表 61-1）。危及生命的胸痛可能与 ACS 相混淆，包括主动脉夹层、合并心脏压塞的心包炎及肺栓塞。

【心包炎】

常伴有胸骨下疼痛，但疼痛性质上更像胸膜炎，卧位、深吸气及吞咽时加重。体格检查显示三相性心包摩擦音。心电图常显示多个导联 ST 段抬高而无相应导联的改变及 aVR 导联 PR 段压低。认识到心包炎可能是心肌梗死后的临床表现是很重要的。

【主动脉夹层】

需要紧急诊断，因为早期外科介入降低短期高病死率。典型主动脉夹层引起的胸痛被描述为突然、剧烈、撕裂样疼痛，放射至背部及肩胛间区。体格检查显示双臂血压不等、脉搏短绌、局限性脑损害。主动脉夹层也可以累及主动脉瓣或冠状动脉开口。随后可能伴随心肌缺血和心电图 ST 段抬高。

【肺栓塞】

肺栓塞是潜在危及生命和伴随胸痛的疾病。肺栓塞引起的是典型的胸膜炎样胸痛，伴随呼吸困难和呼吸急促。常有近期手术史、恶性疾病或长时间制动。主要的临床发现包括缺氧和心动过速。心电图显示 $S_I Q_{III} T_{III}$ 图形、右束支传导阻滞及电轴右偏。

（朱 俊 袁建松）

第62章　晕　　厥

一、晕厥的定义及流行病学

晕厥(syncope)是由多种原因导致的突然、短暂的意识丧失,能自行恢复,是临床上常见的综合征,其基本机制是短暂的大脑低灌注。欧洲心脏病协会《晕厥的诊断和处理指南(2009版)》中将晕厥归类于引起一过性意识丧失(transient loss of consciousness,T-LOC)的众多原因之一,定义为因短暂的弥漫性大脑低灌注导致的一过性意识丧失,具有一过性、发作迅速、持续时间短和自行恢复的四大特点。晕厥发生前可以有预兆,如轻微头晕、恶心、出汗、乏力和视觉异常,但常常是无预兆的突然发生,因此经常引起摔伤,在老年人中尤其常见。

Framingham研究表明,晕厥的发生率在男性为3%,女性为3.5%,老年人中明显增加为6%。20%～30%的人在一生中有过一次晕厥的体验。15岁左右晕厥发生率最高,女性和男性分别为47%和31%。神经介导晕厥为最常见类型,65岁以上发病率最高。但仅极少数晕厥患者寻求医疗诊治。晕厥占急诊就诊患者的3%～5%,占住院患者的1%～3%,30%反复发作,是引起老年人摔伤的常见原因。晕厥中9%～34%为心脏原因引起,严重者可导致猝死,一年内的病死率为30%。用于晕厥的诊断和治疗的费用昂贵而且晕厥严重影响了患者的生活质量,由此可见晕厥是一个常见而严重的临床问题,需要临床医生尤其是急诊室的医生很好地了解,有利于对患者的诊断和治疗。

二、晕厥的病理生理学

大脑的灌注压很大程度取决于体循环的动脉压,任何使心排血量降低或总外周血管阻力降低的因素都能使体循环动脉压和脑灌注压降低。心排血量降低的最主要原因是静脉充盈,过多的血液储存在身体的外周部位,以及血容量的减少都可以产生晕厥。心排血量减少还可以由于心动过缓、心动过速或瓣膜病变引起。在外周血管阻力方面,广泛和过度的血管扩张在降低动脉压方面起了重要的作用(是反射性晕厥的一个主要原因)。站立时血管阻力增加的能力受损是直立性低血压的原因,也是用血管活性药物及自主神经受损患者发生晕厥的原因。脑的低灌注也可以由于脑血管阻力异常增高引起。

脑血流突然停止 6～8 秒就已经足以引起完全的意识丧失。倾斜试验的经验显示,收缩压降低至 60mmHg 就与晕厥有关。而且据估计,脑的血氧运输下降 20% 就足以引起完全的意识丧失。因此,为维持脑的足够的营养转运,其调节机制的完整性是关键,包括:脑血管的自我调节能力,使脑的血流维持在相对宽的灌注压水平;局部的代谢和化学调节,使氧分压下降或二氧化碳分压增加时能使脑血管扩张;动脉的压力感受器包括心率、心脏收缩和体循环血管阻力,改变体循环的血流动力学以保护脑血流;血管容量调节,肾和激素影响有助于维持脑的循环血容量。在老年人或有病变的患者中晕厥的危险性增加。年龄本身与脑血流量下降有关,常见的疾病状态也使脑血流的保护降低。

三、晕厥的病因和分类

晕厥发生的基本机制是由于大脑的低灌注,因此任何引起心排血量下降或外周血管阻力增加的原因都可以引起晕厥。一般把晕厥分为以下三类:反射性(神经介导性)晕厥、直立性低血压引起的晕厥、心源性晕厥(表 62-1)。对 6 个研究共 1499 例患者进行晕厥原因的流行病学分析,最常见的原因为反射性晕厥和直立性低血压,占 37%,其次为心脏原因引起,占 17%,其中心律失常为 13%,神经精神原因占 10%。最近一项研究,由于广泛采用了颈动脉窦按压和倾斜试验,反射性晕厥为 58%,而心源性原因为 18%。尽管经过详细的检查和全面的评估,但仍有一部分晕厥患者诊断不明,20 世纪 80 年代 5 个研究荟萃分析结果显示不明原因晕厥占 34%,最近的一项研究表明仍有 17% 的患者诊断不明。目前绝大多数学者认为:①反射性晕厥是导致晕厥的最主要原因。②心源性晕厥是导致晕厥的第二位原因。医院中的老年患者心源性晕厥发病率较高。③在小于 40 岁的患者中,直立性低血压所导致的晕厥较为少见。④反射性晕厥是年轻人群中最为常见的导致 T-LOC 的原因;而老年患者通常病情较为复杂,且相关病史也不及年轻人群可靠。

1. 反射性晕厥(神经介导性晕厥) 主要是掌控循环的神经系统对于不恰当刺激因子的过度反射,引起血管扩张和(或)心动过缓,导致动脉血压和全脑灌注的降低。依据触发因素不同又可分为:

(1)血管迷走性晕厥:最常见的晕厥类型,情绪或直立位诱发,之前常伴随自主神经激活的表现(大汗、面色苍白、恶心)。根据血压与心率的反应,反射性晕厥可分 3 个类型:①血管抑制型:以血压下降为主;②心脏抑制性:以心率明显减慢或停搏为主;③混合型:

表62-1 晕厥的原因及分类

反射性（神经介导性）**晕厥**

　血管迷走性

　颈动脉窦综合征

　场景性

　——咳嗽、喷嚏性

　——胃肠道刺激（吞咽性、排便性、内脏疼痛）

　——运动后

　——餐后

　——其他（如大笑、演奏管乐、举重）

　不典型晕厥，多数没有明确的触发因素

直立性低血压

　原发性自主神经功能失调

　继发性自主神经功能失调

　药物诱导的直立性低血压

　容量不足（出血、腹泻、呕吐等）

心源性晕厥

心律失常性

　心动过缓

　——窦房结功能不全（包括慢快综合征）

　——房室传导阻滞

　——植入型器械功能障碍

　心动过速

　——室上性

　——室性（原发性、继发于结构性心脏病或离子通道病）

　药物诱发的心动过缓或心动过速

结构性疾病

　心脏：心脏瓣膜病变、急性心肌梗死和（或）缺血、肥厚型心肌病、心脏肿瘤、心包疾病/心脏压塞、先天性冠状动脉异常、人工瓣膜功能障碍

　其他：肺栓塞、急性主动脉夹层、肺动脉高压

既有血压下降，同时伴有明显的心率减慢。

　　（2）情境性晕厥：与一些特殊情境有关，如运动后晕厥等。

　　（3）颈动脉窦晕厥：由于颈动脉窦受压所导致的晕厥，可通过按摩颈动脉窦确诊。

（4）不典型晕厥：多数没有明确的触发因素，诊断主要基于除外已知晕厥的病因（无器质性心脏病）和直立倾斜试验的可重复性。

2.直立性低血压和直立性不耐受综合征

（1）典型的直立性低血压：指站立3分钟内收缩压下降≥20mmHg和（或）舒张压下降≥10mmHg，见于自主神经功能衰竭或低血容量。

（2）初始直立性低血压：指站立即刻血压降低>40mmHg，然后自发、快速恢复至正常，低血压和症状持续时间较短（<30秒）。

（3）延迟直立性低血压：直立3分钟（3～30分钟）后出现缓慢的血压下降，一般不伴心动过缓。老年人中并不少见，主要与年龄相关的代偿反射损害有关。

（4）体位性直立性心动过速综合征：多数见于年轻女性，主要表现为严重的直立性不能耐受，但没有晕厥，伴随心率明显增加（增加>30次/分或120次/分以上）以及血压的不稳定，病理生理机制仍不清楚。

3.心源性晕厥

（1）心律失常性晕厥：最常见心源性晕厥的病因。心律失常诱发血流动力学不稳定，心排血量和脑血流量明显降低。心律失常类型包括缓慢性及快速性心律失常。

（2）器质性心脏病及其他疾病：包括各种心脏疾病及肺栓塞、急性主动脉夹层、肺动脉高压，其中以左室流出道梗阻性疾病较为多见。

四、晕厥的诊断及评估

对于疑似晕厥的患者从三方面进行评估：①是否是真有晕厥；②晕厥的病因；③危险分层。

晕厥的诊断需满足下列条件：

（1）是否是完全性意识丧失。

（2）意识丧失是否为突发且很快恢复。

（3）是否为自发、完全恢复且无后遗症。

（4）患者是否摔倒。

满足的条件越多，则诊断晕厥的可能性越大，否则需先考虑其他导致一过性意识丧失的疾病。

明确晕厥后，需进行进一步的评估。图62-1显示了晕厥评估的流程图。晕厥的评估起点为详细的病史以及体格检查，包括卧位及直立位的血压测量。通过病史、体检以及心电图检查，有部分患者可以据此作出明确诊断：如血管迷走性晕厥、直立性低血压等，不需要进一步的检查评估，可给予直接的相应治疗。而在大多数情况下，经过上述评估，提示某一诊断，但不能确诊的，此时需要进一步

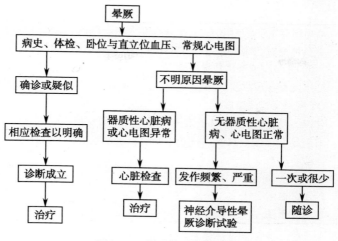

图 62-1　晕厥的诊断流程图

检查包括基础疾病的检查以及晕厥的诊断试验以明确,并给予相应处理。

有少数患者经过上述检查后,仍然不能明确诊断,称之为不明原因的晕厥。对这类患者需进行危险性分层,评估其主要的心血管病事件及猝死的风险(表 62-2)。如果有器质性心脏病或心电图异常,需高度重视,因为器质性心脏病或心电图异常,与 1 年内心律失常发生率高及病死率高有关。这些患者需进行心脏的评估,包括:超声心动图、负荷试验、Holter、植入性循环心电监测仪(implantable loop recorder, ILR)和心内电生理检查(electrophysiological study, EPS)。若心脏检查显示不是心律失常性晕厥,则需对那些严重的或复发的晕厥患者进行评价反射性晕厥的诊断试验,包括倾斜试验、颈动脉窦按压。

表 62-2　建议住院强化评估的高危因素

严重的器质性心脏病或冠心病(心力衰竭、低射血分数或陈旧性心肌梗死)
临床或心电图特征提示心律失常性晕厥
在劳力或平卧时发作晕厥
晕厥前有心悸症状
心源性猝死家族史
心电图可见非持续性室性心动过速

续表

心电图存在双束支阻滞或其他室内传导异常（QRS 时限≥0.12 秒）

无负性变时药物或体力锻炼时出现的无症状心动过缓（心率＜
50 次/分）或窦房传导阻滞

心电图存在预激波

QT 间期延长或缩短

伴 $V_{1\sim3}$ 导联 ST 段抬高的右束支阻滞（Brugada 型）

右胸导联 T 波导致或存在 Epsilon 波（提示致心律失常性右室
心肌病）

重要的合并症

严重贫血

电解质紊乱

五、晕厥的病史、体征及检查方法

对于晕厥的患者应仔细采集病史，进行体检，并做相应的临床
检查。晕厥的临床检查，包括颈动脉窦按压、体位性应激试验（立-
卧位血压测量和直立倾斜试验）、心电监测（无创和有创性）、电生理
检查、超声心动图和其他影像学检查、运动负荷试验、心脏导管检
查、心理学评估和神经学评估等。近期的文献报道，神经系统的检
查评估，大部分患者（89%）能够明确病因。表 62-3 为各种检查方法
对晕厥的诊断价值。

表 62-3　临床常用检查方法对晕厥诊断率的比较

检查方法	诊断率	监测时间
病史、体检	49%～85%	—
心电图	＜5%	—
Holter	2%	1～3 天
体外循环心电监测仪	20%	1 个月
ILR	55%～88%	14～18 个月
倾斜试验	26%～87%	—
器质性心脏病的 EPS	49%	—
无器质性心脏病的 EPS	11%	—
神经系统检查（CT 等）	0～4%	—

【病史及体征】

对于晕厥患者,病史及体检非常重要,详细的病史询问及体格检查,可以提供重要线索有助于医生明确诊断。比如根据患者和目击者所叙述的病史一般足以区分血管迷走性晕厥和癫痫,癫痫患者发作时面色发紫、口吐泡沫、舌咬伤、肢体强直阵挛,发作后嗜睡、肌肉疼痛、有定向障碍,神志丧失可持续 5 分钟以上;而血管迷走性晕厥患者发作前有头晕、恶心、出汗、乏力等预兆,发作时面色苍白、大汗,一般倒地即醒,发作后无定向障碍。另外根据病史可初步判断是否为心源性晕厥,心律失常性晕厥发病突然且终止也突然;左室流出道梗阻性晕厥常由活动或情绪刺激诱发;主动脉瓣狭窄导致的晕厥出现于运动当时,而肥厚型心肌病引起的晕厥多发生在运动后不久;心房黏液瘤所致晕厥常与体位有关。

详细的病史询问包括以下几方面:

1．关于晕厥前患者所处环境的询问

(1) 体位(平卧、坐位或站立)。

(2) 活动情况(休息、改变体位、运动中或后、排尿中或排尿后即刻、咳嗽或吞咽、颈部转动)。

(3) 易感因素(如拥挤或闷热的环境、持续站立等)和预知发生的事件(如恐惧、疼痛等)。

2．关于有无晕厥前症状的询问　恶心、呕吐、腹部不适、发冷、出汗、颈部或肩部疼痛、视觉模糊等。

3．关于发作情况的询问(目击者)　摔倒的方式、皮肤颜色(苍白、青紫),意识丧失的持续时间,呼吸方式(鼾声),肢体运动(强直、阵挛或轻度的肌阵挛)和其持续时间、有无摔伤和咬伤。

4．关于发作结束后的询问　恶心、呕吐、出汗、发冷、模糊、肌肉疼痛、皮肤颜色、受伤情况、胸痛、心悸、尿便失禁等。

5．关于背景资料的询问

(1) 有无猝死、先天性致心律失常的心脏病或晕厥的家族史。

(2) 既往的心脏病史。

(3) 神经系统病史(帕金森病、癫痫等)。

(4) 代谢失调(糖尿病等)。

(5) 药物(抗高血压、抗心绞痛、抗抑郁、抗心律失常、利尿药和 QT 延长药物)。

(6) 对于晕厥复发的患者,需详细了解每一次晕厥的情况。

通过详细询问病史,一部分患者可得出诊断,其余患者则可决定随后的检查步骤。例如:如果晕厥发作前有心悸或在平卧位或运动时发生的晕厥,则首先考虑心脏原因引起的。相反,如果患者晕厥发作时有易患因素和伴随症状，几年中有反复多次晕厥事件，则首先考虑神经介导性机制。表 62-4 为根据临床表现提示特殊的病因。

表 62-4　提示诊断的临床特征

症状或发现	可能的原因
突然听到、看到、闻到令人不愉快的声音、情景、气味	血管迷走性
站立时间过长或在拥挤闷热的环境	血管迷走性
恶心、呕吐伴随晕厥	血管迷走性
头部转动、颈动脉窦加压	颈动脉窦综合征
运动后	血管迷走性或 HCM
晕厥伴咽或面部神经疼痛	反射性
与开始用药和药物剂量改变有关的晕厥	药物引起
在运动中或平卧时	心源性晕厥
晕厥前有心悸	快速心律失常
猝死家族史	长 QT、Brugada、右室发育不良、HCM

【心电图检查】

晕厥患者心电图检查大多数是正常的，如果出现异常（不包括非特异性 ST-T 改变），提示晕厥可能与心律失常有关，心电图异常是心源性晕厥和病死率增加的独立的预测指标，因此需要重视，进行相应的心脏检查以明确是否为心源性晕厥。下面是可能与心律失常性晕厥有关的心电图异常表现：

（1）双分支阻滞（左束支或右束支阻滞合并左前分支或右前分支阻滞）。

（2）其他的室内传导阻滞（QRS 时限≥0.12 秒）。

（3）莫氏 I 型二度房室传导阻滞。

（4）无症状的窦性心动过缓或窦房传导阻滞。

（5）预激综合征。

（6）QT 延长。

（7）$V_{1\sim3}$ST 段抬高伴右束支阻滞（Brugada）。

（8）右胸导联 T 波倒置，Epsilon 波和心室晚电位提示致心律失常性右室发育不全（ARVD）。

（9）Q 波提示心肌梗死。

【颈动脉窦按压】

在颈动脉分叉处施加压力可以使心率减慢、血压降低，这种按摩颈动脉窦引起的反射可能导致一些患者出现异常反应，如果心室停搏持续超过 3 秒和（或）收缩压降低超过 50mmHg，则定义为颈动脉窦过敏。如果颈动脉窦过敏导致自发性晕厥，则称为颈动脉窦性晕厥。2009 年 ESC 晕厥诊治指南关于颈动脉窦按压的适应证如下（表 62-5）。

表 62-5　颈动脉窦按压的适应证

建议	级别	证据水平
40 岁以上不明原因晕厥的患者建议行颈动脉窦按压检查	I	B
既往 3 个月内有脑卒中或 TIA 发作和颈动脉狭窄患者应避免行颈动脉窦按压	III	C

对怀疑颈动脉窦综合征的晕厥患者，可行颈动脉窦按压试验。

颈动脉窦按压试验的重复性较好，据报道 93% 的患者用这种方法能重复阳性或阴性反应，而另一研究表明，在心室停搏 >3 秒的患者，其重复性为 100%。因此年龄 >40 岁的不明原因晕厥患者，建议行颈动脉窦按压，但在有颈动脉病变的脑卒中危险的患者避免按压。

【倾斜试验】

倾斜试验主要用于那些怀疑反射性晕厥但未能证实的患者，如果通过临床病史反射性晕厥已经可以诊断，或者如果该患者仅仅发生过 1 次或很少几次晕厥，并不常规需要倾斜试验。在评估疗效方面，倾斜试验并无助益，但倾斜试验可用于判断患者发生反射性晕厥的易感性，从而启动治疗。文献报道，倾斜试验对晕厥诊断的敏感性为 26%~80%，特异性为 90%。表 62-6 为 2009 年 ESC 晕厥诊疗指南对倾斜试验适应证及诊断标准的建议。

倾斜试验应在安静、光线柔和的环境下进行。试验前患者禁食 2 小时，如有静脉通路，检查前平卧 20 分钟，如无静脉通路，则检查前至少平卧 5 分钟。检查时，倾斜角度应在 60°~70°之间，被动期持续时间最短 20 分钟，最长 45 分钟。试验中密切监测血压、心率。试验床应能迅速平稳竖立，试验结束时迅速放平（< 10 秒），以免意识丧失时间延长。试验中，心率减慢为突出表现者，为心脏抑制型；血压下降为突出表现者，为血管抑制型；两者均明显者，为混合型。

表 62-6　倾斜试验的适应证及诊断标准

	级别	证据水平
适应证		
从事高危作业不明原因的单次晕厥患者或反复发作但无器质性心脏病的患者，或有器质性心脏病，但已排除心源性晕厥的患者	I	B
临床上提示可能为反射性晕厥的患者	I	C
鉴别反射性和直立性低血压晕厥	IIa	C
鉴别剧烈运动引起的晕厥和癫痫	IIb	C
评估不明原因反复晕倒的患者	IIb	C
评估反复晕厥和心源性晕厥	IIb	C
倾斜试验不推荐用于评估治疗效果	III	B
对于缺血性心脏病患者，在倾斜试验中禁止使用异丙肾上腺素进行诱发	III	C
诊断标准		
无器质性心脏病患者出现反射性低血压／心动过缓伴有晕厥或进行性直立性低血压，则分别诊断反射性晕厥或直立性低血压晕厥	I	B
无器质性心脏病患者出现反射性低血压／心动过缓不伴有晕厥可能诊断为反射性晕厥	IIa	B
有器质性心脏病患者在作出倾斜试验阳性诊断前应除外心律失常或其他心血管疾病导致的晕厥	IIa	C
出现意识丧失时不伴有低血压或心动过缓应考虑心理性假性晕厥	IIa	C

【心电监测】

心电监测可以用于诊断间歇性心动过缓和心动过速。目前可用的心电监测系统包括：院内监测，动态心电图，事件记录器，体外或植入式循环心电监测仪和远程遥测仪。表 62-7 为 2009 年 ESC 晕厥诊治指南关于心电监测的建议。

只有当患者有发生恶性心律失常的风险时，才需要院内心电监护（床边或遥测），如果该患者临床特征或心电图异常提示心律失常性晕厥，连续几天的心电监测有一定的价值。目前常用的是动态心电图记录，包括 24～48 小时甚至 7 天的动态心电图记录，但由于多数患者在监测期间并不发生症状，在未经筛选的晕厥患者当中，动

表 62-7　对晕厥患者行心电监测的建议

建议	级别	证据水平
高危患者应立即行院内监测	I	B
晕厥或先兆晕厥频发患者（≥1 次 / 周）应行 Holter 监测	I	B
非高危患者反复发作不明原因晕厥建议使用 ILR	I	B
高危患者经广泛评估仍不能确定晕厥原因者建议行 ILR	I	B
对于经常发生晕厥的，可疑或确诊的反射性晕厥患者在行起搏治疗前建议行 ILR 检查评估心动过缓所起的作用	IIa	B
症状间隔≤4 周的患者可考虑使用体外循环心电监测仪	IIa	B

态心电图发现异常的仅有 1%～2%。如果晕厥症状发生频繁，动态心电图的价值更大。

对于反复晕厥，怀疑是心律失常原因导致，但是传统动态心电图无阳性发现的患者可以考虑植入式循环心电记录器（implantable loop records，ILR）。需在局麻下将 ILR 植入患者皮下，其电池寿命达到 36 个月。晕厥发作后，患者或陪护激活心电记录器，或预先定义的心律失常会自动激活心电记录器，即能够储存之前的心电图记录。某些设备还具有经电话传输数据的功能。ILR 的优点是能获得持续高质量的心电图记录及事件记录，因此能判断症状与心电图之间的相关性。缺点是为有创性的检查手段，一次投入的费用较昂贵，而且不能同时记录血压等其他生理参数。有些时候难以鉴别室上性心动过速和室性心动过速、感知不良或过度感知、高昂的费用。有学者认为，对于不明原因晕厥的患者应尽早植入 ILR，有助于尽快获得确诊。

【电生理检查】

电生理检查对晕厥病因的诊断效果主要决定于两个因素：①心律失常的可疑程度；②电生理检查方案。电生理检查的敏感性和特异性都不高，而且由于近年来持续心电监测技术的发展，尤其是 ILR 的应用，使电生理检查作为诊断手段的重要性有所降低。然而，对于某些特殊的临床情形，电生理检查仍有一定价值，2009 年 ESC 指南中对于晕厥患者进行电生理检查的适应证和诊断标准进行了规定（表 62-8）。

表 62-8 晕厥患者电生理检查的适应证和诊断标准

	推荐	证据级别
适应证		
缺血性心脏病患者，初步评估提示晕厥病因可能为心律失常，则应行电生理检查，除非该患者已有明确的 ICD 植入指征	I	B
束支阻滞的患者，如果非侵入性检查不能明确诊断，应予电生理检查	IIa	B
对于晕厥之前有突发短暂心悸的患者，如果非侵入性检查不能明确诊断，可能需要电生理检查	IIb	B
部分特殊 Brugada 综合征、致心律失常右室心肌病、肥厚型心肌病患者可能需要行电生理检查	IIb	C
高危职业患者，应采用各种手段除外心源性晕厥，部分特殊患者可能需要行电生理检查	IIb	C
对于心电图正常、无心脏病、无心悸的患者，不推荐行电生理检查	III	B
诊断标准		
窦性心动过缓合并矫正窦房结恢复时间（CSNRT）延长（>525 毫秒）	I	B
束支传导阻滞，合并基础 HV 间期 >100 毫秒，或递增性心房起搏或药物刺激诱发出二度或三度希-浦肯野纤维阻滞	I	B
既往有过心肌梗死的患者诱发出持续性单形性室速	I	B
诱发出室上性心动过速，并且伴有低血压或自发症状	I	B
HV 间期 70～100 毫秒有诊断意义	IIa	B
Brugada 综合征、致心律失常右室心肌病和心搏骤停心肺复苏后患者诱发出多形性室速或室颤是有诊断意义	IIb	B
缺血性心肌病或扩张型心肌病患者诱发出多形性室速或室颤无诊断意义	III	B

心内电生理检查内容包括：①评定窦房结功能；②评定房室结功能、③评定希-浦肯野纤维系统功能；④评定房室旁路的特征；⑤诱发快速心律失常（室上性心动过速、心房扑动或颤动、室性心动过速）。供参考的诊断晕厥的电生理检查方法：

1. 应用一种低频率（比窦性心律低 10～20 次/分）和两种较高频率心房起搏 30～60 秒测量窦房结恢复时间和校正的窦房结恢复时间。

2. 在基础状态和心房递增刺激下测量 HV 间期，评价希-浦系统功能。如果基础评估不能得出结论，应用阿义马林（1mg/kg，静脉注射），普鲁卡因胺（10mg/kg，静脉注射）或丙吡胺（2mg/kg，静脉注射）缓慢静脉输入进行药物诱发。

3. 应用心室程序刺激诱发室性心律失常。在右心室两个部位（心尖部和流出道），以两个基础周长（100 或 120 次/分和 140 或 150 次/分），增至两个额外刺激进行刺激。

4. 应用心房刺激方法诱发室上性心动过速。

正常的电生理检查结果并不能完全除外心律失常引起晕厥，此时可行 ILR 检查有助于发现晕厥的原因。另外，异常的电生理检查结果并不一定是晕厥的原因，还须进一步随访观察。

【运动试验】

对于运动中或运动后即刻发生晕厥的患者应进行运动试验检查。运动中发生的晕厥可能是心脏原因造成的，也有些患者可能是由于运动时发生过度反射性血管扩张而导致的晕厥，一般存在低血压但无心动过缓。而运动后出现的晕厥则几乎都是自主神经功能异常或神经介导机制导致的晕厥，其特点是出现与心动过缓相关的低血压，一般发生在无器质性心脏病的患者中。进行运动试验时，要求在运动中和恢复阶段均应监测心电和血压，并做好相应的防范。运动试验对一般的晕厥患者诊断价值不大，仅 1% 发现异常，但对运动性晕厥患者具有重要诊断价值。表 62-9 为 2009 年 ESC 晕厥诊疗指南对运动试验的适应证和诊断标准所作的规定。

【神经系统及精神检查】

神经系统疾病引起的晕厥或类似晕厥可见于下述三种情况：①自主神经功能障碍，包括原发性、继发性或药物所导致的自主神经障碍；②脑血管疾病，如窃血综合征；③有些神经系统疾病，如癫痫。

癫痫也可表现为一过性意识丧失，应与晕厥作鉴别。当怀疑一过性意识丧失为癫痫所致或考虑晕厥为自主神经功能障碍所致，为评估潜在疾病时需行神经系统检查。表 62-10 列举了晕厥与癫痫发作的鉴别诊断。其他怀疑癫痫的表现（意义小，特异性低）包括：家

表 62-9　运动试验的适应证和诊断标准

	推荐	证据级别
适应证		
劳力过程中或之后很快发作晕厥的患者应进行运动试验	I	C
诊断标准		
在运动中或运动后立即出现心电图异常或严重的低血压并复制晕厥	I	C
在运动中出现二度Ⅱ型、高度或完全性房室传导阻滞，即使没有晕厥仍有诊断价值	I	C

表 62-10　晕厥与癫痫发作的鉴别诊断

临床表现	癫痫	晕厥
先兆症状	自觉有异味	恶心、呕吐、腹部不适、发冷、出汗（神经反射性）
意识丧失时的表现	痉挛抽搐持续时间较长，意识丧失同时出现 偏侧痉挛抽搐 自主运动如咀嚼或咂嘴唇（局部癫痫） 咬舌 面部发绀	痉挛抽搐持续时间较短（＜15 秒），意识丧失后出现
事件后症状	意识模糊时间长 肌肉疼痛	意识模糊时间短 恶心、呕吐、苍白（神经反射性）

族史、事件发作时间（夜间）、发作前头昏眼花、大小便失禁、摔伤、发作后头痛、发作后困乏。

　　精神疾病导致的晕厥有两个方面的特点。首先，治疗精神疾病的药物能够引起直立性低血压导致真正的晕厥。这些药物用于治疗精神分裂症和抑郁症。如果是这些药物所致，应该在精神科医生指导下调整药物。其次，焦虑、癔症、惊恐和极度沮丧可引起类似晕厥的症状。若考虑假性晕厥应进行精神评估，倾斜试验时若出现不伴有低血压或心动过缓的意识丧失应考虑心理性假性晕厥。

六、晕厥的治疗

晕厥治疗的目的是：延长患者的生命，减少身体的损失以及预防晕厥复发。治疗的强度取决于：晕厥的病因；晕厥复发可能性的大小；晕厥死亡危险性的大小；晕厥所导致的躯体或精神损害；晕厥对个人职业或生活方式造成的影响；晕厥对公共健康的危险性，如司机、飞行员等；对于治疗有效性、安全性和不良反应的评估。

【反射性晕厥的治疗】

反射性晕厥治疗目标为预防晕厥发作和与之有关的损伤，改善生活质量。非药物治疗是这类患者治疗的基石，包括相关知识的教育，避免触发或诱发晕厥的因素。身体抗压动作（physical counter-pressure manoeuvre，PCM）训练以及倾斜训练（tilt training）可以使晕厥的发作减少。心脏起搏适用于反射性心脏抑制型的晕厥患者治疗包括以下几方面：

1. 一般治疗

（1）宣传教育，使患者了解晕厥发作的诱因，发作前的典型症状以及了解晕厥再发的可能性。避免容量不足、闷热拥挤和站立时间过长等诱发因素，帮助患者识别将要出现的事件，因而避免晕厥的再发。血管扩张药治疗可使血管迷走性晕厥容易发作，因此对敏感患者应减药或停药。增加日常含盐/电解质液体摄入以增加血容量。

（2）身体抗压动作（PCM）训练，是新的一线治疗方法。大部分患者在有晕厥前驱症状时，PCM，如下蹲，拉紧臂，腿交叉，下半身肌肉绷紧的腿交叉，能使血压升高从而预防晕厥发作或使意识丧失的时间延迟，避免突然血管迷走神经反应。每日行 PCM，可使晕厥的发作次数减少。

（3）直立倾斜运动锻炼，血管迷走性晕厥反复发作的患者，逐渐延长站立时间（称之为倾斜锻炼）可减少晕厥的发作。

2. 药物治疗 很多药物可用于血管迷走性晕厥，包括 β 受体阻断药、丙吡胺、东莨菪碱、茶碱、缩血管药物（麻黄碱、米多君）、氟氢可的松（盐皮质激素）以及 5- 羟色胺再摄取抑制剂（抗忧郁药），小规模临床试验发现可以减少晕厥的发作，但几个长期安慰剂对照的前瞻性试验未能显示这些药物较安慰剂更有效。

3. 起搏治疗 反射性晕厥发作时，可表现血压下降及缓慢性心律失常，后者可表现为窦性心动过缓、窦性停搏、窦房传导阻滞、房室传导阻滞、交界性逸搏心律等，甚至心脏停搏。根据血压与心率的反应，可分血管抑制型、心脏抑制性、混合型三种类型。多数患者表现为混合型占 60%～65%，血管抑制型占 20%～25%，心脏抑制型占 10%～20%。由于 75～80% 的患者晕厥发作时伴心率下降，因此起搏治疗有可能对这部分患者有帮助。2008 年 ACC/AHA/HRS 起搏器指南关于起搏器治疗反射性晕厥的适应证见表 62-11。

表 62-11　起搏器治疗反射性晕厥的适应证

建议	推荐	证据级别
自发的颈动脉窦刺激和压力反射诱发心室停搏 >3 秒所引起的反复晕厥患者	I	C
无明确诱发因素的超敏性心脏抑制≥3 秒所引起的晕厥患者	IIa	C
明显的症状性神经心源性晕厥患者，伴随记录到的自发或直立倾斜试验诱发心动过缓	IIb	B
无症状或症状不明确的颈动脉窦刺激所致超敏性心脏抑制反应患者不应植入永久性起搏器	III	C
避免相关体位可有效预防的体位性血管迷走神经晕厥患者不应植入永久性起搏器	III	C

　　因为反射性晕厥患者出现心动过缓时可伴房室传导阻滞或有潜在房室传导阻滞存在，因此，AAI 起搏器禁用；而 VVI 起搏器在部分患者可出现起搏器综合征，引起低血压，可使患者更易出现症状，因此不推荐使用 VVI 起搏器。对反射性晕厥患者建议植入双腔起搏器，有频率骤降反应的起搏器可能会有更好的治疗效果，但没有定论。

【直立性低血压性晕厥的治疗】

　　直立性低血压性晕厥基本的治疗策略同上。首先避免应用引起直立性低血压的药物。对重力性下肢静脉淤血的患者可以使用腹带和弹力袜。慢性自主神经功能衰竭的患者对米多君的疗效较好。对细胞外容量扩张疗法也有一定的疗效。表 62-12 为 2009 年 ESC 晕厥诊治指南对直立性低血压性晕厥治疗的建议。

【心源性晕厥】

　　心源性晕厥患者的治疗中，缓慢性心律失常患者可植入起搏器。对阵发性室上性心动过速，采用导管射频消融通常作为一线治疗。对室速而正常心脏或心脏功能轻微异常的患者采用射频消融或药物治疗。植入型心脏转复除颤器（implantable cardioverter defibrillator, ICD）适用于心功能衰竭、不伴有可逆性原因的室速和室颤的晕厥患者。继发于结构性心脏病和心血管疾病的晕厥患者，根据疾病的不

表 62-12　起搏器治疗反射性晕厥的适应证

建议	推荐	证据级别
必须保证足够的水盐摄入	I	C
必要时考虑给予米多君作为辅助治疗	IIa	B
必要时应考虑给予氟氢可的松作为辅助治疗	IIa	C
可进行等长 PCM 训练	IIb	C
可使用腹带可(或)连裤袜可减少静脉血容量	IIb	C
头部抬高倾斜睡眠(>10°)可增加体液容量	IIb	C

同进行处理。首先是针对基础疾病的治疗(如外科手术,血管再通纠正心肌缺血),其次是针对晕厥的原因进行处理。

心源性猝死高危的不明原因晕厥患者,如各种心肌病和离子通道病,即使基础心脏病有特殊有效的治疗方法(如 β 受体阻断药用于长 QT 综合征),晕厥通常仍需要植入 ICD 处理(或合用抗心律失常药物),以减少死亡的危险,延长患者的生命。表 62-13 为 2009 年 ESC 晕厥诊治指南对心源性猝死高危晕厥患者植入 ICD 的建议。

表 62-13　心源性猝死高危晕厥患者植入 ICD 的适应证

建议	推荐	证据级别
严重左室射血分数减低或心功能不全的缺血性心肌病患者根据目前 ICD 指南植入 ICD 是合理的	I	A
严重左室射血分数减低或心功能不全的非缺血性心肌病患者根据目前 ICD 指南植入 ICD 是合理的	I	A
在高危肥厚型心肌病患者中应考虑 ICD 治疗	IIa	C
在高危右室心肌病患者中应考虑 ICD 治疗	IIa	C
在有自发性 I 型心电图改变的 Brugada 综合征患者中应考虑植入 ICD	IIa	B
对高危长 QT 综合征患者应考虑联合 ICD 和 β 受体阻断药治疗	IIa	B
无严重左室射血分数降低或心功能不全,且 EPS 阴性的缺血性心肌病可考虑 ICD 治疗	IIb	C
无严重左室射血分数降低或心功能不全的非缺血性心肌病可考虑 ICD 治疗	IIb	C

尽管经过详细的检查，包括倾斜试验、电生理检查及 ILR 检查，但仍有大约 20% 的患者晕厥原因不明，并且反复发作，常发生严重摔伤，而且影响了患者及整个家庭的生活质量。因此，对有些晕厥患者可以根据推测的原因进行经验性治疗。比如患者有反复阿斯综合征发作，怀疑与缓慢性心律失常有关，可以给予经验性植入永久起搏器。Rattes 对 104 例植入起搏器的晕厥患者进行分组分析，组 1——已确定心动过缓为晕厥原因；组 2——监测到心动过缓，但心动过缓时无晕厥发作，或有束支传导阻滞、一或二度房室传导阻滞；组 3——尽管怀疑但无任何心动过缓的证据或提示。随访 3 年，晕厥的发生率分别为 6.3%、7.3% 和 32%。而且 Moya 等对 111 例无器质性心脏病的晕厥患者植入 ILR 研究结果也表明，心室停搏和心动过缓是晕厥的最常见的表现。因此对一些有典型病史、心电图有心动过缓的提示，尽管无心动过缓或无心动过缓时晕厥发作的客观证据，也可考虑经验性植入起搏器治疗。

由于电生理检查在缺血性心脏病患者中阳性率高，而对其他心脏病尤其是扩张型心肌病的阳性率很低，因此对于有器质性心脏病、反复发作不明原因晕厥的患者，尽管电生理检查结果阴性，但仍有发生致死性室性心律失常的危险。在这种情况下，ICD 治疗是一种可考虑的选择，因为 ICD 能有效地治疗室性心律失常，在心动过缓时可以起搏治疗，并且在事件发生后能提供详细的诊断资料，对晕厥的诊断和治疗均有帮助。尽管如此，经验性地植入起搏器和 ICD 远不是理想的治疗措施，只是在不得已的情况下可以考虑采取的方法，以期能达到预防晕厥发作、改善患者的生活质量并预防猝死的目的，但实际上其治疗效果是不确定的。只有在不久的将来，研制出敏感性和特异性均高的晕厥诊断工具时，才是最理想的解决办法，使晕厥不再成为临床的难题。

七、晕厥的预后

两个因素与预后密切相关，即晕厥再发和外伤的风险，以及死亡或危及生命事件的风险。晕厥患者易再发，并可能引起外伤。有研究显示，3 年随访中大约 1/3 患者晕厥复发。晕厥发生次数为预测再发的最强因子。3 次晕厥史预测 1 年和 2 年复发率分别为 36% 和 42%。

器质性心脏病和原发性心脏离子通道疾病为 SCD 和死亡的主要危险因素。20 世纪 80 年代研究的资料表明心源性晕厥的一年病死率（18%～33%）高于非心源性晕厥引起（0～12%）或不明原因的晕厥（6%）。晕厥的预后与基础心脏病有关而不是晕厥本身。心源性晕厥的一年猝死发生率为 24%，其他两组为 3%～4%。经心率和其他病变校正后,心源性晕厥仍是死亡和猝死发生的独立预测因子。年轻个体除外器质性心脏病和原发性心脏离子通道疾病,考虑为神经介导反射晕厥,则预后较好。预后差与基础疾病相关,而不是晕厥本身。不同学者研究表明,以下因素提示患者高危:异常 ECG、心衰史、室性心律失常史、缺乏前驱症状、卧位时晕厥、应激时晕厥和年龄>65 岁。

预后差的晕厥患者包括:

(1)主动脉狭窄伴晕厥的患者,若不换瓣,平均存活期为 2 年。

(2)肥厚梗阻性心肌病,年轻、晕厥史、严重呼吸困难及猝死家族史,是猝死的最好预测指标。

(3)致心律失常性右室发育不良。

(4)室性快速心律失常的患者病死率和猝死率均高,但明显增高的病死率则与基础心脏病有关。

(5)严重心室功能不全预后最差。

预后好的患者包括:

(1)无器质性心脏病、心电图正常的年轻患者(45 岁以下),其一年内的病死率和猝死率较低,与同样的非晕厥者比较,其病死率并不增加。这些患者多数为反射性晕厥或不明原因晕厥。

(2)反射性晕厥:大多数队列研究表明,经倾斜试验诊断的反射性晕厥患者随访的病死率接近 0。大多数患者无器质性心脏病,没有研究报告患者猝死。

(3)直立性低血压:直立性低血压的病死率取决于引起自主神经功能失调的原因,多数诱因(容量缺失、药物引起)是暂时的,经治疗后无长期后果。直立性低血压的老年患者的预后,很大程度上取决于伴随的疾病。

(4)不明原因晕厥:不明原因晕厥的患者在 1 年内的病死率大约为 5%,在各文献报道中基本一致。其病死率取决于基础病变,但此类患者有外伤的危险,并且影响了生活质量。

(5)有些心脏原因引起的晕厥,病死率并不增加,如大多数室上性心动过速和病态窦房结综合征。

(张　澍　陈柯萍)

第63章　感染性心内膜炎

医生曾使用不同的名字来定义不同形式的心内膜炎,由于多种原因感染性心内膜炎已取代急性或亚急性细菌性内膜炎的定义。

首先,不是所有的病例都是革兰阳性或阴性菌引起:真菌,立克次体,衣原体都可以引起心内膜炎。第二,心内膜炎的出现和病期不易区别,尽管快速进展的(急性)心内膜炎多由金黄色葡萄球菌引起,但从临床个别病例的实用出发,这种描述则受到限制,因为不论金黄色葡萄球菌还是链球菌在不同患者的暴发期或恢复期都会成为致病原。然而,若根据受累的是自身瓣膜还是置换瓣膜进行分类的话,对于后者,感染出现的早(术后 60 天内)、晚致病菌也有不同。另外,由于在静注毒品者中的右侧心内膜炎,因其特殊性可从仅有左侧性结构感染的心内膜炎中分离出来。尽管心脏瓣膜是常见的感染部位,赘生物也可形成于起搏器电极,心内膜壁,动静脉分流或瘘部,未闭导管或布-陶(锁骨下动脉-肺动脉)分流的血管结构;或者主动脉缩窄病。临床进程取决于多种原因,包括病因,患者年龄和健康状况,瓣膜病的自然史和程度。临床治疗方案的确定和确诊直接相关,漏诊将导致灾难性的后果。误诊为该病则导致数周不必要的高费用治疗和冒药物相关毒性的危险。对感染性心内膜炎和细菌感染的心脏病患者的鉴别诊断极为困难。为助于将感染性心内膜炎从其他细菌感染综合征中鉴别出来,统一的定义极为重要。临床研究涉及病史,并发症,流行病学,心内膜炎的治疗效果完全取决于对该病的明确诊断。特异性高而敏感度低的定义可能产生偏差,反之亦然(若敏感性高则特异性低)。

一、诊 断 标 准

1981 年,Von Reyn 及其同事制定了 Beth Israel 标准,诊断分为四种,肯定,可能,疑似,排除,同 Petersdorf 标准一样,尸检或外科手术证实有组织学或微生物学变化的定为确诊病例。其他标准包括有:①持续菌血症;②已有的瓣膜性心脏病;③栓塞或裂片状出血的血管现象;④心内活动性变化的病理证据,如新出现的反流性杂音。该标准未采用超声心动图作为诊断标准,也未将静脉注射毒品者作为心内膜炎的危险因毒。Beth Israel 标准在随后的 10 年中得到广泛应用,尽管得到不同研究者的多次修订,这种分类系统仍缺乏足够的敏感性。

1994 年,Duke 大学的研究者们针对不足的 Beth Israel 的分类制订了新的诊断方案,Duke 标准采用超声心动图作为主要的诊断标准,增加静注毒品者作为已有的心脏状况,制订出单纯使用临床标准就能作出肯定诊断的方案。Duke 分类中的病理标准实际上和 Petersdorf、Von Reyn 的方法一样。Duke 方案中对病例的分类定义,如同 Jones 诊断风湿热的标准一样,分为主要标准和次要标准。2000 年,该标准得到该小组研究者的进一步修订(表 63-1,表 63-2)。

表 63-1　诊断心内膜炎的 Duck 标准

确诊

1. 病理标准
   (1) 微生物:通过培养得以表现,包括源于手术当中的赘生物,血栓赘生物到心内脓肿
   (2) 病理切片:赘生物或心内脓肿的出现,通过组织学表现证实的活动性心内膜炎
2. 临床标准　用表 63-2 中所列的特殊定义

2 个主要标准,或 1 个主要和 3 个次要标准,或 5 个次要标准

可疑病例

有感染性心内膜炎的表现,达不到确诊标准,但又不能排除

排除病例

临床表现不符合心内膜炎的诊断,或经抗生素治疗 4 天内,心内膜炎的表现消失,或经抗生素治疗 4 天内,手术或尸检中无感染心内膜炎的病理依据

表 63-2　用于感染心内膜炎的 Duke 标准中的术语定义

主要标准

1. 心内膜炎感染的阳性血培养
   从两次血培养中得出感染心内膜炎的典型微生物:草绿色链球菌、牛链球菌、HACEK 组细菌、社区获得性金黄色葡萄球菌、肠球菌,原发病灶的脓肿,或持续阳性血培养,定义为与感染的心内膜炎一致的微生物,源于:
   (1) 间隔 12 小时以上抽取的血培养
   (2) 三次连续血培养的全部,4 次或更多次单独血培养的大部分结果,首次及末次抽血时间间隔 1 小时以上
2. 感染心内膜炎的证据
   超声心动图发现的感染性心内膜炎的阳性结果:
   (1) 活动性心内肿块:见于心瓣膜或辅助结构上,反流性喷射区域,或置换材料上,符合解剖学改变区域的脓肿
   (2) 脓肿
   (3) 置换瓣膜的部分裂开,或新出现的瓣膜反流(已有、不明显的杂音响度增加或发生变化)

次要标准

1. 既往史　已存在的心脏病状况或向静脉内注射毒品者
2. 发热　38℃（100.4℉）
3. 血管现象　主动脉血栓，败血症肺梗死，真菌动脉瘤，颅内出血，结膜出血，和 Janeway 损害
4. 免疫现象　肾小球肾炎、Osler 结节，Roth 小结，风湿小体
5. 微生物依据　阳性血培养结果但不符合先前所标识的主要标准，或活动性感染区微生物的血清学培养证明与感染的心内膜炎不一致
6. 超声　与感染的心内膜炎一致，但不符合先前所标识的主要标准

二、临 床 表 现

感染性心内膜炎的临床表现包括以持续的轻微劳累感、低烧、体重下降及身体不适为明显症状的疾病，和由大面积急性主动脉瓣反流引发的突发肺水肿。

致病微生物的毒性通常决定了症状出现的急性状态。然而，感染和症状的发作期间隔较短。许多患者在感染细菌 2 周之内表现出症状。葡萄球菌性感染性心内膜炎的症状甚至在感染后几天之内就表现出来。

在个案的临床表现中，明显存在着大量的非特异性主诉。发热是最常见的，热度通常较低。但老年人和患有充血性心力衰竭，尿毒症，严重衰弱，感染了凝血酶阴性葡萄球菌的人可能不会出现发热。寒战，盗汗和体重下降，与大多数神经肌肉骨骼的主诉一样，是常见症状。

心脏杂音常被注意到，但在某些情况下较难听出。在早期检查中，15% 或更多的患者可无心脏杂音。对于急性葡萄球菌感染，更难在疾病初期识别出一个新的或变化的杂音。例如，右侧心内膜炎可听不到相应的三尖瓣反流的杂音。

30%～40% 的患者表现出程度各异的神经系统症状。头痛是最常见的神经主诉，1/4 的患者发生了脑血栓，这可能是大多数患者表现出症状的原因。

尽管诊断技术及内外科治疗取得了进步，但在过去的三四十年里由感染性心内膜炎引起的综合并发症并未发生显著变化。然而，目前应用抗生素时期以来，现代医学实践所诊断的并发症类型已发

生了重大变化。现在患者极少死于败血症。内科治疗使患者活得较长,因此也更频繁地出现栓塞,心力衰竭等合并症。

最重要、最常见的心脏并发症状是充血性心力衰竭。患者起初出现隐伏性或急性的心力衰竭,但两者情况均源于瓣膜功能不全,而非心肌功能失调。瓣膜置换心内膜炎患者或者由真菌感染引起的心内膜炎患者的心脏偶尔会形成较大赘生物,这些赘生物首先在功能上会堵塞瓣膜口,其次引起心脏衰竭。排除机体本身的因素,患者出现心衰即是凶兆。除非采取瓣膜置换或瓣膜修补手术,否则即使采用抗生素治疗,许多有这种并发症的患者仍会死亡。任何心脏瓣膜的感染都会导致充血性心力衰竭,但在主动脉瓣膜性心内膜炎患者身上的发病率最高,在三尖瓣瓣膜性心内膜炎患者身上的发病率最低。

经有效治疗后,有症状的血栓形成的危险迅速降低。在一个用经胸超声检测血栓的研究中,血栓的总体危险是 6.2/(1000 人·日)。血栓形成率从第一周治疗时的 13/(1000 人·日)降到治疗结束后的低于 1.2/(1000 人·日)。

三、临床转归及愈后

许多感染性心内膜炎患者在入院进行抗生素治疗后的几天内不会发热。然而,一小部分患者,尤其是那些由金黄色葡萄球菌引起的心内膜炎患者,可能会持续发热 7~10 天,偶尔还会更长。对这些患者,应考虑药物热,继发性院内感染,或心脏内、外部脓肿的形成。

充血性心力衰竭可在药物治疗后的早期首先出现。同样,中枢神经系统,冠状动脉和体循环的栓塞也可能发生在抗生素治疗的初始反应之后。

感染性心内膜炎的预后与所感染微生物的毒性、患者的总体健康状况、相关的瓣膜结构、感染期是否出现充血性心力衰竭等因素均有关系。尽管经最好的内、外科治疗,金黄色葡萄球菌心内膜炎的病死率仍为 20%~40%。相反,链球菌心内膜炎的愈后情况普遍良好。90%~95% 的由草绿色链球菌引起的心内膜炎患者都能被内科或内外科结合治愈。由其他种类的链球菌引起的该病患者的愈后状况也同样良好。真菌性心内膜炎,事实上不可能用内科方法治愈;仅有小部分的患者用抗真菌结合外科治疗得到治愈。即使认为感染区已经过彻底治疗,这些患者也应延长抗真菌治疗时间。

右侧心内膜炎患者,甚至那些由金黄色葡萄球菌引起的患者,愈后状况良好。在对包括了 62 个右侧心内膜炎的所做的 11 项研究的分析中,Chanmers 在同一系列中仅发现了 2 例治疗失败(0.6%)和 7 例死亡(2.0%)。

尽管早期给予外科干预,晚期出现的置换瓣膜心内膜炎的愈后情况,比那些置换瓣膜手术 60 天之内感染者的愈后情况更好。例如,在对生物置换瓣膜的 3200 名接受者所出现的 56 例置换瓣膜心内膜炎的调查中,手术 2 个月之内发生感染的病死率是 75%,而晚期新出现的置换瓣膜心内膜炎的病死率仅为 25%。

四、治 疗 原 则

【感染心内膜炎的预防】

在牙科或介入性外科手术或诊断前抗生素预防在许多国家已成为一种标准和惯例,所有心内膜炎患者中只有一半的人出现心脏失常,这种失常最初本可以促进心内膜炎的预防。而且,即便瓣膜早已存在病变的患者,没有接受预防性抗生素治疗,随之而来的心内膜炎的发病率仍较低:1/5 未得到治疗的患者在接受介入性操作后患了心内膜炎。因此,也许只有 1/10 的心内膜炎在介入性操作之前能用相应的抗生素预防。

建议在预防感染性心内膜炎时,保持牙齿卫生和抗生素预防一样重要。猛烈刷牙或吃口香糖可能导致牙周病患者出现暂时性菌血症。向患者强调保持良好的口腔卫生的重要性。建议患者避免用牙签或高压水冲洗,以免齿龈损伤。

基于所涉及的危险性,建议使用抗生素预防。患者是否应在介入性操作之前接受抗生素生素治疗这一问题,看法都不统一。然而,在先前有心内膜炎史的患者和置换心脏瓣膜的患者比先天瓣膜损伤的患者危险性更大这一点上,看法普遍一致。

通常,在刺穿口腔黏膜和可能发生齿龈或黏膜流血的口腔或牙科手术中,感染性心内膜炎的危险性最高。介入性牙科手术,包括:拔牙,牙周手术,清除牙垢,暂时性菌血症的危险性高于 50%。

美国心脏协会规则建议做牙科、口腔或上呼吸道手术的患者应遵循的基本抗生素准则是:术前 1 小时,给予阿莫西林 2g,口服。而英国抗生素药物治疗协会推荐 3g,口服。一些学者建议,置换心脏瓣膜的患者应常进行肠外给药预防。但这样的建议并未得到广泛认可,我们并不常对这类患者肠外给药(表 63-3)。

【心内膜炎病程中的药物治疗】

1. 基本原则 对不同个体的感染性心内膜炎患者的治疗,常会出现不同的独特争议,这一点在治疗中必须予以注意。因此,同一有机体所引起的心内膜炎可以用不同的方法治疗。相反,当治疗

表 63-3　细菌性心内膜炎的预防性治疗方案

牙科/口腔/上呼吸道操作的标准方案

危险患者的标准方案（包括心脏瓣膜置换术后和其他高危患者）：阿莫西林，2.0g，术前 1 小时口服

对阿莫西林/青霉素过敏者，克林霉素（600mg，口服），头孢氨苄或头孢羟氨苄（2g，口服），或霉菌素 500mg，术前 1 小时口服

可用于选择的牙科/口腔/上呼吸道操作的标准方案

不能口服药物者，阿莫西林，2.0g，静脉注射（或肌内注射），术前 30 分钟；然后，阿莫西林，1.0g，静脉注射（或肌内注射），第一次给药后 6 小时

对氨苄西林/阿莫西林/青霉素过敏者，克林霉素 600mg，静脉注射，或头孢唑林 1g，静脉注射，术前 30 分钟口服

胃肠/泌尿操作的标准方案

高危患者的标准方案：阿莫西林 2.0g，静脉注射（或肌内注射），加庆大霉素 1.5mg/kg，静脉注射（或肌内注射，总量不超过 120mg），术前 30 分钟应用。然后在第一次给药 6 小时后，阿莫西林 1.0g 口服，肌注或静注

对氨苄西林/阿莫西林/青霉素过敏者，万古霉素 1.0g，静脉注射，术前 1 小时应用。加庆大霉素 1.5mg/kg，静脉注射（或肌内注射，总量不超过 120mg），术前 1 小时应用

可选择的胃肠/泌尿操作的给药方法：

中度危险的患者：阿莫西林 3.0g 口服，氨苄西林 2.0g，静脉注射；或万古霉素 1.0g，静脉注射，术前 30 分钟应用

不同的病原体引致的心内膜炎时，医学界及社会上的争论就更多。表 63-4 给出了用于治疗无并发症的感染性心内膜炎患者的典型方法。

建立最初诊断后，必须要着手研究瓣膜感染的来源。研究的深度和性质依引起感染的有机体而定。例如，牙齿的疾病常与草绿色链球菌感染心内膜炎有关；若皮肤感染、深度脓肿或感染的血管内穿刺管，可能由链球菌导致心内膜炎。而胃肠道疾病，如科隆癌，可能由牛链球菌（*S. bovis*）引起心内膜炎。如果发现了心内膜炎的根源，在心脏瓣膜修复或置换之前，就应能治疗或消除它。例如，如果感染的导管或外来体是金黄色葡萄球菌心内膜炎的起因，在瓣膜手术进行之前，这个根源应先被消除。

表 63-4 对无并发症状的自身瓣膜心内膜炎的预防性治疗措施

初期评估

确定诊断（包括病史、体检、血培养、超声、实验室辅助检查）

用最低抑菌浓度作指导给予适当的早期抗生素治疗

完成其他基线研究（心电图、红细胞沉降率、血常规、电解质、胸部 X 线片）

长期持续服药（不包括华法林）

如果服华法林，停用，使国际单位比值降至 2.0 以下，然后开始使用治疗作用的肝素

寻找瓣膜感染的病源

若出现严重的瓣膜回流，开始用血管紧张素转化酶抑制剂药物给予治疗

很多情况下，要请心血管外科会诊，尤其当出现：耐药微生物，置换瓣膜心内膜炎，血流动力学不稳定或瓣周脓肿

评估家庭状况和生活方式以考虑家庭治疗的可行性

一旦开始治疗：

每日检查生命体征，体检，至少每周一次的心电遥测

经皮插入中心静脉导管（或 Hickman's）为静脉输入抗生素用

在合适的情况下，继续寻找瓣膜感染的来源

如果持续发热，在治疗 72 小时后，重新做血培养

如果改变剂量，应及早得到抗生素药物的谷值和峰值

继续进行实验室检查，每 3 天查一次血常规和电解质，每周查一次胸片和心电图

继续院内应用抗生素 5～14 天，然后在门诊完成全部疗程（通常为 4 周）

若患者长期口服华法林，外科又未明确考虑手术，在治疗一周后，考虑重新给予华法林治疗

门诊治疗期间，坚持每日体检和每周一次血常规与电解质检查

一旦治疗全部结束，利用超声心动图进行随访

感染性心内膜炎诊断后，应尽早评估患者的家庭环境及进行家庭静脉治疗的可行性。对于大多数自身瓣膜心内膜炎，至少应住院治疗 5～7 天之后，进行几周的静脉抗生素治疗，一些患者，可以在家完成后者。心内膜炎行医院外治疗的标准如下：①初始治疗明确的临床反应；②稳定的血流动力学；③无转移性或心脏内并发症；

④能遵从医院外抗生素治疗的方法及安排。对一些患者,因为其社会状况,家庭治疗不是个好办法。对于有那种家庭环境的患者,最好在医院内或在恢复护理机构中完成抗生素治疗。大多数瓣膜置换后感染性心内膜炎和由抗体引起的自身瓣膜心内膜炎需6周的治疗。尤其是在有毒力强的耐药菌株(例如耐庆大霉素的肠球菌)存在的情况下常常需6周以上的治疗。

一旦诊断出心内膜炎,就应做一个基线的心电图,全血常规及分类、红细胞沉降率、胸片,也都应做。所有患者都应做经胸超声检查。根据先前所指出的准则应用TEE。在初次血培养之后,应在患者治疗3天之后重复进行血培养,以确保菌血症的吸收。在监测培养中,持续菌血症应引起重视,证明抗生素治疗不足。之后,如果再次发热或有其他感染活动进的迹象(如白细胞增多),常需继续进行血培养。

2. 抗生素治疗 在抗生素应用之前,感染性心内膜炎常常是致命的。尽管现代诊断技术、外科技术及支持性护理的水平极大提高,尽管患者已及时地得到适当的抗生素治疗,仍有大量的感染性心内膜炎患者死于毒力很强的微生物(比如金黄色葡萄球菌),然而大多数患者幸存了下来。

用临床推断、微生物和超声方法进行诊断以后,应在整个或大部分用药期间集中破坏残存的细菌;利用血清的药物浓度来指导抗生素治疗;足够长的治疗周期,可以消除长在瓣膜赘生物里的微生物。

心内膜炎治疗时间的延长,对普遍应用的抗生素的离体敏感度的降低,激起了人们用联合用药治疗心内膜炎的兴趣。用内酰胺类药物(例如青霉素)和氨基糖苷类联合治疗的方法,被证明在治疗链球菌心内膜炎十分有效,对一部分葡萄球菌心内膜炎的患者较为有效。氨基糖苷类联合应用青霉素或头孢曲松,持续给药2周,对治疗草绿色链球菌心内膜炎高度有效。

对于金黄色葡萄球菌引起的右侧房室的感染性心内膜炎,新青霉素Ⅲ和氨基糖苷联合应用两周已被证明有效。一项研究证明,氨基糖苷类药物在短程药物治疗的成功中并不起关键作用。在一项随机试验中,单独应用氯唑霉素2周与联合应用新霉素Ⅲ和庆大霉素2周同样有效。然而,只联合应用万古霉素和氨基糖苷类药物两周似乎并没有证实有效。同样,如果新青霉素Ⅲ和氨基糖苷类只联合应用2周,对于左侧房室性感染性心内膜炎无效。

口服疗法仍不应作为感染性心内膜炎患者的最初治疗的选择。非常规疗法只应用于高度选择性患者身上:致病病原菌已找到,已行药敏检测，离体试验已证实药物的敏感程度。目前仍没有足够的资料证明口服抗生素是首选疗法。

【外科治疗】

对已发展为充血性心力衰竭，内科药物治疗过程中不断有栓子再次出现并且保守治疗未能起效时，推荐使用外科手术治疗。大多数临床医生都认为，脓肿形成或真菌性心内膜炎是外科干预的相对适应证。自身瓣膜性和人工瓣膜性活动性心内膜炎的手术适应证（表63-5，表63-6）是相同的，在这一点上基本达到了共识。大的赘生物，尤其当有细菌不断释放入血并有栓塞的倾向时，比如HACEK，

表63-5 自身瓣膜心内膜炎的手术适应证

主要适应证

由瓣膜功能不全引起的心力衰竭

抗生素治疗后的持续败血症

再发栓塞

次要适应证

心内脓肿或窦道形成

Valsalva窦瘤破裂

抗生素治疗后仍病原不明

真菌性心内膜炎

伴有心衰的左侧急性金黄色葡萄球菌感染的感染性心内膜炎

血培养阴性，足够抗生素治疗，持续发热10天以上的再发

表63-6 置换瓣膜心内膜炎的手术适应证

主要适应证

由瓣膜功能不全引起的心力衰竭

真菌性心内膜炎

再发的脓毒性血栓

心内脓肿或窦道形成

持续败血症（应用3种抗生素）

抗生素治疗后无效，瓣膜功能受累

次要适应证

非链球菌感染的病原体

抗生素治疗30天后再发

发热大于10天，血培养阴性

则是外科干预的适应证。在左侧房室的感染性心内膜炎者中，充血性心力衰竭是外科手术的最常见的适应证，而右侧心内膜炎者中，难以控制的感染则是最常见的适应证。外科干预治疗基本上能提高所有心内膜炎合并充血性心力衰竭患者的生存率，这一点已广泛得到了共识。在应用外科干预前，复杂心内膜炎患者，充血性心力衰竭导致的病死率为90%。通常，单纯的无其他诱因引起的持续的心动过速可能是充血性心力衰竭的敏感的临床证据。因此，对于血流动力学不稳定或不能解释的心动过速或呼吸困难的患者，临床医生仔细的日常评价是必要的。

（倪新海）

第64章 风 湿 热

风湿热（rheumatic fever）是一种比较常见的反复发作的急性或慢性结缔组织疾病，主要侵犯心脏、关节和中枢神经系统。风湿热的重要性主要在于可以引起心脏瓣膜损害，导致致残性慢性瓣膜性心脏病。

近二十余年来，风湿热的流行病学发生了很大变化，其发病率在不同国家和地区之间存在很大差异，在欧美发达国家，冠状动脉粥样硬化心脏病成为主要威胁人类健康的心血管疾病，风湿热的发病率已经下降到2/10万左右，而在发展中国家，风湿热仍然是儿童、青年人主要的疾病，有的国家和地区仍超过100/10万。在我国，近十余年来，我国的发病率也有显著下降，总发病率＜1‰，从临床实践中，也已经感觉到风湿热发病率在我国具有减少趋势。我们相信，随着人们居住和生活条件改善、良好的公共卫生设施的建立、人口拥挤程度的减少，尤其是链球菌感染预防和控制，风湿热的发病率会明显下降。

一、病因及病理

许多研究证据表明，风湿热是由于A组链球菌感染的咽炎所致。流行病学也显示风湿热的暴发流行往往伴随有链球菌感染性咽炎的流行病学特点。如果应用适当的抗生素治疗，就可以预防咽炎和风湿热的发生。

风湿热主要通过免疫机制发病，并非由细菌感染直接引起，因为风湿热常发生于A组链球菌感染后3周。5岁以下儿童则很少发病，这是因为此时他们的免疫系统功能尚未发育完全。A 组链球菌细胞抗原与人类结缔组织蛋白存在交叉反应，从链球菌细胞壁上提取的 M 蛋白不仅在特异免疫中起作用，还具有强烈的抗吞噬作用，传统上认为它是链球菌的致风湿因子。在急性风湿热患者中存在高水平的抗 M 蛋白抗体，链球菌感染后是否发生风湿热与人体反应性有关，这种反应性与链球菌抗原产生的抗体量多少呈平行关系。

风湿热急性期期的病理学特征是结缔组织和胶原组织发生渗出性和增生性的炎症反应改变。主要累及心脏、关节、脑、皮下组织等。结缔组织发生间质水肿，胶原纤维分解碎裂成片，伴以单核细胞浸润，包括纤维组织细胞。增生期的阿绍夫（Aschoff）小体是风湿热的病理特征，是病理学诊断风湿热的主要依据。但在近期研究中发现只有 30%～40% 的风湿热患者在心内膜活检中观察到阿绍夫小体。阿绍夫小体在一次风湿热发作后可持续数年存在，阿绍夫小体可存在于心脏的任何部位，主要见于室间隔、左心室和左心耳。

瓣膜组织炎症与风湿性心脏炎的临床表现有直接关系。病理组织学发现瓣膜和腱索水肿，以及细胞浸润。受累的瓣膜发生透明样变性，致使其边缘形成疣状，引起瓣叶间发生粘连、全面靠拢。如果炎症持续存在，最终瓣膜发生纤维化和钙化，引起瓣膜狭窄或关闭不全，风湿热急性期炎症以导致瓣膜关闭不全为主。

二、病理生理学

急性风湿热的病理生理学主要和心脏有关，尤其与心瓣膜反流以及左心室收缩功能有关。二尖瓣反流主要是由于二尖瓣前叶脱垂所致，引起脱垂则是因为二尖瓣环扩张所致。其他解剖和几何学因素也起一定的作用，包括二尖瓣后叶缩短无力，以及闭合功能丧失。另外，腱索增长、左室和左房扩张导致乳头肌和瓣膜空间关系发生异常改变等均可引起二尖瓣关闭不全（图 64-1）。在临床上如果二尖瓣反流严重，左室容量负荷增加，可引起左心室舒张末期压升高，左房压力升高和肺动脉压力升高。急性风湿热时严重肺动脉高压并不像慢性风湿性瓣膜病情况下那样常见。

主动脉瓣反流是风湿热患者仅次于二尖瓣膜反流的常见异常。其发生机制类似于二尖瓣反流。因为主动脉瓣环比二尖瓣环小，即使轻微增加也可损害瓣叶的闭合，引起严重的主动脉瓣关闭不全（AI），类似于二尖瓣反流，主动脉反流发生可以是亚急性的，常发生在严重临床情况之后，或在急性心脏炎的隐匿期。因此，左心室几乎总伴有扩大，而缺乏主动脉反流的超声心动图（UCG）和血流动力学改变征象。

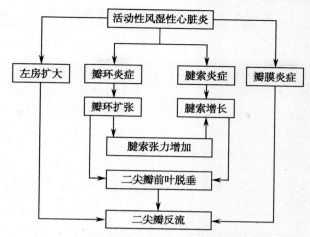

图 64-1　风湿热伴严重二尖瓣反流的发生机制

　　大约 1/3 风湿热（RF）患者二尖瓣反流和主动脉反流并存，这种联合存在可引起严重容量负荷，使心脏明显扩大。

　　虽然心内膜活检或尸检证实，32%～95% 病例存在心肌炎组织学病理证据，但这些特点和左心室收缩功能异常关系并不十分清楚。许多学者认为，若无明显血流动力学异常的二尖瓣反流，无论伴有或不伴有主动脉反流，则很少发生在左心室扩大和心力衰竭。在临床上表现为充血性心力衰竭的风湿热患者，可以观察到严重的功能性二尖瓣反流，瓣膜环扩张、腱索延长、二尖瓣前叶脱垂。

三、临 床 表 现

　　风湿热缺乏特异的临床表现和实验室检查，诊断主要取决于各种临床症状和实验室检查结果的综合评估。风湿热的早诊断和早治疗可以减轻风湿活动对心脏和关节的损害，因此准确和快速作出临床诊断非常重要。

　　风湿热的最常见临床表现是风湿性心脏炎、关节炎、舞蹈症、皮下结节和环形红斑。1944 年，Jones 提出了风湿热的诊断标准，1992 年 AHA 专家委员会进行了重新修订。主要根据临床和实验室检查的特征，将其分为主要临床表现和次要表现（表 64-1）。如果既往有 A 组链球菌感染证据存在情况下，患者具备 2 个主要表现或 1 个主要表现和 2 个次要表现，则提示风湿热诊断的高度可能性。

表 64-1 1992 年修订的 Jones 诊断风湿标准

主要临床表现	次要表现	先前 A 组链球菌感染依据
心脏炎	临床表现	咽拭培养阳性
多关节炎	关节病	快速链球抗原试验阳性
舞蹈症	发热	链球抗体滴定度升高
环形红斑	实验室检查	
皮下结节	红细胞沉降率↑	
	C 反应蛋白↑	
	急性期反应物质增加	
	P-R 延长	

【主要临床表现】

1. 心脏炎 心内膜、心肌和心包最常被侵犯受累，风湿性心脏炎亦为全心炎。值得注意的是，风湿性心脏炎几乎均存在心脏杂音，若无心脏杂音，作出心脏炎诊断应谨慎。二尖瓣反流是最常见的体征，表现为心尖部全收缩期杂音，并向左腋下传导，部分患者可以伴随舒张期 Carey-Coombs 杂音（一种高音调多变的舒张早期杂音），后者提示相对性二尖瓣狭窄。50% 的患者可同时存在主动脉反流，但单纯的主动脉反流在风湿热很少见。风湿热急性期很少累及三尖瓣和肺动脉瓣。

心脏炎的严重程度不一，可以从无症状到发生心力衰竭，甚至死亡。心脏炎的表现除了二尖瓣反流引起的心脏杂音之外，还包括心率加快、心脏扩大、心律失常和心功能不全等。

累及心包炎时可引起胸痛，听诊检查可以发现心音遥远、心音低钝、心包摩擦音等，这是由于心包渗出所致，但很少发生心脏压塞表现。心包缩窄也几乎不会发生。风湿热患者中 6%～12% 可以发生心包炎，并被认为意味着相当严重的活动性心脏炎。若缺乏心脏杂音，则很难作出风湿性心包炎诊断。此时应积极寻找其他原因，例如胶原血管疾病或病毒感染。

在急性风湿热患者中，心脏炎患者约占 50%，其中 72% 的患者可通过听诊、91% 的患者可通过超声心动图作出心脏炎的临床诊断。

2. 关节炎 多发关节炎是急性风湿热最常见的临床表现，但特异性较小。关节炎在风湿热开始发作时通常就会发生，可以累及 2 个以上大关节，最常累及的关节为膝、踝、肘、腕、肩关节，其特点是非对称性和游走性。累及关节显示炎症迹象，例如红、肿、热、痛，可持续 24 小时到 1 周，也有持续达 3 周，受累关节疼痛非常明显，并伴有触痛。关节疼痛可用水杨酸制剂治疗反应极好。如果用水杨酸制剂治疗后，关节炎症无改善，在临床上应怀疑风湿热诊断。风湿性关节炎是良性的，自限性的（持续 2～3 周）不产生永久后遗症。关节炎发生在风湿热早期，在链球菌抗体反应高峰时就可发生，因此若缺乏抗体升高演变，也应对风湿热诊断产生疑问。关节炎症状常与患者的年龄有关，7 岁以下关节症状极轻，较大儿童和成人则较显著。关节炎症的程度与心脏炎或瓣膜病变无明显关系。

3. 舞蹈症　也称 Sydenham 舞蹈症，这是由于风湿热炎症侵犯中枢神经系统基底节和尾核的表现。13%～34% 的风湿热患者表现为舞蹈症（chorea），女性患者更常见，尽管发生率较低，但它最具有风湿热的特异性。舞蹈症时风湿热较晚发生的一个临床表现，一般发生在急性风湿热发作后 3 个月，因而，在临床上有舞蹈症表现时，可能缺乏风湿热的其他临床表现，这与风湿性心脏炎和关节炎形成鲜明对照。舞蹈症最早表现是情绪不稳定和易激怒。以后表现为无目的，快速的不随意的肌肉运动。舞蹈症可影响到身体任何肌肉，最常累及的是肢体和面部肌肉。当患者处于清醒状态时，这种不随意运动更明显。在疲乏和压力过大情形下可以加重。而睡眠过程中可以消失。在临床实践中，这种不随意运动应同抽搐、手足徐动症、惊厥反应、运动功能亢进相鉴别。舞蹈症通常于 1～2 个月后消失，但个别患者可持续 2 年。长期观察发现大约 1/4 舞蹈症患者可发生慢性风湿性瓣膜病。

4. 环形红斑　风湿热患者中不到 10% 存在环形红斑，这种皮肤损害是一种短暂、红斑状、不瘙痒的皮疹，中央苍白，周围边缘红润，主要发生于躯干、肢体，但不会发生于面部，这种环形红斑大小不一，相差很大，通过热敷可诱发或加重。尽管环形红斑不常见，但它具有风湿热的特异性。并提示合并心脏炎的可能性。

5. 皮下结节　10%～16% 的风湿热患者可检出皮下结节（subcutaneous nodules），皮下结节触之坚硬、不疼、可移动、直径 0.5～2.0cm 左右的皮下硬节。通常位于关节的伸面或骨骼的突起处或肌腱的附着处。皮下结节是风湿热相对较晚的一个表现，一般在风湿热开始后 3 周发生，因此风湿热早期诊断不能依赖于皮下结节的发现。皮下结节是一个相当重要风湿热征象，多发性皮下结节常常意味风湿性心脏炎的存在，皮下结节可在 1～2 周后消失。

【次要临床表现】

关节痛在风湿热中较常见，是非特异性的，这里指的是关节疼痛存在但不伴发热和炎症的客观表现。在临床上，一旦作出关节炎诊断,关节疼痛就不能作为一个次要的临床表现。

发热在风湿热也较常见,且无特异性。在风湿热开始就开始发热,一般为低烧,可持续 1～2 周,风湿热急性期热度无特别之处,很少超过 40℃。

风湿热的其他表现还包括腹痛、鼻出血、脾肿大、杵状指(趾)、风湿性肺炎、血尿等,但不包括在 Jones 诊断标准内。

四、实验室和辅助检查

风湿热的诊断属于临床诊断,没有一个实验室检查结果和辅助诊断试验具有诊断特异性。

【血象检查】

风湿热急性期白细胞可以升高,但白细胞计数不定,有的患者可伴有轻度贫血。

【红细胞沉降率和C反应蛋白】

红细胞沉降率(ESR)和 C 反应蛋白(CRP)作为次要标准,在临床上常是炎症的敏感指标,但是不具有特异性。在心脏炎和关节炎患者,几乎均伴有 ESR 和 CRP 升高。除非患者已经应用水杨酸制剂或类固醇激素治疗。对于舞蹈症患者来说,ESR 和 CRP 可以正常。伴有贫血患者 ESR 加快,在充血性心力衰竭患者可以正常。CRP 一般不受贫血和心力衰竭影响。

【免疫球蛋白】

在风湿热患者可以出现免疫球蛋白 IgG、IgM、IgA 升高,恢复期可降至正常。

【抗链球菌溶血素 O 和抗脱氧核糖核酸 B(anti-DNase B)】

链球菌抗体滴定度升高是 A 组链球菌感染的血清学证据,因为风湿热的临床表现同抗体反应的峰值几乎同时发生,因此抗体测定非常有用。另外,阴性结果在排除诊断也有一定价值。最常用抗体试验为抗链球菌溶血素 O(ASO)和抗脱氧核糖核酸 B(anti-DNase B)。风湿热患者中大约 80% 可有 ASO 滴定度升高。单纯舞蹈症患者只有 20% ASO 升高,在成年人 ASO 超过 240 TODD 单位、儿童超过 320 TODD 单位,则被认为 ASO 滴定度升高。在临床怀疑风湿热患者,若 ASO 正常或滴定度低时,可考虑测定 anti-DNase B。若后者在成年人超过 120 TODD 单位、儿童超过 240 TODD 单位则被认为升高。

【咽拭子培养】

在诊断风湿热时,只有 25% 患者咽部分泌物培养阳性,阳性率低的原因可能和感染后潜伏期期间宿主的防卫机制消灭了病原体,或是由于已用适当抗生素治疗。咽拭子培养阴性也不能排除咽部不存在 A 组链球菌。咽拭子培养阳性也并不代表存在急性感染。ASO滴定度升高意味着新近有链球菌感染。

【心电图】

常规应当描记标准 12 导联心电图,作为诊断风湿热的次要标准,在风湿热患者出现一度房室传导阻滞并不少见。但是也发生于任何链球菌感染之后,因此无特异性。其他心电图异常包括心动过速、去极化异常等,但这些不作为 Jones 的次要标准。

【胸部 X 线检查】

胸部 X 线检查对风湿热无特异性,但有助于评价心脏大小、肺淤血状况、心包炎和肺水肿。

【超声心动图】

超声心动图(UCG)是一种无创的容易操作的诊断检查技术,对风湿性心脏炎患者瓣膜反流机制解释具有独特的价值。在一个 73 例年轻(平均年龄 13 岁)急性心脏炎伴严重二尖瓣反流的超声心动图分析研究中,94% 的患者存在不同程度的二尖瓣前叶脱垂。超声心动图诊断脱垂是指收缩期瓣叶边缘合不拢,二尖瓣环增大,平均二尖瓣环直径 37mm(正常人 23mm)。二尖瓣前叶腱索增长是严重风湿热患者的二尖瓣反流的另一特征。风湿热时瓣叶形态基本正常。因此严重风湿热伴二尖瓣反流主要是由于瓣环扩张和腱索增长所致,而不是瓣膜本身病变所致。

彩色多普勒在确定二尖瓣反流程度方面也具有某些优势,也可显示出证明二尖瓣前叶脱垂的后向喷射,这种二尖瓣异常描述为风湿热伴严重二尖瓣反流的特点。

风湿性二尖瓣脱垂与二尖瓣退行性变或黏液性样变的鉴别非常重要,风湿热所致的脱垂主要累及二尖瓣前叶,而黏液样变性脱垂主要累及二尖瓣后叶。

在临床上,某些患者尽管予以仔细听诊,但检不出瓣膜反流,在这种情况下,超声心动图具有重要作用。另外,某些青年人、发热者、贫血患者中功能性心脏杂音非常多见。通过超声心动图检查可以减少假阳性率。1992 年 AHA 发表的指南虽不主张将多普勒检查异常作为诊断风湿性心脏炎的诊断标准,但有研究者认为,超声心动图将会是风湿热诊断的一个非常有用的辅助检查,迟早纳入 Jones的诊断标准中。

【心内膜活检】

风湿热病理学特征是阿绍夫小体。根据修订 Jones 诊断标准,在临床诊断的心脏炎患者中,只有 27% 在心内膜活检中发现阿绍夫小结。这是由于阿绍夫小体真的缺乏还是由于标本取样不足造成，其原因不十分清楚。目前不主张常规通过心内膜活检来进行确定风湿性心脏炎诊断。

五、诊断与鉴别诊断

典型风湿热的诊断比较容易，但有时则非常困难，因其诊断主要依靠临床表现而无特殊的实验室检查可以作为诊断依据。1944年 Jones 提出的诊断标准至今仍有价值，1992 年修订的标准则主要强调风湿热初次侵袭诊断。如果有链球菌感染的证据，具有 2 项主要表现或 1 项主要表现 2 项次要表现则提示急性风湿热的高度可能性。以上诊断标准中，最弱的组合是关节炎，发热，及红细胞沉降率增快 3 项，因其他关节炎症或胶原性疾病都可能会有这 3 项表现。联合应用抗体与急性期反应物质的生化试验，对辅助诊断会有较大帮助。急性风湿热需要与下列疾病进行鉴别：病毒性心肌炎，感染性心内膜炎，类风湿关节炎，系统性红斑狼疮，链球菌感染后状态，风湿性心脏瓣膜病伴肺部感染，急性化脓性关节炎，以及其他原因引起的心包炎等。

六、治 疗

风湿热应早期诊断，早期治疗。治疗目的包括消除链球菌感染，缓解关节炎和心脏炎症状，预防控制心力衰竭。

【一般治疗】

卧床休息有利于减轻关节疼痛和心脏炎患者的心脏工作负荷。卧床时间应根据症状、体征及有关实验室检查结果而定。明显心脏炎患者应当卧床休息至少 8～12 周，绝大多数患者可以恢复到不受限制的活动状态中，而不会留有关节损害和心脏瓣膜疾病。风湿热急性期患者应当入院进行严密观察和治疗。

【抗风湿治疗】

特异的抗风湿治疗包括阿司匹林和糖皮质激素，后者的应用仍存在争议。阿司匹林解除关节疼痛非常有效，应大剂量应用。每日4～6g，分 3～4 次口服；儿童每日每千克体重 70～100mg，分 4 次口服。出现耳鸣、恶心、呕吐时减少剂量。糖皮质激素虽然在减轻炎症活动方面有效，但并不能改变风湿热的患者的自然病程。美国和英国 ACTH 临床试验显示，应用皮质类固醇在预防心脏损害方面无明显益处。另外，皮质类固醇常存在严重副作用。例如，水钠潴留、高血压、肥胖。在临床上，心脏明显受累的患者，尤其心包炎和心力衰竭者，对水杨酸制剂治疗反应不佳者可考虑试用皮质激素。开始剂量宜大，成人泼尼松每日 30～40mg，儿童每日每千克体重 1～1.5mg，分 3～4 次口服。持续 3～6 周后逐渐减量。一般维持量每日 10～15mg，疗程 12 周。在临床实际应用中，应根据患者病情，治疗反应决定治疗剂量和疗程。治疗应个体化。

【抗生素治疗】

抗生素应用目的是消除 A 组链球菌的进一步感染。青霉素仍然是首选的有效抗生素。常用剂量成人每日 160 万～320 万，分 2 次肌内注射。儿童每日肌内注射 80 万～160 万。疗程 10～14 天。以后应用长效青霉素 120 万，儿童 60 万肌内注射，每 3 周 1 次。对青霉素过敏者可选用红霉素。每日 1.5g，儿童每日每千克体重 30mg，分 3 次口服，疗程 10～14 天。

【心功能不全的治疗】

风湿性心脏炎伴心功能不全患者往往对利尿药、洋地黄反应欠佳，但在临床上仍可考虑应用。同时注意限制钠盐摄入，风湿热患者应用洋地黄制剂应谨慎。因常规剂量下也可能发生中毒反应。

【瓣膜修复或置换】

对于风湿热合并严重血流动力学障碍患者，瓣膜修复和置换有许多不利之处。但在国外研究中，也有人对存在威胁生命的风湿热伴严重心功能不全进行了瓣膜置换，且在有经验的治疗中心病死率是很低的，国内尚无这方面的治疗报道。这种治疗策略有待于进一步探讨。

七、预 防

风湿热是一种可以预防的疾病。因其与链球菌感染关系十分密切，因此防止链球菌感染的流行是预防风湿热的一个重要措施。

预防上呼吸道感染，注意居住环境卫生，积极参加体育锻炼，提高机体的抗病能力。

积极治疗和链球菌感染有关的疾病，如猩红热、扁桃体炎、咽炎、中耳炎等。

绝大多数链球菌对青霉素敏感，可以预防注射或口服其他抗生素。

风湿热多次发病是由于 A 组链球菌感染所的咽炎反复发作所致，持续预防性抗生素治疗是比较有效的预防复发措施。在有明确的风湿热和风湿性心脏病患者，应尽早开始采用抗生素（表 64-2）。

预防性口服抗生素治疗时间存在争议。应当记住，随着年龄增加，风湿热反复发作的可能性也会下降。间隔时间也会延长。很少遇到风湿热反复发作于成年人。即使在风湿热高发地区，因此 21 岁以上不必要预防性治疗。

表 64-2 风湿热的预防

一级预防

药物	用量	途径	疗程
苄星青霉素	60万U（≤27kg）	肌注	单次
	120万U（≥27kg）	肌注	单次
青霉素V	儿童250mg（2～3次/日）	口服	10天
	成人500mg（2～3次/日）	口服	10天
琥珀酰红霉素乙酯（对青霉素过敏者）	40mg/（kg·d）（2～4次/日）	口服	10天
无味红霉素	20～40mg/（kg·d）（2～4次/日）	口服	10天

二级预防

药物	用量	途径	疗程
苄星青霉素	120万U	肌注	每3～4周1次
青霉素V	250mg	口服	每日2次
磺胺嘧啶	0.5g（≤27kg）	口服	每日1次
	1.0g（≥27kg）		
红霉素	250mg	口服	每日1次

孤立的舞蹈症发生二尖瓣狭窄的可能性比关节炎患者多。因此对舞蹈症应积极风湿热预防治疗。即使缺乏明确的心脏炎或风湿热表现。

风湿热疫苗研究仍处于研发阶段，尚未应用于临床。

（秦学文）

第十三部分

13

常用操作技术

第65章 介入导管室设备使用管理

介入导管室是一个为全院各从事介入诊断和治疗的科室或中心提供服务的医疗平台。为了满足工作的需要，必须同时配备先进的专业仪器设备和业务熟练的护理、技术人员。作为导管室的核心设备，每一个导管检查室均应配备大型心血管造影机一台；此外，多导联生理记录仪（或导管工作站）、除颤器、麻醉机、吸引器、气管插管及其他必要的抢救设备和药品也是必不可少的。如果有条件时，导管室内应配备主动脉内球囊反搏泵（IABP），一旦病情需要，可立即投入使用。在熟练掌握介入导管室内仪器设备使用的同时，对其合理有效的管理和维护也应该受到充分重视。在专用的检查治疗设备以外，数据的管理和后处理也需要一系列的相关设备。

一、血管造影机

虽然许多情况下血管造影都可被其他非侵入性检查方法取代，但是每年所进行的介入检查数量却在持续增加。截至今天，血管造影检查依然是诊断血管性疾病的最佳方法。血管造影机是导管室的核心设备，直接关系到介入诊断和治疗的质量。血管造影机由X线发生器和球管、影像生成系统、机械装置及其控制系统（检查床和C形臂等）及计算机后处理系统几部分组成。影像的清晰程度是衡量一款心血管造影机的主要标准。高分辨率（空间和时间），高灰阶图像，高技术含量才能得到高质量的图像。当今使用影像增强器（Ⅱ-TV）的心血管造影机已不多见，全数字平板探测器血管造影机

647

（flat panel detection）在图像质量上比前者有了很大程度的提高。其对比的工作原理见图65-1。在保证相同的图像质量前提下，FD 可以比传统的Ⅱ-TV 系统降低相当程度的 X 射线剂量。与此同时，一些先进的算法和技术例如 DDO（动态密度优化），边缘增强等在不增加放射剂量的同时可以使影像变得更加清晰。平板造影机最高曝光电压为 125kV，通常曝光时管电流在 370mA，管电压在 80kV 左右。图像输出（无论透视或采集）均能实现 1024×1024 矩阵的高分辨率，同时符合 DICOM 3.0 标准。图 65-2 是一例采集自 SIEMENS Artis dFC 平板探测器血管造影机的左右冠状动脉造影图像。

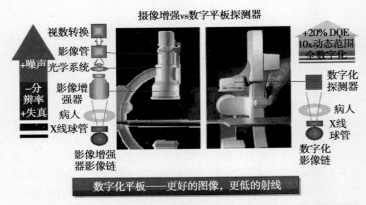

图 65-1　影像增强器和数字平板探测器血管造影机工作原理示意图

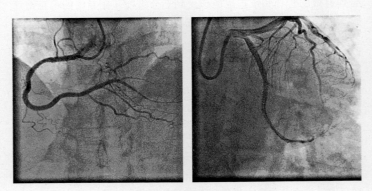

图 65-2　冠状动脉造影图像一例

在日常导管室工作中，术前应给机器罩上机套，保证手术无菌操作。操作时应小心注意，避免平板或影像增强器碰撞患者。床边和操控台均设有紧急制动装置，在发生意外时可以按下保护患者安全。由于机器运转会产生大量热能，温度过高会直接导致死机等故障。所以在安装机柜的房间必须安装制冷量与设备散热量匹配的空调，并使机房温度保持在20℃左右。每台造影机应配有专业X线技术人员，负责开关机及日常操作、维护。造影影像一般储存于造影机硬盘当中，当手术完毕后要及时对影像数据进行转存，目前的主流存储介质为CD-R。对于没有自动删除数据功能的机型，技术员需要定时手动删除，否则将导致造影机不能正常运作。机器应当定期进行清洁、维护和保养，以延长使用寿命，减少故障发生。平板造影机的工作状态见图65-3。

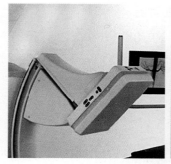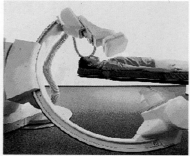

图65-3　平板探测器血管造影机在工作中

二、多导联生理记录仪（导管工作站）

多导联生理记录仪（图65-4）是配合血管造影机使用，在导管检查和治疗过程中监测患者各种生理指标的仪器，也是必不可少的；在进行电生理检查和射频消融治疗时更是关键性设备。该设备需要由专门的技师或护士操作，监视并记录下患者的一系列血流动力学信息，在具备数据库功能的导管工作站上，还要记录下手术过程及器械、药品的使用情况。术后完整的报告将作为诊断或治疗的依据之一长期存档。

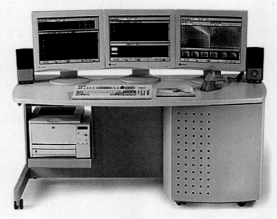

图65-4　一种 GE-Prucka 电生理及导管工作站

三、高压注射器

在一系列非选择性血管造影和心室造影术中需要使用高压注射器，将造影剂以高压和设定的速度经 Pigtail 导管注入到靶部位并与造影机连动采集图像。通常，使用前在控制面板上设置注射时的加速时间、流速、流量、注射时间、压力上限及延迟注射时间等；选择单次注射或多次注射的程序；也可将某些参数搭配设置成固定程序，使用快捷键迅速调用。不同部位调用不同的程序，以保证高压注射造影的安全、准确地完成。目前常用的高压注射器有 Mark V 和 Angiomat 6000。近年来，辅助于选择性血管造影的一种专用高压注射仪器已经投入临床使用，可能会在将来替代手工推注造影剂的过程。

四、抢 救 设 备

手术过程中有时候会出现并发症，在每个手术间里必须随时备有抢救器械，包括除颤器一台、麻醉机一台、吸引器一台。除颤器一般设在 150～300J，室颤时选择同步除颤，房颤时选择非同步除颤。麻醉机使用时可根据患者呼吸情况调节氧流量大小。在许多危重患者抢救中，特别是血流动力学不稳定的状态下，主动脉球囊反搏泵（IABP）能够起到很关键的作用。

五、血管内超声

长期以来，冠状动脉造影一直被认为是诊断冠心病的"金标准"。

但血管造影只能反映血管腔被造影剂充填的轮廓,不能提供血管壁的结构信息和血管生理功能状况,并且是血管在某一投照角度下的投影成像,而不能完全反映血管病变断面的狭窄程度。随着微导管超声换能器和声学成像技术不断发展,血管内超声(intravascular ultrasound,IVUS)检查被认为是诊断冠状动脉病变及指导和判断冠状动脉介入治疗效果的有效方式。目前市售的 IVUS 系统根据超声导管的成像原理分为两大类,Boston Scientific 公司生产的机械探头类和 Volcano 公司生产的相控阵探头类。图 65-5 是一种 Boston 公司产品——Galaxy 2。

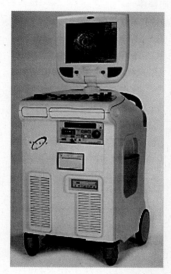

图 65-5　Galaxy 2 IVUS 成像系统

以机械探头类为例,使用方法如下:超声导管组合完毕后,用尾端连接的注射器反复冲洗,确定排空导管内空气。然后连接超声主机,并安装自动回撤系统。此时检查图像质量是否清晰,输入患者基本情况后方可进入。进入前通常给 0.1mg 硝酸甘油,防止血管出现痉挛。操作时应保持导管的顺直,如果导管弯曲,图像会出现 NURD 现象,以扭曲的形式出现。由于超声导管易损伤,所以操作时应保持轻柔。如果图像信号突然消失,首先检查导管连接并进行冲水。若不能恢复正常,则有可能导管探头已经损坏,需更换新的导管。图 65-6 是取自本院日常 IVUS 检查中的图像。

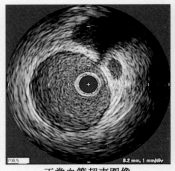
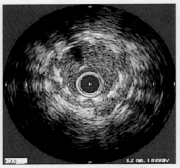

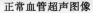
正常血管超声图像　　　　　　　支架植入后血管超声图像

图 65-6　正常的和植入支架后的 IVUS 图像

六、数 据 处 理

　　导管检查或介入治完成后,所有影像资料将被刻录成光盘用于长期保存,并转存至工作站中用于短期内进一步分析处理。光盘按照每位手术患者唯一的造影号进行编号并归档。工作站配有复制光盘设备与软件,可复制患者影像资料。

　　目前导管室内完成的主要后处理工作包括左室功能定量分析(LVA)、定量冠状动脉造影(QCA)和造影及介入治疗数据库等。LVA和 QCA 均由熟练的技术人员在专业软件平台上进行测量,其结果打印成报告并录入到数据库中,以便进一步研究。作为我院导管室管理的特色之一,早在 1997 年我们就自行开发了介入治疗数据库,并在 2004 年完成了冠状动脉造影和介入治疗数据管理系统。目前应用的 AngioSYS 系统是一款专注于介入心脏病学领域的现代化系统管理软件,其特点如下:①便于医生的回顾性统计分析;②便于实现内部数据共享;③其分级工作管理功能减少了所有工作人员的重复工作,提高了工作效率,同时保证了安全性。目前在导管室内部,医生、技术人员和护士通过在网络化的数据管理系统上的工作,形成了一套安全、有序的工作流程。

　　总之,介入导管室设备种类多样、功能较为复杂,特别是专业性较强,这就对操作者提出了更高的要求。良好的专业培训和合理的使用、维护流程是保证其设备发挥最大效力的根本保证。

(徐 波 夏 然)

第66章 右心导管术

一、右心导管检查的目的

1. 测定肺动脉压力和计算肺动脉阻力，判断有无肺动脉高压以及肺动脉高压的程度及性质（动力性或阻力性），为手术或药物治疗提供依据。

2. 协助超声心动图完成先天性心脏病的诊断和鉴别诊断，并了解其分流水平、分流量及左、右心功能状态。

3. 测定肺小动脉楔压，反映左房、左心室舒张末压等心功能指标。

4. 先心病介入治疗术前提供血流动力学依据和术后评价治疗效果。

二、右心导管检查的适应证

1. 原因不明的肺动脉高压（超声心动图估测收缩压＞50mmHg）。

2. 超声诊断不明确的肺血多先心病，需协助诊断或鉴别诊断。

3. 分流性先心病合并重度肺动脉高压，术前需判断肺动脉高压的程度及性质。

4. 心力衰竭需测定肺小动脉楔压以判断心功能情况。

5. 心脏移植前后判断心功能及全肺阻力情况。

6. 介入或药物治疗后疗效评价。

三、器材准备

1. 导管导丝 右心导管术常用的导管包括5～6F端侧孔导管（或端孔导管）、猪尾导管、端孔导管、Swan-Ganz导管、其他气囊-漂浮导管等。一般仅用导管就能完成右心导管术，但有时需导丝配合完成，常用的导丝为150cm长、0.035英寸（1英寸＝2.54cm）或0.038英寸的普通直头导丝、"J"形头导丝或普通泥鳅导丝。

2. 静脉穿刺针、5～6F静脉或动脉穿刺鞘管。

3. 多道生理记录仪 监测心电图、压力变化。

4. 血气分析仪 用于及时测定取血样本的血氧饱和度。

5. 附加试验所需药物 如纯氧、前列环素、内皮素拮抗剂等。

四、导管插入部位

常用的导管插入部位包括股静脉、颈内静脉、右锁骨下静脉等途径。因解剖路径和角度的关系,采用右侧颈内静脉途径行右心导管检查一般采用气囊-漂浮导管较多。

五、操作步骤

1. 术前准备　建立外围静脉通路,右侧腹股沟区(或右侧颈部)备皮消毒,婴幼儿及不能合作儿童需请麻醉师协助进行基础麻醉。

2. 静脉穿刺　于腹股沟韧带下方 2cm、股动脉内侧 0.5cm 处局部麻醉下,采用 Seldinger 穿刺法穿刺右股静脉(或采用相应方法穿刺右侧颈内静脉),穿刺成功后将 J 形导丝送入穿刺针内,并循导丝插入血管扩张管及外鞘,随后撤去导丝插入血管扩张管、将外鞘保留入股静脉内,并用肝素盐水冲洗鞘管。如有特殊情况(如下腔静脉肝段阙如)穿刺股静脉不能完成检查者,可穿刺右侧颈内静脉或颈外静脉、锁骨下静脉。

3. 导管操作及各部取血测压　将右心导管经穿刺鞘管插入,依次将导管头端送至下腔静脉近端、右房下部、上腔静脉近端、右房上部、右房中部、右室中部、右室流入道部、主肺动脉、左肺动脉、右肺动脉。每到一个部位,取血 1～2ml 立即送去做血气分析、测定氧饱和度;随后接压力器测定各部压力情况,实际操作中我们只要求记录右房中、右室中、主肺动脉的压力。如无动脉通道及导管至主动脉异常通路,需在测压的间隙,用 5ml 注射器扎股动脉取 1～2ml 动脉血测定血氧饱和度。

4. 连续测压　测压状态下将导管头端由主肺动脉缓慢、匀速拉至腔静脉,记录主肺动脉-右室间有无收缩压差或压力阶差移行区;或在肺动脉远心端至近心端缓慢、匀速拉动导管,测定左、右肺动脉与主肺动脉间有无压力阶差存在,一般收缩压差在 10mmHg 以上,表明有血流动力学意义。

5. 肺小动脉楔压的测定　一般来说,我们将肺小动脉楔压近似等于肺毛细血管嵌顿压,其测定对于评价肺血管状态、测定肺血管阻力、反映左房压力及左室舒张末压等有重要意义。需要测量时,我们一般将 4～5F 端孔导管或球囊-漂浮导管送至肺动脉远端、楔入肺小动脉内来测定。目前,肺小动脉楔压并不是右心导管术中的常规测定项目。

6. 其他部位的取血及测压操作　有时由于检查者本身的解剖畸形或变异、导管可到达正常不能到达的部位,如经房间隔缺损或卵圆孔未闭导管可至左房及肺静脉、经室间隔缺损导管由右室至升主动脉或经动脉导管未闭导管由肺动脉入降主动脉等,同样,这些异常部位也要求取血、测压,以获得丰富的血流动力学资料。

7. 附加试验 为了评价肺动脉高压的性质或判断肺血管扩张能力，或了解肺血管对药物的反应，在普通右心导管检查完成后有时需对患者加以吸氧、吸入 NO、给予扩肺血管药物（如前列腺素 E 等）后 10～30 分钟重复右心导管检查，将前后数据进行对比，以达到对肺循环生理的全面评价。

8. 术后处理 当各部血氧和压力记录齐备并核对无误后，可撤出导管于体外，局部穿刺点压迫 5～10 分钟后加压包扎，沙袋压迫 1～2 小时，平卧 6 小时，口服抗生素 1～2 天。

六、右心导管操作手法及技巧

1. 导管进右室 右心导管一般头端略带曲度，如无明显右室高压、右心室增大、明显三尖瓣反流时，在右房下部转动导管头端指向三尖瓣口，可趁三尖瓣口打开时直接将导管送入右室中部。当心脏明显扩大，导管直接进入右室有困难时，可采用"导管头端打圈法"，即将导管头端顶在右房侧壁或肝静脉形成倒"U"形圈，然后轻轻转动并下拉导管，使导管头端朝向三尖瓣口，并弹入右室内。实在进右室困难者，可借助于导丝硬头人工弯曲成形，然后送入导管头端（不能出头），使导管头端曲度加大，进入右心室内。

2. 导管进肺动脉 将导管由室中轻轻后撤至右室流出道，使导管水平状浮于心腔，然后顺时针转动导管使导管头端上抬后，推送导管一般都可顺利进入肺动脉。如导管进肺动脉困难，可尝试借助泥鳅导丝配合，导丝漂入肺动脉后，循导丝推送导管入肺动脉。

3. 导管进入异常部位的判断 包括房间隔缺损、动脉导管未闭、双上腔静脉、下腔静脉肝段阙如、冠状静脉窦等，需要通过影像解剖学位置结合压力波形加以区分。

七、压力及血氧测量注意事项

压力和血氧测量值的准确性直接影响到右心导管报告结论的准确性，所以在右心导管操作中必须仔细、规范操作，确保数据的准确性。

1. 测压时必须保证导管、三通管、压力延长管、换能器的连接严密和通畅。导管、三通管、压力延长管必须定时冲洗、排气要完全、避免气泡和血凝块充塞导管或连接管从而影响压力描记，如发现压力波形与导管位置不符，需仔细检查、必要时可更换换能器。

2. 测压取血时需保持准确、良好的导管头端位置。正确的导管位置是游离于心脏、大血管腔内，如导管头端顶在血管壁或心腔壁上，则会取血困难、测压不准确。测压时不要触动导管，以保证测压的稳定性。

3. 每次测压前必须重新校零,以避免零点漂移带来的误差。

4. 各部血氧饱和度的测定受血流层流、导管冲洗程度、测定时间等多种因素的影响,每次测定时需要仔细核对,并保持导管位置不变,一旦发现误差,需及时重新取样本。原则上每个心腔内血氧取 2~3 个样本,取平均值,以保证准确性;每次取血后应及时测定,尽量缩短体外停留时间。每次取血氧必须充分冲洗导管,并先用 10ml 注射器先抽取 2~4ml 导管内残留血液后再用 5ml 注射器取样本。

八、结 果 分 析

【血氧结果分析】

主要判断有无分流存在、分流方向、分流水平、分流量大小。

1. 左向右分流水平及分流量判断   左向右分流可发生在房水平、室水平、肺动脉水平、腔静脉水平。

(1)当右房与腔静脉平均血氧饱和度之差大于 9% 时,可认为心房水平存在左向右分流,主要存在于房间隔缺损、肺静脉异位引流入右房、冠状动脉瘘入右房等疾病中。

(2)当右室与右房平均血氧饱和度之差大于 5% 时,可认为心室水平存在左向右分流,主要存在于室间隔缺损、主动脉窦瘤破入右室等疾病中。

(3)当肺动脉与右室血氧饱和度之差大于 3% 时,可认为肺动脉水平存在左向右分流,主要存在于动脉导管未闭、主肺间隔缺损等疾病中。

(4)当上腔静脉或下腔静脉血氧饱和度明显增高或同一部位相近处多次采血发现血氧饱和度相差很大时,应怀疑腔静脉水平存在左向右分流,多见于肺静脉异位引流入腔静脉。

2. 右向左分流判断   正常人外周动脉血氧饱和度 95%~100%,如果外周动脉血氧饱和度 <95%,在排除肺部疾患导致的血氧交换困难后,应考虑存在右向左分流,低于 90% 时往往患者出现发绀。

3. 左向右分流量的判断   通过计算体循环血流量(QP)与肺循环血流量(QS)的比值(QP/QS)来判断分流量大小。

正常时,QP/QS=1;QP/QS>1,<1.5 为少量分流;QP/QS>1.5,<2 为中等量分流;QP/QS>2 为大量分流。

【压力测定及压力曲线分析】

心腔及血管内压力的测量是右心导管检查需要获得的重要生理参数。一般我们通过与导管尾端的多道生理记录仪来完成测压。

1. **心房压力测定**　正常左右房压力曲线由两个向上波即 a 波、v 波组成。a 波由心房收缩引起，出现在心电图的 P 波之后，R 波之前；v 波由心房充盈引起，出现在心电图的 T 波之后，P 波之前；正常情况下 a 波峰顶略高于 v 波。正常 a 波值为 4～8mmg，v 波值 4～7mmHg，右房平均压 2～5mmHg，左房平均压 5～10mmHg。右房压力增高主要见于肺动脉高压、三尖瓣关闭不全、肺动脉瓣狭窄；缩窄性心包炎、限制性心脏病等患者心房压力曲线往往呈特殊形态、a 波与 v 波几乎等高，曲线呈"M"形。左房 a 波高尖常见于二尖瓣狭窄，v 波高尖常见于二尖瓣关闭不全；a 波消失常见于房颤患者，a 波重复出现常见于房扑患者。

2. **心室压力测定**　正常的心室压力呈高原型，心电图 R 波之后，S 波中压力曲线迅速上升，曲线顶点为收缩压，心室射血后期曲线略有下降，形成波峰下的钝挫，然后进入心室舒张期，压力迅速下降至最低点（相当于 T 波之后），然后略有回升，形成小切迹，这是记录的是心室舒张压。正常右室收缩压为 15～30mmHg，舒张压 5～10mmHg，右室舒张压 >20mmHg 应考虑明显的右心功能不全；正常左室收缩压为 80～130mmHg，舒张压为 5～10mmHg。

3. **肺动脉压力测定**　测定肺动脉压是右心导管检查不可或缺的步骤。肺动脉瓣开放后，相当于心电图 QRS 波后，T 波前，血液由右室喷射入肺动脉，肺动脉压迅速升高形成一较圆钝的顶峰，即肺动脉收缩压。右室舒张期，肺动脉下降至最低点，即为肺动脉舒张压。正常肺动脉收缩压为 15～30mmHg，舒张压为 5～10mmHg，平均压为 10～20mmHg，如肺动脉收缩压 31～50mmHg，平均压 25～30mmHg，提示轻度肺动脉高压；收缩压 51～80mmHg，平均压 31～50mmHg，提示中度肺动脉高压；收缩压 80mmHg 以上，平均压 50mmHg 以上，提示重度肺动脉高压。

4. **肺小动脉楔压测定**　正常平均压为 5～12mmHg，通常反映左房平均压及左室舒张末压，其平均压超过 12mmHg 即提示存在左心衰竭、左室舒张受限、肺静脉回流受阻等。一般采用端孔导管或球囊漂浮导管插入肺动脉远端进行测量。

5. **主动脉压力测定**　正常人主动脉收缩压和左室收缩压相等，80～130mmHg 之间，舒张压 60～90mmHg 之间。

6. **连续测压**　主要测定血管腔内、心腔与血管腔内有无收缩压差，以判断血管有无狭窄、瓣膜有无狭窄。同一血管腔内收缩压差 >10mmHg 提示存在有意义狭窄，瓣膜上下收缩压差 >20mmHg，提示存在有意义瓣膜狭窄。一般常记录的连续压包括肺动脉至右心室连续压、左室至主动脉连续压、肺动脉远端至近端连续压等。

特别是肺动脉 - 右室连续测压压力曲线能鉴别肺动脉瓣上、瓣膜及漏斗部狭窄。

【血流动力学指标计算】

右心导管常需计算的血流动力学指标包括：每分钟氧消耗量、肺循环血量（QP）、体循环血量（QS）、全肺阻力、心排血量等。

1. 氧耗量的测定　由于氧耗量的直接测定比较烦琐，临床上常采用体表面积及基础热量推算法间接测定每分钟氧耗量，公式如下：

$$每分钟氧耗量（ml）=\frac{基础热量（kcal）\times 209}{60}\times 体表面积（m^2）$$

2. 循环血量计算

$$\begin{matrix}体循环血流量\\（L/min）\end{matrix}=\frac{氧消耗量（ml/min）}{体动脉与体静脉血氧饱和度差值 \times 1.33 \times Hb（g/dl）}\times\frac{1}{10}$$

$$\begin{matrix}肺循环血流量\\（L/min）\end{matrix}=\frac{氧消耗量（ml/min）}{肺动脉与肺静脉血氧饱和度差值 \times 1.33 \times Hb（g/dl）}\times\frac{1}{10}$$

Hb 为血红蛋白浓度（g/dl）；当体动脉血氧饱和度 >95% 时，若未测肺静脉血氧饱和度，则肺静脉血氧饱和度按 100% 算；当体动脉血氧饱和度 <95% 时，若未测肺静脉血氧饱和度，则肺静脉血氧饱和度按 95% 算。

3. QP/QS 计算

$$\frac{QP}{QS}=\frac{体动脉、体静脉血压饱和度差值}{肺静脉、肺动脉血氧饱和度差值}$$

4. 全肺阻力（total pulmonary resistance，PVR）及肺小动脉阻力（pulmonary arteriolar resistance，PAR）计算

$$全肺阻力（dyn\cdot s/cm^5）=\frac{肺动脉平均压（mmHg）\times 80}{肺循环血量（L/min）}$$

$$Wood 阻力单位 = 达因单位（dyn\cdot s/cm^5）/80$$

一般 PVR 正常值为 200～300dyn·s/cm^5（2.5～3.7 Wood 单位），PVR 大于 450dyn·s/cm^5（5.5 Wood 单位）表示全肺阻力明显增加。

$$\begin{matrix}肺小动脉阻力\\（dyn\cdot s/cm^5）\end{matrix}=\frac{肺动脉平均压 - 肺小动脉平均压（mmHg）\times 80}{肺循环血量（L/min）}$$

一般 PAR 正常值为 47～160dyn·s/cm^5，PAR 大于 300dyn·s/cm^5 表示肺小动脉阻力增加。

5．心脏指数（cardiac index，CI）测量

当无心内分流时，心排血量（CO）等于体循环血流量等于肺循环血流量，心脏指数是指单位体表面积的心排血量，计算公式如下：

$$心脏指数[L/(m^2 \cdot min)] = \frac{体循环血流量（L/min）}{体表面积（m^2）}$$

【附加试验的分析判断】

1．吸氧试验　吸入纯氧可扩张收缩状态下的肺小动脉，降低肺循环阻力，当重度肺动脉高压时，为区分动力性肺动脉高压还是器质性肺动脉高压，在先心病相关肺动脉高压诊断中，当发现重度肺动脉高压时，我们需在完成常规右心导管术后还进行吸氧试验，具体做法是：面罩给予纯氧吸入 10 分钟后在吸氧状态下重复右心导管检查，测压并取各部血氧分析，将吸氧前后的血流动力学资料进行对比。如果吸氧后外周动脉血氧饱和度上升至饱和、肺动脉平均压下降 20% 以上（或下降至 35mmHg 以下）、全肺阻力下降至 500dyn•s/cm⁵（7 Wood 单位）以下，一般认为吸氧试验阳性，肺动脉高压以动力性为主；如果吸氧后肺动脉压及全肺阻力下降不明显，一般认为吸氧试验阴性，说明肺动脉高压以器质性为主。需要说明的是，吸氧试验是临床判断病情的重要参考标准，但肺血管病变的情况要综合肺血管病变，血氧、临床症状全面平价。

2．急性药物肺血管扩张试验　主要指通过特异性肺血管扩张药物来降低肺循环阻力，常用于非先心病所致的特发性肺动脉高压，其目的基于以下 2 点：急性血管扩张试验结果阳性可确定预后较好的患者；与无反应者相比，反应阳性者口服钙通道阻滞药维持较好疗效的可能性更大，能够使用这些廉价的药物进行治疗。目前可用于急性肺血管扩张试验的药物及用法见表 66-1。

表 66-1　目前用于血管扩张试验的药物

	伊洛前列素液	腺苷注射液	一氧化氮（NO）
商品名	万他维	艾朵	
用药途径	静注	静注	吸入
剂量调整	2ng/(kg•min)，每 10～15 分钟一次	50μg/(kg•min)，每 2 分钟一次	无
剂量范围	2～10ng/(kg•min)	50～250μg/(kg•min)	10～80ppm
副作用	头痛，恶心，眩晕	呼吸困难，胸痛，AV 传导阻滞	增加易感患者的左心充盈压

急性肺血管扩张试验阳性标准：平均肺动脉压下降到 40mmHg 之下；平均肺动脉压下降幅度超过 10mmHg；心排血量增加或至少不变。必须满足此三项标准，才可将患者诊断为药物扩张试验结果阳性。

九、右心导管报告的书写与存档

右心导管术的报告结果，不仅是重要的临床诊断依据，甚至是部分病例能否手术、介入或药物治疗的依据，书写有固定的要求和格式，并要求将压力曲线、心电监测图、血氧结果、附加试验结果等分析数据共同保留，以便查阅。

（徐仲英　胡海波）

第67章　心脏临时起搏术

临床上需要进行心脏临时起搏的情形一般见于心肌缺血、药物、手术、感染等原因所导致的一过性缓慢性心律失常。此类心律失常往往在致病原因消除或缓解之后即会消失或明显改善，因此，一般选择进行临时性的心脏起搏术而非永久性起搏。对于某些初起的缓慢性心律失常，例如突发的窦性停搏或房室传导阻滞，一般也倾向于在必要时先给予临时起搏，同时查找病因并针对其进行治疗，以避免植入永久性起搏器。

临时心脏起搏的模式包括以下几种：经静脉心内膜起搏、心外膜起搏、经食管心脏起搏和经胸心脏起搏。临时起搏方式的选择通常取决于患者当时的情况。绝大多数的临时心脏起搏均采用经静脉心内膜起搏模式。

一、心脏临时起搏系统的组成

心脏临时起搏系统包括起搏电极导线和临时起搏脉冲发生器。标准的起搏电极导线均为双极包括心内膜和心外膜两种。心内膜临时起搏电极导线一般选用组织生物相容性较好的材质制造，头端有两个电极用于心脏电信号的感知和夺获，尾端带两个针式插头与临时起搏脉冲发生器相连，其远端与心脏内膜接触的部分（英文标注为 Distal 或 D）为阴极，需插入脉冲发生器连接头的阴极（−）孔内。当然，若无标准的临时起搏导线或在电生理和射频消融术后也可以选用四极的心内标测电极导管代替二极的临时起搏电极导线，前提是该四极导管的材质应当比较柔软，以防止造成心脏破裂或穿孔，虽然此种情况极少发生。如果使用四极导管，则只选用其远端的 2 个电极即可，其余的 2 个电极应当妥善绝缘包裹，以防万一外界电器经过其漏电进入心脏导致室颤。心外膜临时起搏导线一般由心脏外科医生将其缝扎固定在心脏外膜表面，当不再需要临时起搏时，则将其拔除或废弃于心脏外膜原位。

心脏临时起搏的脉冲发生器包括腔和双腔两种，均放置在体外。一般单腔临时起搏足以应付临床上绝大多数的临时起搏需要。虽然理论上单腔起搏既可在心房也可在心室进行，但临床上出于电极固定的稳定性以及房室传导阻滞风险的考虑，原则上应该将起搏电极放置在右心室内，其首选位置在有 X 线透视的情况下应该是右心室心尖部，但也可以根据情况放置在右心室流出道或其他能够满足起搏和感知需要的位点，尤其是床旁盲插的病例。某些情况下，可能需要进行双腔起搏，这样的起搏模式能够保持心脏的房室同步收缩，能最大限度地改善心脏射血功能，这一般见于某些严重的器质性心脏病伴有充血性心力衰竭的心脏手术患者，需要由心脏外科医生在术中缝扎心外膜起搏导线在心房和心室外膜，在不需要临时起搏后则拔除导线，但也可能因缝合和粘连的原因导致难以拔除，这时可以在严格消毒后剪断导线，其残端只好留置在心外膜原位，但应该注意观察是否有并发症或意外发生。

起搏电极放置时间一般不超过 4 周。

二、心脏临时起搏的适应证

临床上临时起搏的情况包括治疗性和保护性起搏。常见的心脏临时起搏的适应证主要见于如下情况：

1. 急性心肌梗死期发生的窦性心动过缓（包括窦性停搏或窦房传导阻滞）、二度或三度房室传导阻滞。

2. 心脏外科围术期的房室传导阻滞、窦性心动过缓、房颤时的长 RR 间期等。

3. 药物（主要有 β 受体阻断药、洋地黄、Ⅰ类和Ⅲ类抗心律失常药物、钙通道阻滞药等）所致的心动过缓。

4. 心动过缓或虽无心动过缓但心电图有双束支阻滞、不完全性三分支阻滞或将要接受全身麻醉及大手术者。

5. 电解质紊乱引起的心动过缓。

6. 具有永久起搏指征但因感染、身体条件或其他原因而暂不能实施者。

7. 需要更换永久性起搏器时发现患者有起搏依赖的情况。

8. 无法通过导管消融根除、药物治疗无效,并且不宜用药物或电复律的室上性或室性心动过速,需要临时采用猝发脉冲刺激终止心动过速者。

保护性的临时起搏主要出于外科手术的需要。鉴于临时起搏术的易操作性和安全性。一般而言,如果患者有窦性心动过缓(包括间歇性)、房室传导阻滞(包括间歇性)、无症状的双束支或三束支阻滞、迷走神经高敏状态或颈动脉窦高敏综合征、慢-快综合征而需药物控制房性心动过速等情况均倾向于进行保护性临时起搏。

三、临时心脏起搏器的植入方法

【材料】

进行心脏临时起搏所需要的材料依所选择的模式而不同,鉴于绝大多数情况下是采用经静脉内膜起搏,本文主要介绍此方面内容。要进行经静脉心内膜临时起搏术,需要准备:心电图仪或监测仪、除颤器、急救药品、脉冲发生器、起搏电极(2极或4极)、16G 或 18G 血管穿刺针、5F 或 6F 动脉鞘管(带导引钢丝)、手术刀、缝合针及缝合线。

一般应该尽可能在 X 线透视指导下进行操作。如果因为客观条件或是患者病情所限而无法在 X 线透视下施行,就应该尽量选用带飘浮球囊的临时起搏电极。

【操作方法】

1. 静脉穿刺 一般选用股静脉、锁骨下静脉或右颈内静脉途径进行穿刺,将鞘管插入静脉并将临时起搏电极导线送至右心室。

(1)股静脉穿刺:常规消毒铺巾后,在腹股沟韧带下 2~5cm、股动脉搏动的内侧 0.5~1cm 处,以 1% 利多卡因局部麻醉后,将穿刺针刺入。穿刺针与皮肤表面的角度取决于患者的肥胖程度,一般在 30°~45°之间。穿刺时保持负压,如见回血颜色暗红且通畅无阻,即停止穿刺,在一只手握住并保持针头不移位的情况下卸下注射器,确认针头不在动脉内之后将导引钢丝软端送入穿刺针并向前推送。如在送过程中遇到阻力时,可以通过旋转钢丝并来回微调继续尝试送入,有时甚至需要略为回撤针头 1~2mm,如均不奏效,则需拔除钢丝,以注射器回吸检查回血是否通畅,确认通畅后再重新放入导引钢丝,在无阻力情况下将其送进 20cm 左右之后退出穿刺针保持钢丝,以手术刀顺皮纹走向紧贴钢丝穿刺点将皮肤切开 2~3mm,一般无须扩张皮下组织,然后将扩张管及鞘管沿钢丝插进。此时一定注意要将钢丝尾端露出于扩张管尾端之外,以防钢丝被带入血管内。之后拔出钢丝与扩张管而将鞘管留置于静脉内。

（2）锁骨下静脉穿刺：左、右锁骨下静脉均可。患者应当取平卧位，穿刺点一般应该选在锁骨中线外锁骨下 2cm 处，尽量靠外。如局部凹陷比较明显，可以在颈背部垫置物体使其尽可能突出。穿刺时针尖应朝向喉结，进针时应当尽量将针尖斜面向上、注射器保持负压沿锁骨后缘插入，不要轻易离开锁骨。操作过程中，应该嘱患者尽量平静呼吸。其他具体操作步骤同股静脉穿刺。插入钢丝后最好以 X 线透视确认钢丝可以下到下腔静脉或右心室内再插入鞘管。注意，严重慢性阻塞性肺疾病合并肺气肿的患者，应该尽量避免采用锁骨下静脉途径，以防气胸或血气胸。

（3）右颈内静脉穿刺：嘱患者无枕头平卧下取左侧视位，在胸锁乳突肌内缘和颈外静脉交汇的三角顶端处，避开静脉，先以麻醉针头探明静脉位置，针头与皮肤成 30°～45°，注射器保持负压进行穿刺，如见到暗红回血即停止进针，否则继续进针到颈椎骨，再保持负压缓慢回撤针头直至见到暗红回血。如不成功，则撤回针头，将针头稍指向外侧再重复上述过程，如仍不成功，最后再小心地将针头指向内侧重复上述过程。在以麻醉针探明静脉位置后，再以穿刺针按照其角度和路径穿刺，其余操作参见股静脉和锁骨下静脉穿刺。如不慎穿刺到颈内动脉，可拔除针头后局部按压 5 分钟。

如果在没有 X 线透视的情况下进行床旁盲插临时起搏术，应该首选锁骨下或右颈内静脉途径。

2. 放置电极　穿刺成功并插入鞘管之后，应该用带有肝素的生理盐水冲洗鞘管，然后通过鞘管将临时起搏电极或 4 极电生理检查用电极送至右室心尖部或其附近，如心尖部无法满足感知和起搏要求，也可以将其放置到右心室流出道。放置过程中应当注意操作轻柔，以免诱发恶性的室性心律失常。放置妥当之后即将电极远端与临时起搏的脉冲发生器负极相连接，近端电极与正极相连。

使用带球囊的电极进行盲插时，应在导管插入静脉之后向其内注入生理盐水使其充盈，以使其随回心血流漂至右心室内，在定位良好之后再将盐水回抽。如果没有带球囊的临时起搏电极但患者病情急需进行床旁盲插起搏，也可以选用普通临时起搏电极，经锁骨下或右颈内静脉途径送入，然后凭经验和手感将其送入右心室，此时主要依靠心电监测来判定电极是否到位，最好先行将电极尾端与起搏脉冲发生器相连并设置好感知和起搏参数（一般感知灵敏度 2.5mV、起搏频率 60 次 / 分或比自身频率快 10%），这样在电极进入右心室后即可由心电监测发现。此种操作应当由有经验的医生在不得已的情况下实施，并且注意导线材质应该柔软，操作手法也要轻柔。还需要做好除颤准备。

3. 电极位置的确定和起搏阈值的测定 临时起搏电极位置的确定与永久性起搏无异，可参照相关章节。其中除影像下的解剖定位之外，最重要的还是通过阈值来定位，尤其是床旁盲插时。临时起搏阈值的确定可先将心室感知的灵敏度设置为 2.5mV 左右，然后以 60 次/分（若此时患者自身心率＞60 次/分，则以高于患者自身心率 10 次/分）的频率起搏，逐渐降低起搏输出，直至起搏不能夺获心室为止，能夺获心室的最低起搏电压即为起搏阈值，通常要求低于 1V。事实上，临时脉冲发生器的输出参数一般均为电流强度，其单位为毫安（mA），根据欧姆定律 I＝U/R，换算为 U＝IR，此处 U 即为电压，R 代表心室阻抗，一般我们可以估计其为 700 欧姆左右。相应的，输出强度 10mA 大致等于 7V 的电压，1.5mA 大致等于 1V 的电压。在测定出起搏阈值之后，为保证起搏安全，应当设置为阈值电压的 2.5 倍以上，一般而言，如果测定 1mA 输出仍然能够保证完全夺获，则将工作输出设置为 5mA 应当足够。

4. 电极的固定 留置鞘管，用针线在皮肤切口处缝扎一针，打结后将线插入鞘管的侧孔内，留出适当的长度之后打结固定，以防鞘管脱出静脉，如鞘管末端带有锁定装置，则可以将其旋紧以固定电极防止脱位或移位。试图通过捆绑电极导线本身来固定导线是不可靠的。起搏电极出鞘管外大约 20cm 的部分盘绕后以乙醇纱布覆盖，之后以无菌贴膜或胶布固定，电极导线与临时起搏器的连接头部分最好也粘贴到体表，以免因牵拉而脱位。

【操作注意事项】

1. 锁骨下静脉穿刺时如果误穿锁骨下动脉，一般只需将穿刺针拔出并压迫穿刺部位 5 分钟左右即可，但切勿送入扩张管及鞘管。所以应当在有 X 线透视的情况下进行操作，在送入鞘管之前应该透视确认钢丝已经下达下腔静脉。若鞘管已误送入动脉，则绝对不能轻率拔出，需请胸外科医生会诊处理。也有报道在鞘管误入锁骨下动脉后，通过采用不断以小号血管鞘置换（例如依次使用 6F、5F 及 4F 鞘管）并辅以局部压迫和止血剂成功避免了大出血的经验。

2. 结束操作之前，应该常规透视胸部，检查是否有气胸或血胸。另外，再一次确认电极位置良好。

四、并发症和术后注意事项

临时起搏术的并发症主要取决于术者的技术水平、起搏器导管保留时间的长短及术后起搏系统护理状况等因素。

【起搏信号丧失夺获】

为临时起搏最常见并发症，主要见于电极移位，包括微移位，对于心外膜起搏则主要因为局部纤维化和炎症反应所致的阈值升高。通过股静脉植入电极和心外膜临时起搏的后期更容易发生。心电图表现为起搏信号丧失夺获，也可以是部分丧失夺获。解决的办法首选增大起搏输出电压，尤其是心外膜临时起搏（因为几乎不能重新调整位置），如无效则需要调整起搏电极位置，最简单的办法就是在消毒局部鞘管、电极及皮肤之后将起搏电极送入 1～2cm，必要时也可以稍微转动电极，之后再次测定阈值直至达到标准。如无效，则最好在 X 线透视下重新调整电极位置。

【穿刺及血栓并发症】

此类并发症直接与术者的经验有关。主要有：气胸、血胸、皮下血肿及气栓等。锁骨下静脉穿刺的气胸、血气胸发生率相对较高。股静脉穿刺则相对容易伴发静脉血栓。事实上，在留置临时起搏电极期间究竟有多少患者会发生血栓目前尚无准确数据，但对于永久起搏术的相关研究提示其静脉血栓形成的发生率可以高于 30%，这提示在留置电极期间应该注意抗凝，一般在无禁忌的情况下可以皮下注射低分子量肝素，在拔除电极时应注意血栓栓塞事件的可能性。

【感染】

穿刺局部处理不妥或电极导管放置时间过长均可引起局部或全身感染。一般程度轻，应用抗生素或拔除导管后感染即可控制。临时起搏导管一般留置时间最好不超过 2 周。

【膈肌刺激】

因导管电极插入位置过深，电极靠近膈神经所致，以及起搏电流过大所致。患者可觉腹部搏动感或引起顽固性呃逆（打嗝）。可以尝试将导管退出少许或降低起搏输出，如症状消失即可确定。

【室性期前收缩和室性心动过速】

在起搏电极放置和调整过程中出现室性期前收缩和（或）室性心动过速很常见。但如果室性期前收缩和室性心动过速在电极位置固定后依然存在，则可能是因为电极张力过大压迫心肌或位置不稳定而在心腔内摆动所致。需要适当回撤电极或送入电极至适当位置。

【心肌穿孔】

罕见，主要由于导管质地较硬，或患者右心室大而薄，与植入过程中用力过大也有关系。确诊除患者有心前区疼痛感之外，关键靠心电图和 X 线检查，超声心动图也可以有帮助。

五、注 意 事 项

对于安置了临时心脏起搏系统的患者，应注意：

1. 搬动患者要小心，防止电极移位或刺破右心室。

2．因外科手术而保护性起搏者在手术中应尽量不连续使用电灼，以免导致起搏系统误感知，也可以设置为非同步心脏起搏 VOO 或 VVI。

3．高钾血症、代谢性酸中毒和琥珀酸胆碱可提高心肌起搏阈值，导致丧失夺获；反之，缺氧和低钾血症则可降低心肌起搏阈值，从而可诱发心室颤动。

总之，心脏临时起搏是一项简单而较常用的操作，为具有一过性心律失常潜在猝死危险或过缓的心率影响心脏功能的患者提供了安全、保护性的措施。如果在透视下操作则其难度并不大，但如果进行非透视下的盲插则风险相对增加，需要警惕。

（姚　焰）

第68章　心包穿刺抽液术

心包穿刺抽液术（简称心包穿刺术）是采用针头或导管经皮心包穿刺，将心包腔内异常积液抽吸或引流出，以迅速缓解心脏压塞或获取心包液，达到治疗或协助临床诊断的操作方法。

一、适 应 证

1．任何原因引起的严重心脏压塞。常见病因有转移性肿瘤、特发性心包炎、慢性肾衰竭、医疗操作等。

2．心脏压塞伴左心室功能不全。

3．需心包腔内注入药物，如感染化脓性心包炎、肿瘤性心包炎等。

4．虽经特殊治疗，心包积液仍进行性增加或持续不缓解者，如结核性心包炎、自身免疫疾病。

5．原因不明的心包积液。

欧洲心脏病协会（ESC）2004 年心包疾病诊断及治疗指南建议心包穿刺适应证如下：

Ⅰ类：心脏压塞，UCG 显示舒张期心包积液 >20mm，可疑为化脓性或结核性心包积液。

Ⅱa 类：UCG 显示舒张期心包积液 10～20mm，但为了诊断以除外化脓性或结核性心包炎（进行心包液和组织分析、心包镜检查、心外膜和心包活检），可疑肿瘤性心包积液。

Ⅱb 类：UCG 显示舒张期心包积液 <10mm，但为了诊断以除外化脓性或结核性、肿瘤性心包炎。

一般而言,凡穿刺引流,抽液化验或通过心包穿刺进行心包镜检查、心包活检对患者有直接帮助的,均可进行心包穿刺。心包穿刺抽液可迅速降低心包腔内压,维持心室充盈压。但心包积液本身并不构成穿刺指征,如心包积液量较少,经一般治疗可缓解,诊断明确的特发性心包炎、心脏病手术后、心肌梗死后综合征、慢性肾衰竭、放射性心包炎导致的心包积液无心脏压塞征者,均无须心包穿刺。

二、禁 忌 证

择期心包穿刺应避免以下情况:①患者烦躁不安,不能配合;②未经纠正的凝血障碍如:有出血倾向、接受抗凝治疗、血小板<5万/mm^3;③无心胸外科医生作为后盾以备可能需急诊开胸抢救;④心包积液未肯定或积液量甚少;⑤心包积液位于心后。对于急性心脏压塞者。前三种情况是相对性禁忌,因为此时心包穿刺放液是抢救患者生命的最重要措施。

主动脉夹层破裂入心包是心包引流的禁忌。因心包穿刺后主动脉内压升高,有导致出血加重和使动脉夹层延展的危险,应立即采取外科修补主动脉并术中行心包引流手术。

三、术 前 准 备

常规操作时应做好各项术前工作以保证心包穿刺安全顺利进行。

1. 征得患者的知情同意。

2. 施行超声心动图或 X 线影像,核实心包积液并定位。最好是术者亲自参与核实和定位,以便术中把握好穿刺针方向,核实心包穿刺有指征,且无禁忌。

3. 检查穿刺过程进行生命体征监测或急救的仪器,确定功能良好。如:心电监测除颤仪,血压器或血压监测仪,心电图机,复苏抢救设备。

4. 择期手术者禁食4~6小时。

5. 建立静脉通道,必要的术前用药。如紧张焦虑者应用镇静药;无青光眼、无明显心动过速者静注阿托品 0.5~1.0mg,以预防或减少血管迷走反射导致心动过缓和低血压的发生。

6. 调节患者体位,坐位或30°~40°卧位。常规描记 12 导联心电图。

7. 穿刺所需物品有严格无菌环境,无菌手套、口罩、帽子,消毒液;局麻药物:1% 利多卡因。注射器(5ml,10ml);无菌穿刺包:纱布、消毒碗,治疗巾、孔巾,穿刺针(16 号或 18 号短斜面薄壁针,长

8cm)，手术尖刀，持物钳、血管钳。

8. 心包引流所需物品有 J 形导引钢丝，扩张管，引流导管（目前常用中心静脉导管，选双腔或三腔型号，亦可选用心包穿刺专用的猪尾导管），缝合针、线，持针钳，三通连接管，延长管，闭式引流袋。

9. 送检化验所需试管、培养皿等。

心包液检查的安排：应准备好器皿收集心包液，特殊检查要事先与实验室联系确定，以确保心包液检查的正确性和阳性率。获取的心包液均应进行常规、生化检查，先分析是渗出性或是漏出性[渗出性心包液：比重 >1.015，蛋白水平 >3.0g/dl，心包液 / 血浆蛋白比 >0.5，LDH>200mg/dl，血浆 / 心包液 LDH 比 >0.6，葡萄糖（96.1±50.7）mg/dl。漏出性心包液：与渗出性心包液比较各项指标相反，蛋白含量及比重低，心包液 LDH 或葡萄糖浓度相对低，葡萄糖含量（77.9±41.9）mg/dl]。心包液的其他检查应根据临床表现安排：怀疑肿瘤性：细胞学检查，肿瘤标志物：CEA、AFP、CA125、CA72-4、CA15-3、CA19-9、CD-30 等，上皮细胞膜抗原结合物、弹性蛋白免疫生化细胞染色有助于良性反应性间皮细胞或腺癌的诊断；怀疑结核性：快速嗜酸杆菌染色，分枝杆菌培养，腺苷脱氨基酶（ADA）活性 ≥40U/L 对诊断结核具有高度特异性，心包溶菌酶，聚合酶链反应（PCR）分析。注意仅有 1/3 结核性心包积液者在积液中可找到抗酸杆菌，而 ADA 活性检查对结核性具有高度特异性。怀疑细菌性：至少送 3 份心包液培养（需氧菌和厌氧菌），同时应取血培养，培养为阳性者行药敏试验。怀疑病毒性：特异性聚合酶链反应（PCR）分析亲心肌病毒。获取心包渗液合理的送检涂片、培养、生化及病理等检查有助于病因诊断。有些特殊患者具体需要可能要做寄生虫检查，免疫学检查。

除非是严重急性心包积液心脏压塞危及生命，否则心包穿刺应在必须设备功能完好的情况下进行，目的是使操作安全性最大，并尽可能获得较多的辅助检查资料。

四、操 作 步 骤

【心包穿刺操作基本程序】

1. 定位　确定穿刺部位和方向。常采取下述两部位：①心尖途径：胸骨左缘第 5 肋间，心浊音界内侧 1～2cm，针尖向后向内推进指向脊柱。进针者注意避开肋骨下缘，以避免损伤肋间动脉。②剑突下途径：胸骨剑突与左肋缘夹角处。肋缘下 1.5cm，穿刺针指向左肩与皮肤成 30°～40°，进针途径在胸膜腔外，且能避开心脏表面的大血管和乳内动脉，是较佳途径。其他还有右胸径路和胸骨旁径路，需超声心动图定位指导下进针；确定进针方向有较大量心包液体且无胸膜、肺组织覆盖。

2. 操作 在持续心电监测下进行，术中监测心率、心律、血压。严格无菌操作，穿刺部位常规消毒、铺巾。

3. 局麻 用 10ml 注射器抽吸 1% 利多卡因 4～5ml，先于穿刺点皮下注射成一直径约 1cm 的小皮丘局麻，并深入皮下沿心包穿刺的预定行针途径浸润麻醉直至心包。于穿刺局麻点做 2～3mm 小切口，用血管钳钝性分离皮下组织。

4. 穿刺 采用 5ml 注射器抽吸 1ml 生理盐水，接 16～18 号薄壁短斜面静脉穿刺针进行穿刺。经剑突下途径者，因穿刺径路较长，用 5ml 注射器抽吸 1% 利多卡因 2ml，接 18 号穿刺针，在穿刺过程继续浸润麻醉，针尖指向左肩，向前推进直至触及左肋缘，进针夹角稍增大，成 30°～40°，针尖略偏向下，避开肋缘，指向横膈膜部，针尖平稳缓慢地负压推进，在向前负压进针时，每推进 0.5cm 深度若无液体引出即推注小量利多卡因 0.2～0.4ml，再负压进针，即可保持针尖通畅又能使沿途获得充分浸润麻醉。当沿定位方向负压缓慢穿刺进针，依靠触觉（阻力感或落空感）确定是否进入心包腔。如进针感到心包膜被突破和抽出心包积液，表明针头已达心包，此时应停止进针。如果不能很流畅地抽到液体，将针头缓慢退出体外，避免横向移动，冲洗针头后再重复操作。若能顺利抽出心包液，即固定穿刺针在皮肤上的位置，换 20～50ml 注射器，缓慢抽吸心包液。穿刺抽液适于心脏压塞危及生命时的急症处理，不必插入导管，若缓慢抽吸过程心包液流出不畅，且监测此时无心律失常，可能穿刺针短斜面尚未完全进入心包，在严密监测心律下再缓慢进针 1～2mm，可顺利引流出心包液即可。注意穿刺抽吸心包液时，一定要固定好穿刺针位置，以防针尖进入过深，刺伤心脏或损伤冠状血管。抽出一定量心包液在心包腔显著缩小之前拔除穿刺针，以避免针尖损伤心脏。

5. 心包引流 于穿刺针进入心包后撤下注射器，通过穿刺针将 J 形导引钢丝送入到心包腔适当深度，15cm～20cm，随后快速退出穿刺针并将导引钢丝留在原位，注意不要在导引钢丝与穿刺针成角度时回拉以免损伤导丝。用深静脉扩张管沿导引钢丝插入至心包壁层即退出，随后将导管头部穿过导引钢丝，导管远端露出导引钢丝并握紧，靠近皮肤位置处握紧导管，沿导引钢丝轻轻扭动送入中心静脉导管或猪尾导管到达适当深度，一般在 15～25cm，此时握住导管固定于皮肤均匀用力将导引钢丝抽出。当将导丝撤出导管后于导管远端接注射器，回抽看心包液流出通畅，导管远端注射器撤下后接三通，将测压连接管线与闭式引流袋连接于三通上可测定心包内压或引流心包积液。用缝合线将导管固定于皮肤上，敷上无菌纱布。将引流袋固定在患者的心脏位置以下。行心包镜检查者用8F鞘管沿导引钢丝插入至心包腔适当位置，撤出导引钢丝，通过鞘管送入心包镜检查。

6. 术后观察　继续心电监测至心脏压塞症状缓解，观察可能发生的并发症，及时发现异常情况对症处理。穿刺完毕常规拍X线胸片以排除气胸并核实导管位置。留置导管者应常规应用抗生素预防感染。

【心导管操作过程中急性心脏压塞的处理】

医源性心脏压塞可发生于经皮二尖瓣球囊扩张，冠脉介入治疗或检查，心内膜活检，电生理检查或射频消融治疗，安装起搏器电极等心导管操作过程中。首先在实施心脏导管治疗或检查操作过程中保持高度警惕，一旦出现导管走行异常或非常规操作时应密切观察患者生命体征及心影的搏动情况。绝大多数心脏导管术中发生的急性心包积液和心脏压塞具有特征性的临床表现，主要体征变化有：体循环血压下降，静脉压增高如颈静脉怒张，小而安静的心脏。

具体表现为：①突发呼吸困难、烦躁、意识模糊或意识丧失；②血压突然降低（原有高血压者在心脏穿孔后血压测值在"正常"水平，但与患者术前血压比明显下降）伴颈静脉怒张；③心率变化：急性心包积液发生初期常见心率减慢，但随后因每搏输出量下降反射性交感神经兴奋，可出现心动过速代偿，心率增快，严重者可表现为心搏骤停，进展快者整个过程不足2～3分钟；④X线特征性表现：透视下显示心影正常或增大，吸气时心脏搏动消失或减弱。如难以明确心脏是否仍在搏动，而心腔内仍留有治疗或检查操作时留存的导管或电极，则可以通过观察后者是否搏动来间接推知心脏的搏动情况。X线的另一表现为心影内可见随心脏搏动的半环状透亮带，距心影边缘1cm左右，分布于心尖部、前壁以及下壁近心尖部。如短期内多次摄片显示心影迅速增大，而肺部无明显淤血现象，也是心包积液的有利证据。当患者具备上述症状和体征、X线影像特征可初步诊断发生了急性心包积液和心脏压塞。

对于急性心脏压塞诊断可疑者，又不能排除迷走神经反应的严重心动过缓-低血压综合征时，可以通过给予异丙肾上腺素1～2mg静脉注射，合并冠心病的患者给予阿托品1～2mg静脉注射加以鉴别，如在应用药物后症状明显好转，则表明是严重心动过缓-低血压综合征，而如果症状改善不明显或无效，则倾向于急性心脏压塞的诊断。当怀疑急性心包积液并心脏压塞时即应停止导管操作，如患者动脉收缩压能维持在80～90mmHg以上且神志清楚时，可先行超声心动图检查确诊。如已严重恶化时则不必等超声心动图检查，应争分夺秒进行紧急抢救处理，包括急救用药、紧急心包穿刺引流同时联系外科必要时紧急开胸引流修补治疗。

紧急抢救处理：首先给予快速扩充血容量，紧急药物处理改善血流动力学情况。扩充血容量的目的是增加中心静脉压与回心血流量，以维持一定的心室充盈压，增加每搏输出量和心排血量，给予快速静脉输注生理盐水（0.9% NaCl）或胶体溶液，500～1000ml/20min。药物应用正性肌力药，首选多巴酚丁胺，5～15μg/（kg·min）静脉滴注，因多巴酚丁胺在增加心肌收缩力的同时不会导致心脏后负荷增加；也可选用异丙肾上腺素 1mg 静脉注射，可增加心肌收缩力，增加每搏输出量，提高心率，降低外周阻力，从而改善心排血量。

最为关键的抢救措施是立即在 X 线导引下进行心包穿刺引流。患者取平卧或半卧位，取剑突下途径（剑突与左肋缘夹角处），左肋缘下 1.5cm 为穿刺点，用 10ml 注射器抽吸 1% 利多卡因 4～5ml，先于穿刺点皮下注射成小皮丘局麻，针尖指向左肩、注射器与皮肤成 30° 深入皮下浸润麻醉直至左肋缘下。换用 18 号静脉穿刺针连接于装有造影剂的 10ml 注射器，按局麻途径穿刺直达左肋缘下，然后向左下约成 40° 继续负压缓慢进针，当负压进针抽出血性液体后推注造影剂 3～5ml，X 线透视显示造影剂沿心包腔分布，证实穿入心包。撤下装有造影剂的注射器，经穿刺针送入 0.035 英寸 145cm 的导引钢丝至心包内适当深度，15～25cm，随后快速退出穿刺针并将导引钢丝留在原位，取左前斜位 X 线透视进一步证实导引钢丝在心包腔内。用扩张器扩张后直接经导引钢丝送入深静脉留置管，深度约20cm。撤除导引钢丝，深静脉留置管远端接三通与闭式引流袋连接引流心包积血。用缝合线将深静脉留置管固定于皮肤上，敷上无菌纱布。给予固定引流袋在患者的心脏位置以下，保留引流管 12～24 小时后可拔除。或直接用注射器接深静脉留置管远端抽吸心包积血，抽吸完后将深静脉留置管尾端无菌包裹，以备可能需要再次引流。

多数患者在引流后症状迅速缓解，通过采取这一紧急心包穿刺急救措施，大多数急性心脏压塞患者可以避免开胸手术；即使开胸手术不可避免，亦会为必须进行心肌修补术的少数患者维持循环，从而安全过渡到开胸手术。

若当心包引流或抽出积血超过 350ml 后，仍需继续抽出才能保持血流动力学稳定或难以引流出血液但患者症状无明显改善甚或加重时需紧急开胸手术引流修补治疗。血性心包液难以抽吸出来的原因可能因心脏穿孔较大，出血较急，心包的去纤作用来不及发挥作用，导致血液很快凝固而难以抽吸出血液，此种情况十分危急，需紧急开胸手术治疗。

【心包镜检查】

当心包穿刺送入引导钢丝后，退出穿刺针，沿引导钢丝插于带扩张管的 8F 鞘管，到达心包后撤出导引钢丝及扩张管并保留鞘管于原位，经鞘管送入心包镜，可直接窥视心包，在可疑区域做活检，可提高病因诊断准确性。

【心包内用药】

应严格掌握适应证，尽量少从导管给心包内局部用药，以避免增加感染机会。只有细菌性心包炎、肿瘤性心包炎的少数敏感类型、顽固反复发作的 Dressler 综合征、免疫相关心包炎可据情心包内用药。随着超声心动图、计算机断层成像（CT）学的发展，能很好显示和分别心包内积液和占位病变、心包厚度，目前不主张向心包内注入空气后行 X 线胸部摄片了解心包壁情况，以避免针尖可能不在心包腔内于误入血管或心脏时注入气体导致严重气体栓塞得危险。

五、确认心脏压塞缓解及拔管

心包穿刺术后心脏压塞缓解证据：①心包腔内压力降至 −3～+3mmHg；②升高的右房压力下降以及左右心室的充盈压分离 >5mmHg；③心排血量增加，奇脉消失。

应注意，如患者为快速积蓄的心包积液或大量渗出液 1～2L 时，只要放出 50～100ml 心包液体，心包腔内压力就可回落到正常。心包腔内压力正常并不能表明心包液体已排出干净。作为紧急抢救心包穿刺抽液，只要确认心脏压塞缓解，即可拔管；但对于心包穿刺引流，原则上应将心包内渗出液完全引流。引流导管留置时间一般在 24～72 小时。当心包液体自然引流无液体流出，再观察 2～6 小时仍无液体引流，此时行超声心动图检查确认心包液排空，可将引流管拔出。不要用注射器抽吸，即便是引流导管内有纤维条索物使引流不畅也不能用注射器往返抽吸来通管道，以免增加感染机会。对复发性、顽固性大量心包积液者可持续引流心包液数日，至液体量 <25ml/d 时，将导管拔除。拔管方法：用消毒液对穿刺部位和固定缝合处消毒，无菌剪剪去缝合线，持续用力拔除导管，于穿刺部位敷上敷料即可。

六、可能使病情恶化的情况

急性创伤性心包出血（心脏撕裂或刺伤、主动脉夹层／动脉瘤破裂），手术后心包积液，少量心包渗出，超声心动图示前心包无渗液或无穿刺窗，包裹性渗液等情况应避免心包穿刺。因这些情况下，心包穿刺非但不能改善血流动力学，还可能会使病情恶化的情况。急性创伤性心包出血应急诊手术引流修补治疗。手术后心包积液除了有液体外，可能有血凝块和纤维蛋白充满心包腔或纵隔，必要时应早期开胸探查引流。对于包裹性渗液如伴有心脏压塞，较好的选择为手术心包部分剥离并引流治疗。

七、危险性和并发症

常见并发症有：①刺破心脏或致冠状动脉撕裂，引起心包积血或填塞加重；②血管迷走性反射；③心律失常；④损伤邻近脏器或组织导致气胸或血气胸、腹腔脏器损伤；⑤急性肺水肿；⑥气体栓塞。在没有心电监测和超声心动图指导下进行的心包穿刺危险性较高。严密监护下的心包穿刺成功率和安全性均大大提高，并发症明显减少。近来报道，超声心动图导引下的大系列心包穿刺主要并发症发生率为 1.3%～1.6%。注意如无十分把握肯定导引钢丝是在心包腔内，不要用扩张管进行扩张或将导管送入，一般来说术者操作细致，严格按定位方向进针穿刺，可以大大减少和避免脏器损伤。

穿刺过程推进穿刺针头应缓慢，如感觉有心脏搏动应将针头稍向后退；严密监测心电示波，当心电监测出现损伤型电流 ST 段显著抬高，应迅速退针，以免刺穿心脏或致冠脉撕裂；如患者胸痛、呼吸困难加重，烦躁、意识模糊或意识丧失，血压突然明显降低，心率加快，应警惕可能为穿刺针刺破心脏或致冠状动脉撕裂引起心包积血和填塞加重。若患者动脉收缩压尚能维持在 80～90mmHg 以上且神志清楚时，则可先行超声检查，确定心包积液是较穿刺前增加；若患者的血流动力学状态已严重恶化或出现心室颤动，则不必进行超声检查，抢救应争分夺秒进行，立即将穿刺针或导丝、导管拔出，心室颤动者予紧急电除颤，并给予快速扩充血容量，紧急药物处理改善血流动力学情况，同时积极联系外科做紧急外科开胸手术。

急性肺水肿常于心包液抽吸过快，心包快速减压时发生，心包穿刺前已快速扩容者在心包减压时尤应谨慎。当心脏压塞者穿刺放液时，不可一次迅速排空心包积液，否则右心压力立即恢复正常，静脉血回流会剧增，右心室充盈和心排血量迅速增加，可能诱发肺水肿，急性右室容量超负荷也可出现急性右室衰竭。一般穿刺抽液量第一次不能大于 1000ml，以避免发生急性右室扩张。持续引流者均衡缓慢让积液流出可降低急性右室扩张或急性肺水肿的发生，第一天液体引流量可达 1500～2000ml。

大量腹水或肥胖腹部隆起者经剑突下途径进针时需将注射器

压向腹壁，针尖向上略向后指向左肩，紧贴胸骨后推进可减少或避免误入腹腔。有慢性肺疾病者，需小心谨慎，一定按定位途径和方向进针，避免误入胸腔或损伤肺致气胸或液气胸，一旦确定出现气胸、血气胸，应撤出穿刺针或导管，密切观察，多数患者可自行吸收缓解，少数大量气胸者需胸腔闭式引流。

抽出血性心包液体时，应予鉴别是患者自身血液或为血性心包积液，在未分辨清时不要贸然继续操作或送入扩张管。鉴别要点如下：如抽出液体为血性时继续再抽吸 50～100ml，同时密切观察心率、血压和呼吸的变化，若症状改善，可以肯定液体来自心包腔，可以继续抽吸或引流积液；相反，心脏压塞时误将心腔内血液抽出会加重血流动力学恶化，此时应迅速撤针；若症状改善不显著，可注入 5ml 造影剂透视观察，可协助定位，或轻缓送入导引钢丝后拔出穿刺针，透视观察导引钢丝行径，如在心影外，心电监测无期前收缩，可以确定在心包腔内；如出现期前收缩或送入导引钢丝时有阻力，则可能进入右房、右室，应拔出导引钢丝。等送检的液体化验报告出后再定。血性心包积液与患者自身血液的鉴别见表 68-1。

表 68-1　血性心包积液与患者自身血液鉴别

特征	血性心包积液	血液
凝固与否	不凝固	常凝固
血细胞比容	常较低	与穿刺前血细胞比积相同
pH	低于静脉血	同血液
氧分压（PaO_2）	低于静脉血 PaO_2	同血液
二氧化碳分压（$PaCO_2$）	低于静脉血 $PaCO_2$	同血液
滴在纱布上	红斑周围有浅色浸润环	展开成一片均匀红斑

（谭慧琼）

第69章　心脏电复律

心脏电复律，是利用外源性电能治疗异位快速心律失常，转复为窦性心律的方法。其中，用于消除心室颤动时称为电除颤。

利用高能量的脉冲电流，在瞬间经胸壁或直接通过心脏，使大部分心肌纤维在短时间内同时去极化，从而抑制异位兴奋性，消除折返途径，使心脏起搏传导系统中自律性最高的窦房结恢复心脏起搏点作用，发出冲动继而控制心律，即转复为窦性心律。

20 世纪 90 年代以来，心脏电复律技术日趋完善，主要在如何以最低有效能量除颤成功且最大限度地减少心肌损伤、寻找新的低阻抗电击途径、探索新的除颤波形，以及尽可能缩短室颤发生与首次电击时间等方面取得了长足的进展。现已开发出自动体外电除颤（AED）、经静脉或经食管电极导管直流电复律 / 除颤以及埋藏式自动复律 / 除颤（ICD）技术。其中尤其是自动体外除颤，被称为心肺复苏生存链中的关键环节之一。随着该系统的完善和普及，是未来心搏骤停者生存率大幅提高的重要决定因素。近年来，双相脉冲波电击，具有能量低、心脏损伤小、转复率高等优点，目前已用于临床。

一、心脏电复律器

是用于心脏电复律的装置，亦称电除颤器。目前常用的电复律器，工作方式分为同步、直流电复律和非同步、直流电复律。由电极、心电示波、除颤、同步触发、电源供应等几部分构成。能将交流电转变为 $4\sim7kV$ 的高压直流电储存在 $16\sim32\mu F$ 的大电容中，并在 $2\sim4$ 毫秒间向心脏放电，电功率可达 $360\sim400J$。同步触发装置能利用患者自身心电图中 R 波触发电脉冲发放，使电流仅在 R 波的下降支（即心动周期的绝对不应期中，而非心肌易损期）发放，避免诱发心室颤动，可用于转复心室颤动以外的各类异位性快速心律失常，称同步电复律。不用同步触发装置则可以在心动周期内任何时间放电，用于转复心室颤动，称非同步电复律，即电除颤。

二、适应证与禁忌证

电复律前应根据电复律的必要性、成功率、复发的可能性以及可能出现的并发症，严格掌握适应证和禁忌证。电复律的适应证共 5 类：

1. 心房颤动（房颤）。
2. 心房扑动（房扑）。
3. 室上性心动过速（室上速）。
4. 室性心动过速（室速）。
5. 心室颤动 / 心室扑动（室颤 / 室扑）。

【适应证】

其中，心室颤动 / 心室扑动为绝对适应证，其余为相对适应证。按需要电复律的紧急程度对适应证进行分类，即包括：

1. 择期电复律 主要是房颤、房扑,适宜于有症状且药物无效的房颤、房扑患者。

2. 急诊电复律 室上性心动过速伴心绞痛或血流动力学异常、房颤伴预激综合征旁道前传、药物无效的室速。

3. 即刻电复律 任何引起意识丧失或重度低血压的异位性快速心律失常,如快速室速、心室扑动、心室颤动。

【禁忌证】

病史已多年、心脏明显增大、伴高度或完全性房室传导阻滞的房颤,伴完全性房室传导阻滞的房扑,反复发作而药物不能维持疗效或伴病态窦房结综合征的室上性心动过速(包括房颤),洋地黄中毒,低钾血症,多源性房性心动过速,暂不宜用电复律。

三、操 作 规 程

【常规体外电复律/除颤器】

1. 患者复律前准备及注意事项

(1)患者知情:虽然电复律的即刻成功率高,但其远期疗效,即转复后窦性心律的维持却不令人满意,同时有引起并发症的隐患。因此,对复发率高、窦性心律不易维持患者,不积极施行电复律术。择期电复律术前,应向患者及其家属解释电复律的利弊及可能出现的并发症,并签署知情同意书。

(2)经食管心脏超声:用以发现心腔内血栓尤其是左心房内血栓,对于需要急诊电复律患者,若经食管心脏超声未发现血栓,则可在静脉注射肝素的基础上即刻行电复律治疗。择期电复律且经食管心脏超声发现血栓者,需经过一段时间抗凝治疗,待血栓消失后再行电复律治疗。

(3)抗凝药物的应用:电复律转复房颤引发的栓塞发病率为1%~5%,栓塞常发生于电复律后10天内。一般认为,房颤持续48小时即有血栓形成的可能。对于房颤病程不清楚或超过48小时者,转复前应做经食管超声心动图检查,证实心房无血栓者,转复前应充分口服华法林3周(简称前3后4),维持血液国际比值 INR 在2.0~3.0。经食管超声心动图显示有血栓者,应正规口服华法林。病程短于48小时,可以不做经食管超声心动图检查,直接电复律,电复律前给一次静脉肝素。血流动力学不稳定者,需要立即电复律,之前也需给肝素一次,转复后继续抗凝4周。

(4)抗心律失常药物的应用:电复律前使用抗心律失常药能提高复律成功率,减少复律所需电能,维持复律后窦性心律,了解患者对药物的耐受性。用于维持房颤电复律后的有效药物有胺碘酮、奎尼丁、普罗帕酮、维拉帕米、氟卡尼、索他洛尔等。具体药物选择依据有无基础心脏病及心脏病的类型而不同。

1）对于伴有左心室收缩功能减低、急性心肌梗死患者选择胺碘酮。

2）长期口服洋地黄类药物的患者，电复律前应停用洋地黄至少1天。

3）用胺碘酮者，择期电复律时，电复律前服用胺碘酮0.2g，每天3次，至少3天，电复律后服用胺碘酮0.2g，每天3次，4天，改0.2g，每天2次，7天，改0.2g，每天1次。

4）急诊电复律时，静脉使用胺碘酮3mg/kg，1～1.5mg/min静脉泵入，电复律后服用胺碘酮0.2g，每天3次，7天，改0.2g，每天2次，7天，改0.2g，每天1次。

5）用奎尼丁者，电复律前一天服用奎尼丁0.2g，6小时1次，电复律后服用奎尼丁0.2g，每天1次。

(5) 纠正电解质及酸碱失衡：酸碱失衡、电解质紊乱可影响电复律效果，甚至引起更严重的心律失常。如低钾时心肌兴奋性增高，QT间期延长，电击后易发生异位心律，若落在心动周期的易损期可引发室颤。因此复律前应积极纠正。

(6) 电能剂量的选择：用最低有效能量电击成功，同时最大限度地减少心肌损伤一直是人们关注的重点。20世纪90年代中期，研制出双相脉冲波除颤器，采用低能量双相指数方波（biphasic truncated exponential，BTE）。BTE放电过程中能量释放分为正负两相。第一相放电过程中，能量根据置于患者胸前两个电极间的阻抗调整放电电流，通过"阻抗补偿"方式延长或缩短第一相放电持续时间并以恒定的电流输出能量，在第一相结束时发生极性翻转，即反方向继续输出电流，持续一定时间后终止放电。所以BTE的实际输出较单相波更加接近设定的能量输出，更加精确，能以恒定的电流进行放电，达到设定能量输出，较相同能量输出的单相波放电电流低约30%，使皮肤、肌肉组织损伤明显减低。

低能量双相波电除颤不仅除颤成功率提高，患者自主循环恢复率亦提高，复苏存活者的机体及神经系统功能恢复均佳。目前，该技术已广泛用于新一代体外电复律/除颤器中，以及自动体外除颤器及埋藏式自动复律除颤中。

对于传统的单相波电复律/除颤能量选择，2000年美国AHA/ACC制定的电击复律操作指南推荐初始电击参考能量：房颤为100～200J；房扑和阵发性室上速所需能量为50～100J；室速则分别对待，对形态及频率规则的单型室速，采用100J；而对形态及频率均不规则的多型室速应与室颤同等对待，即200J的能量；室颤和室扑200J。

2005年美国AHA/ACC修订心肺复苏指南，推荐室颤和室扑初始电击能量为：双相波能量150～200J，单相波能量360J。若初始能量不能转复，可适当加大能量或用相同能量再次电击，仍不能转复者可第3次电击。一般每日不宜超过3次，但反复发作的室颤、室扑例外。

对儿童室颤患者，电复律首次能量2J/kg（单相波或双相波）；对第二次以及以后的电复律，推荐能量相同或更高能量（2～4J/kg），要求能有效中止室颤。

2010年美国AHA/ACC修订心肺复苏指南，推荐对于1岁以上的儿童，应用自动体外电除颤安全有效。对于1～8岁的儿童，建议使用相关性能分析系统或软件，将机器的输出能量减少至50～75J。如果电击能量不能减少或者不能进行手动调整，未修改的成人体外自动除颤器也可以在1岁以上的儿童中应用。在一些少见病例中，对于1岁以下的儿童应用体外自动除颤器进行电击也是合理的（最好使用剂量衰减器）。

电击能量的选择，还要考虑以下因素，如病种、患者心肌的条件（缺氧、酸中毒、体温过低、电解质失衡、洋地黄药物中毒等都可影响除颤效果）、心脏大小（心脏越大，能量需要越大）、心功能、病程、体重（体重大，能量需要大）以及重复电击与否（重复电击可使经胸电阻下降）等。经胸阻抗大小对电能的选择至关重要。根据欧姆定律：$I = V/R$（I——电流、V——电压、R——阻抗），阻抗大，需电流增大。为了减少经胸阻抗，应采取下列措施，电极板与皮肤之间涂导电胶或垫湿盐水纱布，两电极板之间的距离不能太大，但也不能短于10cm，以免导电物质渗漏引起短路，胸部多毛者应备皮。

（7）电极板的放置部位有2种：①前侧位，即一个电极板放在心尖部，另一个放在胸骨右缘第2～3肋间，该部位操作方便多用于急诊；②前后位，即一个电极板放在患者背部左肩胛下区，另一个放在胸骨左缘第3～4肋间。

（8）同步方式的选择：同步除颤的适应证为房颤、房扑、室上速及血流动力学稳定的室速；非同步除颤的适应证为室颤、室扑；血流动力学不稳定的室速也可采用非同步除颤，避免因同步困难而耽搁除颤。

2. 操作步骤

（1）患者仰卧平床上，常规测血压，做心电图。

（2）建立静脉输液通道。

（3）连接好电复律器，检查其同步性能是否良好，并充电到所需能量水平。

（4）吸 100% 纯氧 5～15 分钟。

（5）静脉缓慢注射地西泮 20～40mg 或咪达唑仑（咪唑安定）3～5mg,,同时嘱患者倒计数报数直至其进入朦胧状态,达到患者睫毛反射开始消失的深度。

（6）放置电极板。可前侧位或前后位。电极板应均匀涂以导电胶或垫 4～6 层湿盐水纱布。前侧位时,操作者应施以电极板压力,使其紧贴皮肤。

（7）选择同步或非同步。同步复律时强调与心电图 R 波同步。

（8）按下放电按钮进行电击。

（9）电击后,立即听诊心脏并记录心电图,如未能转复可再次进行电击。

（10）如果转复为窦性心律,应立即测血压、听心率、记录心电图,并与术前相对照,观察有无 ST 段抬高及 T 波变化,观察患者精神状态,检查四肢活动情况。连续监护 8 小时,观察患者生命体征及心率、心律情况,直至病情稳定。

【自动体外除颤器】

1. 工作原理　自动体外除颤器（automatic external defibrillator, AED）在 1979 年开始研发,具有自动识别、分析心电节律、自动充放电及自检功能。它使用 2 个一次性除颤电极,可实时显示心电图。一次心动过速中可发放 8 次电击,每次放电能量与延迟时间均可程序设定。新一代的 AED 多使用双相波电流,显示出极大的优势,电能提供 120～200J）,能提供连续监测,快速识别和迅速反应功能,安全可靠,首次除颤成功率为 89%,3 次内重复除颤成功率达 97%,具有有效降低心搏骤停的发生率和病死率的潜在功能。至今,美国已有 47 个州通过立法加强 AED 系统在公众场所的应用及其配套训练。

2. 适应证

（1）室性心动过速:识别准确率 95% 以上,累积成功率 100%。

（2）心室颤动 / 心室扑动:检测室颤的敏感性和特异性达 100%,累积除颤成功率 97% 以上。

（3）AED 目前仅适用于大于 8 岁的儿童（体重 >25kg）。

3. 操作　AED 操作简单方便,使用时取下并打开 AED 装置,将所附 2 个黏性电极板按图示分别贴于患者右锁骨下及心尖处,打开开关（on/off）后按声音和屏幕文字提示完成几步简易操作,根据自动心电分析系统提示,确认为恶性室性心律失常后,即可按下电击（shock）键。此后系统立即进入心律再分析阶段,以决定是否再次除颤,心电节律将被自动记录以供参阅。

四、并　发　症

心脏电复律的并发症可有心律失常、皮肤局部红斑、前胸疼痛、脑栓塞、外周动脉栓塞、肺水肿。此外，还可有血压下降、发热、血清心肌酶增高等。

（王国干）

第70章　心内膜心肌活检

心内膜心肌活检（endomyocardial biopsy，EMB）是一种使用特殊设备通过外周血管进入心室钳取心内膜及内膜下心肌组织进行病理学检查的诊断手段。这项技术最初主要是用来对各种心肌疾病的鉴别，之后更多地被用在心脏移植术后排斥反应和药物所致心肌损害监测。随着病理学、分子生物学和免疫组化技术的发展，EMB技术有了越来越广阔的应用前景。

【活检设备】

1977年发明了EMB活检钳，使用者可以使装置轻松通过右心房及三尖瓣。目前应用最多的50cm一次性右室EMB活检钳可以在患者的右侧颈内静脉通过一根很短的鞘管进行右心室EMB。其他各种特殊类型的EMB活检钳有通过锁骨下静脉（同时也可用于小儿EMB）、股静脉进行右室EMB，通过穿房间隔或股动脉进行左室EMB。

【取材部位】

右颈内静脉距离心脏近，易穿刺，而且右心室室间隔厚度远大于游离壁，在该部位取材较安全，因此是EMB最常用的部位。右心室心尖部近室间隔处心室壁较薄，在此处取材易发生心肌穿孔。心尖部心肌细胞排列紊乱，在此处取材用来诊断心肌病，特别是诊断肥厚型心肌病时容易引起误诊。

左心室EMB一般采取穿室间隔或在开胸手术时用活检针穿刺进行，也可以用特殊的活检钳，经皮通过股动脉逆行由主动脉瓣进入左心室进行活检。左心室EMB适应证很少，对累及左心室为主的疾病，如心肌纤维化、硬皮病、左室放射病、婴幼儿心肌纤维弹性组织增生症或心肌肿瘤有一定的诊断意义。左心室EMB操作过程中需要全身肝素化以预防外周栓塞。周围动脉或脑血管栓塞（动脉硬化所致栓塞或血栓栓塞）是其严重的并发症。心房EMB活检虽然罕见，但也有报道。在 X 线透视下操作是标准的操作过程。有报道在超声心动图引导下进行 EMB 可以部分或完全取代 X 线透视，尤其是在 X 线透视不太适宜的情况（如怀孕妇女）或心脏解剖机构不清（如异位心脏移植），并且能及早发现并发症。

【操作技术】

目前临床最为常用的 EMB 操作，是成功穿刺右侧颈内静脉后置入鞘管，透视下将活检钳保持闭合状态，置入右心房外侧下 1/3 处，之后逆时针旋转的同时通过三尖瓣。通过三尖瓣后，应继续逆时针旋转直至操作柄指向后方，此时活检钳的顶端应为于右室上 1/2 处。适当调整球管位置确认活检钳顶端已指向室间隔。如果活检钳没有放置在目标位置，应将其退至心房并重新进入。整个过程务必轻柔以避免活检钳穿破右室游离壁造成心肌穿孔。当活检钳接触到室壁时将出现室性期前收缩，同时操作者也可以感觉到通过活检钳传导的室壁搏动感。此时应将活检钳稍回撤，张开钳咀，重新缓慢进入。再次接触到室壁后适当停留以钳取组织，之后保持钳咀闭合轻柔回撤。钳取组织回撤时常有一种牵拉感，但若当牵拉阻力较大，出现连续室性期前收缩，有明显室壁回缩感时，表明可能钳取到腱索或心包组织，应放弃钳取将钳咀张开并将活检钳回撤。如果当时已经钳取完毕，则应一直闭合钳咀并回撤，仔细观察后再进行下一次尝试。

【标本取材】

标本要求来源于 > 一个部位的 5～10 块组织，每块大小需达到 1～2mm^2。操作者在钳取出心肌组织块后，应该小心地用针头将其从活检钳上剥离到 10% 中性甲醛缓冲液内或盐水浸湿的纱布上。应该在室温下固定，避免人为牵拉。诊断局灶性心肌损害如心肌炎而行 EMB，获取更多组织块是必要的。EMB 最大的局限性就是取材误差，充足的标本数量对于准确诊断非常重要。在做诊断性 EMB 时，应该留下一些标本做电镜观察。为了诊断肿瘤和浸润性疾病，应该留一些标本做生物学、免疫荧光、免疫生化研究，以便做肿瘤分型或淀粉样变性的分类。

【并发症】

各种经外周血管 EMB 技术均被证明是安全可靠的，全世界范围内调查 6000 余例操作后表明，与操作有关的病死率为 0～0.4% 左右。

常见并发症主要是一些局部并发症，如穿刺部位损伤（出血、气胸、喉返神经损伤、Horner 综合征），或因为误伤间隔上部出现一过性右束支传导阻滞。还有一些并发症，如一过性心律失常、三尖瓣功能不全。多次右室 EMB 可能损害三尖瓣或三尖瓣的瓣下结构，但是引起血流动力学变化。个别引起难治性右心衰的患者，可以行三尖瓣置换。冠脉 - 右室瘘最近有报道，但是很少引起血流动力学变化。

最严重 EMB 相关并发症是心肌穿孔，发生率为 0～0.5%，可以导致心脏压塞甚至心源性休克。心脏移植或其他心脏手术后患者由于其心包多已与右室游离壁粘连，发生危险的概率更低。在 PT > 18 秒或先前应用静脉肝素进行诊断性导管术患者（除非已用鱼精蛋白中和），不能进行 EMB。当然这些并不适用于左心室活检，因其发生心肌穿孔的概率极低（只要不在菲薄的前侧壁、心尖或曾发生过心肌梗死的部位 EMB），甚至还应在术中进行肝素化以避免血栓形成。

若在 EMB 过程中出现胸痛，或钳取组织漂浮在 10% 的甲醛溶液之上（说明其含有心外膜脂肪组织），都应高度警惕，应仔细观察血压、右房压、透视观察心缘至少 10 分钟。由于心包内的出血刺激迷走神经，可以导致心率及血压降低，这些都提示心肌穿孔的可能。阿托品可以暂时提高心率，但血压将持续降低，同时透视下见到右心房运动消失，右心房及左心室边缘扩大，都是提示心肌穿孔。如果血流动力学基本稳定，而怀疑心肌穿孔，可以进行床旁超声心动图检查。一旦出现血流动力学不稳定状态，应该毫不犹豫进地行心包穿刺。大多数凝血功能正常患者出现 EMB 所致的心肌穿孔，进行单纯心包穿刺抽液或留置引流即可，不必进行外科手术。由于上述这些并发症都比较稳定，目前在国外的大多数心脏中心进行系列 EMB 的患者都不必住院，仅需在术后观察 6 个小时即可。

另一个 EMB 并发症是血栓形成。但是在操作过程中注意及时冲洗鞘管，发生概率很低。气栓栓塞也有所报道，主要是因为活检钳的杆部与钳咀连接的部位较小所致。中心静脉压较低的患者，在使用没有防回血瓣的鞘管时较易吸入空气。由于可能发生矛盾性血栓或气栓，存在心内右向左分流的患者属于右心 EMB 的相对禁忌。当然，左心 EMB 时，栓塞成为一个主要的问题，尽管操作过程尽量小心、同时进行积极的系统抗凝，仍不断有发生脑栓塞的报道。

【适应证】

各种各样的心肌病是心力衰竭（心衰）的常见原发病，也是最终导致心脏移植的主要病因。扩张型心肌病（DCM）的病理学表现均缺乏特异性。原发性 DCM 是一种排除性诊断，在表现为 DCM 患者中进行 EMB 的主要目的是除外一些可以明确的特殊病因。对 EMB 的标本进行特殊的组织学、免疫组化、电镜检查有助于发现一些特殊的病因，有助于判断疾病预后和指导临床治疗。

为了评价当前 EMB 的作用，美国心脏协会（AHA），美国心脏病学会（ACC）和欧洲心脏病学会（ESC）召集心肌病和心血管病理有关的多学科专家组成研究组，负责总结和分析 EMB 对心血管病的作用 EMB 的临床文献，于 2007 年按级别和证据等级分类发布了有益于临床实践的 EMB 管理建议。具体内容如下：

1．临床适应证 1 EMB 应该用于新发生的（<2 周）、血流动力学恶化、左心室正常/扩张的心衰患者（Ⅰ类建议，证据 B 级）。

2．临床适应证 2 EMB 应该用于不能解释的 2 周至 3 个月内首发心衰，伴有左室扩大、恶性室性心律失常、二或三度房室传导阻滞，对 1～2 周常规治疗无反应患者（Ⅰ类适应证，B 级证据）。

3．临床适应证 3 EMB 有理由用于大于 3 个月的左室扩大和新发生的恶性心律失常，伴有左室扩大、室性心律失常、二或三度房室传导阻滞，或心衰经 1～2 周常规治疗有反应患者（Ⅱa 类适应证，C 级证据）。

4．临床适应证 4 EMB 有理由用于嗜酸性粒细胞浸润的无法解释的心衰，怀疑与过敏反应相关的 DCM 患者（Ⅱa 类适应证，C 级证据）。

5．临床适应证 5 EMB 有理由用于怀疑蒽环类药物诱发心肌疾病所导致的不明原因的心衰患者（Ⅱa 类适应证，C 级证据）。

6．临床适应证 6 EMB 有理由用于不明原因的限制型心肌病导致的心衰患者（Ⅱa 类适应证，C 级证据）。

7．临床适应证 7 EMB 有理由用于怀疑除了典型黏液瘤以外的心脏肿瘤患者（Ⅱa 类适应证，C 级证据）。

8．临床适应证 8 EMB 有理由用于不明原因的儿童心肌病患者（Ⅱa 类适应证，C 级证据）。

9．临床适应证 9 EMB 可考虑用于新发生的、原因不明的与左心室扩张相关的心衰患者，持续 2 周至 3 个月，不伴新出现的室性心律失常或者莫氏Ⅱ型二度或三度房室传导阻滞，一般治疗 1～2 周有效，可以考虑行 EMB（推荐等级Ⅱb，证据水平 B）。

10．临床适应证 10 EMB 可考虑用于原因不明的、持续>3 个月、与左心室扩张相关的心衰，不伴新出现的室性心律失常或者莫氏Ⅱ型二度或三度房室传导阻滞患者，一般治疗 1～2 周有效，可以考虑行 EMB（推荐等级Ⅱb，证据水平 C）。

11．临床适应证 11 EMB 可考虑用于原因不明的肥厚型心肌病（HCM）相关的心衰患者（推荐等级Ⅱb，证据水平 C）。然而，对于那些临床不能确诊的患者，EMB 可用于确定诊断和指导治疗。

12. 临床适应证 12　EMB 可考虑用于可疑的 ARVD/C 患者（推荐等级Ⅱb，证据水平 C）。

13. 临床适应证 13　EMB 可以考虑用于原因不明的室性心律失常患者（推荐等级Ⅱb，证据水平 C）。

14. 临床适应证 14　EMB 不应该用于原因不明的房颤患者（推荐等级Ⅲ，证据水平 C）。

（黄　洁　廖中凯）

第71章　左心导管术

左心导管术是经动脉途径插入导管获取左侧循环系统信息的导管技术。目前临床上常用的主要有选择性冠状动脉造影术、左心室造影术及主动脉造影术。

1950 年 Zimmerman 医生及同事经尺动脉切开插入导管，完成了世界上首例逆行左心导管术。1958 年 Sones 医生通过切开肱动脉，逆行插入导管，进行了首例选择性冠状动脉造影术。1967 年 Judkins 和 Amplatz 医生相继开展了逆行经皮经股动脉穿刺插入特制成形导管进行选择性冠状动脉造影术，使该技术进一步完善并在临床上得以推广应用。近二十多年来，由于各种导管器械设备的改进、造影技术的提高及操作步骤的标准化，大大提高了冠状动脉造影术的成功率和安全性。尽管各种新型无创性诊断影像技术不断进展，但冠状动脉造影仍是临床上诊断冠状动脉病变的"金标准"。通过冠状动脉造影可直接显示冠状动脉病变并确定其部位和程度；左心室造影可显示左心室外形，室壁运动功能，有无心肌梗死并发的室壁瘤及机械性并发症，如缺血性二尖瓣反流等；从升主动脉造影可显示升主动脉的宽度、有无主动脉窦瘤、主动脉瓣畸形及主动脉瓣反流等。通过左心导管检查，可为临床医生提供确切的诊断依据，从而制订治疗方案。

一、适应证和禁忌证

【用于治疗目的的适应证】

临床上冠心病诊断明确的患者，当考虑进行冠状动脉介入治疗（PCI）或主动脉 - 冠状动脉旁路移植术（CABG）时，需先行冠状动脉（冠脉）及左心室造影，明确病变部位，评估狭窄程度及左心室功能，以确定合适的治疗方案。

1. 急性心肌梗死　当急性心肌梗死出现以下情况时应急诊进行冠状动脉造影:

(1) 发病时间 <12 小时的急性 ST 段抬高心肌梗死(STEMI),或时间已超过 12 小时但仍有胸痛,拟行急诊冠脉介入治疗使梗死相关血管再通时。

(2) 急性心肌梗死并发心源性休克,血流动力学不稳定者,应在主动脉内囊反搏支持下,急诊冠脉造影,若病变适宜,可行介入治疗,若病变累及多支血管或病变弥漫,可进行急诊 CABG。

(3) 急性心肌梗死并发室间隔穿孔或乳头肌断裂等并发症,出现心源性休克或急性肺水肿,内科治疗仍不能使血流动力学稳定,拟行急诊外科手术时,应急诊冠脉造影,以了解病变血管及间隔穿孔部位,为手术方案提供依据。

(4) 心肌梗死后反复心绞痛发作者,是及早冠状动脉造影的指征。梗死后心绞痛往往提示冠脉早期再通但残余狭窄仍很严重,如不及时血运重建治疗,可能发生梗死后延展或再梗死。

(5) 急性非 ST 段抬高心肌梗死(NSTEMI)高危患者,如肌钙蛋白增高,新近再发 ST 段压低,心功能不全,有持续性室性心动过速,或血流动力学不稳定,既往 PCI(6 个月内)和 CABG 病史者,有急诊冠状动脉造影指征。急性冠脉综合征(ACS)治疗指南指出: NSTEMI 高危患者早期血运重建可降低心肌梗死和死亡风险。

2. 稳定型心绞痛　研究表明,介入治疗或冠状动脉旁路移植术可有效缓解冠心病患者的心绞痛,提高生活质量,CABG 还可延长严重冠状动脉病变患者的寿命。因此,当药物治疗效果不满意时应行冠状动脉造影,以便进行血运重建治疗。

3. 不稳定型心绞痛　心绞痛由稳定转变为不稳定,常提示冠状动脉病变发生了变化,使心绞痛发作加重。不稳定型心绞痛易发展成急性心肌梗死或猝死,故当药物治疗不能控制时,应及早冠状动脉造影以便血运重建。

4. 陈旧性心肌梗死

(1) 陈旧性心肌梗死伴有劳力或自发性心绞痛者。

(2) 合并室壁瘤、充血性心力衰竭或二尖瓣反流者,该类患者内科治疗效果不好,且预后差。应进行冠脉及左室造影以明确冠脉病变、室壁瘤大小及部位及二尖瓣反流情况,以决定外科手术。

(3) 心肌梗死后无症状者,也应做冠状动脉造影评估冠脉病变,如病变严重者应行血运重建。

5. PCI 和 CABG 术后心绞痛复发　这类患者心绞痛复发而药物治疗效果不满意时,应再次造影以便再次血运重建。

【用于诊断目的的适应证】

1. 胸痛症状不典型，临床上难以确诊的患者，应行造影以明确诊断。

2. 原因不明的心脏扩大，室性心动过速，心力衰竭，心电图异常Q波等，有做冠状动脉造影的指征。

3. 无症状但运动试验阳性，尤其是多导联 ST 段压低≥2mm 或运动时 ST 段抬高≥2mm，血压下降 > 10mmHg，出现室性心动过速者以及原发性心搏骤停复苏成功者，都应进行冠状动脉造影及左心室造影以明确诊断。

【用于非冠心病的适应证】

1. 瓣膜性心脏病　瓣膜性心脏病可同时合并冠心病，如瓣膜性心脏病患者伴有胸痛时，应行冠状动脉造影检查以明确诊断。

2. 外科手术前的常规检查　各种瓣膜性心脏病，先天性心脏病年龄 >45 岁以上者，没有胸痛症状，外科手术前也应常规行冠状动脉造影，以除外合并存在的冠状动脉病变。

3. 主动脉缩窄、升主动脉瘤、主动脉瓣及二尖瓣反流、左室流出道狭窄等可通过主动脉造影和左心室造影来诊断。由于彩色超声心动图和多普勒检查可提供明确诊断，故这一适应证已不多用。

4. 肥厚型心肌病　肥厚型心肌病可与冠心病合并存在，故有胸痛症状者应行冠脉造影；梗阻性肥厚型心肌病如拟行化学消融治疗，应先行冠状造影以确定手术方案。

【禁忌证】

左心导管术一般没有绝对禁忌证，相对禁忌证包括：

1. 凝血功能异常　服用华法林抗凝治疗者，术前 48 小时应停服以防造影后止血困难，应用肝素者术前 2 小时应停用。血小板计数 <5 万可增加出血并发症。

2. 不能控制的严重心力衰竭和严重心律失常。

3. 急性心肌炎。

4. 活动性出血或严重出血倾向。

5. 感染性心内膜炎。

6. 严重的电解质紊乱，低钾血症。

7. 严重肝病，周身感染或其他不能控制的全身疾病。

8. 肾功能不全　中度或重度肾功能不全患者进行冠脉造影，造影剂可加重肾脏损害。

9. 碘造影剂过敏　术前应行造影剂过敏试验，用非离子碘造影剂可减少过敏反应。如有严重反应或既往严重过敏者，不能做冠脉造影。

10. 严重的外周血管疾病 股髂动脉严重病变、锁骨下动脉狭窄或闭塞者，导管无法通过外周病变血管。

11. 腹主动脉夹层 不能从股动脉途径，可从桡动脉途径完成冠脉造影。

二、血管径路及冠状动脉造影方法

【血管径路】

目前常采用的血管径路为股动脉径路和桡动脉径路，少数不能经股动脉或桡动脉径路者可穿刺肱动脉完成。

1. 股动脉径路 是左心导管检查应用最广泛的血管入路，具备穿刺容易，操作方便迅速等优点。缺点是患者卧床时间较长，不易耐受，局部血管并发症相对较桡动脉径路高，髂动脉粥样硬化病变严重者，导管不能穿过弯曲及狭窄的部位，手术不易成功。

股动脉穿刺方法：在腹股沟韧带下方 2cm 处触及股动脉搏动，定位后用 1% 的利多卡因局部浸润麻醉，手术刀切口 2～3mm，18 号穿刺针斜面朝上进针，针尖指向股动脉搏动最明显处，与皮肤成 30°～45° 进针，有血液喷出时固定穿刺针，送入导丝，撤出穿刺针，再插入鞘管，退出导丝及扩张管，鞘管用肝素盐水冲洗。

2. 桡动脉径路 由于手术器械的改进及操作技术水平的提高，经桡动脉径路进行选择性冠状动脉及左心室造影已被广泛采用，在我院绝大多数手术经桡动脉径路完成，尽少数经桡动脉不能成功者采用股动脉径路。经桡动脉径路优点为血管并发症少，患者不需长时间卧床，使用共用管可一次完成左右冠脉造影。缺点是桡动脉管径小，容易痉挛，穿刺相对较难，操作后桡动脉有闭塞的可能。选择桡动脉径路者，必须符合 Allen 试验阳性，如阴性，表示掌弓循环差，不能经桡动脉径路操作。

桡动脉穿刺方法：取腕横纹近端桡动脉搏动最明显处为进针点，1% 利多卡因 1～2ml 局部浸润麻醉后，用手术刀尖切口 2～3mm，针与皮肤成 30°，斜面朝上进针，有血喷出后送入导引钢丝，退出穿刺针，沿导丝置入鞘管，撤出导丝和扩张管，用肝素盐水冲洗鞘管。

【造影操作方法】

1. 造影导管 造影导管外径从 5F 至 8F 不等，股动脉径路常用的有 Judkins 左右（JL，JR）和 Amplatz 左右（AL，AR）造影导管，左冠脉造影管从 JL3.5～6，AL1～3，根据主动脉窦的宽度来选择。用于右冠脉的有 JR3.5～6 和 AR1～3；Judkins4 是最常用的导管，可完成大部分患者的冠脉造影。另外少数开口异常的冠状动脉需选用特殊的造影管，如多功能造影管（multipurpose，MP），可用于左右冠脉及桥血管造影，左右内乳动脉造影可选专用于内乳动脉的造影管（IM）。桡动脉径路常选用适用于左右冠脉的共用管，Judkins 和 Amplatz 导管同样也适用于桡动脉径路。左心室及主动脉造影用猪尾导管完成（PIG）。（图 71-1，图 71-2）

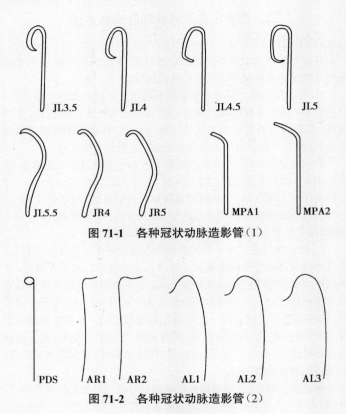

图 71-1   各种冠状动脉造影管（1）

图 71-2   各种冠状动脉造影管（2）

2. 操作技巧

（1）左冠状动脉：选用 JL4 可完成 90% 的造影，少数个矮小者选用 JL3.5，主动脉宽或个高者选用 JL5 或 6；对于左冠脉异常起源于右冠状窦者，JL4 很难成功，可选用 AL1～2 导管，多数可完成造影。导管用肝素盐水冲洗后，送入直径 0.035 英寸 J 形导丝，经股或桡动脉鞘管进入动脉后，将 J 形导丝送出导管前端外，在 X 线透视及导丝指引下推送导管前行，直至导管到达主动脉瓣上方，撤出导丝，左冠造影管多数可自然进入左冠脉主干内，应注意导管不要插入左主干过深，以免出现压力下降。通常采用左前斜位45°体位将导管送入左冠脉口，之后手推造影剂3～5ml，多个体位投照，从各个体位观察左冠状动脉前降支（LAD）及旋支（LCX）各段有无病变。注意推注造影剂的剂量和力度要合适，即可使病变显示清楚，避免出现层流，又可反流至主动脉内以显示左主干开口。（图71-3）

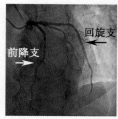
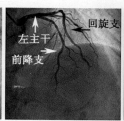
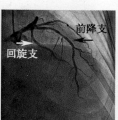

左前斜位45°+头位25°　　　AP头位30°　　　AP头位30°+右前斜位30°

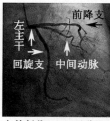
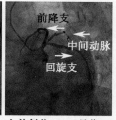

右前斜位30°+足位25°　　左前斜位45°+足位25°（蜘蛛位）

图71-3　常用左冠状动脉造影体位

（2）右冠状动脉（RCA）造影：将直径0.035英寸J形导丝穿入JR4导管中，送入动脉鞘管后，在导丝引导下将导管送至主动脉窦，撤出导丝，轻轻顺时针方向转动导管，同时回撤，可使导管尖端插入右冠脉内，用左手示指及拇指固定导管，手推造影剂，多体位投照完成造影。注意转动导管时要轻、慢，多数情况下旋转180°导管即可到位；如过度旋转导管，可使导管打结或扭坏导管；拍照时推造影剂不宜过多，通常2～3ml可以清楚显示右冠脉全程，但需根据造影时影像情况临时调整造影剂用量；大量推入造影剂可诱发室颤。右冠脉造影有时导管不能到位，需更换合适导管。如右冠脉异常起源于左冠状窦或升主动脉前壁者，选用AL1～2可成功。如选择性造影困难时，可先进行升主动脉造影，确定右冠脉开口位置，再选用合适的导管（图71-4）。

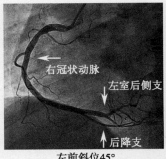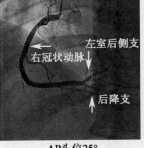

左前斜位45°　　　　　　　　　　AP头位25°

图71-4　常用右冠状动脉造影体位

（3）左乳内动脉（LIMA）造影：选用 JR4 或内乳动脉造影管通过导丝将导管进入左锁骨下动脉远端，轻轻回撤并逆时针转动导管直到嵌入 LIMA 内，选多个体位造影观察 LIMA 与前降支（LAD）吻合口有无病变。

（4）右乳内动脉（RIMA）造影：选 JR4 或乳内动脉造影管，方法类似左乳内动脉，应注意避免导管进入右颈总动脉。全动脉化旁路移植时会采用右乳内动脉。

（5）静脉桥血管造影（SVG）：可选用 JR4，MP 或 AR 或专用于移植血管的造影管（LCB，RCB）完成。静脉桥血管一端多吻合在升主动脉前壁。右冠脉桥血管常取 LAO 45° 体位，通常在右冠脉开口上方，回撤并转动导管，多可顺利进入右冠移植血管。主动脉至前降支和旋支的静脉桥血管，在右前斜位 30° 时导管比较容易进入。造影管送入升主动脉根部，回撤导管并轻柔顺时针转动，可使导管顺利进入桥血管开口。

【造影体位】

1. 左冠状动脉　通常左冠状动脉造影选择 4～5 个体位，可将绝大多数病变展示清楚，常用的有：左前斜头位（LAO 45°＋Cran 25°），后前位头位（AP＋Cran 35°），右前斜头位（RAO 30°＋Cran 35°），右前斜足位（RAO 30°＋Caud 23°）及左前斜足位（LAO 45°＋Caud 30°，"spider"位）。左前斜位头位可观察左主干开口，前降支中远段，对角支开口，LCX 中远段，后前位头位可充分显示 LAD 的中段及远端，以及对角支开口，左前斜足位（"spider"位）是观察左主干前降支及旋支开口及近端极好的体位，但前降支近端会有缩短现象。各种体位的角度根据需要可加大或减小。

2. 右冠状动脉　冠状动脉的体位通常有左前斜位 45°（LAO 45°），

右前斜位 30°（RAO 30°）及后前位头位（AP 15°～20°），LAO 45°可清楚显示 RCA 近端中段及远端，AP 15°～20°可将后降支后侧支充分展开，RAO 30°显示 RCA 的近端及中端。

3. 注意事项

（1）每一个病变都应从两个及以上的体位来分析，单个体位甚至多个体位都可能遗漏偏心病变；

（2）病变狭窄程度采用目测法，以病变处直径狭窄百分数表示，以邻近正常血管管径为参照。

三、左心室造影及大血管造影

【左心室造影】

将猪尾导管沿导丝送入左心室腔中部，用盐水冲洗导管并排空导管内汽泡，记录左心室收缩压和舒张压，取 RAO 30°体位，经高压注射器将造影剂注入左心室内拍照，评估左心室壁各节段的运动功能，有无室壁瘤，同时观察有无二尖瓣脱垂及反流。梗阻性肥厚型心肌病患者还需在 LAO 45°造影，观察左心室流出道梗阻程度，并需记录从左心室心尖部至主动脉连续压力，评价跨瓣压差。LAO 60°体位可评价室间隔及侧壁的运动功能，如有室间隔穿孔或缺损存在，加头位，可观察到造影剂从左室通过室间隔流入右心室。如造影机具备双体位造影功能，RAO 及 LAO 可同时完成。

【主动脉造影】

1. 升主动脉造影　通常在 LAO 60°体位做升主动脉造影，猪尾导管放置于主动脉瓣上方约 2cm 处。通过升主动脉造影可了解到：①主动脉反流；②升主动脉瘤；③升主动脉夹层；④冠状动脉起源异常。选择性造影导管不能进入冠脉开口时，升主动脉造影可帮助确定冠脉开口位置（非选择性冠脉造影），也可确定冠脉移植血管开口位置。

2. 弓上动脉造影　将猪尾导管顶端置于升主动脉上端，高压注射造影剂可显示弓上动脉，观察左右颈总动脉，左锁骨下动脉脉开口，无名动脉，通过数字减影显影清晰。三支冠脉狭窄拟行旁路移植手术者，应常规进行弓上动脉造影以排除颈动脉粥样硬化狭窄，如有狭窄，应再做选择性造影以确定病变程度。

3. 腹主动脉造影　将猪尾导管置于腹主动脉肾动脉开口上方（第 12 胸椎或第 1 腰椎），高压注射造影剂对双肾动脉进行非选择性造影，也可用 JR4 进行选择性的肾动脉造影。对冠心病伴有高血压者，在完成冠状动脉造影后可常规进行。

四、并　发　症

左心导管术是有创性诊断检查技术，有一定的危险性，术中术后可发生严重并发症。

1. 死亡　左心导管术约有 0.1% 的死亡风险。急性冠脉综合征急诊造影，年龄大，严重左心功能不全，严重左主干病变及重度主动脉瓣狭窄者风险增大。

2. 心肌梗死　冠脉造影导致心肌梗死的发生率约为 0.05%，原因有：导管所致冠状动脉夹层，原有斑块破裂，较大的气栓或血栓等导致冠脉急性闭塞引起急性心肌梗死。

3. 脑卒中　发生率约为 0.05%，可由气栓或血栓、粥样斑块碎片脱落堵塞脑血管引起。

4. 冠状动脉夹层　导管插入冠脉开口时，可直接导致夹层，如导管插入冠脉过深，用力注射造影剂时引起粥样斑块破裂导致夹层发生，尤其是 Amplatz 导管，操作时须非常小心。

5. 冠状动脉痉挛　导管插入冠脉时可引起冠脉痉挛，右冠脉容易发生，撤出导管或注射硝酸甘油 100～200mg 可迅速缓解痉挛。

6. 肾衰竭　造影剂可造成患者的肾脏损害，尤其原有肾功能不全、糖尿病、蛋白尿、心功能不全、高龄患者风险增加。

7. 心律失常　冠状动脉造影术可引起各种心律失常，心动过缓较常见，咳嗽可减轻；室颤的发生率约 0.5%，右冠脉造影时如导管进入圆锥动脉易致压力下降，如不及时撤出可引起室颤，另外右冠脉注入大量造影剂时也易引起室颤。

8. 心力衰竭　造影剂可引起心功能不全，大量注射造影剂（如左心室造影）可引起心力衰竭，尤其潜在心功能不全患者，减少造影剂用量，应用非离子型造影剂或低渗性造影剂可降低风险。

9. 迷走反射　迷走反应常发生于冠状动脉造影术中、术后，撤出鞘管及压迫止血时，主要表现为面色苍白、大汗淋漓、头晕、呕吐，最重要的表现为心动过缓和低血压状态。应立即：①静推阿托品 1mg；②快速输液扩容；③多巴胺 3～5mg 静脉推注，经过上述处理，多可迅速恢复。

10. 急性肺栓塞　为严重并发症，但少见，见于经股动脉途径造影者。其原因为卧床及局部加压包扎，下肢深静脉血栓形成，起床活动时血栓脱落致肺栓塞。

11. 过敏反应　造影剂所致的过敏反应轻者可表现为皮肤发红、麻疹或血管神经性水肿，重者可出现低血压、休克、喉头水肿、支气管痉挛，甚至死亡。轻者可用异丙嗪（非那根）或苯海拉明；过敏性休克时,应给地塞米松,静脉推注肾上腺素等。另外,局部麻醉时亦可发生利多卡因过敏反应。

12. 血管并发症 血管并发症多见于股动脉径路,包括假性动脉瘤、动静脉瘘、动脉血栓形成、外周血管栓塞等。

(1)假性动脉瘤:典型表现为搏动性包块(血肿),听诊收缩期血管杂音:①较小的假性动脉瘤(≤2.5cm)可再次加压包扎,减少活动,多数可消失;②大的假性动脉瘤可请外科手术矫正,也可超声引导下于瘤体内注射凝血酶,形成血栓堵住破口。

(2)动、静脉瘘:局部包块不明显,可闻及双期血管杂音,动脉破口<3mm者,可不处理或局部压迫,多数可自行愈合;破口较大者可行外科手术矫正。

(3)动脉血栓栓塞:穿刺部位血管因导管或导丝损伤血管壁,或局部斑块被导管或导丝触及而脱落导致血栓栓塞,或压迫过紧时间过长形成血栓。患者肢体疼痛,发麻,动脉搏动减弱或消失,超声多普勒检查有助于诊断,诊断确定股动脉以下血管堵塞,应进行溶栓治疗,尿激酶 50 万～150 万 U(30 分钟内)或 rt-PA 50mg(90 分钟);如为股动脉以上血管堵塞应请外科手术取栓。

(4)局部出血及血肿

1)出血:局部再次出血时应立即手法压迫止血 20 分钟,加压包扎,减少肢体活动。

2)血肿:穿刺部位血肿为压迫不当或肢体过度活动导致。一般发生较早,发现后应再次加压包扎止血。桡动脉径路出现前臂血肿时,疼痛明显。血肿一般可在 1～2 周吸收,有的可形成硬结,持续存在。如股动脉穿刺点高于腹股沟韧带以上,不易压迫止血,血肿可向腹膜后扩散,形成腹膜后血肿。腹部 CT 可确定诊断;可表现为穿刺点同侧腹疼,或腰疼,低血压,严重者可发生出血性休克、死亡,一旦发现应严格卧床、输血、停抗凝药,血压不稳定者应请外科手术探查,缝合出血点。

五、术前准备、术中用药及术后处理

【术前准备】

术前应做一些常规的检查,包括血、尿、便三大常规,血生化全项(肝肾功能、血糖、电解质等),凝血酶原时间及活动度,乙肝五项、丙肝抗体、梅毒及艾滋病抗体及心电图、X 线胸片、超声心动图等。术前一天备皮,做碘过敏试验。造影当日入导管室前建立静脉输液通道。如患者紧张可酌情给予地西泮 10mg,肌内注射。术前不需禁食,但不宜过饱,尽量食用易消化食物。如造影后拟行介入治疗患者，术前一天应顿服阿司匹林 300mg，氯吡格雷 300mg（已服用氯吡格雷 75mg/d 6 天以上者不需顿服），以防止术中或术后支架部位出现急性血栓。另外，根据病情术前还需服用硝酸酯类或钙通道阻滞药、β 受体阻断药等药物，以防止术中血管痉挛或因紧张心率增快等。

术者术前应查看患者，全面掌握患者的临床资料，检查桡动脉搏动并做 Allen 试验、股动脉及足背搏动等，选择造影路径。

与患者及家属交流，介绍病情和造影检查的必要性及可能的并发症，获得知情同意书。

【术中用药】

1. 肝素　动脉鞘管插好后，经动脉鞘管注入 300IU 的普通肝素，以减少导管在体内操作带来的血栓并发症，如需行冠状动脉支架术，则应再补充肝素 7000IU（总计 10 000IU），以防止支架置入后的血栓并发症。

2. 硝酸甘油　当造影发现冠状动脉狭窄时，应从相应冠状动脉注入硝酸甘油 0.2mg，于相同体位重复造影，以除外冠状动脉痉挛；术中如出现冠状动脉痉挛或心绞痛发作，可立即于相应冠状动脉注入硝酸甘油 0.2mg（如血压偏低给 0.1mg），可重复应用，直到疼痛或痉挛解除。

3. 阿托品　冠状动脉内注射造影剂时可引起显著心动过缓，可用阿托品对抗。预防性用阿托品仅适用于术前心率较慢者，一般可 0.5mg 静脉推注。

【术后处理】

1. 拔除鞘管　造影完成后立即拔除鞘管，经股动脉途径者：压迫止血，手法止血需压 20 分钟左右，止血后用弹力绷带加压包扎，穿刺处沙袋压迫 6 小时，卧床 12 小时，注意观察有无出血、血肿。也可采用股动脉闭合装置止血：目前常用的有血管吻合器（Angioseal）和血管缝合器（Perclose），这两种装置在使用前均需于右前斜位 30° 进行股动脉造影，如有动脉粥样硬化病变或穿刺点位于股动脉分叉处，则不能使用。Angioseal 封堵血管后 3 个月不宜在同一部位再穿刺。经桡动脉途径者：术后拔除鞘管，用桡动脉止血器止血或用弹力绷带加压包扎即可，调整止血器或弹力绷带的松紧度，手腕处止血带可在 3～6 小时后撤除，严密观察穿刺部位有无出血、血肿等。不需常规卧床。

2. 返回病房后，应严密监测血压、心率的变化，常规检查心电图，复查血、尿常规和肾功能等，并心电遥测 24 小时，如无特殊情况不应用抗生素。

3. 适量多饮水，以利于造影剂排出，不宜过急过多，以免胃过度膨胀。

(陈　珏)

第 72 章　IVUS 的基本原理与临床应用

一、物理学基本原理

血管内超声系统和其他的医学超声系统类似，都是根据物理学的"压电晶体"效应完成超声显像。所谓"压电晶体"效应就是一种晶体如陶瓷可以在电流的作用下膨胀和收缩，并因此产生声波。当这种声波被物体反射回来后，这种晶体还可以将反射的声波重新变换成电流，并通过特定的技术转换成影像。由于各种物质对同一超声波的反射特性不同，从而可以在体外呈现出不同的影像，以区别各种组织成分。

二、血管内超声检查系统

目前的血管内超声系统主要包括两种：单晶体机械探头系统(以美国波士顿公司为代表)，相控阵多晶体探头系统(以美国火山公司为代表)。前者只有一个小晶体位于导管头部，当它从血管内回撤时，需要按照每分钟 1800 转的速度旋转，在向血管发射超声波的同时，回收反射的超声波，并传输到体外成像。后者择是将 64 块晶体排成一周，在导管检查回撤时，不需要转动，每块晶体在自己对应的方向上发射超声波并回收反射的超声波，传输至体外成像(图 72-1)。

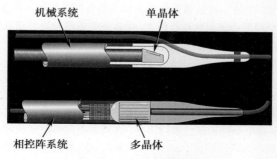

图 72-1　两种操作系统

三、两种操作系统的区别

　　两种操作系统各有优缺点。机械探头系统的组织分辨率要高一些，其原因是它的探头的频率高于相控阵探头。根据物理学原理：超声波频率越高，分辨率越高，同时穿透性下降。但由于物理学的原因，单晶体可以做成频率相对高的探头，目前的波士顿系统为40MHz，而多晶体的相控阵系统每个晶体的频率只能达到20MHz，从某种意义上这是物理学的极限，因此，两种系统存在探头成像频率上和清晰度上的差异。

　　其他的区别还包括：两者的头部快速交换系统的长度不一样，由于单晶体系统需要快速转动，因此其头端非常短，在影像上会出现导丝的"伪影"，推送导管时也需要非常小心，尽量打开止血阀，减少阻力以防止折断导管。相对而言，相控阵系统头端较长，导丝从晶体换能器近心端穿出，因此没有导丝的"伪影"，推送性能也要好些。实际上，上述头端指的是快速交换导丝穿越的头端长度，就晶体距离导管尖端的长度而言，相控阵导管的"头端"更短。

　　另外，在使用过程中，一个重要的差别是机械系统需要仔细冲水，以便使探头在保护壳内快速转动回撤时，发射和回收的超声波不会被空气衰减，否则体外的成像效果会明显降低。而相控阵系统不需要使用保护壳，直接和血液接触，因此不存在冲水的问题。

　　目前，两种系统均可以提供"虚拟"组织判定技术，火山公司命名为虚拟组织学，波士顿公司命名为 iMAP。所谓虚拟组织学成像，就是充分获取组织反射超声波的信息，不仅包括其"峰值"和"谷值"，还把频率等各种信息全部搜集起来，传输给电脑系统，这种电脑系统事前已经被"洗脑"，它就可以根据这些获得的超声波信息，对组织成分给出判断，并用不同的颜色表示出来。超声检查系统能够完成这种虚拟组织学成像，其关键是增加了一个被"清洗"的电脑。所谓"洗脑"，就是事先获得大样本的病理学组织学标本，即从尸体上获得的心脏冠状动脉标本，用常规的方法检查并获取这些标本的全部超声波特征，再将这些标本送到病理学家手中，一一切片，再将从这些切片中病理学确认的组织成分和它们原始的超声波信息对应起来，就获得了原始超声波 - 组织学对应数据库，将这些数据库"教"给电脑，就完成了"洗脑"工作。当在人体进行实时冠状动脉检查时，针对各种各样的超声波信息，电脑就会给出它们的组织学分类，并用不同的颜色表现出来，这就是虚拟组织学成像。已经完成的病理对照研究显示：这种虚拟组织学技术的准确度在 90% 左右（图 72-2 和图 72-3），但它对钙化后斑块、血栓和静脉桥病变判断

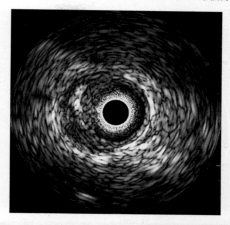

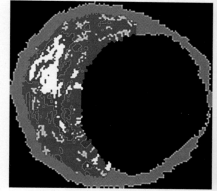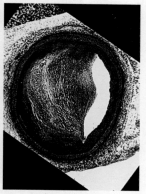

图 72-2　血管内超声、虚拟组织学超声和病理对照图

的准确性还没有得到病理检测的证据。两种技术的基本原理类似，只是在确认组织分类上分别使用了排除法和类比法，从而可能对同一组织产生不同认识。

　　就发展方向而言，两种系统的区别在迅速缩小。火山公司目前已经生产出机械探头系统，为 45MHz。波士顿公司正在研制的新机械探头可能达到 60MHz。

四、血管内超声的基本影像和测量

　　理论上，超声可以反映任何不同组织的反射特征，但实际上，只有两种组织反射特性差异较大时，才能在血管内超声上看出两种组织间的边界。对于血管而言，超声检查的结果和病理的横切片非常

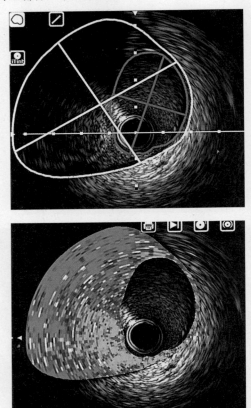

图 72-3 血管内超声、iMAP 对照图

类似,其最主要的优势是在活体上的实时成像。

在影像上超声主要描述了血管的 3 层结构,俗称为"亮暗亮"结构。对于一个正常没有动脉粥样硬化的血管,我们也称这 3 层结构为"内膜层"、"中膜层"和"外膜层"(图 72-4,图 72-5)。它和生物学上血管的三层管壁结构应该是对应的。其中生物学上血管的中膜层由内、外弹力板分别和血管内膜、外膜分开,构成中膜。但实际上,血管内超声观察到的影像,特别是有动脉粥样硬化斑块的影像,以及由此得到的测量结果,同生物学解剖上的 3 层结构是不完全一致的。最主要的一个原因是血管内超声不能清晰的显示血管内弹力板,因此,超声观察和测量的指标中没有单独的中膜层。实际显示的 3 层边界分别是:血液和血管壁的边界,它决定了管腔的大小;

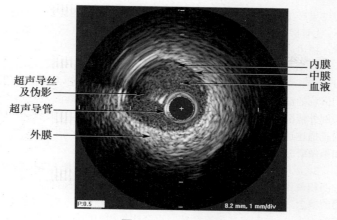

图 72-4 正常血管

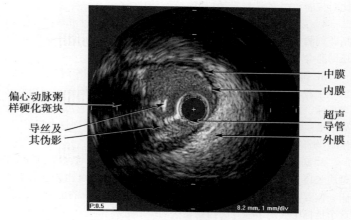

图 72-5 动脉粥样硬化病变血管

外弹力板和外膜的边界：我们俗称的血管大小就是指的这个边界下测量的结果；外弹力板以外的结构，包括外膜和外膜外组织结构，通常血管内超声不能确定其外缘边界。

因此，常规的血管内超声测量包括：

1. 管腔 即血液和血管壁交接的面，它通常是很清晰的，但也有例外的情况，如正常的年轻人，当其内膜只包括一层内皮细胞和内皮下组织，而其厚度还达不到血管内超声的分辨度时，就不能清楚鉴别这个边界，它会和中膜层混在一起，但继续完成测量也不会对结果产生太大的影响。在测量管腔后，我们通常还会得到下述指标：①管腔面积；②最小管腔直径；③最大管腔直径（这几个指标通常在描述边界完成时就可以自动获得）。

2. 外弹力板测量（EEM） 通过描述清晰的外弹力板边界就可以获得这个指标，并相应获得其面积及最大、最小外弹力板直径（我们俗称的血管面积和直径），这个测量通常也是很准确的，但也有一些例外情况，如大边支进入、弧度很大的钙化斑块存在时，就会比较困难描述这个边界，这时如果为临床使用，可以测量邻近的血管段。如果做研究，就应该放弃不准确的测量。

3. 斑块和中膜 这实际上是不用测量的，只需要把 EEM 减去管腔面积就可以了。其附属的指标除了面积外，斑块负荷也是一个重要的概念。所谓斑块负荷程度，是指斑块和中膜面积占整个 EEM 面积的百分比，这和造影的直径狭窄百分比有相似的概念。通常 70% 的斑块负荷百分比对应 50% 的造影直径狭窄；90% 的斑块负荷百分比对应着 70% 的造影直径狭窄。

4. 支架面积 当血管有支架存在时，就又多了一层结构，这包括即刻测量的支架面积和随访时测量的支架面积，无论是哪个面积，还同时会有最大、最小支架直径。

5. 新生内膜面积 当支架存在内膜增生或再狭窄时，就会又多出一个新生内膜面积，只要用支架面积减去管腔面积就可以得到这个指标。由此可以得到某种支架的晚期丢失指标。它可用于药物支架抗增生特性的判定，很多药物支架的早期研究都使用这个指标，以便减少研究的样本量，减少开发费用。

6. 斑块容积 它通过测量斑块和中膜面积，并通过数学方法和斑块长度结合起来进行计算，就得到斑块容积，通过比较系列超声同一位置斑块容积的变化，可以比较敏感地判定斑块的进展和回缩。这个指标主要用于他汀类药物相关的斑块进展和回缩临床研究。

五、血管内超声的临床应用

【术前超声】

1. 临界病变的判断 在临床造影检查过程中，很多时候会遇到临界病变，而患者又没有相应的运动试验检查结果，是停止操作等待患者完成运动试验后再次进行干预，还是即刻干预往往使介入医生处于两难境地。既往有一些血管内超声研究显示：在三支以上的主支血管最小管腔面积小于 $4mm^2$ 可以作为血管内超声诊断缺血病变的标准，但近年一些研究显示，这个指标的准确度可能较低，最好使用血管内压力导丝（FFR）进行判定。

2. 特殊部位病变的判断　众所周知，冠状动脉造影虽然是冠心病诊断的"金标准"，但它有很多局限性，尤其是一些特别部位的病变，如血管开口部位和扭曲血管段转折部位，往往造影难以完全显示清楚这些部位的病变。对于左主干，这种帮助就更大，既往很多研究均显示造影对于左主干病变程度的判断是所有各种类型病变中最不准确的。目前国际上较为认可对左主干狭窄干预与否的判断指标是，最小管腔面积 6mm^2，最小管腔直径小于 3mm。这也得到 FFR 等临床研究结果的支持。最近，有研究显示最小管腔面积标准可以降低到 4.8mm^2，但这个结果还没有获得广泛认可。

3. 特殊形态病变的诊断　对于所有造影显示形态特殊的病变均可以求助于血管内超声的帮助。例如各种扩张病变，造影自身难以鉴别是真性血管瘤、假性血管瘤，还是正常血管段伴随弥漫狭窄段，而这种判断对患者治疗策略的选择意义重大。有文章报道：77 例造影诊断血管瘤，真性只占 27%，假性占 4%，复杂斑块或夹层占 16%，狭窄病变相邻正常节段占 53%。又如自发性夹层病变，不进行血管内超声检查，有些患者难以确诊，而这种情况下患者的预后可能很差，甚至猝死。

4. 手术策略的确认　术前血管内超声对于治疗策略的选择很有帮助，特别是在一些复杂病例中。如钙化病变，造影可以判断是否存在钙化斑块，但其难以确认这些钙化是在血管内膜，还是外膜；是在斑块表面，还是在斑块深部；钙化的程度是 360°，还是非圆周钙化；钙化病变是很弥漫，还是很局限。而这些信息非常重要，它将决定是否需要进行旋磨治疗，支架是否可以完全到位，是否可以完全膨胀，甚至是否需要建议患者选择外科旁路移植手术治疗。如分叉病变，在目前还没有最佳分叉病变治疗手段的情况下，对分叉病变进行深入了解，对手术策略很有帮助，特别是左主干远端、前降支和旋支口部分叉病变，使用血管内超声帮助确定是使用贯穿策略，还是双支架策略意义尤其重大（图 72-6）。

5. 介入治疗球囊和支架的选择　根据血管内超声检查的结果，选择治疗用球囊和支架，无论是大小还是长度均较造影更为准确，这对于获取最佳治疗效果具有明显的益处。

【术中及术后检查】

1. 最佳支架置入结果评价　对于裸金属支架，既往已经有很多血管内超声研究显示：术后即刻的最小支架面积对远期再狭窄具有明确的预测作用，因此，在裸金属支架时代提出"the bigger, the better"的概念，并有多项研究显示，术后最小支架面积超过 6.5mm^2 可以明显降低再狭窄发生率。在药物支架时代，仍然有类似的研究结果，只

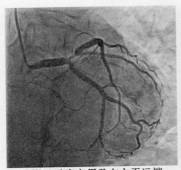
造影显示病变累及左主干远端

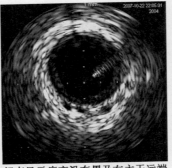
超声显示病变没有累及左主干远端

图 72-6　贯穿或精确定位治疗前降支开口病变

是这种临界判定值比裸金属支架时低了。以西罗莫司和紫杉醇支架为例，有研究显示其各自的临界值分别是 5mm² 和 5.5mm²。当然，除了这种简单的临界值外，血管内超声可以更好地判定是否存在支架的膨胀不全和贴壁不良（图 72-7）。膨胀不全一般指支架的最小管腔面积没有达到参照血管管腔面积的 90% 或没有达到相应血管段外弹力板面积的 70%。贴壁不良则指支架丝双面均可见流动的血液。此外，血管内超声可以比造影更敏感地发现支架边缘夹层撕裂，更为特殊的是是否存在壁内血肿，从而决定是否进一步进行干预。

　　2. 闭塞病变和特殊并发症血管腔的识别　慢性闭塞病变目前是介入治疗的最后一块堡垒。在使用各种前向，反向技术及各种器械如微导管，更坚硬的导引钢丝后，总有一个问题经常难以回答，就是导丝远端是否在血管真腔内，除了对侧造影等常规技术外，血管内超声可以帮助鉴别是否导引钢丝在远端真腔内。通常的判断标准包括：血管壁的 3 层结构是否完整，分支血管是否可以进入到血管腔内。另外一种情况是开口部位的血管慢性完全闭塞，这时造影上难以发现闭塞部位。如果希望尝试前向技术，就会感到无从下手，血管内超声此时可以放置在邻近的血管内，帮助指引闭塞的开口。如果指引导管足够大，通常需要 8F 以上，就可以在超声指引下尝试寻找闭塞开口。此外，对于一些特殊的并发症，如血管壁内血肿的治疗，血管内超声还可以帮助确认支架置入的位置和策略，这在血肿导致的急性血管闭塞时意义更大（图 72-8）。

　　3. 系列随访血管内超声　系列随访血管内超声对介入治疗的帮助巨大。它帮助揭示了球囊扩张、裸金属支架和药物支架不同的作用机制。在球囊扩张时代，它阐明了其再狭窄的主要机制是血管弹

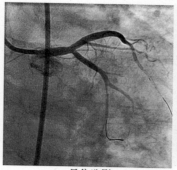

足位造影

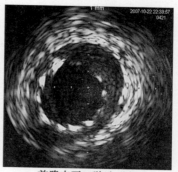

前降支开口贴壁不良

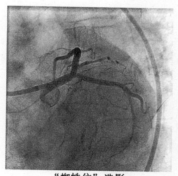

"蜘蛛位"造影

图 72-7　前降支开口支架贴壁不良

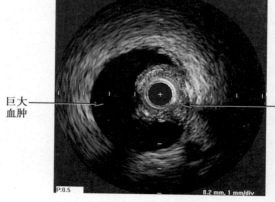

图 72-8　造影管导致急性巨大血肿压闭血管

性回缩和血管重塑。而对于裸金属支架,其早期支架急性、亚急性血栓发生率高主要原因是其支架释放压力过低,从而发生支架膨胀不全及贴壁不良所致,并因此提出了"高压释放支架"概念。它还揭示了裸金属支架再狭窄的主要机制是新生内膜增生,并因此提出了"支架释放后直径越大越好"、"进行点支架置入"的观念。进入药物支架时代,血管内超声提示:支架达到满意扩张,尽可能获得最大术后即刻 MSA 并完全覆盖病变,可以减少远期再狭窄的发生率,并降低近期血栓发生率。术后获得性贴壁不良,特别是那些极其巨大的贴壁不良,甚至是动脉瘤形成,与药物支架晚期和迟发晚期血栓形成可能相关。药物支架断裂、支架间存在间隙、支架丝分布极度不均匀等也是支架再狭窄的一个重要原因。

六、主要适应证和操作常规

综上所述,当对下述高危病变和高危患者进行介入治疗时,应该考虑使用血管内超声检查,以便患者获得最佳近期和远期手术效果。

高危患者:

1. 肾功能不全。
2. 使用双重抗血小板治疗受限患者。
3. 糖尿病患者。
4. 左心室功能不全患者。

高危病变:

1. 左主干病变。
2. 分叉病变。
3. 开口部病变。
4. 小血管病变。
5. 长病变。
6. 再狭窄病变。
7. 所有药物支架治疗失败患者(包括再狭窄和血栓形成等)。

【血管内超声检查常规步骤】

1. 按照 PCI 补充肝素剂量。
2. 常规使用自动回撤系统,回撤速度通常设置为 0.5mm/s。
3. 开始回撤时最好留下电影,以便日后确认开始检查部位。
4. 回撤最好直至左主干或右冠开口,以便日后确认相关血管定位。
5. 适当回撤指引管,以便不漏掉左主干、右冠开口部病变。
6. 应告诉超声技术员本次检查的主要目的或适应证。

(钱 杰)

第73章 其他心脏病介入治疗方法

一、动脉导管未闭封堵术

动脉导管未闭（PDA）封堵术是经皮穿刺股动脉或静脉，将封堵器经输送鞘管置入未闭动脉导管内，恢复或改善其血流动力学状态。1967年Porstmann首次施行非开胸法PDA封堵术获得成功。国内1983年开始应用该技术。1977年Rashkind等经静脉途径送入伞形补片闭合PDA成功。1992年Cambier采用弹簧钢圈封堵PDA；1997年Masura等开始采用Amplatzer封堵器治疗PDA；我国1998年引进Amplatzer技术。目前国内外普遍应用的是Amplatzer法及可控弹簧栓子法或血管塞（Plug）法。

【适应证】

1. Amplatzer法

（1）左向右分流不合并需外科手术的心脏畸形的PDA；PDA最窄直径≥2.0mm；年龄：通常≥6个月，体重≥4kg。

（2）外科术后残余分流。

2. 可控弹簧栓子法

（1）左向右分流不合并需外科手术的心脏畸形的PDA；PDA最窄直径（单个Cook栓子≤2.0mm；单个pfm栓子≤3mm）。年龄：通常≥6个月，体重≥4kg。

（2）外科术后残余分流。

3. 血管塞（Plug）法　适合于"小拇指状"或"牙签状"PDA，一般PDA较长，但其肺动脉端直径较细。

4. Amplatzer Duct Occluder Ⅱ（ADO Ⅱ代封堵器）法

（1）适合于封堵5种类型PDA。

（2）PDA直径≤5.5mm。

【禁忌证】

1. Amplatzer法

（1）依赖PDA存在的心脏畸形。

（2）严重肺动脉高压并已导致右向左分流。

（3）败血症，封堵术前1个月内患有严重感染。

（4）活动性心内膜炎，心内有赘生物。

（5）导管插入途径有血栓形成。

2．可控弹簧栓子法

（1）窗型 PDA。

（2）余同上。

【操作方法及程序】

1．术前准备

（1）药品：1% 利多卡因、肝素、造影剂及各种抢救药品。

（2）器械：血管穿刺针，动脉鞘管，0.035 英寸导引钢丝（长 260cm）及 0.035 英寸（145cm 长）直头导丝。猪尾型导管及端侧孔导管。美国 AGA 公司生产 5/4mm～16/14mm 直径 Amplatzer 封堵器；5～8F 输送鞘。国产动脉导管未闭封堵器 6/4mm～22/24mm 直径，7～12F 输送鞘。美国 Cook 公司生产的直径为 3mm（5 圈）、5mm（5 圈）6.5mm（5 圈）及 8mm（5 圈）可控弹簧栓子（防磁或不防磁）；5F Judkins 右冠状动脉导管。美国美国 AGA 公司生产及国产血管塞（Plug），直径 4～6mm，6F 右冠状动脉导引鞘管。ADO Ⅱ封堵器腰部直径 3～6mm，长度 4 或 6mm。4～5F 输送鞘管。

（3）C 形臂心血管造影机。

（4）多导生理记录仪、心脏监护仪、临时起搏器和心脏电复律除颤器。

（5）备用氧气以及气管插管等器械。

（6）病史及体检，询问有无对金属过敏史。

（7）相关化验检查。

（8）心电图、X 线胸片、超声心动图。

（9）备皮及碘过敏试验。

（10）需全麻的患儿术前 4 小时禁食水。

（11）向患者及其家属或监护人解释术中可能出现的并发症并签署知情同意书。

2．诊断性心导管术　局麻或全麻下穿刺股静脉行右心导管检查，穿刺股动脉行降主动脉左侧位或右前斜位造影，测量 PDA 直径，了解其形态及位置。

3．操作步骤

（1）Amplatzer 法：选择比所测 PDA 最窄直径大 2～4mm 的封堵器（小儿可达 6mm），将其安装于输送钢丝的顶端，透视下沿输送鞘管将其送至降主动脉。待封堵器的固定盘完全张开后，将输送鞘管及输送钢丝一起回撤至 PDA 的主动脉侧。然后固定输送钢丝，仅回撤输送鞘管至 PDA 的肺动脉侧，使封堵器的腰部完全卡于 PDA 内。10 分钟后重复主动脉弓降部造影，若证实封堵器位置合适、形状满意，无或仅微至少量残余分流，且听诊无心脏杂音时，可操纵旋转柄将封堵器释放，重复右心导管检查后撤出鞘管压迫止血。

（2）可控弹簧栓子法

1）经股静脉顺行法：穿刺右股静脉插入端孔导管经 PDA 入降主动脉；选择适当直径的可控弹簧栓子经导管送入降主动脉，将 3～4 圈栓子置于 PDA 的主动脉侧，3/4～1 圈置于 PDA 的肺动脉侧。10 分钟后重复主动脉弓降部造影，若证实封堵弹簧栓子位置合适、形状满意、无残余分流时，可操纵旋转柄将弹簧栓子释放。重复右心导管检查后撤出鞘管压迫止血。

2）经股动脉逆行法：穿刺右股动脉插入端孔导管经 PDA 入肺主动脉；选择适当直径的可控弹簧栓子经导管送入肺动脉，将 3/4～1 圈置于 PDA 的肺动脉侧，其余几圈置于 PDA 的主动脉侧。若弹簧栓子位置、形状满意后可操纵旋转柄将弹簧栓子释放。10 分钟后重复主动脉弓降部造影，成功后撤出导管，压迫止血。

3）血管塞（plug）法：一般经股动脉途径，选用 6F 右冠状动脉导引鞘管进行封堵，血管塞直径较管状 PDA 直径大 1～2mm。

（3）ADO Ⅱ法

1）经股静脉顺行法：若经股动脉穿刺行主动脉弓降部造影后显示 PDA 肺动脉侧容易通过输送鞘管者，可选择静脉途径封堵。

2）经股动脉逆行法：若经股动脉穿刺行主动脉弓降部造影后显示 PDA 肺动脉侧难易通过输送鞘管者，可选择动脉途径封堵。

【疗效评价】

根据封堵后主动脉弓降部造影来判定其疗效，肺动脉内无对比剂充盈为无残余分流；仅在封堵器肺动脉侧有极少量对比剂充盈，但不呈喷射状为微量残余分流；在主肺动脉远心段有少量对比剂充盈且呈喷射状为少量残余分流；在主肺动脉中远段，有对比剂充盈为中量残余分流；整个主肺动脉均有对比剂充盈为大量残余分流。

【术后处理】

1. 穿刺侧肢体制动 6 小时，卧床 20 小时，局部沙袋压迫 6 小时。

2. 用抗生素。

3. 术后 24 小时、1、3、6 及 12 个月复查经胸超声心动图、心电图及 X 线胸片。

【并发症预防及处理】

1. 溶血 尽量封堵完全，避免产生喷射性残余分流。一旦发生溶血多采用保守疗法，包括应用激素、碳酸氢钠等；也可采用可控弹簧栓子再次封堵；若无奏效且患者病情有恶化之趋势应行外科手术。

2. 封堵器脱落 操作要规范，封堵器定位要准确。发生封堵器脱落应酌情采用异物钳或圈套器取出；若不成功则行外科处理。

3. 主动脉及肺动脉夹层 操作轻柔，保守治疗、带膜支架（体重≥25kg）置入术或外科手术；若为肺动脉夹层也可尝试经动脉侧送导丝建立股动脉—PDA—肺动脉—股静脉轨道，然后进行封堵。

4. 左肺动脉及降主动脉狭窄 若有明显压差应更换或取出封堵器。

5. 残余分流 少量残余分流可随访观察；中量以上残余分流应行再次封堵术或外科处理。

6. 血小板减少 多与应用较大直径封堵器或（和）残余分流有关；积极寻找原因，可酌情应用激素、碱化尿液、降压及输入血小板等，若无效应行外科手术取出封堵器及结扎 PDA。

【注意事项】

1. 直径≥14mm 的 PDA 常合并较重的肺动脉高压，其操作困难，成功率低，并发症多，应慎重。目前多采用国产 PDA 封堵器或 Amplatzer 肌部室间隔缺损封堵器封堵大直径的 PDA。

2. 合并重度肺动脉高压的 PDA 封堵，术前应常规行右心导管检查，若肺循环血流量/体循环血流量（QP/QS）>1.3；股动脉血氧饱和度>90%；可考虑尝试行封堵术治疗。首先进行封堵试验，采用球囊或直接用封堵器封堵，若肺动脉压下降（30mmHg 以上或降低幅度为原来压力的 20% 以上），主动脉压力无下降及股动脉血氧饱和度上升，患者无不良反应，且造影示无或仅微量残余分流时，可释放封堵器。但应注意避免过大封堵器造成的主动脉弓降部及左肺动脉狭窄。另外，术中操作要轻柔，一旦不成功应保证将封堵器顺利收回鞘管内，以防止损伤 PDA 及发生肺动脉夹层等。如试封堵后肺动脉压不下降反而升高，或心率变慢，主动脉压下降，患者感胸闷、气短、胸痛、头晕甚至晕厥等不良反应，应立即收回封堵器。然后严密观察病情，酌情处理。

3. 高龄患者的 PDA 封堵，有时可合并不同程度的肺部疾患，尽管封堵术前肺动脉压力低于主动脉压力，但升主动脉及股动脉血氧饱和度可低于正常（不能用 PDA 伴重度肺动脉高压引起的右向左分流来解释）。即使试验性封堵术后股动脉血氧饱和度仍不能恢复正常，此时若肺动脉压力下降满意，患者无不良反应也可进行永久封堵，不过应密切随访。

上述两种情况临床经验有限，需积累更多的病例进一步评价其中远期效果。

4. 对于 PDA 合并其他可介入治疗的心血管畸形者，可酌情同期或分期行介入治疗。而对于 PDA 合并其他不适合介入治疗但暂时又不宜或不需要外科手术者，如小儿轻度主动脉瓣病变或细小冠状动脉瘘等，可先行 PDA 封堵术，合并畸形应随访观察，择期酌情外科处理或介入治疗。

5. 直径<1.5mm 的细小 PDA，除有个别发生感染性动脉内膜炎的潜在危险性外，对血流动力学影响不大。因此，这部分患者是否需要介入治疗目前尚有争论。若主动脉造影后发现 PDA 的部位及形状较易采用弹簧栓子封堵术，多主张一并介入治疗。而对那些导管甚至导丝都不能通过的细小 PDA，其部位及形状也不适合封堵术或介入治疗有一定难度者，可随访观察。少数采用吸收性明胶海绵或自体血栓形成法封堵特殊细小 PDA 获得满意的效果，但需积累更多病例及进行长期随访加以评价。

6. 若从肺动脉侧经 PDA 送导丝入降主动脉困难时，可尝试经动脉侧送导丝建立股动脉—PDA—肺动脉—股静脉轨道，然后进行封堵。

7. 术后不需服用抗血小板药物。

8. 对过敏体质或对金属过敏者封堵术前应行镍钛金属过敏试验。

二、继发孔型房间隔缺损封堵术

继发孔型房间隔缺损（ASD）封堵术是经皮穿刺股静脉，将封堵器经输送鞘管置入房间隔缺损处，以恢复或改善其血流动力学状态。1985 年 Rashikind 等报道，应用单盘带钩闭合器封堵继发孔型 ASD 获得成功。我国 1997 年开始采用 Amplatzer 封堵器治疗继发孔型 ASD，目前是全球应用最广泛的方法。中国生产的器材也已在国外30 多个国家应用。

【适应证（Amplatzer 法）】

1. 年龄　通常≥3 岁。

2. 直径≥5mm，伴右心容量负荷增加，≤36mm 的继发孔型左向右分流 ASD。

3. 缺损边缘至冠状静脉窦、上、下腔静脉及肺静脉的距离≥5mm；至房室瓣≥7mm。

4. 房间隔的直径>所选用封堵器左房侧盘的直径。

5. 不合并必需外科手术的其他心脏畸形。

6. 外科术后残余分流。

【禁忌证】

1. 原发孔型 ASD 及静脉窦型 ASD。

2. 心内膜炎及出血性疾患。

3. 封堵器安置处有血栓存在，导管插入途径有血栓形成。

4. 严重肺动脉高压导致右向左分流。

5. 伴有与 ASD 无关的严重心肌疾患或瓣膜疾病。

【操作方法及程序】

1. 术前准备

(1) 药品：1% 利多卡因、肝素以及各种抢救药品。

(2) 器械：血管穿刺针，动脉鞘管，0.035 英寸加硬导引钢丝（长 260cm）及 0.035 英寸（145cm 长）导丝；端侧孔导管。美国 AGA 公司生产 8～40mm 直径 Amplatzer 封堵器；8～12F 输送鞘。国产房间隔缺损封堵器 8～44mm 直径，9～14F 输送鞘。

(3) C 形臂心血管造影机。

(4) 多导生理记录仪、超声心动图仪、心脏监护仪、临时起搏器和心脏电复律除颤器。

(5) 备用氧气以及气管插管等器械。

(6) 病史及体检，询问有无对金属过敏史。

(7) 相关化验检查；经胸或（和）食管超声心动图检查；心电图及 X 线胸片。

(8) 需全麻的患儿术前 4 小时禁食水；备皮。

(9) 向患者及其家属或监护人解释术中可能出现的并发症并签署知情同意书。

2. 操作步骤　局麻或全麻下穿刺股静脉，行右心导管检查；静脉推注肝素 100U/kg。将 0.035 英寸（260cm 长）加硬导丝置于左上肺静脉内，沿该导丝送入测量球囊导管于房间隔缺损处，以稀释的对比剂（对比剂：生理盐水 = 1 : 3）充盈球囊，当透视下显示球囊中间出现切迹，且彩色多普勒显示房水平无左向右分流时，测量球囊切迹处的直径，即为 ASD 的最大伸展径。抽瘪球囊并沿导丝撤出体外，再沿导丝将输送鞘管送入左房内。选择适宜的 Amplatzer 封堵器（> 伸展直径 1～2mm）经输送鞘管送至左房内；若未行球囊测量 ASD 伸展直径者，封堵器直径可酌情增加 4～6mm。在透视及经胸超声心动图（或经食管超声心动图）监测下，先打开封堵器的左房侧伞，回撤至 ASD 的左房侧，然后固定输送导丝，继续回撤鞘管打开封堵器的右房侧伞。经透视及超声下观察封堵器位置形态满意，且无残余分流时，可稍加用力反复推拉输送导丝，重复超声及透视，若封堵器固定不变，可操纵旋转柄释放封堵器。撤出鞘管，压迫止血。

【疗效评价】

根据超声多普勒左向右分流信号判定，无左向右分流为效果佳；分流信号直径 <1mm 为微量残余分流；直径 1～2mm 为少量；3～4mm 为中量；>4mm 为大量。

【术后处理】

1. 穿刺肢体制动 8 小时;卧床 20 小时,局部沙袋压迫 6 小时。

2. 术后肝素抗凝 24 小时。

3. 口服肠溶阿司匹林 3～4mg/kg(6 个月);封堵器直径≥30mm 患者可酌情加服硫酸氯吡格雷 75mg/d(成人)。

4. 应用抗生素。

5. 术后 24 小时、1、3、6 及 12 个月以上复查经胸超声心动图、心电图及 X 线胸片。

【并发症及处理】

1. 冠状动脉栓塞、脑栓塞、脑出血　吸氧、酌情药物治疗。

2. 股动静脉瘘　局部加压,瘘口<3mm 者可随访观察,>3mm 者酌情外科手术修补。

3. 封堵器脱落　酌情圈套器取出,不成功或介入处理难度较大者应及时外科手术。

4. 心脏压塞　心包穿刺引流或手术。

5. 主动脉 - 右房或左房瘘　外科手术或介入治疗。

6. 心律失常　酌情药物治疗,若封堵后(释放封堵器前)发生完全性房室传导阻滞,应收回封堵器,终止介入治疗。

7. 房室瓣穿孔反流　释放封堵器前若发现二尖瓣反流者应更换封堵器;释放后轻度二尖瓣反流者可随访观察,重者酌情外科处理。

8. 对封堵器过敏　轻者可药物治疗;重者应行外科取出封堵器。

9. 头痛　除外脑出血后可加强抗凝及药物对症治疗,包括应用甘露醇等。

10. 脑梗死　术中应肝素化,术后应严格抗血小板治疗半年;合并心房颤动者需服用华法林。

11. 残余分流　少量残余分流可随访观察,大量者可酌情再次封堵。

【注意事项】

1. 小直径的 ASD(<5mm)既无临床症状、超声心动图又无右心容量负荷增加者,一般不需要介入治疗,若在随访中发现 ASD 逐渐增大且有右心容量负荷增加者,或出现由于下肢静脉血栓导致的脑梗死者,可考虑介入疗法封堵 ASD。

2. 对于 ASD 直径与心脏增大或肺动脉高压程度不相称者(即缺损直径不大,但心脏增大较明显或肺动脉高压较重者),应除外依赖 ASD 存在的其他心血管畸形(包括 ASD 合并难以解释的肺动脉高压、合并部分或完全性肺静脉畸形引流等)或 ASD 合并心肌、瓣膜疾患等。尽管这部分患者有时介入治疗技术难度不大,但均不宜实行 ASD 封堵术。

3. 对 ASD 缺损边缘短而薄且范围较大者,尤其靠近下腔静脉侧,封堵术成功率低,术后封堵器脱落的发生率高,一般不主张介入治疗。而部分患者仅靠近主动脉侧的缺损边缘短,甚至阙如,可施行介入治疗,但需将左、右心房侧的封堵器边缘呈"V"字形包绕主动脉根部。术后应密切随访,警惕由于封堵器边缘的机械性摩擦而造成的主动脉 - 右心房瘘、主动脉 - 左心房瘘及心脏压塞等近中晚期潜在并发症。

4. 对 ASD 直径较大、缺损边缘条件差,且经胸超声心动图图像不佳者,应行经食管超声心动图检查,以利于适应证及封堵器直径的选择。

5. 介入经验不足者术中应慎重采用肺静脉法释放封堵器,以防发生心脏压塞或穿孔。

6. 对过敏体质或对金属过敏者封堵术前应行镍钛金属过敏试验。

三、室间隔缺损封堵术

室间隔缺损(VSD)封堵术是经皮穿刺股静脉(或颈静脉)和股动脉,将封堵器经输送鞘管置入室间隔缺损处,恢复或改善其血流动力学状态。1988 年 Lock 等首次应用双面伞封堵室间隔缺损(VSD)获得成功,其后临床采用的封堵器械有 Rashikind、CardioSEAL、Clamshell 及 Sideris 伞等,均因适应证范围小、残余分流率高及并发症多而未能推广应用。目前我国临床主要采用国产室间隔缺损封堵器闭合 VSD(包括膜周部和肌部 VSD)。

【适应证】

1. 膜周部 VSD

(1)年龄通常≥3 岁。

(2)对心脏有血流动力学意义的单纯 VSD。

(3)VSD 上缘距主动脉右冠瓣≥2mm。

(4)无主动脉右冠瓣脱入 VSD 及主动脉瓣反流。

2. 肌部 VSD,通常直径 >5mm。

3. 外科术后残余分流。

【禁忌证】

1. 活动性心内膜炎,心内有赘生物,或引起菌血症的其他感染。

2. 封堵器安置处有血栓存在,导管插入途径有血栓形成。

3. 缺损解剖位置不良,封堵器放置后影响主动脉瓣或房室瓣功能。

4. 严重肺动脉高压导致右向左分流。

【操作方法及程序】

1. 术前准备

（1）药品：1%利多卡因、肝素、造影剂及各种抢救药品。

（2）器械：血管穿刺针，动脉鞘管，0.035英寸（长300cm）"面条"导丝；0.035英寸（长145cm或260cm）超滑导丝；Amplatz圈套器。猪尾型导管、端侧孔导管及5F Judkins右冠状动脉造影导管。国产对称型或非对称膜周部VSD封堵器（4～20mm），6～12F输送鞘。美国AGA公司生产或国产6～24mm直径肌部VSD封堵器；6～9F输送鞘。

（3）C形臂心血管造影机。

（4）多导生理记录仪、超声心动图仪、心脏监护仪、临时起搏器和心脏电复律除颤器。

（5）备用氧气以及气管插管等器械。

（6）病史及体检，询问有无对金属过敏史。

（7）相关化验检查。

（8）心电图、X线胸片、超声心动图。

（9）备皮及碘过敏试验。

（10）需全麻的患儿术前4小时禁食水。

（11）向患者及其家属或监护人解释术中可能出现的并发症并签署知情同意书。

2. 诊断性心导管术　局麻或全麻下穿刺股静脉插管行右心导管检查，穿刺股动脉插入猪尾型导管行左室长轴斜位造影，测量VSD直径，了解其形态及其距主动脉右冠瓣的距离。然后行升主动脉造影观察有无主动脉瓣脱垂及反流。

3. 操作步骤　静脉推注肝素100U/kg。然后从动脉途径送入Judkins右冠状动脉导管沿超滑导丝经VSD入右心室，再更换"面条"导丝入主肺动脉。经股静脉送入圈套器至主肺动脉内将"面条"导丝头端抓住，将其拉出股静脉，从而建立股静脉—右心室—VSD—左心室—股动脉轨道。沿"面条"导丝将输送鞘管送入左室内。选择适宜的封堵器（大于造影所测直径1～2mm）经输送鞘管送至左室内，在透视及超声心动图监测下，先打开封堵器的左室侧盘，回撤至VSD的左室侧，超声心动图显示左室侧伞的位置及形态满意后，固定推送导管及输送导丝，继续回撤鞘管打开封堵器的右室侧盘。经透视及超声下观察封堵器位置形态满意（膜周部非对称VSD封堵器应将左室侧盘的长边朝向心尖），且无残余分流及主动脉瓣反流时，重复左室及升主动脉造影。若无残余分流或仅有微量残余分流且无主动脉瓣反流时，可松开推送导管尾端的固定器，逆时针旋转操纵柄，然后固定推送导管，轻轻推送输送鞘管释放封堵器。撤出鞘管，压迫止血。

【疗效评价】

根据超声心动图及心血管造影判定，若封堵器位置、形态恰当，无或仅有微至少量残余分流，且无主动脉瓣及房室瓣反流者为效果良好。

【术后处理】

1. 穿刺侧肢体制动 8 小时，卧床 20 小时，局部沙袋压迫 6 小时。

2. 术后肝素抗凝 24 小时。

3. 临床及心电图监测，观察 5～7 天。

4. 应用激素 3 天。

5. 口服肠溶阿司匹林 3～4mg/kg（6 个月）。

6. 抗生素。

7. 术后 24 小时、1、3、6 及 12 个月以上复查经胸超声心动图、心电图及 X 线胸片。

【并发症及处理】

1. 束支传导阻滞　应用激素及营养心肌的药物；三度房室传导阻滞者可酌情安装临时或永久起搏器及外科手术处理。完全性左束支传导阻滞伴左室增大者目前治疗较棘手，可尝试安装起搏器，以改善心功能。

2. 封堵器脱落　采用圈套器取出，若不成功应及时外科手术。

3. 主动脉瓣或三尖瓣反流及狭窄　若释放封堵器之前发生应收回封堵器，若释放封堵器之后发生应酌情手术处理。

4. 溶血　激素，碳酸氢钠，酌情输血；必要时外科手术。

5. 头痛　除外脑出血后可加强抗凝及对症治疗。

6. 冠状动脉栓塞或损伤　术中应肝素化，鞘管内应排气充分；一旦发生冠状动脉夹层，可酌情支架植入术。

【注意事项】

1. 小直径的 VSD（<3mm）的处理，左向右分流量很少，一般不会造成左心容量负荷增加及肺动脉高压，临床患者也多无症状，可定期随访观察。另外，VSD 自然闭合的时间多在 2～5 岁之间，即使没有自然闭合，若缺损直径无变化者仍可继续随访至成人。另一方面，对随访中的小 VSD 直径若有增加或无变化，但患者或及其亲属考虑到将来入学、就业、加入保险，且为避免发生感染性心内膜炎、外科手术带来的痛苦、伤疤以及消除心脏杂音所造成的心理障碍等，而迫切要求介入治疗者。介入医生需全面综合临床及影像学资料，估计介入治疗的成功率以及术后给患者带来的益处和可能引起

的并发症，权衡其利弊，征得患者及其亲属同意后可行介入治疗。

2. 对于 VSD 术前合并心律失常尤其是伴完全性右束支传导阻滞及完全性左束支传导阻滞者，应权衡封堵术后的利弊，以防发生心搏骤停等严重并发症。

3. 少数 VSD 病例需完成左心室及升主动脉造影后才能判定介入治疗的可行性和必要性，有时造影能更准确地观察 VSD 的部位、距主动脉右冠状瓣的距离、VSD 左心室面和右心室面的直径及缺损数目、有无合并膜部瘤、主动脉瓣脱垂及反流等。

4. 对左心室面有两个缺损且相距较近的膜周部 VSD，若采用非对称性 VSD 封堵器，尽可能封堵靠近主动脉瓣侧的缺损。少数介入医生封堵远离主动脉瓣侧的缺损，将原先指向心尖部的左心面长盘顺时针方向旋转至主动脉瓣侧，但其操作技术要求高，发生封堵器脱落或主动脉瓣反流的风险大，经验不足者不宜采用该方法。对左心室面有两个缺损且相距较远的膜周部 VSD，一枚封堵器常难以完全闭合两处缺损，留有残余分流；而采用两枚封堵器可能造成主动脉瓣反流，且费用也明显增加，此种情况一般不适合介入治疗。若患者经济条件允许且两枚封堵器封堵后既无残余分流又无主动脉瓣反流者也可尝试介入治疗。

5. 对合并膜部瘤且右心室面有多个"破口"的 VSD 介入治疗，尽可能将输送鞘通过大"破口"并封堵左心室面的缺损口，以达到完全闭合。

6. 对 VSD 合并轻度三尖瓣反流者，若封堵术后三尖瓣反流量无增加可释放封堵器。

7. 对 VSD 合并主动脉瓣轻度脱垂但无主动脉瓣反流者，可试行 VSD 封堵术。若封堵后封堵器的锐利边缘未接触到脱垂的主动脉瓣，且无主动脉瓣反流及残余分流者，可释放封堵器。术后应严格随访。

8. 对过敏体质或对金属过敏者封堵术前应行镍钛金属过敏试验。

四、经皮球囊肺动脉瓣成形术

经皮球囊肺动脉瓣成形术（percutaneous balloon pulmonary valvuloplasty，PBPV）是穿刺股静脉（或颈静脉），将球囊导管置于狭窄的肺动脉瓣口，利用球囊扩张的机械力量使粘连的肺动脉瓣叶交界处分离，以解除或缓解瓣口狭窄程度。根据使用的球囊不同可分为聚乙烯球囊法和 Inoue 球囊法。1982 年 Kan 等首先报道经皮球囊肺动脉瓣成形术（PBPV）治疗单纯肺动脉瓣狭窄（PS），自 1985 年以来，该技术陆续在国内开展起来，现已成为治疗单纯肺动脉狭窄的首选方法。

【适应证】

1. 单纯肺动脉瓣狭窄,跨肺动脉瓣收缩压差≥35mmHg。

2. 重症肺动脉瓣狭窄伴心房水平右向左分流。

3. 合并其他可行介入治疗的心脏畸形,如动脉导管未闭、继发孔型房间隔缺损及室间隔缺损等。

4. 轻、中度发育不良型肺动脉瓣狭窄。

5. 复杂型先天性心脏病合并肺动脉瓣狭窄的姑息疗法。

【禁忌证】

1. 单纯右室流出道狭窄或以其为主的重度狭窄者(心室收缩及舒张期狭窄程度变化不大)。

2. 重度发育不良型肺动脉瓣狭窄。

3. 伴重度三尖瓣关闭不全需外科处理者。

4. 余同一般心血管造影术。

【操作方法及程序】

1. 术前准备

(1) 药品:1% 利多卡因、肝素、造影剂及各种抢救药品。

(2) 器械:血管穿刺针,动脉鞘管,0.035 英寸导引钢丝(长 145cm),0.035 英寸导引钢丝(长 260cm),猪尾型导管及端侧孔导管(5～7F),适宜的聚乙烯球囊导管、Inoue 球囊导管及附件或国产 10F 球囊导管及附件。

(3) C 形臂心血管造影机。

(4) 多导生理记录仪、心脏监护仪、临时起搏器和心脏电复律除颤器。

(5) 备用氧气以及气管插管等器械。

(6) 病史及体检。

(7) 相关化验检查。

(8) 心电图、X 线胸片、超声心动图。

(9) 备皮及碘过敏试验。

(10) 需全麻的患儿术前 4 小时禁食水。

(11) 向患者及其家属或监护人解释术中可能出现的并发症并签署知情同意书。

2. 操作步骤　局麻或全麻下经皮穿刺右股静脉插管,常规测定肺动脉 - 右心室压力。行左侧位右心室造影,测量肺动脉瓣环直径。对较重的患者应动态监测血压。

(1) 聚乙烯球囊法(单球囊法)

1) 经导管将 0.035 英寸导引钢丝(长 260cm)送至左下肺动脉,退出导管,保留导丝。

2）球囊直径的选择：一般球囊直径/瓣环直径比值 1.2～1.4。

3）将备好的球囊导管沿导丝送至肺动脉瓣区，用 1:3 稀释的造影剂轻充球囊，若位置准确无误后快速充盈球囊至腰部切迹消失，立即抽空球囊并将其送至主肺动脉。

4）核对心脏杂音及肺动脉瓣第二心音情况。

5）更换导管，测跨肺动脉瓣收缩压差，若效果满意，撤出导管，压迫止血。

（2）Inoue 球囊法（一般用于成人及体重 >25kg 的儿童，国产 10F 球囊导管可用于体重 >10kg）

1）经导管将环形导丝送至右心房或主肺动脉内，退出导管，保留导丝。

2）沿环形导丝引入 14F 扩张管（10F 国产球囊导管可引入 10F 扩张管），扩张穿刺口，退出扩张管，保留导丝。

3）沿环形导丝送入 Inoue 球囊导管至右心房，撤出环形导丝及延伸器，换成形探条，或沿环形导丝送入 Inoue 球囊导管至主肺动脉内。

4）操纵成形探条，将球囊送至右心室 - 肺动脉。

5）或沿环形导丝直接送入 Inoue 球囊导管至主肺动脉内。

6）球囊直径的选择：同聚乙烯球囊法。

7）先充盈前端球囊并将其回撤至肺动脉瓣口的肺动脉侧，用 1:3 稀释的造影剂快速加压充盈后端球囊至腰部切迹变浅或消失后，立即回抽球囊并将其送至肺动脉远端。

8）对心脏杂音及肺动脉瓣第二心音情况。

用 Inoue 球囊导管测跨肺动脉瓣收缩压差，若效果满意，撤出导管，压迫止血。若疑有右心室漏斗部反应性狭窄应重复右心室造影，观察肺动脉瓣的扩张效果及漏斗部的情况。

【疗效评价】

根据扩张术后肺动脉 - 右心室（漏斗部）跨肺动脉瓣收缩压差来判定，≤20mmHg 为效果优。部分患者在 PBPV 后瓣口狭窄已解除，但由于发生反应性漏斗部狭窄，可使右心室压力下降不满意，但连续压力曲线示肺动脉与漏斗部之间的压差已解除，而漏斗部与右心室心尖部之间存在压力阶差，表明 PBPV 有效。此种情况可随访观察，酌情药物治疗。

【术后处理】

1. 穿刺侧肢体制动 8 小时，卧床 20 小时，局部沙袋压迫 6 小时。

2. 密切注意穿刺部位有无血肿、渗血及下肢水肿。

3. 用抗生素。

4. 术后伴右室流出道反应性狭窄者,给予 β 受体阻断药口服,通常 3～6 个月。

5. 术后 24 小时复查超声心动图(了解跨肺动脉瓣压差)。

6. 术后 6 个月及 12 个月以上复查超声心动图、心电图及 X 线胸片。

【并发症及处理】

1. 三尖瓣关闭不全　术后发生轻至中度三尖瓣关闭不全且无症状者,可随访观察;重度三尖瓣关闭不全者应酌情保守治疗及择期外科处理。

2. 心律失常　包括心动过缓、传导阻滞、期前收缩等,酌情应用药物、心外按摩及安装起搏器等。

3. 心脏压塞及心脏穿孔　多与球囊直径选择过大有关,一旦发生心脏压塞应酌情心包穿刺引流或紧急外科手术。

4. 肺动脉瓣关闭不全　一般无血流动力学意义,可随访观察。

5. 股动静脉瘘　术中一旦疑有股动静脉瘘,切忌再插入更大直径的导管或扩张管。若瘘口直径 <3mm 者可采用局部压迫法或随访观察;若瘘口直径 >3mm 者可施行外科手术。

6. 死亡　总病死率 <0.5%,多见于新生儿、小婴儿及重症病例。主要为术中发生心脏压塞、心脏穿孔、右室流出道激惹、痉挛、闭塞或严重心律失常等所致。

【注意事项】

1. 对瓣膜狭窄严重者,球囊／瓣环直径的比值选择可偏小,也可首次采用小直径球囊,再用大直径球囊分次或分期扩张。

2. 球囊长度的选择,20mm 长的球囊适用于婴儿;30mm 长的球囊可适用于除婴儿外的所有儿童;成人可用 30～40mm 的球囊。避免导丝及导管穿过腱索或乳头肌;不宜使用过长的球囊,以免发生三尖瓣关闭不全。

3. 避免使用过大直径的球囊,以免发生心脏穿孔。

4. 应于术后 6 个月及 12 个月以上定期复查超声心动图、心电图及 X 线胸片。

5. 肺动脉瓣狭窄可合并不同程度的继发性肌肥厚型右心室流出道狭窄,主要表现为右心室造影于心室收缩期右心室流出道狭窄,而心室舒张期则狭窄不明显,即不是固定性狭窄,对这部分患者可施行肺动脉瓣球囊成形术。扩张术后随着肺动脉瓣口阻力的下降,右心室流出道狭窄也会逐渐缓解。

6. 对于轻度肺动脉瓣狭窄的患儿是否行球囊成形术目前尚有争议,国内一组 32 例轻度肺动脉瓣狭窄的患儿行球囊成形术获得满意的临床效果。国外多位学者研究表明,部分肺动脉瓣狭窄的患者在儿童生长期肺动脉瓣狭窄程度会有所进展,特别是在婴幼儿期进展更为迅速,这主要与儿童快速生长期肺动脉瓣环的发育与肺动脉血流量快速增长不相适应有关。因此,及时接受肺动脉瓣球囊成形术有利于患儿的生长发育及预后。

五、经皮球囊二尖瓣成形术

经皮球囊二尖瓣成形术(percutaneous balloon mitral valvuloplasty, PBMV)是利用球囊扩张的机械力量使粘连的二尖瓣叶交界处分离,以缓解瓣口狭窄程度。根据所用扩张器械的不同可分为 Inoue 球囊法、聚乙烯单球囊法、双球囊法及金属机械扩张器法。目前临床普遍应用的是 Inoue 球囊法。

【适应证】

1. 理想适应证

(1) 尖瓣口面积≤1.5cm²,瓣膜柔软,无钙化和瓣下结构异常 (Wilkins 超声计分 <8 分)。

(2) 窦性心律,无体循环栓塞史。

(3) 不合并二尖瓣关闭不全及其他瓣膜病变。

(4) 无风湿活动。

(5) 年龄在 50 岁以下。

(6) 有明确临床症状,心功能为 NYHA Ⅱ~Ⅲ级者。

2. 相对适应证　二尖瓣口面积≤1.5cm²,合并下列情况者:

(1) 二尖瓣叶弹性较差及钙化,Wilkins 超声计分 >8 分,或透视下二尖瓣有钙化者。

(2) 外科闭式分离术后或 PBMV 术后再狭窄者。

(3) 合并轻度二尖瓣关闭不全或主动脉瓣关闭不全。

(4) 心房颤动患者食管超声心动图证实无左心房血栓(需抗凝治疗 4~6 周)。

(5) 合并仅限于左心房耳部机化血栓或无左心房血栓的证据,但有体循环栓塞史者(需抗凝治疗 4~6 周)。

(6) 高龄患者(需行冠状动脉造影)。

(7) 合并中期妊娠患者。

(8) 合并急性肺水肿患者。

(9) 合并其他可施行介入性治疗的先天性心血管畸形患者,如房间隔缺损、动脉导管未闭、肺动脉瓣狭窄及肺动静脉瘘等。

(10) 合并其他不适合外科手术情况的患者,如心肺功能差或因气管疾患等不宜手术麻醉者。

（11）合并其他心胸畸形，如右位心或明显脊柱侧弯者。

（12）已治愈的感染性心内膜炎且经超声心动图证实无瓣膜赘生物者。

【禁忌证】

1. 合并左心房新鲜血栓者。

2. 有活动性风湿病者。

3. 未控制的感染性心内膜炎或有其他部位感染疾患者。

4. 合并中度以上的二尖瓣关闭不全、主动脉瓣关闭不全及狭窄者。

5. 瓣膜条件极差，合并瓣下狭窄，Wilkins 超声计分＞12 分者。

【操作方法及程序】

1. 术前准备

（1）药品：1% 利多卡因、肝素、造影剂及各种抢救药品。

（2）器械：血管穿刺针，动脉鞘管（5～7F），0.032 英寸导引钢丝（长 145cm），猪尾型导管及端侧孔导管（5～7F），Inoue 球囊导管及附件，房间隔穿刺针及其鞘管。

（3）C 形臂心血管造影机。

（4）多导生理记录仪、心脏监护仪、临时起搏器和心脏电复律除颤器。

（5）备用氧气、心包穿刺包及气管插管等器械。

（6）病史及体检。

（7）相关化验检查，包括红细胞沉降率、ASO 及 C 反应蛋白等。

（8）心电图、X 线胸片、超声心动图，合并心房颤动者应行经食管超声心动图检查。

（9）备皮及碘过敏试验。

（10）向患者说明术中需与医生配合的注意事项。

（11）向患者及其家属或监护人解释术中可能出现的并发症并签署知情同意书。

2. 操作步骤

（1）局麻下经皮穿刺股静脉（或颈内静脉），股动脉插管，常规测左心室、主动脉及肺动脉压。

（2）将猪尾型导管置于主动脉根部监测动脉压。

（3）穿刺房间隔后，撤出房间隔穿刺针，将房间隔穿刺针套管送入左心房并测左心房压力；猪尾型导管送入左心室并测跨二尖瓣压差。

（4）经房间隔穿刺针套管将左心房导丝（环形导丝）送入左心房；撤出房间隔穿刺针套管，用扩张管沿环形导丝依次扩张经皮穿刺点、股静脉及房间隔后退出体外，保留环形导丝于左心房内。

（5）观察患者症状、心率、心律、血压及透视下心脏搏动均无异常后，静脉推注肝素 0.5～1.0mg/kg。

（6）球囊直径的选择：首次扩张直径的选择应根据患者的二尖瓣条件确定。对于理想适应证患者，首次扩张直径（mm）=［身高（cm）/10］+10。属于相对适应证患者，则应按上述公式减 2mm 或更小直径开始扩张。

（7）将备好的 Inoue 球囊导管沿环形导丝送入左心房，撤出延伸器及环形导丝。在右前斜位透视监测下送入二尖瓣探条，逆时针方向旋转二尖瓣探条并同时前后推送球囊导管（前端球囊应酌情部分充盈），使其通过二尖瓣口达左心室心尖部。确定球囊于左心室处于游离状态后，将前端球囊进一步充盈并回撤球囊导管使其卡在二尖瓣口的左心室面，此时快速充盈后端球囊，然后迅速回抽使其退至左心房。

（8）核对心尖部杂音，重复测定左心房压力及跨二尖瓣压差。

（9）效果满意后将球囊导管退至右心房，再用二尖瓣探条将球囊导管送至肺动脉，测定肺动脉压力。

（10）操作完毕后，撤出导管，局部压迫止血。

【疗效评价】

一般根据左心房压力、二尖瓣平均跨瓣压差及二尖瓣口面积的变化来判定，也要参考患者术前瓣膜条件、瓣口面积、左心房压力及二尖瓣跨瓣压差等。理想适应证患者术后二维超声心动图测得的二尖瓣口面积≥2.0cm²，心导管测量的左心房平均压 <11mmHg，二尖瓣平均跨瓣压差≤6mmHg，心功能提高Ⅰ级以上的患者疗效为优。对于瓣膜条件差的相对适应证患者，术后二维超声心动图测得的二尖瓣口面积≥1.5cm²，左心房平均压及二尖瓣平均跨瓣压差术前测量值较正常增高的部分下降 50% 以上，心功能提高Ⅰ级以上的患者疗效可判定为成功。另外，有些学者提出将术后二尖瓣口面积较术前增加 25% 或 50% 以上为 PBMV 成功的另一指标。

【术后处理】

1. 穿刺侧肢体制动 8 小时，卧床 20 小时，局部沙袋压迫 6～8 小时。

2. 严密观察心率、心律、心音、心脏杂音、呼吸及血压情况。

3. 密切注意穿刺部位有无血肿、渗血、下肢水肿及足背动脉搏动情况。

4. 经静脉给予抗生素 1～3 天以预防感染。

5. 口服肠溶阿司匹林 150～300mg，1 次 / 天（2 个月）。

6. 心房颤动患者，术后继续应用洋地黄或 β 受体阻断药控制心室率；若不复律者，应长期服用肠溶阿司匹林或华法林抗凝。

7. 术后 24～48 小时、6 个月及 12 个月以上复查超声心动图、心电图、X 线心脏正位及左侧位（服钡）片。

【并发症的预防及处理】

1. 心脏穿孔、心脏压塞 穿刺房间隔后，注意心脏搏动，及时排除心脏压塞后再行肝素化。若术中发现大量心包积液，应立即行心包穿刺，将心包腔内的血液抽出后可经静脉通道注入体内，既能降低心包腔内的压力又可避免失血性休克。若发现扩张管已穿破心包腔，切忌退管，应尽快施行外科手术。

2. 二尖瓣关闭不全 对瓣膜条件较差者首次扩张球囊直径不宜过大，且重复扩张时应每次球囊直径增加 0.5mm 为妥，以防止二尖瓣关闭不全发生。若 PBMV 术后发生轻至中度二尖瓣关闭不全，可酌情保守治疗随诊观察；重度二尖瓣关闭不全者应择期施行外科瓣膜置换术。

3. 冠状动脉栓塞、脑栓塞 术中应注意心导管腔内保持含肝素的生理盐水，球囊导管内要排气完全，防止血栓栓塞及空气栓塞的发生。心房颤动患者术前应行严格抗凝治疗。

4. 急性肺水肿 对合并重度肺循环高压患者，术前给予利尿药，术中应尽量简化操作程序，力争首次扩张成功。

5. 心律失常 包括房性期前收缩、室性期前收缩、心房颤动及房室传导阻滞等。术中操作要轻柔，房间隔穿刺点准确；酌情应用药物处理或安装起搏器。

6. 医源性房水平分流 撤出球囊导管前应尽量抽瘪球囊。一般因穿刺造成的房间隔损伤多于半年内愈合，一旦发生较大量的医源性房水平分流可采用介入方法进行封堵。

7. 股动静脉瘘 穿刺点要准确，防止入径困难及股动静脉瘘的发生。术中一旦疑有股动静脉瘘，切忌再插入更大直径的导管或扩张管。若瘘口直径 <3mm 者可采用局部压迫法或随访观察；若瘘口直径 >3mm 者可施行外科手术或带膜支架置入术。

8. 死亡 发生心脏压塞或心脏穿孔等后应判断准确、及时，并采取适宜的处理措施。

【注意事项】

1. 对妊娠患者，术中应尽量简化操作程序，以降低 X 射线辐射剂量。

2. 窦性心律患者术后一般不用洋地黄类药物。

3. 有风湿活动患者，一般在风湿活动控制后 3 个月以上才施行 PBMV。

4. 有感染性心内膜炎者，若无赘生物，在治愈3个月后才施行PBMV。

5. 应于术后6个月及12个月以上定期复查超声心动图、心电图及X线胸片。若发生术后再狭窄可酌情择期施行再次扩张术或二尖瓣置换术。

（蒋世良）

第74章 经食管超声心动图

常规的经胸超声心动图检查，由于部分患者（3%～5%）受声窗限制不能获得满意图像。经食管超声心动图（TEE）技术由于其较高的图像分辨率并能提供更多的临床诊断信息，现已成为心血管病影像诊断技术中的重要手段之一。随着近年来TEE探头的小型化及探头功能的增加这一技术在临床心血管疾病诊断中的应用已日益广泛，并在心血管的诊断中起着愈来愈重要的作用。

一、经食管超声心动图的发展概况及探头功能的改进

尽管目前的TEE技术已日趋成熟并在许多方面应用于临床，然而经食管超声的首次应用是在1971年，由Side和Gosling首先报道了将双晶片换能器按装在标准胃镜头端并以连续波多普勒超声技术测定胸主动脉内的血流速度以此来评价左心室功能。1976年Frazin等首次介绍了经食管超声成像技术的临床应用。他们将单晶体换能器固定于插入食管的同轴导线上，并获得了左心房、主动脉的M型超声图像。1980年Hisanaga等在临床上首次应用经食管二维超声成像系统，他们在胃镜头端固定一油袋，在其中安装一可进行机械扇形检查的单晶片换能器，以此可实现观察到心脏的二维结构。但是由于油袋较大及扫查震动使患者备感不适而未能推广。1982年德国汉堡大学首次应用电子相控阵经食管二维超声心动图观察心脏并获得成功。当时的TEE探头体积较大，尚无频谱多普勒和彩色多普勒血流显像（CDFI）功能，故检查范围仅限于高危患者心脏手术中左室整体或局部功能的评价及观察心脏病术后有无空气栓塞等并发症。上述经食管二维超声技术，探头为单平面超声心动图仅能对心脏横轴进行成像，提供的解剖学信息有限。1987年出现了带频谱多普勒及CDFI功能的TEE，1989年Omoto等首次报道了双晶片双平面探头的临床应用。随后出现了可同步显示心脏同一部

位长、短轴结构的矩阵式双平面探头。

　　20 世纪 90 年代初期，由美国 HP 公司首次研制出的经食管多平面超声心动图是 TEE 技术的最新进展，随着超声技术的改进，TEE 探头功能已由早期仅有的 M 型、二维成像功能，增加至目前带有脉冲波（PW）、连续波多普勒（CW）、CDFI 功能、心内膜边缘自动检测（ABD）、彩色室壁动力（CK）分析、经食管三维成像等多种功能。多平面经食管超声探头多为电子相控阵多频方式。二维多普勒超声发射频率为 3.7/5.0/7.0MHz，按动操纵柄上的角度调节钮时，探头阵元可在 0°～180° 范围内做弧形旋转，从而获得无数个探查切面。TEE 在观察上腔静脉、主动脉、房间隔、左房耳部及右室流出道和显示四支肺静脉、半定量评价反流程度、观察冠状动脉左主干等方面均有其明显的优越性。因而可为临床提供更多的诊断信息。多平面 TEE 的实时三维血流成像亦进入临床应用，这种技术可实时采集三维的超声图像数据，使二维的切面图像升级到三维的立体图像，可从任意多个方向观察心脏结构，使心脏结构的观察更为直观，能提供更多的立体的图像信息。

　　成人经食管超声已逐趋成熟，依其功能不同，探头顶端直径在 10～16mm 之间，目前，用于婴幼儿、新生儿的探头直径在 4～7mm 之间，为多平面探头，最小可为体重 2kg 的新生儿检查，主要用于婴幼儿先心病矫治术中。

　　随着超声技术的不断发展，经食管超声的临床应用超越了临床诊断的范畴而进入了介入治疗领域，如 TEE 监测下的心内膜心肌活检、房室间隔缺损闭合术、动脉导管未闭栓堵术等。可见 TEE 在临床应用有着广阔的前景。

　　在我国，上海于 1988 年开展成人 TEE 检查，北京于 1990 年开展 TEE，目前均集中于成人的 TEE 检查，检查例数已超 1 万余例，随着 TEE 探头的小型化，术中 TEE 在儿童、婴幼儿、新生儿中的应用逐渐增加，小儿 TEE 主要用于先天性心脏病的手术矫治及术后左、右心功能评价。我国婴幼儿、新生儿 TEE 检查起步较晚，尚处在起步阶段，小儿经食管超声心动图技术已在我国开展，但仍需积累经验。

二、经食管超声心动图检查的操作

　　经食管超声心动图检查不同于经胸超声心动图，它是一种半介入性操作检查，一般不做常规的普查，操作人员一般由经过特殊训练的内科医生组成。美国超声心动图学会推荐了一个分阶段培训计划，培训过程分三个阶段。

第一阶段（插管训练）：受训医生应在掌握常规经胸超声检查的基础上，在胃镜检查室做食管插管练习，插管例数应达到 25 例；

第二阶段（TEE 检查）：观察及熟练操作 TEE 检查 50 例；

第三阶段（继续提高）：继续进行 TEE 培训，例数达 50～75 例。

TEE 检查可在超声心动图实验室、手术室、急诊室及任何有必要的辅助设备的地点进行，一个良好的经食管超声检查室应具备必要的心肺复苏设备，如心电监护仪、电除颤仪、血氧监测仪、门诊患者和住院患者均可接受检查。

经食管超声检查医生应严格掌握适应证、禁忌证。术前要详细了解既往有无咽下困难、胃及食管疾病的病史，有义齿者应取出可活动性义齿，插管前应向患者说明插管的意义，力争取得配合。为减少吸入的危险，患者应在检查前至少禁食 4 小时，一般诊断性检查多采取左侧卧位对于术中或需要做介入性治疗的患者也可取仰卧位、坐位或右侧卧位。插管时应详细嘱患者做缓慢吞咽动作，对于清醒患者检查前可在咽部用一些局部喷雾麻醉剂，如 2% 的普鲁卡因，亦可口服止痛胶等咽局部麻醉药，对于主动脉夹层患者为防止插管时精神紧张诱发血压升高，导致夹层撕裂范围扩大，可在插管前给予镇静剂及抗高血压药物，如地西泮 10mg 肌内注射，并舌下含服硝苯地平 10mg。大多数患者无须给予镇静剂，而实际上在美国等西方国家对所有受检者均常规给予镇静剂，以减少插管时的不适感，并常规建立静脉通路以防不测。

在我院一般常规给予咽部局麻，在患者能够合作的情况下，尽量避免使用镇静剂。

关于是否术前使用抗生素的问题，一直存在争议，有些医学中心主张对一些高危感染患者应给予抗生素治疗以预防感染性心内膜炎的发生。一般认为对人工心脏瓣膜置换术的患者、龋齿患者、心内建立通道的患者及怀疑有感染性心内膜炎的患者给予抗生素预防治疗。如给予口服庆大霉素、肌注青霉素。

我院在受检的近二千例患者中，无一例给予抗生素预防治疗，所有受检患者无一例 TEE 检查术后发生感染性心内膜炎。因此，不主张 TEE 检查前给予预防性用药。

对于较细的食管探头，由于探头伸屈较软，容易向左右弯曲，故对这类探头，应将在探头操作端的调节左右弯曲钮锁定在中线位，以防止插管时探头进入梨状隐窝，而对于探杆较粗柔韧度较大的探头，由于在插管时不易发生偏移，故应在插管前将其放在游离状态，以免探头过硬插管时损伤食管。食管探头的插入方法一般可分为两种，即盲目插入法和内镜引导法。

三、经食管超声检查的适应证与禁忌证

【适应证】

1. 门诊患者

（1）胸前声窗条件极差病例。

（2）评价人工心脏瓣膜功能尤其是二尖瓣位人工瓣。

（3）疑有心房血栓尤其心耳血栓，或确定栓塞的来源。

（4）疑有房间隔缺损、房间隔瘤者。

（5）主动脉夹层。

（6）感染性心内膜炎，疑有赘生物。

（7）大血管粥样硬化与脑血管意外，以寻找栓塞来源。

2. 术中患者

（1）左室整体及局部功能的监测与评价。

（2）瓣膜成形术。

（3）瓣膜置换术。

（4）复杂先心病矫正根治术。

（5）梗阻性肥厚型心肌病心肌切除术。

（6）心脏移植术。

（7）左心室辅助。

（8）胸主动脉疾病。

（9）监测栓塞。

3. 围术期患者

（1）胸前声窗条件差者。

（2）低心排血量综合征。

（3）心脏压塞（tamponade）。

（4）不明原因胸痛。

（5）急性瓣膜功能异常。

（6）主动脉夹层。

【禁忌证】

1. 食管梗阻病变、肿瘤、缩窄、食管静脉曲张。

2. 原因不明上消化道出血。

3. 接受放疗者。

4. 严重颈椎病。

5. 患者不愿接受检查者。

6. 血压不稳定者。

7. 心肌梗死 1 个月内。

8. 有室速、室颤史者。

9. 冠心病有心房颤动、心房扑动、多源性房性期前收缩。

10. 严重瓣膜病合并冠心病。

11. 不稳定心绞痛。

12. 血液系统疾病。

四、TEE 检查的安全性及主要并发症

经食管超声心动图检查只要严格掌握适应证,不违反操作常规,很少出现并发症,训练有素的医生进行 TEE 检查时危险性亦很小。欧洲的多中心研究结果表明,在 10 419 次检查中,仅 20 例插管失败(占 1.9%),1.5% 是由于解剖学原因所致(气管造口术或食管憩室)。美国 Myo Clinic 报道一组 5441 例 TEE 受检者,大多数并发症属良性,如暂时性低血压、室上性心动过速、阵发性高血压、血痰、咽部擦伤。28 例患者出现严重并发症,1 例死亡,2 例发生室性心动过速需电转复心律,11 例为喉部痉挛,14 例出现低氧血症或心力衰竭加重。

在阜外医院进行的 1400 余例 TEE 检查患者的并发症分析中,死亡 1 例,心力衰竭加重 2 例,主要并发症为阵发性室上性心动过速和咽部擦伤(占 0.3%)。

由于经 TEE 检查是半介入性检查技术,并有发生潜在的严重并发症的可能,因此,只有在超声心动图方面训练有素并熟悉急症处理的超声心动图工作者才能从事上述检查。

操作者在 TEE 检查前应仔细询问病史,严格掌握禁忌证。从事 TEE 检查者应提高安全意识,操作术中应全程观察患者的生命指征,包括血压、脉搏、心率、血氧饱和度等。特殊病例应建立静脉通路,以防不测,便于抢救(表 74-1)。

表 74-1 TEE 检查的主要并发症及处理原则

主要并发症	处理原则
1. 暂时性高血压(0.3%)(血压 > 170/110mmHg)	监测血压,镇静剂:地西泮 2.5mg,口服 必要时降压药:硝苯地平 10mg,舌下含服
2. 阵发性室上性心动过速	监测血压、ECG;刺激迷走神经(机械刺激法):瓦氏动作、交替压迫颈动脉窦或刺激咽后壁等,根据病情及 ECG 表现使用抗心律失常药物
3. 血痰(0.2%)	观察出血量,嘱患者进软食,必要时给予止血药

续表

主要并发症	处理原则
4. 低氧血症（0.3%）	监测血气、血压；吸氧
5. 一过性低血压（0.3%）	观察血压变化；头低卧位，吸氧；血压＜80/50mmHg 时给药治疗
6. 非阵发性室上性心动过速（NSVT 0.2%）	观察血压、ECG；心率＞100 次／分时可考虑药物治疗
7. 喉痉挛	监测生命体征：血压、脉搏、呼吸。吸氧；肌松剂；必要时紧急气管插管（或请麻醉科协助插管）
8. 充血性心力衰竭（0.05% CHF）	按急性左心衰处理：吸氧、吗啡、强心剂、利尿药、血管扩张药
9. 室性心动过速	心电监护；直流电或药物转复心律
10. 急性食管损伤	严格掌握适应证可避免发生；根据病情及时通知外科或消化科医生处理

标准 TEE 实验室的设置

一个完善的经食管超声心动图检查实验室应由下列人员组成：①具有心内科工作经验并熟悉急症抢救的超声心动图工作者；②熟悉各种抢救设备及药品的熟练护士；③经验丰富的超声技师。在设备配置方面，首先应选购高档的超声成像仪及性能良好的食管超声探头，探头应具备 CW 多普勒功能，M 型、二维、CW、CDFI。在实验室备有心脏除颤器等必要的急救设备、必要的抢救药品，供氧设施，血压血氧监护系统。实验室中应备有必要的探头消毒清洗系统。

五、经食管超声心动图的临床应用

【发现心源性栓塞的病因】

有研究表明，二尖瓣脱垂、心腔内出现自发性回声显影、左房血栓、卵圆孔未闭、房间隔瘤、升主动脉内斑块均可导致心源性栓塞，TEE 在检出上述疾病方面均有其优越性。TEE 可明确显示血栓的附着部位、形态、数目、活动度，提示血栓为新鲜抑或机化。某些医疗中心已将 TEE 作为心房颤动患者电转复心律前后了解心房内有无血栓的常规检查方法。左心耳顿抑是房性心律失常经各种方式转复心律后出现的现象，表现为转复心律后左房内自发回声显影增强和左心耳流速明显减慢，TEE 有助于了解血栓形成的机制。

【人工心脏瓣膜】

二尖瓣位人工瓣置换术后的患者由于 TEE 探头置于心脏后方扫查，故清除了人工瓣"声影"造成的"血流遮闭"作用，可清晰地显示人工瓣的"生理性"反流或闭合流，亦可将人工瓣瓣周漏与人工瓣闭合失灵造成的重度反流区别开来。TEE 有助检出由于抗凝不当而附着于瓣片、架或（和）左心耳的血栓。TEE 在检出主动脉瓣位人工瓣瓣周脓肿，发现人工瓣赘生物时亦有高度的敏感性和特异性。

【感染性心内膜炎】

TEE 技术在对疑有心内膜炎患者的诊断及处理方面是很有帮助的，多平面 TEE 在检出赘生物时具有较高的敏感性和特异性，并可显示感染性心内膜炎的并发症，如心内脓肿的形成。一旦经 TEE 确诊的此类患者，应早期进行外科治疗。此外，TEE 在区别人工瓣赘生物与血栓时亦是有帮助的。

【心内非感染性占位病变】

TEE 在检出左、右心房黏液瘤、左房及左房耳部血栓及心外肿物等方面较 TTE 能够提供更多的诊断信息。多平面 TEE 可显示瘤蒂的附着部位、长短以及肿瘤的大小、部位、形态及活动度。

【主动脉疾病】

多平面 TEE 可清晰显示升主动脉及其弓降部，许多研究表明，TEE 在早期检出主动脉夹层真假腔内血流、发现内膜破口的部位时优于血管造影术、CT 及磁共振成像（MRI）技术。但对大范围的夹层（累及腹主动脉等分支）时，则不如上述影像技术。此时应互为补充。多平面 TEE 弥补了单平面超声在观察主动脉弓部时的盲区。可获得更多的有用信息，TEE 有助于发现主动脉腔内斑块，主动脉管壁溃疡性病变。

【检出冠状动脉病变】

TEE 可对 90% 以上的冠脉左主干及前降支、左旋支近段成像，对左主干狭窄程度达 50% 以上检出的敏感性和特异性分别为 91% 和 100%，利用脉冲波多普勒技术可测量冠脉血流速度及储备。但由于心脏的运动使声束与冠脉血流夹角不稳定。目前，TEE 并不广泛用于冠脉成像，它亦不能代替冠脉造影，其临床价值仍需进一步研究。

【先天性心脏病】

术中 TEE 在诊断新生儿、婴幼儿、儿童先天性心脏病方面是有帮助的，特别对成年先天性心脏病患者尤为适宜。此外，它可作为引导和监视心导管术的辅助技术，多平面 TEE 在诊断房间隔缺损、卵圆孔未闭时具有较高的敏感性和特异性，它可明确显示缺损的部位、大小。此外,在诊断某些复杂性先天性心脏畸形方面显示出明显的优越性。但由于多平面 TEE 探头较粗,因而在儿童先心病的诊断应用中受到了限制。

【危重症患者中的应用】

许多文献报道,TEE 可用于急重症患者的检查,特别是在 ICU 中的应用是安全的,并可提供许多意料之外的诊断信息,如评价急性心肌梗死的并发症,疑有急性肺栓塞患者,及疑有右向左分流的低氧血压的患者,对脑死亡患者 TEE 可用于评价供体心脏的功能。总之,TEE 在 ICU 中的检查是安全、可行的,并可增加有助于临床诊断的信息。

【在介入性心脏病学中的应用】

1. TEE 引导下的经皮球囊二尖瓣成形术(PBMV)是超声心动图技术在介入性心脏病应用中的重要进展,在 PBMV 术前 TEE 技术可帮助选择适于扩张的患者。包括:①评价瓣膜有无钙化;②瓣下结构损害程度;③有无左、右心房血栓;④二尖瓣反流程度。经 TEE 术前选择的具有 PBMV 适应证的患者,术后常可取得满意的结果。PBMV 术中由于 TEE 可清晰显示房间隔卵圆窝,在引导穿刺针通过房间隔、避免误穿心内其他组织结构,观察球囊通过狭窄瓣口,防止损伤左心室壁及瓣下结构方面均显示出优越性。PBMV 术中、术后可及时了解扩张疗效。TEE 的彩色多普勒功能可帮助评价术后二尖瓣反流程度。TEE 的连续波多普勒功能可帮助及时了解成形术后 MVA 峰值及平均跨瓣压差,直至达到不造成瓣膜撕裂,瓣口扩张满意的效果。

2. TEE 可引导心内膜心肌活检术,多平面 TEE 探头可清晰观察活检钳通过三尖瓣口入右室及活检钳张开时的状态,有助于避免穿刺针损伤心瓣膜或穿破右室游离壁,减少活检时的并发症。

3. 多平面 TEE 可观察先天性心脏病,如房间隔缺损、室间隔缺损及动脉导管未闭双伞闭合术治疗时介入装置的放置过程,它对选择上述疾病介入治疗时的适应证、及时了解术中并发症及评价介入治疗效果均有帮助。

4. 经食管心房调搏导管与 TEE 结合为一体的二维多普勒技术已应用于临床,它的作用在于:①通过调搏诱发并清晰显示室壁运动失常的部位;②调搏诱发缺血性二尖瓣反流;③对室上性心律失常进行诊断及治疗。

5. 近年来有将 TEE 应用于旁路(accessory pathways)的射频消融治疗中,其优点在于:①提供心内解剖学信息,某些先心病,如 Ebstein 畸形,常伴有旁道;②引导导管进入冠状窦;③监视及引导射频消融导管；④除外或发现射频消融治疗时出现的并发症，如瓣膜反流，心包出血及心房血栓。

总之，TEE 在介入性心脏病的应用中是安全、省时的，且减少了操作者在 X 线下的暴露时间。

【术中 TEE】

随着 TEE 探头的小型化及功能的增多，TEE 在术中的应用已日益广泛。目前主要用于：①二尖瓣成形术疗效的评价；②肥厚型心肌病时，LVOT 疏通术及部分室间隔和（或）肥厚心肌切除术；③先天性心脏病时监测房、室间隔缺损修补术后有无残余分流及分流定量；④观察人工心脏瓣膜置换术后有无瓣周反流及人工瓣启闭功能；⑤冠心病旁路手术前或 PTCA 后，观察缺血心肌范围及改善情况，判定心肌的存活性；⑥评价左室整体及局部收缩功能；⑦心脏移植前后心脏形态与功能的评价。

六、发展及未来方向

多平面 TEE 技术可在不旋转探头的情况下使阵元做 0°～180°弧形旋转，使其获得更多的图像和信息，减少了在操作中旋转探头管体造成患者的不适感。

由于多平面探头头部体积较大，仍有 3%～5% 的患者不能接受此项检查，随着探头的进一步小型化，这一技术将会有更广泛的应用前景。TEE 的其他重要进展是广角成像技术，脱机后计算机重建成像技术可为临床提供实时的广角 TEE 图像。TEE 的另一项重要进展即为数字化技术，它可对图像进行贮存、提取和逐帧分析。这种数字化图像可通过光纤网络或通信卫星进行传递、交流。这一技术的发展使 TEE 的组织定征、实时三维重建、边缘增强成像及声学定量彩色室壁动力（AQCK）分析技术均已成为可能。

（樊朝美　王志民）

附　　录

附录1　常用心血管药物

　　本附录包括了北京市基本医疗保险工伤保险和生育保险药品目录（2010年版）中的心血管及相关系统用药，并以药物分类和治疗分类同时排列。每条记录都包含了药物的商品名和药名、常用的初始剂量和现用的最大剂量、作用机制、注册标明和未注册标明的适应证、不良反应、禁忌证及相关说明。希望能够有助于读者在心血管疾病用药方面提高其科学性和合理性，避免和减少毒性作用。

参 考 文 献

　　1. 北京市人力资源和社会保障局. 北京市基本医疗保险工伤保险和生育保险药品目录（循环系统药物）. 2010年版. 北京：中国民航出版社，2011：88-96.

　　2. 梁慧芬. MIMS中国药品手册年刊（中国版）2011/2012. 第15版. 香港：美迪医讯亚太有限公司，2012：673-1057.

血管紧张素转化酶抑制剂

药物	剂量	作用机制	适应证	不良反应	说明
		通过阻断血管紧张素转化酶而抑制血管紧张素I转化为血管紧张素II	高血压	咳嗽 急性肾衰竭 血管性水肿 高钾血症 蛋白尿 低血压 头痛 皮疹 中性粒细胞减少/粒细胞缺乏 眩晕	血管性水肿少见，可发生在治疗的任何时间，但通常发生在服用首剂时严重的低血压多见于容量不足的患者。孕妇、双侧肾动脉狭窄伴孤立肾患者或单侧肾动脉狭窄伴孤立肾患者禁用。许多血管紧张素转化酶抑制剂曾报道有中性粒细胞减少或粒细胞缺乏。血液异常和肾脏原病血管疾病与剂量大和肾功能减退有关
卡托普利（开搏通）captopril（Capoten）	初次口服：6.25~12.5mg，2~3次/天（参见说明）极量：150~450mg/d	参见血管紧张素转化酶抑制剂的概述	注册标明：高血压、心力衰竭、心肌梗死后左室功能减退的治疗、糖尿病性肾病	参见血管紧张素转化酶抑制剂的概述 中性粒细胞缺乏 细胞缺乏 味觉异常	大多数患者在剂量超过100mg，3次/天时，疗效并无增加 不是药物前体 肾功能减退患者减量进食会减少药物的吸收 心力衰竭的目标剂量：50mg，3次/天

续表

血管紧张素转化酶抑制剂

药物	剂量	作用机制	适应证	不良反应	说明
依那普利（悦宁定）enalapril（Vasotec）	初次口服：2.5mg，1～2次／天。极量：40mg/d，分次服用静脉注射：0.625～1.25mg，每6小时1次，>5分钟完成	参见血管紧张素转化酶抑制剂的概述	注册标明：高血压、心力衰竭（有症状或无症状性）	参见血管紧张素转化酶抑制剂的概述 中性粒细胞减少、味觉异常	肾功能减退患者减量心力衰竭的目标剂量：10mg，2次／天
贝那普利（洛丁新）benazepril（Lotensin）	初次口服10mg/d，极量：80mg/d	参见血管紧张素转化酶抑制剂的概述	注册标明：高血压	参见血管紧张素转化酶抑制剂的概述	可能需每日服用2次肾功能不全者减量
培哚普利（雅施达）perindopril（Acertil）	初次口服：4～8mg/d 极量：16mg/d	参见血管紧张素转化酶抑制剂的概述	注册标明：高血压、心力衰竭	参见血管紧张素转化酶抑制剂的概述	低血压、肾动脉狭窄、肾功能不全、有严重主动脉瓣及二尖瓣梗阻或狭窄的患者慎用
赖诺普利（捷赐瑞）lisinopril（Zestril）	初次口服：10mg，维持剂量20mg/d。最大剂量每日40～80mg。肾功能不全或使用利尿药者，需用调低初始剂量如5mg	参见血管紧张素转化酶抑制剂的概述	注册标明：高血压、心力衰竭	参见血管紧张素转化酶抑制剂的概述	有ACEI过敏史者、低血压、低钠性血容量不足、双侧肾动脉狭窄及一些单侧肾动脉狭窄伴肾功能不全患者慎用

续表

血管紧张素转化酶抑制剂

药物	剂量	作用机制	适应证	不良反应	说明
西拉普利（一平苏）cilazapril（Inhibace）	初始剂量：2.5mg，每日 1 次，根据血压情况，2～4 周调整一次剂量 5mg/d 最大剂量 5mg/d	参见血管紧张素转化酶抑制剂的概述	注册标明：高血压、心力衰竭	参见血管紧张素转化酶抑制剂的概述。有血管神经性水肿、偶有血肌酐和尿素氮升高	对腹水患者、肝硬化、严重肾功能不全、低钠和血容量不足者应慎用
雷米普利（瑞泰）ramipril	高血压治疗：开始剂量 2.5mg，每日 1 次，维持量为 2.5～5mg，最大剂量 10mg 心力衰竭治疗：开始剂量 2.5mg/d，1 周后加量为 5mg/d，再用 3 周后改为 10mg/d	参见血管紧张素转化酶抑制剂的概述	高血压、心力衰竭	参见血管紧张素转化酶抑制剂的概述。有 ACEI 过敏、血管神经性水肿、双侧肾动脉狭窄或单侧肾动脉狭窄且伴肾功能不全及低血压者忌用	肾功能不全、主动脉瓣或二尖瓣严重狭窄者慎用
咪达普利（达爽）imidapril（Tanatril）	初始剂量：2.5mg，每日 1 次，根据血压情况，2～4 周调整一次剂量 5mg/d 最大剂量 5mg/d	参见血管紧张素转化酶抑制剂的概述	原发性高血压、肾实质性病变所致继发性高血压	对 ACEI 过敏者、有血管神经性水肿史者、用葡萄糖硫酸纤维素吸附器进行治疗者及妊娠的妇女禁用	严重肾功能障碍、两侧肾动脉狭窄、脑血管障碍及高龄者慎用

续表

血管紧张素转化酶抑制剂

药物	剂量	作用机制	适应证	不良反应	说明
福辛普利（蒙诺）fosinopri (Monopril)	初始剂量一般10mg，每日1次。根据血压4周后调整剂量，剂量超过40mg/d不增加降压效果	参见血管紧张素转化酶抑制剂的概述	原发性高血压，肾实质性病变所致继发性高血压	头晕、咳嗽、上呼吸道症状、恶心、呕吐、腹泻、腹痛、皮疹、瘙痒、骨骼肌疼痛/感觉异常、疲劳、味觉障碍、低血压	对本药过敏、血管神经性水肿史者，妊娠和哺乳期妇女禁忌。与非甾体抗炎药同时使用可影响本药的降压作用，与锂同时应用，可增高锂的浓度

抗心力衰竭药——正性肌力药——强心苷类

概述	剂量	作用机制	适应证	副作用	说明
		通过对Na^+-K^+ATP酶的抑制，阻止Na^+和K^+的主动转运，钠泵失活，结果使细胞内Na^+增加，K^+减少，细胞内Na^+增加能刺激Na^+-Ca^{2+}交换增多，而使细胞对Ca^{2+}的摄入增加，而细胞内Ca^{2+}的增加	充血性心力衰竭，心房颤动和心房扑动，阵发性室上性心动过速	洋地黄毒苷中毒。消化系统：厌食、恶心、呕吐、腹泻、腹痛等。神经系统中毒症状：疲惫、头痛、失眠、忧郁、眩晕、精神错乱。眼部改变：瞳孔放大、畏光、色觉改变。	二度或三度房室传导阻滞或窦性心动过缓、肥厚型梗阻性心肌病、预激综合征、心肌外的机械因素，如心脏压塞、缩窄性心包炎、严重二尖瓣狭窄所致心力衰竭和高钙血症。急性心肌梗死初期24～48小时心肌电不稳，可增加心肌氧耗，易出现心律失常

续表

抗心力衰竭——正性肌力药——强心苷类

概述	剂量	作用机制	适应证	副作用	说明
		可能是洋地黄毒苷产生正性肌力作用的基础。洋地黄可降低窦房结的自律性，致使房室传导减慢		心律失常：室性期前收缩二联或三联律，多形性室性期前收缩，扭转型室性心动过速	
洋地黄毒苷（狄吉妥）digitaline (Digitoxin)	给予全效量可口服洋地黄毒苷每次0.1mg，每日3～4次，至总量0.8～1.2mg。维持量为每日口服0.1mg。这种传统用法现已很少采用	参见强心苷类的作用机制概述	参见强心苷类适应证	参见强心苷类副作用概述	长期应用利尿药、肾上腺皮质激素使血钾大量消耗者、高龄患者易发生洋地黄毒性反应。低钾血症、碱中毒、低氧血症及低镁血症，可使洋地黄苷毒性加剧
地高辛 digoxin	肾功能正常者，每日地高辛维持量为0.25mg。肾功能损伤时，根据肌酐清除率降低程度，计算地高辛清除率的降低，再调整地高辛的日维持量	参见强心苷类的作用机制概述	参见强心苷类适应证	参见强心苷类副作用概述	肾功能不全者应按肌酐清除率适当减少地高辛剂量，以防蓄积。地高辛与奎尼丁、胺碘酮、普罗帕酮及红霉素等合用时，减少其体内清除，应及时测定血药浓度，地高辛剂量应减量1/3～1/2

续表

抗心力衰竭——正性肌力药——强心苷类

概述	剂量	作用机制	适应证	副作用	说明
毛花苷C（去乙酰毛花苷注射液）lanatoside（Cedilanid）	以10%或25%葡萄糖溶液20ml稀释后缓慢静注。一般不少于5分钟。一周内未用过地黄者，首次剂量0.4~0.8mg，视病情需要2~4小时后可再给0.2~0.4mg以达全效量	参见洋地黄毒苷	参见洋地黄毒苷	参见洋地黄毒苷	预激综合征引起的心房颤动发作时不宜使用毛花苷C，否则可使附加通道的传导加速而使心室率明显加速，有引起室颤的可能
毒毛花苷K	以10%~25%葡萄糖溶液20ml稀释后缓慢静脉注射，时间不少于5分钟。成人首剂量为0.125~0.25mg。必要时可于1~2小时后重复以上剂量一次，总量0.25~0.5mg/d。病情稳定后，可改用口服地高辛维持	参见强心苷类的作用机制概述	参见强心苷类适应证	低于氨力农，主要不良反应：头痛、心动过速、低血压及心肌缺血加剧等。室性心律失常亦有发生。长期用药可致钠水潴留，偶见腹泻	近一周内用过洋地黄制剂者不宜使用，易致中毒。不宜与酸性和碱性溶液配伍，因可使其分解。余同洋地黄苷

续表

抗心力衰竭药——非苷类正性肌力类——磷酸二酯酶抑制剂

药物	剂量	作用机制	适应证	副作用	说明
氨力农（氨利酮）amrinone（Lactate）	氨力农注射剂 50mg，先用生理盐水稀释至 20ml 以 0.8～1mg/kg 剂量，静注 10 分钟，继以 10μg/（kg·min）的速度持续静脉滴注	参见强心苷类的作用机制概述	参见强心苷类适应证	参见强心苷类的作用机制概述	长期大量用药时可见血小板减少。减量或停药后一周可恢复。可见恶心、呕吐、腹痛和食欲缺乏等胃肠道反应。偶有心律不齐和低血压等心血管不良反应。长期静脉给药者会出现剂量依赖性肝脏毒性作用
米利农（甲氰吡酮）Milrinone（Lactate）	静注：12.5～75μg/kg，速度 0.5mg/min，静脉输注的负荷量为 50μg/kg，维持量为每分钟 0.375～0.75μg/kg，日总剂量不宜超过 1.13mg/kg。疗程依患者反应而定，通常为 48～72 小时	其药理作用与氨力农相似，但对磷酸二酯酶Ⅲ（PDE-Ⅲ）选择性更高，其正性肌力作用是氨力农的 30 倍	顽固性心力衰竭	不良反应低于氨力农。主要不良反应：头痛、心动过速，低血压及心肌缺血加剧等。室性心律失常亦有发生。长期用药可致液体潴留，偶见腹泻	参见氨力农。长期正性肌力刺激，能使心肌受损害，长期应用磷酸二酯酶抑制剂治疗的患者，病死率高

续表

抗心力衰竭药——正性肌力药——非苷类正性肌力类

药物	剂量	作用机制	适应证	副作用	说明
多巴胺 dopamine	以 5% 葡萄糖注射液或 0.9% 氯化钠注射液去甲稀释：常用 20mg 加 5% 葡萄糖溶液 250ml，开始以 2～5μg/（kg·min）的速度滴注。根据血压情况可加快滴速或加大浓度。病情较重者，可由 5～10μg/（kg·min）幅度，渐增至 20～30μg/（kg·min）。如需用更大剂量	本品以其肾上腺素能的直接作用及促使去甲肾上腺素由肾上腺素能神经末梢释出。具有正性肌力作用，可兴奋 β 受体，故使心率、心肌收缩力和心排血量皆可提高，心肌氧耗量轻度增加，使皮肤和黏膜血管收缩，同时扩张肠系膜动脉和冠状动脉，血流量增加，血压和总外周阻力升高或不变	长期或大剂量输注时，可引起末梢缺血和坏疽，有时甚至须肢端坏死。停用时应先速减给药速度，以防引发低血压	严重低血压、休克及顽固性心力衰竭。心脏手术及术后的急性心力衰竭或心脏复苏时提高血压	多巴胺及其类似物可致恶心、呕吐、头痛、中枢神经系统兴奋。心血管系统可引起快速型心律失常和心绞痛
多巴酚丁胺 dobutamine	10% 葡萄糖溶液稀释。成人：将 250mg 多巴酚丁胺溶于 5% 葡萄糖溶液 250ml 或 500ml，滴注速度 4～10μg/（kg·min）最为适宜	增强心肌收缩力。低浓度时以轻度的周固性 α 肾上腺素能血管收缩作用为主，高浓度能使肾上腺素能血管扩张 β 肾上腺素能正性肌力	器质性心脏病所致的严重心力衰竭、心脏手术后引起的低心排血量综合征以及难治性心力衰竭	常见窦性心律加快、血压升高。室性心律失常偶见。能加速房室传导，故可使心房颤动的患者的心室加应	本品与碱性溶液不合，不可与碳酸氢钠注射液混合使用。心房颤动且心室率快的患者，应使用多巴酚丁胺前，近期接受过 β 受体洋地黄。

续表

		抗心力衰竭药——正性肌力药——非苷类正性肌力类			
药物	剂量	作用机制	适应证	副作用	说明
		为主。较大剂量时周围血管阻力下降		率增高。恶心、头痛、胸痛、心悸和气短。禁用于肥厚型主动脉瓣下狭窄患者	阻断药治疗的患者使用本品无效。无明显心力衰竭患者对多巴酚丁胺的效应很差
		其他抗心力衰竭药			
药物	剂量	作用机制	适应证	副作用	说明
辅酶 Q_{10} coenzyme Q_{10}	每次1片，每日3次，饭后服用	本品具有促进氧化磷酸化反应和保护生物膜结构完整性的功能。辅酶Q是生物体内广泛存在的脂溶性醌类化合物，不同来源的辅酶Q其侧链异戊烯单位的数目不同，人类和哺乳动物是10个异戊烯单位，故称辅酶 Q_{10}。辅酶 Q_{10} 在体内呼吸链中质子移位	本品用于下列疾病的辅助治疗：①心血管疾病，如：病毒性心肌炎、慢性心功能不全。②肝炎，如：病毒性肝炎、亚急性肝坏死、慢性活动性肝炎。③癌症：能减轻放疗、化疗等引起的某些不良反应	可有胃部不适、食欲缺乏、恶心、腹泻、心悸，偶见皮疹。对本品过敏者禁用	雌性大白鼠受孕前至受孕初期，按每日10mg、100mg及1000mg/kg的剂量经口给予本品，结果表明对受孕及着床无影响。对胎仔的发育也无抑制和致畸现象。在器官形成期，每日给予10mg、100mg及1000mg/kg的剂量，结果没示母体、胎仔及新生仔均未见异常，也未见有致畸现象。在雌性大白鼠的围生期及哺

续表

其他抗心力衰竭药

药物	剂量	作用机制	适应证	副作用	说明
		及电子传递中起重要作用，它是细胞呼吸和细胞代谢的激活剂，也是重要的抗氧化剂和非特异性免疫增强剂			乳期内，每日给予10mg、100mg及1000mg/kg的剂量，结果表明对母体和新生仔的形态、发育、功能、生殖能力以及胎仔均未见有影响

血管紧张素Ⅱ受体拮抗剂

药物	剂量	作用机制	适应证	副作用	说明
		血管紧张素Ⅱ受体拮抗剂对 AT_1 受体的拮抗方式不同分为竞争性、非竞争性及混合性拮抗。不抑制血管紧张素转化酶。表现为抗高血压、抗心力衰竭、肾保护及抗心血管重构等方面的作用	高血压、心力衰竭、肾保护及抗心血管重构	头痛 直立性低血压 过敏 血管神经性水肿 肝功能异常 胃肠道反应 肌痛	血容量不足者可出现症状性低血压；肝功能损害者减少药物的剂量；双侧肾动脉狭窄或单侧肾动脉狭窄者服该药可能出现肌酐、尿素氮增高；与保钾利尿药、补钾剂服用，会使血钾升高；孕妇及哺乳期妇女慎用

续表

血管紧张素Ⅱ受体拮抗剂

药物	剂量	作用机制	适应证	副作用	说明
氯沙坦（科素亚）losartan（Cozaar）	起始和维持剂量为50mg，每日1次，治疗3~6周达最大降压效应。部分患者每每日服用100mg，可产生进一步的降压作用	参见血管紧张素Ⅱ受体拮抗剂的概述	高血压、心力衰竭，逆转左室肥厚和血管重构、降低血清尿酸	参见血管紧张素Ⅱ受体拮抗剂的概述	参见血管紧张素Ⅱ受体拮抗剂的说明
缬沙坦（代文）valsartan（Diovan）	80mg，每日1次口服。如疗效不佳，可增加至每日160mg或与利尿药同时服用	具有高度特异性的非杂环类ARB，拮抗方式呈混合性拮抗	高血压、心力衰竭	参见血管紧张素Ⅱ受体拮抗剂的概述	对该药过敏者、妊娠期及哺乳期妇女禁用。胆道梗阻者也需慎用
厄贝沙坦（安搏维）irbesartan（Aprovel）	起始剂量为75~150mg，每日1次，口服。疗效不满意时，可增加剂量至300mg，每日1次	头痛、眩晕、心悸、疲乏、罕有肌肉麻痛、骨骼肌肉疼痛及血管神经性水肿	高血压、心力衰竭	参见血管紧张素Ⅱ受体拮抗剂的概述	参见血管紧张素Ⅱ受体拮抗剂的说明
替米沙坦（美卡素）telmisartan（Micardis）	用药范围为每日20~80mg，在此范围内其降压疗效呈具有剂量依赖性	竞争性或混合性拮抗AT₁受体，且结合具有高度选择性和不可逆性	高血压	参见血管紧张素Ⅱ受体拮抗剂的概述	禁忌证为对该药活性成分及任何一种赋形成分过敏者；妊娠及哺乳期妇女；胆道阻塞性疾病；严重肝肾功能不全

续表

血管紧张素Ⅱ受体拮抗剂

药物	剂量	作用机制	适应证	副作用	说明
坎地沙坦 candesartan	推荐的单一药物剂量为每日16mg，单次或分两次口服。最大剂量一般为32mg	与AT₁受体的拮抗方式为非竞争性拮抗。对AT₁受体的亲和力大于AT₂受体10 000倍，其代谢产物拮抗AngⅡ的升压作用比氯沙坦大48倍	高血压、心力衰竭	不良反应发生率低，主要是头痛及头晕	无特殊禁忌。老年患者要注意减小药物剂量，但无需调整首次剂量。高血压伴肾功能不全者服药后，其血药浓度也升高，因此也应减少药物剂量
奥美沙坦酯 olmesartan medoxomil	推荐起始剂量为20mg，每日1次。对进行2周治疗后仍需进一步降低血压的患者，剂量可增至40mg	是一种前体药物，经胃肠道吸收水解为奥美沙坦。选择性AT₁受体拮抗剂。与AT₁的亲和力要比与AT₂的亲和力大12 500多倍	高血压	大于1%的不良事件是头晕、背痛、支气管炎、肌酸磷酸激酶升高、腹泻、头痛、血尿、高血糖症、高甘油三酯血症、咽炎和鼻窦炎。低于1%大于0.5%的不良事件有：胸痛、乏力、疼痛、外周性水肿、眩晕、腹痛、消化不良、	对本品所含成分过敏者禁用

续表

血管紧张素Ⅱ受体拮抗剂

药物	剂量	作用机制	适应证	副作用	说明
				肠胃炎、心动过速、高脂血症、高尿酸血症、肌痛、皮疹和面部水肿等	无尿患者，对本品中任何成分或其他磺胺类药物过敏者、严重肾功能不全（肌酐清除率<30ml/min）或肝功能异常的患者禁用。本品不能用于血容量减少的患者
氯沙坦（海捷亚）compound losartan（Hyzaar）	常用起始和维持剂量为每日1次、每次1片。对此剂量反应不足的患者，剂量可增至每日1次，每次2片。最大服用剂量为每日1次，每次2片	复方氯沙坦由氯沙坦和氢氯噻嗪组成，已证明本药的成分对降低血压有相加作用，比两种成分单独降低血压的幅度更大。这是因为氯沙坦钾和氢氯噻嗪具有协同作用	适用于联合用药治疗的高血压患者	只限于那些以前报道过的氯沙坦钾和（或）氢氯噻嗪的不良反应	

β受体阻断药

概述	剂量	作用机制	适应证	副作用	说明
		β受体阻断药根据其化学结构不同，某些具有内在拟交感活性；某些具有膜稳定作用；而另	高血压、心绞痛、充血性心力衰竭、心动过速性心律失常	心动过缓、传导阻滞、低血压、加重或诱发心力衰竭、哮喘发作、乏力	病态窦房结综合征、房室传导阻滞、严重低血压、心源性休克者禁用。第一次使用β受体阻断药时应从小剂量开

续表

β受体阻断药

概述	剂量	作用机制	适应证	副作用	说明
		一些却对 β_1 或 β_2 受体有相对选择性。新的 β 受体阻断药中,除了对 β_1、β_2 受体有阻滞作用外,还具有 α_1 受体阻滞作用			始,避免停药综合征。肾功能障碍时本品需减少剂量。妊娠及哺乳期妇女禁用
普萘洛尔(心得安)propranolol	口服每次 10~20mg,每日 3~4 次,根据病情增加剂量,达到最佳疗效;静脉注射每次 2.5~4mg,稀释后缓慢注射	通过阻断 β 受体,对因交感神经兴奋、自律性增强引起的心律失常有效。大剂量使用有膜稳定作用。可减慢房室传导	窦性心动过速;折返性室上性心动过速;减慢心房扑动、心房颤动的心室率	参见 β 受体阻断药概述。	病态窦房结综合征、房室传导阻滞、支气管哮喘、心源性休克者禁用
阿替洛尔(氨酰心安)atenolol	口服从小剂量开始,每次 6.25mg,每日 2 次,酌情增量至最适宜剂量。每日总量不宜超过 200mg	属中效选择性 β 受体阻断药,无内源性拟交感活性。电生理学效应类似普萘洛尔	高血压、心绞痛、抗心律失常	参见 β 受体阻断药概述	参见 β 受体阻断药的说明与地高辛合用时,增加其浓度

续表

β 受体阻断药

概述	剂量	作用机制	适应证	副作用	说明
美托洛尔（倍他乐克）metoprolol	口服每次 12.5mg，每日 2 次，渐增至最适宜剂量，可用到每日 200mg。静注每次 5mg，总量不宜超过 15mg	本品属短效心脏选择性 β 受体阻断药，电生理学效应类似普萘洛尔	因儿茶酚胺增多而诱发快速型心律失常。高血压、冠心病心绞痛、充血性心衰	参见 β 受体阻断药概述	参见 β 受体阻断药的说明
比索洛尔（康忻）bisoprolol	高血压：初始剂量每日 1 次 5mg，有症状的充血性心力衰竭：剂量须个体化	选择性 β₁ 受体阻断药，在治疗剂量范围内，没有明显的膜稳定作用或内在拟交感作用。在高剂量时（≥20mg）也抑制支气管及血管平滑肌的 β₂ 肾上腺素受体。本品的 β₁ 受体阻断作用是其降低血压的主要作用	高血压、心绞痛、充血性心力衰竭、抗心律失常	参见 β 受体阻断药概述	参见 β 受体阻断药的说明
阿替洛尔（氨酰心安）atenolol	参见 β 受体阻断药——阿替洛尔	属中效选择性 β 受体阻断药，无内源性拟交感活性。电生理学效应类似普萘洛尔	窦性心动过速、室上性心律失常，包括房性期前收缩、阵发性室上性心动	参见 β 受体阻断药——阿替洛尔	参见 β 受体阻断药——阿替洛尔

续表

β 受体阻断药

概述	剂量	作用机制	适应证	副作用	说明
			过速。控制快速心房扑动、心房颤动的心室率		
索他洛尔（施太可）sotalol	口服从小剂量开始，每次40mg，每日2次，常用剂量为每次80～160mg，每日2次。长期服用，每次40～80mg，每日2次。室性心动过速时的剂量偏大，可达到每次240mg，每日2次	属非选择性β受体阻断药，无内在拟交感活性和膜稳定作用，可抑制肾素释放，其β受体阻断作用引起心率减慢和有限的负性肌力效应。兼有β受体阻断和延长心脏动作电位时程的抗心律失常特性	各种室性心律失常，转复和预防室上性心动过速、心房扑动、心房颤动；转复和预防预激综合征并发的心动过速、心房扑动、心房颤动	与β受体阻断药相似，但其能引起QT间期延长，偶能引起扭转型室性心动过速、对心肌收缩力的抑制作用较其他β受体阻断药弱	显著的窦性心动过缓、病态窦房结综合征、Ⅱ度以上房室传导阻滞、先天性或获得性QT延长综合征、心源性休克、支气管哮喘或慢性阻塞性肺部疾病、严重肾衰竭、对本品过敏者禁忌使用
卡维地洛（达利全）carvedilol（Dilatrend）	充血性心力衰竭治疗：开始剂量每次3.125mg，每日2次，可间隔2周后将剂量增加一倍，剂量须增到患者能耐受的最高限度。	具有非选择性的β₁和β₂肾上腺能受体阻断、α₁受体阻断和抗氧化特性。通过选择性阻滞α₁肾上腺能受体而扩张血	高血压、心绞痛、充血性心力衰竭、抗心律失常	参见β受体阻断药概述	参见β受体阻断药的说明

续表

β 受体阻断药

概述	剂量	作用机制	适应证	副作用	说明
	高血压：推荐剂量为每次12.5mg，每日1次，以后每次25mg，每日1次	管。通过其血管扩张作用减少外周阻力，并有抑制肾素 - 血管紧张素 - 醛固酮系统的作用。本品无内在拟交感活性，具有膜稳定特性			参见 β 受体阻断药的说明
阿罗洛尔（阿尔马尔）arotinolol	高血压：初始剂量为每次10mg，每日2次口服。可增至每日30mg。原发性震颤：初始剂量10mg/d。可增至每日2次，每次10mg，每日2次的维持量。但1天不超过30mg	具有 α 及 β 阻断作用。本药的抗震颤作用为肾脏肌 β₂ 受体阻断作用，其作用为末梢性。未发现本药有内在拟交感活性及膜稳定作用	高血压、心绞痛、心动过速性心律失常、原发性震颤	参见 β 受体阻断药的说明。主要的不良反应有心动过缓、眩晕及站立不稳、无力及倦怠感	参见 β 受体阻断药的说明
艾司洛尔esmolol	静滴有效剂量每分钟50～300μg/kg，但多数患者每分钟用50～150μg/kg即可显效。最初输入每分钟25μg/kg，以后每隔5分	为超短效选择性 β 受体阻断药。电生理效应与美托洛尔相似。静脉注射后数秒即出现 β 受体阻断效应	快速心房扑动、心房颤动和窦性心动过速。亦适用于急性心肌缺血、急性高血压及发生在诱	除低血压或使心力衰竭加重外，无明显副作用。输注末梢作用常很快消失，可作为紧急治疗用药	参见 β 受体阻断药的说明

续表

β受体阻断药

概述	剂量	作用机制	适应证	副作用	说明
	钟以每分钟50μg/kg递增，最大不超过每分钟300μg/kg		导麻醉、插管、外科手术中或术后的心动过速		
拉贝洛尔(柳胺苄心定)labetalol	口服：开始1次100mg，每日2~3次，如疗效不佳，可增至1次200mg，每日3~4次。静注：25~100mg/次，用10%葡萄糖稀释至20~40ml，于10分钟内缓慢静脉注射	本品属α、β受体阻断药，通过对α及β受体竞争性拮抗而产生降压作用，其中阻断β₁和β₂受体程度相似，对α₁受体作用较弱，对α₂受体则无作用	适用于各种程度的高血压及高血压急症、心绞痛、妊娠期高血压、嗜络细胞瘤、麻醉或手术时高血压。静注能治疗高血压危象	①常见有眩晕、乏力、幻觉、胃肠道障碍、口干、头皮麻刺感。②剂量过大，还可发生心动过速、急性肾衰竭。③儿童、孕妇及哮喘、脑出血患者忌用静注。④少数患者可发生直立性低血压	注意事项：心脏及肝、肾功能不全者慎用。给药期同患者应保持仰卧位，用药后要平卧3小时，以防直立性低血压发生。禁忌：脑出血，心动过缓、心动过缓、传导阻滞及支气管哮喘者禁用

钙通道拮抗剂

概述	剂量	作用机制	适应证	副作用	说明
		钙通道阻滞药(CCB)在许多方面各具特点。按	高血压、冠心病心绞痛	心悸、面部潮红、头痛、头晕、踝部水肿、	对本品过敏者、低血压者禁用。

续表

钙通道拮抗剂

概述	剂量	作用机制	适应证	副作用	说明
		照 CCB 的作用部位，将 CCB 分为：硝苯地平类、地尔硫䓬类和维拉帕米类。CCB 具有抑制钙离子内流的作用，能直接松弛血管平滑肌，扩张冠状动脉，增加冠脉血流量，提高心肌对缺血的耐受性，同时能扩张周围小动脉，降低外周血管阻力，从而使血压下降		胃功能紊乱，尿多。皮肤过敏反应，如瘙痒、麻疹	对肝肾功能不全者、心功能衰竭者、主动脉瓣狭窄者慎用。停药时注意逐渐减量，不可骤停

钙通道阻滞药——二氢吡啶类

药物	剂量	作用机制	适应证	副作用	说明
硝苯地平（心痛定）nifedipine	治疗高血压：控释片常用剂量 30mg，每日 1 次。缓释片，每次 20mg，每日 2	抑制钙离子内流的作用，能直接松弛血管平滑肌，扩张冠状动脉，增加冠	参见 CCB 的说明	心悸、面部潮红、头痛、头晕、踝部水肿，尿多，胃功能紊乱，尿多，肝	参见 CCB 的说明。与地高辛或茶碱同时使用，会增高地高辛或茶碱血浓度。西米替

续表

钙通道阻滞药——二氢吡啶类

药物	剂量	作用机制	适应证	副作用	说明
	次。冠心病心绞痛发作时，普通硝苯地平片可5～10mg嚼碎或舌下含服。可根据心绞痛类型，每次5～10mg，每6～8小时一次	脉血流量，提高心肌对缺血的耐受性，同时能扩张周围小动脉，降低外周血管阻力，从而使血压下降		功能异常。皮肤过敏反应，剂量过大有抽搐等神经系统症状。个别有心绞痛样胸痛	丁或舒尼替丁可使血桨硝苯地平浓度轻度升高，增加降压效果。本品可乳汁排出，故妊娠、哺乳妇女慎用
拉西地平（乐息平）lacidipine	初始剂量为4mg，每日1次，3～4周后可加量到每日8mg，老年患者、肝脏疾病患者初始剂量为2mg，每日1次	为特异、强效持久的二氢吡啶类CCB，选择性的阻滞血管平滑肌的钙通道，扩张周围动脉，减低心脏后负荷，降低血压	高血压	多与其血管扩张作用有关，如头痛、皮肤潮红、水肿、眩晕、乏力、心悸，通常短暂并随继续使用逐渐消失或减弱。少见有皮疹	参见CCB说明
氨氯地平（络活喜）amlodipine	初始剂量2.5～5mg，每日1次，最大可增至10mg，每日1次	长效二氢吡啶类CCB，阻滞心肌和血管平滑肌细胞外钙离子经细胞膜的钙离子通道（慢通道）进入细胞的	高血压、冠心病心绞痛	头痛、水肿、疲劳、失眠、恶心、腹痛、面红、心悸、少见瘙痒、皮疹、呼吸困难、无力、肌肉痉挛和消化不良	参见CCB说明

续表

钙通道阻滞药——二氢吡啶类

药物	剂量	作用机制	适应证	副作用	说明
非洛地平 felodipine	口服：起始剂量2.5mg，每日2次，或遵医嘱。常用维持剂量每日为5mg或10mg，必要时剂量可进一步增加，或加用其他降压药	选择性比心脏强约100倍，直接舒张血管平滑肌。具有抗高血压和冠心病心绞痛作用			
		本品为选择性钙离子拮抗药，主要抑制小动脉平滑肌细胞外钙的内流，选择性扩张小动脉，对静脉无此作用，不引起直立性低血压；对心肌亦无明显抑制作用	用于轻、中度原发性高血压及心绞痛的治疗	①本品在某些患者身上会导致面色潮红、头痛、头晕、心悸和疲劳。这些反应大部分具有剂量依赖性。②本品可引起与剂量有关的踝肿、牙龈肿大。③另也可见皮疹、瘙痒	妊娠（包括早期妊娠）及对本品过敏者。对非洛地平及本品中任一成分过敏者，失代偿性心衰、急性心肌梗死。不稳定型心绞痛患者及妊娠妇女。服用本品时，同时加服影响细胞色素P450类药物可影响非洛地平的血药浓度
贝尼地平（可力洛）benidipine	原发性高血压：成人用量每日1次，每次2～4mg。效果不佳时，可增至1次8mg。重症高血压患者，每日1次，每次4～8mg。本	本品与细胞膜电位依赖性钙通道的DHP结合部位相结合，抑制钙离子内流，从而扩张冠状动脉和外周血管	用于轻、中度原发性高血压、心绞痛	主要不良反应有心悸、颜面潮红、头痛等。严重不良反应：有时伴肝功能损害，有时伴有AST、ALT、γ-GTP	孕妇或可能妊娠的妇女，应避免使用本品。心源性休克患者禁用（有可能使症状恶化）

续表

钙通道阻滞药——二氢吡啶类

药物	剂量	作用机制	适应证	副作用	说明
	心绞痛：成人用量每日 2 次，每次 4mg，早晚各 1 次，并应根据年龄及症状适当增减	品与 DHP 结合部位的亲和力强且解离速度非常缓慢，所以显示出持续药理作用，而与血药浓度无相关性		上升等的肝功能损害及黄疸。若出现异常，应减量或停药并进行适当处置。若出现过敏症及女性化乳房时，应停药	
西尼地平 cilnidipine	成人初始剂量为每次 5mg，每日 1 次。根据患者的临床反应，可将剂量增加，最大可增至每次 10mg，每日 1 次，早饭后服用	亲脂性的 DHP 钙通道阻滞药，能与血管平滑肌细胞膜上 L 型钙通道的二氢吡啶位点结合，抑制 Ca^{2+} 通过 L 型钙通道的跨膜内流，从而松弛、扩张血管平滑肌，起到降压作用。它还可通过抑制 Ca^{2+} 通过交感神经细胞膜上 N 型钙通道的跨膜内流而抑制交感神经末梢去甲肾上腺素的释放和交感神经活动	用于高血压患者的治疗	本品的不良反应：尿频、尿痛、肌酸、尿酸氮上升、尿沉渣阳性和头痛、头晕、肩肌肉僵硬发困、失眠、手颤动。循环系统不良反应：面色潮红、心悸、燥热、心电图胸痛、畏寒、期前收缩。消化系统 AST、ALT 上升等肝功能异常、便秘、腹胀	对本品中任何成分过敏的患者禁用。怀孕妇女禁用。由于会引起血压过低等症状，故高空作业、驾驶机动车及操作机器工作时应禁用。老年患者使用时应从小剂量开始，并仔细观察药物的治疗反应。与地高辛合用时，应密切注意地高辛的毒性反应。肝功能不全患者服用西尼地平时其浓度会增加，故应慎用

续表

钙通道阻滞药——二氢吡啶类

药物	剂量	作用机制	适应证	副作用	说明
左旋氨氯地平 levamlodipine	通常口服起始剂量为 5mg，每日 1 次。最大不超过 10mg，每日 1 次。体质虚弱者、老年患者或肝功能受损者从 2.5mg，每日一次开始用药	左旋苯磺酸氨氯地平是二氢吡啶类钙离子阻断药。本品选择性抑制钙离子跨膜进入平滑肌细胞和心肌细胞，对平滑肌的作用大于心肌。其与钙通道的相互作用决定于它和受体位点结合和解离的渐进性速率，因此药理作用逐渐产生	高血压、心绞痛，尤其是自发性心绞痛（单独或与其他药物合并使用）	本品因不良反应而停药的仅为 1.5%。最常见的不良反应是头痛和水肿、潮红和心悸。发生率超过 1.0% 的不良反应如下：头痛、疲倦、恶心、腹痛和嗜睡。以下不良事件发生率（<1% 但 >0.1%，与药物的因果关系不明确）：过敏反应、虚弱、背痛、潮热、不适、疼痛、置便、体重增加、心律失常、低血压、直立性低血压和脉管炎、牙龈增生、血管性水肿、红斑、瘙痒、皮疹、斑丘疹	对二氢吡啶类钙通道阻滞药过敏者。对孕妇用药缺乏相应的研究资料，但根据动物试验结果，本品只在非常必要时方可用于孕妇。服药的哺乳期妇女应在中止哺乳

续表

钙通道阻滞药——二氢吡啶类

药物	剂量	作用机制	适应证	副作用	说明
尼群地平 nitrendipine	初始剂量每日10mg，每日2次，每隔2周增加1次，最高不超过40mg，每日2次	冠脉及外周血管，均有较强的选择性扩张作用，降低动脉压。降低心肌耗氧量	高血压	可见头痛、面部潮红、心悸、眩晕、多尿、皮疹等	参见CCB说明。肝、肾功能不全者慎用
尼卡地平（佩尔地平）（Perdiping）nicardipine	高血压治疗：口服40mg，每日2次，或20~30mg，每日3次，高血压和冠心病可每日60~120mg	参见CCB说明	高血压、脑血管供血不足、冠心病稳定型心绞痛型心绞痛	偶见面部潮红、心悸、肝肾功能损害、头痛、耳鸣、体温升高、胃肠道反应等	对进行性主动脉瓣狭窄、颅内出血尚未完全止血者、脑卒中急性期颅内压高、严重左心功能不全、低血压、青光眼和肝肾功能不全者慎用
尼索地平（硝苯异丙啶）nisodipine	每次10~40mg，每日1次	是血管选择性强的CCB，对血管与心脏的选择性比为1000倍，作用时间长。不影响心肌和骨骼肌的功能，没有负性肌力作用	高血压	主要为头痛、周围水肿，多轻微短暂。不良反应与剂量相关。突然停药可导致心绞痛发作	对二氢吡啶类药过敏者、孕妇及哺乳期妇女禁忌使用。低血压者、肝、肾功能不全者慎用
尼莫地平（尼莫通）nimodipine	对轻、中度高血压，初始剂量为40~60mg，分3次口服，最大剂量为每日3~10倍	对脑血管有较高的选择性，对脑血流量比周围血管高3~10倍	高血压、脑血管病、老年性脑功能障碍、偏头痛、脑梗死、缺	用量大时有血压下降现象，少数患者有短暂的头痛、颜面潮红、缺	对二氢吡啶类药过敏者、肝肾功能严重受损害的患者、脑水肿、颅内压上升者、孕妇、哺

钙通道阻滞药——二氢吡啶类

药物	作用机制	剂量	适应证	副作用	说明
	能选择性拮抗钾诱导的脑膜血管收缩	240mg	血性突发性耳聋	恶心、胃肠道不适、皮肤瘙痒、皮疹。停药后缓解	乳期妇女及血压过低者慎用
乐卡地平（再宁平）lercanidipine (Zanidip)	新一代的二氢吡啶类CCB，有较强的血管选择性，起效缓、降压作用强，作用时间长，负性肌力作用少等特点。对心率和心肌血量的影响小	推荐剂量为10mg，每日1次，餐前15分钟口服，根据患者反应可增至每次20mg	轻、中度高血压	面部潮红、踝部水肿、心悸、眩晕、心动过速、头痛。偶见胃肠道反应、皮疹、疲劳、嗜睡、肌肉痛	左室流出道梗阻或主动脉瓣狭窄，未经治疗的充血性心力衰竭和不稳定心绞痛患者、有严重肝、肾功能损害者疾病者应慎用

钙通道阻滞药——地尔硫䓬类

药物	作用机制	剂量	适应证	副作用	说明
地尔硫䓬（硫氮䓬酮）diltiazem (Herbesser)	本品对血管与心脏的选择性比为3:1。选择性与维拉帕米相近	冠心病心绞痛治疗：15～30mg，每8或6小时1次。高血压治疗：初始剂量每次30～60mg，每日3次。快速心房颤动或阵发性室上性心动过速治疗：5～10mg在3分钟内缓慢静脉推注	冠心病心绞痛、高血压、肺动脉高压、快速性心律失常	心脏方面：心动过缓、传导阻滞、血压轻度降低（静脉注射时）。其他：头痛、头晕、疲劳、胃肠不适、食欲缺乏、腹泻、便秘等	下列情况慎用：肝肾功能不全、心功能不全者、老年患者（应小于120mg/d）、一度房室传导阻滞。缓释胶囊应整颗吞服，不要掰断或咀嚼

续表

钙通道阻滞药——苯烷胺类

药物	作用机制	剂量	适应证	副作用	说明
维拉帕米（异搏定）verapamil (Isoptin)	能抑制钙离子内流心肌细胞、平滑肌细胞和心脏希浦系统。通过扩张外周血管而使病理性增高的血压下降。通过抑制心脏收缩减少心肌耗氧，扩张冠脉减低心脏的后负荷，用于治疗心绞痛	高血压治疗：口服 40～120mg，每日 3～4 次。阵发性室上性心动过速：首剂 5mg 或 0.075～0.15mg/kg 静脉缓慢推注，无效可于 30 分钟后重复 5～10mg。硬阻性肥厚型心肌病，一般 40～80mg，每日 3 次	高血压、室上性心动过速、冠心病心绞痛、肥厚型心肌病、肺动脉高压	主要表现在心率减慢、血压下降、心肌收缩力减弱等方面，一般耐受性良好，可有便秘、恶心、眩晕或头晕、头痛、面红、疲乏、神经衰弱、足踝水肿等	严重心力衰竭、心源性休克、II度以上房室传导阻滞、病态窦房结综合征禁用、血小板功能缺欠时慎用

抗休克药——拟肾上腺素药

药物	作用机制	剂量	适应证	副作用	说明
肾上腺素（副肾素）adrenaline (Suprarenine)	直接作用于肾上腺素能 α、β 受体，产生强烈快速而短暂的兴奋 α 和 β 型效应，对心脏 β_1 受体的兴奋，可使心肌收缩力增强，心率加快，心肌耗氧量增加	皮下或肌内注射，过敏性休克，皮下或肌内注射 0.5mg，随后静脉注射 0.025～0.05mg/kg，必要时隔 5～15 分钟重复。心搏骤停，心内注射或静脉注射，成人 0.1～1mg/次，必要时隔 5 分钟重复	心脏复苏、过敏性休克、支气管痉挛等喘疹、血管神经性水肿等严重变态反应、低心排血量综合征	心悸、面色苍白、头痛、震颤等。皮肤局部应用可致坏死和蜂窝织炎。剂量过大或静脉注射误入血管内或静脉注射过快，可使血压骤升	外伤及出血性休克、心源性休克、高血压、器质性心脏病、冠状动脉病变、甲状腺功能亢进患者禁用

续表

抗休克药——拟肾上腺素药

药物	剂量	作用机制	适应证	副作用	说明
去甲肾上腺素（正肾素）noradrenaline	静滴：临用前稀释，每分钟滴入4～10μg，根据病情调整用量。常用重酒石酸去甲肾上腺素2～10mg加在5%葡萄糖溶液或生理盐水500～1000ml内静滴	本品为肾上腺素受体激动药。是强烈的α受体激动药，同时也激动β受体。通过α受体激动，可引起血管极度收缩，使血压升高，冠状动脉血流增加	各种休克、心搏骤停	静滴时间过长浓度过高或药液漏出血管外，可引起局部缺血坏死。其他有注射局部皮肤脱落，皮肤发绀、皮疹、面部水肿、眩晕、焦虑、颤抖、怕光、出汗、头后痛或咽痛	高血压、动脉硬化、心动过速、甲状腺功能亢进症、糖尿病、闭塞性血管炎、血栓病患者慎用
异丙肾上腺素isoprenaline	感染性休克治疗，静滴：成人1mg加入5%葡萄糖溶液500～1000ml中，滴速30滴/分，小剂量0.5～2μg/min开始，以维持收缩压在90mmHg、心率在120次/分以下为佳。静注：0.2～1mg/次	为β受体激动剂，对β₁和β₂受体均有强大的激动作用，对α受体几乎无作用	感染性休克、完全性房室传导阻滞、心搏骤停	心动过速、肌肉震颤、软弱、出汗、眩晕、恶心、呕吐、头痛、不安、口干、心悸、心绞痛	糖尿病及甲状腺功能亢进者慎用。婴性心动过速患者，心率在120次/分以上者忌用或填慎用；心肌梗死及嗜铬细胞瘤患者禁用

续表

抗休克药——拟肾上腺素药

药物	剂量	作用机制	适应证	副作用	说明
去氧肾上腺素（苯肾上腺素）phenylephrine (Neosynephrine)	静脉滴注：5～20mg/次，滴速不超过180μg/分钟，根据临床反应调整。静脉注射：100～500μg/次，以0.1%浓度缓慢注射	为α肾上腺素受体激动药。本品为直接作用于受体的拟交感胺类药，但有时也间接通过促进去甲肾上腺素自贮存部位释放而生效	脊椎麻醉、全身麻醉，应用氯丙嗪等原因引起的低血压，室上性心动过速，散瞳检查	高血压伴头痛，呕吐、心悸、头胀、皮肤麻刺感和寒冷感觉，幻觉、妄想、躁狂等精神症状也可发生	高血压、严重动脉粥样硬化、心动过速或甲状腺功能亢进症、糖尿病、心肌病、心脏传导阻滞、室性心动过速、周围或肠系膜动脉血栓形成等患者禁用
多巴胺（3-羟酪胺）dopamine (3-hydroxytyramine)	治疗心衰宜用小剂量，但并发心源性休克时用较大剂量以维持血压。常用量：静滴，20mg/次，稀释后缓慢滴注；极量，静滴，每分钟20μg/kg。成人40～200mg加入5%葡萄糖溶液250～500ml中，开始1ml/min或每分钟1～5μg/kg，以后根据血压情况	是去甲肾上腺素生物合成的前体，为中枢性递质之一，具有兴奋β受体、α受体和多巴胺受体的作用。兴奋心脏β受体可增加心肌收缩力，体可增加心排血量。兴奋多巴胺受体和α受体使肾、肠系膜、冠脉血管扩张，血流量增加	心源性休克、感染性休克等各种休克，心功能不全	心悸、恶心、呕吐、头痛、高血压、呼吸困难、心动过缓等	动脉硬化（伴或不伴有糖尿病）、动脉栓塞、冻伤、Raynaud病或Buerger病等周围血管病患者禁用

续表

抗休克药——拟肾上腺素药

药物	剂量	作用机制	适应证	副作用	说明
多巴酚丁胺 dobutamine	参见抗心力衰竭药中非苷类正性肌力类概述	参见抗心力衰竭药中非苷类正性肌力类作用机制概述	参见抗心力衰竭药中非苷类正性肌力类适应证	参见抗心力衰竭药中非苷类正性肌力类副作用概述	参见抗心力衰竭药中非苷类正性肌力类说明
间羟胺（阿拉明）metaramiol (Aramine)	静滴：15~100mg；0.4mg/kg，以生理盐水稀释，滴速以维持理想的血压为度。静注，初量用0.5~5mg，继而静滴。极量，成人100mg/次	主要作用于α受体，对β₂受体作用较弱，部分作用是通过促进交感神经末梢释放去甲肾上腺素	神经源性休克，过敏性休克、心源性休克、感染性休克，脑肿瘤和脑外伤所致脑损伤性休克的早期	头痛、头晕、震颤、心悸、胸部压迫感，偶有心动过速，如血压剧增可发生反射性心动过缓和室性心律失常	高血压、甲状腺功能亢进、糖尿病患者禁用

抗休克药——抗肾上腺素药——α受体阻断药

药物	剂量	作用机制	适应证	副作用	说明
酚妥拉明 phentolamine	抗休克时，以0.3mg/min的剂量进行静滴	为α₁、α₂受体阻断药，有血管舒张作用	外周血管痉挛性疾病，经充分扩容仍无反应的休克	直立性低血压，鼻塞、瘙痒、恶心、呕吐等	低血压、严重动脉硬化、心脏器质性损害、肾功能减退者忌用
妥拉唑林（苄唑啉）tolazoline (Benzoline)	口服，一次15mg，1日45~60mg；肌注或皮下注射，一次25mg	为α₁、α₂受体阻断药，能使周围血管舒张而降低血压，但降压作用不稳定	参见妥拉唑林适应证	潮红、寒冷感、心动过速、恶心、上腹部疼痛、直立性低血压等	胃溃疡、冠状动脉病患者忌用

续表

抗休克药——抗胆碱药

药物	剂量	作用机制	适应证	副作用	说明
阿托品 atropine	用于抗休克：成人每次1～2mg，用生理盐水或5%葡萄糖溶液10～20ml稀释作静注。病情需要可每隔10～30分重复使用4次	为阻断M胆碱受体的抗胆碱药，能解除平滑肌的痉挛（包括解除血管痉挛、改善微血管循环）	感染性休克。治疗锑剂引起的阿斯综合征	口干、出汗、面部潮红、心率增快。过量则可发生瞳孔扩大、视力模糊、排尿困难。重者体温升高、精神兴奋、幻觉、谵妄、昏迷、呼吸麻痹	青光眼及前列腺肥大者禁用，老年人慎用
山莨菪碱 (654-2) anisodamine	感染性休克：根据病情决定剂量。成人静注每次10～40mg。需要时每隔10～30分钟可重复给药	为阻断M胆碱受体的抗胆碱药，作用与阿托品相似或稍弱。可解除血管痉挛、改善微循环	感染性休克、急性胰腺炎、出血性肠炎和过敏性休克	口干、面颊潮红、轻度扩瞳、视远物模糊、排尿困难、偶有心跳加快、皮疹等	脑出血急性期与青光眼患者忌用；解毒方法同阿托品

溶栓剂——纤溶酶原激活剂

药物	剂量	作用机制	适应证	副作用	说明
链激酶 streptokinase	对于急性心肌梗死患者，在无禁忌证情况下，发病6小时内静脉给予链激酶100万～150万U，1小时	具有促进体内纤维蛋白溶解系统活力的作用，溶解纤维蛋白，使纤维蛋白溶酶原转变为活性的纤维蛋白溶	急性心肌梗死、急性肺栓塞、深静脉栓塞、周围动脉栓塞、血管外科手术后的	出血是常见的不良反应，如穿刺部位出血、皮肤瘀斑、胃肠道、泌尿道或呼吸道出血	两周内有出血、手术、外伤史、心肺复苏术不能实施胸压迫止血的血管穿刺患者、近期有溃疡病史、食管静脉曲张、溃

续表

溶栓剂——纤溶酶原激活剂

药物	剂量	作用机制	适应证	副作用	说明
	内输完，然后以肝素静滴维持24~48小时。本品也可用于急性肺栓塞，链激酶负荷量25万U，静注30分钟，随后以每小时10万U持续静滴24小时	酶，使血栓内部崩解和血栓表面溶解。当静脉使用时，其纤维蛋白亲和性不高。本品先与纤维蛋白溶酶原形成复合物，此复合物再成为纤溶酶，溶酶原成为纤溶酶，溶解血块	血栓形成、视网膜中央动脉栓塞等	和脑出血，还可出现发热、寒战和皮疹等过敏反应。低血压、过敏性休克罕见。也可发生恶心、呕吐、肩背痛。偶可引起溶血性贫血、黄疸、丙氨酸转氨酶升高和继发性栓塞	疡性结肠炎或出血性视网膜病变患者，未控制的高血压（血压≥160/110mmHg以上）成疑似为主动脉夹层者、凝血障碍及出血性疾病患者，严重肝、肾功能障碍者、近期患过链球菌感染者禁用。感染性心内膜炎患者以及妊娠妇女禁用。本品具抗原性，一年内不可重复使用
尿激酶 urokinase	急性心肌梗死：静脉滴注2.2万U/kg尿激酶溶于生理盐水或5%葡萄糖100ml中，于30分钟内静脉滴注，配合肝素皮下注射7500~10000U，每12小时1次或低分子量肝素皮下注射，每日2次	本药是一种糖蛋白，可激活纤溶酶原成为纤溶酶。当静脉使用时，其纤维蛋白亲和性不高。本品可直接激活纤溶酶原成为纤溶酶、溶解血块，对整个凝血系统各组分也有系统性作用	急性心肌梗死、急性肺栓塞、脑栓塞、视网膜中央动脉栓塞及高凝状态如肾病综合征、肾功能不全等	参见链激酶	参见链激酶。本品不具抗原性，可重复使用

续表

溶栓剂——纤溶酶原激活剂

药物	剂量	作用机制	适应证	副作用	说明
阿替普酶（爱通立）alteplase	使用前先用附带的稀释剂临时配制，浓度为1mg/ml。也可用等量的生理盐水或5%葡萄糖溶液进一步稀释成0.5mg/ml溶液。静脉输注：成人总量为100mg，开始第1小时静滴60mg（开始1～2分钟可先静注6～10mg），第2和第3小时再分别静滴20mg。如体重<65kg者，总量为1.25mg/kg，按上述方法在3小时内滴完。用爱通立治疗的患者早期使用肝素并不能使梗死的血管通畅，因此肝素的使用应推迟到爱通立治疗后90～120分钟	通过基因重组技术生产的t-PA。天然组织型纤溶酶原激活物（t-PA）的性能相同，即能激活与纤维蛋白结合的纤溶酶原，使其转化为纤溶酶的作用比激活循环血液中纤溶酶原的作用大得多。主要作用是消化局部纤维蛋白凝块	急性心肌梗死、急性肺栓塞、急性缺血性脑卒中的溶栓治疗	常见的不良反应参见链激酶。急性心肌梗死（TUCC方案）：肝素70IU/kg静脉推注后，首次静脉注射rt-PA 8mg，然后于90分钟内静滴rt-PA 42mg，输注完毕后以肝素静滴维持24～48小时。急性肺栓塞：50～100mg于2小时内匀速滴注，待APTT恢复至正常值的1.5～2倍以内时，辅以低分子量肝素皮下注射，每日2次，2～3天后改口服华法林抗凝	无抗原性，可重复给药。当剂量>150mg时，颅内出血的危险增加，不宜采用。大剂量长时间给本药，可逆转循环中的抑制机制，而致全身性纤维蛋白原溶解。用药期间应严密观察患者，一旦发生不良反应或意外，及时抢救或慎用。禁用或慎用：70岁以上老人、出血性疾病、近3个月消化性溃疡者、2周内进行过手术、口服抗凝药者、主动脉瘤患者、高血压患者、近期内发生脑卒中等应禁用或慎用

续表

溶栓剂——纤溶酶原激活剂

药物	剂量	作用机制	适应证	副作用	说明
纤溶酶 fibrinogenase	静脉冶疗用:若患者一般状况较好,除第一次使用100单位(1支)外,以后可每日使用1次,每次用200～300单位(2～3支),加到500ml 0.9%氯化钠注射液或5%葡萄糖注射液中稀释进行静脉滴注。若患者一般状况较差,除第一次使用100单位外,以后可隔日用200单位进行静脉滴注,一个疗程仍为7～10天	本品作用于纤维蛋白原及纤维蛋白,使其降解为小分子可溶片段,容易分解和从血液循环中清除,从而产生去纤维蛋白效应;本品促使组织纤溶酶原激活物(t-PA)由内皮细胞释放,并增强其活性,故具抗血栓功能;本品可降低血小板聚集及血液黏度;本品还具有降低心肌耗氧量,改善微循环的功能。未见心血管系统、呼吸系统、神经系统等副作用的报道	用于脑梗死、高凝血状态及血栓性脉管炎等外周血管疾病	①可发生创面、注射部位、皮肤及黏膜出血。②可引起头痛、头晕或氨基转移酶(转氨酶)升高。极少量患者可致过敏反应	①有凝血机制障碍、出血倾向患者禁用。②严重肝肾功能损伤、活动性溃疡患者禁用。③过敏体征者慎用。④孕妇及哺乳期妇女禁用。用药过程中如出现皮肤瘀斑、酸痛、头晕痛、发热感、出汗、多眠等,可自行消失或缓解,不需特殊处理。用药过程中如出现血尿或皮下出血点,应立即停止使用,并对症处理

续表

调血脂药——HMG 辅酶 A 还原酶抑制剂

概述	剂量	作用机制	适应证	副作用	说明
		三羟基-三甲基-戊二酰辅酶 A 还原酶抑制剂是体内胆固醇生物合成的抑制剂，能抑制肝细胞内的胆固醇合成，刺激增加肝细胞合成 LDL 受体，导致血 VLDL 和 LDL 合成减少。同时，甘油三酯水平也有下降；且血 HDL-C 轻度升高	冠心病、冠状动脉旁路植入术后、PCI 术后，脑卒中和高脂血症	主要不良反应为腹痛、腹泻、便秘、皮疹、乏力、肌肉痉挛、白内障、视力模糊等	对本类药物过敏者、血转氨酶持续显著增高原因不明者、活动性肝病、严重肝脏损害、低白蛋白血症、胆汁淤积性肝硬化、孕妇和哺乳期妇女及有生育可能的妇女应忌用
洛伐他汀（美降之）lovastatin	常用剂量为每次 10~80mg，每晚顿服	抑制肝细胞内的胆固醇合成，刺激肝细胞合成 LDL 受体增多，降低甘油三酯水平，轻度升高 HDL-C	混合型高脂血症、Ⅰ 型高脂蛋白血症及纯合子家族性高胆固醇血症	主要不良反应为腹痛、腹泻、便秘、皮疹、乏力、肌肉痉挛、白内障、视力模糊等	对本药过敏者、血转氨酶持续显著增高原因不明者、活动性肝脏损害、孕妇和哺乳期妇女及有生育可能的妇女应忌用

续表

调血脂药——HMG 辅酶 A 还原酶抑制剂

概述	剂量	作用机制	适应证	副作用	说明
辛伐他汀（舒降之）simvastatin	常用剂量为每次 5～80mg，每晚顿服	参见洛伐他汀	参见洛伐他汀	胃肠道症状、血清转氨酶轻度升高，大约 5% 的患者可出现肌酸激酶一过性轻度升高，可发生肌炎，伴或不伴血清 CK 水平升高	参见洛伐他汀
普伐他汀 pravastatin	常用剂量为每次 10～40mg，每晚顿服	参见洛伐他汀	参见洛伐他汀	参见洛伐他汀	参见洛伐他汀
氟伐他汀（来适可）fluvastatin	常用剂量为每次 20～80mg，每晚顿服	参见洛伐他汀	参见洛伐他汀	参见洛伐他汀	参见洛伐他汀
阿托伐他汀（立普妥）atorvastatin,（Liptor）	常用剂量为每次 10～80mg，每晚顿服	参见洛伐他汀	参见洛伐他汀	参见洛伐他汀	参见洛伐他汀

续表

调血脂药——HMG 辅酶 A 还原酶抑制剂

概述	剂量	作用机制	适应证	副作用	说明
瑞舒伐他汀（可定）rosuvastatin	常用剂量为每次 5～10mg，每晚 1 次	参见洛伐他汀	适用于原发性高胆固醇血症及纯合子家族性高胆固醇血症的患者	参见洛伐他汀	参见洛伐他汀
匹伐他汀 pitavastatin	常用剂量为每次 2～4mg，每晚 1 次	通过竞争性抑制羟甲戊二酰辅还原酶，减少胆固醇的生物合成。血管内胆固醇浓度的降低可使肝脏内低密度脂蛋白一胆固醇受体下调，使 LDL-C 从血中的清除加快	主要用于高胆固醇血症和家族性高胆固醇血症	主要不良反应有腹痛、皮疹、抑郁、瘙痒以及 r-谷氨酰胺转肽酶、肌酸激酶、谷丙转氨酶和天冬氨酸转氨酶升高。严重不良反应有横纹肌溶解和肌病	对本品过敏者禁用、孕妇禁用。慎用于过度饮酒及有肝病史者若 CK 水平异常高于正常或临床怀疑有肌病时应立即停用本品
血脂康	常用剂量为每次 0.6g，每日 2 次	此药主要由中药红曲经过精练提取与洛伐他汀的复合制剂。其调脂药理作用同洛伐他汀	参见洛伐他汀	参见洛伐他汀	参见洛伐他汀

续表

调血脂药——苯氧乙酸衍生物

药物	剂量	作用机制	适应证	副作用	说明
非诺贝特（力平之）fenofibrate（Lipanthyl）	通制剂：0.1g/次，每日 3 次，饭后服用。微粒化非诺贝特（力平之 200mg）用量强，服用方便，常用剂量 200mg/每晚 1 次	为苯氧乙酸类调血脂药物，药理作用类同于氯贝丁酯，但其降脂作用强，可以通过激活核受体，如过氧化物酶激活型增殖体受体，增加 Apo A I、Apo A II 及脂蛋白酯酶（LPL）的基因表达、减少 ApoC III 的基因表达	药理作用类同于氯贝丁酯，但其降脂作用强	参见氯贝丁酯	参见氯贝丁酯
吉非罗齐（诺衡）gemfibrozil（Gemppid）	通常是每次 0.6g，每天 2 次，或上午服 0.6g，下午服 0.3g	参见氯贝丁酯	IV、II型高脂蛋白血症	约 5% 的患者有恶心、呕吐、食欲缺乏、腹痛和腹泻等消化系症状。偶见嗜酸性粒细胞减少，皮肤红斑，皮疹、肌肉疼痛、视力模糊及轻度贫血	严重肝、肾功能损害者禁用，孕妇禁用

续表

调血脂药——苯氧乙酸衍生物

药物	剂量	作用机制	适应证	副作用	说明
苯扎贝特 bezafibrate	常用量：口服苯扎贝特片 每日3次，每次200~400mg	本品增高脂蛋白脂酶和肝脂酶活性，促进极低密度脂蛋白的分解代谢，使血液三酯的水平降低。其次是本品使极低密度脂蛋白的分泌减少。本品降低血低密度脂蛋白和胆固醇，可能通过加强对受体结合的低密度脂蛋白的清除。本品降低血胆固醇的作用比降低血三酯的作用为强，也使高密度脂蛋白升高	用于治疗高甘油三酯高血症、高胆固醇血症、混合型高脂血症	最常见的不良反应为胃肠道不适，如消化不良、厌食、恶心、呕吐、饱胀感，胃部不适等，其他反应还有头痛、不良反应还有头痛、眩晕、乏力、皮疹、瘙痒、阴痿、贫血及白细胞计数减少等。偶有胆石症或肌炎（肌痛、乏力）	①对苯扎贝特过敏者禁用。②患胆囊疾病、胆石症者禁用。③肝功能不全或原发性胆汁性肝硬化的患者禁用。④严重肾功能不全患者禁用，因为在肾功能不全的患者服用本品有可能导致横纹肌溶解和严重高血钾；肾病综合征引起血白蛋白减少的患者禁用

调血脂药——烟酸类

药物	剂量	作用机制	适应证	副作用	说明
烟酸 nicotinic acid	一般剂量烟酸1~2g，每日3次。开始用药两周内，宜从小剂量开始，以后酌情增加量	B族维生素，大剂量烟酸有明显的调节血脂作用，可迅速降低血甘油三酯和LDL-C	Ⅲ、Ⅳ、Ⅴ型高脂血症，Ⅱ型高脂血症	皮肤潮红或瘙痒反应，也可引起食欲缺乏、腹泻等胃肠功能障碍，肝功能损害	伴有溃疡病、肝功能损害者，痛风或显著高尿酸血症、糖尿病、恶性心律失常者均禁用

调血脂药——烟酸类

药物	剂量	作用机制	适应证	副作用	说明
阿昔莫司 acipimox	对Ⅳ型患者每次250mg，每日3次；对Ⅱ、Ⅲ、Ⅴ型患者每次250mg，每日3次，必要时最大量可用到每日1200mg	人工合成的烟酸衍生物。抑制脂肪组织的分解，减少游离脂肪酸的释出，减少甘油三酯的合成；抑制VLDL和LDL的生成；抑制肝脂肪酶活性，减少HDL胆固醇异化；激活脂肪组织的脂蛋白脂肪酶，加速LDL分解，有利HDL胆固醇增高	Ⅱa、Ⅱb、Ⅲ、Ⅳ、Ⅴ型高脂蛋白血症	不良反应明显小于烟酸。目前尚未发现有明显的肝、肾功能损害情况；未见有明显的代谢紊乱现象；面部潮红、皮肤瘙痒的发生率约6%	严重溃疡病、肝功能严重损害者不宜使用
肌醇烟酸酯 inositol nicotinate	口服每次200～600mg，每日2～3次	能够调节血浆TG的水平，也能够降低TC，但作用不显著	与烟酸相似。还可用闭塞性动脉硬化症、皮端动脉痉挛症、冻疮及手足发绀等症	明显小于烟酸。有恶心、发汗，有时会增强皮肤病的瘙痒感	

续表

其他调节血脂药物

药物	剂量	作用机制	适应证	副作用	说明
普罗布考 probucol	饭后服药。每次500mg，每日2次。早、晚餐时服用	抑制Apo B的合成，减少LDL生成，促进LDL分解和胆固醇进入胆汁随粪便排除。抑制巨噬细胞对脂质的吞噬，阻止动脉粥样硬化病变的发生和进展	高LDL-C血症，尤其是LDL受体缺陷的纯合子的家族性高胆固醇血症	胃肠道不适、腹泻的发生率，头痛、头晕、感觉异常、失眠、耳鸣、皮疹、皮肤瘙痒等、血管神经性水肿、过敏反应	对普罗布考过敏者禁用。用于本品可引起心电图QT间期延长和严重室性心律失常

抗血小板药

药物	剂量	作用机制	适应证	副作用	说明
阿司匹林 aspirin	抑制血小板聚集则应用小剂量，如每日50~300mg，每日1次	是通过抑制血小板的环氧化酶，减少前列腺素的生成而起作用。阿司匹林能与环加氧酶活性部分丝氨酸发生不可逆的乙酰化反应，使酶失活，抑制花生四烯酸代谢，减少对血小板有强大促聚集作用的血栓素	缺血性脑卒中、一过性脑缺血发作、急性心肌梗死、心房颤动、人工心脏瓣膜、动静脉瘘或其他手术后的血栓形成，慢性稳定型心绞痛及不稳定型心绞痛	可以出现恶心、呕吐、上腹部不适或疼痛等胃肠道反应，可出现可逆性耳鸣、听力下降和肝、肾功能损害，可有过敏反应表现为哮喘、荨麻疹、血管神经性水肿或休克	对本品过敏、活动性溃疡病或其他原因引起的消化道出血和血友病或血小板减少症患者禁用

续表

抗血小板药

药物	剂量	作用机制	适应证	副作用	说明
		A₂（TXA₂）的产生，使血小板功能抑制，同时也抑制血管内皮产生前列环素（PGI₂），后者对血小板也有抑制作用			
双嘧达莫 dipyridamole	口服：成人 25～50mg/ 次，3 次 / 日，血栓栓塞性疾病，口服 100mg/ 次，4 次 / 日	抑制血小板、上皮细胞和红细胞摄取腺苷。局部腺苷浓度增高，作用于血小板的 A₂ 受体，刺激腺苷酸环化酶，使血小板内环磷酸腺苷（cAMP）增多。通过这一途径，血小板活化因子、胶原和二磷酸腺苷（ADP）等刺激引起的血小板聚集受到抑制；抑制各种组织中的磷酸二酯酶（PDE）	慢性冠脉循环功能不全、心肌梗死和弥散性血管内凝血	常见的不良反应有头晕、头痛、呕吐、腹泻、脸红、皮疹和瘙痒，罕见心绞痛和肝功能不全。不良反应持续或不能耐受者少见，停药则可消除。上市后的经验报告中，罕见的不良反应有喉头水肿、疲劳、不适、肌痛、关节炎、恶心、消化不良、感觉异常、肝炎、秃头症、胆石症、心悸和心动过速	孕妇及哺乳期妇女、过敏和休克患者禁用。除葡萄糖注射液外，本品不宜与其他药物混合注射。低血压时慎用。儿童用药、老年患者慎用

抗血小板药

药物	剂量	作用机制	适应证	副作用	说明
噻氯匹定 ticlopidine	口服 0.25g/次，1～2 次/日，就餐时服用以减少胃肠道反应	本品为抗血小板聚集药，能抑制 ADP、胶原、凝血酶、花生四烯酸以及前列腺素内过氧化物等多种诱导剂引起的血小板聚集，能抑制外源和内源性 ADP 诱导的血小板聚集反应	脑血管、心血管及周围动脉硬化伴发的血栓栓塞性疾病，包括首发与再发脑卒中、短暂性脑缺血发作与单眼视觉缺失	用药 3 个月之内出现粒细胞减少、血小板减少、胃肠功能紊乱及皮疹。偶见用药数年后发生粒细胞减少、血小板减少及血栓形成性血小板减少性紫癜。此外罕见肝炎、胆汁淤积性黄疸、血管神经性水肿、脉管炎等损害	①出血性的血液病。②有出血倾向的器质性疾病，如十二指肠溃疡或急性出血性脑血管事件。③对本品过敏者。④白细胞总数减少、血小板减少或有粒细胞减少病史者。⑤严重肝功能不全者
氯吡格雷（波立维） clopidogrel	推荐剂量为 75mg/d。对于急性冠脉综合征的患者，可采用负荷剂量的方法，首剂口服 300mg，2 小时可达到作用平台（相当于口服 75mg/d、3～7 天的稳定的血小板抑制水平），此后每日 75mg 维持	能选择性、不可逆地抑制 ADP 与血小板受体的结合，随后抑制激活 ADP 与糖蛋白 GP IIb/IIIa 复合物，从而抑制血小板的聚集。本品也可抑制非 ADP 引起的血小板聚集，不影响磷酸二酯酶的活性	有过近期发作的脑卒中、心肌梗死和外周动脉疾病，预防动脉粥样硬化性事件的发生（如心肌梗死、脑卒中和血管性死亡）	可出现出血、过敏和胃肠道反应（如腹痛、消化不良、胃炎和便秘），也可发生粒细胞、血小板减少	对本品任一成分过敏和活动性出血患者慎用。严重肝病的患者应慎用。服用时，应注意监测白细胞和血小板计数。无需对老年人调整剂量

续表

抗血小板药

药物	剂量	作用机制	适应证	副作用	说明
西洛他唑 Ciluostazot	口服：成人，一次 50～100mg，一日 2 次。年轻患者可根据症状必要时适当增加剂量	本品通过抑制血小板及血管平滑肌内磷酸二酯酶活性，从而增加血小板及平滑肌内 cAMP 浓度，发挥抗血小板作用及血管扩张作用。本品抑制 ADP、肾上腺素、胶原及花生四烯酸诱导的血小板初期、二期聚集和释放反应，且呈剂量相关性	适用于治疗由动脉粥样硬化、大动脉炎、血栓闭塞性脉管炎、糖尿病所致的慢性动脉闭塞症	主要的不良反应为血管扩张引起的头痛、头晕及心悸等，个别患者可出现血压偏高；其次为腹胀、恶心、呕吐、胃不适、腹痛等消化道症状；少数患者服药后出现肝功能异常、尿频、尿素氮、肌酐及尿酸值异常；过敏症状包括皮疹、瘙痒	出血性疾病患者（如血友病、毛细血管脆性增加性疾病、活动性消化性溃疡、血尿、咯血、子宫功能性出血等患者有其他出血倾向者）。口服抗凝药或正服用已服用抗血小板药物（如阿司匹林、噻氯匹定）者慎用。口服抗血小板药物（如阿司匹林、噻氯匹定）者慎用。已服用抗血小板药（如阿司匹林、噻氯匹定）者慎用。严重肝肾功能不全者禁用。妊娠及哺乳期妇女禁用
替罗非班 tirofiban（欣维宁）（未入医保）	首先在 30 分钟内静脉给予 0.4mg/(kg·min)，随后以 0.1mg/(kg·min) 静脉 24 小时，若肌酐清除率小于 30ml/min，则将剂量减半。应用时须合并用肝素	为血小板聚集抑制剂，模拟血小板 RGD 序列的非肽类。特异性，可逆地拮抗血小板糖蛋白 GPⅡb/Ⅲa 受体，通过阻断纤维蛋白原介导的血	急性冠脉综合征	出和血小板减少症较阿昔单抗少	参见阿昔单抗

续表

抗血小板药

药物	剂量	作用机制	适应证	副作用	说明
		小板的交互连接，阻滞所有激动剂引起的聚集反应			

抗凝血药

药物	剂量	作用机制	适应证	副作用	说明
肝素 heparin calcium	深部皮下注射：7500U，每12小时1次，5~7天。静脉注射：首次5000U，以后每4小时根据部分凝血活酶时间监测结果调整剂量（APTT维持在50~70秒），48小时后改皮下注射50~100ml。以氯化钠注射液100ml稀释。静滴：每日20000~40000U，加至氯化钠注射液1000ml中持续滴注。滴注前可先静注5000U作为初始量	抗凝血药：通过与抗凝血酶Ⅲ（AT-Ⅲ）结合形成复合物，加速AT-Ⅲ凝血酶和活化X因子的凝血酶作用，从而抑制凝血酶原激酶的形成，并能对抗已形成的凝血酶原激酶的作用。本品能阻抑血小板的黏附和聚集，阻止血小板第Ⅲ因子及5-羟色胺释放	防治血栓形成或栓塞性疾病，各种原因引起的弥散性血管内凝血，也用于血液透析、体外循环、微血管手术、导管术等操作中及某些血液标本或器械的抗凝处理	①局部刺激：可见注射局部小结节和血肿，数日后自行消失。②长期用药可引起出血，血小板减少，肝素抵抗及骨质疏松等。③过敏反应较少见	对肝素过敏、有自发出血倾向者、血液凝固迟缓者（如血友病、紫癜、血小板减少）、溃疡病、创伤、产后出血者及严重肝功能不全者禁用

续表

抗凝血药

药物	剂量	作用机制	适应证	副作用	说明
低分子量肝素 low molecular weight heparin	预防血栓栓塞性疾病：一般预防：每日 1 次，每次 0.3ml，通常至少持续 7 天，所有病例中，在整个危险期均应预防性用药，直到患者可能活动。治疗血栓栓塞性疾病：皮下注射，每日 2 次（每 12 小时 1 次），通常持续 5～7 天，剂量可根据体重调整	通过与抗凝血酶Ⅲ（AT-Ⅲ）及其复合物结合，加强 AT-Ⅲ对活化的 X 因子（Xa 因子）和凝血酶（Ⅱa）的抑制作用。但由于本品的分子链较普通肝素短，不能同时与 AT-Ⅲ及凝血酶Ⅱa 结合，对凝血酶抑制作用较弱。本品抗 Xa 活性较强，对凝血酶活性 / 抗Ⅱa 活性比值为 2～4:1，远大于普通肝素	预防和治疗血栓栓塞性疾病，在血液透析中预防血凝块形成	可见血小板减少，肝功能异常和注射部位出血及瘀斑。偶见转氨酶及碱性磷酸酶变化。有报道硬膜外麻醉和术后置留硬膜外导管的同时，使用本药可导致脊柱内出血，脊柱内出血会引起不同程度的神经损伤，包括长期或永久性的麻痹	急性细菌性心内膜炎、大出血、血小板减少症、依诺肝素体外凝集实验阳性、活动性消化系统溃疡、对本药过敏、脑卒中（系统性栓塞所致的除外）和有出血倾向者禁用
戊聚糖钠 arixtra	一日 1 次 2.5mg，皮下注射	纯化学合成的抗栓药物，是 5 个糖链单位的小分子物质。普通肝素和低分子量肝素均作用于凝血反应过程的数个环节，而戊聚糖钠是第一个选择性的 Xa 因子抑制剂	防治血栓形成或栓塞性疾病（如心肌梗死、肺栓塞等）	最主要的副作用是严重出血	肾功能不全、体重低于 50kg 的患者和脊髓麻醉、脊髓穿刺的患者禁用。孕妇及哺乳期妇女用药慎用

续表

抗凝血药

药物	剂量	作用机制	适应证	副作用	说明
华法林钠（华法林）warfarin sodium	第1~3天3~4mg，3天后可给维持量一日2.5~5mg[可参考凝血时间调整剂量使国际标准化比值（INR）达2~3]。本品起效缓，治疗初3天，可以存在短暂高凝状态，如须立即产生抗凝作用，可在开始同时应用肝素，待本品充分发挥抗凝效果后再停用肝素	本品为双香豆素类中效抗凝剂。其作用机制为竞争性对抗维生素K的作用，抑制肝细胞中凝血因子的合成。还具有降低凝血酶诱导的血小板聚集反应的作用，因而具有抗凝和抗血小板凝集功能	长期持续抗凝，血栓栓塞性疾病，手术后或创伤后，心肌梗死，曾有血栓栓塞病患者及有术后血栓病并发症危险者	过量易致各种出血。早期表现有瘀斑、紫癜、牙龈出血、鼻出血、伤口出血或血尿过多等。愈和月经量过多等。出血可发生在任何部位。偶见不良反应有恶心、呕吐、腹泻、蜜痒性皮疹、过敏反应及皮肤坏死。大量口服甚至出现双侧乳房坏死、微血管病或范围血性贫血以及大范围皮肤坏疽	肝肾功能损害、严重高血压、凝血功能障碍伴有出血倾向、活动性溃疡、外伤、先兆流产、近期手术者禁用。妊娠期禁用。月经期应慎用
磺达肝癸钠（安卓）fondaparinux sodium	本品通过皮下深层注射给药，患者取卧位。注射部位应该在左前侧和右侧腹壁之间左右交替。重大骨科	是一种人工合成的活化因子X选择性抑制剂。其抗血栓活性是抗凝血酶-Ⅲ（AT-Ⅲ）介导的	本品用于进行下肢重大骨科手术如髋关节骨折、重大膝关节手术或者髋关节	出血（血肿、血尿、咯血、齿龈出血）；不常见贫血，呼吸困难，皮疹、瘙痒症，胸痛	下列情况禁用：已知对磺达肝癸钠或本品中任何赋形剂成分过敏；具有临床意义的活动性出血；急性细菌性心内膜性出血

续表

抗凝血药

药物	剂量	作用机制	适应证	副作用	说明
	手术的患者：本品推荐剂量为每日1次2.5mg。术后皮下注射给药。初始剂量应在手术结束后6小时给予，并且需在确认已止血的情况下	对因子Xa选择性抑制的结果。通过选择性结合于AT-Ⅲ，磺达肝癸钠增强了（大约300倍）AT-Ⅲ对因子Xa原来的中和活性。而对因子Xa的中和作用打断了凝血级联反应，并抑制了凝血酶的形成和血栓的增大	置换术等患者，预防静脉血栓栓塞事件的发生	手术患者中的不良反应：术后伤口感染、贫血、胃肠道出血、咯血、血尿、血小板减少症、紫癜、罕见过敏反应。罕见低血压	炎；肌酐清除率<20ml/min的严重肾脏损害。如果后续治疗将使用低分子量肝素或首次注射通常应在末次注射本品1天后给予。如果需要使用维生素K拮抗剂进行后续治疗，应继续使用磺达肝癸钠治疗直至达到INR目标值
蚓激酶lumbrokinase	治疗剂量：一日3次，每次2粒，或遵医嘱，饭前半小时服用。每3～4周为一疗程，可连服2～3个疗程，也可连续服用至症状消失。预防剂量：推荐每日2次，每次2粒；或者每日3次，每次1粒	蚓激酶是一种蛋白水解酶，动物试验表明本品具有溶解家兔肺动脉血栓的作用，可明显缩短家兔的优球蛋白溶解时间	本品主要用于：脑梗死、冠心病及其所致不稳定型心绞痛、心肌梗死等缺血性心脑血管疾病。还可用于：糖尿病、血栓性栓塞、肺栓塞闭塞性脉管炎、深部静脉血	极少数患者出现轻度头痛、头晕、便秘、恶心等不需特殊处理	①本品须餐前服用，以保证酶的活性。②有出血倾向者慎用：活动性内出血；近10天胃肠道出血、泌尿系生殖系统出血、呼吸道出血；近10天有外科手术或严重创伤；严重凝血功能障碍、出血性体质；其他出血性疾病。③个别

续表

抗凝血药

药物	剂量	作用机制	适应证	副作用	说明
			栓形成、视网膜中央动脉阻塞、突发性耳聋等		患者出现头痛、皮疹、皮肤瘙痒、消化道反应。④对本品过敏者禁用
利伐沙班（拜瑞妥）rivaroxaban	推荐剂量为口服利伐沙班 10mg，每日 1 次。如伤口已止血，首次用药时间应于手术后 6~10 小时之间进行。治疗疗程长短依据每个患者发生静脉血栓栓塞事件的风险而定，即由患者所接受的骨科手术类型而定	高度选择性和可竞争性抑制游离和结合的 Xa 因子以及凝血酶原活性，以剂量依赖方式延长活化部分凝血活酶时间（APTT）和凝血酶原时间（PT）。利伐沙班与维达肝素钠/肝素的本质区别在于它不需要与抗凝血酶Ⅲ参与，可直接拮抗游离和结合的 Xa 因子	用于预防髋关节和膝关节置换术后患者深静脉血栓（DVT）和肺栓塞（PE）的形成。也可用于预防非瓣膜性心房颤动患者脑卒中和非中枢神经系统性栓塞、降低冠状动脉综合征复发的风险等	分别有大约 3.3% 和 1% 的患者发生了出血、贫血、恶心、GGT 升高和转氨酶升高、肌酐升高、血尿素升高。少见不良反应为：心动过速、血小板增多、晕厥、头晕、头痛、胃肠道异常、皮疹、皮痒痒等	有临床明显活动性出血的患者，具有凝血异常且临床相关出血风险的肝病患者、孕妇及哺乳期妇女禁用。一些患者的出血风险较高。治疗开始后，要对这些患者实施密切监测，对外科伤口引并发症征象。对外科伤口引流液进行密切观察以及定期测定血红蛋白来实现

续表

抗快速性心律失常药物——Ⅰ类抗心律失常常用药物

药物	剂量	作用机制	适应证	副作用	说明
奎尼丁 quinidine	0.2~0.6g，每日4次，服药24小时后可达稳态浓度。①转复心房颤动、心房扑动、室上性心动过速、房扑动、室上性心动过速时，给奎尼丁前，应先用地高辛、阿替洛尔减慢心室率，可避免奎尼丁导致心室率加速。②心房颤动在择期同步直流电复律时，奎尼丁可作为复律后维持窦性心律	本品为Ⅰa类抗心律失常药物，膜抑制剂的代表性药物，通过延长动作电位的时相，使心房、心室肌及浦肯野纤维的有效不应期延长，复极延长可使附加旁路、直至室束不应期延长，使原有产生传导阻滞单向阻滞转为双向阻滞。故用于治疗折返性心动过速	治疗及预防心房颤动、心房扑动、室上性心动过速、预激综合征合并室上性心律失常、房性、室性期前收缩，室交界区期前收缩，室性心律失常，包括室性心动过速、室性期前收缩	①心脏方面：房室传导阻滞、室内传导阻滞，尖端扭转型室性心动过速、心室颤动、窦性停搏，加重心力衰竭，引起低血压。②奎尼丁晕厥。③金鸡钠反应：腹泻、呕吐、头鸣、耳鸣。④过敏或特异质反应	对奎尼丁过敏者、妊娠及乳母、严重心力衰竭、心源性休克、严重窦房结病变、高度房室传导阻滞、低血钾、洋地黄中毒及严重肝、肾功能不良者禁用
普鲁卡因胺 procainamide	口服片剂0.25~0.75g，每4~6小时1次，每日总量不超过5g。静脉用药：紧急复律时，5分钟静注100mg，必要时每隔5~10分钟重复1次，直至有	本品为Ⅰa类抗心律失常药物，对心脏自律性、传导性、兴奋性及膜反应作用类似奎尼丁	普鲁卡因胺临床应用的指征与奎尼丁基本相同，对心房颤动、心房扑动转复作用不如奎尼丁	①心脏方面：室内传导阻滞、心脏停搏，QT间期延长、室颤、低血压、心力衰竭等出现恶心，剂量口服时可出现恶心	对本药或普鲁卡因过敏者、严重低血压、传导功能障碍、病态窦房结综合征、有红斑狼疮病史、重症肌无力禁用

续表

抗快速性心律失常药物——Ⅰ类抗心律失常药物

药物	剂量	作用机制	适应证	副作用	说明
	效但总量不宜超过1.0～2.0g，有效后1～4mg/min静脉滴注维持			吐、腹泻等胃肠道反应；③长期用药可导致系统性红斑狼疮样综合征；④其他少见的有神经、肝、肾、肌肉系统障碍	
丙吡胺 disopyramide	口服片剂：每次100～200mg，每6小时或8小时一次；缓释剂每次200～400mg，每日2次。静脉注射：每次2mg/kg，5分钟以上，每次量不宜超过150mg，如无效20分钟后可重复1次，静脉滴注维持量为20～30mg/h，每日总量不超过800mg	主要为抑制膜对Na$^+$的通透性、减慢传导。延长心房、心室肌的不应期也延长预激综合征患者附加传导束的不应期及传导时间	与奎尼丁基本相同，可有效终止和预防室上性和室性心律失常	①心脏方面：可引起轻度房室传导阻滞、加重QT间期延长、心源性休克的病情、尖端扭转型室性心动过速；②因该药有抗胆碱能作用，可引起口干、便秘、尿潴留、视力模糊等；③其他：恶心、胃肠部不适、皮疹、粒细胞减少，均少见	对本药过敏者、病态窦房结综合征、重度房室传导阻滞、青光眼、前列腺肥大者禁用

续表

抗快速性心律失常药物——Ⅰ类抗心律失常药物

药物	剂量	作用机制	适应证	副作用	说明
安他唑啉（安他心）antazoline	口服 0.1~0.2g，每日 3 次。静脉用药：0.1~0.2g，每 8 小时 1 次	与奎尼丁基本相同，但作用较弱	同奎尼丁	嗜睡、头晕、恶心、呕吐、震颤、白细胞减少等	高度房室传导阻滞、病态窦房结综合征、严重心力衰竭者禁用

抗快速性心律失常药物——Ⅰ类抗心律失常药物

药物	剂量	作用机制	适应证	副作用	说明
利多卡因（赛罗卡因）lidocaine	静脉注射：每次注入 50mg，5~10 分钟后无效，重复 1 次，静脉注射累积量不宜超过 300mg，如连续滴注超过 24 小时，宜用每分钟 1mg。静脉滴注到 4mg/min，约 1 小时达到有效血药浓度。肌内注射：约半小时左右达有效血药浓度，其作用维持 2 小时左右	为Ⅰb类药物。自律性：通过增加膜对 K^+ 的通透性，抑制膜对 Na^+ 的通透性，明显抑制自律性。可缩短 APD 与 ERP，但对后者缩短较 ERP，使 ERP/APD 比值减少，相对增加。对缺血心肌抑制传导作用较强，可将单相阻滞变为双相阻滞。主要作用于浦肯野纤维及心室肌，对心房肌几乎不影响	急性心肌梗死及手术后快速型室性心律失常，治疗和预防各种原因所致的快速型室性心律失常，包括心导管术、洋地黄中毒所致的室性心律失常	心血管症状：窦性心动过缓、窦性停搏、室传导阻滞、室内传导阻滞、心肌收缩力下降、低血压。神经系统症状：痉挛、手、头晕、手足共济失调、感觉异常、肌肉颤动、甚至惊厥、神志不清、呼吸抑制。过敏反应表现为皮疹、水肿、呼吸停止。以上不良反应多数与剂量过大有关	对本品过敏、二度或三度房室传导阻滞、双分支传导阻滞、病态窦房结综合征、严重心力衰竭、休克者禁用。药物相互作用：①与β受体阻断药合用时可降低心排血量与肝血流量，从而增加其血浓度。②西咪替丁能使其血药浓度升高

续表

抗快速性心律失常药物——Ⅰ类抗心律失常药物

药物	剂量	作用机制	适应证	副作用	说明
美西律 mexiletine	常用口服量为100～200mg，每6～8小时1次，每日总量不超过1200mg，为尽快达到有效血药浓度可先给负荷量400mg，以后每8小时每200mg，维持量为每日600～900mg	为Ⅰb类抗心律失常药物。在治疗室性心律失常时可降低自律性，使传导减慢，本品可抑制单向传导阻滞而终止折返。对正常窦房结无作用，对病态窦房综合征患者可致严重的窦房结过缓并延长窦房结恢复时间	口服适用于慢性快速性室性心律失常，包括室性期前收缩及室性心动过速。静脉注射用于急性室性心律失常	心血管症状：窦性心动过缓、窦性停搏、传导阻滞、低血压、加重心衰。神经系统症状：头晕、复视、震颤、麻木、共济失调等。胃肠道反应。少数有过敏性皮疹。长期用药时抗核抗体可出现阳性	严重窦房结功能障碍、二度及三度房室传导阻滞、心室内传导阻滞、重度心力衰竭、心源性休克、严重肝功能障碍禁用
苯妥英钠（大仑丁）phenytoin	口服第1天1.0g，第2、3天0.5g，分3～4次服用，以后以300～500mg/d维持。静注每次50～100mg，注入5～10分钟后如无效，5～10分钟后重复注入100mg，直至有效，总量不宜超过1.0g	本品为Ⅰb类抗心律失常药物，与利多卡因相似	洋地黄中毒引起的室性及房性心律失常、麻醉手术引起的室性心律失常	心血管症状：窦性心动过缓、窦性停搏、低血压。神经系统症状：头晕、复视、震颤、共济失调、嗜睡、昏迷。胃肠道反应：恶心、厌食。其他：皮疹、白细胞减少、	显著窦性心动过缓、严重心力衰竭、严重低血压、白细胞减少、严重贫血禁用

续表

抗快速性心律失常药物——Ⅰ类抗心律失常药

药物	剂量	作用机制	适应证	副作用	说明
莫雷西嗪（乙吗噻嗪）moracizine（Ethmozine）	口服开始每次 100mg，每日 3 次，逐渐增量，国内采用 450～800mg/d，分 3～4 次或每 6～8 小时 1 次	本品为Ⅰc类抗心律失常药物，作用与奎尼丁类似	室上性期前收缩、室上性心动过速、室性期前收缩、室性心动过速	心脏传导阻滞；食欲缺乏、恶心、呕吐等胃肠道症状；震颤、头晕、头痛、麻木、欣快感等神经系统症状；贫血、淋巴结增生、药物性系统红斑狼疮	严重窦性心动过缓、窦性停搏、高度房室传导阻滞、病态窦房结综合征者禁用。
普罗帕酮（心律平）propafenone	口服每次 100～200mg，每日 3～4 次，或每 6～8 小时 1 次；静脉注射 1 次 70mg 或 1～1.5mg/kg，稀释后约 5 分钟注完，必要时 20 分钟后重复 1 次，然后以 0.5～1mg/min 静脉滴注维持	本品为Ⅰc类抗心律失常药物，具有广谱抗心律失常作用。有较强的快通道阻滞作用，对静息状态阻滞比动作电位各位相阻滞更强	室性期前收缩、室性心动过速；室上性期前收缩及室上性心动过速；预激综合征伴发的室上性心动过速及心房颤动	心脏方面：心动过缓、窦性停搏、传导阻滞，静脉用药时因减弱心肌收缩力而引起血压下降甚至休克。其他：头晕、定向障碍、恶心、呕吐、味觉障碍、便秘、口干等	严重窦性心动过缓、窦性停搏、病态窦房结综合征、高度房室传导阻滞、心力衰竭、心源性休克者禁用

续表

抗快速性心律失常药物——II类抗心律失常药物

药物	剂量	作用机制	适应证	副作用	说明
普萘洛尔（心得安）propranolol	参见β受体阻断药——普萘洛尔	参见β受体阻断药——普萘洛尔	参见β受体阻断药——普萘洛尔	参见β受体阻断药——普萘洛尔	参见β受体阻断药——普萘洛尔
阿替洛尔（氢酰心安）atenolol	参见β受体阻断药——阿替洛尔	属中效选择性β受体阻断药，无内源性拟交感活性。电生理学效应类似普萘洛尔	窦性心动过速、室上性心律失常，包括房性期前收缩，阵发性室上性心动过速。控制快速心房扑动，心房颤动的心室率	参见β受体阻断药——阿替洛尔	参见β受体阻断药——阿替洛尔
美托洛尔（美多心安）metoprolol	参见β受体阻断药——美托洛尔	参见β受体阻断药——美托洛尔	窦性心动过速、室上性心律失常、室性心律失常	参见β受体阻断药——美托洛尔	参见β受体阻断药——美托洛尔
卡维地洛（达利全）carvedilol（Dilatrend）	参见β受体阻断药——卡维地洛	参见β受体阻断药——卡维地洛	高血压、心绞痛和心动过速性心律失常	参见β受体阻断药——卡维地洛	参见β受体阻断药——卡维地洛

续表

抗快速性心律失常药物——Ⅱ类抗心律失常药物

药物	剂量	作用机制	适应证	副作用	说明
阿罗洛尔（阿尔马尔）arotinolol	参见β受体阻断药——阿罗洛尔	参见β受体阻断药——阿罗洛尔	原发性高血压、心绞痛，心动过速性心律失常，原发性震颤	参见β受体阻断药——阿罗洛尔	参见β受体阻断药——阿罗洛尔
艾司洛尔 esmolol	参见β受体阻断药——艾司洛尔	参见β受体阻断药——艾司洛尔	快速心房扑动、颤动和窦性心动过速等心律失常	参见β受体阻断药——艾司洛尔	参见β受体阻断药——艾司洛尔

抗快速性心律失常药物——Ⅲ类抗心律失常药物

概述	剂量	作用机制	适应证	副作用	说明
溴苄铵 bretylium	静脉注射 每次 250～500mg，1日3次，每日总量不超过2000mg，有效后可静脉维持 0.5～2mg/min	提高心室致颤阈而达到化学性除颤作用。对心室肌可延长动作电位时程及有效不应期	难治性、致命室性心动过速和心室颤动	心脏方面：注射后可有暂时升压、心率增快作用，但较轻微。其他：恶心、呕吐、腹部不适等	重度主动脉瓣狭窄者禁用。钙离子可能与本品有拮抗作用，不宜合用

续表

抗快速性心律失常药物——Ⅲ类抗心律失常药物

概述	剂量	作用机制	适应证	副作用	说明
胺碘酮（乙胺碘呋酮）amiodarone	口服：开始一般每次200mg，每日3次，连用5~7日，继以每次200mg，每日2次，连用5~7日，每日有效后可用维持剂量，每日200mg。对快速型心律失常需立即转复心律者可静脉注射3~5mg/kg，稀释后缓慢静脉注射10~15分钟，有效后静点维持，24小时总量不宜超过3000mg，如首次静脉注射无效，15~30分钟可重复1次	为广谱抗心律失常药物。可延长各种心肌纤维的APD及ERP，但不影响静息电位。二乙基胺碘酮在体内对快反应组织作用较长。胺碘酮可减慢窦性及交界性心率	快速型室性及室上性心律失常的治疗及预防。对于预激综合征并发的快速型室上性心律失常也有较高的疗效	心脏方面：窦性心动过缓、窦房传导阻滞、窦性停搏、房室传导阻滞、偶有束支传导阻滞、QT间期延长、可引起扭转型室速。心室颤动。甲状腺方面：可出现甲状腺功能亢进症或低下。肺脏：出现肺间质纤维化改变。眼：长期服用本药，可有眼角膜微粒沉淀，偶可影响视力。神经、肌肉系统：手抖、失眠、多梦、皮疹、转氨酶升高，白细胞增多	病态窦房结综合征，二度以上房室传导阻滞、QT间期延长综合征，碘过敏和甲状腺功能异常者禁用

续表

抗快速性心律失常药物——Ⅲ类抗心律失常药物

概述	剂量	作用机制	适应证	副作用		说明
索他洛尔（施太可）sotalol	参见β受体阻断药——索他洛尔	参见β受体阻断药——索他洛尔	各种室性心律失常；转复和预防室上性心动过速、心房扑动、心房颤动；转复和预防预激综合征并发的心动过速、心房扑动、心房颤动	参见β受体阻断药——索他洛尔	参见β受体阻断药——索他洛尔	参见β受体阻断药——索他洛尔

抗快速性心律失常药物——Ⅳ类抗心律失常药物

药物	剂量	作用机制	适应证	副作用		说明
维拉帕米（异搏定）verapamil (Isoptin)	参见钙通道阻滞药——维拉帕米	参见钙通道阻滞药——维拉帕米	参见钙通道阻滞药——维拉帕米	参见钙通道阻滞药——维拉帕米	参见钙通道阻滞药——维拉帕米	参见钙通道阻滞药——维拉帕米
地尔硫䓬（硫氮䓬酮）diltiazem (Herbesser)	参见钙通道阻滞药——地尔硫䓬	参见钙通道阻滞药——地尔硫䓬	参见钙通道阻滞药——地尔硫䓬	参见钙通道阻滞药——地尔硫䓬	参见钙通道阻滞药——地尔硫䓬	参见钙通道阻滞药——地尔硫䓬

续表

其他抗心律失常药物

药物	剂量	作用机制	适应证	副作用	说明
腺苷 adenosine	腺苷静脉注射,首次6mg,快速静脉注射,如无效,隔5～10分钟再注射6mg	抑制窦房结的自律性,减慢房室结传导,对房室旁道无明显影响	适用于终止折返性室上性心动过速	头晕、恶心、呼吸困难,面部潮红,窦性心动过缓,室性传导阻滞,恢复窦性心律时常发生几秒的窦性停搏,偶引起室性期前收缩,阵发性室性心动过速	房室传导阻滞、病态窦房结综合征、支气管哮喘禁用(ATP能诱发支气管平滑肌收缩)。冠心病患者慎用
门冬氨酸钾镁(潘南金)potassium magnesium aspartate,(Panangin)	片剂:口服每次2～4片,每日3次;预防用药,每次1片,每日3次。胃酸可降低其作用,宜饭后服用。该药可与其他药物联合使用。注射剂:每日20～60ml,稀释于5%～10%的葡萄糖溶液250～500ml中滴注	门冬氨酸对细胞亲和力强,可作为钾镁离子的载体,使钾离子、镁离子极易进入细胞内,提高细胞内钾离子、镁离子浓度。钾离子可促进细胞去极化,维持心肌的收缩力	各种原因所致的心律失常,洋地黄中毒药的充血性心衰,洋地黄中毒,低钾、低镁血症	快速静推时可能发生恶心、喉部不适,注射部位灼热感,静脉痉挛。没有报道加重房室传导损害和加重房室传导阻滞的报道。	高镁血症、高钾血症,严重肾功能障碍,严重房室传导阻滞。除洋地黄中毒者外,其他传导阻滞者慎用。快速静滴推会引起面色潮红,因此滴注速度不宜太快

续表

其他抗心律失常药物

药物	剂量	作用机制	适应证	副作用	说明
氯化钾（缓释钾）potassium chloride	口服每次 1~2g，一日 3 次。急用时，静脉滴注 3‰~6‰氯化钾溶液，每小时 1g，一次总量一般为 1.0~1.5g，一般不超过 2g	通过抑制窦房结及异位起搏点的自律性、减慢房室结传导	缺钾引起的室性心律失常、恶性室性心律失常（如扭转型室速、室颤）	口服氯化钾易引起胃部不适。静脉滴注氯化钾浓度较高时，能引起静脉炎或静脉痉挛、血钾过高，可导致心房、心室内传导阻滞、窦性停搏等	高钾血症禁用
硫酸镁 magnesinm sulfate	10%~25%硫酸镁 20ml，稀释 1 倍后，缓慢静脉注射，以后静脉滴注。25%硫酸镁 20ml（5g）加入 5%葡萄糖液 250ml 滴注。可在 2 小时内滴完。起效迅速，但维持时间较短	抑制窦房结的自律性、抑制窦房结、房室结、心房内、心室内的传导，通过镁离子激活 Na$^+$-K$^+$-ATP 酶及阻断钾和钙通道、抑制触发活动及折返机制引起的各种心律失常	洋地黄中毒引起的室性快速异位性心律失常、I、III 类抗心律失常药物引起的失常药物引起的 QT 间期延长所致的尖端扭转型室速	多出现在静脉注射剂量过大或注射速度过快时，表现为心率过慢、心率减慢、呼吸抑制等	硫酸镁注射时速度要慢，剂量不宜过大；如出现过量时，可用钙剂进行解救。肾功能障碍者慎用本药

续表

抗缓慢性心律失常药物——拟交感胺类药物

药物	剂量	作用机制	适应证	副作用	说明
异丙肾上腺素 isoprenaline	二度房室传导阻滞患者，每4小时1次，4～8mg，舌下含服。三度房室传导阻滞者，可静脉滴注（0.5～1mg加入5%葡萄糖溶液中）或静脉泵入（1～3μg/min）	电生理作用为通过兴奋心脏β₁受体，增加窦房结、房室结的自律性，促进房室结传导。口服不吸收，舌下含服可吸收。	缓慢型心律失常：窦性静止，严重窦性心动过缓、重度窦房、房室传导阻滞，QT间期延长所致的尖端扭转型室速	窦性心动过速、心率加快（快速心律失常）、诱发或加重冠心病心绞痛，头晕、头痛、震颤、皮肤潮红等	禁用于冠心病、心肌梗死患者。使用时密切注意心率、心电图的变化
肾上腺素 adrenaline	皮下注射或肌内注射：成人每次0.5～1.0mg，儿童每次0.02～0.03mg/kg，必要时1～2小时后可重复注射。静脉或气管内注射：每次0.5～1.0mg	为α和β受体激动剂，能直接兴奋α和β两种受体，其主要药理作用为：兴奋心肌，加强心肌收缩性、加强传导，提高心率	缓慢型心律失常，心搏骤停的复苏、过敏性休克和其他过敏性疾病	心悸、烦躁、头痛、高血压、室性期前收缩、室性心动过速、心室颤动	禁用于器质性心脏病、高血压、动脉硬化、糖尿病、甲亢及妊娠等

抗缓慢性心律失常药物——抗胆碱能药

药物	剂量	作用机制	适应证	副作用	说明
阿托品 atropine	口服每次0.3～0.6mg，每日3次。静脉注射每次1～2mg	电生理作用主要通过阻断迷走神经对心脏的抑制作用，提高窦房结	迷走神经兴奋性增高所致的缓慢型心律失常，严重的窦性	参见抗休克药——阿托品	参见抗休克药——阿托品

续表

抗缓慢性心律失常药物——抗胆碱能药

药物	剂量	作用机制	适应证	副作用	说明
山莨菪碱（654-2）anisodamine	参见抗休克药——山莨菪碱。	自律性、促进心房及房室结传导。参见抗休克药——山莨菪碱。	心动过缓、窦房传导阻滞、房室传导阻滞；适用于迷走神经兴奋性增高所致的缓慢型心律失常	参见抗休克药——山莨菪碱。	参见抗休克药——山莨菪碱

抗高血压药——中枢性降压药

药物	剂量	作用机制	适应证	副作用	说明
可乐定（可乐宁）clonidine	成人口服开始剂量1次0.075～0.15mg，一日2～3次。常用维持剂量为每日0.3～0.9mg。静脉常用剂量为0.15mg，加入葡萄糖溶液慢注射。24小时内总量不宜超过0.6mg	能直接激动下丘脑后膜的中枢突触后膜 α_2 受体，激动抑制性的神经元，使中枢交感神经冲动传出减少，导致外周交感神经活动受抑制。本品还可激动前膜 α_2 受体，增强其负反馈作用	高血压、高血压危象	口干、昏睡、头晕，便秘和镇静。少见不良反应有：恶心、呕吐厌食和全身不适、短暂肝功能异常，肝炎、腮腺炎。可见短暂血糖升高及血清肌酸磷酸激酶升高。烦躁不安、直立性低血压	与乙醇、巴比妥类或镇静药等中枢神经抑制药同用，可使中枢抑制作用加强。与其他降压药同用可加强其降压作用。与 β 受体阻断药同用后停药，可使可乐定的撤药综合征危象发生增多，故宜先停用 β 受体阻断药，再停可乐定。与三环类抗抑郁药

续表

抗高血压药——中枢性降压药

药物	剂量	作用机制	适应证	副作用	说明
	成人口服：开始每次0.25g，每日2～3次，可每2日递增，维持剂量为每日0.5～2g，不宜超过每日3g。静脉注射：每次0.25～1g，每日3～4次，不宜超过每日3g。儿童：每日5～10mg/kg，每日3～4次，可递增至每日65mg/kg或每日3g	用，减少末梢神经去甲肾上腺素的释放，使外周血管阻力减低、心率减慢、血压降低		压、心悸、心动过速、心动过缓、雷诺现象和心电图异常、皮疹、等麻疹、血管神经水肿	同用，可使可乐定的降压作用减弱。与非甾体抗炎药同用，可使降压作用减弱
甲基多巴methyldopa		主要是在中枢转化成甲基去甲肾上腺素。甲基去甲肾上腺素是一种很强的中枢α受体激动药，能兴奋延脑孤束核与血管运动中枢之间的抑制性神经元，使外周交感神经受抑制，从而抑制对心、肾和周围血管的交感冲动传出，同时，周围血管阻力及血浆肾素活性降低，血压因而下降	高血压	嗜睡、乏力、抑郁、眩晕、头痛、口干、直立性低血压。还有腹泻、发热、水肿、胰腺炎、皮疹、唾液腺炎、性功能障碍。偶见帕金森综合征、关节痛和肌痛、心绞痛加剧、心动过缓、白细胞减少、血小板减少和黄疸等	急性肝脏疾患和嗜铬细胞瘤禁用。冠心病、震颤麻痹、抑郁症者慎用。与其他降血压药合用有协同作用，但不宜与利血平、单胺氧化酶抑制药同用。可增剂、β受体阻断药合用。可增强锂盐、单胺氧化酶抑制药、拟交感胺类药物的毒性。可增强左旋多巴、口服抗凝血药的作用

续表

抗高血压药——中枢性降压药

药物	剂量	作用机制	适应证	副作用	说明
乌拉地尔（利喜定）urapidil（Lixiding）	注射剂：每次 10～50mg 缓慢静注，降压效果应在 5 分钟内显示。若效果不够满意，可重复用药。推荐初始速度为 2mg/min，维持速度为 9mg/h。疗程一般不超过 7 天，每天 2 次。片：30mg/次，每天 2 次	一种高选择性 α_1 受体阻断药，具有外周和中枢双重降压作用。可降低心脏前后负荷和平均肺动脉压，改善心搏出量和心排血量，降低肾血管阻力，对心率无明显影响	高血压危象、重度和极重度高血压以及难治性高血压。嗜铬细胞瘤引起的高血压	可能出现头痛、头晕、恶心、呕吐、疲劳、出汗、烦躁、乏力、心悸、心律不齐、上胸部压迫感或呼吸困难。过敏反应少见（如瘙痒、皮肤发红、皮疹），极个别病例出现血小板计数减少	主动脉峡部狭窄或动静脉分流患者、对本品过敏者、孕妇以及哺乳期妇女禁用。本品缓释片不宜咀嚼或咬碎后服用。应避免与乙醇类饮料合用。驾驶或操作机器者应慎用

抗高血压药——α 受体阻断药

药物	剂量	作用机制	适应证	副作用	说明
特拉唑嗪 terazosin	高血压治疗：首剂每日 1mg（睡前给药），每日 1 次，可逐增剂量，最高可达每日 20mg。治疗必须从每日 1mg 的最低剂量开始，并在睡前服用，增加剂量时应缓慢	选择性 α_1 肾上腺受体阻断药，可减低外周血管总阻力，降低收缩压和舒张压，且舒张压降低更为显著。通常并不伴随反射性心动过速	高血压、良性前列腺肥大	乏力、头痛、心悸、直立性低血压、视力模糊、头晕、瞌睡、鼻塞、恶心、肢端水肿	对本品成分过敏者禁用。首剂及增加剂量后 12 小时内或停药时，应避免驾驶及操作机器。与其他抗高血压药或利尿药合用时，应减少其用量

续表

抗高血压药——α 受体阻断药

药物	剂量	作用机制	适应证	副作用	说明
酚妥拉明（利其丁）regitine	控制高血压危象：静脉注射 2~5mg，若有需要则重复注射。同时须监测血压变化	本品是竞争性、非选择性、和 α_2 受体阻断药，其作用持续时间较短。通过阻断血管突触后膜 α_1 和 α_2 受体，因而引起血管扩张和血压降低	控制高血压危象：嗜铬细胞瘤患者可能出现的高血压危象	动脉压过低、反射性心动过速、全身静脉容量增大和可能出现休克，可伴随头痛、过度兴奋、视觉障碍、出汗、呕吐、腹泻和低血糖	对本品和有关化合物过敏，对亚硫酸酯过敏者。有血压过低、心肌梗死、心绞痛或其他显著的冠状动脉疾患者
哌唑嗪 prazosin	成人首剂为 0.5mg，睡前服，逐渐按疗效调整为一日 6~15mg，一般治疗量为每日 2~20mg（分 2~3 次服）	为高度选择性突触后膜 α_1 受体阻断药，能松弛血管平滑肌，使周围血管扩张，周围血管阻力降低，起降压作用	高血压、慢性充血性心力衰竭及心肌梗死后心力衰竭	主要的不良反应依次为眩晕、头痛、嗜睡、心悸、恶心	肾功能不全时剂量应减小，起始 1mg，每日 2 次为宜。对肝病患者也相应减小剂量。在治疗心力衰竭时可以出现耐药性，早期是由于降压后反射性交感兴奋，后期是由于水钠潴留
多沙唑嗪 doxazosin		通过阻滞 α_1 受体达到扩张血管、减少血管阻力、降低血压的作用	高血压、前列腺肥大	头晕、头痛、乏力、虚弱、体位性头晕、眩晕、水肿、嗜睡、恶心和鼻炎。罕有体位性晕厥	对本品过敏者禁用。对地高辛、华法林、苯妥英或吲哚美辛的蛋白结合无相互作用

续表

抗高血压药——交感神经末梢抑制药

药物	剂量	作用机制	适应证	副作用	说明
利血平 reserpine	初始剂量为每次0.125～0.5mg,每日2次,1～2周后改为维持量,每日0.125～0.25mg。最大剂量每次1.5～2.0mg,必要时可6小时重复一次。注射使用:每日1～2mg	主要通过影响交感神经末梢中去甲肾上腺素摄取进入囊泡而致使其被单胺氧化酶降解,耗尽去甲肾上腺素的贮存,使血管舒张、血压下降,心率减慢	高血压	嗜睡、口干、鼻黏膜充血和心动过缓、消化道症状如腹泻、恶心、呕吐、食欲缺乏,可见性功能失常及多梦,男性患者少数可见乳房发育	溃疡性结肠炎、有精神抑郁病史者、全身麻醉药可增强利血平的降压作用。与洋地黄、奎尼丁合用可致心律失常

抗高血压药——β受体阻断药(参见"β受体阻断药"页)

抗高血压药——血管紧张素转化酶抑制剂(参见"血管紧张素转化酶抑制剂"页)

抗高血压药——血管紧张素Ⅱ受体拮抗剂(参见"血管紧张素Ⅱ受体拮抗剂"页)

抗高血压药——钙通道阻滞药(参见"钙通道阻滞药"页)

抗高血压药——直接血管扩张药

药物	剂量	作用机制	适应证	副作用	说明
硝普钠 sodium nitroprusside	仅供静脉注射,初始剂量:每分钟0.5μg/kg,以后根据血压,以每分钟0.5μg/kg渐增。常用剂	是一种硝基氢氰酸盐,直接作用于动静脉血管床的强力扩张剂。该药对阻力和容量血管都有直	高血压急症、急性左心衰竭、难治性充血性心力衰竭和主动脉夹层动脉瘤时的快速降峰压	主要不良反应是低血压。肾功能不全患者可出现呼吸困难、恶心、呕吐、肌肉抽搐、	严重低血压及尿闭禁忌使用。严重肝、肾功能不全者应慎用。用药期间需严密监测血压和心率。滴注宜避光,应

续表

抗高血压药——直接血管扩张药

药物	剂量	作用机制	适应证	副作用	说明
	量分钟 3μg/kg，极量分钟 10μg/kg，总量不超过 500μg/kg	接扩张作用，对后负荷的作用大于硝酸甘油，故可使患者的左室充盈压减低、心排血量增加。对慢性左室衰竭患者的急性失代偿，本品比呋塞米收效更快、更强		出汗、头痛及心悸。长期输注期间，可能发生硫氰酸盐的潴留	新鲜配制，一次配制后宜于 4 小时内使用。溶液变色应即停用。用药 72 小时以上，应每日测定血中硫氰酸盐浓度，使其不超过 100～200μg/ml
肼屈嗪 hydralazine	口服初始剂量 50mg/d 开始，分 2～3 次分服，此后可以 10～25mg 幅度增加。最大剂量一般不超逾 300mg/d	肼屈嗪直接松弛小动脉平滑肌，它的作用主要来自于减少后负荷，使平滑肌舒张、小动脉扩张，减低外周血管阻力，扩张静脉作用小	肾性高血压及舒张压较高者、妊娠高血压，重症充血性心力衰竭	厌食、恶心、呕吐及肝功能损伤；心悸、头晕，排尿障碍及肾衰竭。大剂量长期用药者，可引起红斑狼疮样的急性类风湿综合征，抗核抗体阳性	无心衰的冠心病、心绞痛患者，对肼屈嗪过敏者和主动脉夹层

续表

抗高血压药——直接血管扩张药

药物	剂量	作用机制	适应证	副作用	说明
米诺地尔（长压定）minoxidil（Loniten）	口服：成人及12岁以上儿童，每次2.5~5mg，每日三日渐增，每日1次，常用量每日10~40mg；每日不宜超过100mg	米诺地尔代谢物米诺地尔硫酸盐能够激活ATP敏感的钾通道，增加血管平滑肌细胞膜对K的通透性，促进胞内K外流，引起血管平滑肌细胞膜超极化，从而使血管平滑肌松弛和血压下降	高血压，局部用于男性秃发症	可致水钠潴溜下肢水肿、心率加快、心律失常、皮肤潮红、心绞痛、头痛、眩晕等。毛发增生以脸、臂及背部较显著	嗜铬细胞瘤患者禁用。宜逐步停药。脑血管病、肺源性心脏病、心绞痛、心肌梗死、慢性充血性心力衰竭，严重肝肾功能不全患者慎用。β受体阻断药等其他降压药、利尿药可增强本品作用，合用胍乙啶可致严重直立性低血压
复方降压片 compound reserpine tablets	一般每次1~2片，每日3次。血压下降至正常，持续稳定者，可逐渐减量。一般维持剂量每次1片，1日3次		高血压	恶心、头胀、心悸、乏力、鼻塞、嗜睡	抑郁者、心力衰竭禁用。老年患者，左室肥厚者、胃及十二指肠溃疡患者慎用
北京降压0号	每次1片，每日2次或3次，血压正常平稳后，维持量每次1片，每日服药2次		高血压	恶心、头胀、心悸、乏力、鼻塞、嗜睡	胃及十二指肠溃疡患者慎用

续表

抗心肌缺血药

药物	剂量	作用机制	适应证	副作用	说明
硝酸甘油 nitroglycerin	片剂：舌下含化 0.3～0.6mg，每日可多次使用，极量为每日 2mg。口腔喷雾剂：用 1～2 喷，如果效果不佳，10 分钟后可重复同样剂量	对多种平滑肌有扩张作用，特别是对静脉血管平滑肌作用更为显著，其机制是促进血管内皮生成一氧化氮（NO），通过一系列信使介导，改变蛋白质磷酸化产生平滑肌松弛作用	心绞痛、急性心肌梗死、急性心力衰竭。心绞痛、急性心肌梗死、急性心力衰竭	可能会发生搏动性头胀、头痛、心悸、皮肤潮红、直立性低血压症状，偶见晕厥	青光眼、血容量不足、严重贫血及对硝酸甘油过敏者禁用。禁与西地那非合用
硝酸异山梨酯（消心痛）isosorbide dinitrate	普通片剂：每次 10～60mg，每日 3 次或 4～6 小时一次；缓释制剂 20～60mg，每日 2～3 次；硝酸异山梨酯注射液静脉输注剂量 2～7mg/h；喷雾剂 1～3 喷，必要时 30 秒后可重复	本品为长效硝酸酯类抗心绞痛药，其作用类似硝酸甘油	心绞痛或急性心肌梗死	头痛、面部潮红、灼热、恶心、眩晕。出汗甚至虚脱。偶见皮疹，甚至剥脱性皮炎。极少数情况下，血压大幅度下降，心绞痛症状加剧	青光眼、血容量不足、严重贫血及对硝酸甘油过敏者禁用。禁与西地那非合用
亚硝酸异戊酯 amyl nitrite	将安瓿包于手帕内，压碎，由鼻腔吸入，0.1～0.2ml/次	参见硝酸甘油	心绞痛、氰化物中毒	参见硝酸甘油	参见硝酸甘油

续表

抗心肌缺血药

药物	剂量	作用机制	适应证	副作用	说明
单硝酸异山梨酯 isosorbide mononitrate	普通制剂：口服，每次20~40mg，每日2次；缓释剂：口服，每次1片或1粒，每日1次	是硝酸异山梨醇的活性代谢物，新一代长效硝酸盐制剂。本药扩张外周血管，同时改善缺血区血流供应。硝酸酯本身还有显著抗血小板聚集和抑制血栓形成的作用	血管痉挛性和混合性心绞痛、冠心病和充血性心力衰竭	可见血管扩张（硝酸盐性头痛、面部潮红、灼热）和低血压现象（心动过速、恶心、出汗）。循环不稳定者首次服药可能出现虚脱	参见硝酸甘油

其他抗心肌缺血药

药物	剂量	作用机制	适应证	副作用	说明
曲美他嗪 trimetazidine hydrochloride	每次20mg，每日3次，餐前服用	具有对抗肾上腺素、去甲肾上腺素及加压素的作用，能降低血管阻力，增加冠脉及循环血流量，促进心肌代谢及心肌能量的产生。同时能降低心肌氧耗量，改善心肌氧的供需平衡。亦能增加对强心苷的耐受性	冠状动脉功能不全、心绞痛、陈旧性心肌梗死、对伴有严重心功能不全者可与洋地黄合并用。	极少数患者有胃肠不适（恶心、呕吐）	妊娠及哺乳期妇女。动物研究尚未显示致畸性作用。然而，由于缺乏临床资料，致畸危险不能完全排除。由于缺乏妊娠期间及乳汁内是否分泌的资料，建议治疗期间不要母乳喂养

续表

其他抗心肌缺血药

药物	剂量	作用机制	适应证	副作用	说明
果糖二磷酸 fructose diphosphate	静脉滴注一次10g，临用前，用所附灭菌注射用水100ml溶解后于10～14分钟内滴完，一日2次。如伴有心力衰竭，用量减半	作用于细胞膜，通过刺激磷酸果糖激酶和丙酮酸激酶的活性，使细胞内腺苷三磷酸和磷酸肌酸的浓度增加，促进钾离子内流，有益于细胞缺血、缺氧状态下细胞的能量代谢和葡萄糖的利用，从而使缺血心肌损伤减轻	心绞痛、心肌梗死、心力衰竭	可有口唇麻木、注射部位疼痛等轻微反应，偶有头晕、胸闷，皮疹过敏反应，停药后症状消失	禁用于对本品过敏及高磷酸症、高磷血症、肾衰竭患者。果糖二磷酸与洋地黄可起到协同作用，增加利尿、减慢心率，使单用洋地黄无效或难治性心力衰竭患者获益

利尿药——噻嗪类利尿药

药物	剂量	作用机制	适应证	副作用	说明
氢氯噻嗪（双氢氯噻嗪）hydrochloroth-iazide (Esidrex)	一般初始剂量为每日50～100mg，每日1次，起效后减量，维持量每日25～50mg或隔日1次，最大剂量可至每日200mg	主要作用于肾髓棒升支的皮质段及远曲小管的始部，抑制Na+、Cl-重吸收，排Na+和Cl-，也增加K+的排泄，可致低	水肿、高血压、尿崩症	长期应用，利尿过多可致水、电解质紊乱。可有头晕、疲乏、软弱、立位性低血压及小腿肌肉痉挛	对本品过敏者禁忌。妊娠引起的水肿也有较好疗效，因本品可以通过胎盘屏障和出现在脐带血中，也可出现在母乳中，孕妇及哺乳女慎用

续表

利尿药——噻嗪类利尿药

药物	剂量	作用机制	适应证	副作用	说明
		血压。对远曲小管可能有直接作用，抑制 Na^+ 重吸收，同时刺激 Ca^{2+} 的重吸收而减少尿钙排泄		性疼痛、心室异位活动增多、可使空腹血糖水平增高等，糖耐量减低。另外可有症状性高尿酸血症、低钠血症	
吲达帕胺（寿比山）indapamide（Natrilix SR）	每日 1 次、每次 2.5mg，于清晨服用	本品是一种磺胺类利尿药，通过抑制肾远曲小管近段对钠的再吸收而发挥作用。可增加尿钠和氯的排出，在较小程度上增加尿钾和镁的排出，增加尿量。即使是应用利尿作用很微弱的剂量也能产生明显的抗高血压作用	高血压	肝功能受损的患者可能会发生肝性脑病。可出现过敏反应，偶见恶心、便秘、眩晕、感觉异常、头痛、口干等。在治疗小部分患者出现低钾血症	磺胺类过敏者、严重肾功能不全、肝性脑病或严重肝功能不全、低钾血症者禁用

续表

利尿药——髓袢利尿药

药物	剂量	作用机制	适应证	副作用	说明
呋塞米（速尿）furosemide（Lasix）	急性肺水肿：成人首剂 40mg，60～90 分钟后再给。急性肾衰竭治疗：首剂 40～80mg，渐增至达所需利尿效果，24 小时所需剂量不超 500mg。口服量：成人开始可用 20～80mg，最好在早晨一次口服。如未出现利尿作用，每 6～8 小时可将剂量增一次。有效维持量左右差异甚大	为短效、强效的磺胺类利尿药。作用于髓袢升支粗段，通过抑制 Cl^- 的主动重吸收和 Na^+ 的被动重吸收而起效。由于 NaCl 的重吸收减少，肾髓间质渗透浓度降低、浓缩功能降低，尿量增加。本品能扩张小动脉，并通过利尿作用迅速减少血容量及回心血量，从而减轻左心负荷	严重水肿、心力衰竭，急性肺水肿、肾衰竭，毒物排泄。高血压危象的辅助治疗	长期用药可导致电解质紊乱，主要有低血钠、低血钾、低血镁及低氯碱性碱中毒。大剂量静脉快速注射时，可导致耳鸣、听力下降，永久性耳聋罕见。可导致高尿酸血症而诱发痛风。可出现恶心、呕吐、腹痛、腹泻等症状。偶可发生粒细胞减少、血小板减少、溶血性贫血、过敏性间质性肾炎等	长期应用呋塞米治疗水肿性疾病时，迅速停药可致反跳性水肿。在治疗心力衰竭性水肿、呋塞米与强心苷联用时，可因低血钾使强心苷中毒而发生心律失常。在治疗晚期肝硬化患者时，常因血钾过低诱发肝性脑病。故在心源性水肿或肝硬化水肿用本药治疗时应注意补充钾或与保钾利尿药合用

续表

利尿药——髓襻利尿药

药物	剂量	作用机制	适应证	副作用	说明
布美他尼（丁尿胺）bumetanide（Burinex）	口服：成人每次 0.5～2mg，晨服。最大日剂量为 10mg。静注：每次 0.5～1mg，间隔 2～3 小时可给予第二及第三剂，每日用量不超 10mg。不宜与酸性液体配伍，以免发生酸性沉淀	利尿作用机制与抑制 Na^+-K^+-ATP 酶的活性有关。通过抑制髓襻升支粗段对 Cl^- 的主动重吸收和 Na^+ 的被动重吸收而影响尿的浓缩和稀释过程起到利尿作用。亦作用于近曲小管，还具一定的肾血管扩张作用	同呋塞米	该药不良反应相似于呋塞米，但其毒性较低，不良反应较少	对磺胺类过敏者、肝性脑病、低血容量及尿路阻塞者禁用。监测血钠、血钾及肾功能，尤其是有出现此类症状危险的患者。对糖尿病及痛风患者应监测血糖及尿糖。用药时出现低血钾应补钾或合用潴钾利尿药
托拉塞米 torasemide	治疗高血压：每次 2.5～5mg，每日 1 次。利尿作用，每日 10～20mg。静脉注射，间隔 2 小时可再给予	利尿作用机制相似于呋塞米，但起效快，作用持续时间长，排钾作用弱，10～20mg 托拉塞米的利尿作用相当于 40mg 呋塞米，1mg 布美他尼。作用强度是呋塞米的 2 倍	高血压、慢性充血性心力衰竭、肝硬化腹水及肾病综合征等伴发的水肿	不良反应发生率率低，且均为一过性反应。主要停药反应有：头痛、头晕、恶心、胃肠道不适等。无耳毒性作用	无绝对禁忌证。临床上联合使用托拉塞米与螺内酯 10/100mg，治疗慢性肝病可有效减轻水肿及腹水，托拉塞米/螺内酯 20/200mg 疗效优于呋塞米/螺内酯 50/200mg

续表

利尿药——保钾利尿药

药物	剂量	作用机制	适应证	副作用	说明
螺内酯（安体舒通）spironolactone (Antisterone)	治疗成人心源性、肾病综合征性水肿：口服 20～40mg（微粒型），每日 3 次。加大剂量，血清钾水平也难有增长，且常有副作用发生。维持量约为每日 40～60mg，一次或分次服	螺内酯与醛固酮有类似的化学结构，在远曲小管和集合管的皮质段上皮细胞内与醛固酮竞争结合醛固酮受体，从而抑制醛固酮促进 K^+-Na^+ 交换的作用。使 Na^+ 和 Cl^- 排出增多，起到利尿作用，而 K^+ 则被保留。利尿作用弱而持久	慢性充血性心力衰竭、肝硬化腹水及肾病综合征等伴发的水肿。诊断和治疗原发性醛固酮增多症	长期用药可出现头痛、嗜睡、精神紊乱。运动失调、性欲减退、阳痿。男子乳腺发育、女性可有乳房触痛和月经失调、红斑性皮疹、多毛症和泌尿系统紊乱等。可发生血尿酸水平升高及粒细胞减少	忌与氯化钾或其他保钾利尿药合用
氨苯蝶啶（三氨蝶啶）triamterene (Ayrenium)	成人：每日 50～100mg，分 3 次服用。为减少胃部刺激宜于饭后服用。每日最大剂量不宜超过 300mg。维持量每日 100mg。分 3 次或每日 100mg。儿童：每日 2～4mg/kg，分次服用	可直接作用于集合管皮质段，干扰 Na^+ 回收和 K^+、H^+ 的分泌。使 Na^+ 进入上皮细胞的速度降低，减少 K^+ 分泌，导致 Na^+、Cl^- 排泄增加而利尿，尿中 K^+ 减少或不变，从而达到保钾利尿的目的	充血性心力衰竭、肝硬化及肾病综合征伴随的水肿	偶有恶心、呕吐、眩晕、口干、嗜睡、轻度腹泻，下肢肌痉挛及光敏。可有皮疹及肝功能损害。可使血钾升高。可增加血尿素氮。服药后多数患者出现淡蓝色夜光尿	与有高钾血症倾向者忌用。与噻嗪类利尿药合用，能加强患者排 Na^+ 利尿作用，且能减少排钾，防止低钾血症。大量长期服用或与螺内酯合用，可出现高血钾，故用药过程中注意监测血钾

续表

利尿药——保钾利尿药

药物	剂量	作用机制	适应证	副作用	说明
阿米洛利(肌酰吡嗪)amiloride(Guanamprazine)	口服，成人初始剂量每次5~10mg，每日1次，以后酌情调整，每日最大剂量20mg	本品为吡啶衍生物，其作用与氨苯蝶啶相似。本品无抗醛固酮作用	充血性心力衰竭、肝硬化伴随腹水、原发性醛固酮增多症所致的低血钾。预防低血钾	见恶心、呕吐、厌食、腹痛、腹泻、便秘、口干、乏力、皮疹及瘙痒等。偶可出现精神紊乱、视力模糊及感觉异常、性功能下降等	有肝、肾功能损害者、高钾血症、无尿患者、呼吸性及代谢性酸中毒时禁用

利尿药——碳酸酐酶抑制剂

药物	剂量	作用机制	适应证	副作用	说明
乙酰唑胺(醋唑磺胺)acetazolamide(Diamox)	口服：成人250~500mg，每日1次，晨间同服。预防家族性周期性麻痹：成人每日250~750mg，分2~3次服用。治疗青光眼：成人每次250mg，每日3~4次	本品为磺胺衍生物，为碳酸酐酶的一种强效和可逆性的抑制剂。本品抑制肾近曲小管中碳酸氢钠的回收，使肾排出大量的碱性尿	心力衰竭时的低氯性碱血症、青光眼、低钾血症性周期性麻痹	长期服用能引起感觉异常、胃肠紊乱、食欲缺乏、嗜睡、疲惫、暂时近视、低血钾、痛风加剧。对已有肾病的尿病患者，可使肾功能迅速减退。长期用药可发生肾结石，亦可发生急性肾衰竭。可出现磺胺类的不良反应	对本品过敏者，不宜用于有肾结石者。因可能加重肾结石。与奎尼丁合用，有使奎尼丁血浓度增高和过量的危险。与卡马西平合用，可使卡马西平血浓度升高。避免同时应用钙、碘及广谱抗生素等可增强碳酸酐酶活力的药物

续表

利尿药——渗透性利尿药

药物	剂量	作用机制	适应证	副作用	说明
甘露醇 mannitol	利尿：成人按体重 1～2g/kg，一般以 20% 注射剂 250ml 静脉滴注，并调整剂量使尿量维持在 30～50ml/h；小儿按体重 2g/kg，以 15%～20% 溶液 2～6 小时内静脉滴注	本药为单糖，在体内不被代谢，经肾小球滤过后在肾小管内甚少被重吸收，起到渗透利尿作用。本药不能透过血脑屏障，它使水分自脑细胞移出进入细胞外液，可减少脑脊液而改善脑水肿，也引起脑血容量和脑氧耗量增加	脑水肿、眼内高压，预防急性肾小管坏死和鉴别肾前性因素或急性肾衰竭引起的少尿	常见有水和电解质紊乱，快速大量注射可导致心力衰竭等。另外尚可出现变态反应，如皮疹、等麻疹、呼吸困难、过敏性休克。还可能出现口渴、头晕、寒战、发热、视力模糊、排尿困难、血栓性静脉炎等	肺充血或肺水肿、脑出血、充血性心力衰竭及进行性肾衰竭患者禁用

（樊朝美　华　伟　杨跃进　杨尹鉴）

附录 2　常用检验项目及正常值参考范围

检验项目		参考范围	单位	备注
英文缩写	中文名称			
血液学检查				
全血细胞分析				
WBC	白细胞总数	4.0～10.0	10^9/L	
NEUT%	中性粒细胞百分比	46.0～76.5	%	
NEUT#	中性粒细胞绝对值	1.80～6.40	10^9/L	
	杆状核中性粒细胞百分比	1.0～36.0	%	
	杆状核中性粒细胞绝对值	0.04～0.60	10^9/L	
	分叶核中性粒细胞百分比	50.0～70.0	%	
	分叶核中性粒细胞绝对值	2～7	10^9/L	
LYMPH%	淋巴细胞百分比	20.0～40.0	%	
LYMPH#	淋巴细胞绝对值	0.8～4.0	10^9/L	
MONO%	单核细胞百分比	3.0～10.0	%	
MONO#	单核细胞绝对值	0.12～1.00	10^9/L	
EO%	嗜酸性粒细胞百分比	0.5～5.0	%	
EO#	嗜酸性粒细胞绝对值	0.02～0.50	10^9/L	
BASO%	嗜碱性粒细胞百分比	0～1	%	
BASO#	嗜碱性粒细胞绝对值	0～0.1	10^9/L	
RBC	红细胞总数	4.09～5.74（男）	10^{12}/L	
		3.68～5.13（女）	10^{12}/L	
Hg	血红蛋白浓度	131～172（男）	g/L	
		113～151（女）	g/L	

续表

检验项目		参考范围	单位	备注
英文缩写	中文名称			
HCT	血细胞比容	38.0～50.8（男）	%	
		33.5～45.0（女）	%	
MCV	红细胞平均体积	83.9～99.1（男）	fl	
		82.6～99.1（女）	fl	
MCH	平均红细胞血红蛋白	27.8～33.8（男）	pg	
		26.9～33.3（女）	pg	
MCHC	平均红细胞血红蛋白浓度	320～355（男）	g/L	
		322～362（女）	g/L	
RDW-SD	红细胞体积分布宽度标准差	37.0～54.0	fl	
RDW-CV	红细胞体积分布宽度变异系数	0.0～15.0	%	
PLT	血小板总数	85～303（男）	10^9/L	
		101～320（女）	10^9/L	
RET	网织红细胞百分数	0.005～0.015	%	
	网织红细胞计数	24～84	10^9/L	
ESR	红细胞沉降率	<15（男）	mm/h	
		<20（女）	mm/h	
尿常规检查*：				
GLU	葡萄糖	阴性		"*"表示清晨留取标本
KET	酮体	阴性		
BLD	潜血	阴性		
PRO	蛋白	阴性		
NIT	亚硝酸盐	阴性		
BIL	胆红素	阴性		
SG	比重	1.003～1.030（随机）		
		>1.020（晨尿）		
pH	酸碱度	5.4～8.4		
UBG	尿胆原	0～16	μmol/L	
AMY	尿淀粉酶	<680	IU/L	

检验项目		参考范围	单位	备注
英文缩写	中文名称			
LEU	白细胞	阴性		
	尿液沉渣镜检定量*			
RBC	红细胞	0～4（男）	个/μl	
		0～6（女）	个/μl	
WBC	白细胞	0～5（男）	个/μl	
		0～10（女）	个/μl	
	上皮细胞	0～5（男）	个/μl	
		0～8.7（女）	个/μl	
	管型	0～0.89（男）	个/μl	
		0～0.62（女）	个/μl	
	细菌	0～1991（男）	个/μl	
		0～3324（女）	个/μl	
NDD	24小时尿蛋白定量	0	mg/L	
NWLBDD	尿微量蛋白定量	<30	mg/L	
便常规检查				
	黏液	阴性		
RBC	红细胞	阴性		
WBC	白细胞	阴性		
OB	便潜血	阴性		
凝血功能检查				
PT	凝血酶原时间	11～13.7（男）	S	依ISI不同而异
		11～14.3（女）	S	
APTT	活化部分凝血活酶时间	31.5～43.5（男）	S	
		32～43（女）	S	
PTA	凝血酶原时间活动度	80～120	%	
INR	国际标准化比率	0.85～1.15		
ACT	活化凝血时间测定	1.70±0.76	min	
TT	凝血酶时间测定	16～18	S	

检验项目		参考范围	单位	备注
英文缩写	中文名称			
CT	全血凝固时间测定	4~12（试管法）	min	
		15~30（硅管法）	min	
		10~19（塑料管法）	min	
D-dimer	D-二聚体	<0.5	μg/ml	
FIB	纤维蛋白原（Clauss法）	200~400	mg/dl	
胸腹腔、心包积液等体液检查				
Protein	潘氏试验	阴性		
RBC	红细胞	0	个/μl	
WBC	白细胞	0~10	个/μl	
GLU	葡萄糖（半定量）	阴性		
	葡萄糖（定量）	与血葡萄糖类似		
	李凡他试验	阴性		
	细胞计数	<0.1	10^9/L	
血气分析				
pH	酸碱度	7.35~7.45		
$PaCO_2$	二氧化碳分压	35.0~45.0	mmHg	
PaO_2	氧分压	80.0~100.0	mmHg	
HCO_3^- act	实际碳酸氢根浓度	21.4~27.3	mmol/L	
HCO_3^- std	标准碳酸氢根浓度	21.3~24.8	mmol/L	
ct CO_2	二氧化碳总量	24~32	mmol/L	
BE（B）	剩余碱	−3~+3	mmol/L	
AnGap	阴离子间隙	8~16	mmol/L	
O_2SAT	氧饱和度	95~100	%	
生化检验项目*				
ALT/GPT	丙氨酸转氨酶	5~40	IU/L	"*"表示清晨留取标本
AST/GOT	天冬氨酸转氨酶	8~40	IU/L	
CK/CPK	肌酸激酶	0~200	IU/L	
CK-MB	肌酸激酶同工酶MB	0~24	IU/L	
LD/LDH	乳酸脱氢酶	109~245（速率法）	IU/L	

续表

检验项目		参考范围	单位	备注
英文缩写	中文名称			
LDH1	乳酸脱氢酶同工酶 1	0～45	IU/L	
ALP/AKP	碱性磷酸酶	40～150（速率法）	IU/L	
GGT/γ-GT	转肽酶	3.0～50	IU/L	
AMY	淀粉酶	0～220	IU/L	
TCHO	总胆固醇	<5.1（理想范围）	mmol/L	
		5.2～6.2（边缘升高）	mmol/L	
		>6.2（升高）	mmol/L	
TG	甘油三酯	<1.7（理想范围）	mmol/L	
		1.7～2.25（边缘升高）	mmol/L	
		2.26～5.64（升高）	mmol/L	
		>5.64（很高）	mmol/L	
HDL-C	高密度胆固醇脂蛋白	<1.03（CHD 危险升高）	mmol/L	
		≥1.55（保护因素）	mmol/L	
LDL-C	低密度胆固醇脂蛋白	<2.58（理想水平）	mmol/L	
		2.58～3.33（接近理想）	mmol/L	
		3.64～4.11（边缘升高）	mmol/L	
		4.13～4.88（升高）	mmol/L	
		≥4.91（很高）	mmol/L	
Lp（a）	脂蛋白 a	120～180	mg/L	
Cr	肌酐	44～133	μgol/L	
BUN	尿素氮	2.86～7.9	mmol/L	

检验项目		参考范围	单位	备注
英文缩写	中文名称			
UA	尿酸	148.8～416.5	μgol/L	
Glu	血糖	3.58～6.05	mmol/L	
Ca	总钙	2.2～2.75	mmol/L	
IP	总无机磷	0.97～1.6	mmol/L	
TBIL	总胆红素	3.4～17.1	μgol/L	
DBIL	直接胆红素	0～3.42	μgol/L	
TP	总蛋白定量	60～78（静卧时）	g/L	
		64～83（走动后）	g/L	
ALB	白蛋白	34～48	g/L	
K^+	钾	3.5～5.5	mmol/L	
Na^+	钠	136～145	mmol/L	
Cl^-	氯	96～108	mmol/L	
TCO_2	总二氧化碳	22～29	mmol/L	
Mg^{++}	镁	0.7～1.1	mmol/L	
HbA1c	糖化血红蛋白	4.8～6.0	%	
hs-CRP	高敏 C 反应蛋白	0.00～3.00	mg/L	
Insulin	胰岛素测定	17.8～178.0	pmol/L	
C-Peptide	C 肽测定	250～600	pmol/L	
NT-proBNP	血浆氨基酸末端脑钠尿肽前体含量测定	<400	fmol/ml	
Big-ET	血浆大内皮素含量测定	<0.34	fmol/ml	
心肌梗死生化标志物				
CTnT	血清肌钙蛋白 T 定量	<0.1	ng/ml	
CTnI	血清肌钙蛋白 I 定量	<0.3	ng/ml	
CK-MB 质量浓度	血清肌酸激酶同工酶质量浓度	<1.8	ng/ml	
MYO	血清肌红蛋白	<60	ng/ml	

检验项目		参考范围	单位	备注
英文缩写	中文名称			
细菌学检验项目				
G-test	1，3-β-D 葡聚糖检测	阴性		
PCT	降钙素原	<0.5	ng/ml	
免疫检验项目				
HBsAg	乙肝表面抗原	阴性		
HBsAb	乙肝表面抗体	阴性		
HBeAg	乙肝 e 抗原	阴性		
HBeAb	乙肝 e 抗体	阴性		
HBcAb	乙肝核心抗体	阴性		
HCV	丙型肝炎抗体	阴性		
ASO	抗 O	<200	IU/ml	
CRP	C 反应蛋白	<8	mg/L	
RF	类风湿因子	<30	IU/ml	
IgA	免疫球蛋白 A	0.69～3.82	g/L	
IgM	免疫球蛋白 M	0.63～2.77	g/L	
IgG	免疫球蛋白 G	7.23～16.85	g/L	
C3	补体 3	0.85～1.93	g/L	
C4	补体 4	0.12～0.36	g/L	
HIV	艾滋病病毒抗体	阴性		
TRUST	梅毒血清反应素测定	阴性		
TPHA	梅毒血清特异性抗体	阴性		
CMV	巨细胞病毒抗体	阴性		
COX	柯萨奇病毒抗体	阴性		
CDC	淋巴细胞毒试验	<4	%	
PRA	抗群体抗体检测	阴性		
甲状腺功能				
T_3	三碘甲状腺原氨酸	0.65～1.91	ng/ml	
FT_3	游离三碘甲状腺原氨酸	1.79～4.09	pg/dl	

续表

检验项目			参考范围	单位	备注
英文缩写	中文名称				
T$_4$	总甲状腺素		4.29～12.47	μg/dl	
FT$_4$	游离甲状腺素		0.80～1.88	ng/dl	
TSH	促甲状腺激素释放激素		0.35～5.50	μIU/ml	
继发性高血压特检项目					
PRA	血浆肾素	普食卧位	0.05～0.79	ng/(ml·h)	
		普食立位	1.95～3.99	ng/(ml·h)	
		低钠卧位	0.70～5.89	ng/(ml·h)	
		低钠立位	1.13～8.11	ng/(ml·h)	
AT-II	血管紧张素II	普食卧位	28.2～52.2	pg/ml	
		普食立位	55.3～115.3	pg/ml	
		低钠卧位	30.6～101.0	pg/ml	
		低钠立位	64.3～120.7	pg/ml	
ALD	醛固酮	普食卧位	18.5～123.5	pg/ml	
		普食立位	63.0～239.6	pg/ml	
		低钠卧位	112.9～353.3	pg/ml	
		低钠立位	163.9～517.9	pg/ml	
NE	去甲肾上腺素		0.104～0.548	ng/ml	
E	肾上腺素		0.02～0.08	ng/ml	
DA	多巴胺		<0.03	ng/ml	
治疗药物监测					
SDC	血清地高辛浓度		0.5～2.0	ng/ml	
SAC	血清胺碘酮浓度		0.5～2.5	μg/ml	

注：参考中华人民共和国卫生部医政司．全国临床检验操作规程．第3版．2006

（于丽天 宋 雷）

附录 3　缩　略　语

ACCP	American College of Chest Physicians	美国胸科医师协会
ACE	angiotensin-convertion enzyme	血管紧张素转化酶
ACEI	angiotensin-convertion enzyme inhibitor	血管紧张素转换酶抑制剂
ACS	acute coronary syndrome	急性冠状动脉综合征
AED	automated external defibrillator	自动体外除颤器
AF	atrial fibrillation	心房颤动（简称房颤）
AFL	atrial flutter	心房扑动（简称房扑）
AFP	alpha fetoprotein	甲胎蛋白
AHF	acute heart failure	急性左心衰竭
AI	aortic incompetence	主动脉瓣关闭不全
AIDS	acquired immune deficiency syndrome	获得性免疫缺陷综合征
AMI	acute myocardial infarction	急性心肌梗死
AP	angina pectoris	心绞痛
ARB	angiotensin II receptor blocker	血管紧张素 II 受体拮抗剂
ARVC	arrhythmogenic right ventricular cardiomyopathy	致心律失常右室心肌病
ARVD	arrhythmogenic right ventricular dyslpysia	致心律失常性右心室发育不良
ASA	aspirin	阿司匹林
AT	atrial tachycardia	房性心动过速（简称房速）
AT_1	angiotensin II receptor 1	血管紧张素受体
ATP	adenosine triphosphate	三磷酸腺苷
ATP	antitachycardia pacing	抗心动过速起搏
AVNRT	atrioventricular nodal reentrant tachycardia	房室结折返性心动过速

AVRT	atrioventricular reentrant tachycardia	房室折返性心动过速
BiPAP	bilevel positive airway pressure	双水平正压通气
BLS	basic life support	基础生命支持
BMI	body mass index	体重指数
BNP	brain natriuretic peptide	脑钠肽
CA	catechol amine	儿茶酚胺
CABG	coronary artery bypass graft	冠状动脉旁路移植术
CAD	coronary artery disease	冠状动脉疾病
cAMP	cyclic adenosine monophosphate	环磷腺苷
CCB	calcium-channel blocker	钙通道阻滞药
CCS	Canadian Cardiology Society	加拿大心脏病学会
CDS	Chinese Diabetes Society	中国糖尿病学会
CEA	carcino-embryonic antigen	癌胚抗原
CHF	chronic heart failure	慢性心功能衰竭
CI	cardiac index	心脏指数
CK-MB	creatine kinase-MB isoenzyme	磷酸肌酸激酶 -MB
CNS	central nervous system	中枢神经系统
CO	cardiac output	心排出量
COPD	chronic obstructive pulmonary disease	慢性阻塞性肺病
CPAP	continuous positive airway pressure	持续气道正压通气
CPR	cardiopulmonary resuscitation	心肺复苏
CR	computed radiography	计算机辅助成像
CRP	C reaction protein	C 反应蛋白
CRT	cardiac resynchronization therapy	心脏再同步化治疗
CRT-D	cardiac resynchronization therapy-defibrillator	三腔（双心室）起搏除颤器
CSPE	Chinese Association of Pacing and Electrophysiology	中华医学会心电生理和起搏分会
CSS	carotid sinus syndrome	颈动脉窦综合征
CT	computer tomography	计算机体层 X 线扫描
CTA	computer tomoscan angiography	CT 血管造影

CVP	central venous pressure	中心静脉压
DBP	diastolic blood pressure	舒张压
DCM	dilated cardiomyopathy	扩张性心肌病
DHF	diastolic heart failure	舒张性心力衰竭
DM	diabetes mellitus	糖尿病
DNA	deoxyribonucleic acid	脱氧核糖核酸
DR	digital radiography	全数字系统成像
DSA	digital subtraction angiography	数字减影血管造影术
DVT	deep vein thrombosis	深静脉血栓形成
ECG	electronic cardiogram	心电图
EF	ejection fraction	射血分数
EMB	endomyocardial biopsy	心内膜心肌活检
EMS	emergency medical services	急救医疗服务系统
EPS	electrophysiological study	电生理检查
ERI	elective replacement indicator	更换指征
ERP	effective refractory period	有效不应期
ESC	European Society of Cardiology	欧洲心脏病协会
ESR	erythrocyte sedimentation rate	红细胞沉降率
FDA	Food and Drug Administration	美国食品药物管理委员会
GLU	glucose	葡萄糖
GPⅡb/Ⅲa	platelet glycoprotein Ⅱb/Ⅲa receptor	血小板糖蛋白Ⅱb/Ⅲa受体
HCM	hypertrophic cardiomyopathy	肥厚型心肌病
HDL	high density lipoprotein	高密度脂蛋白
HDL-C	high density lipoprotein cholesterol	高密度脂蛋白胆固醇
HF	heart failure	心力衰竭
HIV	human immunodeficiency virus	人类免疫缺陷病毒
Holter	holter monitor	24小时动态心电图监测
IABP	intraaortic balloon pump	主动脉内球囊反搏
IAD	implantable atrial defibrillator	植入型心房除颤器

ICD	implantable cardioverter-defibrillator	埋藏式心律转复除颤器
ICVD	ischemic cardiovascular disease	缺血性心血管病
IDF	International Diabetes Federation	国际糖尿病联盟
IDH	isolated diastolic hypertension	单纯舒张期高血压
IE	infective endocarditis	感染性心内膜炎
IHSS	idiopathic hypertrophic subaortic stenosis	特发性肥厚性主动脉瓣下狭窄
ILR	implantable loop recorder	植入性循环心电监测仪
ILVT	idiopathic left ventricular tachycardia	特发性左室室速
INR	International Normalized Ratio	国际标准化比率
IR	insulin resistant	胰岛素抵抗
IRA	infarction relative artery	梗死相关动脉
ISH	isolated systolic hypertension	单纯收缩期高血压
IVCF	inferior vena cava filter	下腔静脉滤器
IVUS	intravascular ultrasound	血管内超声
JNC	Joint National Committee on Prevention, Detection, Evaluation, and Treatment of High Blood Pressure	美国预防、检测、评价与治疗高血压全国联合委员会
LAD	left anterior descending (coronary artery)	左冠状动脉前降支
LBBB	left bundle branch block	左束支传导阻滞
LCSD	left cardiac sympathetic denervation	左侧去心脏交感神经术
LCX	left circumflex (coronary artery)	左冠状动脉回旋支
LDH	lactate dehydrogenase	乳酸脱氢酶
LDL	low-density lipoprotein	低密度脂蛋白
LDL-C	low density lipoprotein-cholesterol	低密度脂蛋白胆固醇
LIMA	left internal mammary artery	左乳内动脉
LMWH	low molecular weight heparin	低分子量肝素

LQTS	long QT syndrome	QT 间期延长综合征
LV	left ventricle	左心室
LVA	left ventricular assay	左室功能定量分析
LVAD	left ventricular assist device	左心辅助装置
LVEF	left ventricular ejection fraction	左室射血分数
LVH	left ventricular hypertrophy	左室肥厚
Max VO$_2$	maximal oxygen consumption	最大氧耗量
MBP	mean blood pressure	平均压
MCS	mechanical circulation support	机械辅助循环
MDCT	multi-detector row spiral CT	多排螺旋 CT
MET	metabolic equivalent	代谢当量
MI	myocardial infarction	心肌梗死
MODS	multiple organ dysfunction syndrome	多器官功能障碍综合征
MRI	magnetic resonance image	磁共振成像
MRS	magnetic resonance spectrum	磁共振频谱
MS	metabolic syndrome	代谢综合征
MSCT	multi-slice spiral CT	多"层"螺旋 CT
NASPE	North American Society of Pacing and Electrophysiology	北美起搏和电生理学会
NCEP	National Cholesterol Education Project	国家胆固醇教育计划
NHLBI	National Heart, Lung and Blood Institute	美国心肺血液研究所
NIH	National Institutes of Health	美国国立卫生研究院
NIPPV	nasal intermittent positive pressure ventilation	经鼻间歇正压通气
NMSS	neurolly mediated syncope syndrome	神经介导性晕厥综合征
NO	nitric oxide	一氧化氮
NYHA	New York Heart Association	纽约心脏病协会
OGTT	oral glucose tolerance test	口服葡萄糖耐量试验
OSAS	obstructive sleep apnea syndrome	阻塞性睡眠呼吸暂停综合征

PO$_2$	partial pressure of oxygen	氧分压
PAC	pulmonary artery catheter	肺动脉导管
PAD	public access defibrillation	公众应用除颤
PAH	pulmonary artery hypertension	肺动脉高压
PAP	pulmonary arterial pressure	肺动脉压力
PBMV	percutaneous balloon mitral valvuloplasty	经皮二尖瓣球囊成形术
PBPV	percutaneous balloon pulmonary valvuloplasty	经皮肺动脉瓣球囊成形术
PCO$_2$	partial pressure of carbon dioxide	二氧化碳分压
PCI	percutaneous coronary intervention	经皮冠状动脉介入治疗
PCR	polymerase chain reaction	聚合酶链反应
PCWP	pulmonary capillary wedge pressure	肺毛细血管楔压
PDA	patent ductus arteriosus	动脉导管未闭
PDEI	phosphodiesterase inhibitor	磷酸二酯酶抑制剂
PE	pulmonary embolism	肺动脉血栓栓塞
PEEP	positive end expiratory pressure	呼气末正压通气
PET	positron emission tomography	正电子发射型计算机断层
PH	pulmonary hypertension	肺动脉高压
PJRT	persistent junctional reentrant tachycardia	持续性交界区折返性心动过速
PPH	primary pulmonary hypertension	原发性肺动脉高压
PS	pulmonary stenosis	肺动脉瓣狭窄
PTCA	percutaneous transluminal coronary angioplasty	经皮冠状动脉腔内成形术
PTRA	percutaneous transluminal renal angioplasty	经皮穿刺肾动脉成形
PVR	pulmonary vascular resistance	肺血管阻力
RAAS	renin-angiotensin-aldosterone system	肾素血管紧张素醛固酮系统
RAS	renin-angiotensin system	肾素血管紧张素系统

RBBB	right bundle branch block	右束支传导阻滞
RCA	right coronary artery	右冠状动脉
RF	rheumatic fever	风湿热
RIA	radioimmunoassay	放射免疫分析法
RIMA	right internal mammary artery	右乳内动脉
RMVT	repetitive monomorphic ventricular tachycardia	反复发作的单形性室性心动过速
RVD	renal vascular disease	肾血管病
RVOT	right ventricular outflow tract ventricular tachycardia	右室流出道室速
SaO_2	saturation of artery oxygen	动脉氧饱和度
SAP	stable angina pectoris	稳定性心绞痛
SBP	systolic blood pressure	收缩压
SCD	sudden cardiac death	心脏性猝死
SH	secondary hypertension	继发性高血压
SHF	systolic heart failure	收缩性心力衰竭
SHT	Society for Heart Transplantation	国际心脏移植学会
SMI	silent myocardial ischemia	隐匿性心肌缺血
SNP	sodium nitroprusside	硝普钠
SPECT	single photon emission computed tomography	单光子发射型计算机体层摄影
SSS	sick sinus syndrome	病态窦房结综合征
SvO_2	saturation of vein oxygen	静脉氧饱和度
SVC	superior vena cava	上腔静脉
SVG	saphenous vein graft	隐静脉移植物
$t_{1/2}$	half time	半衰期
TC	total cholesterol	总胆固醇
TDI	tissue doppler imaging	组织多普勒成像
TDP	torsade de pointes	尖端扭转性室性心动过速
TEE	transesophageal echocardiography examination	经食管超声心动图检查
TG	triglyceride	甘油三酯
TIA	transient ischemia attach	短暂性脑缺血发作

TIMI	thrombolysis in myocardial infarction	心肌梗死溶栓治疗（用于评价冠脉血流）
TnI	troponin I	肌钙蛋白 I
TnT	troponin T	肌钙蛋白 T
TOD	target organ damage	靶器官的损害
TOF	tetralogy of Fallot	法洛四联症
t-PA	tissue-type plasminogen activator	组织型纤溶酶原激活剂
TTE	transthoracic echocardiography	胸超声心动图
TTM	transtelephonic monitor	电话传输心电记录装置
TTT	tilt table testing	倾斜试验
UCG	ultrasonic cardiography	超声心动图
VF	ventricular fibrillation	心室颤动
VLDL	very low density lipoprotein	极低密度脂蛋白
VSD	ventricular septal defect	室间隔缺损
VT	ventricular tachycardia	室性心动过速
VTE	venous thromboembolism	静脉血栓栓塞
VVS	vasovagal syncope	血管迷走性晕厥
WBC	white blood（Cell）count	白细胞计数
WHO	World Health Organization	世界卫生组织

（唐熠达）

28检